방사선영상학 12판

Merrill's Atlas *of*

Radiographic Positioning & Procedures

This edition of ***Merrill's atlas of radiographic positioning & procedures, 12th ed***
by **Eugene D. Frank, Bruce W. Long, Barbara J. Smith** is published by arrangement with Elsevier Inc.

Original Edition ISBN : 978-0-323-07334-9
Translated Version ISBN : 978-89-6069-360-9(Vol. 1)
978-89-6069-359-3(set)
Publication Date in Korea : 2015. 03. 05

Translated by Jungdam Media Publishing Co. as part of Hakjisa Publisher, Inc
Printed in Korea

방사선영상학 I

2015년 2월 25일 1판 1쇄 인쇄
2015년 3월 5일 1판 1쇄 발행

지은이 | Eugene D. Frank, Bruce W. Long, Barbara J. Smith
옮긴이 | 의료방사선영상기술연구회
펴낸이 | 김진환
펴낸곳 | **정담미디어 · (주) 학지사**
121-837 서울특별시 마포구 양화로 15길 20 마인드월드빌딩
대표전화_ 02-330-5188 팩스_ 02-326-0338
등 록 | 2010년 2월 8일 제313-2010-36호
메 일 | jdmpub@jdmpub.com
홈페이지 | http://www.jdmpub.com

ISBN 978-89-6069-359-3 94510(세트)
978-89-6069-360-9 94510(1권)
978-89-6069-361-6 94510(2권)

가 격 | 80,000원(세트)/40,000원(1권)/40,000원(2권)

※ 정담미디어는 학지사의 자매회사입니다.

Twelfth edition
Volume One

방사선영상학 12판

Merrill's Atlas *of*

Radiographic Positioning & Procedures

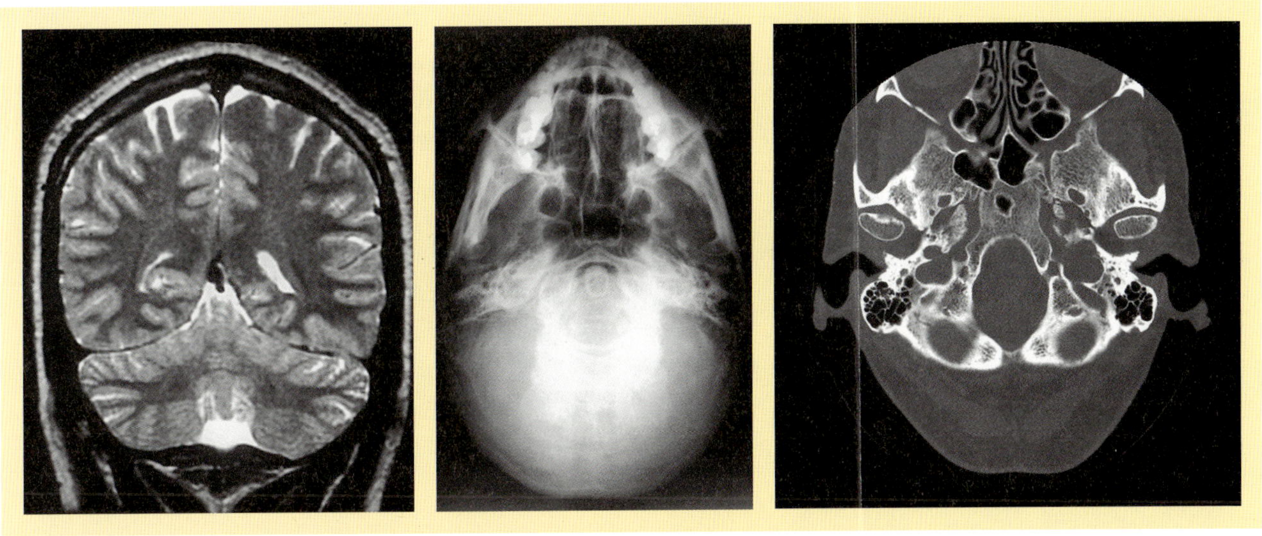

Eugene D. Frank Bruce W. Long Barbara J. Smith 공저 의료방사선영상기술연구회 역

정담미디어

역자소개

강지형	명지병원
김성윤	명지병원
김승철	송호대학교
김윤재	서울대학교병원
박상옥	안산21세기병원
박종배	충북보건과학대학교
박훈희	신구대학교
신운재	동의과학대학교
오태원	시립보라매병원
이기성	고려대학교
임인철	동의대학교
임재동	대원대학교
조태흠	삼성의료원
조효성	연세대학교 원주캠퍼스
최준구	극동대학교
최지원	전주대학교
황정훈	삼성의료원

PREVIOUS AUTHORS

Vinita Merrill (1905–1977)

Vinita Merrill은 1905년 Oklahoma에서 태어나 1977년 New York에서 72세에 사망하였다. New York Hospital 영상의학과에서 최고관리자로 활동하였고, 임상교수로 활동하면서 1936년 방사선영상학 자료를 정리하기 시작하였다. 1949년 ㈜피커의 교육부서 책임자로 근무하면서 Atlas of Roentgenographic Positions 제1판을 저술하였으며, 이어 1959년부터 1975년까지 제2~4판을 완성하였다. 60여 년이 지난 현재 Atlas of Radiographic Positioning & Procedures 제12판이 방사선영상학의 표준이 되어 사용되고 있다.

Philip W. Ballinger, PhD, RT(R), FAEIRS, FASRT

1982년 발표한 Atlas 제5판의 저술자로 참가하게 되었으며, 제10판의 저술을 통하여 수많은 학생들이 방사선영상학을 성공적으로 공부할 수 있도록 하였다. 1995년부터 방사선영상학 프로그램 관리자로서 25년 동안 근무한 후 은퇴하였다. Atlas 제6판을 저술하였고, 현재 Ohio State Univesity 방사선학과의 명예교수로 재직 중이며, 국내 및 국제회의 등에서 전문가로서 활동하고 있다.

THE MERRILL'S TEAM

Eugene D. Frank, MA, RT(R), FASRT, FAEIRS

2001년부터 Minnesota주 Rochester에 있는 Mayo Clinic/Foundation에서 31년간 근무하였으며, 방사선과 조교수와 방사선 교육 프로그램의 관리를 맡았다. 2007년 은퇴하기 전 6년 동안 Minnesota에 있는 Riverland Community College에서 방사선 교육 프로그램의 관리자를 역임하였다. 그는 AEIRS 회원이며, Merrill과 방사선영상학 교재의 공동저자로 2권의 방사선 학습서와 2개의 장을 저술하였다. 열두 번째 개정판에서 메릴의 네 번째 팀으로 활동하였다.

Barbara J. Smith, MS, RT(R)(QM), FASRT, FAEIRS

Portland Community College에서 방사선 기술학 프로그램의 강사로 활동하였으며 2003년에 The Oregon Society of Radiologic Technologists의 평생회원으로 영입되었다. 그녀는 국가, 지역사회에 전문가로서 전문적인 활동에 참여하고 있으며, 저술활동은 리뷰 및 공동저술활동에 참여하고 있다. 공동 저자로, 메릴 팀에서 Volume 3의 편집자 역할을 하였으며 열두 번째 개정판에서 메릴의 두 번째 팀으로 활동하였다.

Bruce W. Long, MS, RT(R)(CV), FASRT

Indiana University 방사선학과 교수로 25년 동안 재직하였다. Indiana Society of Radiologic Technologists의 평생회원이며 국가, 지역사회에 전문가로서 전문적인 활동에 기여하고 있다. 그는 전문학회지에 28편의 논문과 정형외과 방사선학, 방사선영상학실습 등을 포함한 저술활동을 하였다. 열두 번째 개정판에서 메릴의 두 번째 팀으로 활동하였다.

Jeannean Hall Rollins, MRC, BSRT(R)(CV)

Arkansas State University의 방사선학과에서 18년 동안 재직하였다. 영상전문가로서 활동하고 있으며, 논문과 리뷰 각 장의 저술에 기여하였다. 열 번째 개정판에서 외상 시 영상촬영의 공동저자로 활동하였다. 주요 역할은 학습지도방법에 관한 저술이었으며 열두 번째 개정판에서 두 번째 팀으로 활동하였다.

추도문

Sharon A. Coffee, MS, RT(R)

Texas Houston의 공동 저자 Sharon Coffee는 2007년 3월 신장 질환으로 67세에 사망하였다. Houston Community College의 방사선 영상 프로그램의 강사였으며, 2003년에 Jeannean Hall Rollins와 외상시 영상촬영 챕터를 공동 집필하였고, Atlas의 제2판의 공동 저자였다. Sharon은 미국 전역에서 인정받은 외상 전문 방사선사로 가장 광범위한 외상 방사선 영상자료들을 보유한 방사선사였다. 자료의 대부분은 Merrill에서 소장하고 있다.

Joel A. Permar, RT(R)

Alabama Birmingham 출신의 공동 저자 Joel Permar는 2008년 4월에 대장암으로 40세의 나이에 사망하였다. Joel은 Birmingham에 있는 University of Alabama Hospital의 수술 전문 방사선사였다. 2003년에 Joel은 Kari Wetterlin과 수술실 영상촬영 챕터를 공동 집필했고, Atlas 제2판의 공동 저자였다.

저자 서문

Merrill의 Radiographic Positioning and Procedures의 열두 번째 개정판은 지금은 고전이 된 1949년에 시작된 Vinita Merrill의 첫 번째 판의 우수성을 계승하고 있다. 지난 62년 동안 Merrill의 Atlas는 성공적인 방사선영상 전문가로 진출을 준비하는 전 세계 수천 명의 학생들에게 해부학적 지식과 촬영자세의 기초를 정확하고 효과적으로 제공하고 있다. 또한 Merrill의 Atlas는 전 세계 영상의학과의 주된 참고서이기도 하다. 열두 번째 개정판의 공동저자로서 우리는 Vinita Merrill의 발자취를 따르게 된 것을 영광으로 생각한다.

학습 및 촬영자세 기술 완성

Merrill의 Atlas는 학생들의 학습과 촬영자세 기술을 완성하는 데 정평이 나 있는 교재이다. 학생들은 Atlas의 도입부에서 방사선 차폐 및 전문용어와 같은 방사선학의 예비 단계를 학습한 후, 각 장에서 뼈와 기관계에 대한 해부학과 촬영자세를 학습하게 된다. 이로써 학생들은 적절한 촬영자세를 학습한 뒤 환자의 문제를 정확하게 진단하는데 필요한 방사선학적 정보를 의사들에게 제공할 수 있다.

Atlas는 일반적으로 처방되는 촬영법에 대한 정보를 제공할 뿐만 아니라 일반적이지 않은 처방에 대한 정보도 제공한다. Atlas의 후반부에서는 이동촬영, 수술실촬영, 노인촬영과 같은 특수촬영 기법들의 다양성에 관한 기본적인 정보를 제공한다. Atlas는 학생들의 학습을 위한 포괄적인 정보를 제공할 뿐만 아니라 병원 안에서의 업무변화 및 방사선영상 전문가로서 그들의 업무수행에 필수적인 참고서이다.

이번 개정판에서 추가 사항

1949년 Atlas의 첫 번째 판 이후 많은 변화가 생겼다. 이번 열두 번째 개정판에서는 기술의 진보와 직업의 발전을 반영하였을 뿐만 아니라 오늘날의 방사선학과 학생들의 요구를 충족할 수 있도록 많은 중요한 변화들을 포함하고 있다. 이번 개정판에서 주된 변화들은 다음과 같다.

디지털방사선 조사야

디지털방사선 이용의 증대와 Bucky 구조에서 필름카세트와 IP 이용의 퇴보는 다양한 촬영법에 대한 조사야 사이즈에 관한 관심이 증가하였다. 조사야의 이용은 특히 CR과 DR에서 최적의 영상을 얻는 중요한 측면 중 하나로 간주되며, 이번 개정판에서는 학생들과 방사선사들이 DR 촬영실과 DR 이동촬영에서 조사야를 사용할 때 특정 조사야 사이즈에 대한 내용을 포함하고 있다. 촬영법에 대한 올바른 조사야 사이즈는 이제 별도의 항목으로 포함하였다.

영어/미터법 영상수용체 사이즈

영상수용체에 대한 영어 표기와 사이즈 단위는 표준화된 표기 시스템이 없는 관계로 방사선사들과 저자들이 권장하는 표기 방법을 유지하고 있다. 필름/스크린 기술은 대부분 카세트 사이즈로 표기하는 경향이 있는 반면 CR과 DR은 미터법 사이즈로 표기하는 경향이 있다. DR 시스템의 대부분이 조사야 설정을 위하여 영어를 사용하는 추세로 모든 촬영법에서 영상수용체 사이즈와 조사야 설정은 가로 안에 미터법을 표시하고 영어로 시작하게 하였다.

새로운 일러스트

교육과 학습에 이 교재를 사용하는 대부분의 사람들은 새로운 촬영법을 학습할 때 일러스트가 가장 유용한 도구 중 하나라고 언급하였다. 이번 개정판에서 새롭게 추가된 일러스트들은 뼈대 자세, 중심선(CR), 몸의 각도를 설명할 때 사용자가 쉽게 이해할 수 있도록 모든 장에 추가되었다.

개정된 척추 파트

CT와 MRI 영상들에서 보이는 것처럼 횡단면 해부학을 배우는 것은 방사선학 교실에서는 이제는 일상이 되었다. 학생들은 영상의학과에서 보는 것처럼 해부학을 배울 수 있도록 6장에서 매우 구체적인 방식으로 표시하였다. Atlas의 모든 해부학적 자료들은 CT와 MRI영상에 표준화되어 있다.

간소화된 팔이음뼈 파트

이 부분 촬영법들은 사용자들이 익숙하도록 재배열하였다. 모든 촬영법들이 이제는 몸의 기관에 따라 배열되었다.

보정 필터

이 개정판에 새로운 보정 필터 부분을 포함하였다. 우리는 발 촬영을 위해 주로 사용되는 필터와, 촬영자세에서 필터의 중요성을 학생들이 이해하기 쉽게 추가하였다.

새로운 환자 자세 사진

새로운 환자 자세 사진들을 8장과 13장에 추가하였다. 이처럼 더 크고 새로운 사진들은 촬영자세를 자세하게 보여준다. 또한 이 사진들에 있는 장비들은 가장 최신의 장비이며, CR 영상판(IP)을 사용하였다. 환자에 입사되는 중심선의 각도들을 좀 더 쉽게 이해할 수 있도록 하였다. Missouri의 Cape Girardeau에 있는 Southeast Missouri의 간호보건과학 대학병원의 Scott Slinkard가 사진들을 제공하였다.

컴퓨터 방사선 촬영 업데이트

CR과 DR의 급속한 사용과 확장 때문에 수정된 촬영자세 또는 촬영 시 특별한 기구들을 필요로 할 경우 표시하였다. 특별한 아이콘으로 독자들에게 알려줄 것이다.

오래된 촬영법 삭제

저자 또는 자문위원회에서 확실히 더 이상 사용하지 않는다고 확인된 촬영법들을 계속해서 삭제하게 될 것이다. 따라서 독자들은 이전 개정판에서 참고하여야 한다. CT와 MRI, 초음파의 지속적인 발전으로 이러한 촬영법의 삭제가 점차 늘어날 것이다.

새로운 방사선 영상들

거의 모든 장에 새롭고 추가적인 최적의 방사선 영상들을 수록하였으며, 많은 병리학적 소견들을 포함하였다. 새로운 방사선 영상들의 추가로 열두 번째 개정판은 학생들과 실무자들에게 유용한 고품질 방사선학습의 가장 포괄적인 교재가 될 것이다.

새로운 사진들

다양하고 새로운 컬러 해부학, 환자 자세, 검사방법과 관련된 사진들이 추가되었다. 이러한 추가되거나 교체된 사진들이 방사선학을 배우는 학생들에게 도움이 될 것이다.

역자 서문

방사선영상학은 1895년 독일의 물리학자 뢴트겐이 X선을 발견한 이래 많은 발전을 이루었고 방사선을 이용한 진료가 도입되면서 질병의 검출능력이 나날이 향상되고 있다. 이제 아날로그환경에서 디지털환경으로 변화되면서 국내 의료환경 또한 급속한 변화가 나타나고 있다. 특히 방사선 영상의학 분야 전반에 큰 변화가 나타나고 있으며 그중에서도 장비들이 디지털화되면서 새로운 진단법과 영상관리시스템이 발전하고 있어 새로운 지식을 습득해야 할 필요성이 절실히 요구되고 있다.

이번에 번역되어 출간되는 Merrill's Atlas of Radiographic Positioning and Procedures 열두 번째 개정판은 방사선영상학의 역사를 간직하고 있는 교재로 1949년 시작된 Vinita Merrill의 첫 번째 판의 우수성을 계승하고 있으며, 전 세계 수많은 학생들에게 해부학적 지식과 검사법에 대한 기초를 제공하고 있다.

이 역서에서는 일반해부학, 영상해부학, 디지털방사선 검사법과 CT, MRI 등의 단면검사영상, 모식도 등을 삽입하여 검사법의 이해를 돕고 부수기자재의 적절한 사용법을 기술하였다. 특히 특정한 검사법에 대한 기술은 물론 일반촬영과 특수촬영에 관한 부분도 첨부하여 기본을 숙지하는 데 큰 도움이 되도록 하였고, 촬영법에 따른 증례를 소개하여 쉽게 이해하고 접근할 수 있게 하였다.

또한 검사법에 따른 영상평가 기준을 제시하여 숙지하고 활용하도록 하였으며, 단원별 학습목표를 설정하여 학생들의 학습과 교육이 완성되도록 하였다. 의학용어는 국가시험과 임상적응에 대응할 수 있도록 검사명에는 구용어 표기와 영문 표기를 병행하였으며 본문에서는 신용어를 기준으로 사용하였다. 원서인 Merrill's Atlas of Radiographic Positioning and Procedures가 세계적으로 영상의학과의 주된 참고서이고, 방사선학을 전공하는 학생들을 비롯하여 영상의학에 관계되는 의료관계자들에게 훌륭한 참고서이기 때문에 이 역서는 원저자의 내용을 최대한 지키면서 좀 더 쉽게 접근할 수 있도록 하였으며 국내 의료현장과 국가시험 체계에 대응할 수 있도록 하였다. 그러나 부족한 부분이 많으리라 사료되며 이후 여러 선생님들의 많은 지도편달을 통하여 자료를 수정, 보완하여 더욱 좋은 역서가 될 수 있도록 계속적인 노력을 아끼지 않을 것이다.

끝으로 방사선영상학의 발전을 위해 기꺼이 시간을 내 번역작업에 동참하여 노력과 열정을 보여준 여러 교수님들께 감사드리며 이 책의 출간을 위해 애써주신 정담미디어 김진환 사장님께 감사드린다. 특히 편집부를 비롯한 모든 임직원분들께 감사드리고 더욱 발전된 방사선영상학의 역서가 되길 기원한다.

2015. 3

역자 일동

차례

VOLUME ONE

CHAPTER 3 **팔이음뼈**
SHOULDER GIRDLE

CHAPTER 4 다리
LOWER LIMB

CHAPTER 5 골반과 몸쪽 넙다리뼈

PELVIS AND UPPER FEMORA

CHAPTER 6 **척주**
VERTEBRAL COLUMN

CHAPTER 7 **가슴우리**
BONY THORAX

VOLUME TWO

CHAPTER 10 목의 앞부분
ANTERIOR PART OF NECK

CHAPTER 11 머리뼈
SKULL

CHAPTER 16

외상시 영상촬영
TRAUMA RADIOGRAPHY

CHAPTER 17

소아 영상촬영
PEDIATRIC IMAGING

CHAPTER 20 수술실 영상촬영
SURGICAL RADIOGRAPHY

1

방사선영상학 개요

INTRODUCTION

학습목적

영상을 획득하기 위한 많은 단계와 과정을 이해하고, 환자의 피폭선량 경감에 대한 이해와 함께 환자 자세, 검사 자세, 신체의 움직임, 입사방향, 기준점, 기준선 등 영상의 질에 직접적으로 관련된 내용들을 학습한다.

학습목표

1. 영상을 획득하기 위한 단계와 과정을 설명할 수 있다.
2. 환자의 피폭선량 경감에 대한 대책과 방법을 설명할 수 있다.
3. 환자 자세, 검사 자세, 신체의 움직임 등에 대하여 설명할 수 있다.
4. 입사방향 및 체표면의 기준점, 기준선에 대하여 설명할 수 있다.
5. 환자 자세, 입사방향, 기준점, 기준선 등 기술적인 내용을 고려하여 스스로 시행할 수 있다.

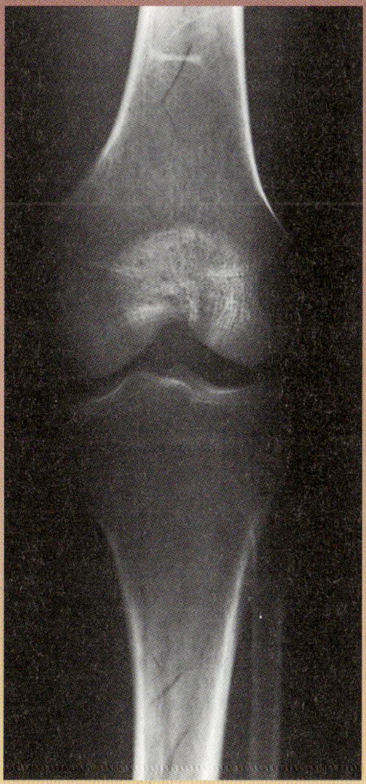

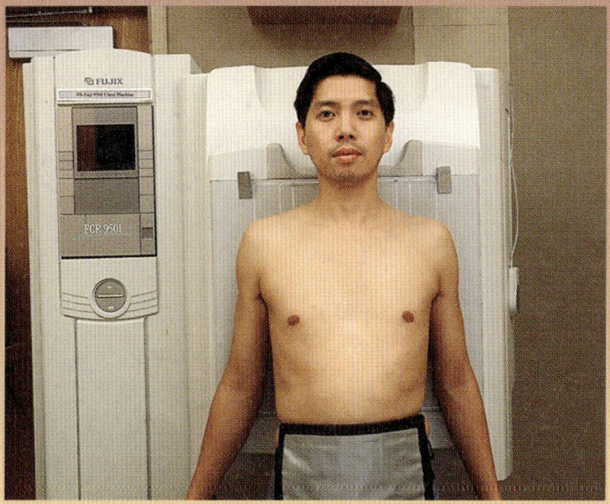

촬영영상의 정보표시

모든 촬영영상에는 반드시 다음 정보들이 포함되어 있어야 한다(그림 1-1 A).

- 날짜
- 환자의 이름 또는 병력번호
- 오른쪽이나 왼쪽 표식
- 병원 이름

정확한 정보표시는 필수적이며 항상 확인해야 하는 부분이다. 정보표시는 검사 비교, 추적검사, 법의학에서 반드시 필요하다. 방사선사는 정보표식을 영상수용체 위에 올리기 직전 ID를 다시 한 번 더 확인하는 습관을 길러야 한다. 디지털 시스템은 촬영실에서 컴퓨터를 사용하므로 모든 정보들은 컴퓨터에서 입력하면 촬영영상으로 바로 들어간다(그림 1-1 B, C). 그러나 방향 표식은 여전히 인위적으로 영상수용체 위에 놓아야 한다. 영상의 오른쪽과 왼쪽 표식을 하는 데 컴퓨터를 사용해서는 안 된다.

그 외 정보로는 환자의 나이나 생년월일, 검사한 시간, 방사선사나 주치의의 이름 등이 있다. 어떤 검사의 경우 조영제를 주입한 이후의 누적시간(예: 조영제 주입 후 5분)과 단층촬영에서의 받침점 위치(예: 9cm)를 표시해야 한다. 경우에 따라서는 환자의 자세(예: upright, decubitus)를 표시하고, 이것은 병원에서 정한 별도의 표식을 사용할 수도 있다.

영상에 정보를 표시하는 방법은 다양하다. 필름을 현상하기 전 암실에서 필름을 노출시켜 정보를 입력할 수도 있고, 영상처리를 끝낸 후 적어 넣을 수도 있으며, 필름에 구멍을 뚫어 입력하거나 라벨을 붙일 수도 있다. 디지털 시스템에서는 대부분의 정보가 자동으로 입력되지만 영상처리를 끝낸 후 추가정보를 입력할 수도 있다. 이것을 흔히 주석달기(annotation)라고 한다.

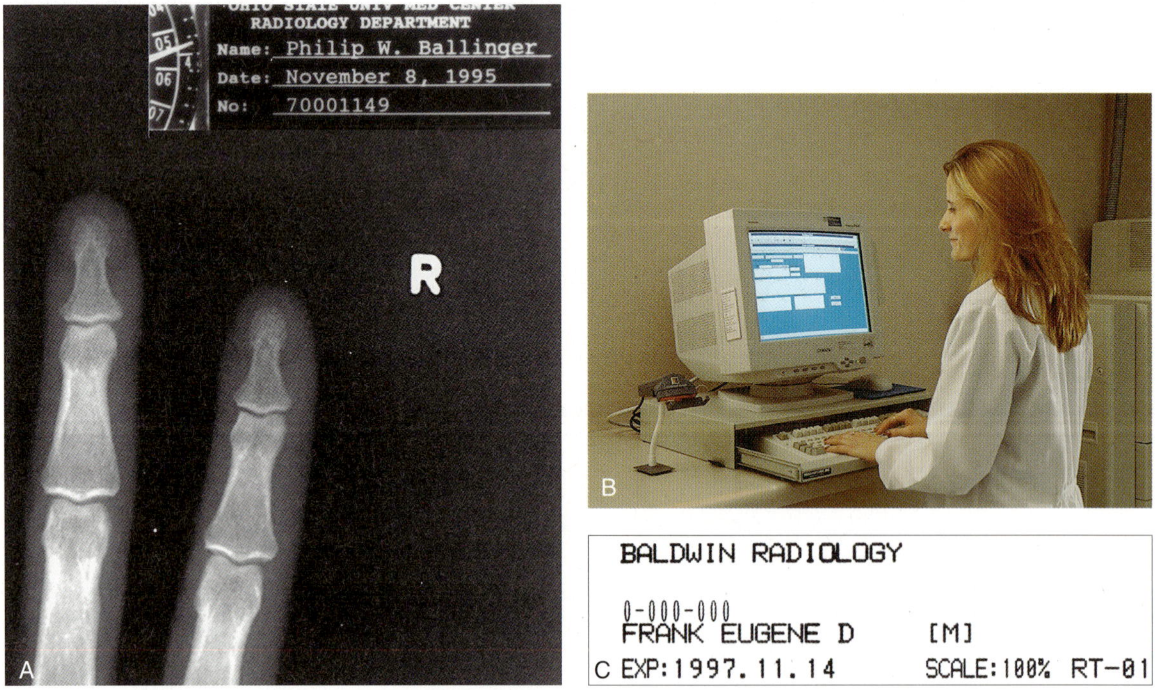

그림 1-1 A, 모든 영상은 영구적인 정보표시가 있어야 하고, 최소한 4개의 정보 표식이 있어야 한다. **B,** CR 시스템에서는 촬영실 컴퓨터에서 환자 정보를 입력한다. **C,** 결과 영상에 환자 정보가 보인다.

해부학적 표식

모든 영상에는 환자의 오른쪽(R)과 왼쪽(L)을 명확히 알 수 있는 적절한 표식이 있어야 한다. 표식은 전형적으로 납으로 만들어지고 영상수용체나 촬영테이블 위에 직접 놓는다. 표식은 해부학적 구조물과 함께 영상에서 보여야 한다(그림 1-2). 영상 처리가 끝난 후 손으로 R과 L을 적어 넣는 것은 허용하지 않지만 수술 중 촬영이나 외상 촬영 시에는 예외로 할 수 있다. Box 1-1은 표식을 놓는 위치에 관한 특정규칙이다.

기본적인 표식에 관한 규칙은 다음과 같다.

- 표식이 해부학적 구조물을 가려서는 안 된다.
- 환자정보 위에 표식을 놓아서는 안 된다.
- 표식은 항상 조사야 가장자리의 끝에 놓아야 한다.
- 표식은 항상 납 차폐물 바깥쪽에 놓아야 한다.
- CR과 DR과 같은 디지털 영상에서도 R과 L 표식을 사용해야 한다.

Box 1-1

구체적인 표식 위치에 대한 규칙

1. 신체의 R과 L 측면이 모두 포함되는 전 · 후방향이나 후 · 전방향 촬영 시(머리, 척추, 가슴, 복부, 골반) 보통 R 표식을 사용한다.
2. 머리와 몸통의 측방향 촬영 시(머리, 척추, 가슴, 복부, 골반) 항상 영상수용체에 가까운 쪽을 사용한다. 만약 왼쪽면이 가까우면 L 표식을 사용한다. 표식은 보통 구조물의 앞쪽에 놓는다.
3. 신체의 R과 L 측면이 모두 포함된 사방향 촬영을 할 경우(척추, 가슴, 복부) 보통 아래쪽 면이나 영상수용체에 가까운 쪽에 표식을 사용한다. 우후사방향 자세일 경우 R 표식을 사용한다.
4. 팔다리를 촬영할 때는 적절한 R 또는 L 표식을 사용한다. 표식은 조사야 안의 가장자리에 놓는다.
5. 하나의 영상수용체에 팔다리를 2회 촬영할 경우 1개의 촬영에만 표식을 붙이면 된다.
6. R과 L 측면의 팔다리를 하나의 영상수용체에 모두 촬영할 경우 (예: R과 L, 무릎 전 · 후방향) 양쪽 측면을 명확하게 알 수 있도록 R과 L 표식을 사용한다.
7. 가슴의 전 · 후방향, 후 · 전방향, 사방향 촬영 시 표식을 위쪽 구석에 놓아 가슴부위의 구조물을 가리지 않도록 한다.
8. 가슴과 복부 측와위 촬영 시 R이나 L 표식은 항상 위로 올라온 측면(내려 놓은 반대쪽) 위에 놓아야 하고 관심영역에서 떨어져 있어야 한다.

참고: 촬영방향과 촬영자세에 상관없이 R 표식을 사용할 때는 환자의 오른쪽에 놓아야 하고, L 표식을 사용한다면 환자의 왼쪽에 놓아야 한다.

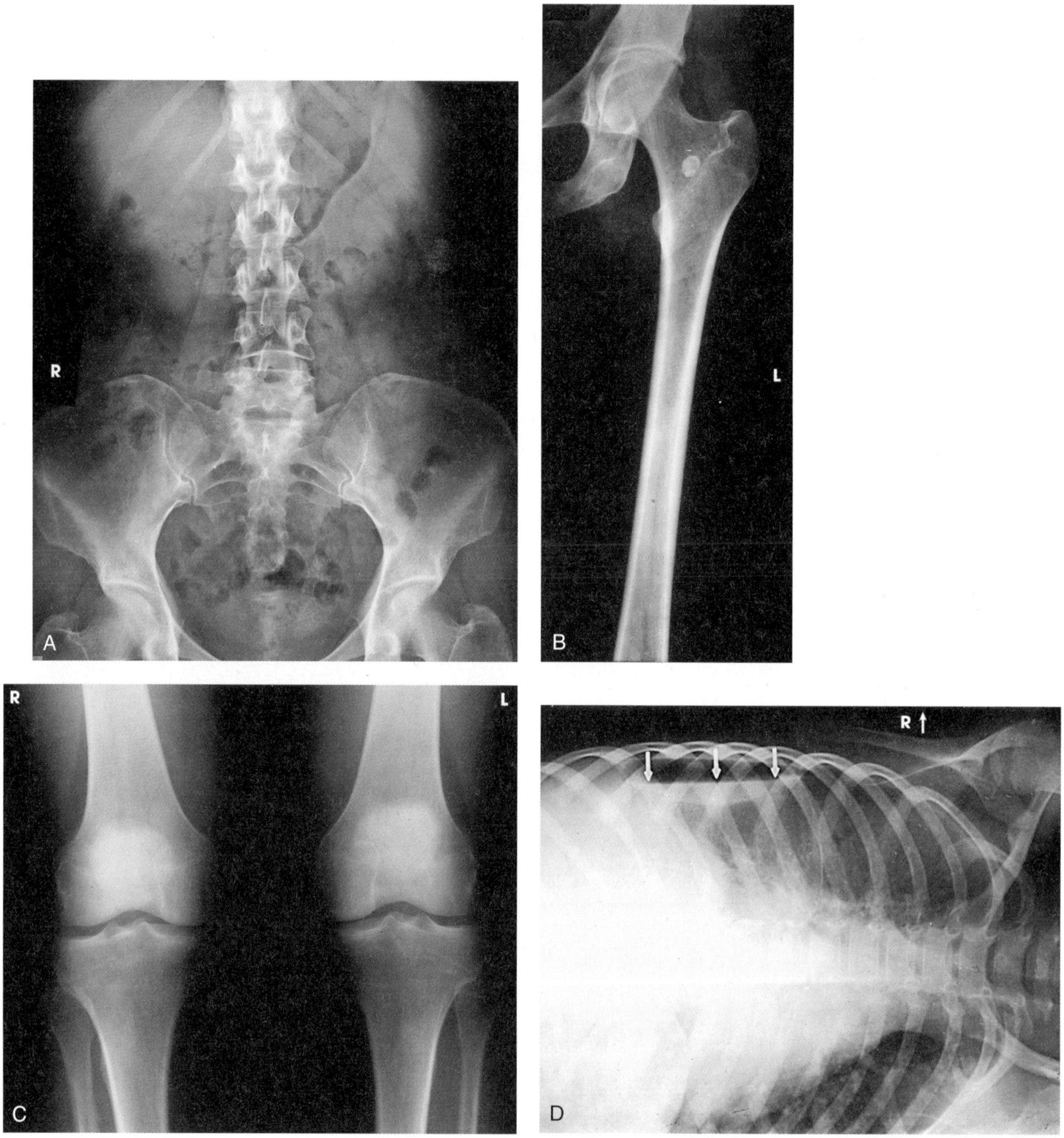

그림 1–2 A, 복부 전 · 후방향 영상으로 R 표식이 보인다. **B,** 왼쪽 다리 전 · 후방향 영상으로 영상의 바깥쪽 가장자리에 L 표시가 보인다. **C,** 1개의 영상수용체에 양쪽 무릎 전 · 후방향 촬영을 한 영상으로 R과 L 표시가 보인다. **D,** 왼쪽 옆으로 누운 자세로 가슴 전 · 후방향 영상을 촬영한 것으로 영상수용체의 위쪽에 R 표시가 보인다.

X선의 조사야

방사선은 충분히 좁혀 촬영부위에만 비춰야 한다. 이렇게 X선을 제한하는 것은 2가지 목적이 있는데 첫째로 환자의 노출선량을 줄이고, 영상수용체에 도달하는 산란선을 줄이기 위해서, 둘째로 산란선을 줄이고, 대조도를 향상시키며, 영상을 흐리게 하는 불필요한 부위의 2차 산란선을 줄여 좋은 영상을 얻기 위해서이다(그림 1-3). 많은 전문가들은 최적의 영상촬영에서 가장 중요한 요소로 조사야를 든다. 디지털 시스템을 사용할 때도 조사야는 여전히 중요한 요소이다.

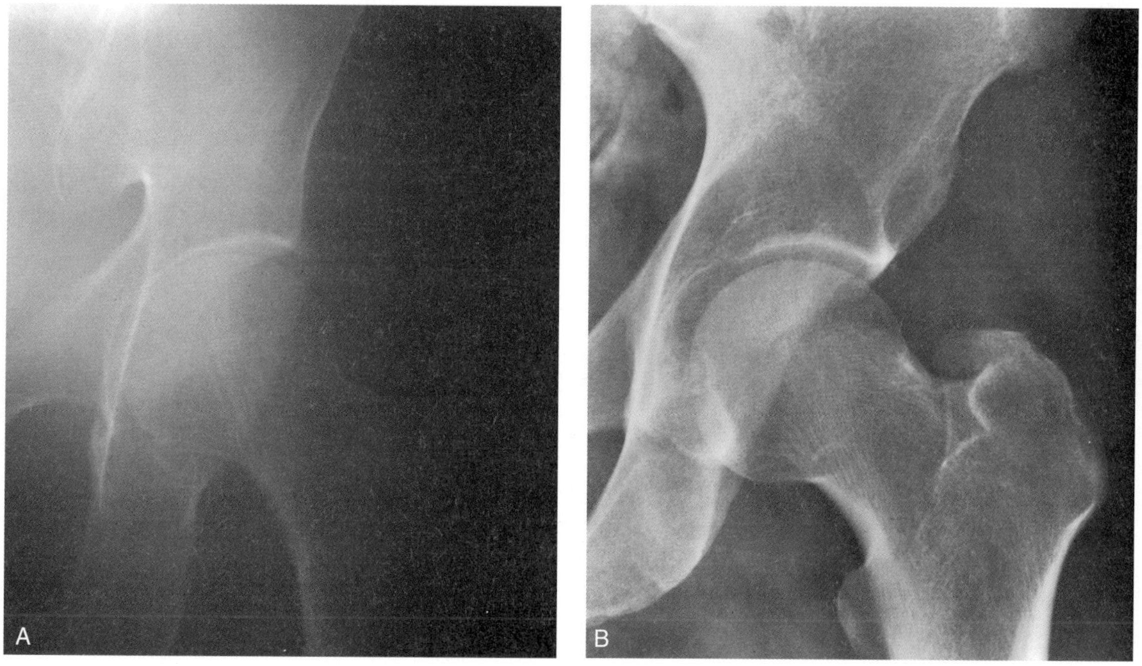

그림 1-3 A, 실수로 조사야를 14×17inch(35×43cm)까지 열었다. 산란선과 2차 산란선으로 인해 대조도가 감소되고 영상의 질이 떨어졌다. **B,** 조사야를 정확하게 8×10inch(18×24cm)로 맞추었다. 대조도가 향상되었으며 구조물의 세부적인 모습도 관찰된다.

디지털 영상촬영

DR(digital radiography) 영상시스템에는 영상수용체로 사용되는 필름 카세트나 영상판이 없다. 대신 17×17inch(43×43cm) 크기의 평판검출기가 들어 있다. 카세트나 판을 사용할 때는 영상수용체 크기에 맞춰 자동적으로 조사야가 설정되거나 필요할 때는 방사선사가 수동으로 맞출 수 있다. 이 경우는 조사야를 넓게 설정하는 일이 드물었다. 카세트나 판이 없는 DR은 방사선사가 직접 조사야를 맞추어야 한다. 이렇게 되면서 최근 들어 다양한 기술적 문제가 생겼다. 촬영부위가 잘리거나 일을 쉽게 하기 위해서 방사선사들이 조사야를 넓게 설정하는 일이 많아졌기 때문이다.

조사야를 넓게 설정하는 것은 윤리규범 위반이다. 조사야를 넓게 설정하면 관심영역 이외 부분까지 방사선에 노출되기 때문이다(그림 1-4 A). 게다가 산란선이 증가되어 대조도가 감소하고 자세한 기록이 되지 않아 정확한 진단이 어려워진다. DR 시스템을 사용 시 조사야는 관심부위에 맞게 설정하거나 카세트나 판에서보다 약간 작게 설정한다(그림 1-4 B). 촬영을 할 때마다 이러한 수정을 직접 해야 한다.

DR 시스템의 컴퓨터에는 셔터 기능을 하는 소프트웨어가 있다. 셔터 기능은 조사야 가장자리의 주변 배경을 검게 만든다. 많은 방사선사들이 필요 이상으로 조사야를 설정하거나 필요없는 주변을 제거해 주며 마치 제대로 촬영한 것처럼 보이도록 하기 위해 셔터 기능을 사용한다. 셔터 기능은 영상이 예쁘게 보이도록 치장하는 목적이지 조사야를 설정하는 목적으로 사용하면 안 된다. 이 책에 있는 각 촬영에서 언급한 조사야 크기는 DR 시스템에서 실제로 사용해야 하는 정확한 크기이다.

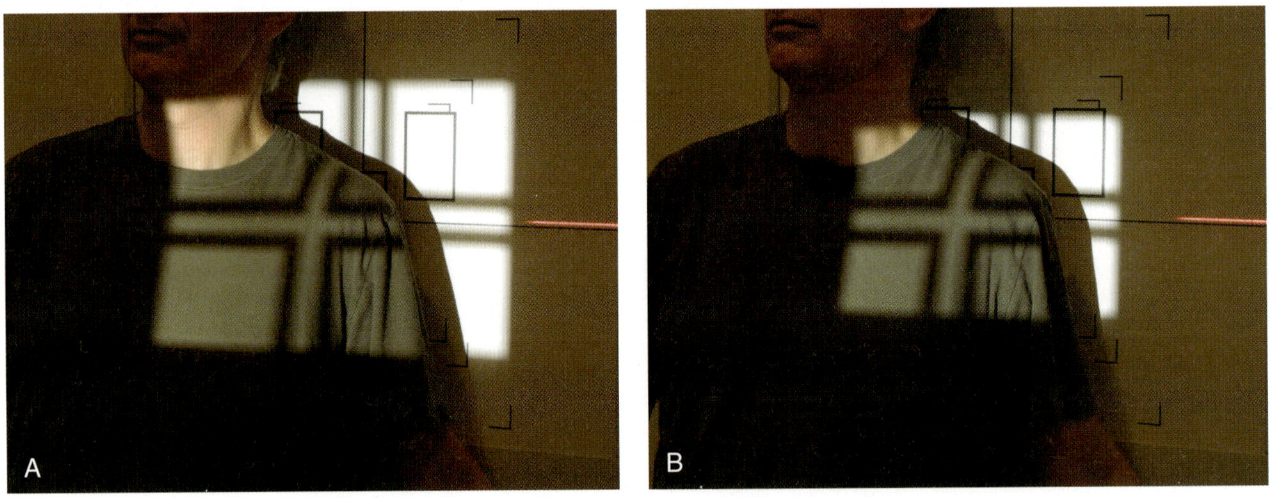

그림 1-4 A, 어깨관절 전·후방향 촬영으로 조사야가 너무 넓다. 갑상샘, 복장뼈, 일반적인 가슴우리조직에 불필요한 방사선이 조사되는 것을 주목한다. 이렇게 조사야가 넓으면 절반 이상의 X선이 직접 테이블에 부딪히고 그로 인해 산란선이 증가한다. **B,** 조사야를 정확하게 10×12inch(24×30cm)으로 맞추었다. 방사선에 더 적은 조직이 노출되고, 테이블에 부딪힌 방사선에 의한 산란선도 감소한다.

생식샘 차폐

복부, 골반, 엉덩관절을 촬영할 때 생식샘에도 조사가 될 수 있다. 타당한 경우 항상 생식샘 차폐를 하여 환자를 보호해야 한다(그림 1-5~1-7). 방사선건강센터(Center for Devices of Radiological Health)는 다음 경우에 생식샘 차폐를 하는 것을 권고하는 지침을 만들었다.[1]

- 적절하게 조사야를 설정했더라도 생식샘이 X선 조사야 내로 들어가거나 가까이(X선에서 약 5cm) 있을 경우
- 검사 목적을 방해하지 않을 때
- 환자에게 적절한 생식능력이 있을 때

촬영테이블 끝에 앉아 팔다리를 촬영할 때 종종 생식샘 차폐를 하는 것은 적절하다. 적절하게 차폐가 되도록 하기 위해 많은 병원들이 생식샘 차폐물이 영상을 훼손하지 않는 한 모든 환자의 모든 촬영에서 생식샘 차폐를 하도록 하는 정책을 가지고 있다. 마지막으로 환자가 그것을 요구하고 금기사항이 없다면 생식샘 차폐를 해야 한다.

[1]Bureau of Radiological Health: Gonad shielding in diagnostic radiology, Pub No. (FDA) 75-8024, Rockville, MD, 1975, The Bureau.

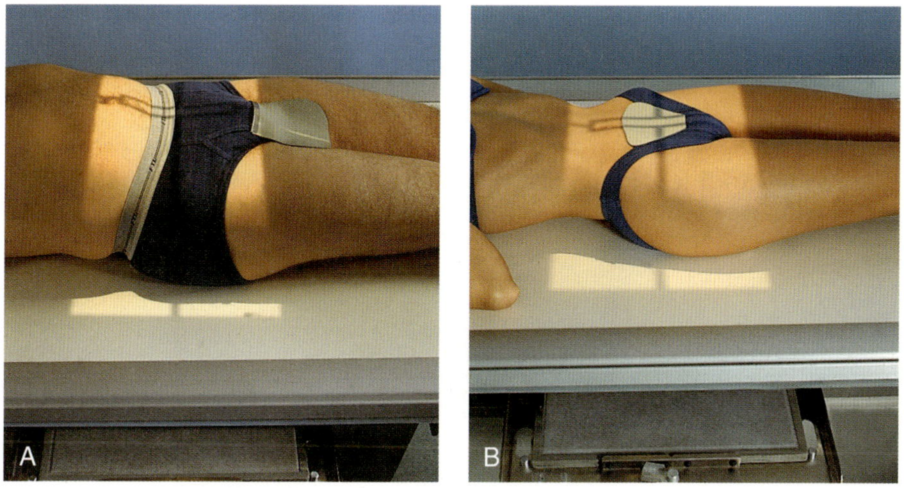

그림 1-5 **A**, 접촉식 차폐물이 남성의 생식샘 위에 놓여 있다. **B**, 접촉식 차폐물이 여성의 생식샘 위에 놓여 있다.

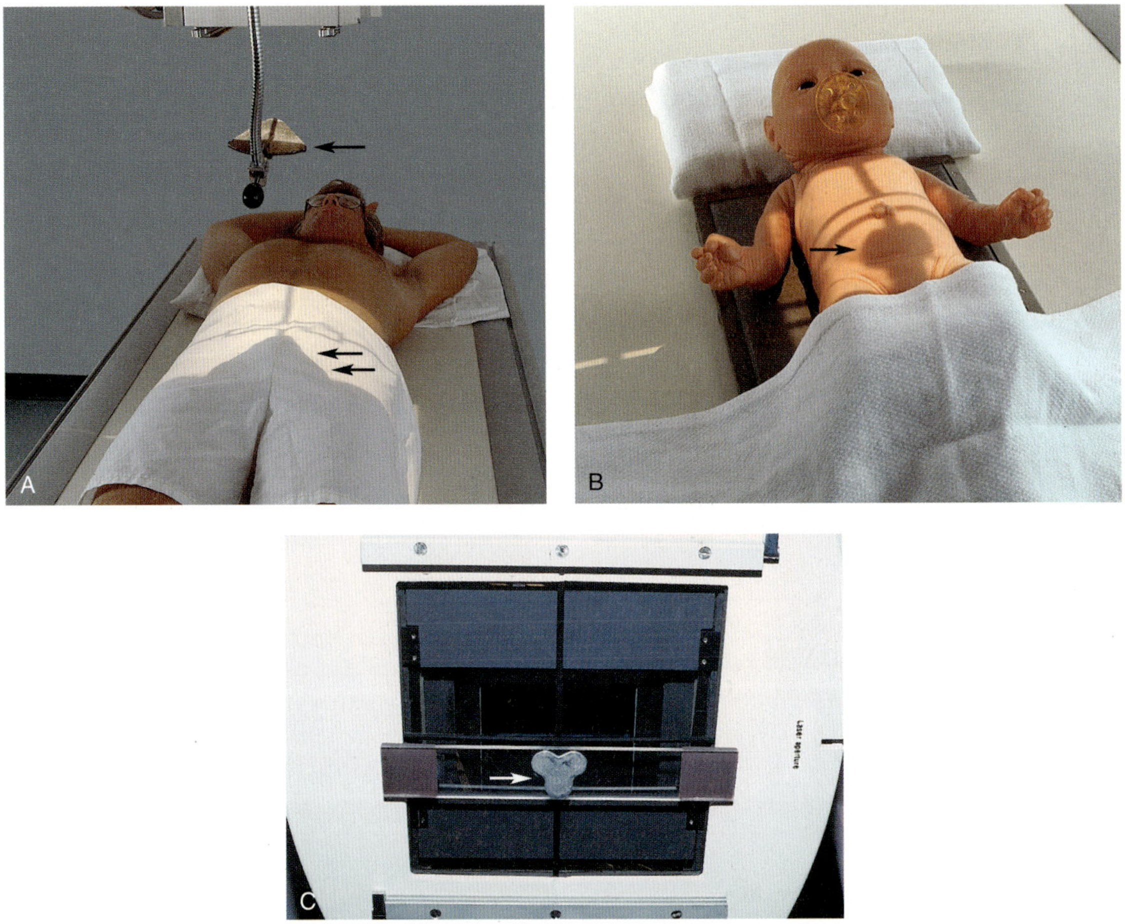

그림 1-6 **A,** 남성에게 사용한 그림자 차폐. 삼각형 모양의 납조각(화살표)을 X선관 아래에 매달아 그 그림자가 생식샘 위를 덮도록 위치를 조정한다(중복된 화살표). **B,** 여아에게 사용한 그림자 차폐. 클로버 잎 모양의 차폐물을 조리개 아래에 자석을 이용하여 붙이고 그것의 그림자가 생식샘을 덮도록 한다(화살표). **C,** 조리개 아래에 자석을 이용하여 붙인 클로버 잎 모양 차폐물(화살표).

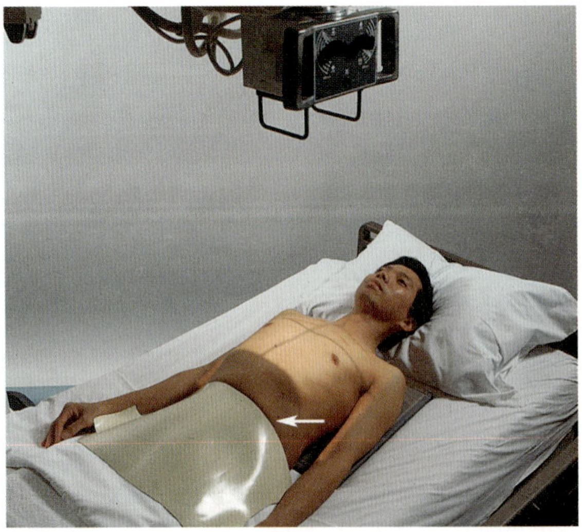

그림 1-7 이동식 가슴 촬영. 생식샘을 보호하기 위해 크고 유연한 납 차폐물(화살표)을 환자의 골반 아래를 가로질러 걸쳐두었다.

골수 조사량

주된 관심을 받는 기관은 골수이다. 골수 조사량은 방사선의 신체영향 지표로 사용되는 대중의 평균 골수 조사량(mean marrow dose, MMD)을 추정하기 위해서 사용한다. 표 1-1은 MMD와 다양한 촬영과의 관계를 보여준다. 이러한 조사량은 신체 일부분의 노출량을 전체 신체에 평균해서 구한다.

생식샘 조사량

촬영 시 생식샘의 방사선 노출은 방사선의 유전적 효과 때문이다. 표 1-2는 다양한 촬영에서 받게 되는 평균 생식샘 조사량을 보여준다. 남성과 여성 사이에 큰 차이가 있는 것은 난소를 덮고 있는 조직의 차폐 효과 때문이다.

표 1-1 다양한 촬영에서 대표적인 골수 조사량

촬영	평균 골수 조사량(mrad)
머리뼈	10
목뼈	20
가슴	2
위와 상부 장관	100
쓸개	80
허리뼈	60
경정맥 요로 조영검사	25
복부	30
골반	20
팔다리	2

표 1-2 다양한 촬영에서 개략적인 생식샘 조사량

	생식샘 조사량 (mrad)	
촬영	남성	여성
머리뼈	<1	<1
목뼈	<1	<1
턱뼈와 치아	>1	<1
가슴	>1	<1
위와 상부 장관	<2	40
쓸개	1	20
허리뼈	175	400
경정맥 요로 조영검사	150	300
복부	100	200
골반	300	150
팔다리	<1	<1

해부학 개요

방사선사는 원하는 부위에 대한 촬영을 위해 해부학, 생리학에 대한 완벽한 지식이 있어야 한다. 해부학은 몸의 구조를 연구하는 학문이고, 생리학은 인체장기의 기능에 관한 학문이다.

또한 방사선사는 인체의 모든 체계와 그들의 기능에 대한 완벽한 지식이 있어야 한다. 골격계와 다른 신체부위를 찾기 위해 사용하는 표면 기준점에 특히 관심을 기울여야 한다. 방사선사는 촬영할 부위의 내부구조를 마음 속으로 그려볼 수 있어야 한다. 방사선사는 외부기준점을 사용하여 촬영부위의 자세를 적절하게 잡아야 하고 가능한 최고의 진단영상을 촬영해야 한다.

인체 단면

해부학적 자세의 인체는 가상의 인체 단면을 사용하여 효과적으로 나눌 수 있다. 이러한 단면은 지정된 부위에서 모든 방향으로 인체를 나눌 수 있다. 영상촬영에서 자주 언급하는 4가지 기본 단면들은 다음과 같다(그림 1-8 A).

- 시상면 Sagittal plane
- 관상면 Coronal plane
- 수평면 Horizontal plane
- 사면 Oblique plane

시상면

시상면(sagittal plane)은 인체 전체나 특정부위를 좌우로 나눈다. 이 단면은 앞에서 뒤로 몸을 수직으로 통과한다(그림 1-8 A, B). 정중시상면(midsagittal plane)은 특정한 시상면으로 인체의 정중선을 통과하여 좌우를 정확하게 나눈다(그림 1-8 C).

관상면

관상면(coronal plane)은 인체 전체나 특정부위를 앞뒤로 나눈다. 이 단면은 인체의 한쪽에서 다른 쪽으로 몸을 수직으로 통과한다(그림 1-8 A, B). 정중관상면(midcoronal plane)은 특정한 관상면으로 인체의 정중선을 통과하여 앞뒤를 정확하게 나눈다(그림 1-8 C). 이 단면은 때때로 중간겨드랑이선(midaxillary plane)이라고 부르기도 한다.

수평면

수평면(horizontal plane)은 인체 전체나 일부를 세로축에 수직인 가로로 통과한다. 이 면은 관상면이나 시상면에 직각으로 위치한다. 이 면은 인체를 위아래로 나눈다. 종종 transverse, axial, 또는 cross-sectional plane으로도 부른다(그림 1-8 A).

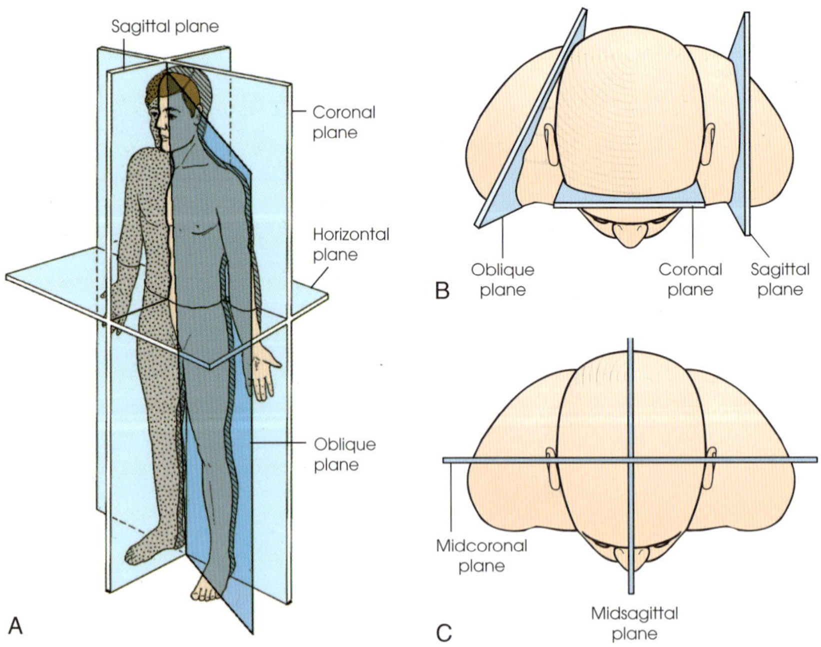

그림 1-8 인체의 단면. A, 해부학적 자세의 환자에게 표시한 4개의 인체단면. **B,** 환자의 신체를 위에서 아래로 바라본 모습으로 왼쪽 어깨에 시상면, 머리 앞쪽에 관상면, 그리고 오른쪽 어깨에 사면이 있다. **C,** 정중시상면은 몸통을 좌우로 동일하게 나누고, 정중관상면은 몸통을 앞뒤로 동일하게 나눈다. 시상면, 관상면, 수평면은 항상 서로 직각이다.

사면

사면(oblique plane)은 앞서 언급한 3가지 단면으로 어떤 각도로든 지나갈 수 있다(그림 1-8 A, B). 단면은 신체부위가 영상수용체나 중심선의 중앙에 오도록 하거나 영상수용체와의 정렬상태 확인과 같은 촬영자세를 잡을 때 사용한다. 정중시상면은 영상수용체 긴축에 평행하게 하여 영상수용체의 중앙에 수직으로 놓을 수 있다. 단면은 또한 중심선의 방향잡이로 사용할 수도 있다. 전·후방향 촬영에서 중심선은 촬영부위의 시상면에 평행으로, 관상면에는 수직으로 통과한다. 좋은 영상을 촬영하려면 인체의 단면, 영상수용체, 중심선 사이의 모든 관계에 주의를 기울여야 한다.

인체 단면은 CT, MRI, US에서 해부학적 절편의 방향을 확인하는 데 사용한다(그림 1-9). 몇 가지 단면은 종종 커다란 절편을 보는 데 사용한다(그림 1-10).

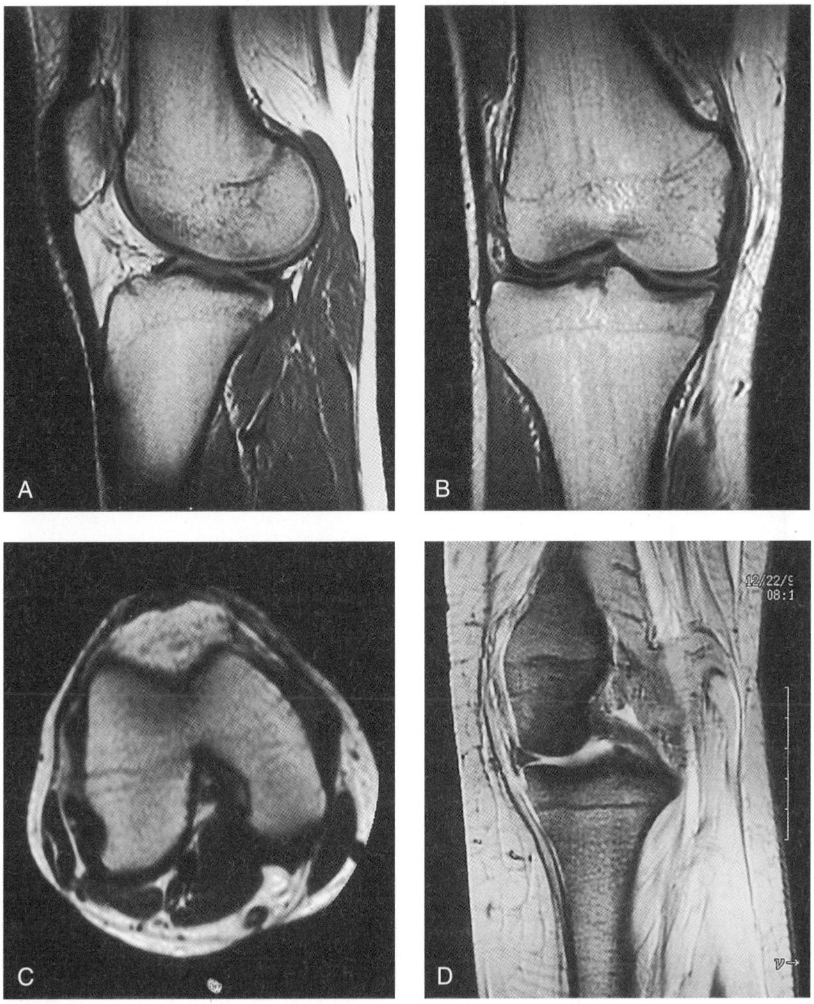

그림 1-9 4가지 인체 단면의 무릎 MRI 영상. **A**, 시상면. **B**, 관상면. **C**, 수평면. **D**, 45° 사면.

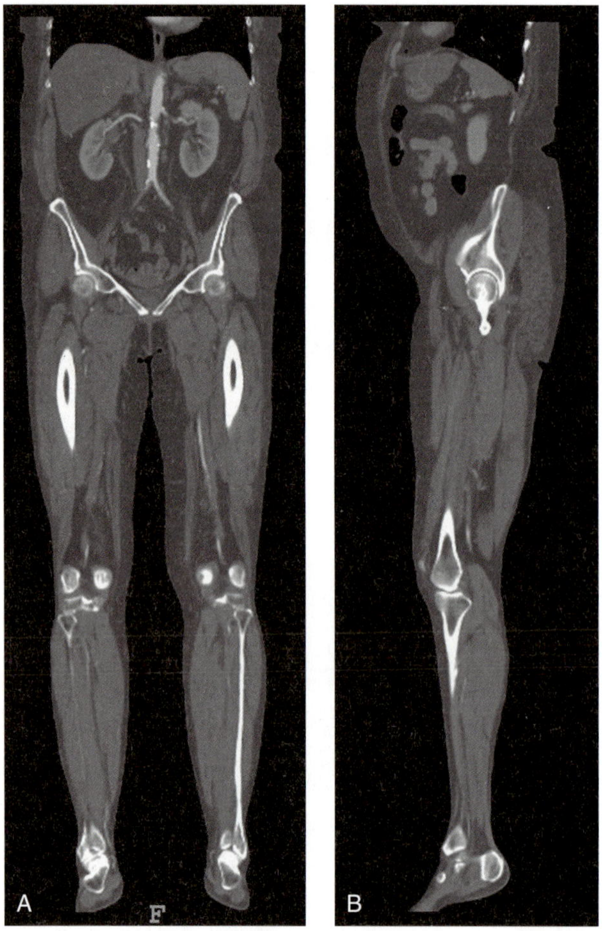

그림 1–10 큰 구조물의 절단면은 종종 인체 단면을 다르게 하여 촬영한다. **A,** 배와 다리의 관상면 영상. **B,** 왼쪽 콩팥, 왼쪽 절구, 왼쪽 무릎 수준에서의 배와 다리의 시상면 영상.

특별한 단면들

2가지 특별한 단면이 촬영자세잡기에 사용된다. 이 단면은 신체 중 특별한 부위에서만 사용한다.

엉덩혈관사이면

엉덩혈관사이면(장골간면, interiliac plane)은 넷째허리뼈 가시돌기 높이의 엉덩뼈능선 위쪽에서 골반을 가로지른다(그림 1–11 A). 이것은 허리뼈, 엉치뼈, 꼬리뼈의 자세잡기에 사용한다.

교합면

교합면(occlusal plane)은 턱을 닫았을 때 윗니와 아랫니의 씹는 면으로 형성된다(그림 1–11 B). 이것은 치아돌기와 일부 머리 촬영 시에 자세를 잡는 데 이용한다.

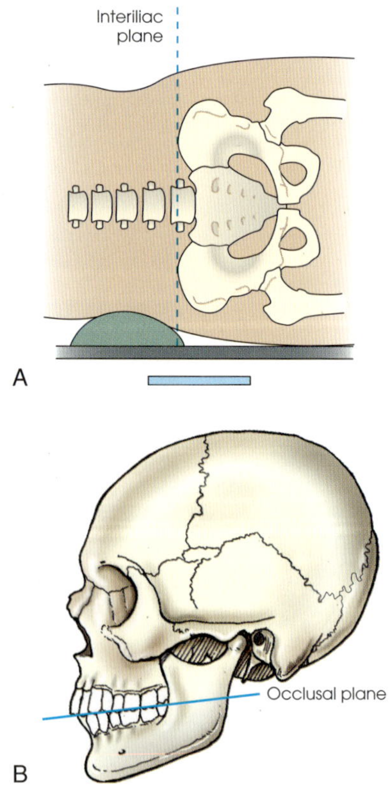

그림 1–11 특별한 단면들. **A,** 엉덩뼈능선 꼭대기에서 몸통을 가로지르는 엉덩혈관사이면. **B,** 치아의 씹는 면(저작면)으로 형성된 교합면.

몸안

몸에 있는 2개의 큰 몸안은 복강과 가슴안이다(그림 1-12). 가슴안은 심장막 부분과 2개의 가슴막 부분으로 세분화된다. 비록 복강에는 중간을 나누는 구조물이 없지만 아래쪽을 골반안이라고 부른다. 어떤 해부학자들은 복강과 골반안을 합쳐서 배골반안이라고 한다. 몸안 내 주요 구조물들은 다음 내용에서 살펴볼 수 있다.

가슴안

- 가슴막
- 허파
- 기관
- 식도
- 심장주머니
- 심장과 대혈관

복강

- 복막
- 간
- 쓸개
- 이자
- 지라
- 위
- 장
- 쓸개
- 요관
- 주요 혈관
- 골반부위 – 곧창자, 방광, 생식기계

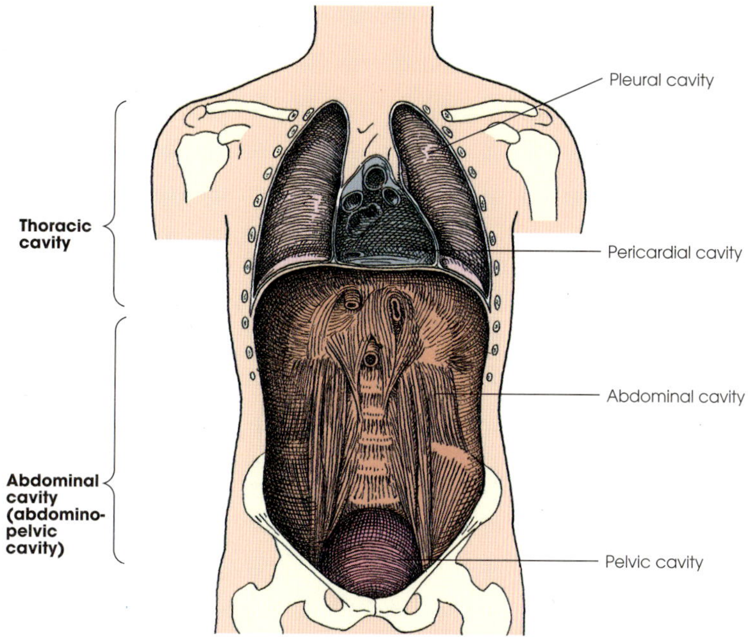

그림 1-12 몸통을 앞에서 본 모습으로 2개의 큰 공간인 가슴안과 배골반안이 보인다.

복부의 분할

복부는 위로는 가로막, 아래로는 위골반문(pelvic inlet)으로 경계가 지어지는 몸통부위이다. 장기 위치나 해부 구역은 복부를 사분역 혹은 9구역 분할 방법 중 하나로 분할하여 묘사할 수 있다.

사분역

복부는 종종 사분역이라고 부르는 4개의 임상적 구역으로 나눈다(그림 1-13). 정중면과 수평면은 배꼽에서 교차하여 경계를 형성한다. 사분역은 다음과 같이 구분한다.

- 오른위사분역(right upper quadrant, RUQ)
- 오른아래사분역(right lower quadrant, RLQ)
- 왼위사분역(left upper quadrant, LUQ)
- 왼아래사분역(left lower quadrant, LLQ)

복부를 사분역으로 나누는 것은 다양한 복부안 장기의 위치를 묘사하는 데 매우 유용하다. 예를 들어 지라는 왼위사분역에 위치하는 것으로 묘사할 수 있다.

구역들

어떤 해부학자들은 4개의 면을 사용하여 복부를 9개의 구역으로 나눈다(그림 1-14). 이러한 해부학적 분할은 임상에서 사분역보다는 자주 사용하지 않는다. 인체의 9개 구역을 3그룹으로 나누어 다음과 같이 부를 수 있다.

위쪽

- 오른갈비밑부위(right hypochondrium)
- 명치부위(epigastrium)
- 왼갈비밑부위(left hypochondrium)

중간

- 오른옆구리부위(right lateral)
- 배꼽부위(umbilical)
- 왼옆구리부위(left lateral)

아래쪽

- 오른샅굴부위(right inguinal)
- 두덩부위(hypogastrium)
- 왼샅굴부위(left inguinal)

임상에서 환자는 '명치부위' 통증이 있다고 묘사할 수 있다. 오른쪽 아랫배 불편감이 있는 환자는 "RLQ" 통증이 있다고 말할 수 있다. 이와 같이 경우에 따라 사분역으로 말하기도 하고 구역으로 말하기도 한다.

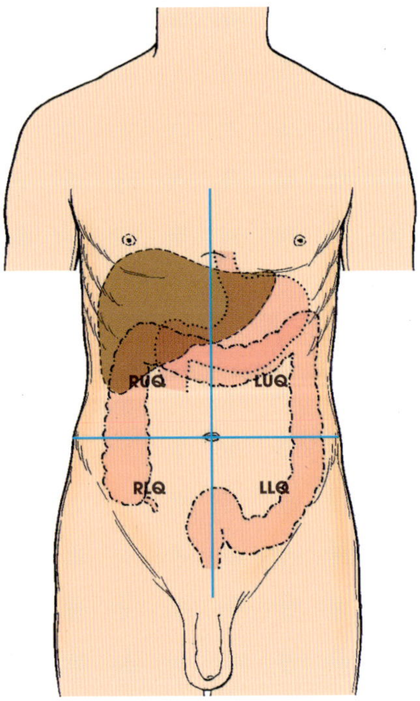

그림 1-13 복부의 사분역.

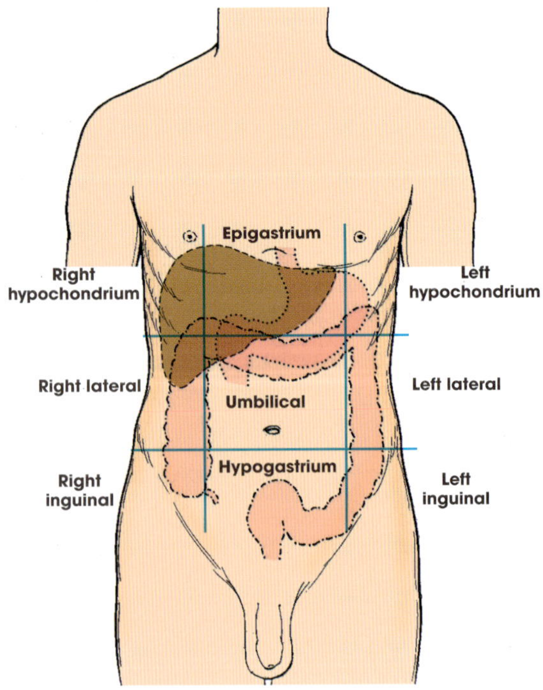

그림 1-14 복부의 9구역.

표면 기준점

대부분 해부학적 구조는 바로 볼 수 없기 때문에 방사선사는 환자를 정확하게 위치시키기 위해 다양한 융기(protuberances), 거친면(결절조면, tuberosities), 다른 외적인 지표들을 사용해야 한다. 이러한 표면 기준점은 방사선사가 다양한 체형에서 지속적으로 최적의 영상을 촬영할 수 있도록 해준다.

만약 표면 기준점을 촬영자세 잡기에 사용하지 않거나 부정확하게 사용한다면 재촬영 확률이 현저히 높아진다.

흔히 사용되는 기준점들을 표 1-3과 그림 1-15에 제시하였다. 이 기준점들은 대부분의 환자에게 평균적으로 받아들여지고, 가이드라인으로만 사용해야 한다. 인체의 구조나 병적 상태에는 개인별로 차이가 있기 때문에 개인에 맞게 자세를 변경해야 한다. 이러한 자세변경 능력은 경험을 통해 얻을 수 있다.

표 1-3 표면 기준점과 관련된 신체 구조물

신체 구조물	표면 기준점
목뼈(그림 1-15 A)	
C1	꼭지돌기첨부
C2, C3	턱모서리점(하악각)
C4, C5	방패연골
C7	솟을뼈
등뼈	
T1	목정맥구멍패임 위쪽 2inch(5cm) 지점
T2, T3	목정맥구멍패임 높이
T4, T5	복장뼈각 높이
T7	어깨뼈 아래각 높이
T9, T10	칼돌기 높이
허리뼈	
L2, L3	아래쪽 갈비모서리
L4, L5	엉덩뼈능선 최상단 높이
엉치뼈와 골반부위	
S1, S2	위앞엉덩뼈가시 높이
꼬리뼈	꼬리뼈결합과 큰돌기 높이

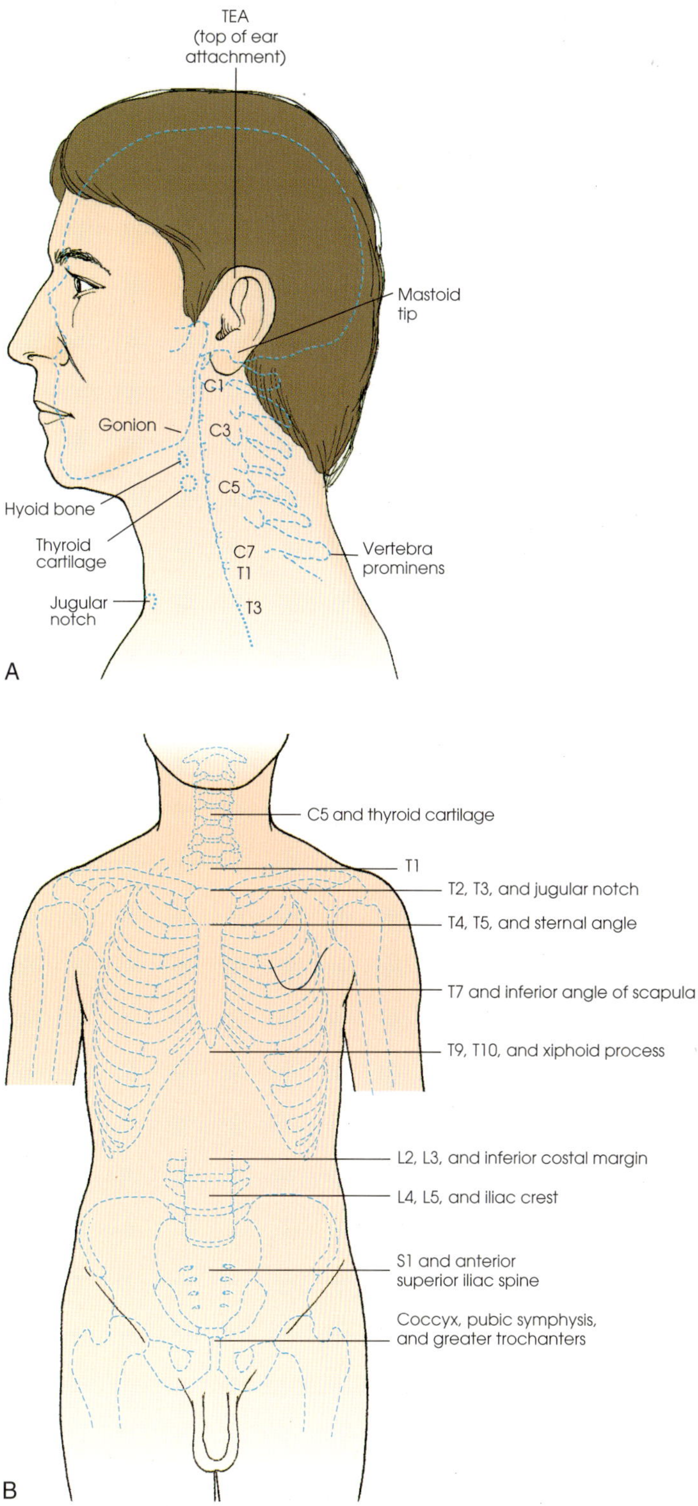

그림 1-15 표면 기준점. A, 머리와 목. **B,** 몸통(torso).

체형

인체 모양의 공통적인 변이들을 체형이라고 부른다. Mills는 1,000명의 환자를 대상으로 한 연구에서 주된 체형을 분류하였다. 체형의 구체적인 유형은 영상촬영에 있어서 중요하다. 왜냐하면 체형은 가슴안과 복부 장기의 크기, 모양, 위치를 결정하기 때문이다. 체형은 직접적으로 다음 장기들의 위치에 영향을 미친다.

- 심장
- 허파
- 가로막
- 위
- 큰창자
- 쓸개

쓸개와 같은 장기는 체형에 따라 8 inch까지 위치가 바뀔 수 있다. 위는 어떤 체형에서는 수평으로, 높게, 복부의 중심에 위치할 수 있고, 또 다른 체형에서는 수직으로, 낮게, 정중선에서 한쪽으로 치우쳐 위치할 수 있다.

또한 체형과 가슴 및 복부 장기의 위치는 적절한 사진 음영과 대조도, 방사선 선량을 위한 촬영조건을 결정하는 데 중요하다. 쓸개주머니 내에 조영제가 있으면 자동노출조정 검출기에 영향을 미칠 수 있다. 어떤 유형의 체형에서는 쓸개가 검출기 바로 위에 있을 수 있다(바람직하지 않은 상황). 또 다른 유형에선 검출기 근처에 없을 수 있다. 영상수용체의 기본위치와 크기도 체형 때문에 바꿔야 한다. kVp와 mAs와 같은 촬영조건의 선택도 체형에 영향을 받을 수 있다. 왜냐하면 체내의 조직밀도가 다양하기 때문이다. 이러한 기술적인 고려사항들은 방사선물리와 영상교과서에 자세하게 설명되어 있다.

4가지 체형의 대략적인 인구빈도는 다음과 같다.

- 근력형 체형: 50%
- 쇠약형 체형: 35%
- 무력형 체형: 10%
- 이상근력형 체형: 5%

인구의 85% 이상은 근력형 체형이나 쇠약형 체형 둘 중 하나이다. 근력형 체형은 지배적인 체형으로 여겨진다. 근력형 체형이나 쇠약형 체형의 상대적인 모양과 장기들의 위치는 임상에서 보통이라고 말한다. 모든 표준적인 영상촬영의 자세와 노출조건은 이 2가지 체형을 기준으로 한다. 방사선사는 이 2가지 체형의 특징과 장기 위치에 대해 숙지해야 한다.

또한 방사선사는 무력형 체형과 이상근력형 체형이란 2가지 극단적인 체형도 숙지하고 있어야 한다. 이 두 그룹은 소수지만(인구의 15%) 장기의 위치와 크기는 촬영자세와 조사조건 설정에 중요한 영향을 미친다. 결과적으로 이러한 환자들의 촬영은 방사선사에게 도전과제가 될 수도 있다. 경험과 전문적 판단은 정확한 체형과 장기의 특정 위치를 판단할 수 있도록 해준다.

체형은 질병이나 다른 비정상을 뜻하는 것이 아니다. 그리고 이것은 환자의 체내지방이나 건강상태로 결정되지 않는다. 체형은 단순히 몸통의 모양을 흔한 4가지 유형으로 분류한 것일 뿐이다. 환자의 자세를 잡을 때 체형은 키나 몸무게에 상관이 없다는 걸 의식하고 있어야 한다.

같은 키를 가진 4명의 환자들이라도 각기 다른 체형을 가질 수 있다.

뼈의 흔적들과 특징들

다음의 해부학 용어들은 뼈의 돌기나 함몰을 묘사하는 데 사용한다.

돌기

돌기(processes or projections)는 뼈의 주된 몸통에서 바깥으로 튀어나온 부분을 말하며 다음 용어들을 사용하여 표기한다.

가시(spine) 예리한 돌기

갈고리(hamulus) 갈고리모양 돌기

결절(tubercle) 작고 둥글게 융기된 돌기

결절조면(tuberosity) 크고 둥글게 솟아오른 돌기

경상돌기(styloid) 길고 뾰족한 돌기

관절면(facet) 다른 구조물과 관절을 이루는 작고 매끈한 면을 가진 돌기

관절융기(condyle) 뼈의 관절하는 부분에 둥글고 원형으로 튀어나온 부위

능선(crest) 능선모양 돌기

돌기(trochanter) 넙다리뼈의 몸통과 목이음부에 있는 2개의 크고 둥글게 융기된 돌기 중 하나(큰돌기 또는 작은돌기)

머리(head) 긴뼈의 폭이 넓은 끝

복사뼈(malleolus) 골프채 모양 돌기로 정강뼈의 끝이나 종아리뼈의 끝

부리돌기 또는 갈고리돌기(coracoid or coronoid) 부리모양 또는 왕관모양 돌기

뿔(horn) 뿔모양 돌기

선(line) 능선(crest)보다 덜 뚜렷한 능선(ridge)이며 선형으로 융기된 부분

위관절융기(epicondyle) 관절융기 위의 돌기

융기(protuberance) 돌출부

함몰

함몰(depression)은 오목한 부위를 말하며 다음 용어들을 사용하여 표기한다.

고랑(groove) 얕은 선형의 통로

고랑 (sulcus) 주름

구멍(foramen) 혈관과 신경이 지나가는 뼈의 구멍

굴(sinus) 빈 공간으로 (1) 머리뼈의 안쪽 면에 있는 정맥혈 통로와 같은 뼈 속의 고랑 (2) 뼈 속의 공기 공간이나 다른 조직의 공동(부비동과 같이 뼈 속의 빈 공간을 표현하고자 할 때 사용) 또는 (3) 연부조직의 샛길 등을 묘사할 때 사용

길(meatus) 뼈 속을 주행하는 관모양 길

열(fissure) 틈새

오목(fossa) 패인 곳

패임(notch) 뼈의 가장자리에 있는 자국

골절

골절(fractures)은 뼈가 부러진 것이다. 골절은 부러짐의 특성에 따라 분류한다. 몇 가지 일반적인 용어를 골절과 연관지어 사용할 수 있다.

개방(open) 부러진 뼈가 피부를 찢고 나온 심한 골절

비전위(nondisplaced) 부러진 뼈가 정상적인 정렬상태를 유지하는 골절

전위(displaced) 뼈의 해부학적 정렬이 맞지 않는 심한 골절

폐쇄(closed) 피부는 찢어지지 않은 골절

골절의 흔한 분류는 다음과 같다(그림 1–16).

- 압박골절
- 개방 혹은 복합골절
- 간단골절
- 생나무골절
- 횡골절
- 경사골절
- 분쇄골절
- 감입골절

많은 골절들은 하나 이상의 분류에 속한다. 어떤 골절은 경사골절, 폐쇄골절, 비전위성 골절이 동시에 나타날 수 있다.

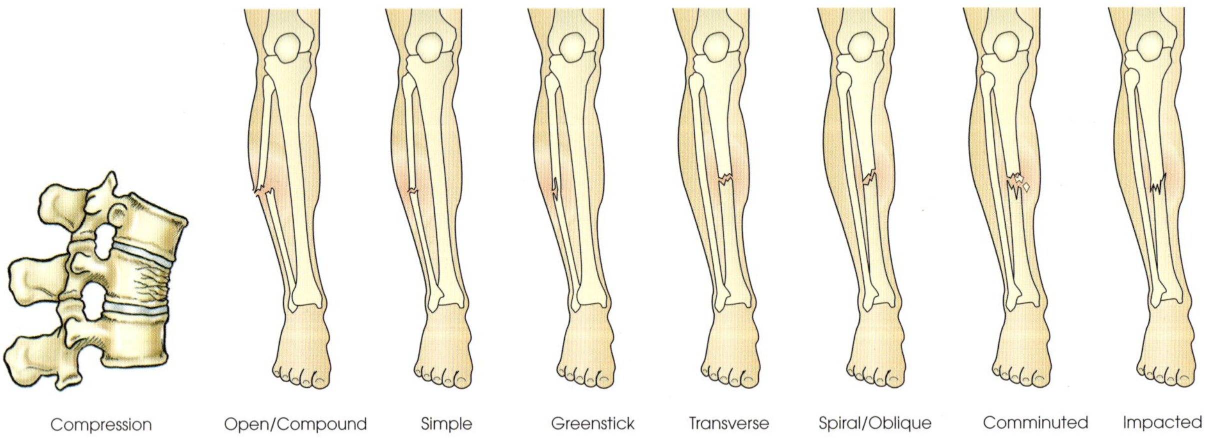

그림 1–16 일반적인 골절의 분류.

해부학적 관계에 관한 용어

해부학적 자세에서 신체부위 사이의 관계를 묘사할 때는 다양한 용어들이 사용되고 있다. 방사선사는 임상에서 흔히 사용하는 이 용어들과 친숙해져야 한다. 다음과 같이 위치와 관련된 용어와 해부학적 용어들의 대부분은 반대인 것들로 쌍을 지을 수 있다. 그림 1-17은 흔히 사용하는 2가지 용어 쌍을 보여준다.

앞(배쪽) anterior(ventral) 신체나 기관의 앞쪽 또는 앞부분

뒤(등쪽) posterior(dorsal) 신체나 기관의 뒤쪽 또는 뒷부분

꼬리쪽 caudad 머리에서 먼 쪽

머리쪽 cephalad 머리쪽

아래쪽 inferior 발에 가깝거나 아래에 위치한 것

위쪽 superior 머리에 가깝거나 위에 위치한 것

중심 central 기관의 중간 부위나 주된 부분

말단 peripheral 표면, 가장자리 또는 바깥에 위치하거나 가까운 것

반대쪽 contralateral 신체의 반대쪽 부위

같은쪽 ipsilateral 신체의 같은쪽 부위

가쪽 lateral 신체의 중앙면에서 먼 쪽

안쪽 medial 신체의 중앙면 쪽

깊은 deep 표면에서 먼 부위

얕은 superficial 피부나 표면에 가까운 부위

먼쪽 distal 부착부위, 기준점 또는 원점에서 멀거나 신체의 중앙에서 먼 쪽

몸쪽 proximal 부착부위, 기준점 또는 원점에 가깝거나 신체의 중앙에 가까운 쪽

바깥쪽 external 기관이나 신체의 바깥

안쪽 internal 기관이나 신체의 안쪽

벽쪽 parietal 몸안의 내벽

내장 visceral 내장기관의 외피

등쪽 dorsum 발등이나 손등

손바닥 palmar 손바닥

발바닥 plantar 발바닥

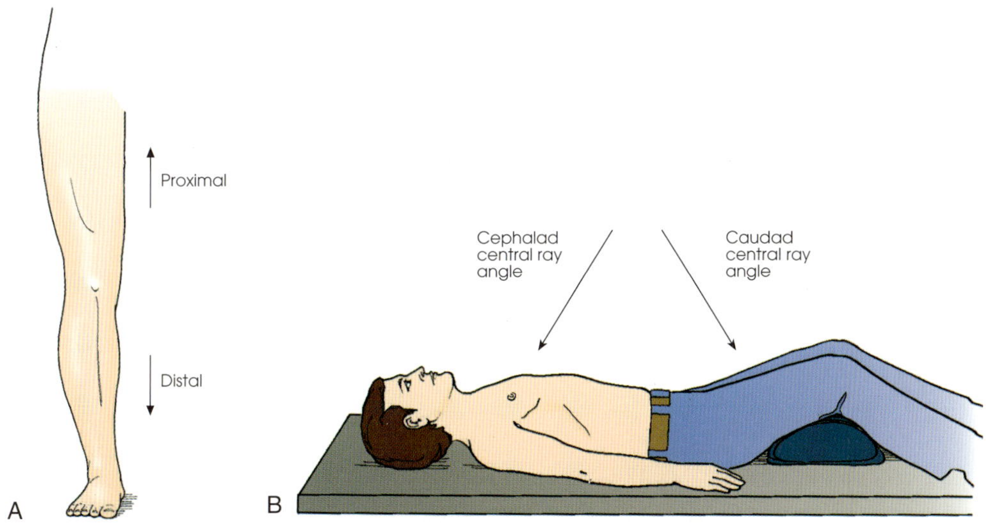

그림 1-17 A, 영상촬영 시 흔하게 사용하는 몸쪽과 먼쪽. B, 영상촬영 시 흔하게 사용하는 머리쪽 기울임과 꼬리쪽 기울임.

촬영자세에 관한 용어

촬영방향

촬영방향(projection)이라는 용어는 중심선이 X선관을 나와 환자를 통과하여 영상수용체로 향하는 방향을 말한다. 대부분의 촬영방향은 신체로 들어가고 나오는 지점으로 정의하고, 해부학적 자세에 기초한다. 중심선이 신체의 앞쪽 어디론가 들어가 뒤쪽으로 나오면 전 · 후방향 촬영이 된다. 환자의 자세(예: 누운 자세, 엎드린 자세, 선 자세)에 상관없이 중심선이 신체의 앞면으로 들어가 뒷면으로 나오면 이것을 전 · 후방향 촬영이라고 한다(그림 1-18).

또한 촬영방향은 중심선이 몸 전체나 일부분을 통과할 때 중심선과 신체 사이의 관계로 정의하기도 한다. 예로 축방향과 접선방향촬영이 있다. 이 책에 언급된 모든 검사는 X선 조사방향에 의해 표준화하여 이름을 부여하였다. X선 조사방향은 촬영된 각각의 영상을 정확하고 간략하게 정의 내린 것이다. 검사에서 사용하는 전체 촬영방향 목록은 Box 1-2에 있다.

Box 1-2

주요 촬영방향과 촬영 자세

촬영방향	촬영 자세
전 · 후방향(AP)	일반적인 자세
후 · 전방향(PA)	선 자세
측방향	앉은 자세
전 · 후사방향	바로 누운 자세
후 · 전사방향	엎드린 자세
축방향	누운 자세
전 · 후축방향	파울러 자세
후 · 전축방향	트렌델렌부르크 자세
전 · 후축사방향	영상학적 촬영 자세
후 · 전축사방향	측면 자세
축측방향	우측방향 자세
축측사방향	비스듬한 자세
경흉부	우후사방향 자세(RPO)
상하방향 (craniocaudal)	좌후사방향 자세(LPO)
접선방향	우전사방향 자세(RAO)
하상방향	좌전사방향 자세(LAO)
상하방향	와위(누운 자세)
발바닥발등방향	우측와위
발등발바닥방향	좌측와위
외내방향	배쪽 자세
내외방향	등쪽 자세
악하수직방향	전만 자세
비극두정방향	
두정비극방향	
안와두정방향	
두정안와방향	

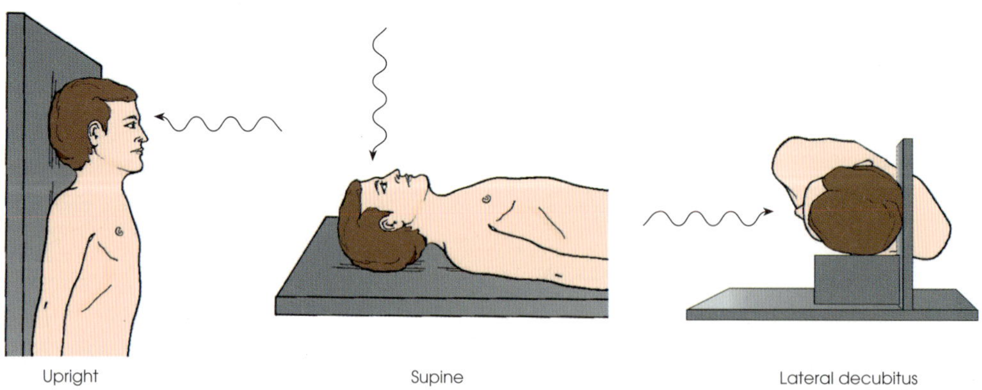

그림 1-18 촬영을 위해 환자의 머리를 선 자세, 누운 자세, 옆으로 누운 자세를 취했다. 이 3가지 촬영자세는 모두 머리뼈 전 · 후방향 촬영을 위한 것이다.

전 · 후방향 촬영

그림 1-19에서 수직의 중심선은 인체 앞면으로 들어가 뒷면으로 나온다. 이것이 전 · 후방향(AP) 촬영이다. 환자는 바로 누운 자세이다. 전 · 후방향 촬영은 또한 선 자세, 앉은 자세, 옆으로 누운 자세에서도 할 수 있다.

후 · 전방향 촬영

그림 1-20에서 수직의 중심선은 인체 뒷면에서 들어가 앞면으로 나온다. 이것은 선 자세에서 한 후 · 전방향(PA) 촬영이다. 후 · 전방향 촬영은 앉은 자세, 엎드린 자세, 옆으로 누운 자세에서도 할 수 있다.

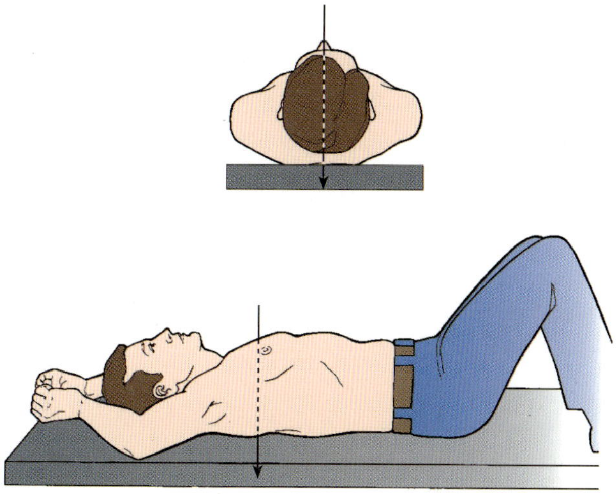

그림 1-19 가슴 전 · 후방향 촬영. 중심선은 앞면으로 들어가 뒷면으로 나온다.

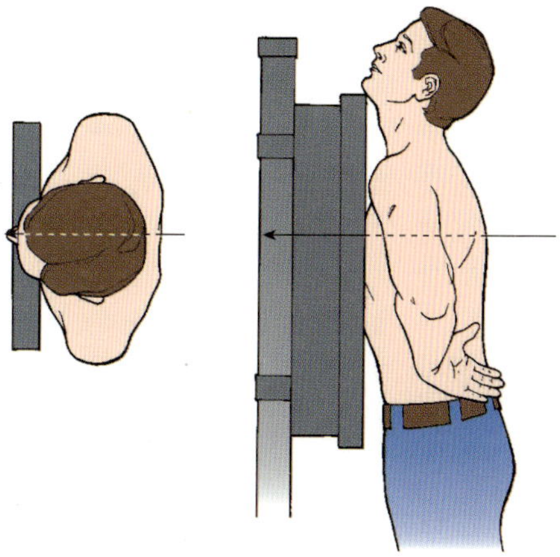

그림 1-20 가슴 후 · 전방향 촬영. 중심선은 뒷면으로 들어가 앞면으로 나온다. 환자는 선 자세이다.

축방향 촬영

축방향 촬영에서 중심선은 신체나 특정부위의 긴축에 대하여 세로방향으로 기울여준다. 이러한 기울임은 해부학적 자세에 기초하고, 중심선을 머리쪽이나 꼬리쪽으로 가장 흔히 기울여준다. 어떤 검사에서는 몸 전체나 일부를 기울여 세로방향 기울기를 만들어준다. 이때 중심선은 영상수용체에 수직을 유지해야 한다(그림 1-21).

이 책에서 사용한 축방향이라는 용어는 중심선과 인체부위 긴축의 각도가 10° 이상인 모든 촬영방향을 의미한다. 어떤 촬영방향에서 중심선의 각도범위(예를 들어 5~15°)를 추천할 경우 기울기가 10°를 초과할 수 있기 때문에 축방향이라는 용어를 사용한다. 축방향 촬영은 다양한 검사에서 사용되고 어떠한 촬영자세에서든 이용할 수 있다.

접선방향 촬영

접선방향 촬영은 특정한 뼈구조(bone structure)를 다른 부위와 겹치지 않고 인체 표면 바로 아래 부위의 측면상(profile)을 얻기 위해 중심X선을 인체 표면의 바깥 가장자리로 향하도록 한다. 이것을 접선방향 촬영이라고 하는데 중심선과 몸 전체 혹은 일부가 서로 접선관계에 있기 때문이다(그림 1-22).

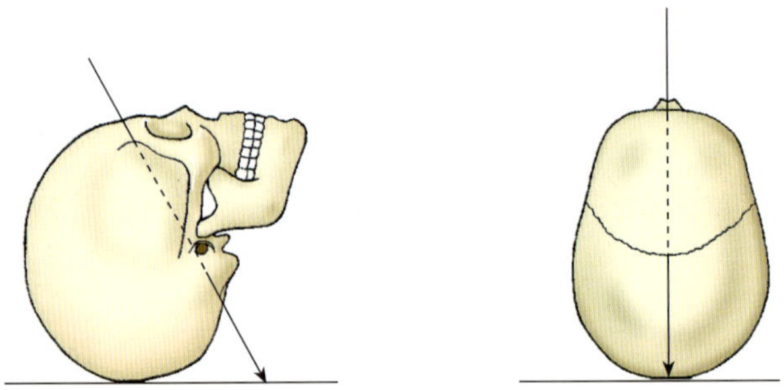

그림 1-21 머리뼈 전·후축방향 촬영. 중심선은 어떤 각을 이뤄 앞쪽으로 들어가 뒤쪽으로 나온다.

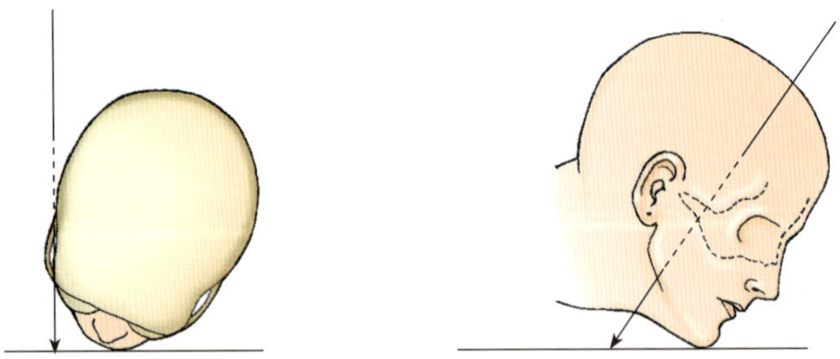

그림 1-22 광대활 접선방향 촬영. 중심선은 머리뼈의 표면을 스치듯이 지나간다.

측방향 촬영

측방향 촬영에서는 수직의 중심선이 신체의 한쪽으로 들어가 관상면을 따라 횡단하여 반대쪽으로 나온다. 필요에 따라 측방향 촬영은 몸통 혹은 몸 일부의 어느 쪽으로든 들어갈 수 있다. 이것은 의사의 지시나 환자의 상태에 따라 결정된다. 머리, 가슴 또는 복부를 측방향 촬영할 때 중심선의 방향은 관련된 촬영자세를 참조하여 설명한다. 좌측 또는 우측 측방향 촬영에서 좌측이나 우측이란 영상수용체에 가장 가까이 있는 신체의 측면과 중심선이 나가는 쪽을 말한다(그림 1-23). 우측방향 촬영에서 중심선은 신체의 왼쪽으로 들어가 오른쪽으로 나간다(그림 1-23). 사지 측방향 촬영에서는 중심선이 들어가는 쪽과 나가는 쪽을 나타내기 위해 외내방향(lateromedial) 혹은 내외방향(mediolateral)이라고 좀 더 구체적으로 표기한다(그림 1-24). 가슴우리를 통한(transthoracic projection) 촬영은 독특한 측방향촬영으로 위팔뼈 촬영 시 사용하고 3장을 참조한다.

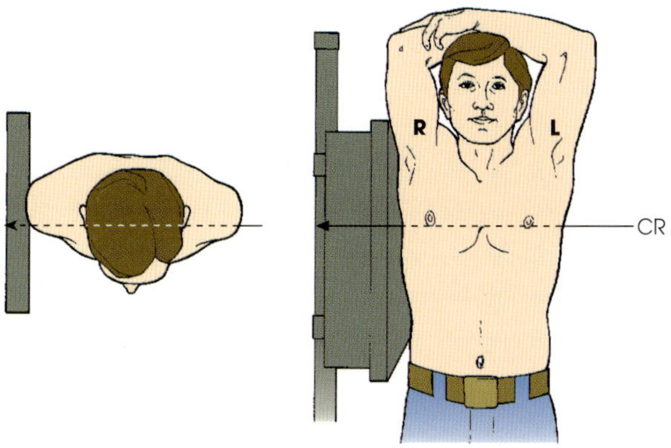

그림 1-23 가슴 측방향 촬영. 환자는 우측방향 자세이다. 가슴의 오른쪽이 영상수용체에 닿아 있다. 중심선은 왼쪽에서 들어간다.

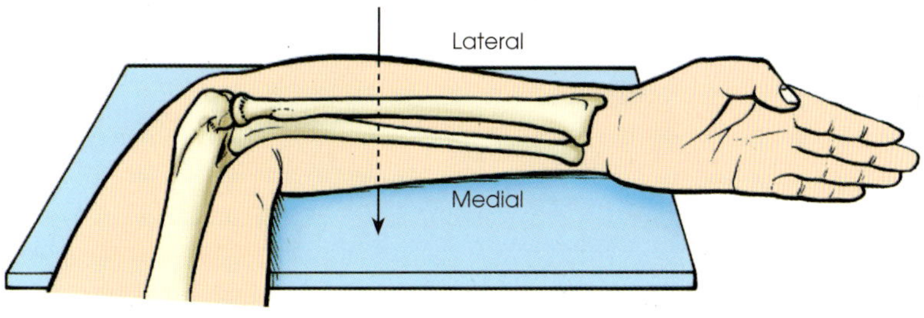

그림 1-24 아래팔 외내방향 촬영. 중심선은 아래팔의 가쪽부위로 들어와 안쪽으로 나간다.

사방향 촬영

사방향 촬영에서 중심선은 기울어진 몸통 혹은 신체 일부의 면에 대해 측면각을 이루어 입사한다(그림 1-25). 중심선은 몸의 측면이나 몸의 앞면 혹은 뒷면으로 들어갈 수 있다. 만약 중심선이 앞면으로 들어가 반대쪽 뒷면으로 나오면 이를 전·후사방향 촬영이라 한다. 만약 뒷면으로 들어가 앞면으로 나오면 후·전사방향 촬영이라 한다(그림 1-25).

대부분의 사방향 촬영은 중심선이 영상수용체에 수직이 되도록 한 채 환자를 회전시켜서 한다. 측방향 촬영에서처럼 사방향 촬영에서의 중심선 방향은 연관된 촬영자세를 참조하여 설명한다. 우후사방향자세(RPO)는 신체의 오른쪽 뒤를 영상수용체에 가깝게 하고, 같은 쪽으로 중심선이 나가는 전·후사방향 촬영에 해당한다. 또한 어떤 검사에서는 환자를 회전시키는 대신 수평면을 따라 중심선을 기울여 사방향 촬영을 할 수도 있다.

복합 촬영

좀 더 명확하도록 촬영방향은 들어가고 나오는 지점과 신체에 대한 중심선 관계를 동시에 고려하여 정의할 수 있다. 후·전축방향 촬영에서 중심선은 전신 또는 몸의 일부를 축방향이나 기울어진 경로를 따라 뒤로 들어가 앞으로 나온다. 또한 축측방향 촬영도 중심선을 기울이지만 전신 혹은 신체 일부의 측면을 통과한다.

정방향 촬영

정방향(정전·후방향, 정후·전방향, 정측방향)[1]이라는 용어는 종종 임상에서 사용한다. 정방향은 신체부위가 정확하게 해부학적 자세인 것을 나타내기 위해 특별히 사용한다.

[1]Bontrager KL: Textbookofradiographicpositioning,ed7,StLouis,2009,Mosby.

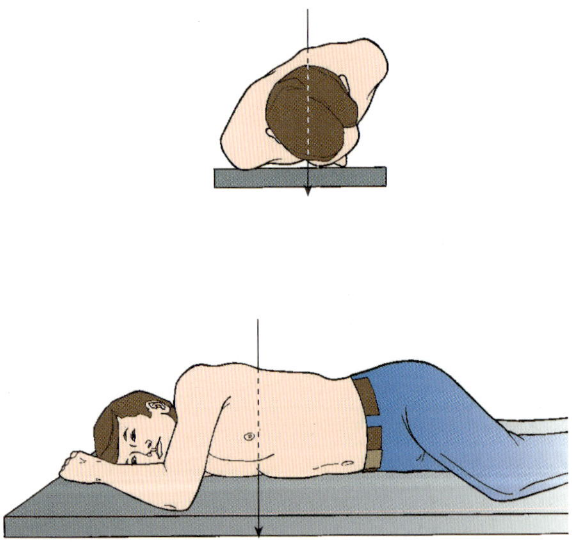

그림 1-25 가슴 후·전사방향 촬영. 중심선은 뒤쪽 부위(비록 몸이 돌아가 있지만)로 들어가 앞쪽 부위로 나온다.

정전 · 후방향이나 정후 · 전방향 촬영은 중심선이 관상면에 수직이고 시상면과 평행일 때 얻어진다. 정측방향 촬영은 중심선이 관상면에 평행하고 시상면에 수직일 때 얻어진다. 신체부위를 회전하여 전 · 후사방향이나 후 · 전사방향 촬영을 할 때는 정전 · 후방향이나 정후 · 전방향 촬영을 할 수 없다. 이 책에서 정(true)이라는 용어는 신체 일부가 해부학적 자세에 있을 때만 사용한다.

측면상 혹은 옆모습

측면상(in-profile)은 독특한 모양을 가지고 있는 해부학적 구조물의 윤곽이나 실루엣을 말한다. 독특한 부위는 겹치지 않는다. 이것은 흔히 옆에서 바라본다.

환자 자세

환자 자세라는 용어는 2가지 방식으로 사용한다. 하나는 환자의 전체적인 자세나 전반적인 몸통의 자세를 일컫는 것이다. 선 자세, 앉은 자세, 누운 자세와 같이 묘사하는 것이 그것이다. 두 번째 방식은 촬영 중 촬영테이블이나 영상수용체에 대한 신체부위의 특정 자세를 일컫는 것이다. 이것은 환자 자세이고, 여기에는 우측방향 자세, 좌전사방향 자세, 또는 검사방식과 관심부위에 따라 다른 자세들이 있다. 전반적인 몸통의 자세와 촬영자세의 모든 목록이 Box 1-2에 있다.

검사하는 동안 전반적인 몸통의 자세는 촬영자세와 결합하여 적절한 촬영영상을 만들게 된다. 검사의 촬영자세를 명확하게 하기 위해 종종 양쪽 모두를 참조할 필요가 있다. 왜냐하면 우측방향과 같은 특정 촬영자세는 몇 가지 전반적인 몸통 자세(예: 선 자세, 누운 자세, 옆으로 누운 자세)에서 할 수 있고, 각각 다른 결과가 나오기 때문이다.

일반적인 몸통 자세

아래의 용어는 일반적인 자세에 대한 설명이며, 흔하게 사용되는 촬영용어들이다.

선 자세(upright) 똑바로 서있거나 수직으로 세운 자세(그림 1-20)

앉은 자세(seated) 환자가 의자에 앉아 꼿꼿이 세운 자세

누운 자세(recumbent) 위를 보고 바로 누운 자세(그림 1-26), 아래를 보고 누운 자세(엎드린 자세) (그림 1-27), 옆으로 누운 자세(그림 1-28)와 같이 다양한 자세로 누운 것을 표현하는 일반적인 용어

바로 누운 자세(supine) 등을 아래로 하여 누운 자세(그림 1-26)

엎드린 자세(prone) 배를 아래로 하여 누운 자세(그림 1-27)

트렌델렌부르크 자세(Trendelenburg position) 바로 누운 자세에서 머리를 아래쪽으로 기울인 자세(그림 1-29)

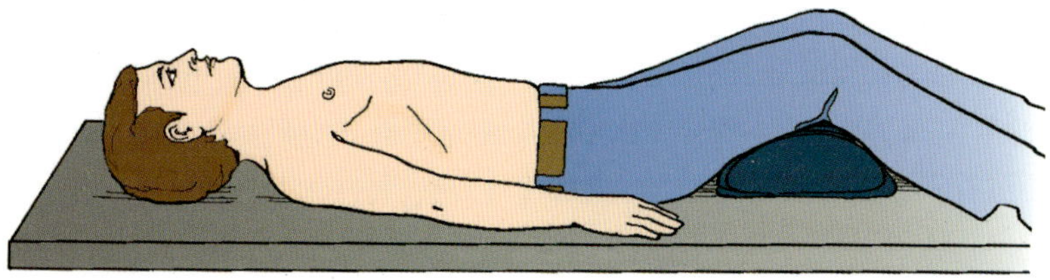

그림 1-26 바로 누운 자세(supine position or dorsal recumbent position). 환자의 무릎은 편안하게 구부린다.

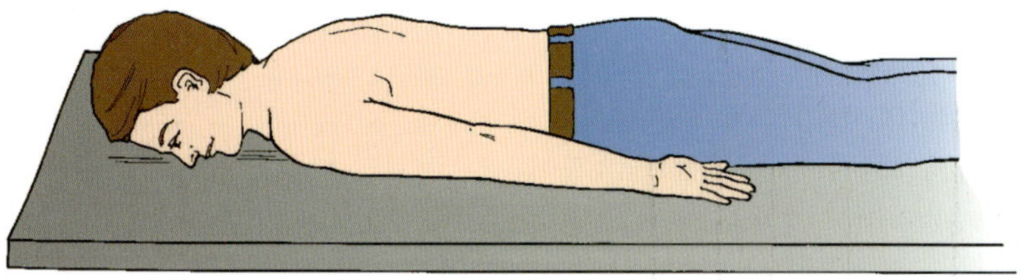

그림 1-27 엎드린 자세(prone position or ventral recumbent position).

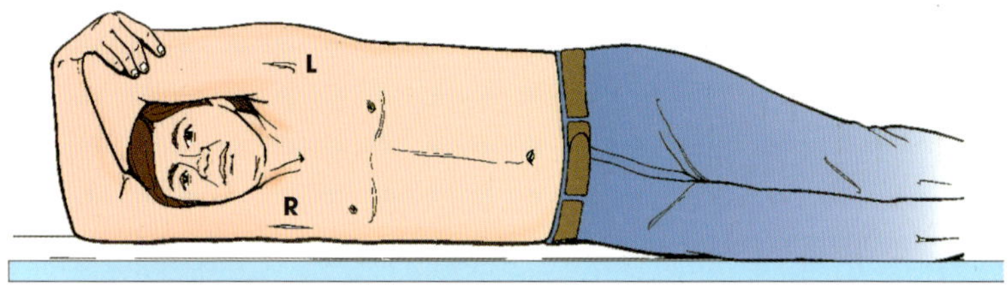

그림 1-28 누운 자세(recumbent position). 정확하게 말하면 우측와위.

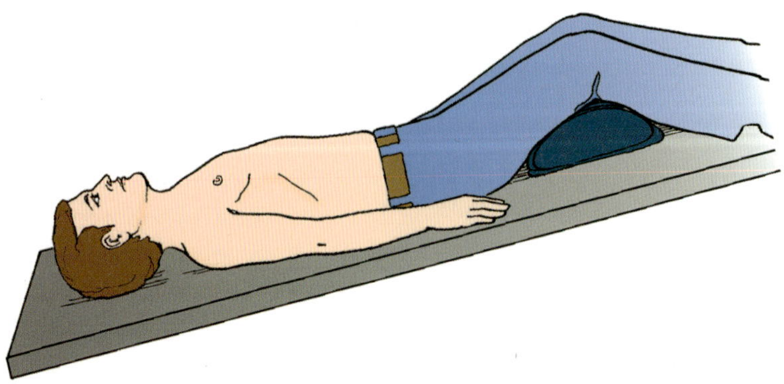

그림 1-29 트렌델렌부르크 자세. 발이 머리보다 높다.

파울러 자세(Fowler position) 바로 누운 자세에서 머리를 발보다 높인 자세(그림 1-30)

심스 자세(Sims position) 몸통의 왼쪽 앞면을 바닥에 닿게 하여 반쯤 누운 자세에서 왼쪽 다리는 펴고 오른쪽 무릎과 고관절을 약간 굽힌 자세(그림 1-31)

돌제거술 자세(lithotomy position) 발목이나 무릎을 지지대로 지탱하고 누운 자세에서 무릎과 고관절을 굽히고 허벅지를 외전하고 바깥쪽으로 회전한 자세(그림 1-32)

측방향 자세

측방향 자세는 항상 영상수용체에 가장 가까운 환자의 측면으로 이름을 정한다(그림 1-33, 1-34). 이 책에서 우측방향 자세와 좌측방향 자세는 환자의 왼쪽이나 우측을 영상수용체에 가까이 두는 머리, 가슴, 배의 모든 측방향 촬영의 부제로 표기한다. 오른쪽이나 왼쪽의 선택은 환자의 상태, 관심부위, 검사 목적에 따라 달라진다. 그림 1-33과 그림 1-34는 각각 좌측방향과 우측방향 자세이다.

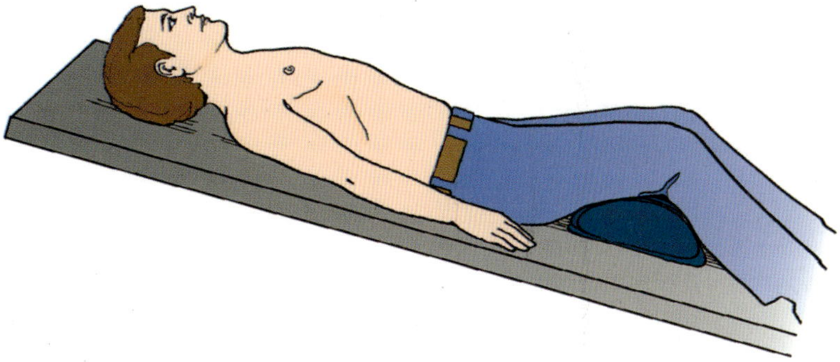

그림 1-30 파울러 자세. 머리가 발보다 높다.

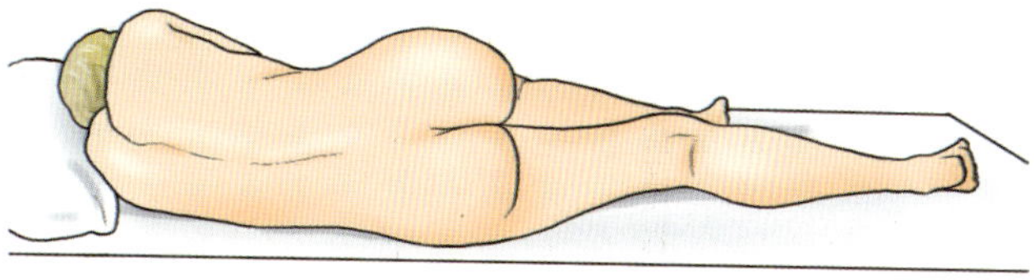

그림 1-31 심스 자세. 왼쪽으로 비스듬하게 누워 다리를 복부쪽으로 끌어당기는 자세이다.

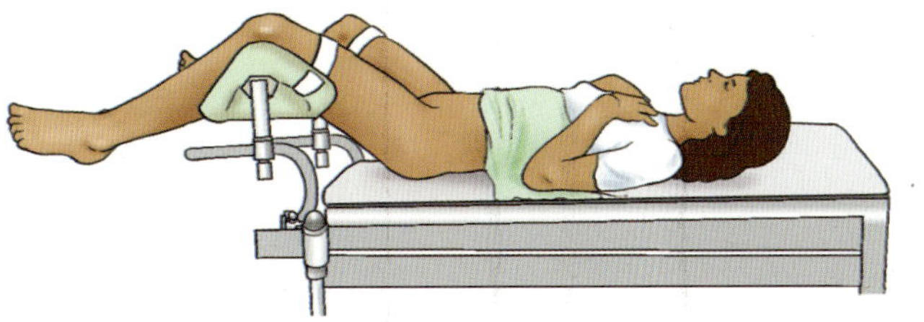

그림 1-32 돌제거술 자세(lithotomy position). 무릎과 엉덩관절은 굽히고, 넙다리는 벌리고 바깥쪽으로 회전한다.

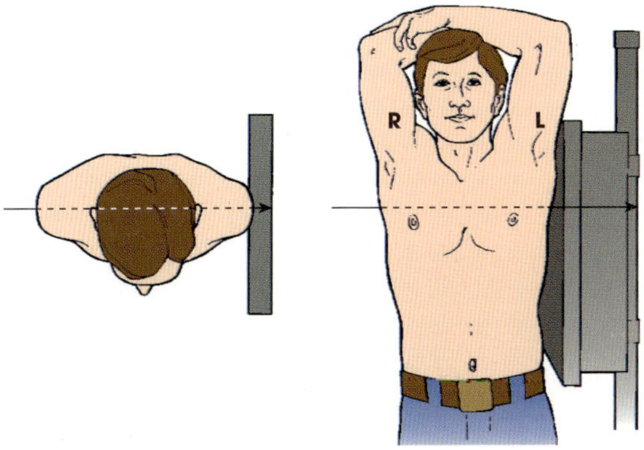

그림 1-33 가슴 좌측방향 자세는 측방향 촬영이 된다.

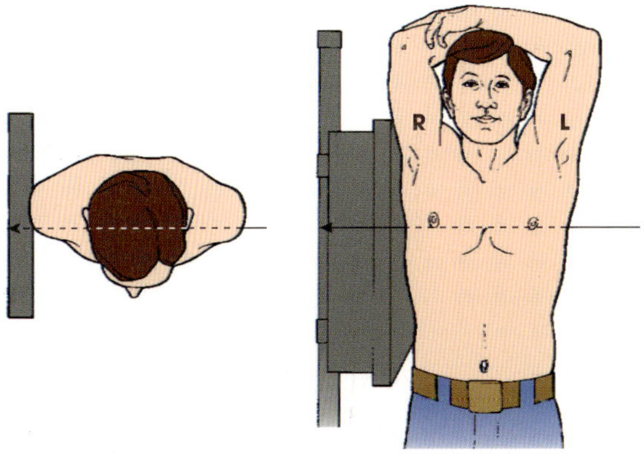

그림 1-34 가슴 우측방향 자세는 측방향 촬영이 된다.

사방향 자세

몸 전체나 일부를 회전하여 관상면이 촬영테이블이나 영상수용체와 평행하지 않도록 하면 사방향 자세(oblique position)가 된다. 회전각도는 검사와 관심부위에 따라 다양하다. 이 책에서는 각각의 사방향 자세에 특정 각도를 표시한다(예: 엎드린 자세에서 45° 회전).

측방향 자세와 같이 사방향 자세도 항상 영상수용체에 가장 가까운 환자의 측면을 따라 이름을 정한다. 그림 1-35에서 환자는 몸통의 오른쪽 앞면이 촬영테이블에 닿도록 회전하였다. 이 경우 몸의 앞면이 영상수용체에 가장 가깝기 때문에 우전사방향(RAO)이라고 한다. 그림 1-36은 좌전사방향(LAO)이다.

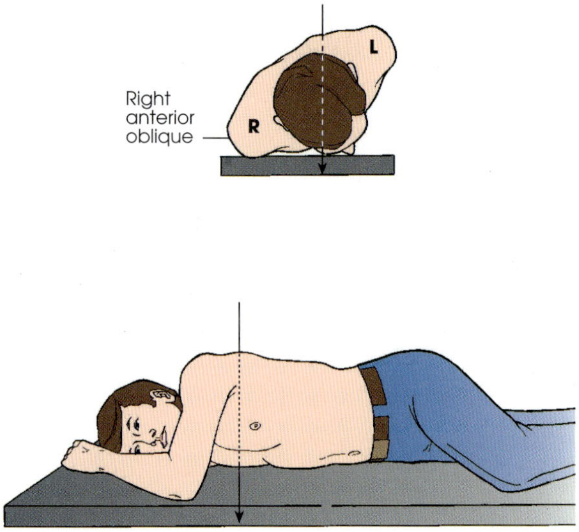

그림 1-35 가슴 RAO 자세는 후 · 전사방향 촬영이 된다.

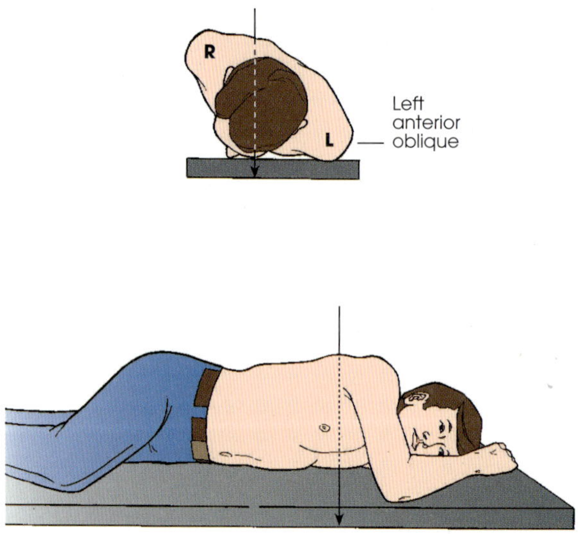

그림 1-36 가슴 LAO 자세는 후 · 전사방향 촬영이 된다.

사방향 자세와 사방향 촬영의 관계는 단순하게 요약할 수 있다. 그림 1–35와 그림 1–36에서 보듯이 전사방향 자세는 후 · 전사방향 촬영이 된다. 마찬가지로 그림 1–37과 그림 1–38을 보면 후사방향 자세는 전 · 후사방향 촬영이 된다.

이 책에서 사용한 사방향 자세에 대한 용어는 적절한 후 · 전방향 또는 전 · 후 사방향 촬영과 함께 RAO와 LAO 또는 RPO와 LPO 자세를 사용하여 통일하였다. 팔다리의 사방향 자세에서 해부학적 자세로부터 팔다리의 회전방향을 표기하기 위하여 안쪽돌림과 가쪽돌림이라는 용어를 표준화하였다(그림 1–39).

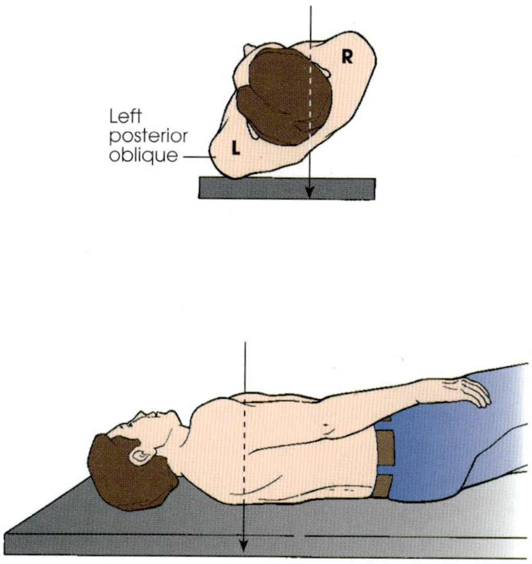

그림 1–37 가슴 LPO 자세는 전 · 후사방향 촬영이 된다.

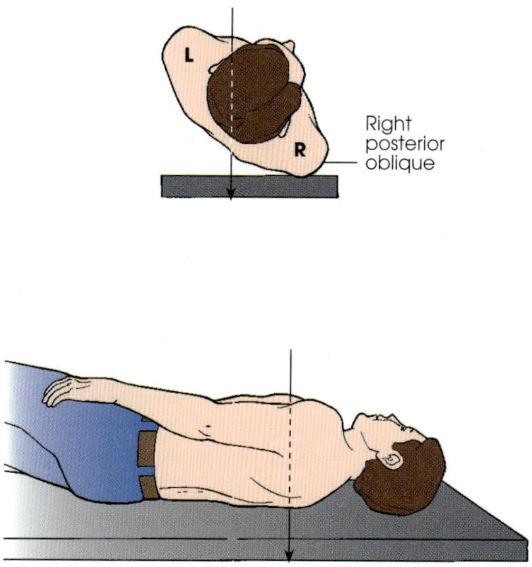

그림 1–38 가슴 RPO 자세는 전 · 후사방향 촬영이 된다.

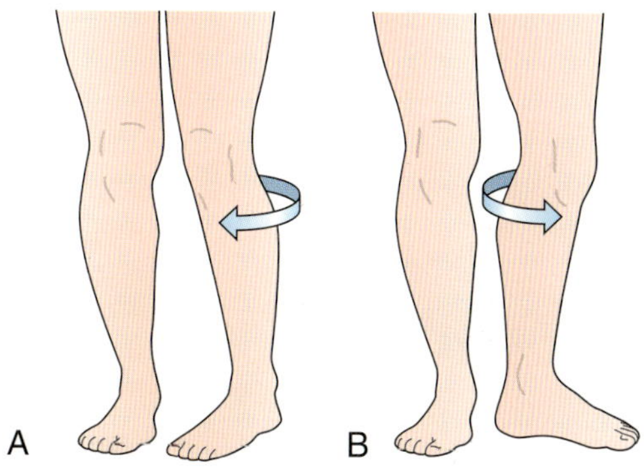

그림 1–39 A, 무릎의 안쪽돌림. B, 무릎의 가쪽돌림.

누운 자세

촬영자세 용어에서 누운 자세(decubitus position)라는 것은 환자가 눕고 중심선이 바닥에 수평으로 평행한 것을 가리킨다. 주된 3가지 누운 자세는 바닥에 닿는 신체 표면에 따라 측와위(좌 또는 우), 바로 누운 자세, 엎드린 자세 등의 이름이 정해진다. 이들 중 가슴이나 복부의 공기-액체층이나 자유공기를 보기 위해 측와위를 가장 많이 사용한다.

그림 1-40에서 환자는 좌측와위이고, 등이 영상수용체에 가까이 있다. 이 자세에서 중심선을 수평으로 주면 전 · 후방향 촬영이 된다. 그림 1-40을 정확하게 기술하면 좌측와위 전 · 후방향 촬영이다. 그 대신 몸통의 앞면이 영상수용체를 향하도록 하면 후 · 전방향 촬영이 된다. 이것을 정확하게 기술하면 좌측와위 후 · 전방향 촬영이다. 검사에 따라 우측와위에서 전 · 후방향이나 후 · 전방향 촬영이 필요할 수도 있다.

그림 1-41에서 환자는 바로 누운 자세를 취하고 몸통의 한쪽을 영상수용체에 가까이 두고 있다. 수평으로 중심선을 비추면 측방향 촬영이 된다. 이것을 정확하게 기술하면 바로 누운 자세에서 측방향 촬영이다. 몸통의 어느 쪽이나 영상수용체에 가까이 둘 수 있고, 그것은 검사나 환자의 상태에 따라 정해진다.

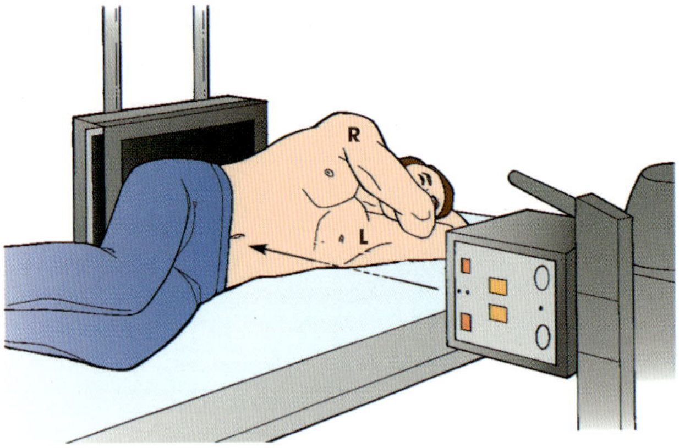

그림 1-40 복부 좌측와위는 전 · 후방향 촬영이 된다. 중심X선이 수평으로 입사된다.

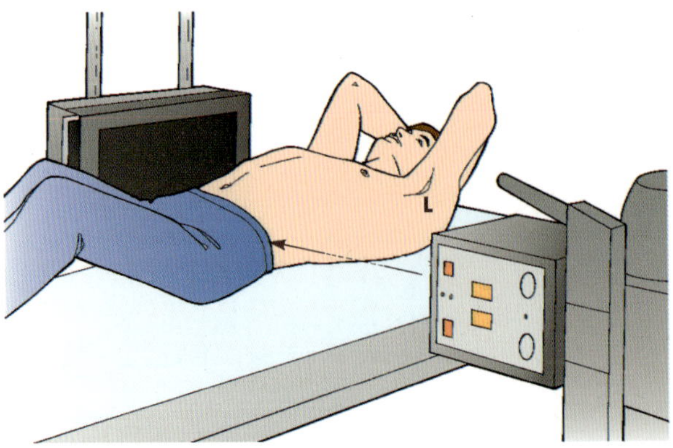

그림 1-41 복부 우측와위는 우측방향 촬영이 된다. 중심X선이 수평으로 입사된다.

또한 엎드린 자세(그림 1-42)도 몸통의 한쪽을 영상수용체에 가까이 두기 때문에 측방향 촬영이 된다. 앞선 예들과 마찬가지로 정확한 용어는 엎드린 자세에서 측방향 촬영이다. 몸통의 어느 쪽이나 영상수용체에 가까이 올 수 있다.

전만 자세

환자가 똑바로 선 자세에서 몸을 뒤로 기울여 어깨나 등을 영상수용체에 닿도록 하면 전만 자세(lordotic position)가 된다(그림 1-43). 상체의 긴축과 중심선 사이가 기울어지기 때문에 전 · 후축방향 촬영이 된다. 이 자세는 허파기저부(8장 참조)와 빗장뼈(3장 참조)를 관찰하는 데 사용한다.

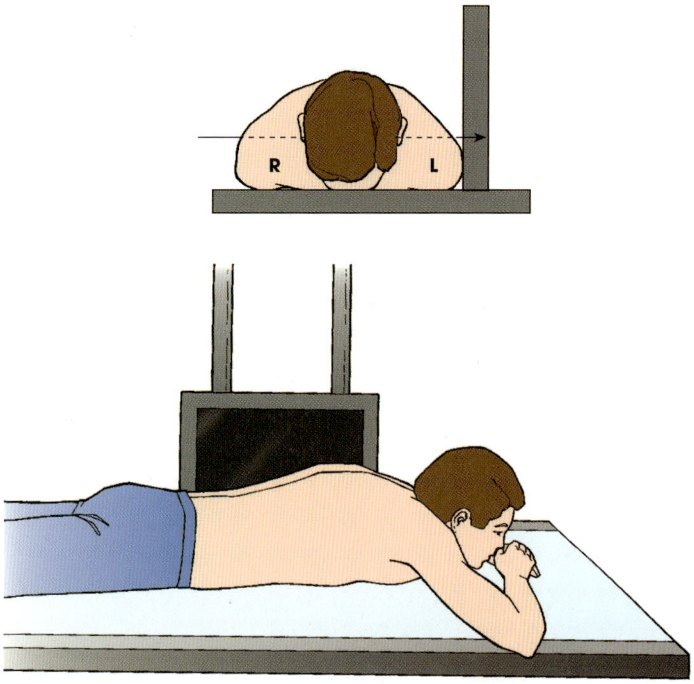

그림 1-42 복부 좌측 엎드린 수평방향 촬영 자세(ventral decubitus projection)는 좌측방향 촬영이 된다. 중심X선이 수평으로 입사된다

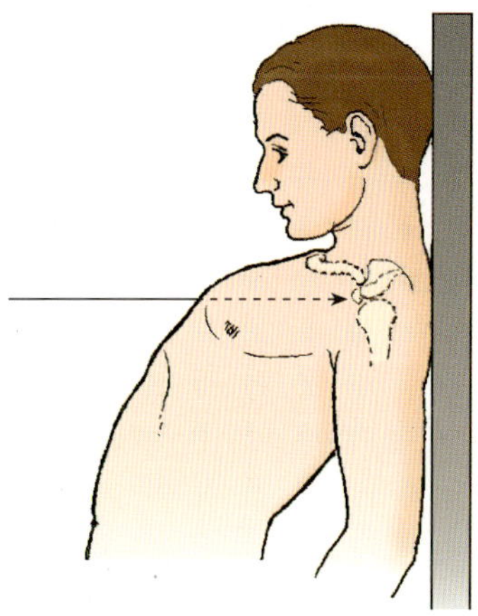

그림 1-43 가슴 전만 촬영 자세는 전 · 후축방향 촬영이 된다. 중심선은 기울이지 않지만, 그럼에도 촬영자세로 인해 축방향으로 입사한다.

신체의 움직임에 관한 용어

다음 용어들은 팔다리의 움직임을 기술하는 데 사용한다. 이러한 용어들은 종종 촬영 자세 기술과 의뢰하는 의사가 제공하는 환자의 과거력에 사용되므로 이것들을 확실하게 숙지하고 있어야 한다.

벌림(외전) abduct or abduction 신체 전체나 일부의 중심축에서 멀어짐

모음(내전) adduct or adduction 신체 전체나 일부의 중심축으로 가까워짐(그림 1–44)

폄(신전) extension 관절을 바로 펴는 것으로 굽힘의 반대로 관절을 이루는 두 부위가 해부학적 위치에 있는 경우, 관절의 정상 자세(그림 1–45)

굽힘(굴곡) flexion 관절을 구부리는 것. 폄(신전)의 반대(그림 1–46)

젖힘(과신전) hyperextension 팔다리나 관절을 과도하게 펴는 자세

과다굽힘(과굴곡) hyperflexion 팔다리나 관절을 과도하게 굽히는 자세(그림 1–46)

가쪽번짐(외번) evert/eversion 발목에서 발을 바깥쪽으로 돌림

안쪽번짐(내번) invert/inversion 발목에서 발을 안쪽으로 돌림(그림 1–47)

엎침(회내) pronate/pronation 손바닥이 아래로 가도록 아래팔을 돌림

뒤침(회외) supinate/supination 손바닥이 위로 가도록 아래팔을 돌림(해부학적 기본자세) (그림 1–48)

돌림(회전) rotate/rotation 몸통이나 신체 일부의 축을 기준으로 도는 것(그림 1–49 A), 팔다리의 돌림은 몸쪽[해부학적 자세에서 몸통의 정중선을 향하는 것(그림 1–49 B)] 또는 가쪽[해부학적 자세에서 몸통의 정중선으로부터 멀어지는 것(그림 1–49, C)]으로 구분

휘돌림 circumduction 팔다리의 원운동(그림 1–50)

기울임 tilt 신체부위를 약간 비스듬하게 하는 것. 신체의 긴축과 관련된 동작(그림 1–51)

편위 deviation 표준이나 경로를 이탈하는 것(그림 1–52)

발등굽힘(배측굴곡) dorsiflexion 발을 다리쪽으로 굽히거나 구부림(그림 1–53)

발바닥굽힘(족저굴곡) plantar flexion 발을 발바닥쪽으로 굽히거나 구부림(그림 1–53)

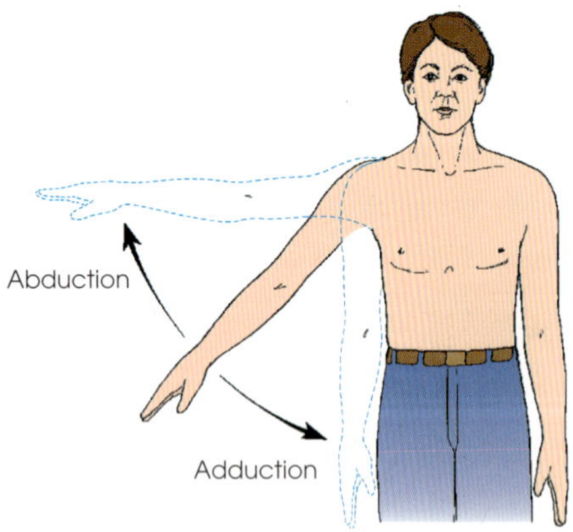

그림 1–44 팔의 벌림과 모음.

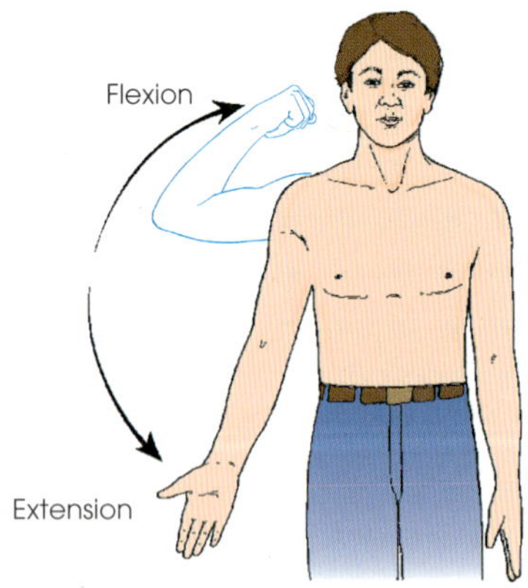

그림 1–45 팔의 폄과 굽힘.

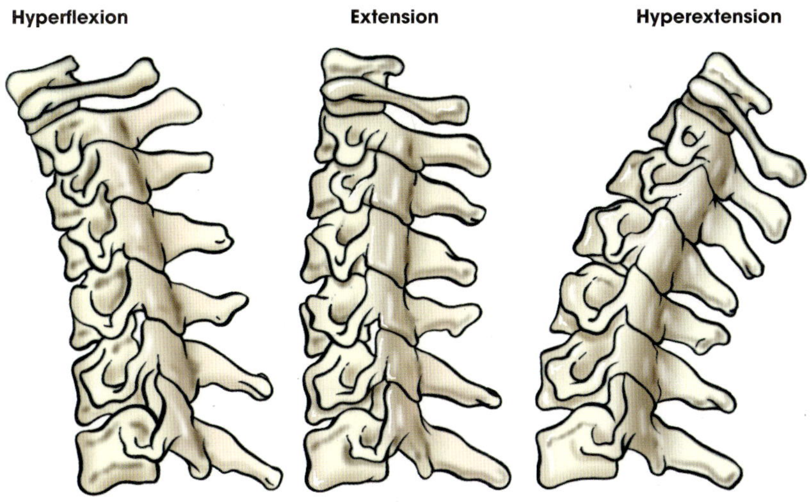

그림 1-46 목의 굽힘과 폄(젖힘, 굽힘, 과다굽힘).

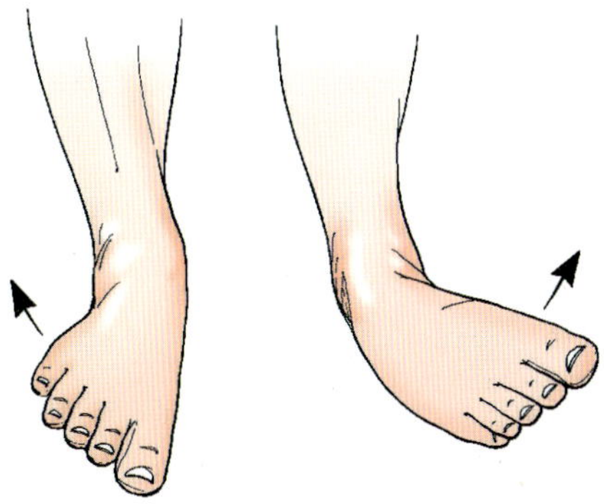

그림 1-47 발의 가쪽번짐과 안쪽번짐.

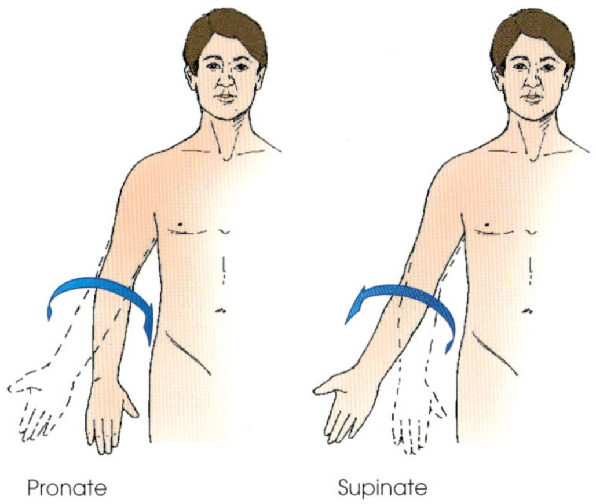

그림 1-48 아래팔의 엎침과 뒤침.

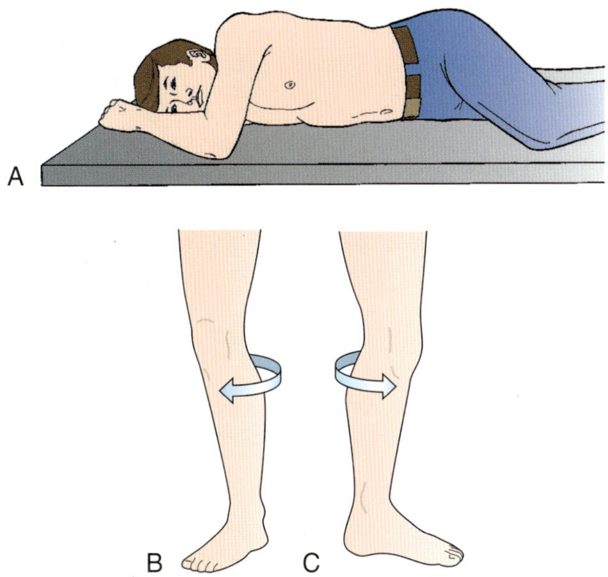

그림 1-49 A, 가슴과 복부의 돌림. 환자의 팔과 무릎은 편안하게 구부린다. B, 왼쪽 다리의 안쪽돌림. C, 왼쪽 다리의 가쪽돌림.

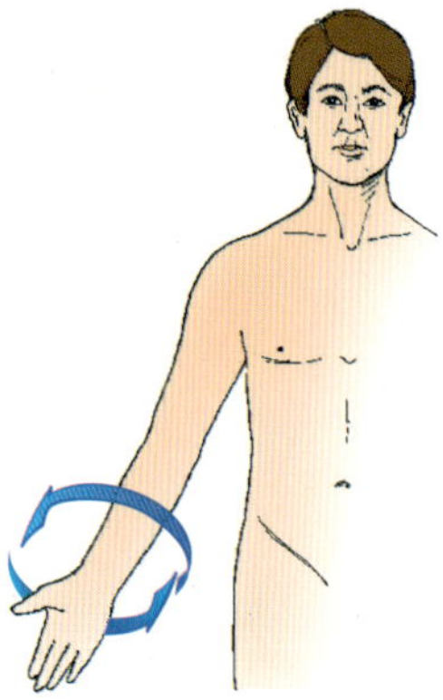

그림 1-50 팔의 휘돌림.

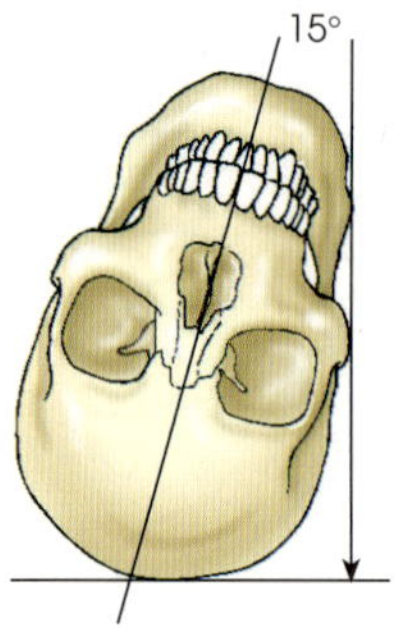

그림 1-51 머리뼈를 긴축으로부터 15° 기울임.

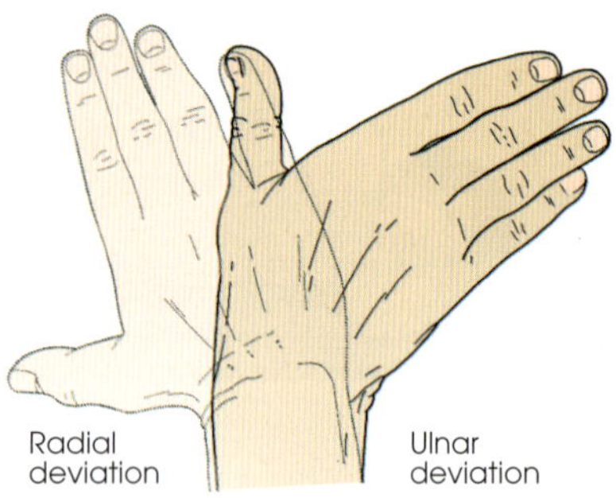

그림 1-52 손의 노뼈 편위(노뼈측으로 돌림)와 자뼈 편위(자뼈측으로 돌림).

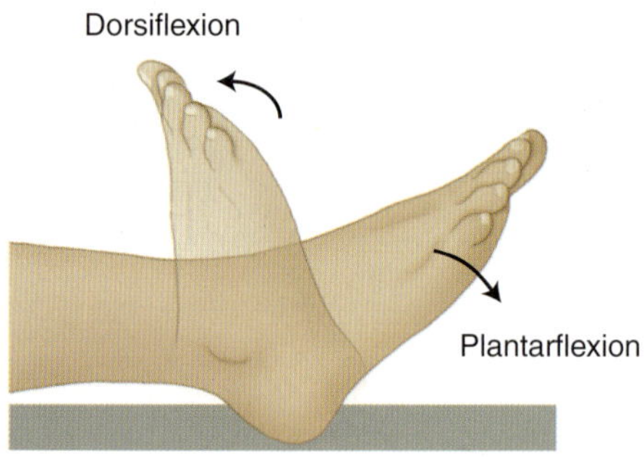

그림 1-53 발등굽힘과 발바닥굽힘(배측굴곡과 족저굴곡) 발목관절에서의 움직임.

2
팔
UPPER LIMB

학습목적

팔은 진단목적에 일치하도록 검사부위별 해부학 및 병리학적 특징을 숙지하고, 진단가치가 높은 영상을 획득하기 위하여 각종 검사법을 익히며, 구체적으로 환자 자세, 검사 자세, 중심선, 조사야, 영상구조, 평가기준 등을 학습한다.

학습목표

1. 손가락, 손, 손목관절, 아래팔, 팔꿈치관절 및 위팔뼈의 해부학적 구조와 특징을 설명할 수 있다.
2. 팔의 각종 방사선학적 검사방법을 설명할 수 있다.
3. 환자 자세, 검사 자세, 중심선, 조사야 등 검사조건 및 기술적인 고려를 통하여 실시할 수 있다.
4. 외상에 의한 뼈손상, 염증성 질환, 연부조직 병변, 골연령 측정에 따른 검사방법과 영상구조 및 평가기준 등을 설명할 수 있다.

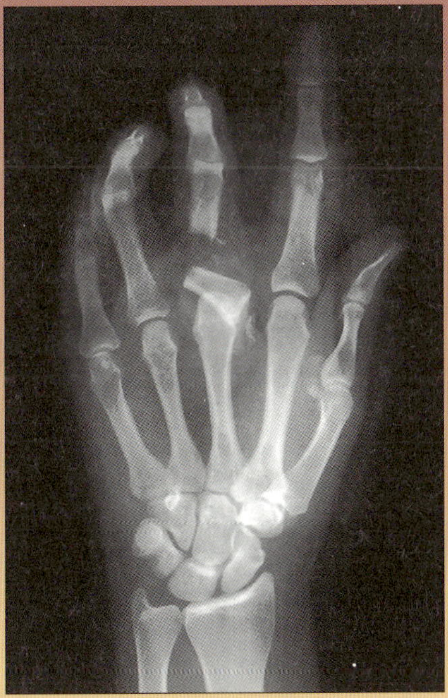

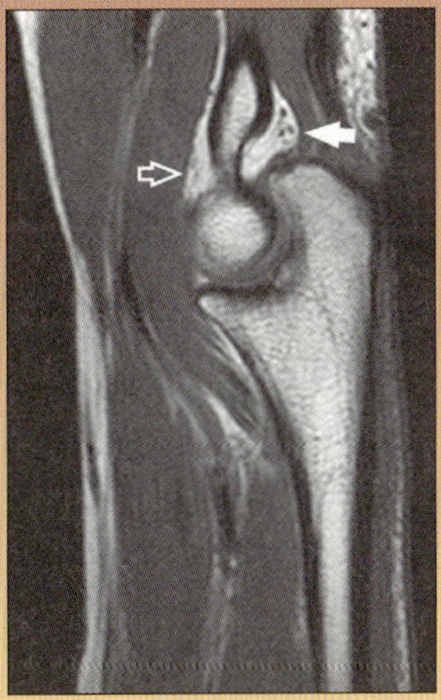

촬영방향, 환자 자세, 촬영법

중요도	촬영부위	촬영방향	환자 자세	촬영법
▲	손가락(둘째에서 다섯째까지)	후 · 전방향		
▲	손가락(둘째에서 다섯째까지)	측방향	가안쪽, 안가쪽	
▲	손가락(둘째에서 다섯째까지)	후 · 전사방향	가쪽돌림	
▲	첫째손가락(엄지)	전 · 후방향		
	첫째손가락(엄지)	후 · 전방향		
▲	첫째손가락(엄지)	측방향		
▲	첫째손가락(엄지)	후 · 전사방향		
	첫째손가락(엄지): 첫째 손목손허리관절	전 · 후방향		Robert method
	첫째손가락(엄지): 첫째 손목손허리관절	전 · 후방향		Burman method
	첫째손가락(엄지): 첫째 손허리손가락관절	후 · 전방향		Folio method
▲	손	후 · 전방향		
▲	손	후 · 전사방향	가쪽돌림	
▲	손	측방향	폄과 부채모양측면	
	손	측방향	굽힘	
	손	전 · 후사방향	안쪽돌림	Norgaard method
▲	손목	후 · 전방향		
	손목	전 · 후방향		
▲	손목	측방향		
▲	손목	후 · 전사방향	가쪽돌림	
	손목	전 · 후사방향	안쪽돌림	
▲	손목	후 · 전방향	자뼈쪽 편위	
	손목	후 · 전방향	노뼈쪽 편위	
▲	손목: 손배뼈(주상골)	후 · 전축방향		Stecher method
	손목: 손배뼈(주상골)series	후 · 전, 후 · 전축방향	자뼈쪽 편위	Rafert–Long method
	손목: 큰마름뼈(대능형골)	후 · 전축사방향		Clements–Nakayama method
	손목다리(수근교)	접선방향		
▲	손목굴	접선방향		Gaynor–Hart method
▲	아래팔(아래팔)	전 · 후방향		
▲	아래팔(아래팔)	측방향		
▲	팔꿈치	전 · 후방향		
▲	팔꿈치	측방향		
▲	팔꿈치	전 · 후사방향		
▲	팔꿈치	전 · 후사방향		
▲	팔꿈치: 먼쪽 위팔뼈	전 · 후방향	부분 굽힘	
▲	팔꿈치: 몸쪽 아래팔	전 · 후방향	부분 굽힘	
	팔꿈치: 먼쪽 위팔뼈	전 · 후방향	최대 굽힘	
	팔꿈치: 몸쪽 아래팔	후 · 전방향	최대 굽힘	
	팔꿈치: 노뼈머리(요골두)	측방향		
▲	팔꿈치: 노뼈머리(요골두), 갈고리돌기	축측방향	측방향	Coyle method
	먼쪽 위팔뼈	후 · 전축방향		
	팔꿈치돌기	후 · 전축방향		
▲	위팔뼈	전 · 후방향	선 자세	
▲	위팔뼈	측방향	선 자세	
▲	위팔뼈	전 · 후방향	누운 자세	
▲	위팔뼈	측방향	누운 자세	
▲	위팔뼈	측방향	누운 자세, 옆으로 누운 자세	

해부학자들은 팔뼈를 몇 개의 주요 그룹으로 나눈다.

- 손
- 아래팔
- 팔
- 팔이음뼈

몸쪽 팔과 팔이음뼈는 3장에서 다룬다.

손

손은 27개의 뼈로 구성되어 있고, 다음과 같은 하위그룹으로 세분할 수 있다.

- 손가락뼈(지절골): 손가락들의 뼈 (엄지 및 나머지 손가락들)
- 손허리뼈(중수골): 손바닥의 뼈들
- 손목뼈(수근골): 손목의 뼈들 (그림 2-1)

손가락

다섯 손가락들은 숫자와 고유의 이름으로 부를 수 있다. 하지만, 숫자로 부르는 것이 더 정확하다. 가쪽 또는 엄지부터 시작해서, 숫자와 고유의 이름은 다음과 같다.

- 첫째손가락(무지)
- 둘째손가락[집게(시지)]
- 셋째손가락[가운데(중지)]
- 넷째손가락[반지(환지)]
- 다섯째손가락[새끼(소지)]

손가락들은 14개의 마디뼈로 이루어져 있고, 원통형 몸체와 뼈끝선이 관절로 이루어진 긴뼈들이다. 그중 9개는 2개의 관절 뼈끝선을 갖고 있다. 첫째손가락은 먼쪽과 몸쪽, 2개의 마디뼈를 갖고 있다. 나머지 손가락들은 먼쪽, 중간, 몸쪽의 3개의 마디뼈를 갖고 있다. 몸쪽 마디뼈들은 손바닥에 가장 가깝고, 먼쪽 마디뼈들은 손바닥에서 가장 멀다. 먼쪽 마디뼈들은 작고 편평하며, 먼쪽 앞끝은 거친 테두리를 갖고 있어 주걱 모양처럼 보인다. 각 마디뼈는 머리(head)와 몸통(body), 기저부(base)로 구성된다.

손허리뼈

원통형에 약간 앞쪽으로 오목한 모양의 5개 손허리뼈(metacarpals)들은 손바닥을 구성한다(그림 2-1). 손허리뼈들은 몸통과 양쪽으로 2개의 관절을 가진 긴 뼈들로 먼쪽에 머리, 몸쪽에 기저부가 있다. 머리 아래의 부분은 목으로 골절이 자주 발생하는 곳이다. 첫째손허리뼈는 목 아래의 손바닥 쪽에 2개의 작은 종자뼈(sesamoid bones)들을 가지고 있다. 둘째손허리뼈의 목부위에서도 종종 1개의 종자뼈가 보인다. 손허리뼈머리들(knuckles)은 주먹을 쥘 때 손등쪽에서 보인다. 손허리뼈들을 부를 때는 노뼈쪽에서부터 1~5까지 숫자를 부여한다.

손목뼈 명칭

선호하는 용어	동의어
몸쪽열	
손배뼈 (주상골, scaphoid)	발배뼈 (주상골, navicular)
반달뼈 (월상골, lunate)	반달 (반월, semilunar)
세모뼈 (삼각골, triquetrum)	세모뼈, 쐐기뼈, 세모뼈 (triquetral, cuneiform, or triangular)
콩알뼈 (두상골, pisiform)	(없음)
먼쪽열	
큰마름뼈 (대능형골, trapezium)	큰마름뼈 (greater multangular)
작은마름뼈 (소능형골, trapezoid)	작은마름뼈 (lesser multangular)
알머리뼈(capitate)	알머리뼈(os magnum)
갈고리뼈(hamate)	갈고리모양(unciform)

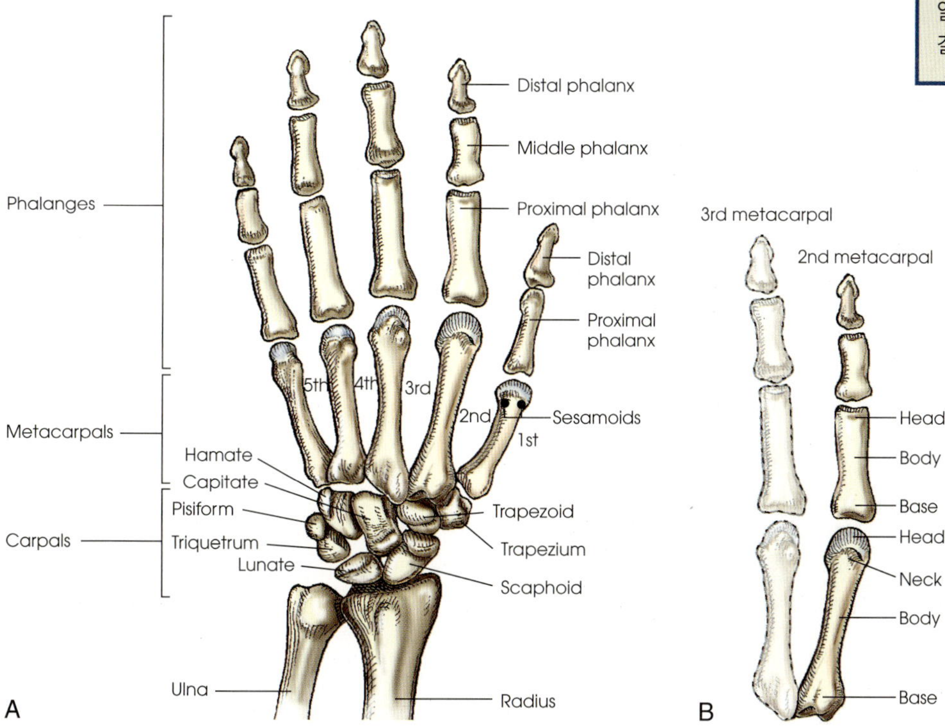

그림 2-1 A, 오른쪽 손과 손목의 앞면. B, 둘째손허리뼈와 손가락뼈들로 머리, 목, 몸통, 기저부가 보인다.

손목

손목(wrist)은 8개의 손목뼈로 이루어져 있고, 서로 인접해 있는 2개의 열로 배열되어 있다(그림 2-1). 손목뼈들은 짧은 뼈에 속하고, 대부분이 해면뼈(해면골)로 되어 있고 외부는 치밀한 뼈조직으로 둘러싸여 있다. 이 뼈들은, 하나를 제외하고는, 2~3개의 이름을 갖고 있다. 이 책에서는 선호하는 용어를 사용한다(**손목뼈 명칭 참조**). 아래팔에 가까운 손목뼈의 몸쪽열은 손배뼈(주상골, scaphoid), 반달뼈(월상골, lunate), 세모뼈(삼각골, triquetrum) 콩알뼈(두상골, pisiform)로 이루어져 있다. 먼쪽열에는 큰마름뼈(대능형골, trapezium), 작은마름뼈(소능형골, trapezoid), 알머리뼈(유두골, capitate), 갈고리뼈(유구골, hamate)가 있다.

각 손목뼈들은 서로 구별되는 특성이 있다. 몸쪽열의 노뼈쪽에서부터 살펴보면 손배뼈는 몸쪽열에서 가장 큰 뼈로 앞쪽 가쪽면에 근육이 붙는 결절이 하나 있으며 엄지의 기저부에서 만져진다. 반달뼈는 몸쪽부에서 노뼈와 관절을 이루고, 초승달 모양이기 때문에 알아보기 쉽다. 세모뼈는 대략적으로 피라미드 모양이고 앞쪽에서 갈고리뼈와 관절을 이룬다. 마루뼈(두정골, parietal)는 완두콩 모양의 뼈로 세모뼈의 손바닥 쪽에 위치하여 쉽게 만져진다.

먼쪽열의 노뼈쪽에서부터 살펴보면 큰마름뼈는 앞면에 결절과 홈을 갖고 있다. 큰마름뼈와 손배뼈의 결절들은 손목고랑(carpal groove)의 가쪽 경계를 이룬다. 작은마름뼈는 뒤쪽보다 앞쪽면이 더 작다. 알머리뼈는 셋째손허리뼈의 기저부와 관절을 이루고, 손목뼈 중에서 가장 크고 가장 중심에 위치해 있다. 쐐기모양의 갈고리뼈는 앞쪽으로 뚜렷한 갈고리뼈 갈고리(hook of hamate)를 가지고 있다. 갈고리뼈와 콩알뼈는 손목고랑의 안쪽 경계를 이룬다.

손등의 노뼈쪽에는 삼각형 모양의 움푹 파인 곳이 있고 엄지를 벌리고 펴면 보인다. 이것은 '해부학적 코담배갑(anatomic snuffbox)'이라 하며 엄지에 있는 2개의 큰 근육 힘줄로 이뤄졌다. 해부학적 코담배갑은 손배뼈와 손등에 피를 공급하는 노뼈동맥의 위에 위치한다. 해부학적 코담배갑에 압통이 있으면 손배뼈의 골절을 나타내는 임상징후이다.

손목고랑

손목의 앞쪽 또는 손바닥쪽은 좌우로 오목한 손목고랑(수근구, carpal sulcus)을 형성한다(그림 2-2, 2-3). 굽힘근지지띠(flexor retinaculum)는 강한 섬유띠로 안쪽으로는 콩알뼈와 갈고리뼈 갈고리에 붙고 가쪽으로는 손배뼈 결절과 큰마름뼈에 붙는다. 손목굴(수근관, carpal tunnel)은 손목고랑과 굽힘근지지띠 사이에 형성된 공간이다. 정중신경(median nerve)과 굽힘근들의 힘줄들이 손목굴을 통과한다. 손목굴증후군(carpal tunnel syndrome)은 손목굴 안에서 정중신경이 압박을 받아 발생한다.

아래팔

아래팔(forearm)은 평행한 2개의 뼈인 노뼈(radius)와 자뼈(ulna)로 구성된다. 다른 긴 뼈들과 마찬가지로 몸통과 양쪽의 관절 끝을 가지고 있다. 노뼈는 아래팔의 가쪽에 위치하고, 자뼈는 안쪽에 위치한다(그림 2-4, 2-5).

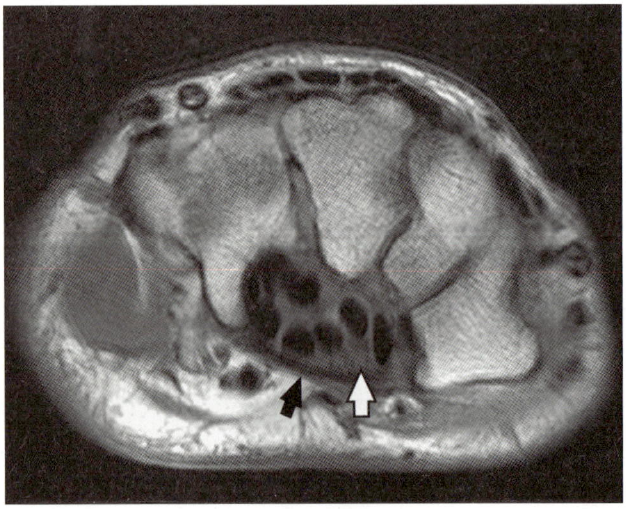

그림 2-2 손목의 MRI 축상 영상. 그림 2-3과 똑같은 자세의 손목뼈들. 활 모양을 이루는 손목뼈들과 손목고랑에 주목한다. 이들은 손가락의 힘줄들(고랑 안의 검은색 원)과 정중신경(하얀색 화살표)을 보호한다. 굽힘근지지띠(검은색 화살표)도 관찰된다.

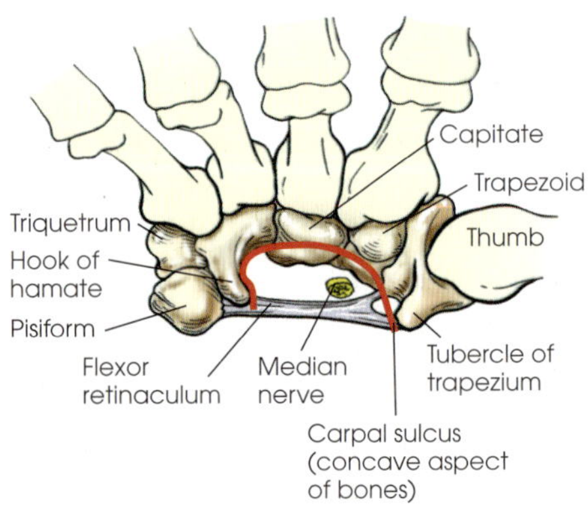

그림 2-3 손목고랑.

자뼈

자뼈(ulna)는 몸통이 길고 가늘며 밑으로 갈수록 뾰족해진다. 자뼈의 위쪽 부분은 크고, 2개의 새 부리 모양의 돌기와 오목한 부위들이 있다(그림 2–6). 몸쪽 돌기 또는 팔꿈치돌기(주두돌기, olecranon process)는 앞쪽과 약간 아래쪽으로 오목하고 도르래패임(활차절흔, trochlear notch)의 몸쪽부분을 형성한다. 조금 더 먼쪽의 갈고리돌기(coronoid process)는 몸통의 앞면에서 앞쪽으로 솟아있고 위쪽으로 약간 구부러진다. 이 돌기는 삼각형 모양으로 도르래패임의 아래쪽 부분을 형성한다. 갈고리돌기의 가쪽면에는 노패임(요골절흔, radial notch)이라고 부르는 움푹 파인 곳이 있다.

자뼈의 먼쪽 끝은 가쪽면에 머리(head)라고 부르는 동그란 돌기가 있고, 뒤안쪽에 자뼈붓돌기(척골경상돌기, ulnar styloid process)라 부르는 좁은 원뿔형 돌기가 있다. 자뼈머리와 손목관절 사이에는 삼각섬유연골(triangular fibrocartilage)이라고 부르는 관절원반이 있다.

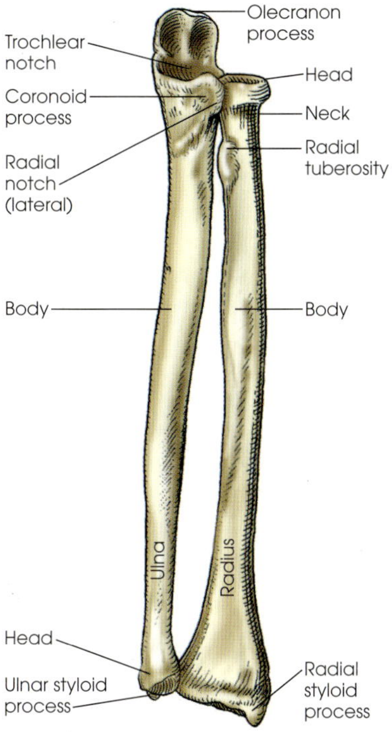

그림 2–4 왼쪽 노뼈와 자뼈의 앞면.

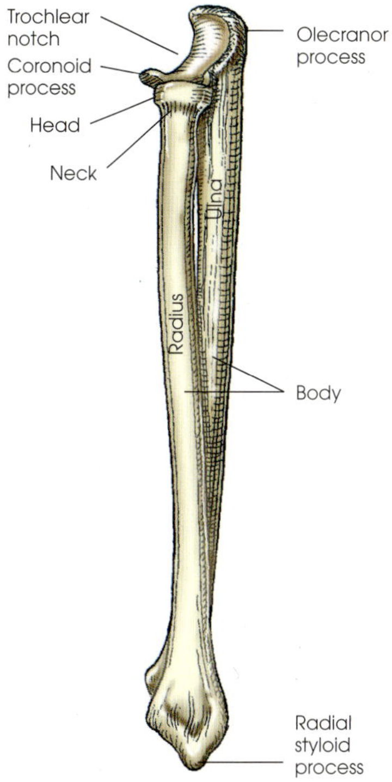

그림 2–5 왼쪽 노뼈와 자뼈의 가쪽면.

노뼈

노뼈(radius)의 몸쪽은 작고 편평한 원반 모양의 머리를 가지며 목이라 불리는 잘록한 부분 위에 놓여 있다. 목 바로 아래 노뼈 몸통의 안쪽면에는 노뼈거친면(요골조면, radial tuberosity)이라 부르는 거친 돌기가 있다. 노뼈의 먼쪽은 넓고 편평하며 노뼈붓돌기(radial styloid process)라 불리는 원뿔형의 돌기가 가쪽면에 있다.

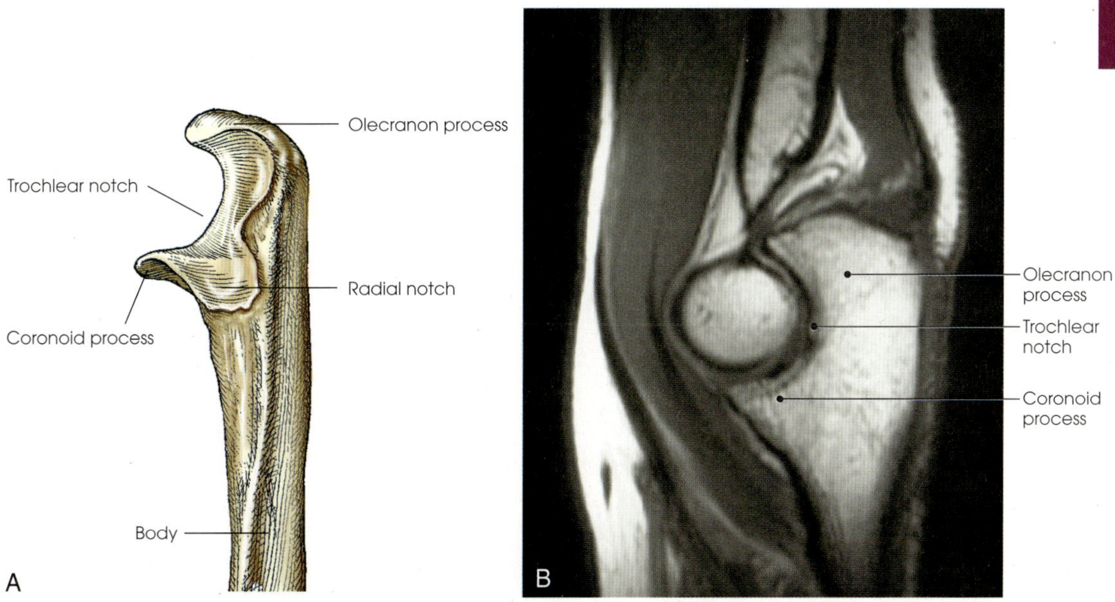

그림 2–6 A, 왼몸쪽 자뼈의 노쪽면. **B,** 위팔뼈 도르래를 둘러싼 도르래패임을 보여주는 팔꿈치의 MRI 시상 영상.

(B, Modified from Kelley LL, Petersen CM: Sectional anatomy for imaging professionals, ed 2, St Louis, 2007, Mosby.)

팔

팔은 위팔뼈(상완골, humerus)라 부르는 1개의 뼈로 이루어지고, 위팔뼈는 몸통과 2개의 관절 끝으로 이뤄져 있다(그림 2-7 A, B). 위팔뼈의 몸쪽부는 팔이음뼈와 관절을 이루며 3장에서 자세히 설명하고 있다. 위팔뼈 먼쪽부위는 넓고 편평하며 여러 개의 돌기들과 오목들이 존재한다.

위팔뼈의 먼쪽부위 전체를 통틀어서 위팔뼈관절융기(상완골과, humeral condyle)라 부르며, 아래팔의 뼈들과 관절을 형성하는 부드러운 2개의 융기인 안쪽면의 도르래(활차, trochlea)와 가쪽면의 작은머리(소두, capitulum)를 가지고 있다.

안쪽과 가쪽 위관절융기(상과, epicondyles)들은 위팔뼈관절융기의 위쪽에 있고 쉽게 만져진다. 도르래의 위쪽 앞면에는 갈고리오목(구돌와, coronoid fossa)이라 불리는 얕게 패인 곳이 있고, 팔을 굽혔을 때 갈고리돌기가 들어가는 공간이다. 갈고리오목의 가쪽과 작은머리의 위쪽에 위치한 노뼈오목(radial fossa)은 상대적으로 크기가 작고, 팔을 굽혔을 때 노뼈머리가 들어가는 공간이다. 팔꿈치오목(주두와, olecranon fossa)은 뒷면에 있는 깊게 패인 곳으로 갈고리오목의 바로 뒤에 위치한다. 이것은 팔꿈치를 폈을 때 팔꿈치돌기가 들어가는 공간이다(그림 2-7 C).

위팔뼈의 몸쪽 끝에는 머리가 있다. 머리는 부드러운 면을 가진 반구형이고 위안쪽으로 기울어져 있다.

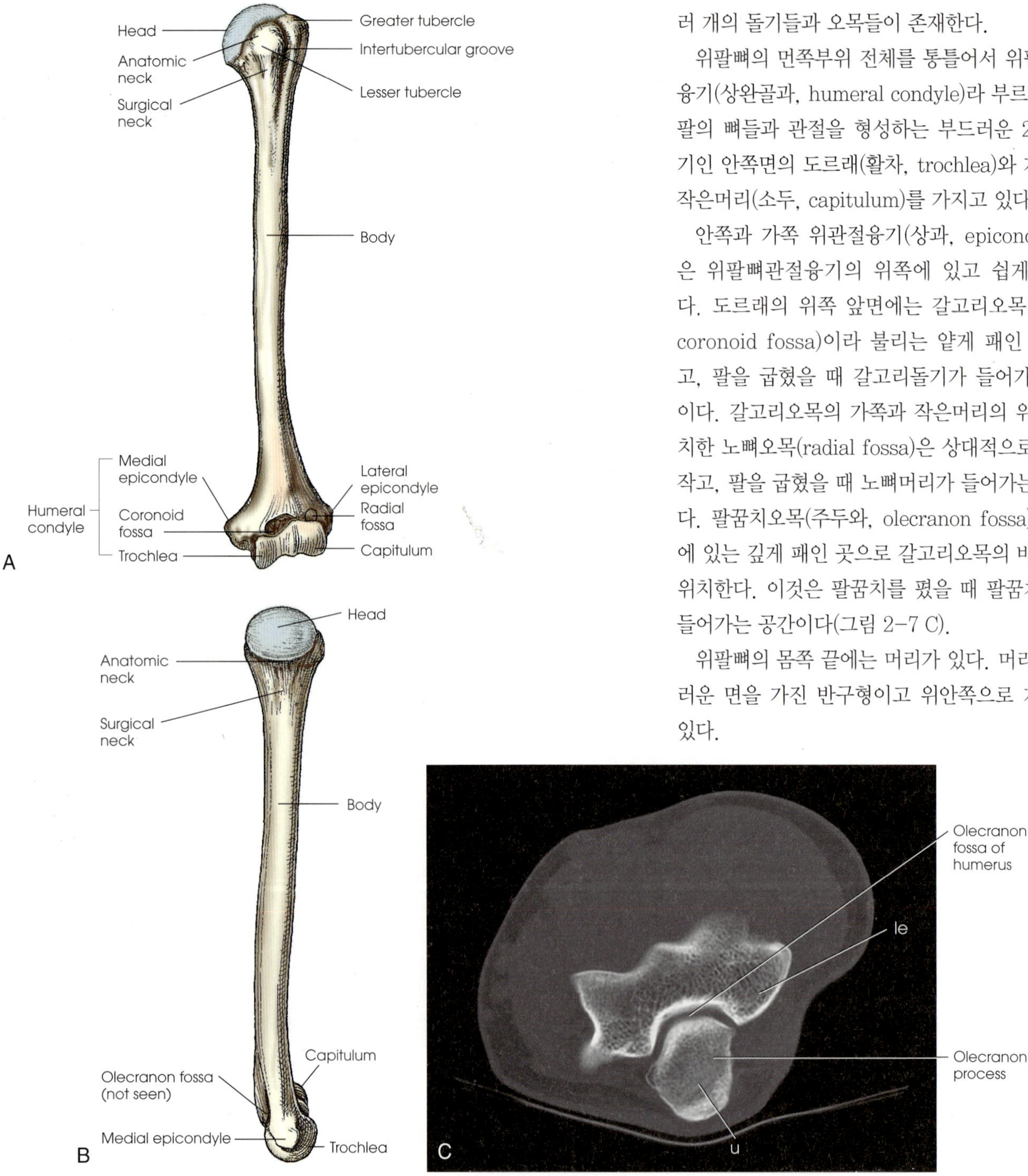

그림 2-7 A, 왼쪽 위팔뼈의 앞면. **B,** 왼쪽 위팔뼈의 안쪽면. **C,** 팔꿈치의 CT 축상 영상. le: 가쪽 위관절융기, u: 자뼈.

머리 바로 아래에는 머리와 같은 방향으로 기울어져 있는 좁고 잘록한 부위가 있고 해부목(해부경, anatomic neck)이라 한다. 결절 바로(다섯째허리뼈) 아래 몸통의 잘록한 부분은 외과목(외과경, surgical neck)이라고 부르며 골절이 잘 일어나는 부위이다.

작은결절(lesser tubercle)은 해부목 바로 아래 뼈의 앞면에 위치한다. 어깨밑근(견갑하근, subscapularis muscle)의 힘줄이 작은결절에 붙는다. 큰결절(greater tubercle)은 해부목 바로 아래 뼈의 가쪽면에 위치하며, 결절사이고랑(결절간구, intertubercular groove)으로 불리는 깊은 패임으로 작은결절과 분리되어 있다.

팔관절

팔관절들에 대한 요약은 표 2-1을 살펴보도록 한다. 손가락뼈들 사이의 손가락뼈사이관절[interphalangeal(IP) joint]들은 윤활경첩관절(synovial hinge type)이고, 굽힘과 폄만 가능하다(그림 2-8 A, B). 손가락뼈사이관절들은 위치에 따라 몸쪽손가락뼈사이관절(proximal IP joint, PIP) 또는 먼쪽손가락뼈사이관절(distal IP joint, DIP)로 구분하며, 몇 번째 손가락인지 오른쪽인지 왼쪽인지를 추가하여 위치를 표시한다(예: 왼손 넷째손가락의 몸쪽손가락뼈사이관절)(그림 2-9 A, B). 첫째손가락은 2개의 손가락뼈로 이루어졌기 때문에 단순히 손가락뼈사이관절(IP joint)이라고 부른다. 손허리뼈는 먼쪽에서 손가락뼈들과 관절을 형성하고 몸쪽에서 손목뼈와 관절을 이룬다.

손허리손가락관절들[metacarpophalangeal(MCP) joint]은 윤활타원관절(synovial ellipsoidal joints)이고 굽힘과 폄, 벌림과 모음, 원운동(circumduction)을 할 수 있다. 엄지의 손허리손가락관절은 약간 편평하고 넓은 관절면을 갖고 있어 제한된 벌림과 모음만이 가능하다.

표 2-1 팔의 관절들

관절	구조적 분류: 조직	구조적 분류: 형태	움직임
손가락뼈사이관절	윤활막	경첩관절	자유로운 움직임
손허리손가락관절	윤활막	타원관절	자유로운 움직임
손목손허리관절			
첫째손가락관절	윤활막	안장관절	자유로운 움직임
둘째~다섯째손가락관절	윤활막	미끄럼관절	자유로운 움직임
손목사이관절	윤활막	미끄럼관절	자유로운 움직임
노손목관절	윤활막	타원관절	자유로운 움직임
노자관절			
몸쪽	윤활막	차축관절	자유로운 움직임
먼쪽	윤활막	차축관절	자유로운 움직임
위팔자관절	윤활막	경첩관절	자유로운 움직임
위팔노관절	윤활막	경첩관절	자유로운 움직임

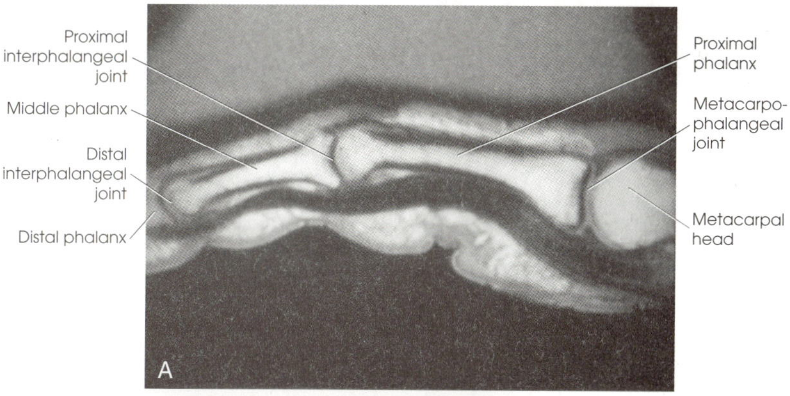

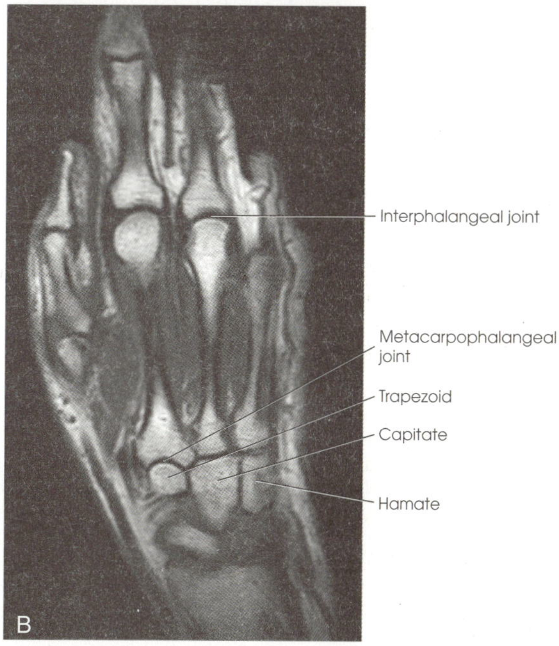

그림 2-8 A, 손가락뼈사이관절들과 손허리손가락관절들을 보여주는 손가락의 MRI 시상 영상. **B,** 동일한 관절의 MRI 관상 영상.

손목뼈(수근골)들은 서로간에, 손허리뼈들과 아래팔의 노뼈와 관절을 형성한다. 손목손허리관절들[carpometacarpal (CMC) joints] 중 첫째손허리뼈와 큰마름뼈(대능형골)는 윤활안장관절(synovial saddle joint)을 형성하여 엄지가 손가락들을 마주할 수 있게 해준다(손가락 끝에 닿는 것). 둘째, 셋째, 넷째, 다섯째손허리뼈들과 작은마름뼈(소능형골), 알머리뼈, 갈고리뼈 사이의 관절들은 윤활미끄럼관절들(synovial gliding joints)이다. 손목뼈사이(수근골간)관절들도 윤활미끄럼관절들이다. 반달뼈와 손배뼈 사이는 미끄럼관절(활강관절, gliding joint)이다.

노손목관절은 윤활타원관절이다. 이 관절은 손배뼈, 반달뼈, 세모뼈와 노뼈, 자뼈 바로 먼쪽의 관절원반 사이에 형성된다(그림 2-9 C).

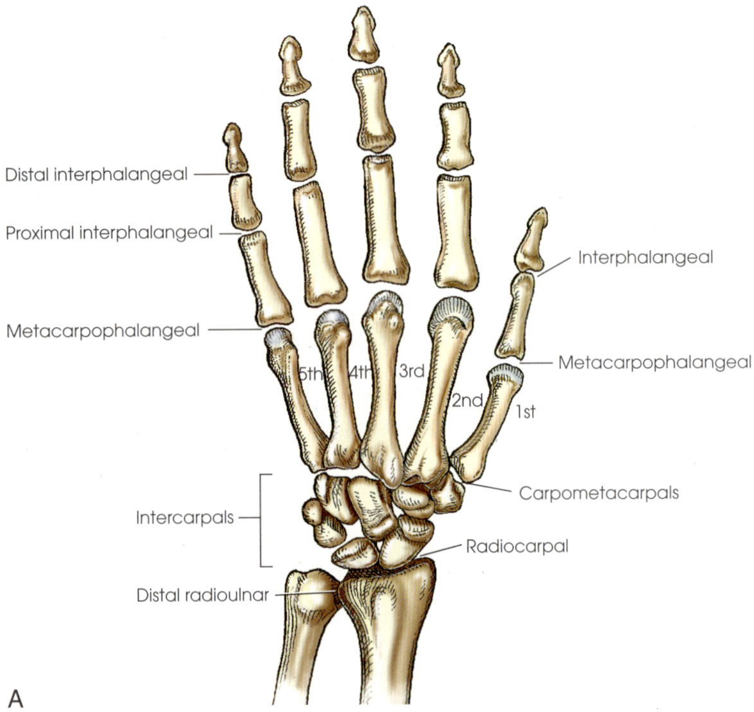

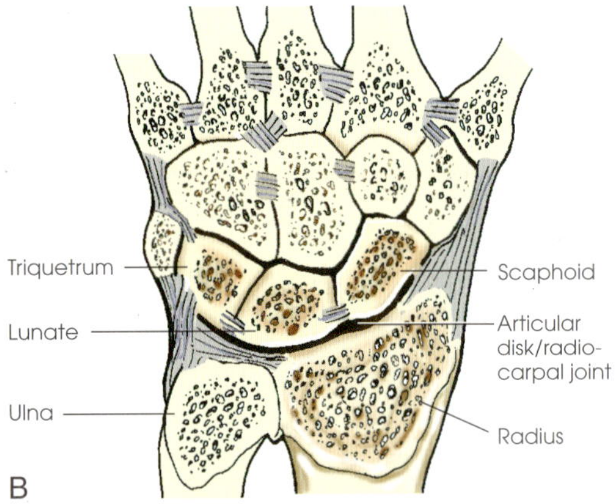

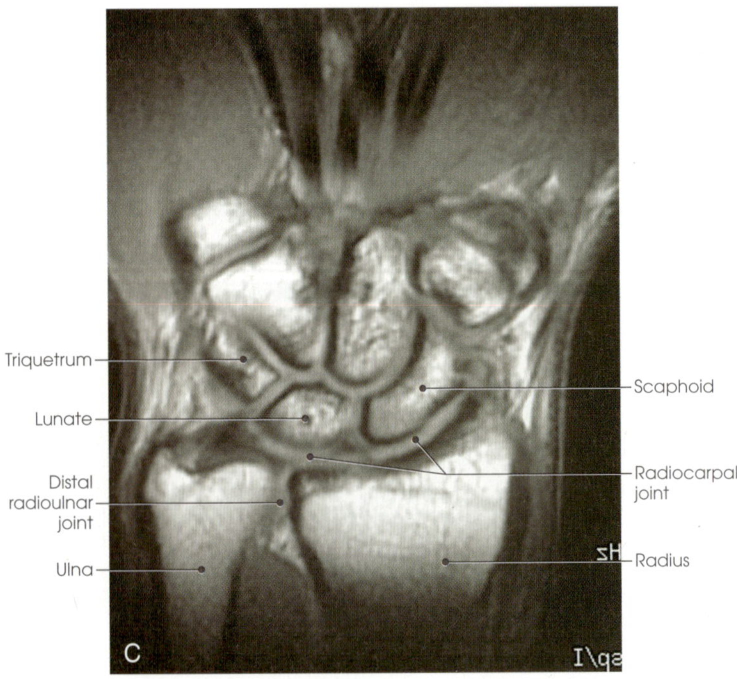

그림 2-9 **A,** 손과 손목의 관절들. **B,** 손배뼈, 반달뼈, 세모뼈와 노뼈에 의해 형성되는 노손목관절(요수조관절). **C,** 손목의 뼈들과 관절들을 보여주는 손목 MRI의 관상 영상.

먼쪽과 몸쪽 노자관절들은 윤활축관절(synovial pivot joints)이다. 먼쪽 자뼈는 먼쪽 노뼈의 자패임(척골절흔, ulnar notch)과 관절을 이룬다. 노뼈의 몸쪽머리는 안쪽면에서 자뼈의 노패임(요골절흔, radial notch)과 관절을 형성한다. 아래팔과 손의 뒤침(회외, supination)과 엎침(회내, pronation)은 이 두 관절의 회전운동이 결합해서 일어난다. 엎침을 하면 노뼈는 자뼈 몸쪽 1/3을 위쪽으로 가로지르며 안쪽으로 회전하고, 자뼈는 약간 반대 방향으로 회전하여 위팔뼈를 안쪽으로 회전시킨다.

팔꿈치관절에는 몸쪽 노자관절과 위팔뼈, 노뼈, 자뼈 사이의 관절들이 포함된다. 3개의 관절들은 하나의 관절주머니에 쌓여 있다. 위팔뼈의 도르래는 자뼈의 도르래패임(도르래절흔)에서 자뼈와 관절을 형성한다. 위팔뼈의 작은머리는 편평한 노뼈머리와 관절을 형성한다. 위팔자뼈관절과 위팔노뼈관절은 윤활경첩관절로 굽힘과 폄 운동만 할 수 있다(그림 2-10, 2-11 A). 몸쪽부위 위팔뼈와 관절들은 3장의 팔이음뼈에서 설명하고 있다.

지방패드

팔꿈치관절에는 3개의 지방패드가 있고, 오직 측방향 영상에서만 보인다(그림 2-11 B, C). 뒤쪽의 지방패드는 가장 크고, 위팔뼈 뒤쪽의 팔꿈치오목(주두와) 안에 위치한다. 측방향 영상에서 서로 겹쳐 보이는 갈고리와 노뼈 지방패드들은 위팔뼈 앞쪽의 갈고리오목과 노뼈오목 안에 있으며 앞쪽 지방패드를 형성한다. 손뒤침근의 지방패드는 몸쪽 노뼈의 전방으로 노뼈와 평행하게 위치한다.

측방향 촬영을 위해 팔꿈치를 90°로 구부리면, 앞쪽과 뒤침근의 지방패드만 보이고 뒤쪽 지방패드는 팔꿈치오목 안에 함몰되어 있어 보이지 않는다. 앞쪽 지방패드는 눈물방울처럼 생겼고, 엎침근의 지방패드는 그림 2-11 B처럼 보인다. 팔꿈치 부상시 관절내 삼출물이 지방패드의 위치나 모양을 바꾸므로 지방패드는 영상진단에서 중요하다. 뒤쪽 지방패드가 보이는 것은 팔꿈치에 문제가 있음을 뜻하는 믿을 만한 지표이다. 지방패드가 부상을 암시하는 유일한 증거일 수도 있기 때문에 팔꿈치의 측방향 촬영에서 연부조직이 잘 보이도록 노출조건을 설정하는 것이 대단히 중요하다.

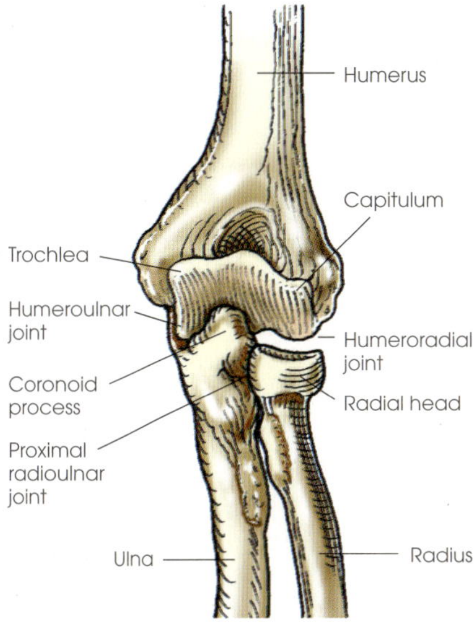

그림 2-10 왼쪽 팔꿈치관절의 앞면.

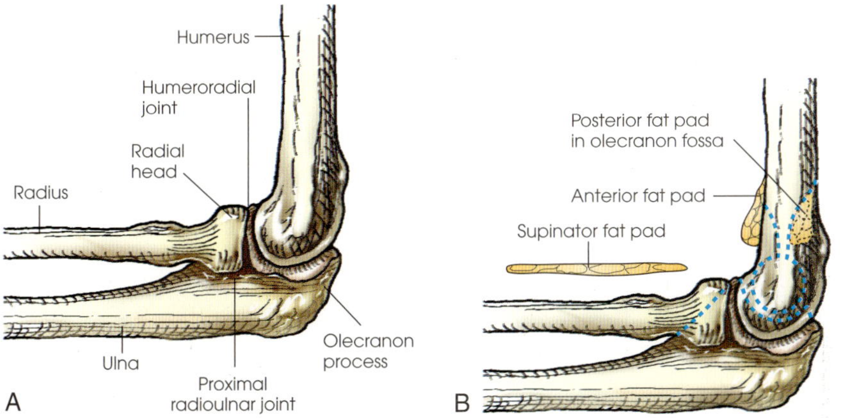

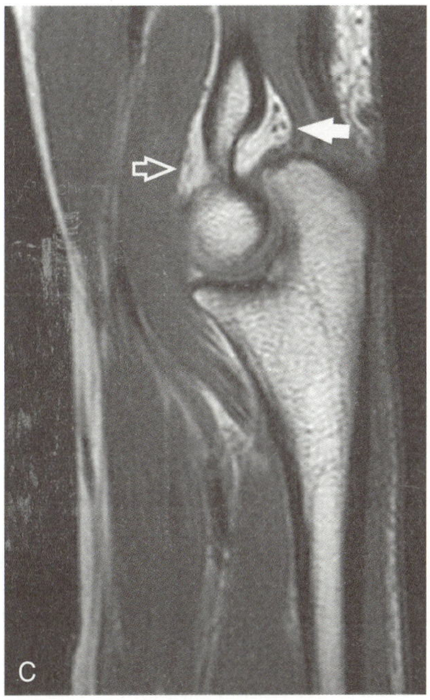

그림 2-11 A, 팔꿈치의 바깥면. B, 팔꿈치관절의 지방패드들. C, 뒤쪽 지방패드(꽉찬 화살표)와 앞쪽 지방패드(비어 있는 화살표)를 보여주는 팔꿈치 MRI 시상 영상.

해부학 용어 요약

손
손가락뼈(손가락들의 뼈)
손가락들
머리
몸통
기저부
손허리뼈
손목

손허리뼈
첫째~다섯째손허리뼈
머리
목
몸통
기저부
종자뼈(종자골)

손목
손배뼈(주상골)
반달뼈(월상골)
세모뼈(삼각골)
콩알뼈(두상골)
큰마름뼈(대능형골)
작은마름뼈(소능형골)
알머리뼈
갈고리뼈
갈고리뼈갈고리
해부학적 코담배갑

손목고랑(수근구)
손목굴(수근관)
굽힘근지지띠
정중신경
굽힘힘줄

아래팔
자뼈
노뼈

노뼈
팔꿈치돌기(주두돌기)
도르래패임(활차절흔)
근육돌기, 갈고리돌기
노패임, 노뼈절흔
몸통
머리
자뼈붓돌기(경상돌기)

노뼈
머리
목
노뼈거친면(요골조면)
몸통
노뼈붓돌기(경상돌기)
팔

위팔뼈
위팔뼈
위팔뼈관절융기(상완골과)
도르래(활차)
작은머리(소두)
안쪽위관절융기(내측상과)
가쪽위관절융기(외측상과)
갈고리오목(구돌와)
노오목(척골와)
팔꿈치오목(주두와)
몸통
외과목(외과경)
작은결절
큰결절
결절사이고랑(결절간구)
해부목(해부경)
머리

관절
손가락뼈사이
손허리손가락뼈
손목손허리
손목뼈사이
노손목(요수근)
노자(요척골)
위팔자뼈
위팔노뼈

지방패드
앞쪽 지방패드
뒤쪽 지방패드
손뒤침근 지방패드

병리학 용어 요약

상태	정의
골낭종	섬유조직의 벽을 가진 액체로 가득 찬 낭종
윤활낭염	윤활낭의 염증
탈구	관절강으로부터의 뼈의 전위
골절	뼈의 연속성의 파괴
Bennett	첫째손허리뼈 기저부의 골절
Boxer's	손허리뼈목부분의 골절
Colles	뒤쪽(손등쪽) 전위를 동반한 먼쪽 노뼈골절
Smith	앞쪽(손바닥쪽) 전위를 동반한 먼쪽 노뼈골절
Torus or buckle	골막이 돌출된 감입골절
통풍	요산이 관절공간에 침착되는 관절염으로 유전됨
관절의 삼출물	기저질환과 연관된 체액이 관절 내에 축적된 것
전이	어떤 곳의 암 병소가 다른 부위로 옮겨간 것
골관절염 또는 퇴행성관절염	윤활관절과 척추에서 연골이 진행성으로 악화되는 것이 특징인 관절염의 유형
골수염	화농성 감염으로 인한 뼈의 염증
골화석증	비정상적으로 골밀도가 증가하고 쉽게 골절이 생기는 질환
골다공증	골밀도의 감소
류마티스관절염	만성적이고 전신적으로 생긴 염증성 콜라겐 질환
종양	조절할 수 없이 계속 진행되는 세포분열에 의한 조직의 새로운 증식
연골육종	연골세포에서 발생하는 악성 종양
내연골종	연골로 이루어진 양성 종양
유잉육종	골수에 발생하는 악성 뼈 종양
골육종	뼈나 연골형성을 동반한 뼈의 악성 원발종양

Rob Hughes, MS, RT(R), contributed the new pathology terms and definitions for each chapter of this edition of the atlas.

일반적인 절차

팔을 촬영할 때는 다음 단계들이 선행되어야 한다.

- 반지, 시계, 다른 방사선 비투과성 물건들은 제거하여 안전한 장소에 보관한다.
- 환자를 테이블 옆쪽이나 끝에 앉혀 편안한 자세를 취하게 한다.
- 환자가 가장 편한 자세를 취할 수 있는 위치와 각도로 영상수용체를 놓는다.
- 움직임이 제한되기 때문에(특히 손과 손가락), 반드시 환자를 편안하게 하여 긴장을 풀고 원하는 자세를 취할 수 있도록 해야 한다.
- 특별한 언급이 없으면 중심선은 영상수용체의 중앙에 수직으로 입사한다. 팔다리의 관절공간은 좁아서 관절공간이 겹치지 않도록 정확히 중심을 잡아야 한다.
- 손이나 손목을 양쪽 모두 검사할 때는 1회에 한쪽씩 따로 촬영한다. 이렇게 하면 관절공간의 왜곡을 방지할 수 있다.
- 산란방사선으로부터 생식샘을 보호하기 위해 납 고무나 납 가운을 환자의 골반 위에 덮는다(그림 2-12).
- 조사야는 가능한 좁힌다. 모든 팔 촬영에서 이렇게 할 것을 권장한다.
- 1개의 영상수용체에 여러 번 조사하는 것은 흔히 있는 일이다. 조사하지 않는 쪽의 영상수용체는 항상 납으로 가려야 하며, 특히 새로운 컴퓨터촬영술(computed radiography, CR)의 영상수용체를 사용할 경우 그렇다.
- 좌우 표시를 포함하여 필수적인 식별 표식을 적절히 사용한다.

손가락(둘째~다섯째)

손가락 후 · 전방향 촬영

Digit PA projection

환자 자세

- 환자를 촬영 테이블 끝에 앉힌다.

검사 자세

각각의 손가락들을 촬영할 때는 (엄지 제외) 다음의 단계를 따른다.

- 손가락을 쭉 펴서 손바닥면이 바닥을 향하게 하여 납 차폐물로 가리지 않은 영상수용체 위에 올려 놓는다.
- 손가락들을 살짝 벌리고, 검사하고자 하는 손가락을 영상수용체의 중앙에 위치시킨다.
- 영상수용체 중앙에 몸쪽손가락뼈사이관절(PIP joint)이 오도록 한다(그림 2-13~2-15).
- 생식샘을 차폐한다.

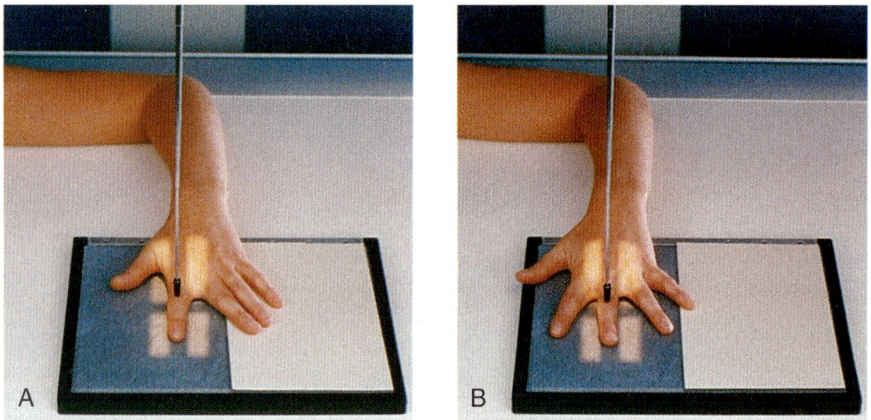

그림 2-13 A, 둘째손가락 후 · 전방향 촬영. B, 셋째손가락 후 · 전방향 촬영.

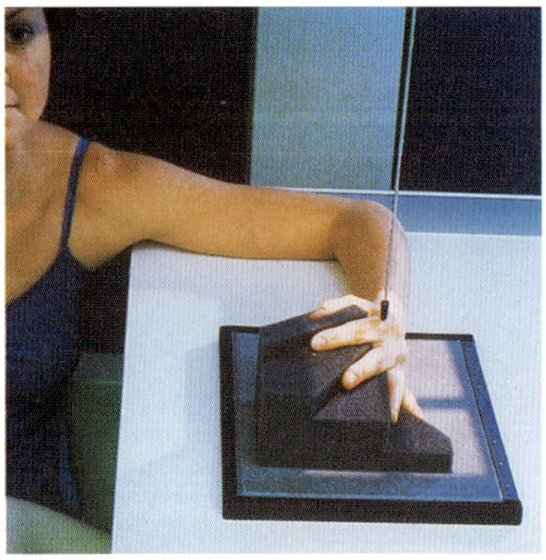

그림 2-12 방사선 차폐가 올바르게 이루어진 환자.

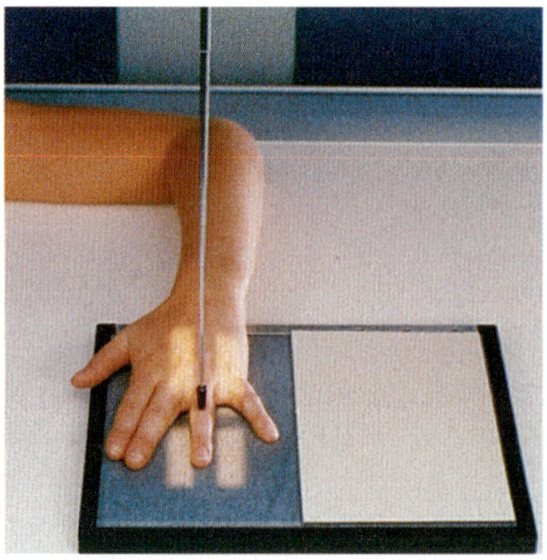

그림 2-14 넷째손가락 후 · 전방향 촬영.

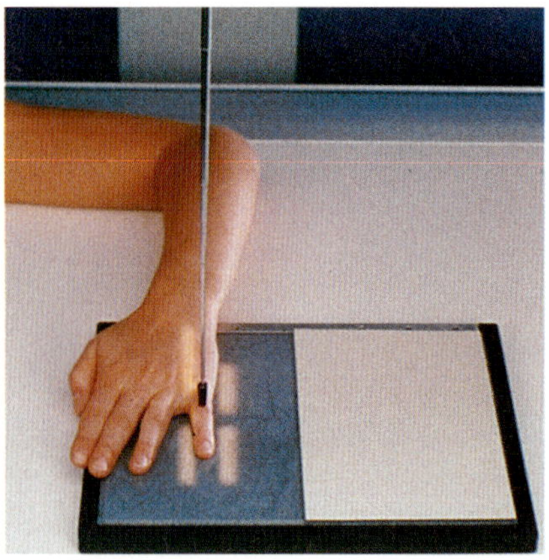

그림 2-15 다섯째손가락 후 · 전방향 촬영.

중심선

- 검사하는 손가락의 몸쪽손가락뼈사이관절에 수직으로 입사한다.

조사야

- 손가락 주변으로 1inch(2.5cm)를 포함하도록 하고, 손허리손가락관절(MCP joint)로부터 1inch(2.5cm) 몸쪽까지 포함한다.

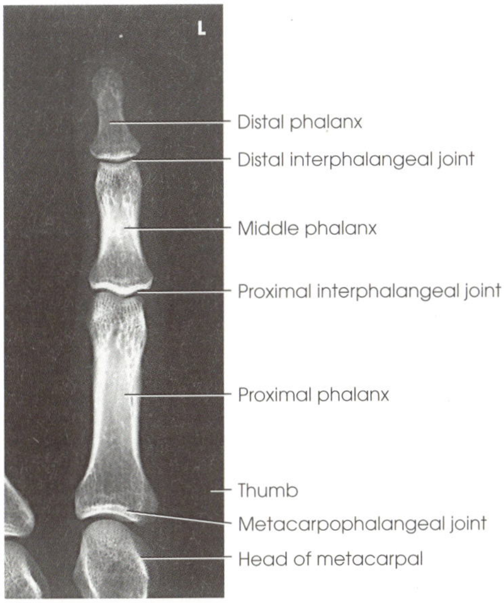

그림 2-16 둘째손가락 후 · 전방향 영상.

컴퓨터 방사선 촬영

손가락은 모든 촬영에서 전체 영상수용체의 중심, 또는 분할된 영상수용체의 중심에 위치해야 한다. 이때 4면으로 조사야에 여유를 줄 수도 있고, 주지 않을 수도 있다. 1개의 영상수용체에 2개의 영상을 촬영할 수도 있지만, 각각의 영상은 반드시 4면으로 조사야에 여유를 주어야 한다. 1개의 영상수용체에 2개의 영상을 촬영할 때 조사되지 않은 쪽은 납으로 가려야 한다.

영상구조

검사하고자 하는 손가락의 후 · 전방향 영상이 관찰된다(그림 2-16~2-19).

평가기준

- 적절한 조사야가 이루어져야 한다.
- 손가락이 회전되어서는 안 된다.
- 손가락뼈몸통이 오목하게 들어간 부분과 손가락 양쪽의 연부조직이 거의 대칭으로 관찰되어야 한다.
- 만약 손톱이 정상이라면 먼쪽 손가락 위에 위치해야 한다.
- 손가락 끝부터 손허리뼈의 먼쪽까지 손가락의 모든 부분이 관찰되어야 한다.
- 인접한 손가락의 연부조직이 겹치지 않아야 한다.
- 손가락뼈사이관절이나 손허리손가락관절은 열려 있어야 하고 뼈와 겹치지 않아야 한다.
- 연부조직과 뼈의 잔기둥(골소주, bone trabecullation)이 관찰되어야 한다.

참고: 굽힐 수 없는 손가락들은 촬영할 부위를 더 작게 해서 검사해야 한다. 손의 부상이 의심된다면 후 · 전방향 촬영보다 전 · 후방향 촬영을 권장한다.

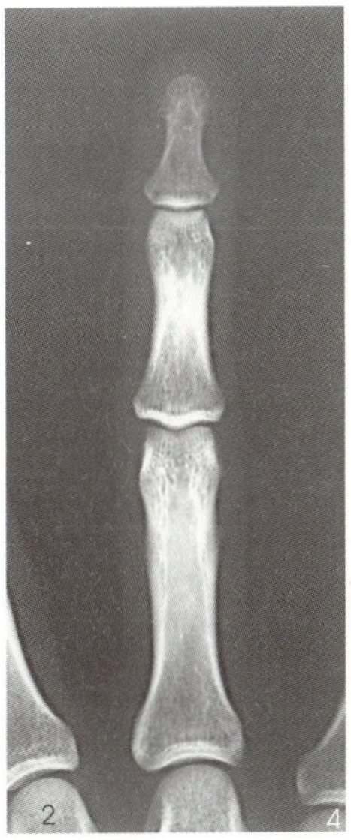

그림 2-17 셋째손가락 후 · 전방향 영상.

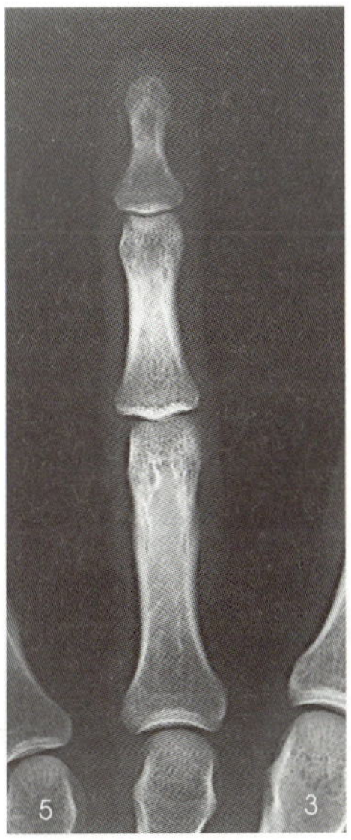

그림 2-18 넷째손가락 후 · 전방향 영상.

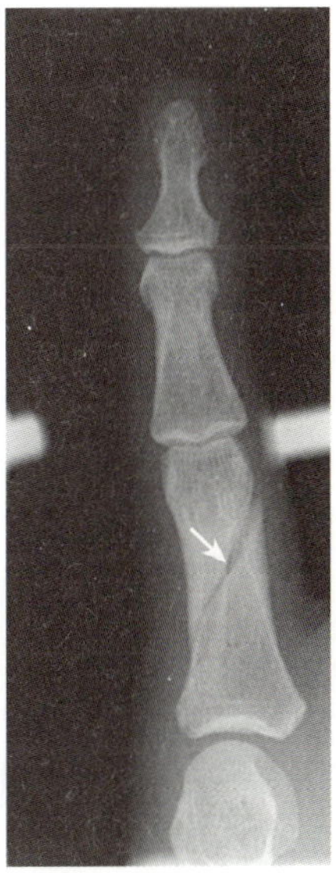

그림 2-19 골절된 다섯째손가락 영상(화살표).

손가락 측방향 촬영

Digit lateral projection

외내측 또는 내외측 방향

환자 자세

- 환자를 검사 테이블의 끝에 앉힌다.

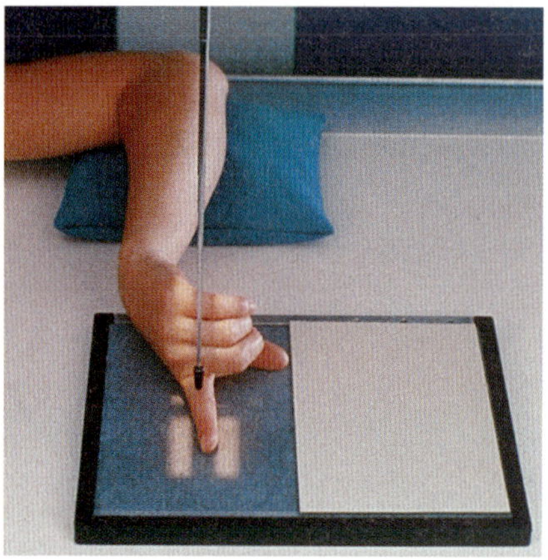

그림 2-20 둘째손가락 측방향 촬영.

검사 자세

- 측방향 촬영을 위한 손가락 자세는 만들기가 힘들기 때문에 환자에게 손가락을 어떻게 위치시켜야 하는지 설명하고, 방사선사가 자신의 손가락으로 직접 시범을 보인다. 환자가 가장 편안한 팔의 자세를 취할 수 있도록 한다.
- 환자에게 검사할 손가락을 펴게 한다. 나머지 손가락들은 주먹을 쥐고 엄지와 함께 완전히 구부린다.
- 손가락의 촬영자세를 만들기 위해서 팔꿈치를 들 때는 팔꿈치 밑으로 모래주머니나 다른 적합한 지지대를 놓는다.
- 검사할 손가락을 펴고 다른 손가락들은 주먹 안으로 굽힌 채, 둘째나 셋째손가락검사 시는 환자의 손을 가쪽 또는 노뼈쪽으로 놓고(그림 2-20, 2-21), 넷째나 다섯째손가락검사 시는 안쪽 또는 자뼈쪽으로 손을 놓는다(그림 2-22, 2-23)
- 촬영자세를 최종적으로 조정하기 전 납으로 가리지 않은 영상수용체의 정중선이 손가락의 긴축과 평행하도록 놓는다.
- 영상수용체의 중심에 몸쪽 손가락뼈사이관절이 오도록 한다.
- 둘째와 다섯째손가락은 영상수용체에 직접 올려 놓고 촬영하지만, 셋째와 넷째손가락들은 올바른 뼈와 관절 촬영을 위해서 그 긴축이 영상수용체의 면과 평행하도록 들어올린다. 이 경우 방사선 투과성 스펀지를 사용하여 손가락들을 받쳐 준다.
- 편 손가락의 손바닥쪽에 접착 테이프나 설압자(tongue depressor) 또는 다른 지지물을 위치시켜서 고정한다.
- 환자는 다른 손으로 그 지지물을 잡고 있을 수 있다.
- 손가락의 정측방향(true lateral) 자세를 얻기 위해 손을 앞쪽이나 뒤쪽으로 회전시킨다.
- 생식샘을 차폐한다.

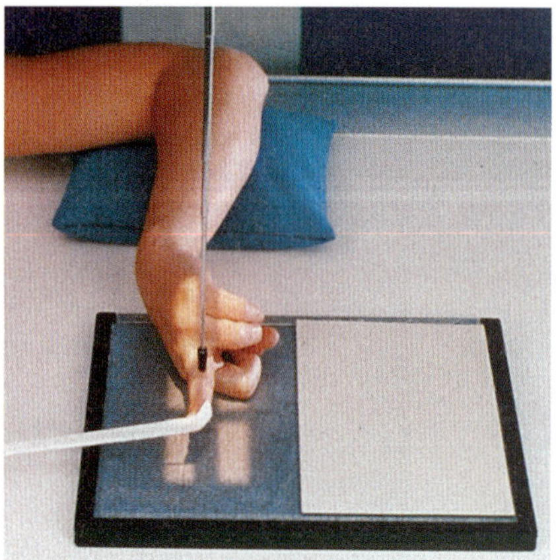

그림 2-21 셋째손가락 측방향 촬영(접착 테이프).

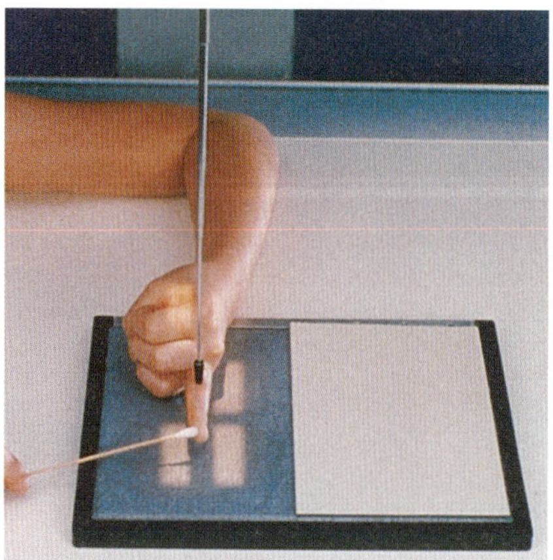

그림 2-22 넷째손가락 측방향 촬영(면봉).

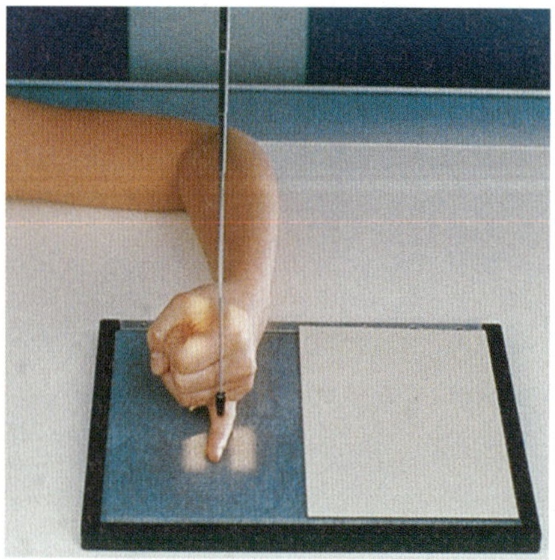

그림 2-23 다섯째손가락 측방향 촬영.

중심선

- 검사하는 손가락의 몸쪽손가락뼈사이 관절에 수직으로 입사한다.

조사야

- 손가락 주변으로 1inch(2.5cm)를 포함하고, 손허리손가락관절(MCP joint)로부터 1inch(2.5cm) 몸쪽까지 포함한다.

영상구조

검사한 손가락의 측방향 영상이 관찰된다(그림 2-24~2-27).

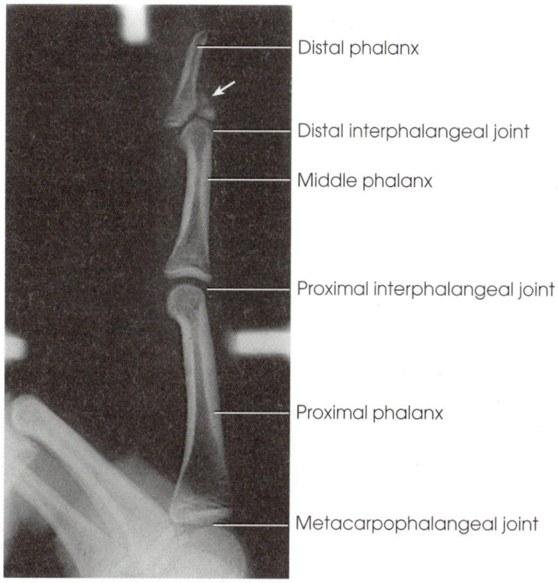

그림 2-24 박리골절(화살표)과 둘째손가락의 먼쪽손가락뼈사이관절 탈구(화살표)를 보여주는 둘째손가락 측방향 영상.

평가기준

- 적절한 조사야가 이루어져야 한다.
- 정측방향 자세의 손가락 전체가 관찰되어야 한다.
  - 손톱이 정상으로 보이는 경우, 측면상으로 관찰되어야 한다.
  - 오목한 손가락들의 앞쪽면들이 관찰되어야 한다.
  - 손가락의 회전이 없어야 한다.
- 몸쪽 손가락이나 손허리손가락관절이 인접한 손가락들에 의해서 가려지지 않아야 한다.
- 손가락뼈사이 관절공간이 열려 있어야 한다.
- 연부조직과 뼈의 잔기둥이 관찰되어야 한다.

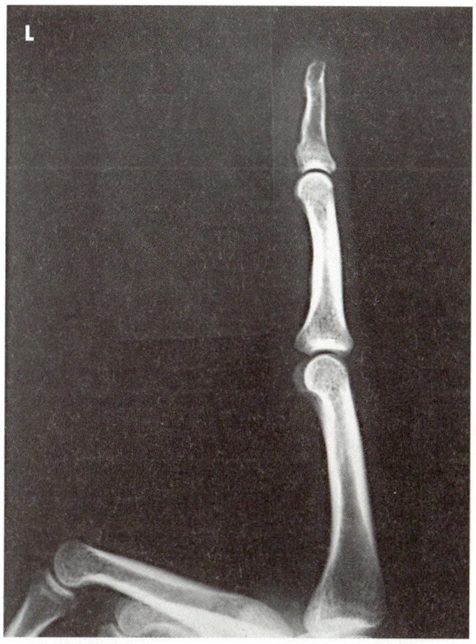

그림 2-25 셋째손가락 측방향 영상.

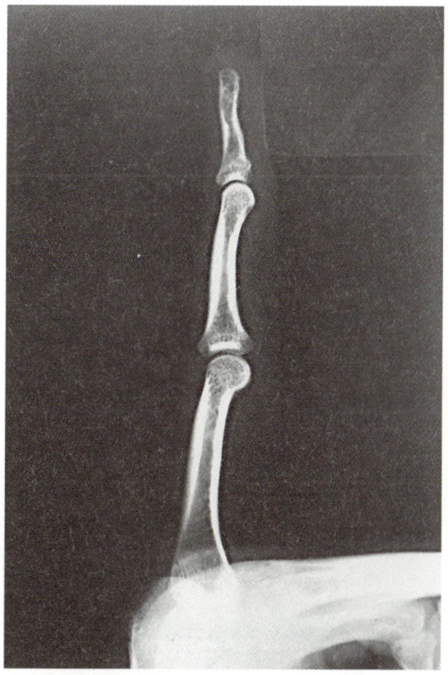

그림 2-26 넷째손가락 측방향 영상.

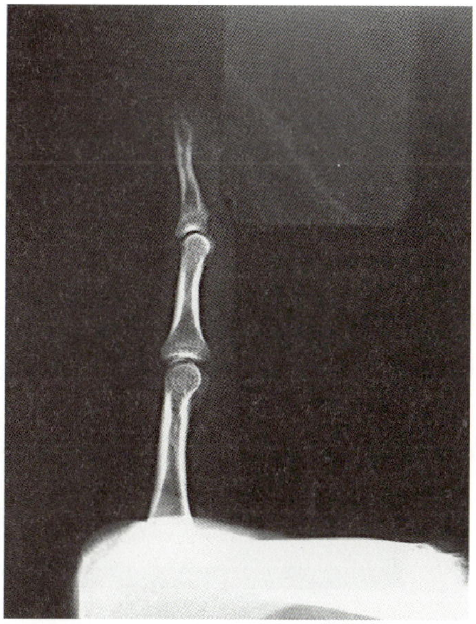

그림 2-27 다섯째손가락 측방향 영상.

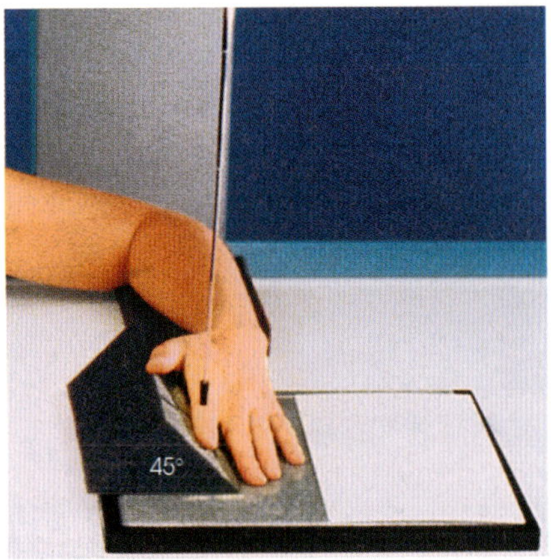

그림 2-28 둘째손가락 후 · 전사방향 촬영.

손가락 후 · 전사방향 촬영

Digit PA oblique projection

외회전

환자 자세

- 환자를 방사선 검사 테이블 끝에 앉힌다.

검사 자세

- 환자의 손을 엎침하여 손바닥을 영상 수용체 위에 놓고 아래팔을 테이블 위에 올려놓는다.
- 영상수용체의 중심을 몸쪽손가락뼈사이관절에 맞춘다.
- 손가락들이 분리되도록 손을 가쪽으로 회전시키고, 45° 쐐기모양 지지대에 놓는다. 쐐기모양 지지대는 손가락들이 영상수용체면에 평행하도록 만들어준다(그림 2-28~2-31). 이렇게 하면 손가락사이관절공간이 열리게 된다.
- 생식샘을 차폐한다.

중심선

- 검사하는 손가락의 몸쪽손가락뼈사이관절에 수직으로 입사한다.

조사야

- 손가락 주변으로 1inch(2.5cm)를 포함하도록 하고, 손허리손가락관절(MCP joint)로부터 몸쪽 1inch(2.5cm)까지 포함한다.

영상구조

검사하는 손가락뼈와 연부조직의 후 · 전사방향 모양이 관찰된다(그림 2-32~2-35).

평가기준

- 적절한 조사야가 이루어져야 한다.
- 인접하는 손허리뼈의 먼쪽을 포함한 손가락 모두가 45° 회전되어야 한다.
- 몸쪽손가락이나 손허리손가락관절에 인접한 손가락이 겹치지 않아야 한다.
- 손가락뼈사이관절공간과 손허리손가락관절공간은 열려 있어야 한다.
- 연부조직과 뼈의 잔기둥이 관찰되어야 한다.

선택사항: 어떤 방사선사들은 둘째손가락을 엎은 상태(prone position)에서 안쪽으로 회전시킨다(그림 2-36). 손가락을 안쪽으로 회전시키면 영상수용체에 더 밀착되어 촬영 영상에서 구조물이 세부적으로 더 잘 보이고 골절도 더 잘 보인다.[1]

[1]Street JM: Radiographs of phalangeal fractures: importance of the internally rotated oblique projection for diagnosis. AJR Am J Roentgenol 160:575, 1993.

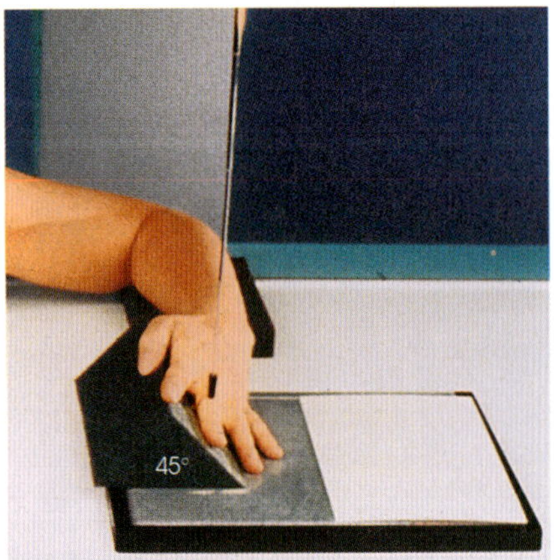

그림 2-29 셋째손가락 후 · 전사방향 촬영.

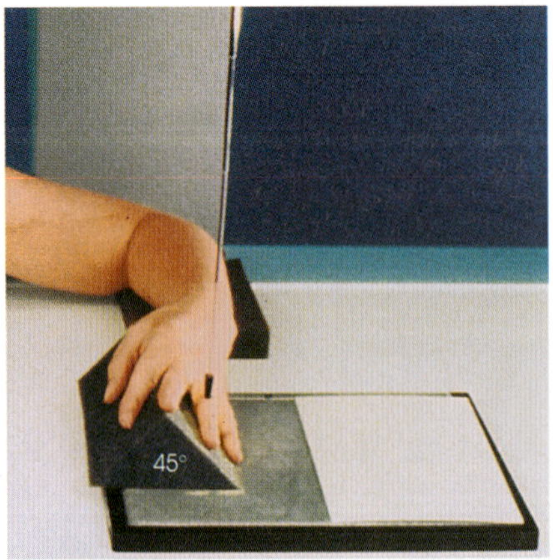

그림 2-30 넷째손가락 후 · 전사방향 촬영.

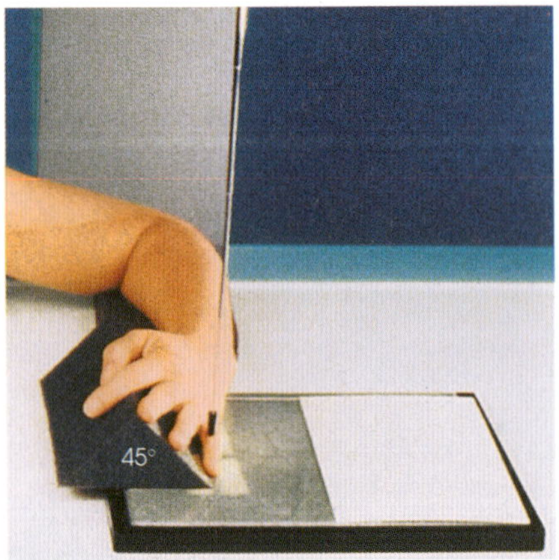

그림 2-31 다섯째손가락 후 · 전사방향 촬영.

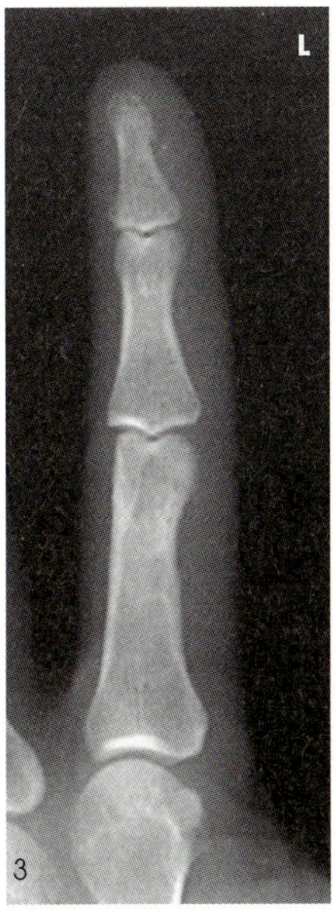

그림 2-32 둘째손가락 후 · 전사방향 영상.

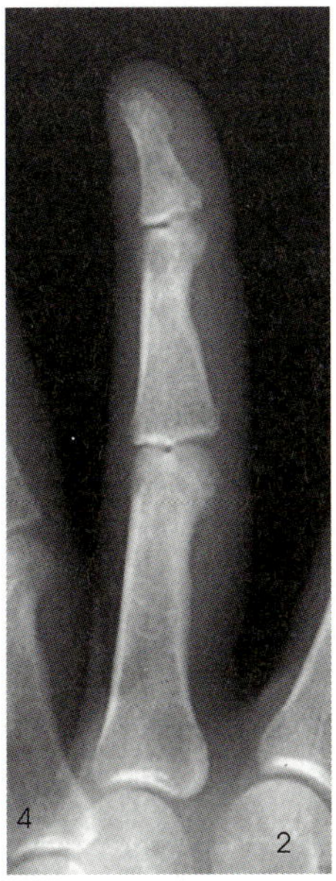

그림 2-33 셋째손가락 후 · 전사방향 영상.

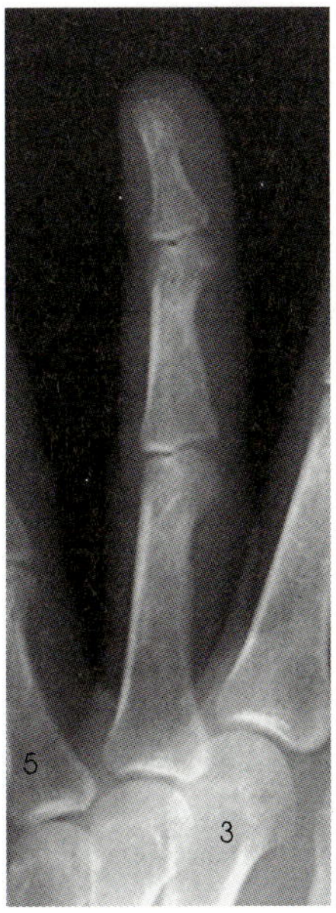

그림 2-34 넷째손가락 후 · 전사방향 영상.

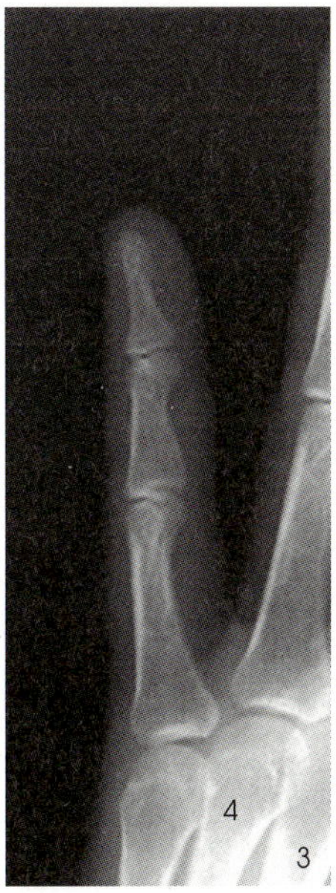

그림 2-35 다섯째손가락 후 · 전사방향 영상.

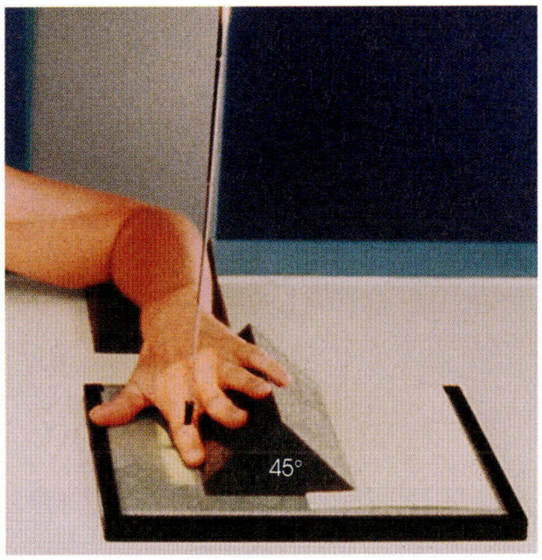

그림 2-36 둘째손가락 후 · 전사방향촬영(다른 방법, 안쪽돌림).

첫째손가락(엄지)

첫째손가락 전 · 후방향 촬영

First digit AP projection

환자 자세

- 환자를 방사선 검사 테이블 끝에 앉히고 팔을 안쪽으로 회전시킨다.

검사 자세

- 손으로 어떻게 움직임이나 회전되는 것을 피할 수 있는지를 보여준다. 의자에 앉은 몸의 자세를 조정해 주면, 팔의 긴장을 최소화하여 손을 정확한 자세로 놓을 수 있다.
- 환자의 손을 최대한 안쪽으로 회전시킨다. 편 손가락들은 테이프나 반대편 손을 이용하여 뒤쪽으로 붙잡아 준다. 엄지를 영상수용체 위에 올려 놓을 때 팔꿈치가 들어올려지면, 그 밑에 지지대를 놓고 반대편 아래팔을 테이블 위에 올려놓아 자세유지에 도움이 되도록 한다(그림 2-37)
- 엄지손가락의 긴축이 영상수용체의 긴축에 평행하게 한다. 정확한 엄지손가락의 정전 · 후방향(true AP) 자세를 만들기 위해 손의 위치를 조정한다. 겹침을 막기 위해 다섯째손허리뼈를 충분히 뒤로 젖힌다.
- Lewis[1]는 첫째손허리뼈가 손바닥의 연부조직에 가리지 않도록 하기 위해 엄지의 긴축을 따라 손목을 향해서 중심선에 10~15° 각도를 줄 것을 제안했다.

[1]Lewis S: New angles on the radiographic examination of the hand?II, Radiogr Today 54:29, 1988.

- 생식샘을 차폐한다.

첫째손가락 후 · 전방향 촬영

First digit PA projection

환자 자세

- 환자를 방사선 검사 테이블 끝에 앉히고 손의 안쪽이 테이블로 향하게 올려놓는다.

검사 자세

- 만일 첫째손목손허리관절이나 첫째손가락의 후 · 전방향 촬영을 하게 되면 손은 측면 자세로 놓는다. 벌려서 들고 있는 엄지손가락은 방사선 투과성 지지대 위에 올려 놓거나 방사선 투과성 막대를 이용하여 잡아준다. 손가락의 등쪽면이 영상수용체와 평행하도록 손을 조정한다. 이 자세는 촬영부위를 확대시킨다(그림 2-38).
- 영상수용체의 중앙에 손허리손가락관절이 오게 한다.
- 생식샘을 차폐한다.

첫째손가락 측방향 촬영

First digit lateral projection

환자 자세

- 환자를 방사선 검사 테이블 끝에 앉히고 팔의 긴장을 풀고 영상수용체 위에 올려 놓는다.

검사 자세

- 손은 자연스럽게 구부린 자세로 손바닥 면이 아래로 오게 하고 손가락들은 구부리거나 스펀지 위에 올려 놓는다.
- 영상수용체의 정중선이 손가락의 긴축과 평행하게 만든다. 영상수용체의 중심에 손허리손가락관절이 오게 한다.
- 손의 아치(arching)를 조정하여 엄지를 정측방향(true lateral) 자세로 만든다(그림 2-39).

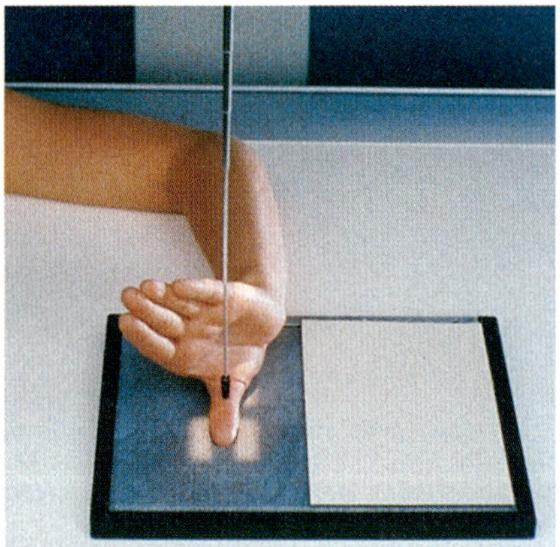

그림 2-37 첫째손가락 전 · 후방향 촬영.

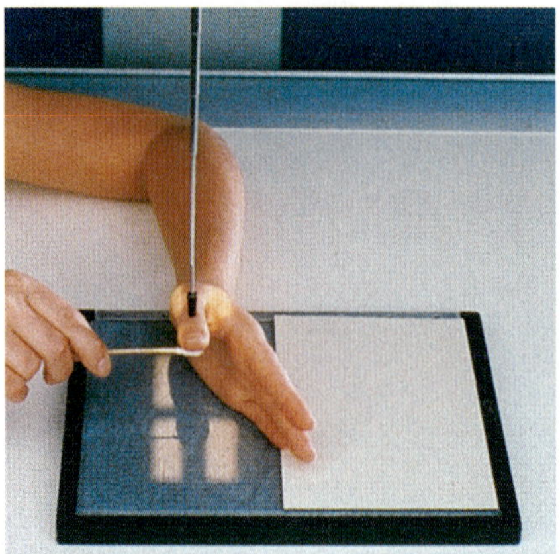

그림 2-38 첫째손가락 후 · 전방향 촬영(면봉).

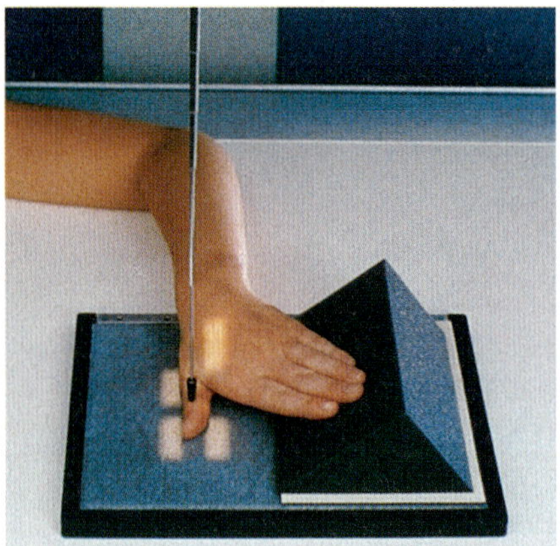

그림 2-39 첫째손가락 측방향 촬영.

첫째손가락 후 · 전사방향 촬영
First digit PA oblique projection

환자 자세
- 환자를 방사선 검사 테이블 끝에 앉히고 영상수용체 위에 손바닥을 놓는다.

검사 자세
- 엄지를 벌리고, 손바닥을 영상수용체 위에 놓은 다음 손을 자뼈쪽으로 약간 기울인다. 이 자세를 취하면 엄지손가락은 사방향자세(oblique position)가 된다.
- 엄지손가락의 긴축과 영상수용체의 긴축을 서로 맞춘다. 영상수용체의 중심에 손허리손가락관절이 오게 한다(그림 2-40).
- 생식샘을 차폐한다.

중심선
- 전 · 후방향, 후 · 전방향, 측방향, 사방향 촬영에서 손허리손가락관절에 수직으로 입사한다.

조사야
- 손가락 주변으로 1inch(2.5cm)를 포함하도록 하고, 손허리손가락관절(MCP joint)로부터 1inch(2.5cm) 몸쪽부위까지 포함한다.

영상구조
엄지손가락의 전 · 후방향, 후 · 전방향, 측방향, 후 · 전사방향 촬영 모습이 관찰된다(그림 2-41~2-44).

평가기준

첫째손가락 전 · 후방향 촬영과 후 · 전방향 촬영
- 적절한 조사야가 이루어져야 한다.
- 회전이 없어야 한다.
  - 손허리뼈 몸통의 오목이 관찰되어야 한다.
  - 손가락 양 측면의 연부조직이 대칭적으로 관찰되어야 한다.
  - 손톱이 보일 경우 먼쪽 엄지의 중앙에 있어야 한다.
- 엄지손가락의 먼쪽 끝부터 큰마름뼈(대능형골)까지 관찰되어야 한다.
- 손가락뼈사이와 손허리손가락관절공간이 뼈와 겹침 없이 열려야 한다.
- 첫째손허리뼈의 몸통 중간 위에 손바닥의 연부조직 측면상이 겹쳐야 한다.
- 연부조직과 뼈의 잔기둥이 관찰되어야 한다.
- 첫째손가락 후 · 전방향 촬영은 전 · 후방향에 비해서 확대된 영상이 나온다.

첫째손가락 측방향 촬영
- 정측면 자세의 엄지
  - 정상적인 손톱이 측면상으로 관찰되어야 한다.
  - 몸쪽 손가락뼈의 오목한 전방 표면이 관찰되어야 한다.
  - 손가락들의 회전이 없어야 한다.
- 엄지손가락의 먼쪽 끝에서부터 큰마름뼈까지 관찰되어야 한다.
- 손가락뼈사이와 손허리손가락관절공간의 열린 상태가 관찰되어야 한다.
- 연부조직과 뼈의 잔기둥이 관찰되어야 한다.

첫째손가락 사방향 촬영
- 손가락들, 연부조직, 첫째손허리뼈가 적절하게 회전되어야 한다.
- 엄지손가락의 먼쪽 끝에서부터 큰마름뼈까지 관찰되어야 한다.
- 손가락뼈사이와 손허리손가락관절공간은 열려야 한다.
- 연부조직과 뼈의 잔기둥이 관찰되어야 한다.

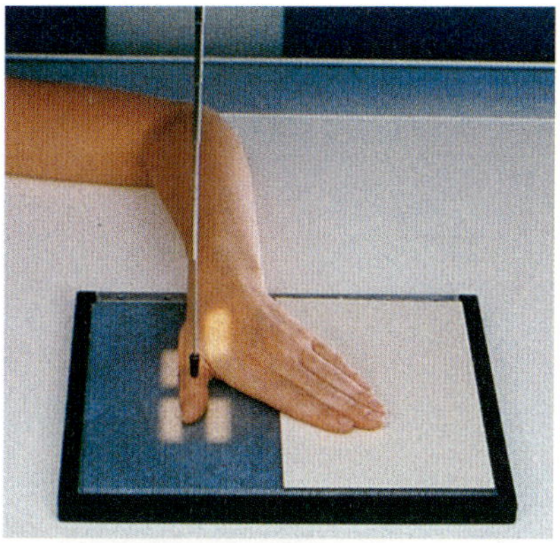
그림 2-40 첫째손가락 후 · 전사방향 촬영.

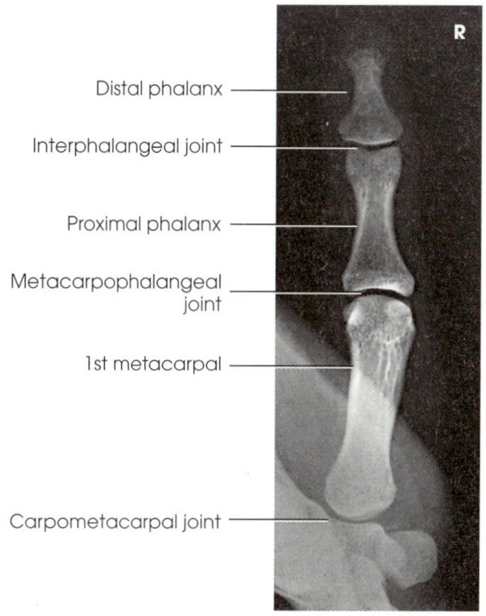

그림 2-41 첫째손가락 전 · 후방향 영상.

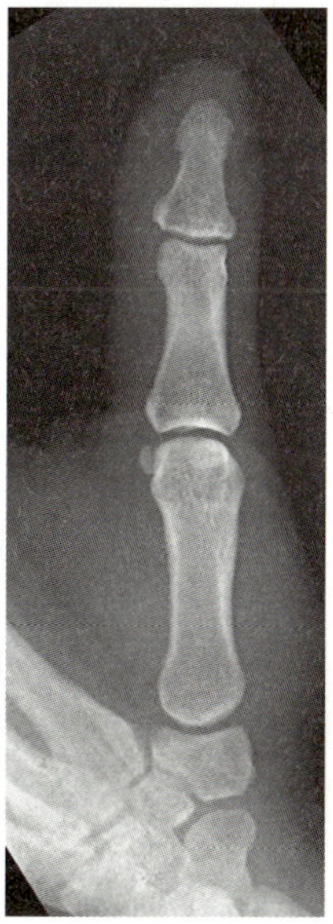
그림 2-42 첫째손가락 후 · 전방향 영상.

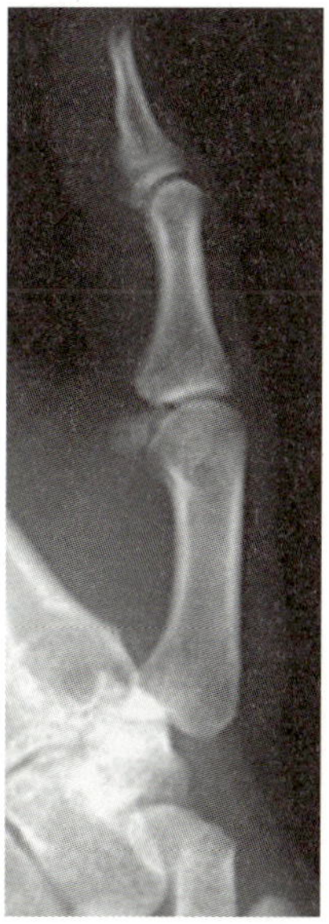
그림 2-43 첫째손가락 측방향 영상.

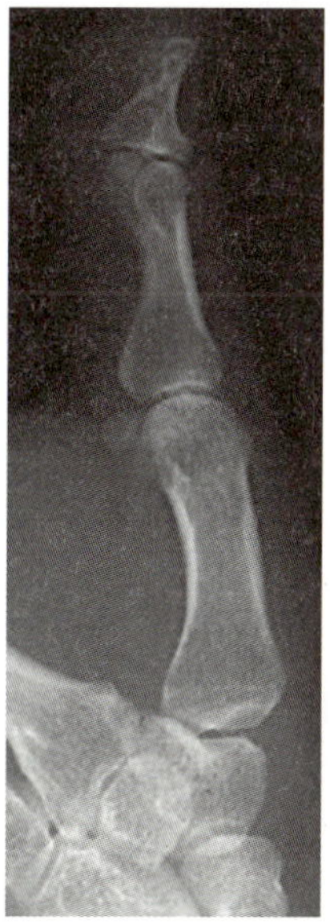
그림 2-44 첫째손가락 후 · 전사방향 영상.

첫째손가락(엄지) First Digit(Thumb)

첫째손목손허리관절

첫째수근중수관절 전 · 후방향 촬영
First carpometacarpal joint AP projection
Robert method

1936년 Robert[1]가 첫째손목손허리관절의 방사선 촬영법을 처음으로 소개했다. 1988년 Lewis[2]는 이 촬영법을 위한 중심선에 변형을 가했고, 1995년 Long과 Rafert[3]는 중심선에 변형을 더 했다.

이 촬영법은 주로 관절염에 의한 변화, 골절, 첫째손목손허리관절의 전위, 베넷골절(Bennett fracture)을 보기 위해 시행한다.

Robert method는 제일 처음으로 시행하는 첫째손가락의 전 · 후방향 또는 후 · 전방향 촬영을 대체하지는 못한다.

[1]Robert M: X-ray of trapezo-metacarpal articulation: the arthroses of this joint, Bulletins et memories de la Societe de Radiologie Medicale de France 24:687, 1936.
[2]Lewis S: New angles on the radiographic examination of the hand-II, Radiogr Today 54:29, 1988.
[3]Long B, Rafert J: Orthopaedic radiography, Philadelphia, 1995, Saunders.

환자 자세
- 환자를 방사선 촬영 테이블 끝에 옆으로 앉게 한다. 환자는 어깨, 팔꿈치, 손목이 같은 평면에 오도록 충분히 자세를 낮춰야 한다. 손목관절이 들려져서 첫째손목손허리관절이 닫히는 것을 막기 위해 팔 전체가 반드시 같은 평면상에 있어야 한다(그림 2-45 A).

검사 자세
- 방사선 검사 테이블에 팔을 곧게 펴서 올려 놓는다.
- 엄지손가락의 뒷면이 영상수용체쪽을 향하고 손톱이 아래를 향하도록 팔을 안쪽회전시킨다(그림 2-45 B)
- 영상수용체의 중심에 첫째손가락이 오게 한다.
- 자뼈쪽 연부조직이 첫째 손목손허리관절과 겹치지 않도록 하기 위해 손을 최대한 젖힌다(그림 2-46). 첫째손가락이 기울어지지 않도록 주의한다.
- Long과 Rafert[1]는 환자가 다른 손으로 손가락들이 뒤로 가도록 잡을 수도 있다고 한다.
- 필요하다면 스펀지 위에서 손을 고정시킨다.
- 생식샘을 차폐한다.

[1]Long B, Rafert J: Orthopaedic radiography, Philadelphia, 1995, Saunders.

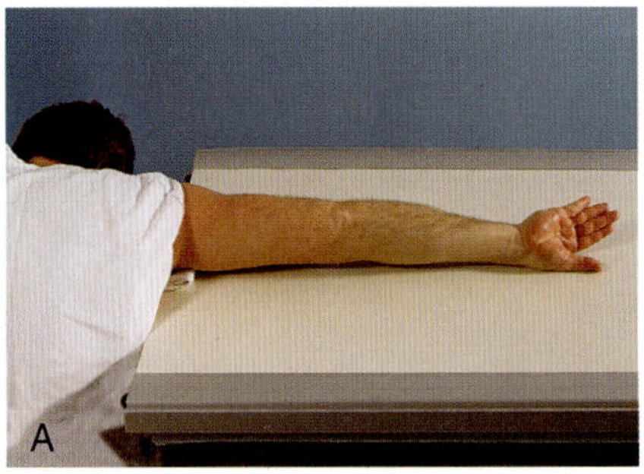

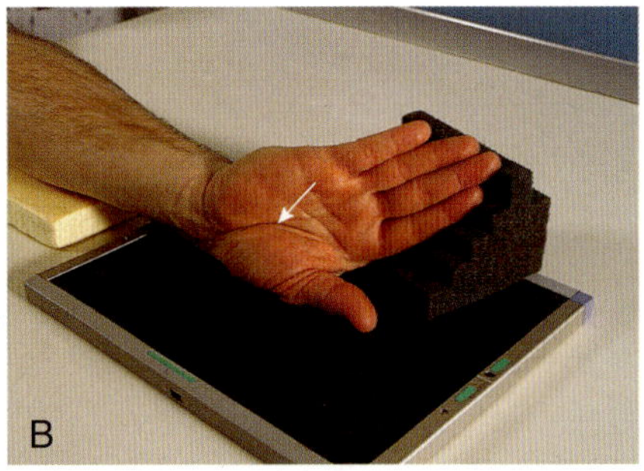

그림 2-45 **A,** 첫째손목손허리관절을 관찰하기 위한 첫째손가락 전 · 후방향 촬영자세: Robert method. 환자는 몸을 앞으로 기울여 전체 팔을 같은 평면에 오게 하고 최대한으로 안쪽회전을 시키고 있다. **B,** 첫째손목손허리관절 전 · 후방향 촬영을 위한 엄지, 손, 손목의 정확한 자세. 손목손허리관절이 위치하고 있는 부위를 주목한다(화살표).

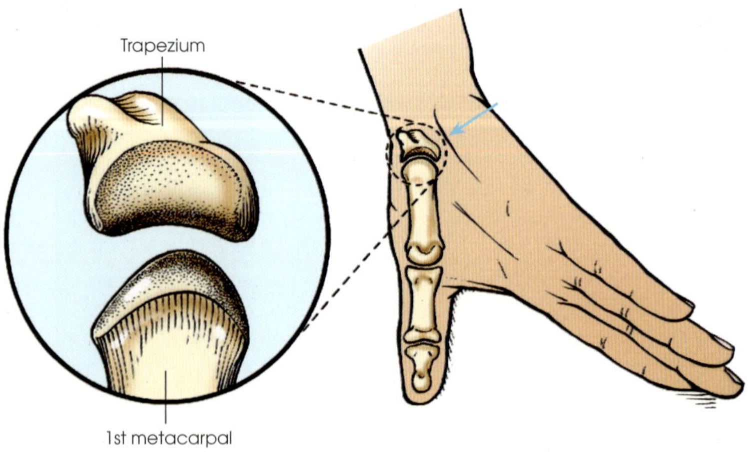

그림 2-46 첫째손목손허리관절 전 · 후방향 촬영을 위해 젖힌 손과 엄지의 자세: Robert method. 손바닥의 연부조직(화살표)이 관절 바깥으로 위치해 있어서 관절이 잘 보인다. 동그라미 안: 첫째손허리손목관절은 안장관절이다. 관절표면이 보인다.

중심선(그림 2-47)

Robert method

- 첫째손목손허리관절을 향해 수직으로 입사한다.

modified Long-Rafert method

- 엄지손가락의 긴축을 따라서 몸쪽으로 15° 각도를 주고, 첫째손목손허리관절로 입사한다.
- 엄지손가락 전체가 포함되도록 조사야를 조절한다.

modified Lewis method

- 엄지손가락의 긴축을 따라서 몸쪽으로 10~ 15° 각도를 주고, 첫째손허리손가락관절로 입사한다.

참고: 중심선에 각을 주는 이유는 2가지 목적이 있다. (1) 첫째손목손허리관절에 손의 연부조직이 겹치는 것을 막을 수 있고, (2) 수직입사에서는 잘 보이지 않는 관절공간을 관찰하는 데 도움이 된다.

영상구조

손의 연부조직과 겹치지 않는 첫째손목손허리관절이 관찰된다(그림 2-48).

평가기준

- 첫째손목손허리관절이 손이나 다른 뼈와 겹치지 않아야 한다.
- 첫째손허리뼈 기저부가 볼록한 측면상으로 관찰되어야 한다.
- 큰마름뼈(대능형골)가 관찰되어야 한다.

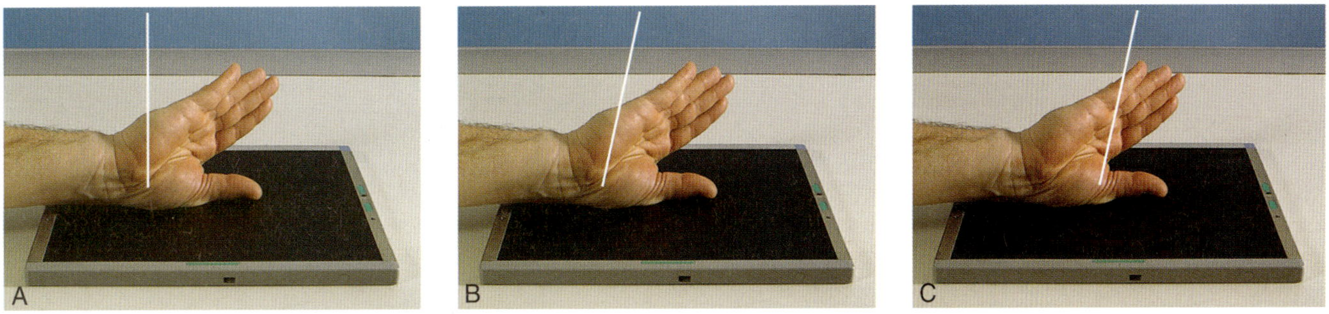

그림 2-47 첫째손목손허리관절을 보기 위한 중심선 각도의 선택. A, Robert method. 손목손허리관절에 수직으로 입사한다. **B,** modified Long-Rafert method. 손목손허리관절의 몸쪽을 향해 15°로 입사한다. **C,** modified Lewis method. 손허리손가락관절의 몸쪽을 향해 10~15°로 입사한다.

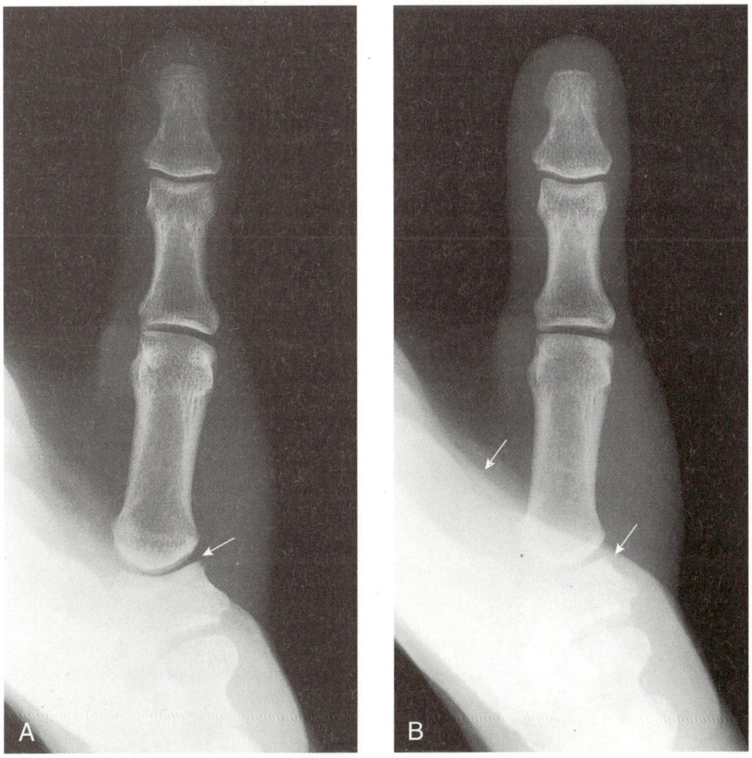

그림 2-48 A, 최상으로 나온 첫째손목손허리관절(화살표) 전 · 후방향 영상: Robert method. **B,** 전형적으로 재촬영이 필요한 상태. 손바닥의 연부조직(화살표들)이 첫째손목손허리관절을 가렸다. 중심선 각도를 변형한 Long-Rafert method 또는 Lewis method가 이 환자의 관절을 보는 데 도움이 될 수 있다.

첫째손목손허리관절

첫째수근중수관절 전 · 후방향 촬영

First carpometacarpal joint AP projection

Burman method

손목을 젖히는 것이 금기가 아니라면, Burman[1]은 이 촬영이 일반적인 전 · 후방향 촬영보다 첫째손목손허리관절을 더 잘 볼 수 있다고 하였다.

SID: 권장하는 거리는 18inch이다. 이 거리는 영상을 확대시켜 관절을 이루는 볼록하고 오목한 면을 잘 보여준다.

[1]Burman M: Anteroposterior projection of the carpometacarpal joint of the thumb by radial shift of the carpal tunnel view, J Bone Joint Surg Am 40:1156, 1958.

환자 자세

- 환자는 방사선 검사 테이블 끝에 앉아 아래팔을 영상수용체의 긴축과 평행하도록 놓는다.

검사 자세

- 손목 밑에 영상수용체를 놓고, 영상수용체의 중앙에 첫째손목손허리관절이 오게 한다.
- 손을 젖히게 한 다음, 환자에게 반대편 손으로 잡게 하거나 손가락 둘레에 붕대를 두르고 그 끝을 잡아 자세를 유지하게 한다.
- 손을 안쪽회전시키고, 엄지를 벌려 영상수용체 위에서 편평하게 한다(그림 2-49).
- 생식샘을 차폐한다.

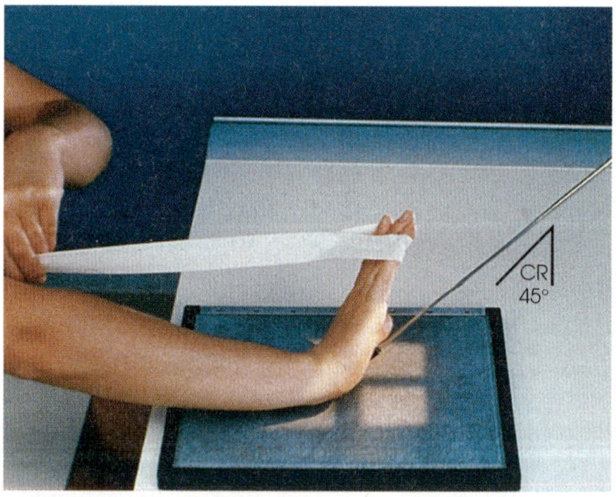

그림 2-49 첫째손목손허리관절 전 · 후방향 촬영을 위해 젖힌 손과 벌린 엄지의 자세: Burman method.

중심선

- 팔꿈치쪽을 향해 45° 각도를 주고 첫째손목손허리관절을 향하게 한다.

영상구조

첫째손목손허리관절의 확대된 영상으로 한 면은 오목하고 한 면은 볼록한 관절의 구조가 잘 관찰된다(그림 2-50).

평가기준

- 첫째손허리뼈가 관찰되어야 한다.
- 관절의 오목한 쪽을 이루는 큰마름뼈(대능형골)가 측면상으로 오목하게 관찰되어야 한다.
- 관절의 볼록한 쪽을 이루는 첫째손허리뼈의 기저부가 측면상으로 볼록하게 관찰되어야 한다.
- 인접한 손목뼈와 겹치지 않아야 한다.

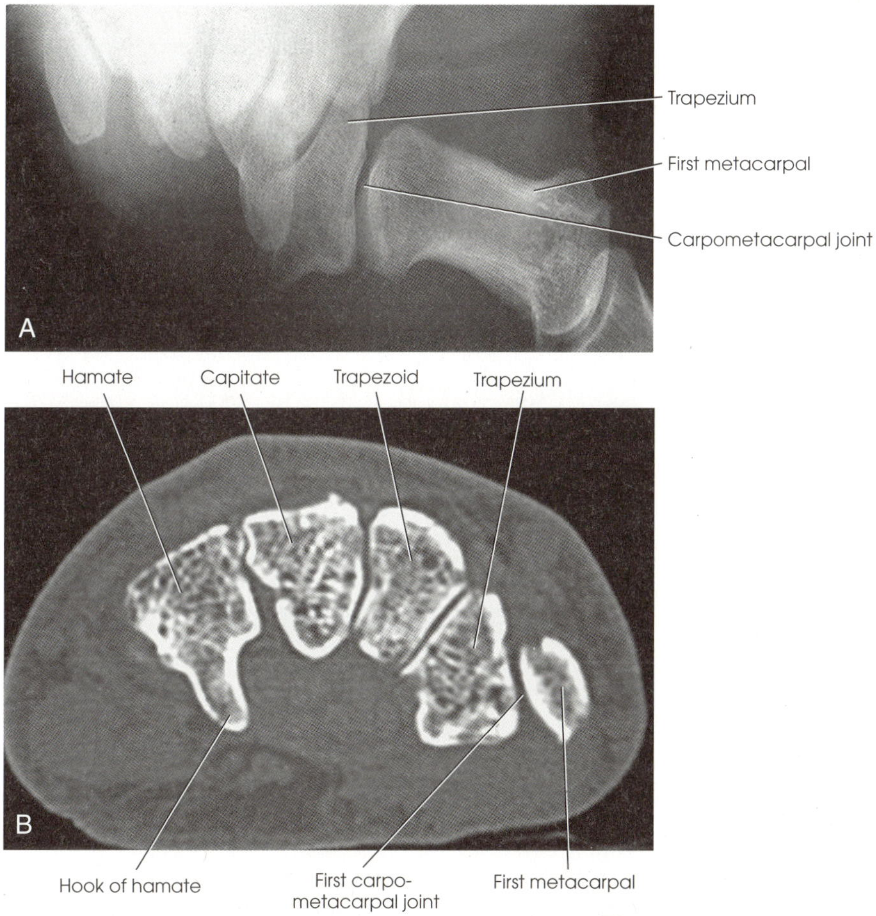

그림 2-50 A, 첫째손가락 전 · 후방향 영상으로 첫째손목손허리관절이 보인다: Burman method. **B,** 손목뼈 먼쪽의 CT 축상 영상. 손목손허리관절이 잘 보인다.

(A, Courtesy Michael Burman.)

첫째손허리손가락관절

첫째중수지절관절 후 · 전방향 촬영

First digit metacarpophalangeal joint
PA projection
Folio method

이 촬영법은 첫째손가락의 손허리손가락관절 안쪽곁인대(ulnar collateral ligament, UCL) 파열 진단에 유용하고, '스키어들의 엄지부상(skier's thumb)'이라고도 알려져 있다[1].

[1]Folio L: Patient-controlled stress radiography of the thumb, Radiol Technol 70:465, 1999.

환자 자세

- 환자를 방사선 검사 테이블 끝에 앉힌다.

검사 자세

- 환자의 손을 카세트 위에 올려 놓고, 안쪽면이 밑으로 오게 한다.
- 양쪽 엄지의 먼쪽을 고무밴드로 단단히 감싸고, 의료용 테이프 두루마리를 첫째손허리뼈의 몸통 사이에 놓는다.
- 엄지손가락의 손톱들이 카세트에 평행하도록 하여 엄지손가락이 후 · 전방향 자세로 유지되도록 주의한다(그림 2-51).
- X선 조사 전 환자에게 엄지손가락을 서로 반대방향으로 끌어당기고 그 자세를 유지하게 한다.
- 생식샘을 차폐한다.

중심선

손허리손가락관절 위치에 해당하는 양손 사이 중앙에 수직으로 입사한다.

참고: 움직임을 방지하기 위해 환자에게 엄지손가락을 반대로 끌어당기라고 말하기 전에 노출조건을 정확히 설정하고 노출시킬 준비를 한다.

영상구조

양쪽의 손허리손가락관절과 손허리손가락관절의 각도가 관찰되어야 한다(그림 2-52).

평가기준

- 엄지손가락이 회전되지 않아야 한다.
- 첫째손허리뼈들이 관찰되어야 한다.
- 진단적 가치가 있는 첫째허리손가락관절 영상이 관찰되어야 한다.
- 고무밴드와 의료용 테이프가 정확한 위치에 있어야 한다.
- 영상의 중앙에 위치한 엄지손가락들이 관찰되어야 한다.

연구: Catherine E. Hearty, MS, RT(R), performed the research and provided this new projection for the atlas.

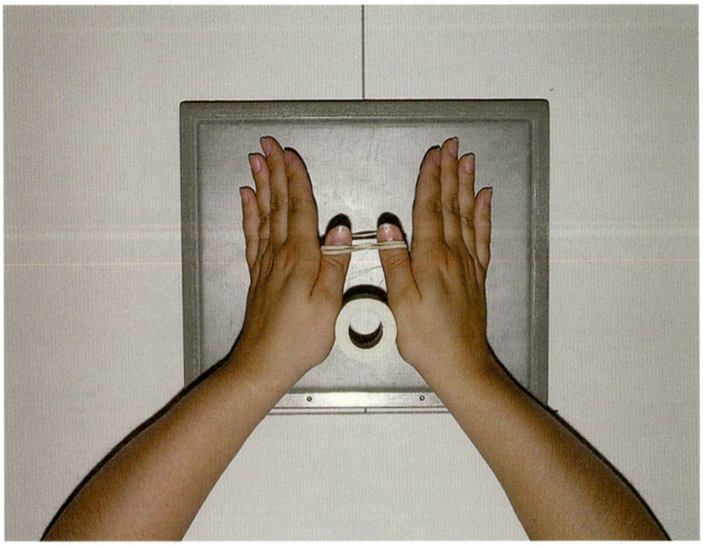

그림 2-51 첫째손허리손가락관절 후 · 전방향 촬영을 위한 손과 엄지손가락의 자세: Folio method. 엄지손가락 사이에 놓인 테이프 두루마리에 주목한다.

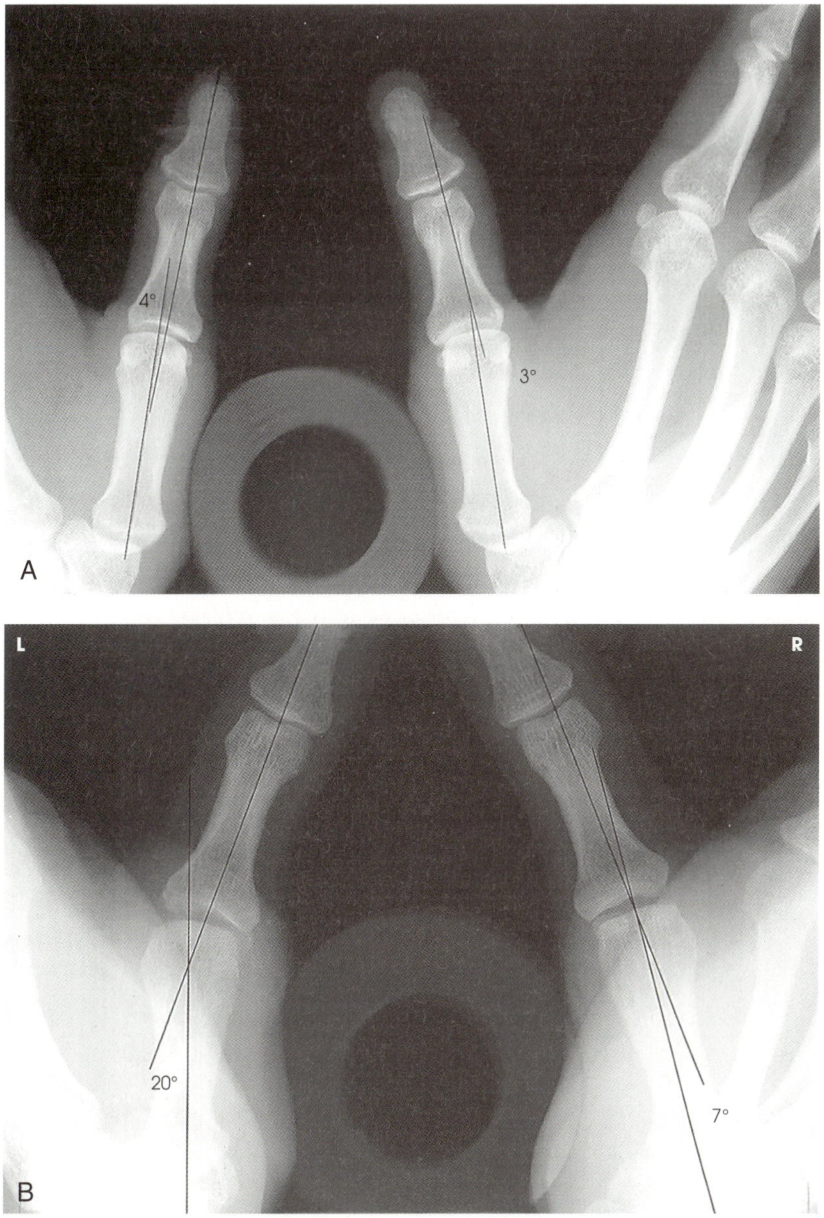

그림 2-52 첫째손허리손가락관절: Folio method. **A**, 양쪽 모두 정상 엄지이고, 손허리손가락관절의 각도가 허용 범위 내에 있다. 손허리뼈 사이의 테이프 두루마리와 엄지의 먼쪽을 감싼 고무 밴드가 보인다. **B**, 오른쪽 손허리손가락관절 각도에 비해 왼쪽이 13° 증가되어 있다. 왼쪽은 안쪽곁인대(UCL)가 부분적으로 찢겨 첫째손허리뼈와 몸쪽 손가락뼈의 긴축이 20°를 이루는 반면에 부상이 없는 오른쪽은 7°를 이룬다.

손 후·전방향 촬영
Hand PA projection

환자 자세

- 환자를 방사선 검사 테이블 끝에 앉힌다.
- 환자가 아래팔을 테이블 위에 놓을 수 있도록 높이를 조정한다(그림 2-53 A).

검사 자세

- 환자의 아래팔을 테이블 위에 놓고, 손바닥을 밑으로 해서 영상수용체 위에 놓는다.
- 영상수용체의 중앙에 손허리손가락관절들이 오게 하고, 영상수용체의 긴축에 손과 아래팔의 긴축이 평행하게 한다.
- 손가락들을 약간 벌린다(그림 2-53 B).
- 고정을 위해 환자에게 손의 긴장을 풀라고 말한다. 무의식적인 움직임을 막기 위해 접착 테이프나 자세유지용 스펀지들을 사용한다. 모래주머니를 먼쪽 아래팔 위에 놓을 수 있다.
- 생식샘을 차폐한다.

중심선

- 셋째손허리손가락관절을 향해 수직으로 입사한다.

조사야

- 손 주변으로 1inch(2.5cm)를 포함하도록 하고, 자뼈붓돌기로부터 1inch(2.5cm) 몸쪽까지 포함한다.

컴퓨터 방사선 촬영

손은 네 방향으로 조사야에 여유를 두거나 두지 않더라도 촬영면 혹은 분할촬영면의 중앙에 위치해야 한다. 1개의 영상수용체에 2개의 영상을 담을 수 있지만, 이 경우 손이 절반으로 나뉜 촬영면의 대부분을 차지하므로 영상수용체의 경계부위까지 조사야를 설정한다. 1개의 영상수용체에 2개의 영상을 촬영할 때는 납 블록으로 반대쪽을 반드시 가려야 한다.

영상구조

후·전방향으로 촬영된 손목뼈, 손허리뼈, 손가락뼈(엄지는 제외), 손의 관절, 먼쪽 노뼈와 자뼈의 모습이 그림 2-54와 같이 관찰된다. 또한 이 촬영에서 엄지손가락은 후·전사방향으로 관찰된다.

평가기준

- 적절한 조사야가 이루어져야 한다.
- 손이 회전되지 않아야 한다.
  - 손허리뼈와 손가락뼈 몸통 양쪽으로 보이는 오목한 정도가 동일해야 한다.
  - 손가락의 양쪽 연부조직이 대칭으로 관찰되어야 한다.
  - 손톱이 관찰된다면 위치가 먼쪽 손가락의 중앙에 있어야 한다.
  - 손허리뼈머리들 간에 거리가 동일해야 한다.
- 손허리손가락관절과 손가락뼈사이관절은 열린 상태로 관찰되어야 하며 이는 손이 영상수용체 위에 편평하게 놓여 있음을 나타낸다.
- 연부조직이 겹치지 않으면서 손가락들은 약간 분리되어야 한다.
- 노뼈와 자뼈 먼쪽의 모든 해부학적 구조물이 관찰되어야 한다.
- 연부조직과 뼈의 잔기둥이 관찰되어야 한다.

참고: 손허리손가락관절을 검사할 때 환자가 손을 충분히 펴지 못해서 손바닥을 영상수용체에 밀착시키지 못할 때는 손을 뒤집어 전·후방향 촬영으로 바꿀 수 있다. 이 촬영법은 또한 부상, 병적 상태 또는 붕대를 감아서 손을 펼 수 없을 때 손허리뼈검사를 위해 사용한다.

특별한 촬영기법: Clements와 Nakayama[1]는 초기 류마티스관절염 검사를 위해 특별한 노출기법에 대해 기술했다. Lewis[2]는 둘째~다섯째 손허리뼈들을 영상수용체에 평행하게 놓아서 정후·전방향(true PA projection)이 되도록 하기 위한 변형된 방법을 기술하였다.

[1]Clements RW, Nakayama HK: Technique for detecting early rheumatoid arthritis, Radiol Technol 62:443, 1991.
[2]Lewis S: New angles on the radiographic examination of the hand-I, Radiogr Today 54:44-45, 1988.

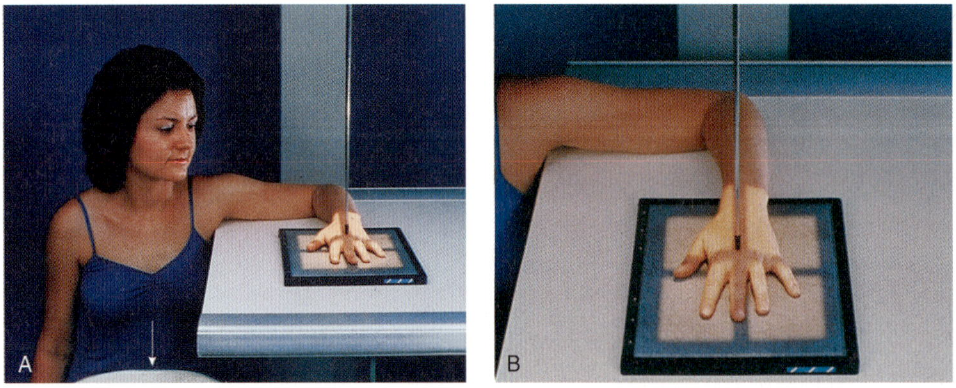

그림 2-53 A, 손 후·전방향 촬영을 위해 올바르게 차폐된 환자. B, 손 후·전방향 촬영.

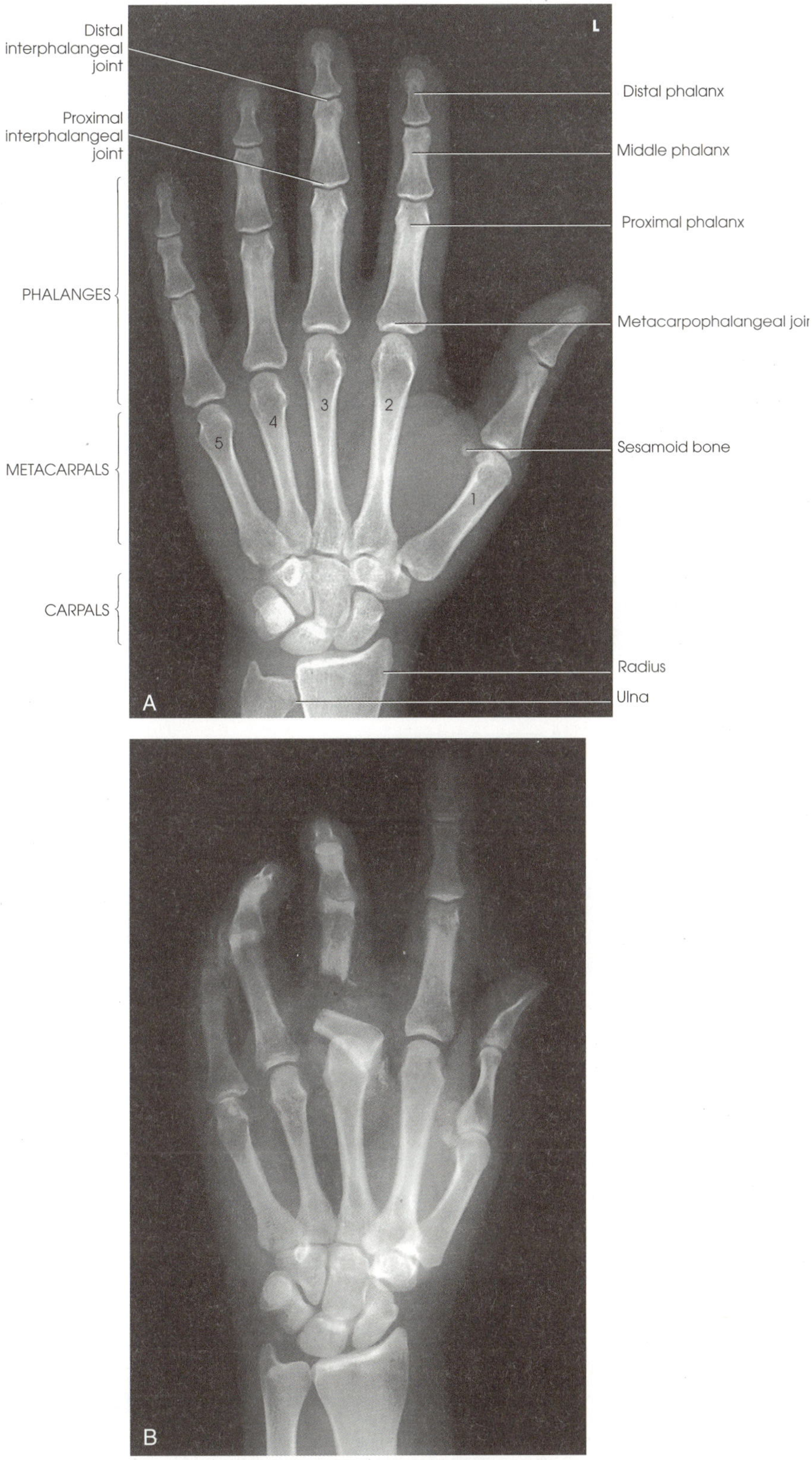

그림 2-54 A, 손 후 · 전방향 영상. B, 손 후 · 전방향 영상으로 셋째 몸쪽 손가락뼈에 폐쇄되고 전위된 가로방향 골절이 있고, 손허리손가락관절에는 탈구가 동반되어 있다. 외상에도 불구하고 전체적으로 손이 정확한 자세로 놓여 있다. 이렇게 촬영자세가 정확하면 의사는 골절된 뼈의 전위에 대해 정확하게 알 수 있다.

손 후 · 전사방향 촬영

Hand PA oblique projection

외회전

환자 자세

- 환자를 방사선 검사 테이블 끝에 앉힌다.
- 환자의 아래팔을 테이블 위에 놓기 위해 높이를 조정한다.

검사 자세

- 환자의 아래팔을 테이블 위에 올려 놓고 손을 엎치도록 하여 손바닥이 영상수용체에 닿도록 한다.
- 손허리손가락관절이 영상수용체면에 대해 약 45° 각도를 형성하도록 손을 기울인다.
- 손가락뼈사이관절을 보기 위해 손가락을 펼 수 있도록 45° 쐐기모양 스펀지를 사용한다(그림 2-55, 2-56).
- 손허리뼈를 검사할 때는 환자의 손을 엎침 자세에서 손가락 끝이 영상수용체에 닿을 때까지 옆으로(가쪽면으로) 회전시켜서 후 · 전사방향 촬영을 한다(그림 2-57).
- 모든 손가락 끝이 영상수용체에 닿도록 하는 것이 불가능할 경우는 검지와 엄지를 적합한 방사선 투과성 물질 위에 올려 놓는다(그림 2-56). 이렇게 하면 관절공간이 열리고 손가락들이 짧게 관찰되는 것을 어느 정도 막을 수 있다.
- 어느 검사방법을 사용하든 손허리손가락관절이 영상수용체 중앙에 오게 하고, 영상수용체 정중선이 손과 아래팔의 긴축과 평행하도록 한다.
- 생식샘을 차폐한다.

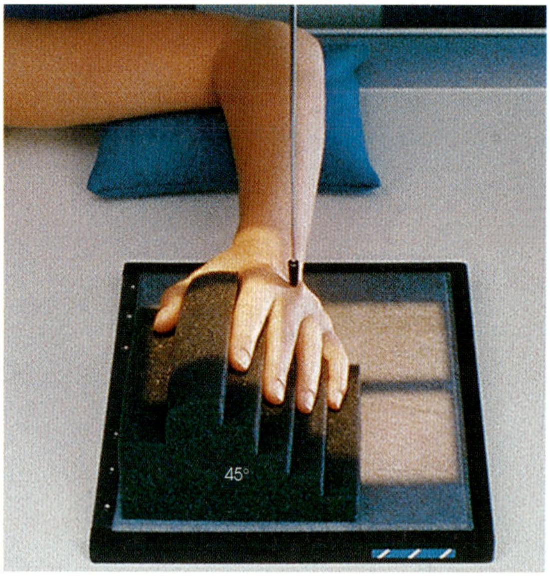

그림 2-55 관절공간을 관찰하기 위한 손 후 · 전사방향 촬영.

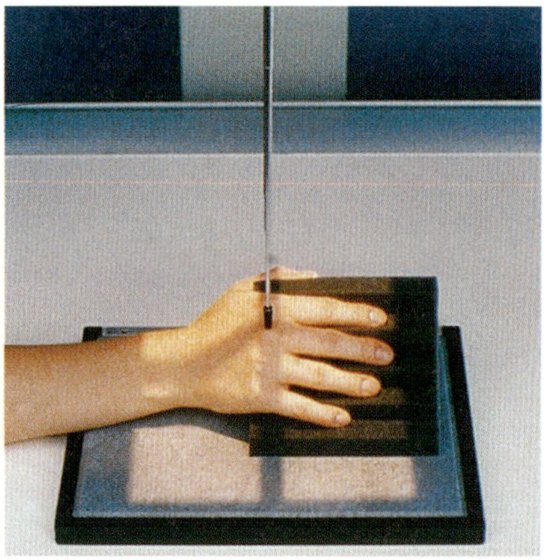

그림 2-56 관절공간을 관찰하기 위한 손 후 · 전사방향 촬영.

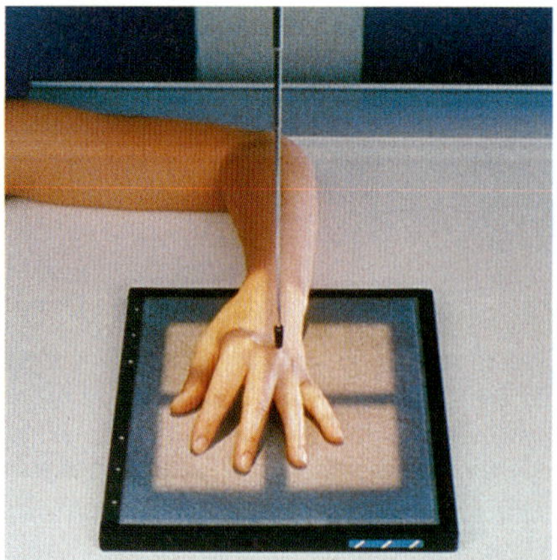

그림 2-57 손허리뼈를 관찰하기 위한 손 후 · 전사방향 촬영.

중심선

- 셋째손허리손가락관절을 향해 수직으로 입사한다.

조사야

- 손 주변으로 1inch(2.5cm)를 포함하도록 하고, 자뼈붓돌기로부터 1inch (2.5 cm) 몸쪽까지 포함한다.

영상구조

손에 있는 뼈들과 연부조직의 후 · 전사방향 모습이 관찰된다(그림 2-58). 이러한 추가적인 촬영자세는 골절과 병적 상태를 살펴보기 위해 사용한다.

평가기준

- 적절한 조사야가 이루어져야 한다.
- 셋째와 넷째, 넷째와 다섯째손허리뼈 몸통들이 최대한 겹치지 않아야 한다.
- 손허리뼈 기저부와 머리 사이에 약간의 겹치는 것은 허용된다.
- 둘째와 셋째손허리뼈는 겹치지 않아야 한다.
- 손가락뼈사이관절과 손허리손가락관절들은 열려 있어야 한다.
- 손가락들은 살짝 벌려 그들의 연부조직이 겹치지 않아야 한다.
- 노뼈와 자뼈 먼쪽의 모든 해부학적 구조물이 관찰되어야 한다.
- 연부조직과 뼈의 잔기둥이 관찰되어야 한다.

참고: Lane 등[1]은 심한 손허리뼈 기형이나 골절을 더 잘 보기 위해 역사방향 촬영을 포함시킬 것을 권장했다. 이 촬영법은 손바닥을 아래로 향한 상태에서 손을 안쪽으로 45° 회전시켜서 검사한다.

Kallen[2]은 손허리뼈머리의 골절을 관찰하기 위해 접선사방향 촬영을 권장했다. 손의 후 · 전방향 자세에서 손허리손가락관절들을 75~80° 구부리고 손가락의 등쪽을 영상수용체에 올려 놓는다. 손은 자뼈쪽으로 40~45° 회전시킨다. 그 다음 손을 앞쪽으로 40~45° 회전시켜 검사할 손허리손가락관절이 그것의 몸쪽 손가락뼈의 뒤로 투영되도록 한다. 수직으로 입사하는 중심선은 보고자 하는 손허리손가락관절에 접선으로 입사하도록 한다. 겹치지 않고 둘째손허리뼈머리를 보기 위해 회전에 변화를 주는 법도 기술되어 있다.

[1]Lane CS, Kennedy JF, Kuschner SH: The reverse oblique x-ray film: metacarpal fractures revealed, J Hand Surg Am 17:504, 1992.
[2]Kallen MJ: Kallen projection reveals metacarpal head fractures, Radiol Technol 65:229, 1994.

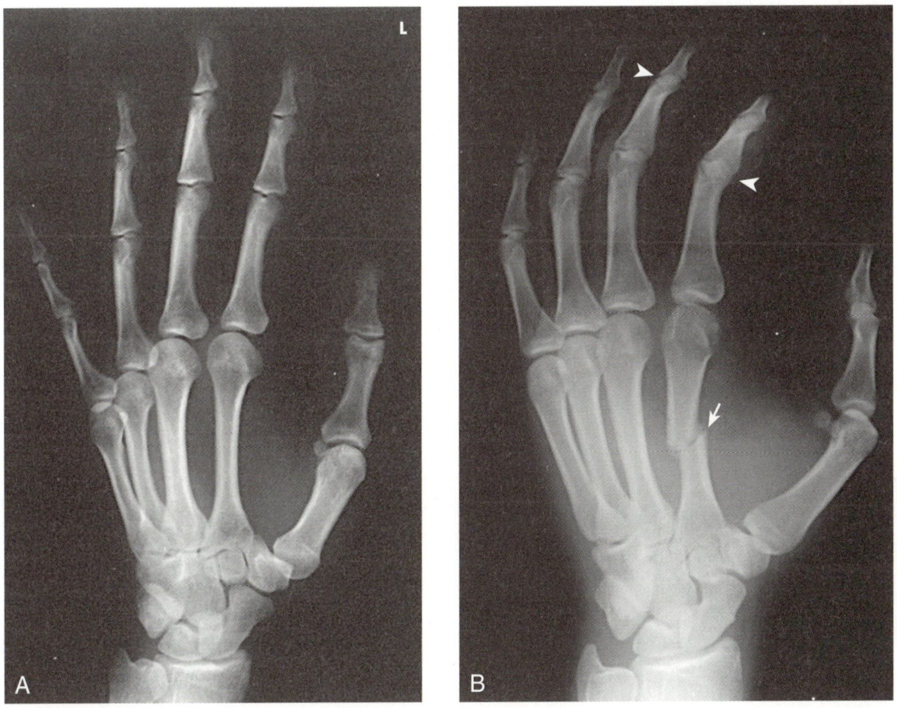

그림 2-58 A, 스펀지 위에 손가락을 올려놓은 손 후 · 전사방향 영상으로 관절공간이 열려 보인다. **B,** 스펀지 없이 촬영한 손 후 · 전사방향 영상으로 골절이 관찰된다(화살표). 손가락뼈사이관절들(화살표 머리)은 열리지 않았고, 손가락들은 짧아 보인다.

손 측방향 촬영

Hand lateral projection

내외측 또는 외내측 신전과 부채꼴 측방향

환자 자세

- 환자를 방사선 검사 테이블 끝에 앉히고 아래팔을 테이블에 올려 놓는다. 손은 자뼈쪽을 아래로 해서 측면 자세를 만든다(그림 2-59).
- 그 대신에 손목의 노뼈쪽이 영상수용체를 향하게 해서 놓을 수도 있다(그림 2-60). 이 자세를 취하기가 조금 더 어려울 수 있다.
- 만약 팔꿈치가 들려져 있다면 모래주머니를 받친다.

검사 자세

- 손가락들을 펴고 엄지가 손바닥에 대해서 직각이 되도록 한다.
- 손바닥이 영상수용체에 대해서 수직이 되게 놓는다.
- 손허리손가락관절이 영상수용체의 중앙에 위치하게 하고, 영상수용체의 정중선이 손과 아래팔의 긴축과 평행하게 조정한다. 만약 손의 자뼈가 아래쪽에 있다면, 엄지의 고정이 필요할 수도 있다.
- 앞서 언급한 2가지 촬영법은 손가락들이 모두 겹쳐 보인다. 손 측방향 촬영에 변형을 한 것이 부채꼴 측면(fan lateral) 자세로 손가락 몸쪽을 제외한 모든 손가락의 겹침을 없앨 수 있다. 부채꼴 측방향 촬영을 위해선 쐐기 모양의 스펀지 위에 손가락들을 올려 놓는다. 엄지를 벌려 방사선 투과성 스펀지 위에 올려 놓는다.
- 생식샘을 차폐한다.

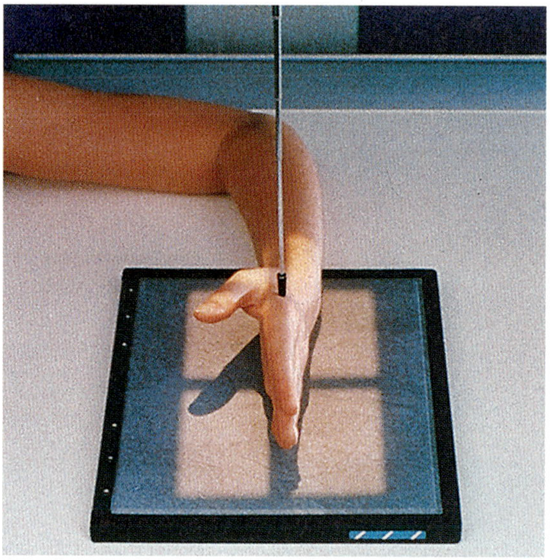

그림 2-59 자뼈쪽이 영상수용체에 닿아 있는 손 측방향 촬영: 외내측방향.

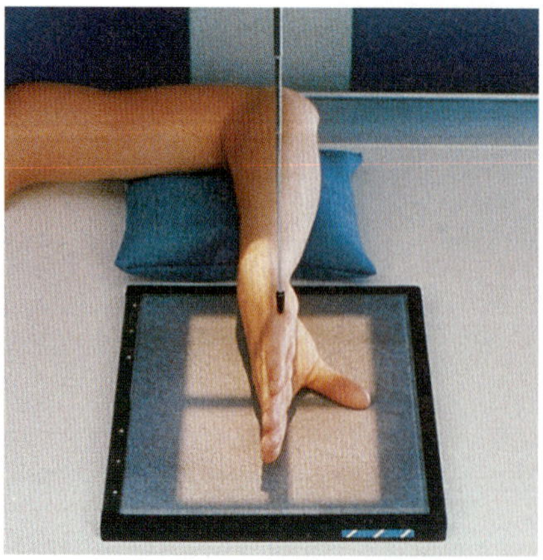

그림 2-60 노뼈쪽이 영상수용체에 닿아 있는 손 측방향 촬영: 내외측방향.

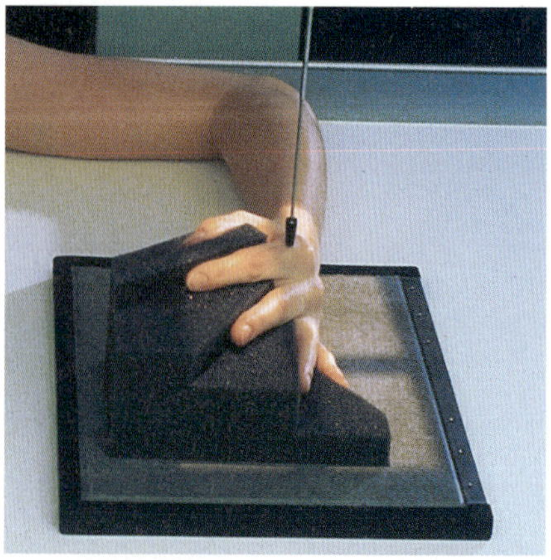

그림 2-61 부채꼴 손 측방향 촬영.

중심선

- 둘째손가락의 손허리손가락관절을 향해 수직으로 입사한다.

조사야

- 손과 엄지 주변으로 1inch(2.5cm)를 포함하도록 하고, 자뼈붓돌기로부터 1inch(2.5cm) 몸쪽까지 포함한다.

영상구조

편 손의 측면 모습(그림 2-62)이 관찰되는 이 촬영은 이물질의 위치 파악이나 손허리뼈의 골절-변이를 보기 위한 일반적인 검사이다. 노출 조건은 이물질에 따라 달라진다.

부채꼴 측방향 촬영에서 손허리뼈들은 겹쳐 보이지만 대부분 손가락들은 따로따로 관찰할 수 있다. 하지만 몸쪽손가락뼈들의 가장 몸쪽은 여전히 겹쳐진다(그림 2-63).

평가기준

- 적절한 조사야가 이루어져야 한다.
- 다음과 같이 보인다면 손은 정측방향(true lateral) 자세이다.
  - 겹쳐진 손가락들(부채꼴 측방향 자세에선 떨어져 보인다)이 관찰되어야 한다.
  - 겹쳐진 손허리뼈들이 관찰되어야 한다.
  - 겹쳐진 먼쪽 노뼈와 자뼈가 관찰되어야 한다.
- 손가락들이 펴져 있는 상태로 관찰되어야 한다.
- 겹치지 않고 움직이지 않은 엄지손가락이 관찰되어야 한다.
- 다른 손허리뼈들의 겹쳐진 그림자를 통해 드러나는 각 뼈들의 윤곽이 관찰되어야 한다.

참고: 다섯째손허리뼈의 골절을 더 잘 보기 위해서 Lewis[1]는 손을 정측방향 자세에서 뒤쪽으로 5° 회전시킬 것을 추천했다. 이 자세는 둘째에서 넷째손가락까지 손허리뼈들의 겹침을 없앨 수 있다. 엄지는 최대한 펴고, 손은 이완하여 중간이 오목해지도록 한다. 중심선은 편 엄지손가락과 평행하고 다섯째손허리뼈의 몸통 중간을 향하도록 각도를 준다.

[1]Lewis S: New angles on the radiographic examination of the hand-II, Radiogr Today 54:29, 1988.

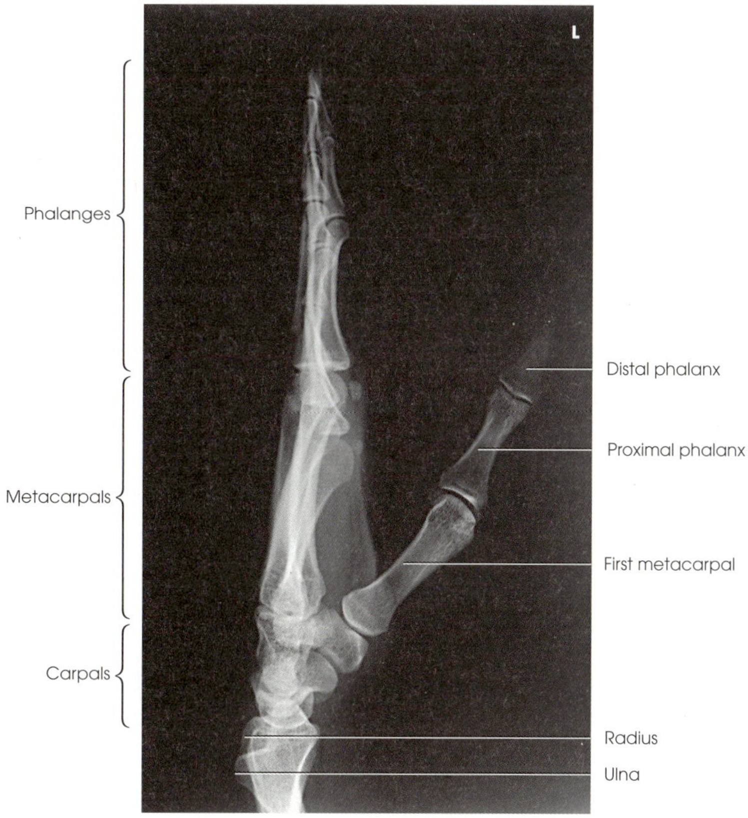

그림 2-62 손 측방향 영상.

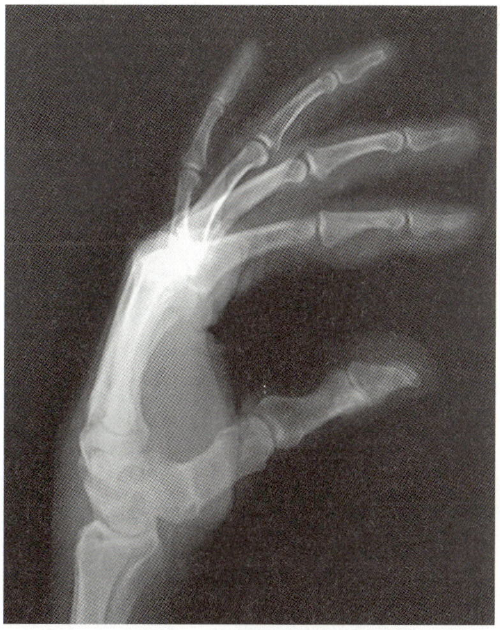

그림 2-63 부채꼴 손 측방향 영상.

손 측방향 촬영
Hand lateral projection
굴곡상태에서 내외측방향

이 촬영법은 부상으로 인해 손가락들을 펼 수 없을 때 유용하다.

환자 자세
- 환자를 방사선 검사 테이블 끝에 앉게 한다.
- 환자에게 아래팔을 테이블 위에 올려놓게 하고, 손의 자뼈를 아래쪽으로 하여 영상수용체에 올려 놓는다.

검사 자세
- 손허리손가락관절이 영상수용체의 중심에 오게 하고, 영상수용체의 정중선이 손과 아래팔의 긴축과 평행하게 조정한다.
- 손가락을 이완시켜 자연스럽게 굽혀지도록 하고, 손가락들이 완벽하게 겹치도록 조정한다(그림 2-64).
- 환자에게 엄지를 붙잡게 하여 영상수용체에 평행하도록 하거나, 테이프나 스펀지로 엄지를 고정한다.
- 생식샘을 차폐한다.

중심선
- 둘째손가락의 손허리손가락관절에 수직으로 입사한다.

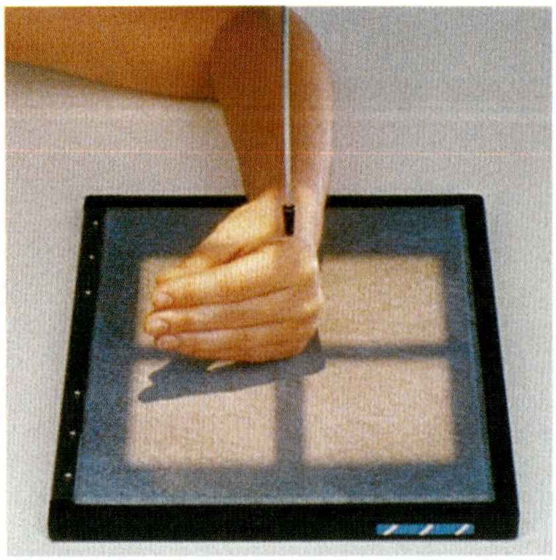

그림 2-64 굽힌 자세의 손 측방향 촬영.

영상구조
손가락을 펴지 않고 자연적인 굴곡이 이루어진 상태에서 손의 뼈와 연부조직의 측면 모습이 관찰되어야 한다(그림 2-65). 또한 이 촬영은 손허리뼈 골절에 동반되는 앞 또는 뒤쪽의 변이가 관찰된다.

평가기준
- 겹쳐진 손가락들과 손허리뼈들이 관찰되어야 한다.
- 먼쪽 노뼈와 자뼈의 겹쳐진 상태가 관찰되어야 한다.
- 손가락들이 굽혀진 상태로 관찰되어야 한다.
- 엄지의 움직임이나 겹침이 없어야 한다.
- 손의 정면이나 사방향 영상들과 비슷한 방사선 음영이 나타나야 한다. 따라서 굵어진 손의 두께를 보상하기 위해 노출을 증가시켜야 한다.
- 겹쳐진 손허리뼈들의 음영을 통해 각 뼈들의 윤곽이 명확히 관찰되어야 한다.

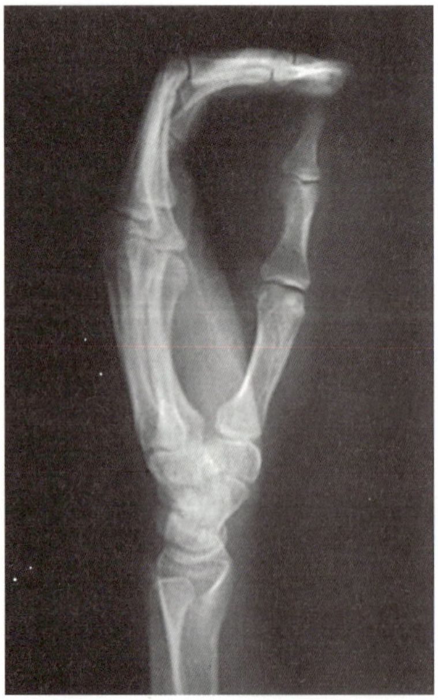

그림 2-65 굽힌 자세의 손 측방향 영상.

손 전 · 후사방향 촬영
Hand AP oblique projection
Norgaard method
내회전

Norgaard method[1-2]는 공 잡는 자세(ball-catcher's position)라고도 하며 둘째에서 다섯째까지의 몸쪽손가락뼈 기저부의 뒤가쪽면에 생기는 초기 변화들을 발견하는 데 도움이 된다. 이 소견은 류마티스관절염의 진단에 필요하다. Norgaard는 병리검사에서 양성으로 나타나기 전에 이 자세로 검사하면 종종 초기 류마티스관절염을 진단하는 것이 가능하다고 보고했다. 그리고 고해상도로 보기 위해서는 반드시 미립자 증감지를 사용해야 한다고 했다. 필요한 대조도를 얻기 위해서 낮은 관전압(60~65kVp)을 사용할 것을 추천한다.

최근 논문에서 Stapczynski[3]는 다섯째손허리뼈 기저부의 골절을 발견하는 데 이 촬영법을 사용할 것을 추천했다.

환자 자세
- 환자를 방사선 검사 테이블 끝에 앉힌다. Norgaard는 비교를 위해 양손을 반쯤 뒤침한 자세에서 검사할 것을 권장했다.

검사 자세
- 환자에게 양손의 손바닥을 붙이도록 한다. 양손의 안쪽에 있는 손허리손가락관절이 영상수용체의 중앙에 오게 한다. 양손은 반드시 측방향 자세여야 한다.
- 양손의 뒷면에 2개의 45° 경사진 방사선 투과성 스펀지를 놓는다.
- 양손의 뒷면이 45° 경사진 스펀지 지지대에 닿을 때까지 손을 바깥으로 돌린다(그림 2-66).
- 손가락을 펴고, 엄지는 약간 벌려서 둘째손허리손가락관절을 가리지 않도록 한다.

[1]Norgaard F: Earliest roentgenological changes in polyarthritis of the rheumatoid type: rheumatoid arthritis, Radiology 85:325, 1965.
[2]Norgaard F: Early roentgen changes in polyarthritis of the rheumatoid type, Radiology 92:299, 1969.
[3]Stapczynski JS: Fracture of the base of the little finger metacarpal: importance of the "ball-catcher" radiographic view, J Emerg Med 9:145, 1991.

- 이 방법은 종종 변형하여 사용하기도 한다. 손가락을 펴는 것을 제외하고 앞에서 기술한 것과 비슷하게 자세를 취한다. 손가락을 펴는 대신에 마치 볼을 잡는 것처럼 구부린다(그림 2-67). 둘 중 어떤 자세를 취하든 적절한 진단적 정보를 얻을 수 있다.
- 생식샘을 차폐한다.

중심선

- 두 자세 모두 양손 중간의 손허리손가락관절 지점에 수직 입사한다.

영상구조

양손의 45° 전 · 후사방향 모습이 관찰된다(그림 2-68). 류마티스관절염의 초기 영상학적 소견은 네 손가락의 몸쪽손가락뼈 몸쪽 끝의 뒤가쪽에 관절주머니가 붙는 부위에 대칭적으로 뼈 윤곽이 흐려지는 것이다. 또한 그러한 뼈 결손이 생기는 부위 바로 아래에 골다공증이 항상 동반된다.

평가기준

- 양손의 손목부터 손가락 끝까지 관찰되어야 한다.
- 손허리뼈머리와 몸쪽 손가락 기저부 사이에 겹침이 없어야 한다.
- 손허리뼈머리의 음영이 적절하여야 한다.

손 Hand

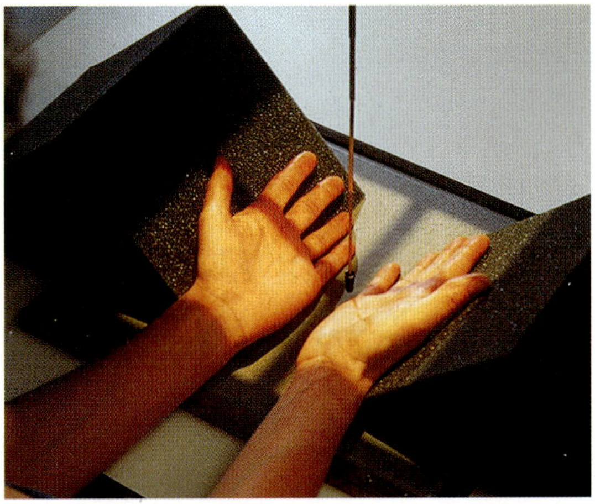

그림 2-66 반뒤침 자세의 손 전 · 후사방향 촬영.

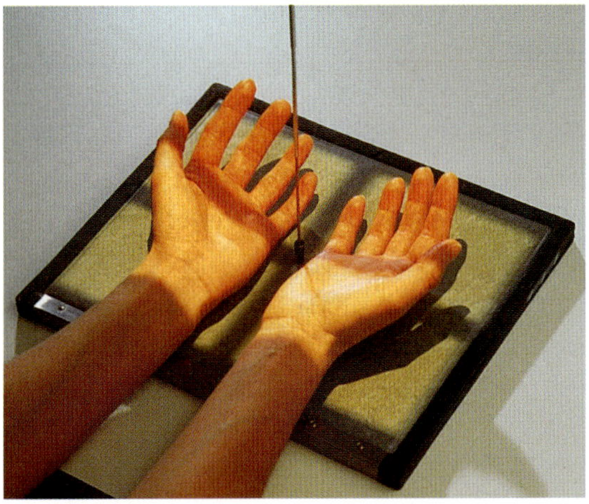

그림 2-67 공 잡는 자세(Ball-catcher position).

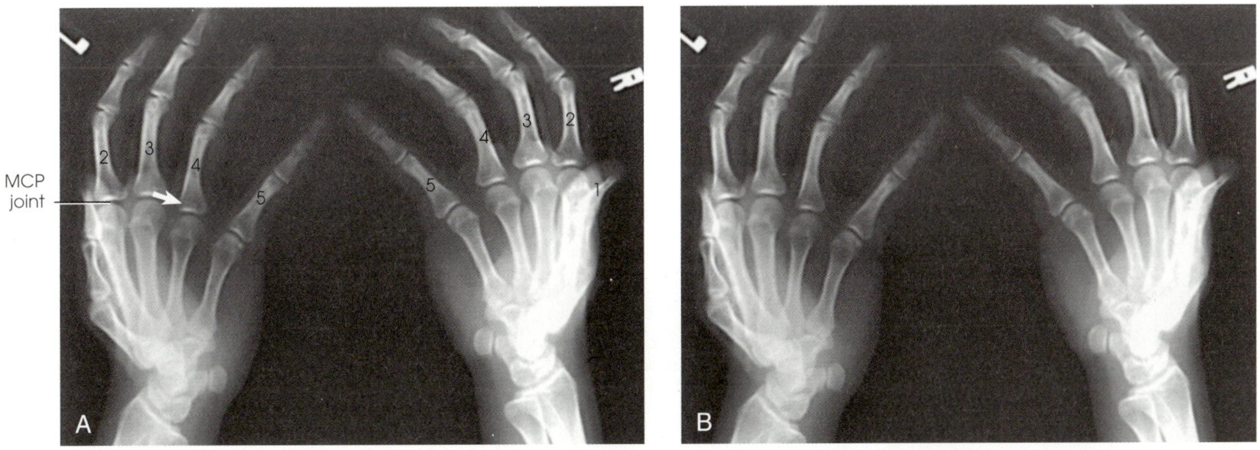

그림 2-68 A, 공 잡는 자세의 손 전 · 후사방향 영상으로 몸쪽손가락뼈 기저부의 뒤가쪽에 생긴 뼈의 결손이 보인다(화살표). **B,** 공 잡는 자세.

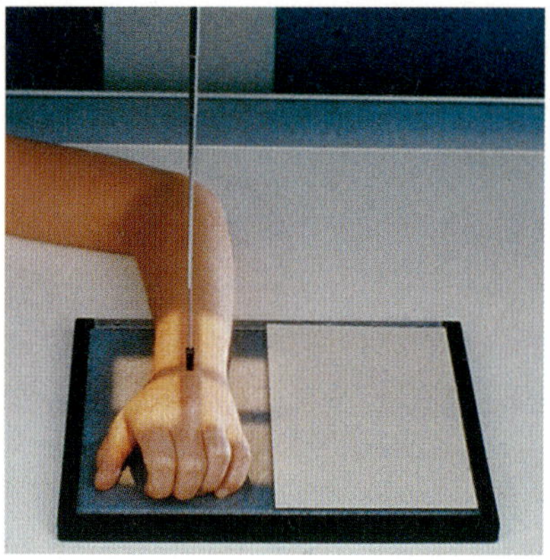

그림 2-69 손목 후 · 전방향 촬영.

수근 후 · 전방향 촬영
Wrist PA projection

환자 자세

- 겨드랑부위가 테이블에 닿을 정도로 충분히 낮게 앉게 하거나 지지대를 사용해서 팔을 어깨 높이까지 올린다. 이 자세는 어깨, 팔꿈치, 손목관절을 같은 평면상에 있게 해주고, 노뼈와 자뼈를 90° 회전시켜 측방향 촬영을 할 수 있게 한다.

검사 자세

- 아래팔을 테이블 위에 올리게 하고 손목관절이 영상수용체의 중심에 오게 한다. 손목관절(요수근관절)이 자뼈붓돌기의 바로 먼쪽에 오도록 한다.
- 만약 손목이 부어올라 정확한 노손목관절의 위치를 찾는 것이 힘들다면, 손목을 약간 구부린 후 구부러진 부분에 영상수용체의 중심을 맞춘다. 만일 손목에 석고붕대나 스플린트를 하고 있다면, 반대편 손과 비교해서 정확한 중심점을 잡을 수 있다.
- 손이나 아래팔이 영상수용체의 긴축과 평행하도록 조정한다.
- 손가락을 구부려 손허리손가락관절에서 약간 아치형이 되도록 하여 손목이 영상수용체에 밀착하게 한다(그림 2-69).
- 필요하다면, 손가락을 고정시키기 위해 밑에 지지대를 놓는다.
- 생식샘을 차폐한다.

중심선

- 손목 중앙에 수직으로 입사한다.

조사야

- 손목관절에서 몸쪽과 먼쪽으로 2.5 inch(6cm)를 포함하고 손목관절의 양 옆으로 1inch(2.5cm)를 포함한다.

컴퓨터 방사선 촬영

손목은 영상판이나 분할한 영상판의 중심에 와야 하고, 조사야는 네 방향으로 여유를 두거나 두지 않을 수 있다. 1개의 영상판에 촬영을 2회 할 수 있다. 하지만 각각의 촬영 시 반드시 조사야에 네 방향으로 여유를 두어야 한다. 1개의 영상수용체에 두 영상을 담을 때는 반대편을 반드시 납차폐물로 가려야 한다.

영상구조

손목뼈, 먼쪽노뼈와 자뼈, 몸쪽손허리뼈의 후 · 전방향 모습이 관찰된다(그림 2-70). 자뼈는 약간 사방향 촬영이 된다. 만약 자뼈를 관찰하고자 한다면 전 · 후방향 촬영을 해야 한다.

평가기준

- 적절한 조사야가 이루어져야 한다.
- 먼쪽 노뼈와 자뼈, 손목뼈, 손허리뼈의 몸쪽부위 절반이 관찰되어야 한다.
- 손목뼈, 손허리뼈 또는 노뼈에 회전이 없어야 한다.
- 노자관절공간은 열려 있어야 한다.
- 연부조직과 뼈의 잔기둥이 관찰되어야 한다.
- 손가락을 과도하게 구부려서 손허리뼈에 겹치거나 가려서는 안 된다.

참고: 손배뼈와 알머리뼈를 더 잘 보기 위해서, Daffner 등[1]은 후 · 전방향 촬영자세에서 중심선에 각도를 줄 것을 추천했다. 팔꿈치쪽으로 30° 각도를 준 중심선은 손배뼈와 알머리뼈를 길어지게 하지만 손끝 방향으로 30° 각도를 주면 알머리뼈만 길어지게 된다.

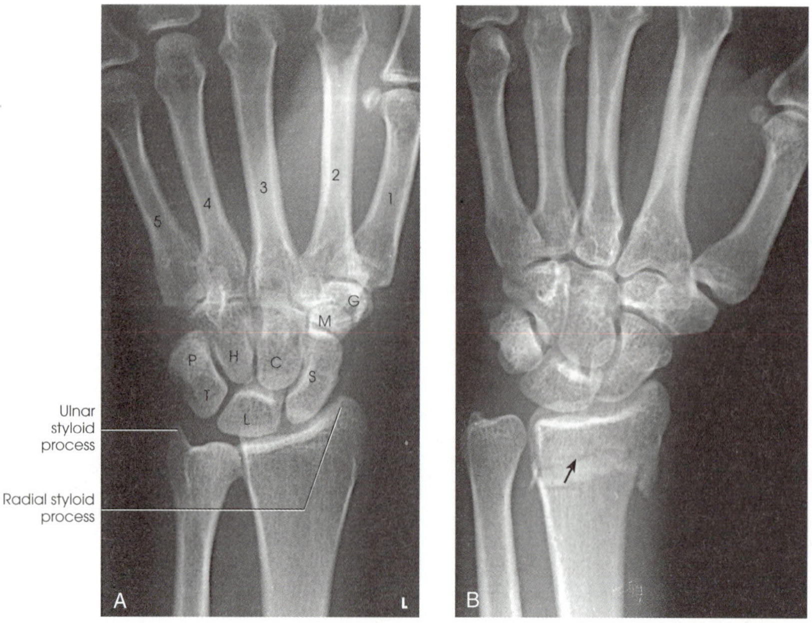

그림 2-70 **A,** 손목 후 · 전방향 영상. C: 알머리뼈, G: 큰마름뼈, H: 갈고리, L: 반달뼈, M: 작은마름뼈, P: 콩알뼈, S: 손배뼈, T: 세모뼈. **B,** 손목 후 · 전방향 영상으로 먼쪽노뼈의 Smith 골절이 보인다(화살표).

[1]Daffner RH, Emmerling EW, Buterbaugh GA: Proximal and distal oblique radiography of the wrist: value in occult injuries, J Hand Surg Am 17:499, 1992.

수근 전 · 후방향 촬영
Wrist AP projection

환자 자세
- 방사선 검사 테이블 끝에 환자를 앉힌다.

검사 자세
- 환자의 아래팔을 테이블 위에 올려 놓고, 팔과 손은 뒤침시킨다.
- 영상수용체를 손목 밑에 놓고 손목뼈에 중심을 맞춘다.
- 적당한 지지대로 손가락을 들어올려 손목이 영상수용체에 밀착되게 한다.
- 손목의 회전을 방지하기 위해 환자를 옆으로 기대게 한다(그림 2-71).
- 생식샘을 차폐한다.

중심선
- 손목뼈 중앙에 수직 입사한다.

영상구조
후 · 전방향 촬영보다 전 · 후방향 촬영에서 손목뼈사이공간이 더 잘 관찰된다. 손목뼈사이공간이 기울어져 있기 때문에 전 · 후방향일 때 퍼져나가는 X선에 좀 더 평행을 이루게 된다(그림 2-72).

평가기준
- 먼쪽 노뼈와 자뼈, 손목뼈들, 손허리뼈들의 몸쪽 절반이 관찰되어야 한다.
- 손목뼈, 손허리뼈, 노뼈와 자뼈에 회전이 없어야 한다.
- 연부조직과 뼈의 잔기둥이 잘 관찰되어야 한다.
- 과도하게 굽혀 손허리뼈를 가리거나 겹치게 해서는 안 된다.

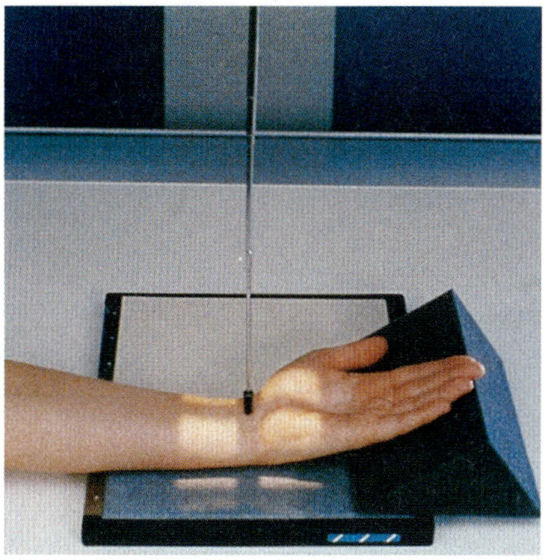

그림 2-71 손목 전 · 후방향 촬영.

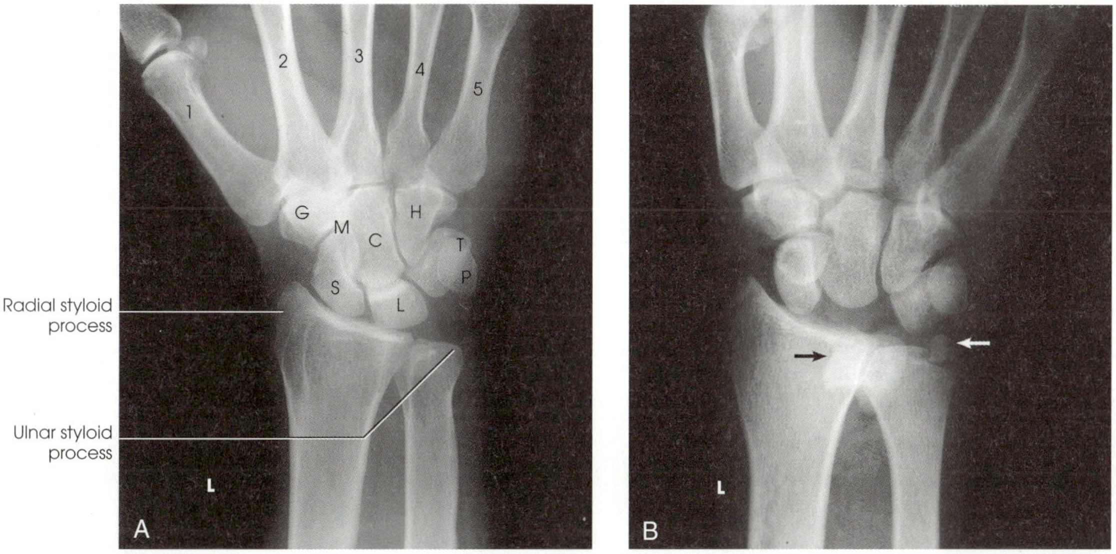

그림 2-72 A, 손목 전 · 후방향 영상. C: 알머리뼈, G: 큰마름뼈, H: 갈고리, L: 반달뼈, M: 작은마름뼈, P: 콩알뼈, S: 손배뼈, T: 세모뼈. **B,** 손목 전 · 후방향 영상으로 반달뼈의 탈구(검은색 화살표)와 자뼈붓돌기의 골절(하얀색 화살표)이 관찰된다.

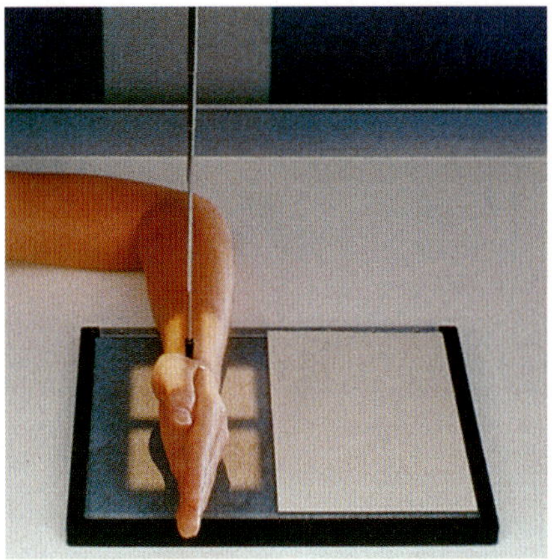

그림 2-73 자뼈쪽이 영상수용체에 닿은 손목 측방향 촬영.

수근 측방향 촬영
Wrist lateral projection
외내측방향

환자 자세
- 환자를 방사선 검사 테이블 끝에 앉힌다.
- 손목을 정측방향 자세로 팔과 아래팔을 테이블 위에 올려 놓는다.

검사 자세
- 자뼈를 측방향 자세로 만들기 위해 팔꿈치를 90°로 구부리게 한다.
- 영상수용체의 중심을 손목관절(요척관절)에 맞추고, 손목이 정측방향 자세가 되도록 아래팔과 손을 조정한다(그림 2-73).
- 생식샘을 차폐한다.

중심선
- 손목관절에 수직으로 입사한다.

조사야
- 손목관절에서 몸쪽과 먼쪽으로 2.5inch(6cm)를 포함하고, 손바닥쪽과 등쪽을 1inch(2.5cm) 포함되도록 한다.

영상구조
손허리뼈 몸쪽, 손목뼈, 노뼈와 자뼈 먼쪽의 측면상이 관찰된다(그림 2-74). 그림 2-75는 비교를 위해 노뼈쪽을 영상수용체에 닿게 하여 얻은 영상이다. 이 촬영자세를 골절에 동반된 앞이나 뒤쪽의 변위를 보기 위해서 사용할 수도 있다.

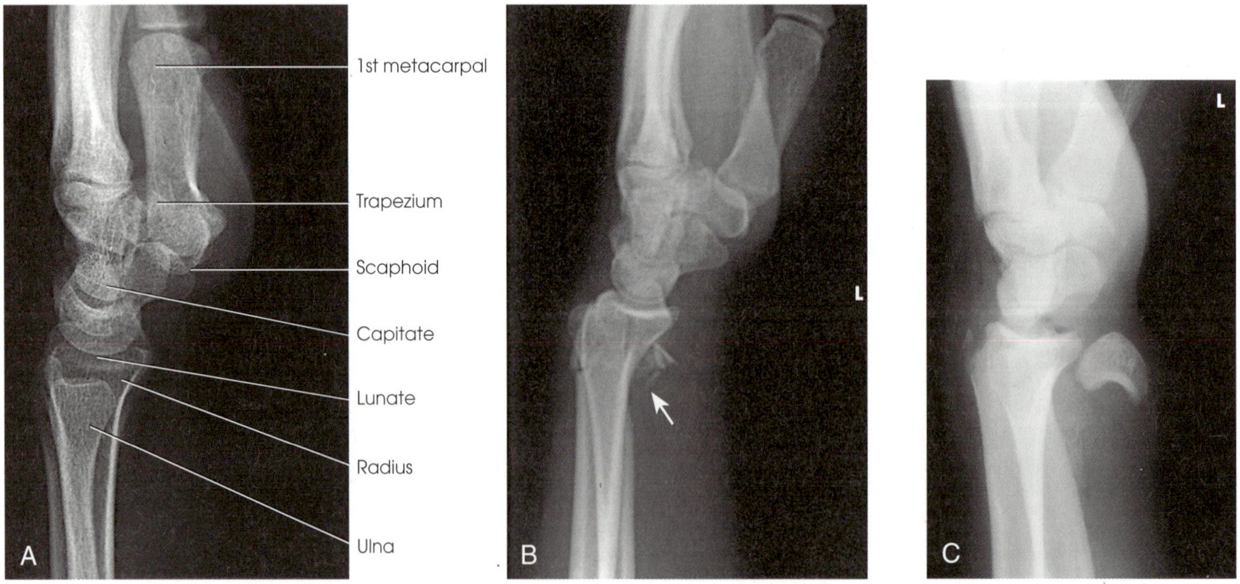

그림 2-74 A, 자뼈쪽이 영상수용체에 닿은 손목 측방향 영상. **B,** 손목 측방향 영상에서 관찰되는 Smith 골절(화살표). 그림 2-70 B와 동일한 환자이다. **C,** 손목 측방향 영상으로 전방탈구된 반달뼈가 잘 보인다. 그림 2-72 A와 동일한 환자이다. 연부조직을 보기 위해 노출을 줄였다.

평가기준

- 적절한 조사야가 이루어져야 한다.
- 노뼈와 자뼈 먼쪽부위, 손목뼈, 손허리뼈의 몸쪽 절반이 관찰되어야 한다.
- 노뼈와 자뼈 먼쪽이 겹친 상태가 관찰되어야 한다.
- 손허리뼈들이 겹친 상태가 관찰되어야 한다.
- 후 · 전방향이나 전 · 후방향, 사방향 촬영에서 촬영 음영이 비슷해야 한다. 따라서 두께 증가를 보상하기 위해 노출을 증가시켜야 한다.

참고: Burman 등[1]은 손배뼈 측방향 영상의 경우 반드시 손목을 손바닥쪽으로 구부린 후 얻을 것을 제안했다. 이렇게 하면 뼈를 앞쪽으로 회전시켜 dorsovolar position을 만들어 준다. 이 자세는 진단에 유용하지만 충분히 굽힐 수 있을 때만 가능하다.

Fiolle[2,3]는 최초로 셋째손목손허리관절의 손등쪽에 생기는 작은 뼈의 성장에 대해 기술하였다. 그는 이것을 carpe bossu (carpal boss)라고 명명했고, 손목을 손바닥쪽으로 구부린 측방향 촬영에서 가장 잘 관찰된다는 것을 발견했다(그림 2-76).

[1]Burman MS et al: Fractures of the radial and ulnar axes, AJR Am J Roentgenol 51:455, 1944.
[2]Fiolle J: Le "carpe bossu," Bull Soc Chir Paris 57:1687, 1931.
[3]Fiolle J et al: Nouvelle observation de "carpe bossu," Bull Soc Chir Paris 58:187, 1932.

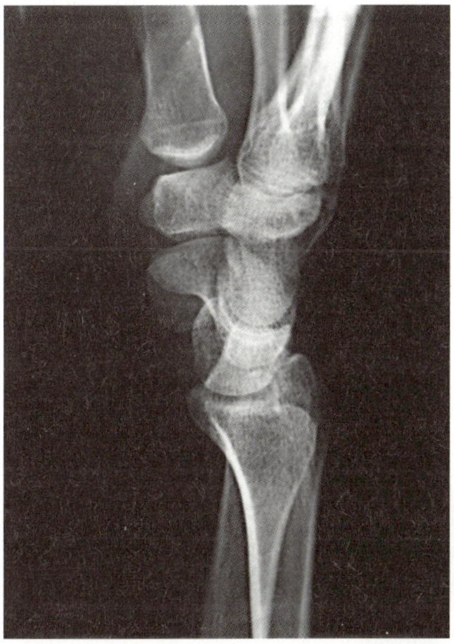

그림 2-75 노뼈쪽이 영상수용체에 닿은 손목 측방향 영상.

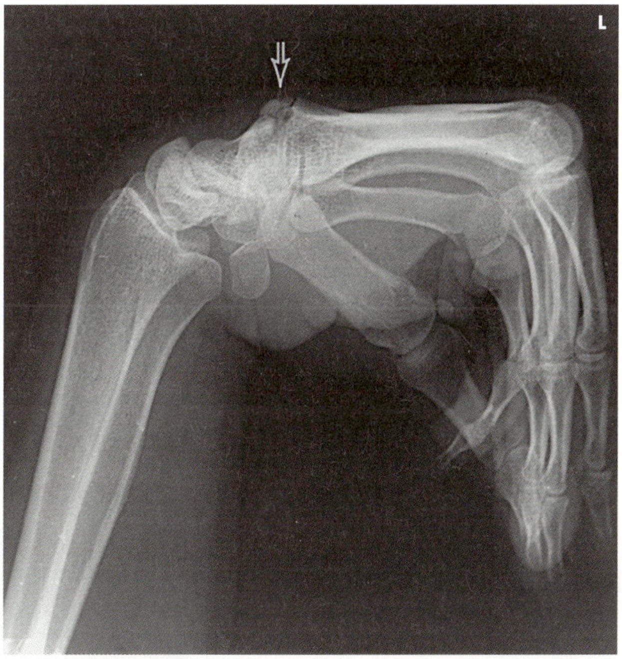

그림 2-76 손바닥쪽으로 굽힌 손목 측방향 영상, carpal boss(화살표)가 관찰된다.

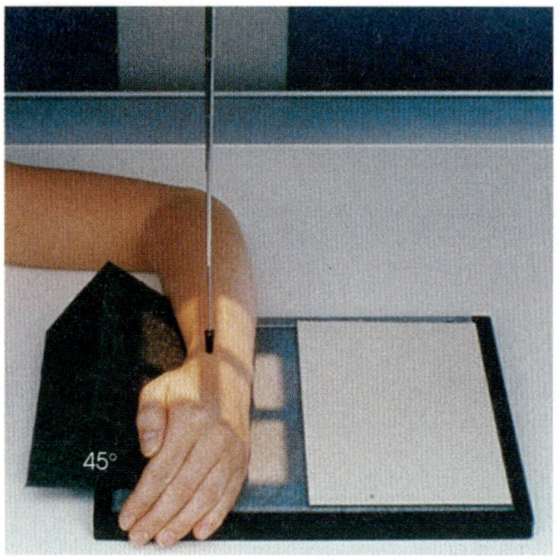

그림 2-77 손목 후 · 전사방향 촬영: 가쪽돌림.

수근 후 · 전사방향 촬영

Wrist PA oblique projection

외회전

환자 자세

- 환자를 방사선 검사 테이블 끝에 앉히고, 겨드랑부위가 테이블에 닿게 한다.

검사 자세

- 손목의 손바닥쪽을 영상수용체에 올려 놓는다.
- 엎침 자세로부터 손목을 회전했을 때는 손배뼈 아래가 영상수용체의 중심에 오도록 조정한다.
- 엎침 자세로부터 손목을 영상수용체면과 45°를 이룰 때까지 가쪽으로(바깥쪽으로) 돌린다. 정확한 촬영자세와 추적 검사 시 똑같이 촬영하기 위해 손목 아래에 45° 각도의 쐐기모양 스펀지를 사용한다.
- 손목을 살짝 펴고, 만약 손가락들이 테이블에 닿지 않는다면 스펀지를 이용해 지지해준다(그림 2-77).
- 만약 손배뼈를 보고자 하면 손목을 자뼈쪽으로 기울여 준다. 아래팔 위에 모래주머니를 올려 고정한다.
- 생식샘을 차폐한다.

중심선

- 손목뼈 중앙부위에 수직 입사한다. 중심선은 노뼈 바로 먼쪽으로 입사한다.

조사야

- 손목관절에서 먼쪽과 몸쪽으로 2.5inch(6cm)를 포함하고, 손목관절의 양 옆으로 1inch(2.5cm)를 포함시킨다.

영상구조

손목의 측면에 위치한 손목뼈들이 관찰된다. 특히, 큰마름뼈와 손배뼈가 잘 관찰된다. 손배뼈는 기울이지 않고 후 · 전방향 촬영을 하면 손배뼈 자체가 겹친 상태가 관찰된다(그림 2-78, 2-79).

평가기준

- 적절한 조사야가 이루어져야 한다.
- 큰마름뼈가 잘 관찰되어야 하고 손배뼈의 먼쪽 절반이 관찰되어야 한다.
- 노뼈와 자뼈 먼쪽, 손목뼈, 손허리뼈의 몸쪽 절반이 관찰되어야 한다.
- 큰마름뼈에서 작은마름뼈관절과 손배뼈에서 큰마름뼈관절의 열린 상태가 관찰되어야 한다.
- 일반적으로 다음과 같이 관찰되면 기울기가 적당하다.
  - 셋째~넷째, 넷째~다섯째손허리뼈 몸통 사이에 약간의 공간이 관찰되어야 한다.
  - 노뼈와 자뼈 먼쪽이 약간 겹쳐야 한다.
- 연부조직과 뼈의 잔기둥이 관찰되어야 한다.

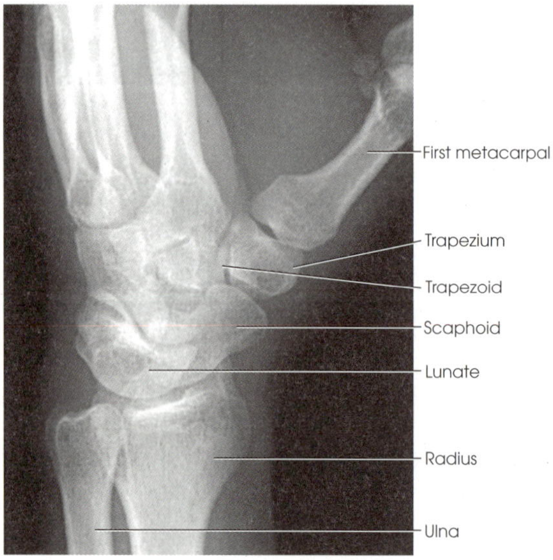

그림 2-78 손목 후 · 전사방향 영상.

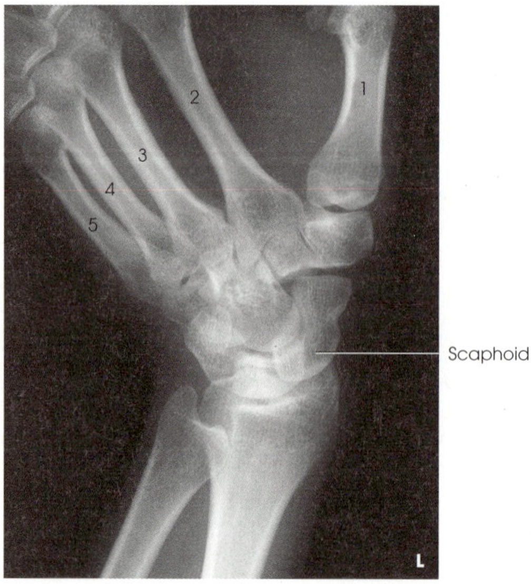

그림 2-79 자뼈쪽으로 편위시킨 손목 후 · 전사방향 영상.

수근 전 · 후사방향 촬영[1]

Wrist AP oblique projection

내회전

환자 자세

- 환자를 방사선 검사 테이블 끝에 앉힌다.
- 환자의 아래팔을 뒤침 자세로 테이블 위에 올리게 한다.

검사 자세

- 손목 밑에 영상수용체를 놓고 손목의 손등부분이 중앙에 오게 한다.
- 손목을 안쪽으로 회전하여 영상수용체와 약 45° 각도를 만든다(그림 2-80).
- 생식샘을 차폐한다.

중심선

- 손목뼈 중앙부위를 향해 수직 입사한다. 중심선은 가쪽과 안쪽 경계의 중앙에 위치한 손목의 앞면으로 입사한다.

영상구조

이 자세는 콩알뼈를 인접한 손목뼈들로부터 분리시킨다. 또한 세모뼈와 갈고리뼈를 조금 더 잘 관찰할 수 있다(그림 2-81, 2-82).

평가기준

- 손목 안쪽의 손목뼈들이 관찰되어야 한다.
- 세모뼈, 갈고리뼈 갈고리, 콩알뼈가 서로 겹치지 않고 측면상으로 관찰되어야 한다.
- 노뼈와 자뼈 먼쪽, 손목뼈, 손허리뼈의 몸쪽 절반이 관찰되어야 한다.
- 연부조직과 뼈의 잔기둥이 관찰되어야 한다.

[1]McBride E: Wrist joint injuries, a plea for greater accuracy in treatment, J Okla Med Assoc 19:67, 1926.

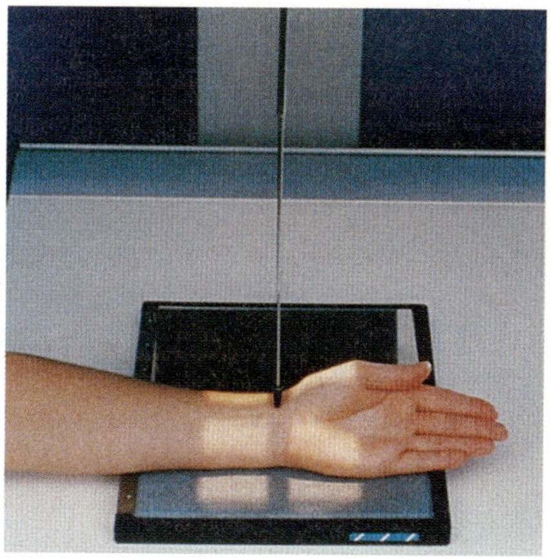

그림 2-80 손목 전 · 후사방향 촬영: 안쪽돌림.

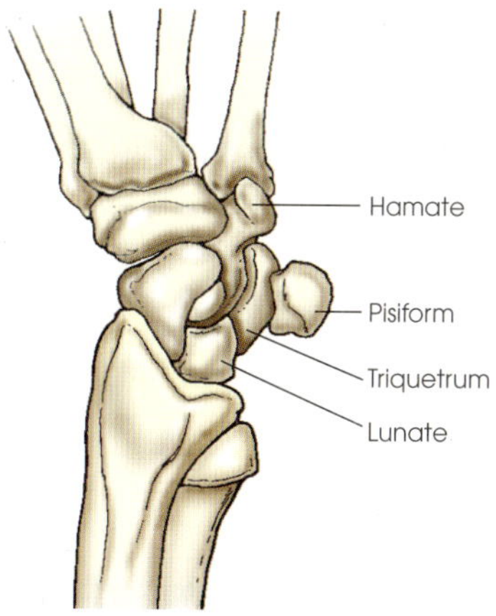

그림 2-81 손목 전 · 후사방향 모식도.

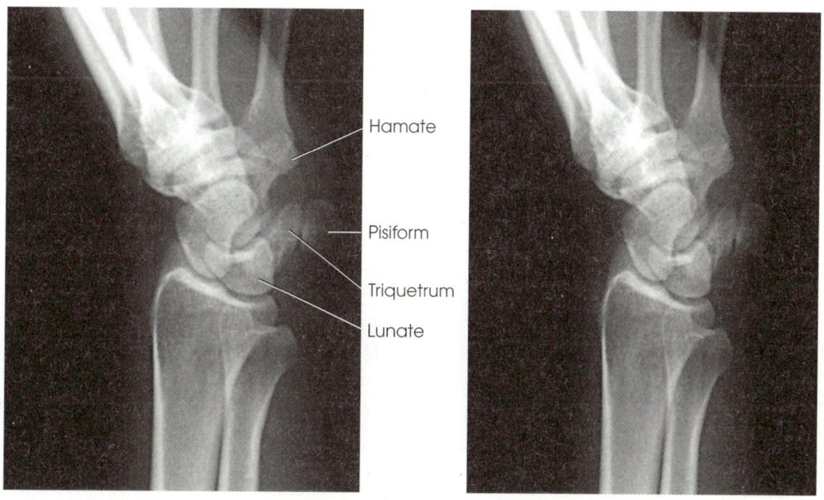

그림 2-82 손목 전 · 후사방향 영상.

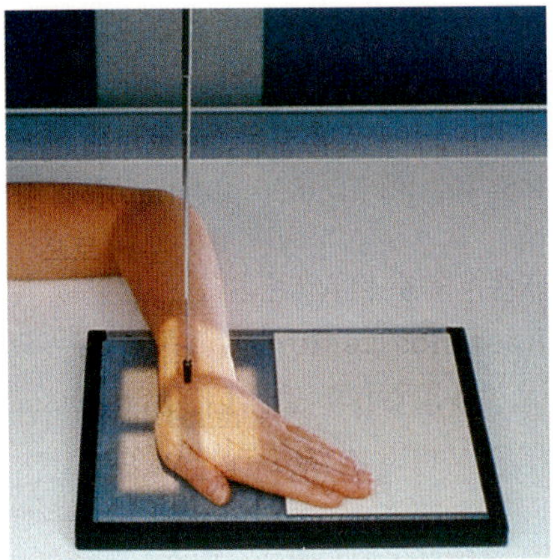

그림 2-83 자뼈쪽으로 편위시킨 손목 후 · 전방향 촬영.

수근 후 · 전방향 촬영

Wrist PA projection

척골 편위[1]

환자 자세

- 환자를 방사선 검사 테이블 끝에 앉히고 팔과 아래팔을 테이블 위에 올린다. 팔꿈치는 90°로 구부린다.

검사 자세

- 손목을 영상수용체 위에 후 · 전방향 촬영자세로 올려 놓는다.
- 아래팔을 움직이지 않은 상태에서 손을 바깥쪽으로 돌려 손목이 자뼈쪽으로 최대한 편위되도록 한다(그림 2-83).
- 생식샘을 차폐한다.

중심선

- 손배뼈에 수직으로 입사한다.
- 때로는 잘 보이게 하기 위해서 중심선을 몸쪽이나 먼쪽으로 10~15° 각도를 준다.

조사야

- 손목관절에서 몸쪽과 먼쪽으로 2.5 inch(6cm)를 포함하고 양 옆으로 1inch(2.5cm)를 포함한다.

[1]Frank ED et al: Two terms, one meaning, Radiol Technol 69:517, 1998.

영상구조

중심선이 수직으로 입사하면 손배뼈가 짧아져 보이는데 이 자세를 취하면 그 부분이 교정된다. 또한 인접한 손목뼈들 사이 공간들이 열리게 된다(그림 2-84).

평가기준

- 적절한 조사야가 이루어져야 한다.
- 손배뼈와 열려진 주변의 관절들이 관찰되어야 한다.
- 손목은 회전이 없어야 한다.
- 최대한의 자뼈쪽 편위가 이루어져야 한다. 이것은 아래팔의 긴축과 손허리뼈의 긴축이 이루는 각을 보면 확인할 수 있다.
- 연부조직과 뼈의 잔기둥이 잘 관찰되어야 한다.

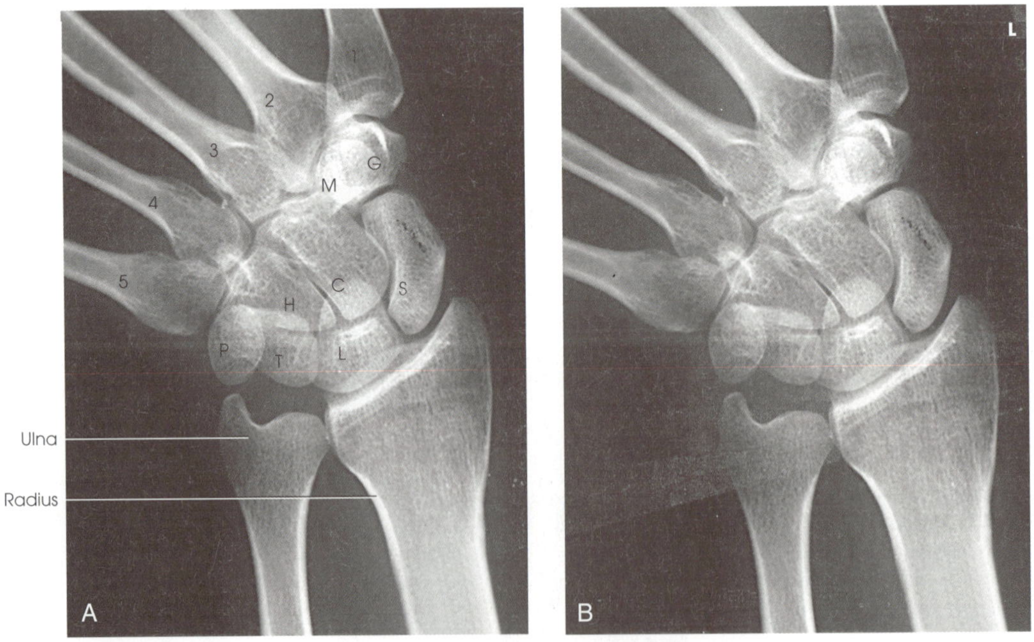

그림 2-84 A, 자뼈쪽으로 편위시킨 손목 후 · 전방향 영상. C: 알머리뼈, G: 큰마름뼈, H: 갈고리, L: 반달뼈, M: 작은마름뼈, P: 콩알뼈, S: 손배뼈, T: 세모뼈. B, 자뼈쪽 편위를 시킨 손목 영상.

수근 후 · 전방향 촬영

Wrist PA projection

요골 편위[1]

환자 자세

- 환자를 방사선 검사 테이블 끝에 앉히고 팔과 아래팔을 테이블 위에 올려 놓는다.

검사 자세

- 손목을 영상수용체 위에 후 · 전방향 촬영자세로 놓는다
- 아래팔을 움직이지 않은 상태로 손을 안쪽으로 돌려 손목이 최대한 노뼈쪽으로 편위되도록 한다(그림 2-85).
- 생식샘을 차폐한다.

[1]Frank ED et al: Two terms, one meaning, Radiol Technol 69:517, 1998.

중심선

- 손목뼈부위에 수직으로 입사한다.

영상구조

노뼈쪽으로 편위를 하면 손목의 안쪽에 위치한 손목뼈사이공간이 열린다(그림 2-86).

평가기준

- 손목의 안쪽에 있는 손목뼈들과 관절들이 관찰되어야 한다.
- 손목의 회전이 없어야 한다.
- 최대한의 노뼈쪽 편위가 이루어져야 한다. 이것은 아래팔의 긴축과 손허리뼈의 긴축이 이루는 각을 보면 확인할 수 있다.
- 연부조직과 뼈의 잔기둥이 잘 관찰되어야 한다.

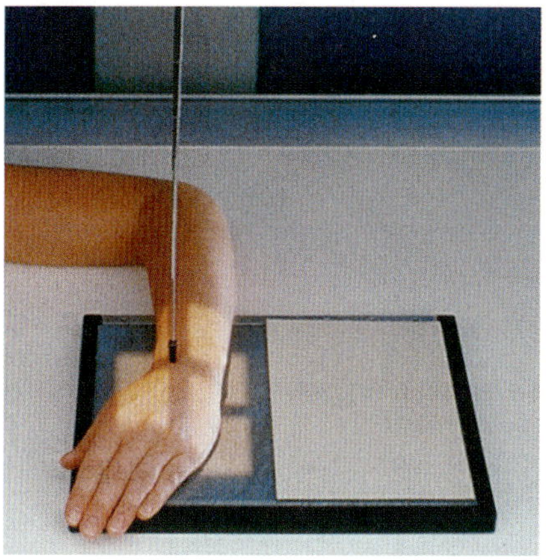

그림 2-85 노뼈쪽으로 편위시킨 손목 후 · 전방향 촬영.

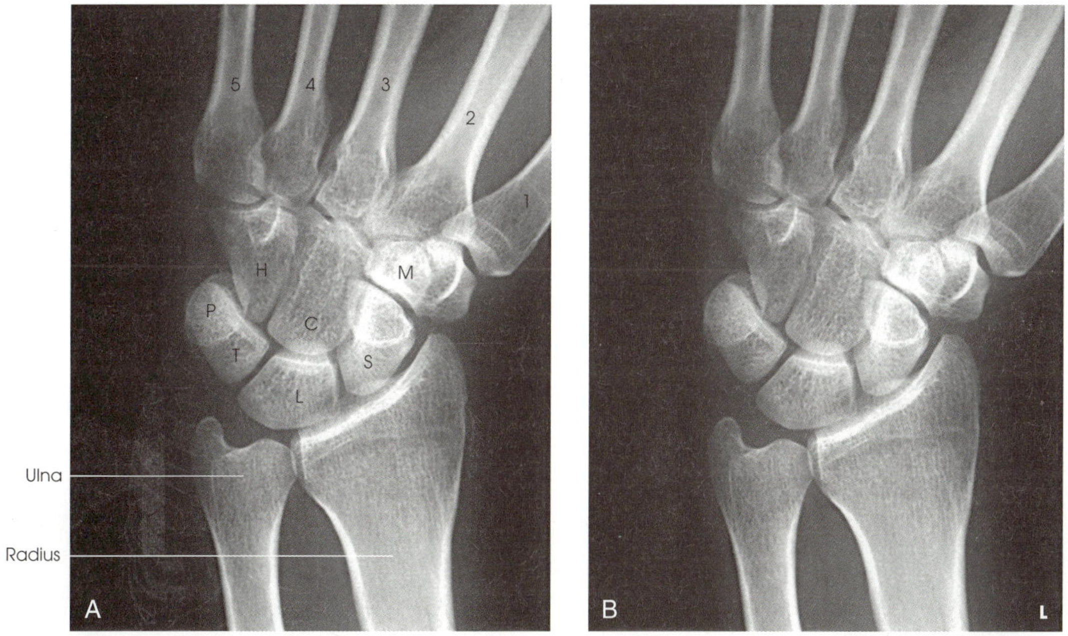

그림 2-86 A, 노뼈쪽으로 편위시킨 손목 후 · 전방향 영상. C: 알머리뼈, G: 큰마름뼈, H: 갈고리, L: 반달뼈, M: 작은마름뼈, P: 콩알뼈, S: 손배뼈, T: 세모뼈. **B,** 노뼈쪽 편위를 시킨 손목 영상.

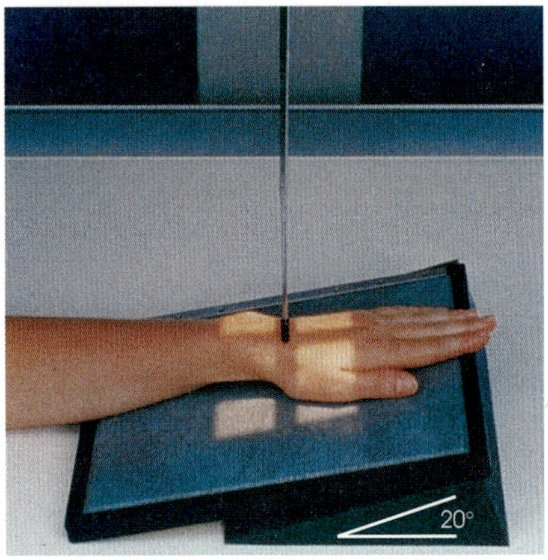

그림 2-87 손배뼈를 관찰하기 위한 손목 후 · 전축방향 촬영. 영상수용체에 20° 올라가도록 조정한 Stecher method.

손배뼈

수근 후 · 전축방향 촬영

Wrist PA axial projection

Stecher method[1]

환자 자세

- 환자를 방사선 검사 테이블 끝에 앉히고 팔과 겨드랑부위를 테이블에 닿게 한다.
- 환자의 아래팔을 테이블 위에 올려 놓는다.

검사 자세

- 지지대 위에 영상수용체의 한쪽 끝을 올려 놓고, 손가락 끝쪽의 영상수용체가 20° 올라가도록 영상수용체를 조정한다(그림 2-87).
- 손목을 후 · 전방향 촬영자세로 영상수용체 위에 놓고, 영상수용체중앙에 손목이 오게 한다.
- Bridgman[2]은 이 촬영에서 자뼈 편위 촬영자세를 제안하였다.
- 생식샘을 차폐한다.

[1]Stecher WR: Roentgenography of the carpal navicular bone, AJR Am J Roentgenol 37:704, 1937.

[2]Bridgman CF: Radiography of the carpal navicular bone, Med Radiogr Photogr 25:104, 1949.

중심선

- 테이블에 수직으로 손배뼈를 향해 입사한다.

조사야

- 손목관절에서 몸쪽과 먼쪽으로 2.5inch(6cm), 양 옆으로 1inch(2.5cm)를 포함한다.

영상구조

손목을 20° 올라가도록 조정하면 중심선이 수직으로 손배뼈를 통과해서 손배뼈 자체의 겹침이 없어진다(그림 2-88, 2-89).

평가기준

- 적절한 조사야가 이루어져야 한다.
- 손배뼈가 관찰되어야 한다.
- 손목뼈, 손허리뼈, 자뼈와 노뼈에 회전이 없어야 한다.
- 노뼈와 자뼈 먼쪽, 손목뼈, 손허리뼈의 몸쪽 절반이 관찰되어야 한다.
- 연부조직과 뼈의 잔기둥이 관찰되어야 한다.

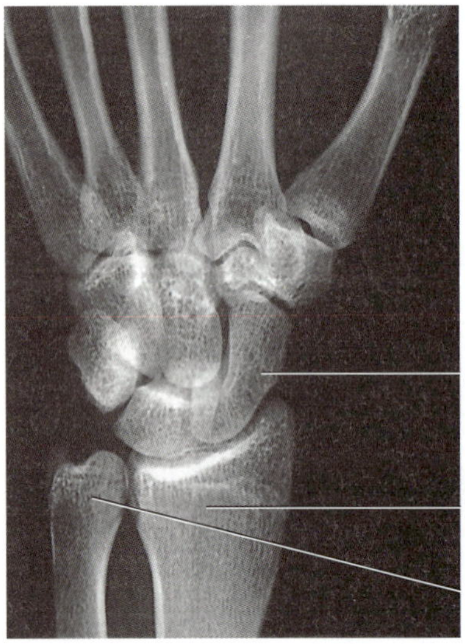

그림 2-88 손배뼈를 관찰하기 위한 손목 후 · 전축방향 영상: Stecher method.

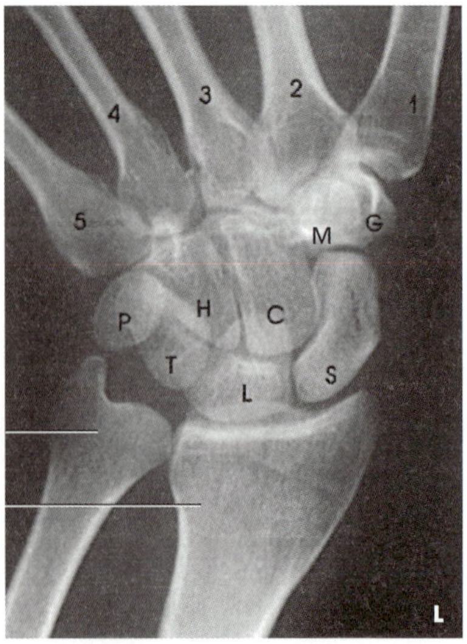

그림 2-89 손배뼈를 관찰하기 위한 손목 후 · 전축방향 영상: Bridgman method(자뼈쪽 편위). C: 알머리뼈, G: 큰마름뼈, H: 갈고리, L: 반달뼈, M: 작은마름뼈, P: 콩알뼈, S: 손배뼈, T: 세모뼈.

변화를 준 촬영법

Stecher[1]는 선호할 만한 검사로 앞서 언급한 촬영법을 추천했다. 하지만 영상수용체와 손목을 수평으로 놓고 중심선에 팔꿈치를 향해 20° 각도를 주면 비슷한 영상을 얻을 수 있다(그림 2-90).

[1]Stecher WR: Roentgenography of the carpal navicular bone, AJR Am J Roentgenol 37:704, 1937.

위에서 밑으로 향하는 골절선을 보기 위해 이 자세들을 거꾸로 할 수 있다. 즉, 손목을 아래쪽으로 기울이거나 손목을 수평으로 놓고 중심선에 손가락 방향으로 각도를 주면 된다.

Stecher가 추천한 세 번째 방법은 환자에게 주먹을 쥐게 하는 것이다. 이렇게 하면 손배뼈의 먼쪽 끝이 들어올려져 영상수용체와 평행을 이룬다. 또한 골절선이 넓어진다. 손목은 후·전방향 촬영자세를 취하고 중심선은 기울이지 않는다.

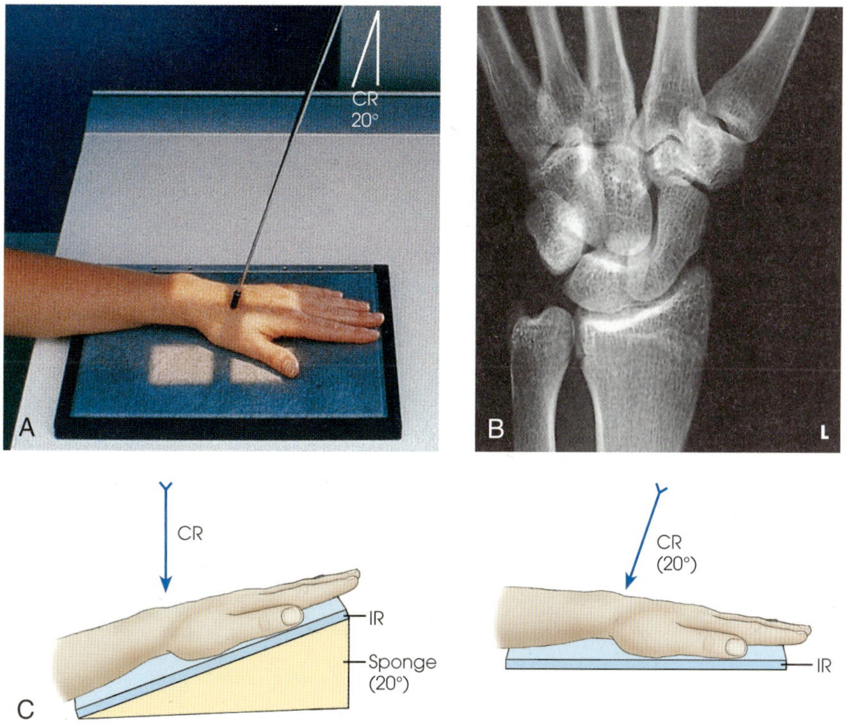

그림 2-90 A, 손배뼈를 위한 손목 후·전축방향 촬영: 중심선에 20° 올라가도록 한 Stecher method. **B,** 손목 후·전축방향 영상: Stecher method. **C,** 영상수용체를 기울이거나 중심선을 기울여 동일한 영상을 얻을 수 있다.

손배뼈 series

수근 후 · 전방향 촬영과 수근 후 · 전축방향 촬영

Wrist PA projection and
PA axial projection

Rafert–Long method

척골 편위

손목뼈 부상의 60%가 손배뼈 골절이다. 1991년 Rafert와 Long[1]이 손배뼈 골절 진단을 위하여 이 방법을 소개하였다. 이 series는 촬영을 4회 실시하고 여러 각도의 중심선을 이용한다. 이 series는 정규적인 손목 촬영 후에 시행하는데 정규검사에서는 골절을 발견할 수 없다.

[1]Rafert JA, Long BW: Technique for diagnosis of scaphoid fractures, Radiol Technol 63:16, 1991.

환자 자세

- 환자를 방사선 검사 테이블 끝에 앉히고 팔과 아래팔은 테이블 위에 올려 놓는다.

검사 자세

- 손목을 영상수용체 위에 후 · 전방향 촬영자세로 올려 놓는다.
- 아래팔을 움직이지 않은 상태로 손을 바깥쪽으로 돌려 손목이 최대한 자뼈 편위 되도록 한다(그림 2–91).
- 생식샘을 차폐한다.

중심선

- 수직과 머리쪽으로 여러 각도를 준다. 손과 손목은 같은 자세를 유지하면서 0°, 10°, 20°, 30°를 머리쪽으로 주면서 4개의 영상을 얻는다.
- 중심선은 반드시 손배뼈로 입사해야 한다.
- 영상의 질을 향상시키기 위해 조사야는 좁혀야 한다.

영상구조

손배뼈가 최소한도로 겹친 상태로 관찰되어야 한다(그림 2–92).

평가기준

- 손목의 회전이 없어야 한다.
- 손배뼈와 열려진 주변 관절들이 관찰되어야 한다.
- 최대 자뼈 편위가 관찰되어야 한다.

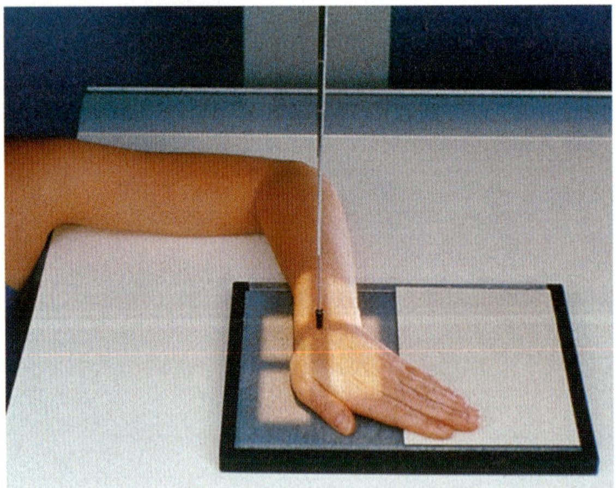

그림 2–91 자뼈쪽 편위를 시킨 손목 후 · 전방향 촬영.

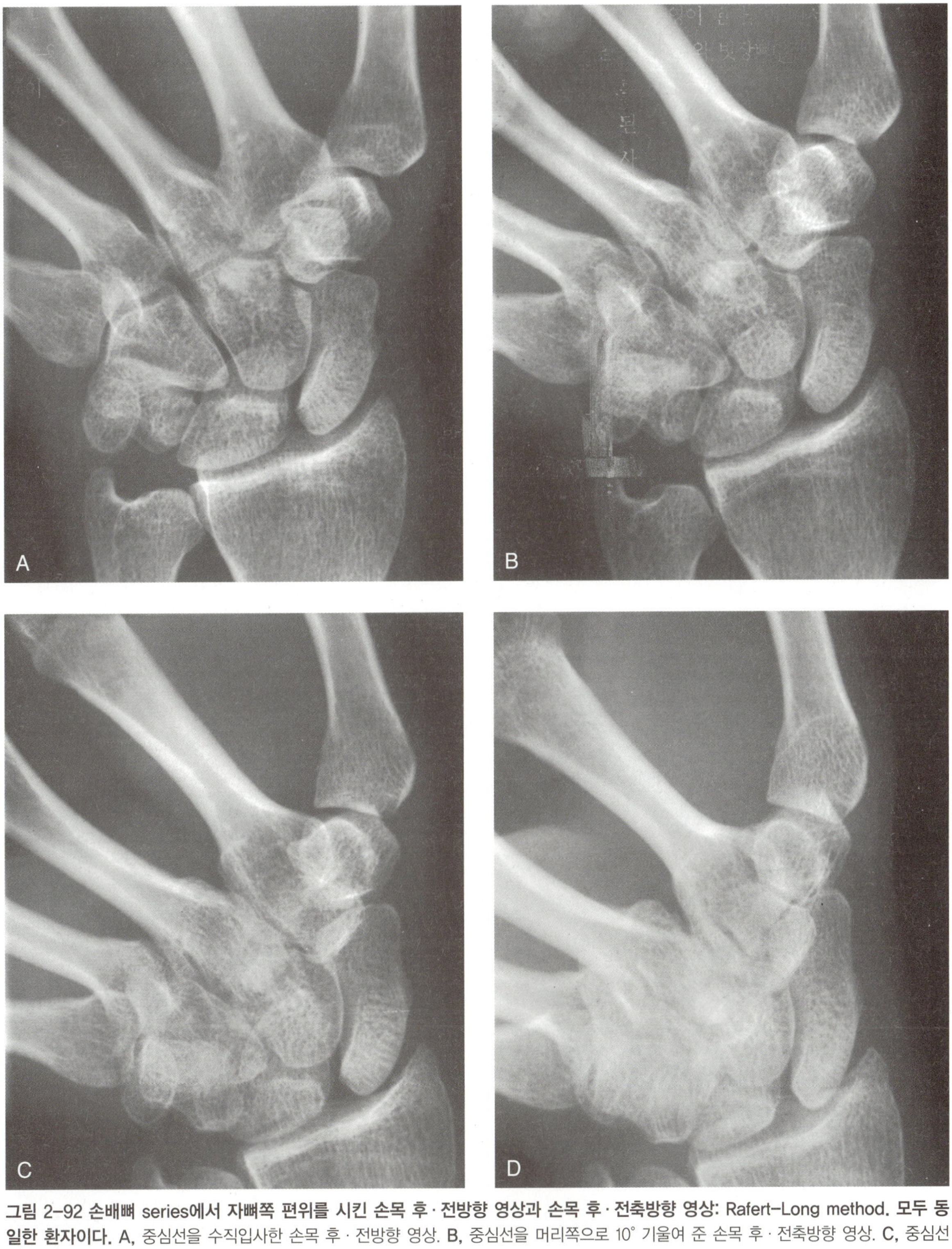

그림 2-92 손배뼈 series에서 자뼈쪽 편위를 시킨 손목 후·전방향 영상과 손목 후·전축방향 영상: Rafert-Long method. 모두 동일한 환자이다. A, 중심선을 수직입사한 손목 후 · 전방향 영상. **B,** 중심선을 머리쪽으로 10° 기울여 준 손목 후 · 전축방향 영상. **C,** 중심선을 머리쪽으로 20° 기울여 준 손목 후 · 전축방향 영상. **D,** 중심선을 머리쪽으로 30° 기울여 준 손목 후 · 전축방향 영상.

(From Rafert JA, Long BW: Technique for diagnosis of scaphoid fractures. Radiol Technol 63:16, 1991.)

큰마름뼈

수근 후 · 전축사방향 촬영

Wrist PA axial oblique projection

Clements–Nakayama method

큰마름뼈의 골절은 드물다. 하지만 진단이 안되면 기능상의 문제로 이어질 수 있다. 어떤 경우는 골관절염을 가진 환자 치료를 위해 큰마름뼈의 관절 표면이 평가되어야 한다.[1]

환자 자세

- 환자를 방사선 검사 테이블 끝에 앉히고 손은 영상수용체 위에 측방향 촬영 자세로 올려 놓는다.

[1]Clements R, Nakayama H: Radiography of the polyarthritic hands and wrists, Radiol Technol 53:203, 1981.

검사 자세

- 손목을 측면 자세로 놓고, 자뼈쪽이 영상수용체의 중심 위에 오게 한다.
- 45° 각도의 쐐기모양 스펀지를 손바닥쪽에 놓고, 손바닥이 스펀지에 닿을 때까지 회전시킨다.
- 만일 환자가 자뼈 편위 자세를 취할 수 있다면, 영상수용체와 아래팔의 긴축이 중심선과 일치되도록 영상수용체를 조정한다(그림 2–93).
- 만일 환자가 자뼈 편위 자세를 취하기 어렵다면, 곧게 뻗은 손목과 영상수용체를 정렬시키고 영상수용체의 팔꿈치쪽 끝과 팔을 중심선에서 20° 정도 회전시킨다(그림 2–94).
- 생식샘을 차폐한다.

중심선

- 먼쪽으로 45° 기울여 손목의 해부학적 코담배갑으로 입사하여 큰마름뼈를 통과하도록 한다.

영상구조

큰마름뼈가 관찰되고, 주변 손목뼈들과 연결된 관절이 명확하게 관찰된다(그림 2–95). 큰마름뼈와 손배뼈사이관절은 이 촬영에서는 관찰되지 않는다.

평가기준

- 손배뼈와의 관절을 제외하고 다른 손목뼈들에 가려지지 않은 큰마름뼈가 관찰되어야 한다.

참고: Holly[1]는 37°의 쐐기모양 스펀지 위에 손을 올리고 자뼈 편위를 시키는 변형된 방법을 추천했다. 중심선은 수직으로 입사하고, 첫째손허리뼈 기저부의 몸쪽으로 바로 입사한다.

[1]Holly EW: Radiography of the greater multangular bone, Med Radiogr Photogr 24: 79, 1948.

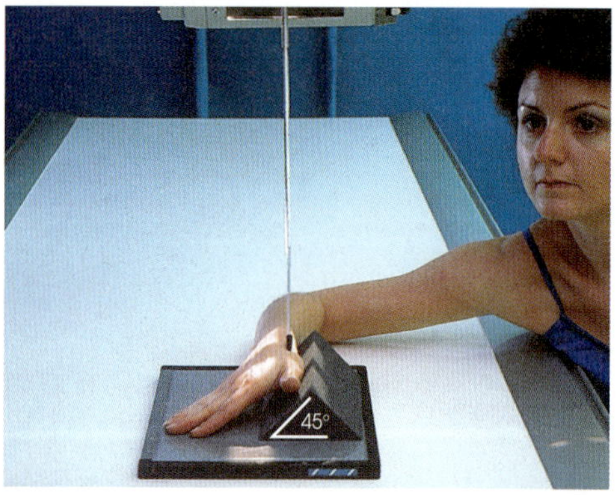

그림 2–93 큰마름뼈를 관찰하기 위한 손목 후 · 전축사방향 촬영: Clements–Nakayama method. 자뼈쪽으로 편위시킨 상태에서 정렬한다.

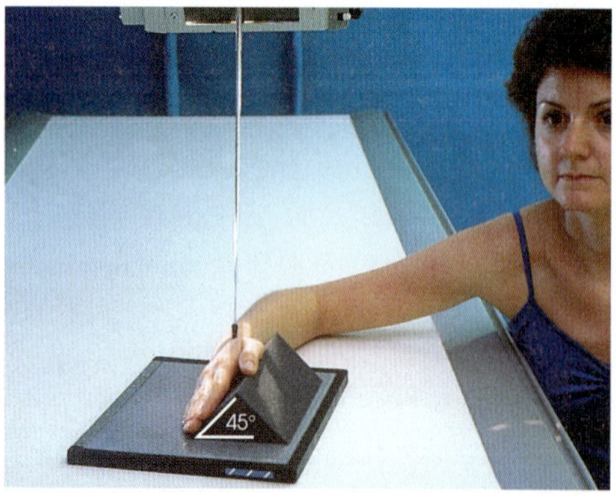

그림 2–94 큰마름뼈를 관찰하기 위한 손목 후 · 전축사방향 촬영: Clements–Nakayama method. 자뼈쪽 편위 없이 정렬한다.

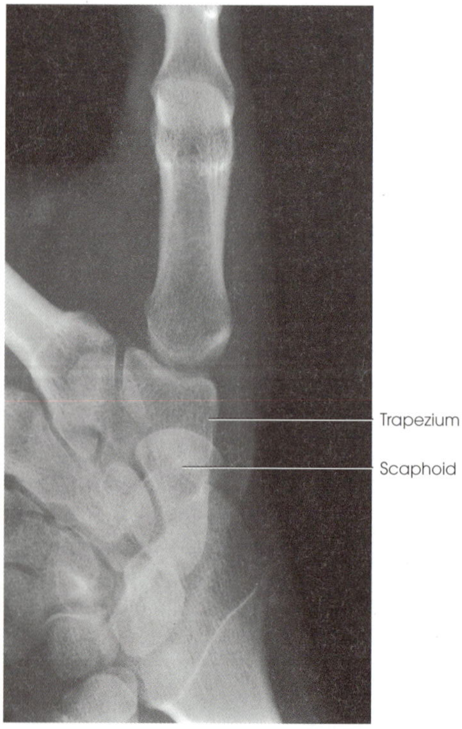

그림 2–95 큰마름뼈가 잘 관찰되는 손목 후 · 전축사방향 영상: Clements–Nakayama method.

수근교 접선방향 촬영
Carpal bridge tangential projection

환자 자세
- 팔이나 X선관을 원하는 대로 움직이기 위해 환자를 방사선 검사 테이블 옆에 앉히거나 세운다.

검사 자세
- 이 촬영법을 개발한 사람[1]은 영상수용체 위에 손바닥을 위로 향하게 놓고 손과 아래팔이 90° 각도를 이루는 것을 권장했다(그림 2-96).
- 만일 방금 기술한 자세를 취할 때 손목이 너무 아프다면 모래주머니나 다른 적합한 지지대 위에 아래팔을 올려 비슷한 영상을 얻을 수 있다. 그리고 나서 손목을 90°로 구부리고 영상수용체를 수직으로 놓는다(그림 2-97).
- 생식샘을 차폐한다.

중심선
- 손목관절에서 몸쪽으로 1.5inch(3.8 cm) 떨어진 부위에 발쪽으로 45° 각도로 입사한다.

[1]Lentino W et al: The carpal bridge view, J Bone Joint Surg Am 39:88, 1957.

영상구조
그림 2-98과 그림 2-99에서 손목다리가 관찰된다. 이 방법을 개발한 사람들은 손배뼈 골절, 반달뼈 탈구, 손목 뒤쪽의 석회화와 이물질, 손목뼈 뒤쪽의 박리골절을 관찰하기 위해 이 방법을 추천하였다.

평가기준
- 손목의 뒤쪽(손등쪽)이 관찰되어야 한다.
- 손목뼈들이 관찰되어야 한다.
- 손허리뼈 기저부와 겹치지 않은 손목뼈들의 손등쪽부위가 관찰되어야 한다.

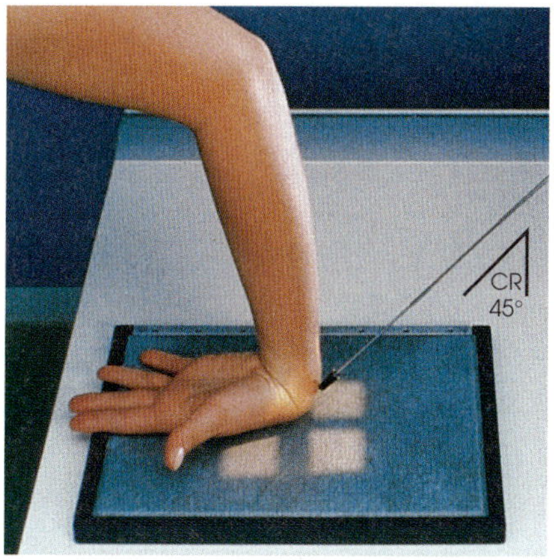

그림 2-96 손목다리 접선방향 촬영, 본래의 방법.

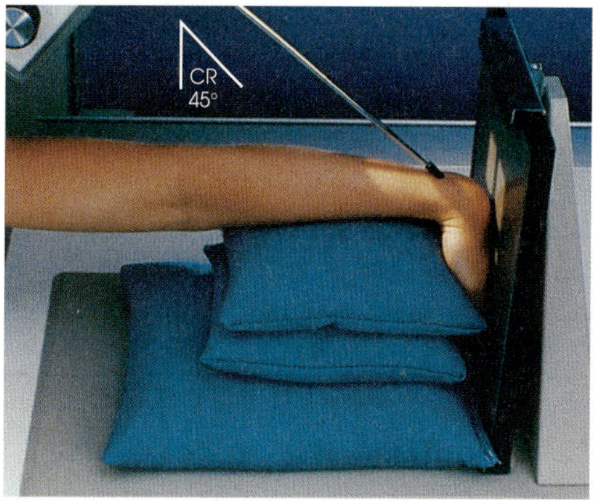

그림 2-97 손목다리 접선방향 촬영, 변형된 방법.

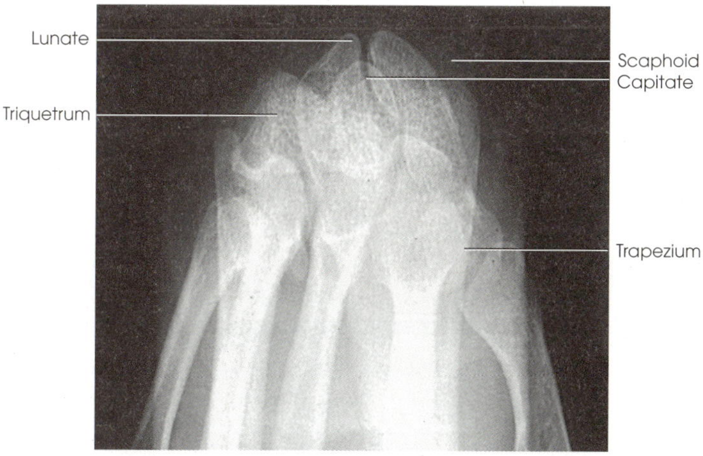

그림 2-98 손목다리 접선방향 영상, 본래의 방법.

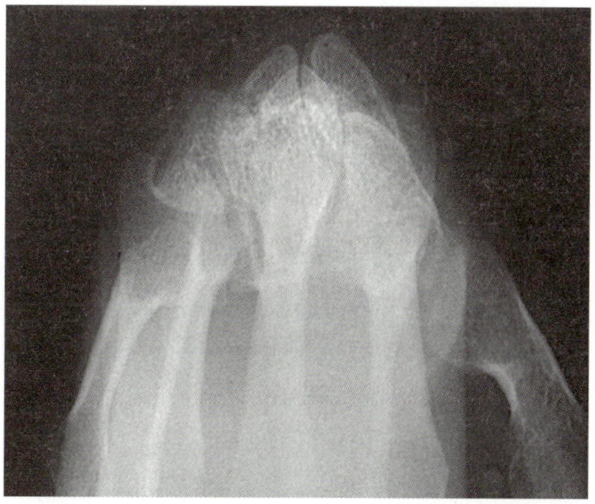
그림 2-99 손목다리 접선방향 영상, 변형된 방법.

수근관 접선방향 촬영
Carpal bridge tangential projection
Gaynor-Hart method[1]

손목굴은 손가락굽힘근 힘줄과 정중신경이 지나간다. 정중신경이 압박되면 통증이 나타나는데, 손목굴을 이루는 뼈나 연부조직의 이상을 발견하기 위해 영상촬영을 한다. 갈고리뼈 갈고리, 콩알뼈, 큰마름뼈의 골절은 운동선수들에게서 더 많이 나타난다. 이러한 손목뼈들의 골절 진단에는 접선방향 촬영이 유용하다. 이 촬영법은 1997년 Bontrager[2]가 수행한 연구에 의해 필수적 검사로 추가되었다.

[1]Hart VL, Gaynor V: Roentgenographic study of the carpal canal, J Bone Joint Surg 23:382, 1941.
[2]Bontrager KL: Textbook of radiographic positioning and related anatomy, ed 7, St Louis, 2009, Mosby.

하상방향 촬영

환자 자세
- 환자를 방사선 검사 테이블 끝에 앉히고 아래팔이 테이블의 긴축과 평행하게 놓는다.

검사 자세
- 손목을 최대한 펴고 영상수용체의 중심을 노뼈붓돌기 높이의 관절에 맞춘다.
- 지지를 위해서 아래팔 아래부위에 약 0.75inch(1.9cm) 두께의 방사선 투과성 패드를 놓는다.
- 손의 긴축이 최대한 수직이 되도록 조정한다.
- 갈고리뼈와 콩알뼈의 음영이 겹치는 것을 방지하기 위해 손을 노뼈쪽으로 약간 돌린다.
- 손목을 편 상태로 유지하기 위해 반대편 손으로 손가락들을 잡게 하거나 적합한 도구를 사용한다(그림 2-100).
- 생식샘을 차폐한다.

중심선
- 손의 긴축에 대해 25~30° 각도를 주고 셋째손허리뼈 기저부에서 먼쪽으로 약 1inch(2.5cm) 떨어진 지점을 향해 손바닥쪽으로 입사한다.
- 만약 손목을 75° 이상 펴기 힘들다면 McQuillen Martensen[1]가 제안한 방법을 사용한다. 이 방법에서는 먼저 중심선을 손바닥면과 평행하게 맞춘 후 손바닥을 향해 15° 각도를 준다(그림 2-100 B).

조사야
- 손목 음영의 세 방향으로 1inch(2.5cm)를 포함한다.

영상구조
손목굴을 이루는 큰마름뼈의 손바닥쪽, 큰마름뼈의 결절, 손배뼈, 알머리뼈, 갈고리뼈 갈고리, 세모뼈, 콩알뼈 전체가 관찰된다(그림 2-101).

[1]McQuillen Martensen K: Radiographic image analysis, ed 3, St Louis, 2010, Saunders.

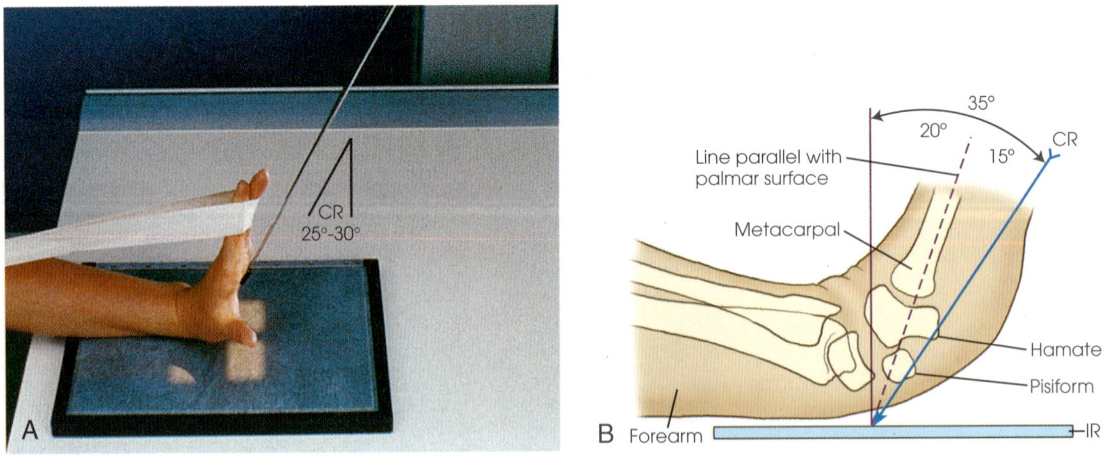

그림 2-100 A, 손목굴 접선방향(아래위방향) 촬영: Gaynor-Hart method. **B,** 손목을 75° 이상 펼 수 없을 때 중심선을 주는 방법. 중심선을 손허리뼈에서 15° 더 기울였다.

(Modified from McQuillen Martensen K: Radiographic image analysis, ed 3, St Louis, 2010, Saunders.)

상하방향 촬영

환자 자세

- 환자가 앞서 언급한 자세를 취하는 것이 어려울 때는 비슷한 영상을 얻는다.
- 최대한 손목을 뒤로 굽히고 앞으로 기대 손목굴이 영상수용체에 대해 접선방향이 되게 한다(그림 2-102). 손목굴은 손목의 손바닥쪽에서 바깥쪽의 큰마름뼈, 안쪽의 갈고리뼈 갈고리와 콩알뼈 사이에 있는 오목한 면들이 만져진다.

검사 자세

- 손목을 뒤쪽으로 많이 굽힐 수 없을 때는 Marshall[1]의 제안을 따른다. 손바닥면 아래에 45°의 스펀지를 놓는 것이다. 스펀지는 손목굴이 중심선에 대해 접선방향이 되도록 손목을 약간 들어올려주는 역할을 한다. 이 경우 OID(object-to-IR distance)가 증가되기 때문에 영상이 약간 확대된다(그림 2-103).

중심선

- 손목의 중앙부위로 손목굴에 접선으로 입사한다.
- 아래팔의 긴축으로부터 손쪽으로 약 20~35° 기울여 준다.

조사야

- 손목의 손바닥쪽, 손허리뼈 몸쪽 ⅓, 측면으로 1inch(2.5cm)를 포함한다.

평가기준

- 적절한 조사야가 이루어져야 한다.
- 손목뼈들의 굽힘이 관찰되어야 한다.
- 콩알뼈가 겹치지 않고 측면상으로 관찰되어야 한다.
- 갈고리뼈 갈고리가 관찰되어야 한다.
- 모든 손목뼈들이 관찰되어야 한다.

[1]Marshall J: Imaging the carpal tunnel, Radiogr Today 56:11, 1990.

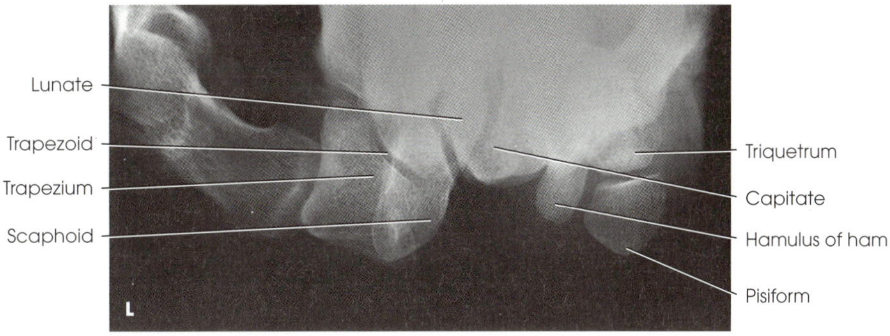

그림 2-101 손목굴 접선방향(하상방향) 영상: Gaynor-Hart method.

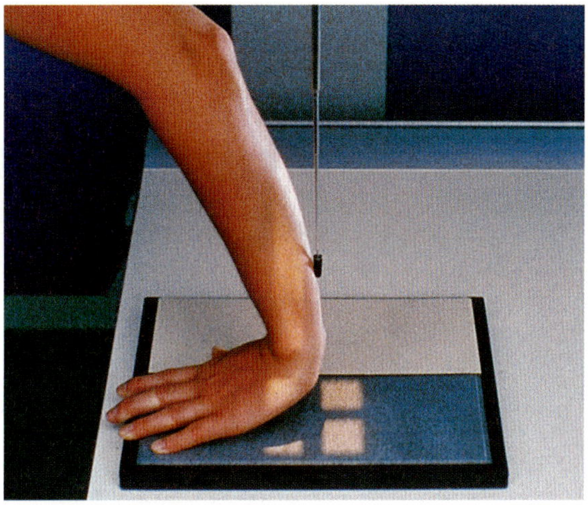

그림 2-102 손목굴 접선방향(상하방향) 촬영.

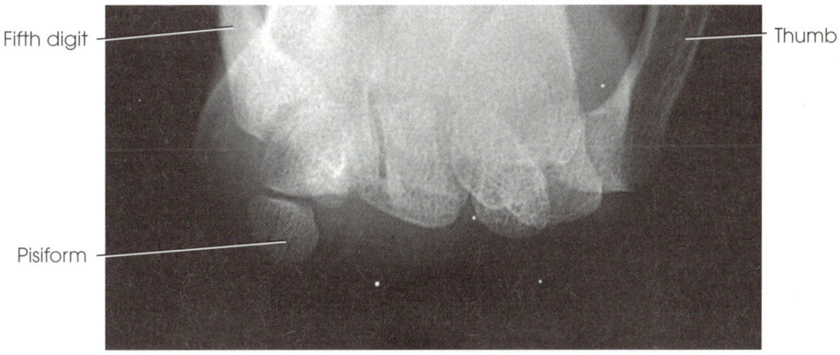

그림 2-103 손목굴 접선방향(상하방향) 영상.

전완 전 · 후방향 촬영
Forearm AP projection

영상수용체는 충분히 길어서 자뼈팔꿈치돌기에서 노뼈붓돌기까지, 손목과 팔꿈치관절을 포함한 아래팔 전체가 포함되어야 한다. 영상수용체의 반을 납으로 번갈아 가리면서 촬영하면 1개의 영상수용체에 양쪽 아래팔을 모두 담을 수 있다. 촬영 영상이 잘리지 않도록 환자 정보가 표시되는 공간을 확보해야 한다.

환자 자세

- 환자를 방사선 검사 테이블 가까이 앉히고 자세를 충분히 낮춰 팔 전체가 같은 면에 놓이게 한다.

검사 자세

- 납으로 가리지 않은 분할된 영상수용체의 중간에 아래팔을 놓고 손은 뒤침하고, 팔꿈치는 편다. 보고자 하는 관절이 포함되어야 한다.
- 영상수용체의 긴축이 아래팔과 평행하도록 조정한다.
- 환자는 아래팔이 정뒤침 자세(true supinated position)가 될 때까지 가쪽으로 기댄다(그림 2-104).
- 아래팔 몸쪽 자세에서는 대부분 돌아가기 때문에 양쪽 위팔뼈위관절융기를 손으로 만져서 영상수용체에서부터 같은 거리만큼 떨어지도록 조정한다.
- 손은 뒤침자세를 취한다(그림 2-105). 손을 엎침시키면 몸쪽 ⅓에서 노뼈가 자뼈 위를 가로지르고 위팔뼈가 안쪽으로 회전하게 되어, 사방향 촬영자세가 된다(그림 2-106).
- 생식샘을 차폐한다.

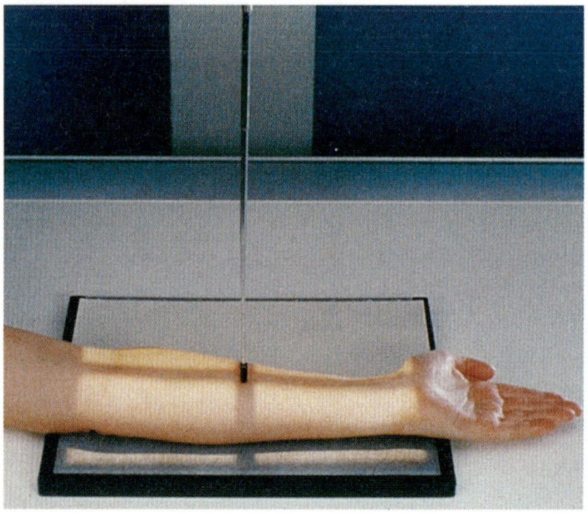

그림 2-104 아래팔 전 · 후방향 촬영.

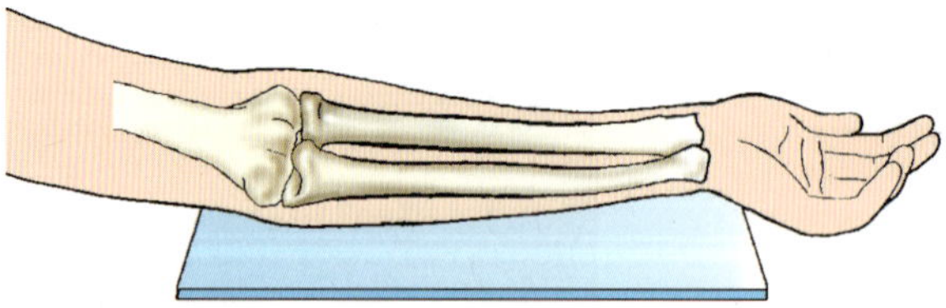

그림 2-105 손을 뒤침한 아래팔 전 · 후방향 촬영.

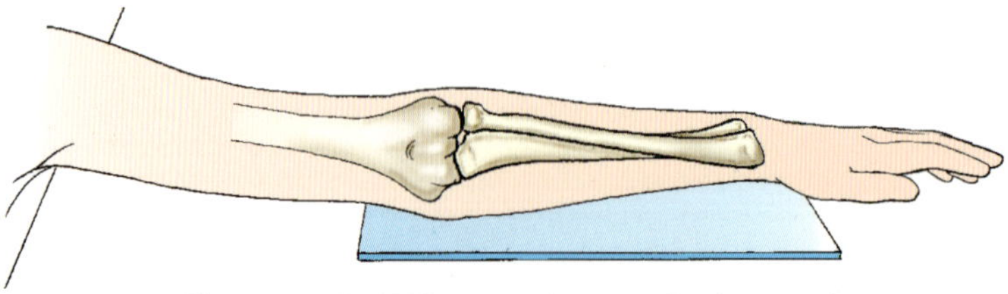

그림 2-106 손을 엎침한 아래팔 전 · 후방향 촬영(틀린 자세).

중심선

- 아래팔의 중간에 수직으로 입사한다.

조사야

- 손목관절 먼쪽과 팔꿈치관절 몸쪽에서 2inch(5cm)를 포함하고, 양 옆으로 1inch(2.5cm)를 포함한다.

컴퓨터 방사선 촬영

아래팔은 영상판이나 분할된 영상판의 중심에 와야 하고 네 방향으로 여유를 주거나 주지 않을 수 있다. 1개의 영상수용체에 2개의 영상을 담을 수 있지만 팔은 반으로 나눈 영상판의 대부분을 차지하기 때문에 영상판의 경계까지 조사야를 확장한다. 한 영상수용체에 2개의 영상을 담을 때는 반드시 납 차폐물로 촬영하지 않는 쪽을 가려야 한다.

영상구조

팔꿈치관절, 노뼈와 자뼈, 약간 왜곡되어 보이는 손목뼈의 몸쪽열이 보인다(그림 2-107).

평가기준

- 적절한 조사야가 이루어져야 한다.
- 손목과 위팔뼈 먼쪽이 관찰되어야 한다.
- 노뼈머리와 목, 노뼈거친면은 자뼈 몸쪽과 약간 겹친다.
- 위팔뼈위관절융기는 길어지거나 짧아지면 안 된다.
- 만일 어깨가 아래팔과 같은 평면에 있었다면 팔꿈치관절은 부분적으로 열린 상태가 관찰되어야 한다.
- 노뼈와 자뼈사이공간은 열린 상태가 관찰되어야 한다.
- 아래팔의 몸쪽과 먼쪽은 비슷한 방사선 음영을 가져야 한다.

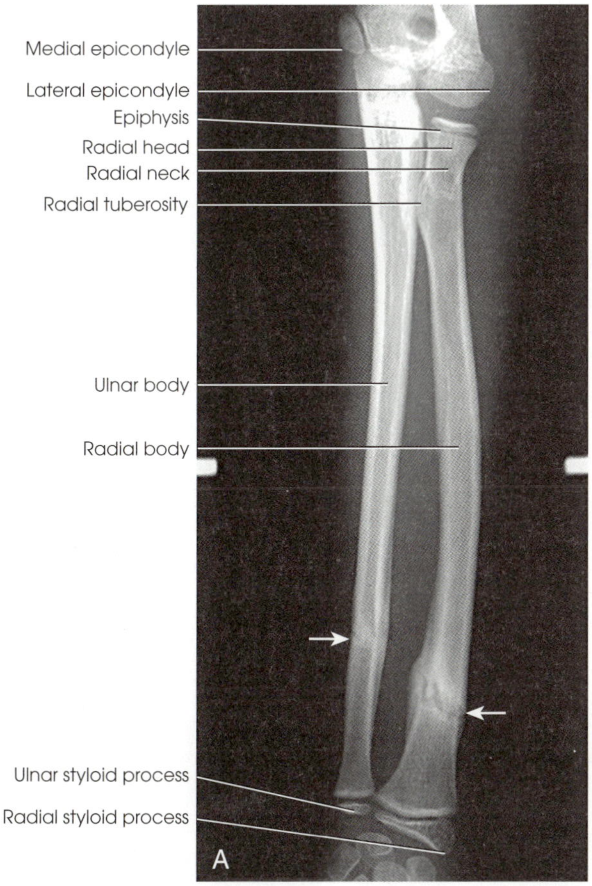

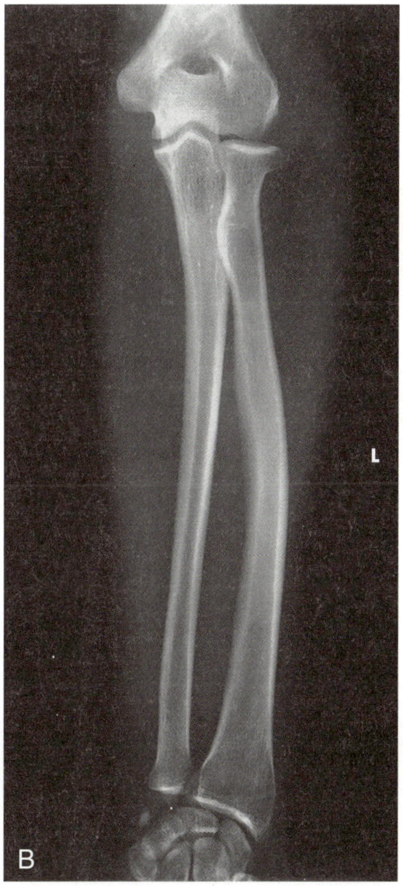

그림 2-107 A, 아래팔 전·후방향 영상으로 골절된 노뼈와 자뼈(화살표들)가 보인다. **B,** 아래팔 전·후방향 영상으로 양쪽 관절이 보인다.

전완 측방향 촬영

Forearm lateral projection

외내측방향

환자 자세

- 환자를 방사선 검사 테이블에 가깝게 앉히고 최대한 자세를 낮춰 위팔뼈, 어깨관절, 팔꿈치가 같은 평면에 오도록 한다.

검사 자세

- 팔꿈치를 90°로 구부리고, 납으로 가리지 않은 영상수용체의 중앙에 아래팔이 오도록 하고 아래팔의 긴축과 평행이 되도록 한다.
- 관찰하고자 하는 관절 전체가 포함되도록 한다.
- 팔을 정측면 자세가 되도록 조정한다. 엄지손가락쪽이 반드시 위쪽으로 와야 한다(그림 2-108).
- 생식샘을 차폐한다.

중심선

- 아래팔의 중앙에 수직으로 입사한다.

조사야

- 손목관절 먼쪽과 팔꿈치관절 몸쪽으로 2inch(5cm)를 포함하고, 양옆은 1inch(2.5cm)를 포함한다.

영상구조

아래팔의 뼈들, 팔꿈치관절, 손목뼈의 몸쪽열이 관찰된다(그림 2-109).

평가기준

- 적절한 조사야가 이루어져야 한다.
- 손목과 위팔뼈 먼쪽이 관찰되어야 한다.
- 노뼈와 자뼈가 먼쪽 끝쪽에서 겹쳐야 한다.
- 갈고리돌기 위로 노뼈머리가 겹쳐야 한다.
- 노뼈거친면이 앞쪽을 향하여야 한다.
- 위팔뼈위관절융기들이 겹친 모습이 관찰되어야 한다.
- 90°로 굽힌 팔꿈치가 관찰되어야 한다.
- 노뼈와 자뼈 몸통을 따라서 연부조직과 뼈의 잔기둥이 관찰되어야 한다.

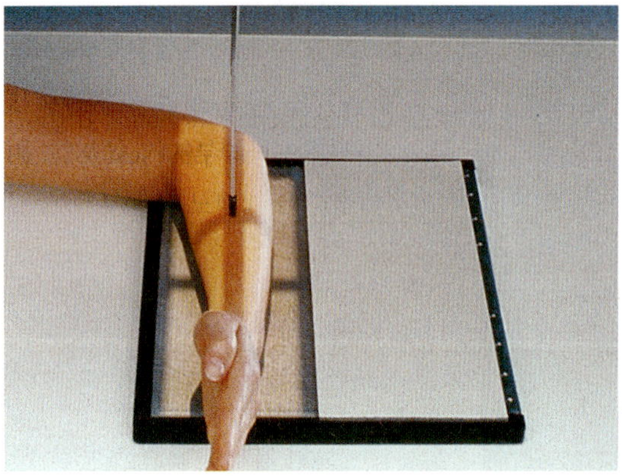

그림 2-108 아래팔 측방향 촬영.

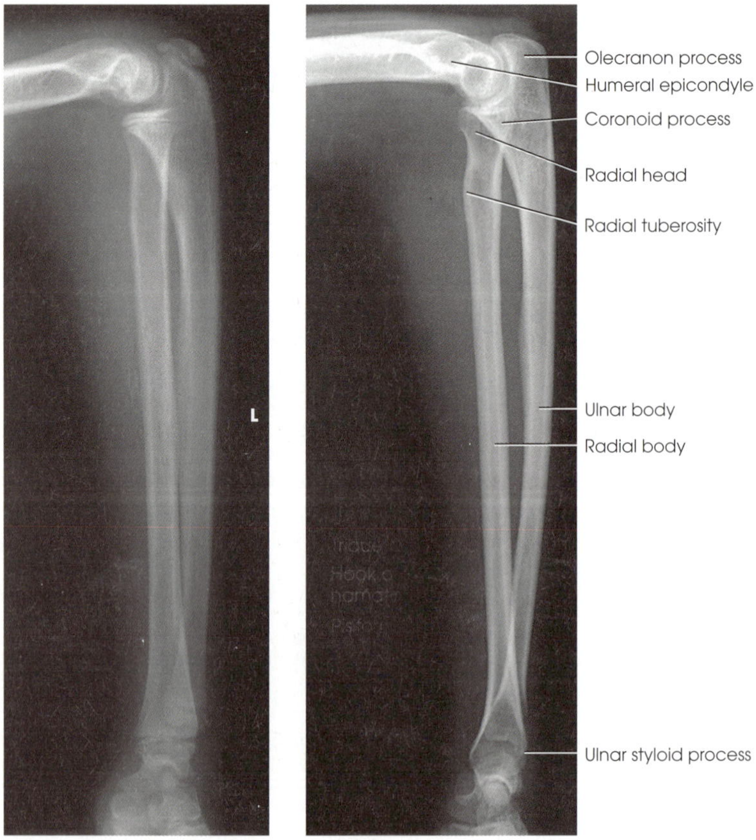

그림 2-109 아래팔 측방향 영상.

주관절 전 · 후방향 촬영
Elbow AP projection

환자 자세
- 환자를 방사선 검사 테이블 옆에 앉히고 자세를 충분히 낮춰 어깨관절, 위팔뼈와 팔꿈치관절이 같은 평면에 오도록 한다.

검사 자세
- 팔꿈치는 폄, 손은 뒤침, 영상수용체 중심에 팔꿈치관절이 오게 한다.
- 팔의 긴축과 영상수용체가 평행하도록 영상수용체를 조정한다(그림 2–110).
- 환자는 위팔뼈위관절융기와 팔꿈치 앞면이 영상수용체면과 평행이 될 때까지 몸을 바깥쪽으로 기울인다.
- 아래팔의 뼈들이 회전되지 않도록 손은 뒤침시킨다.
- 생식샘을 차폐한다.

중심선
- 팔꿈치관절에 수직으로 입사한다.

조사야
- 팔꿈치관절에서 먼쪽과 몸쪽으로 3inch(8cm)를 포함하고, 양 옆으로 1inch(2.5cm)를 포함한다.

컴퓨터 방사선 촬영
팔꿈치는 영상판이나 분할된 영상판 중앙에 위치해야 하고, 네 방향으로 조사야에 여유를 주거나 주지 않는다. 1개의 영상판에 2개의 영상을 담을 수 있지만 팔꿈치가 절반으로 나눈 영상판의 대부분을 차지하기 때문에 판의 경계부위까지 조사야에 포함한다. 1개의 영상수용체에 두 영상을 담을 때는 촬영하지 않는 쪽을 반드시 납 차폐물로 가려야 한다.

영상구조
팔꿈치관절, 팔의 먼쪽, 아래팔의 몸쪽이 관찰되어야 한다(그림 2–111).

평가기준
- 적절한 조사야가 이루어져야 한다.
- 노뼈머리, 목, 노뼈거친면은 자뼈 몸쪽과 약간 겹쳐야 한다.
- 팔꿈치관절로 중심선이 입사해야 하고 팔꿈치관절이 열린 상태로 관찰되어야 한다.
- 위팔뼈위관절융기는 회전이 없어야 한다(양쪽 위관절융기로부터 비슷한 거리에 갈고리오목과 팔꿈치오목이 관찰되어야 한다).
- 연부조직과 뼈의 잔기둥이 관찰되어야 한다.

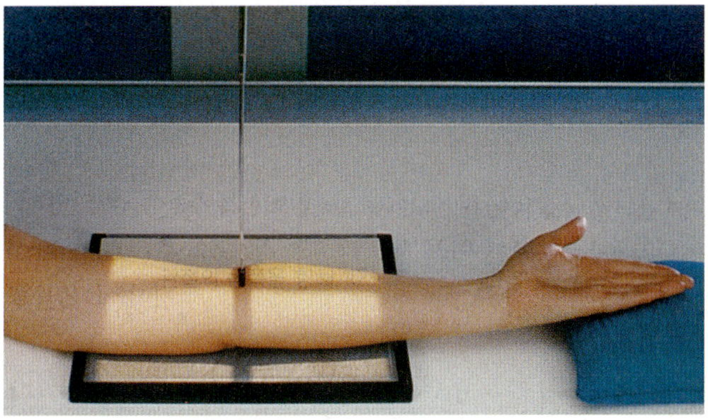

그림 2–110 팔꿈치 전 · 후방향 촬영.

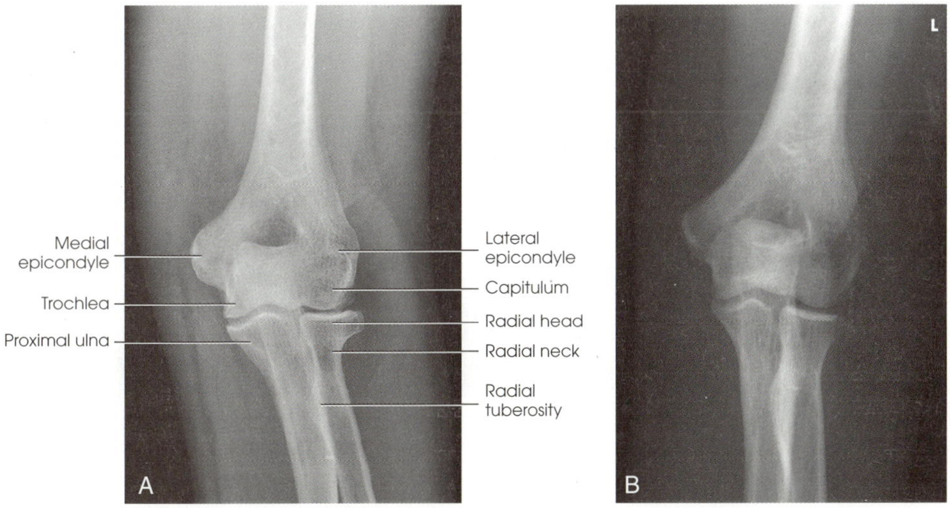

그림 2–111 A, 팔꿈치 전 · 후방향 영상으로 연부조직이 잘 보이도록 관용도를 넓힌 노출을 주었다. B, 일반적인 노출을 준 팔꿈치 전 · 후방향 영상.

주관절 측방향 촬영
Elbow lateral projection
외내측방향

팔꿈치를 90°로 구부리는 것이 중요한 이유에 대해 Griswold[1]는 다음 내용으로 설명하였다.

(1) 팔꿈치돌기를 측면상으로 관찰할 수 있다.

(2) 팔꿈치의 지방패드가 거의 눌리지 않는다.

팔꿈치를 부분적 혹은 완전히 펴게 하면 팔꿈치돌기가 팔꿈치의 뒤쪽 지방패드를 들어올려서 관절에 질병이 있는 것으로 오인하게 한다.

[1]Griswold R: Elbow fat pads: a radiography perspective, Radiol Technol 53:303, 1982.

환자 자세
- 환자를 방사선 검사 테이블 끝에 앉히고 자세를 충분히 낮춰 위팔뼈와 팔꿈치관절이 같은 평면에 오도록 한다.

검사 자세
- 뒤침 자세에서 팔꿈치를 90° 구부리고 위팔뼈와 아래팔이 모두 테이블 면에 닿도록 올려 놓는다.
- 영상수용체의 중심에 팔꿈치관절이 오게 한다. 영상수용체의 긴축이 아래팔의 긴축과 평행하도록 팔꿈치관절을 조정한다(그림 2-112, 2-113). 아래팔에 근육이 많은 환자는 아래팔이 영상수용체와 평행하도록 하기 위해 손목을 들어올린다.
- 팔과 아래팔을 더 많이 포함시키고 싶으면 영상수용체를 대각선으로 조정한다(그림 2-114).
- 팔꿈치의 측방향 영상을 얻기 위해 손을 측면 자세로 만들고 위팔뼈위관절융기들이 영상수용체면에 수직이 되도록 한다.
- 생식샘을 차폐한다.

중심선
- 팔꿈치관절이 영상수용체에 놓인 위치에 상관없이 팔꿈치관절에 수직으로 입사한다.

조사야
- 팔꿈치관절의 몸쪽과 먼쪽 3inch(8cm)를 포함한다.

영상구조
팔꿈치관절, 팔의 먼쪽, 아래팔의 몸쪽이 관찰되어야 한다(그림 2-113, 2-114)

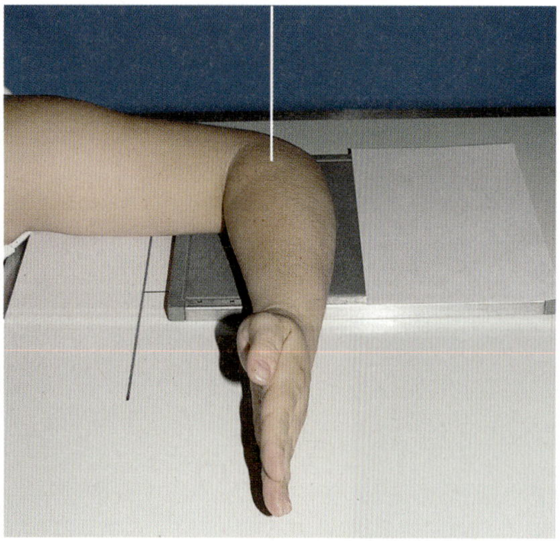

그림 2-112 팔꿈치 측방향 촬영.

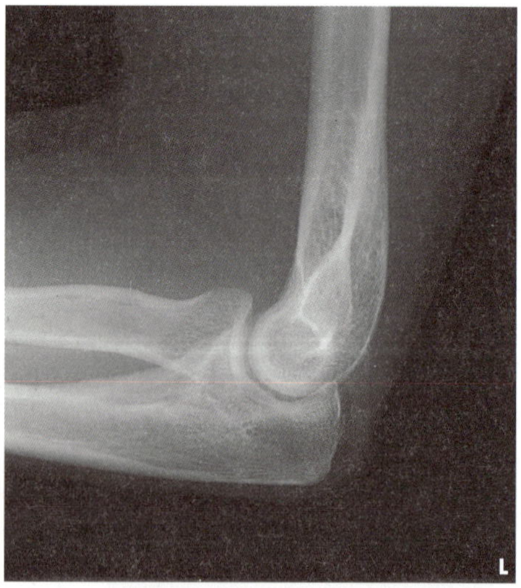

그림 2-113 팔꿈치 측방향 영상.

평가기준

- 적절한 조사야가 이루어져야 한다.
- 중심선의 중앙에 위치하고 열려 보이는 팔꿈치관절이 관찰되어야 한다.
- 90°로 구부린 팔꿈치가 관찰되어야 한다.
- 겹쳐진 위팔뼈위관절융기들이 관찰되어야 한다.
- 앞쪽을 향하는 노뼈거친면이 관찰되어야 한다.
- 부분적으로 갈고리돌기와 겹치는 노뼈머리가 관찰되어야 한다.
- 측면상으로 보이는 팔꿈치돌기가 관찰되어야 한다.
- 뼈의 잔기둥과 먼쪽 위팔뼈의 앞쪽과 뒤쪽, 몸쪽 아래팔의 앞쪽 연부조직내의 돌출된 지방패드들이 관찰되어야 한다.

참고: 팔꿈치 주변의 연부조직 손상이 의심되면, 관절은 30° 또는 35° 정도만 굽혀야 한다(그림 2-115). 이렇게 부분적으로 굽히면 90° 굴곡시 생기는 연부조직 압박이나 당김이 생기지 않는다. 이 자세에서는 뒤쪽 지방패드가 보일 수도 있다.

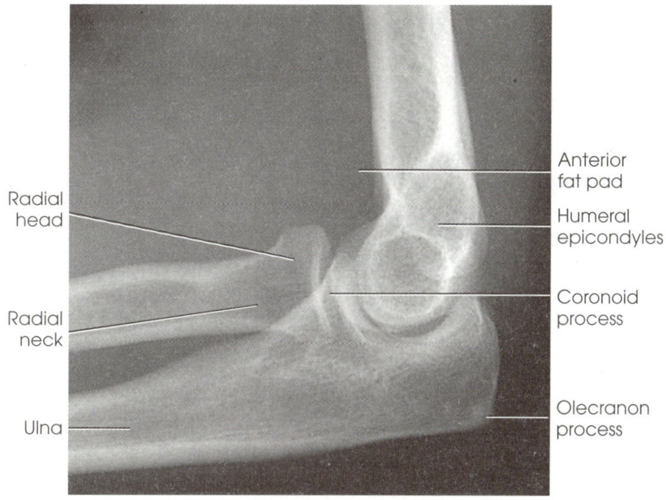

그림 2-114 팔꿈치 측방향 영상.

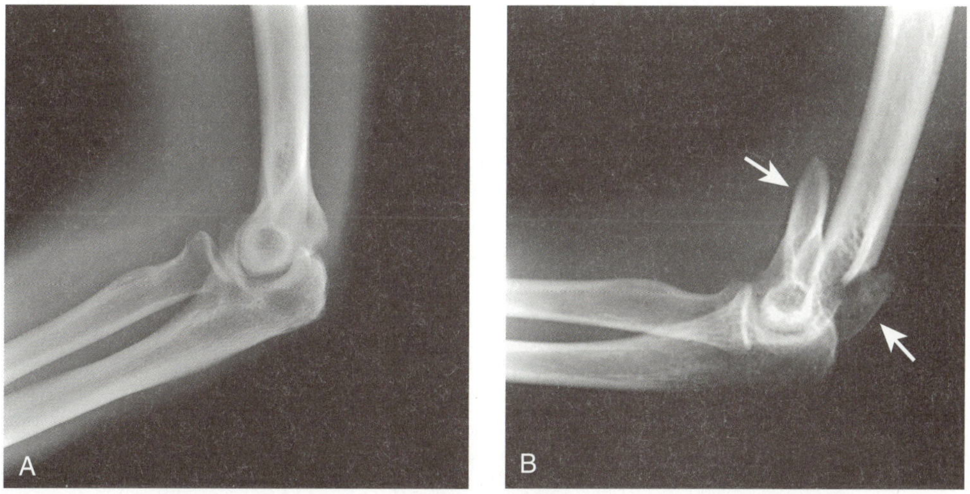

그림 2-115 A, 연부조직이 보이도록 부분적으로 굽힌 팔꿈치 측방향 영상. **B,** 나무에서 떨어진 환자의 팔꿈치 측방향 영상으로 먼쪽 위팔뼈에 감입골절(impaction fracture, 화살표)이 관찰된다.

주관절 전 · 후사방향 촬영

Elbow AP oblique projection

내회전

환자 자세

- 환자를 방사선 검사 테이블 끝에 앉히고 팔을 펼 수 있게 하여 테이블 위에 올려 놓는다.

검사 자세

- 전 · 후방향 촬영처럼 팔을 펴게 하고, 영상수용체의 중앙에 팔꿈치관절이 오게 한다(그림 2-116).
- 손을 안쪽으로 회전시키거나 엎침시키고, 팔꿈치 앞면이 45°가 되도록 팔꿈치를 조정한다. 이렇게 기울여주면 대부분 노뼈머리와 갈고리돌기가 겹치는 것을 막을 수 있다.
- 생식샘을 차폐한다.

중심선

- 팔꿈치관절에 대해 수직으로 입사한다.

조사야

- 팔꿈치관절 먼쪽과 몸쪽으로 3inch (8cm)를 포함하고 양 옆으로 1inch (2.5cm)를 포함한다.

영상구조

팔꿈치의 사방향 모습이 보이며 갈고리돌기는 노뼈머리와 겹치지 않는다(그림 2-117).

평가기준

- 적절한 조사야가 이루어져야 한다.
- 측면상으로 보이는 갈고리돌기가 관찰되어야 한다.
- 도르래(trochlea)가 관찰되어야 한다.
- 길어져 보이는 안쪽 위팔뼈위관절융기가 관찰되어야 한다.
- 노뼈머리와 목의 음영에 겹쳐진 자뼈가 관찰되어야 한다.
- 팔꿈치오목 속에 있는 팔꿈치돌기가 관찰되어야 한다.
- 연부조직과 뼈의 잔기둥이 관찰되어야 한다.

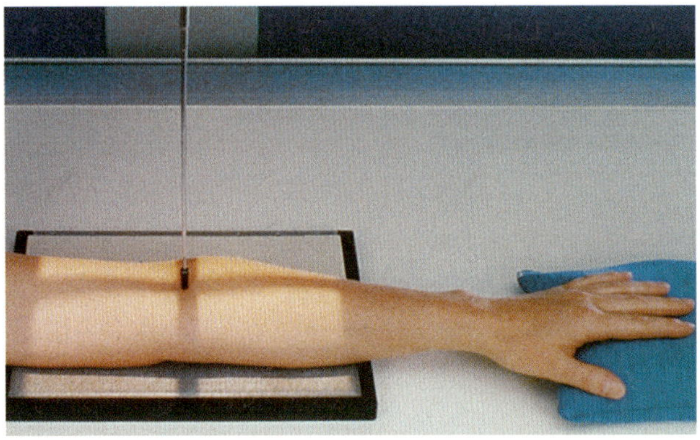

그림 2-116 팔꿈치 전 · 후사방향 촬영: 안쪽돌림.

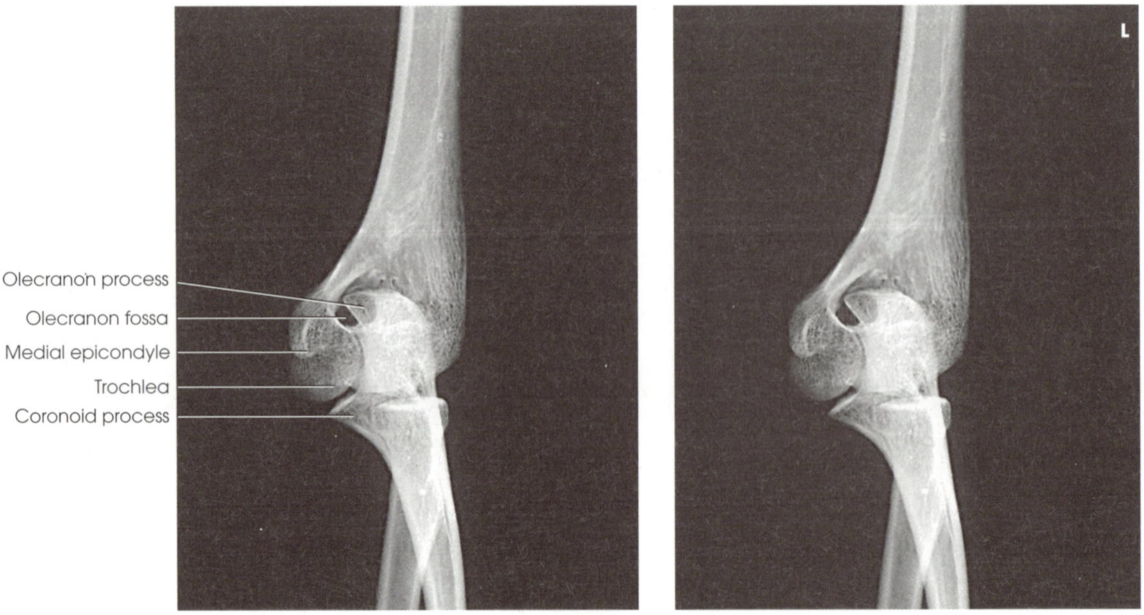

그림 2-117 팔꿈치 전 · 후사방향 영상.

주관절 전 · 후사방향 촬영

Elbow AP oblique projection

외회전

환자 자세

- 환자를 방사선 검사 테이블 끝에 앉히고 팔을 펴게 하여 테이블 위에 올려놓는다.

검사 자세

- 환자의 팔을 전 · 후방향 촬영처럼 펴게 하고 영상수용체의 중앙에 팔꿈치관절이 오도록 한다.
- 팔을 가쪽으로(바깥쪽으로) 회전시켜서 팔꿈치의 뒷면이 45° 각도를 이루게 한다(그림 2-118). 환자의 첫째와 둘째 손가락이 테이블에 닿아야 적절한 가쪽돌림이다.
- 생식샘을 차폐한다.

중심선

팔꿈치관절에 수직으로 입사한다.

조사야

- 팔꿈치관절 먼쪽과 몸쪽으로 3inch (8cm)를 포함하고 양옆으로 1inch (2.5cm)를 포함한다.

영상구조

노뼈머리와 목이 자뼈와 겹치지 않은 팔꿈치의 사방향 모습이 관찰된다(그림 2-119).

평가기준

- 적절한 조사야가 이루어져야 한다.
- 자뼈와 겹치지 않은 노뼈머리, 목, 노뼈거친면이 관찰되어야 한다.
- 위팔뼈 작은머리가 관찰되어야 한다.
- 열린 팔꿈치관절이 관찰되어야 한다.
- 연부조직과 뼈의 잔기둥이 관찰되어야 한다.

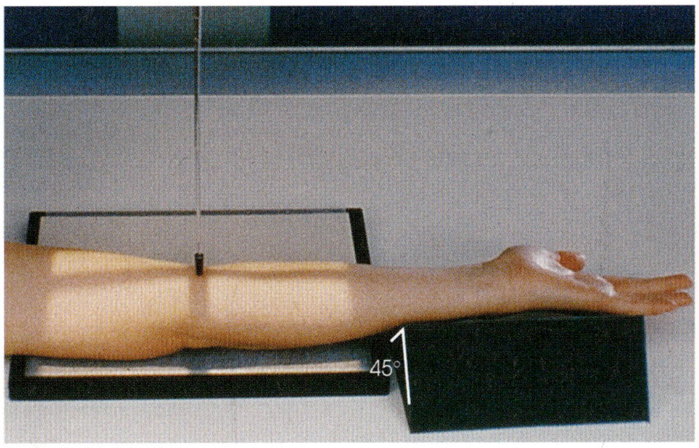

그림 2-118 팔꿈치 전 · 후사방향 촬영: 가쪽돌림.

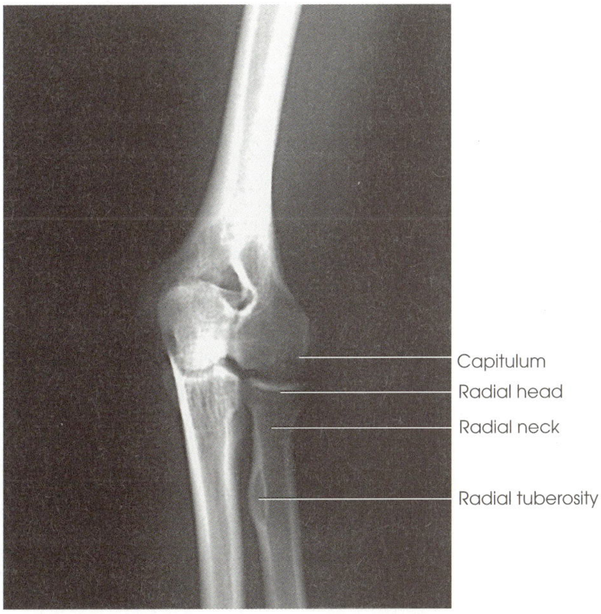

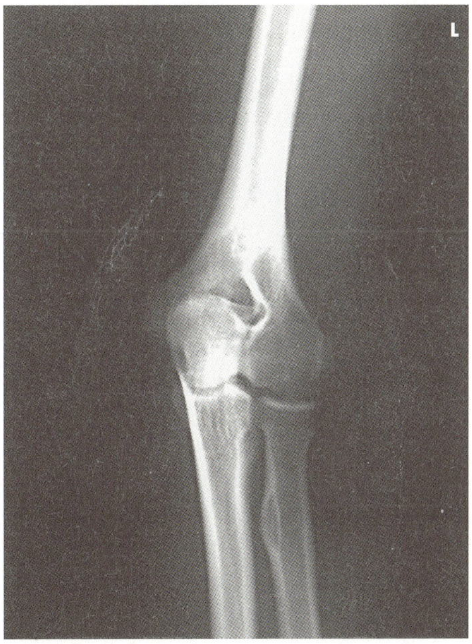

그림 2-119 팔꿈치 전 · 후사방향 영상.

팔꿈치 Elbow

먼쪽 위팔뼈

주관절 전 · 후방향 촬영

Elbow AP projection

부분 굴곡

환자가 팔꿈치를 완전히 펴지 못할 때 측면 자세는 쉽게 취할 수 있지만, 영상의 왜곡을 피하려면 2개의 전 · 후방향 촬영을 얻어야 한다. 먼쪽 위팔뼈와 아래팔 몸쪽에서 각각의 전 · 후방향 촬영이 필요하다.

환자 자세

• 환자를 앉히고 몸을 충분히 낮추어 위팔뼈 전체가 같은 평면에 오도록 한다. 팔꿈치를 굽히면 아래팔은 촬영 테이블에서 떨어지기 때문에 지지대를 밑에 받쳐 준다.

검사 자세

• 가능하면 손은 뒤침시킨다. 팔꿈치 밑에 영상수용체를 놓고 위팔뼈의 관절융기가 중심에 오도록 한다(그림 2-120).
• 생식샘을 차폐한다.

중심선

• 위팔뼈에 수직으로 팔꿈치관절을 가로질러 입사한다.
• 굴곡한 정도에 따라 중심선을 관절을 향해 먼쪽으로 기울여 준다.

조사야

• 팔꿈치관절 먼쪽과 몸쪽으로 3inch (8cm)를 포함하고 양 옆으로 1inch (2.5cm)를 포함한다.

영상구조

팔꿈치를 부분적으로 굽힌 상태의 위팔뼈 먼쪽이 관찰된다(그림 2-121, 2-122).

평가기준

■ 적절한 조사야가 이루어져야 한다.
■ 회전이나 왜곡이 없는 위팔뼈 먼쪽이 관찰되어야 한다.
■ 자뼈와 겹친 몸쪽 노뼈가 관찰되어야 한다.
■ 닫힌 팔꿈치관절이 관찰되어야 한다.
■ 많이 짧아져 보이는 아래팔 몸쪽이 관찰되어야 한다.
■ 먼쪽 위팔뼈에서 잔기둥이 관찰되어야 한다.

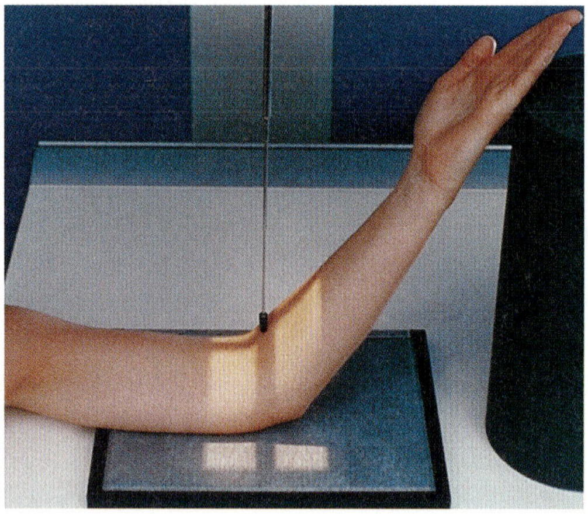

그림 2-120 팔꿈치 전 · 후방향 촬영: 부분 굽힘 자세.

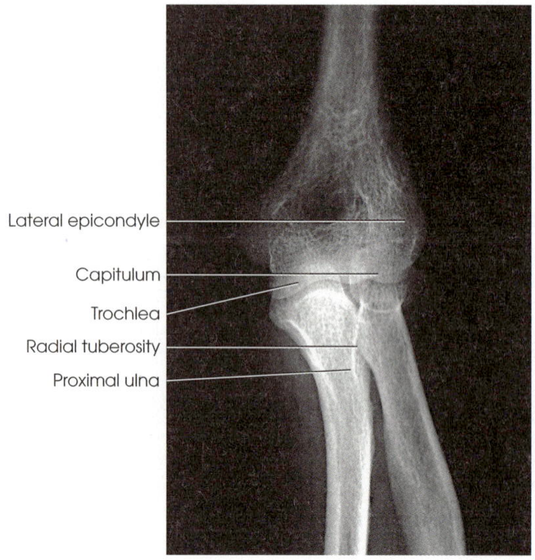

그림 2-121 팔꿈치 전 · 후방향 영상: 부분 굽힘 자세. 먼쪽 위팔뼈가 관찰된다.

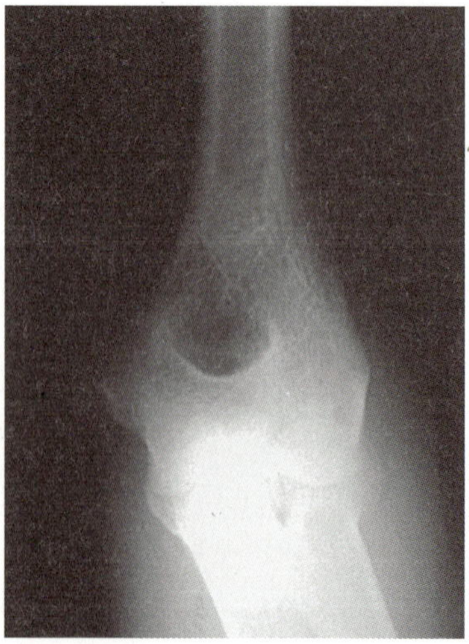

그림 2-122 팔꿈치 전 · 후방향 영상: 부분 굽힘 자세. 먼쪽 위팔뼈가 보인다. 몸쪽 노뼈와 자뼈가 전방탈구된 팔꿈치와 겹쳐서 하얗게 관찰된다(그림 2-125).

몸쪽 아래팔

주관절 전 · 후방향 촬영

Elbow AP projection

부분 굴곡

환자 자세

• 환자를 방사선 검사 테이블 끝에 앉히고 손을 뒤침시킨다.

검사 자세

• 환자를 앉히고 자세를 높여 아래팔의 뒤쪽면이 테이블에 닿도록 한다(그림 2-123). 만일 이 자세가 불가능하다면 지지대를 이용해 팔을 높이고 측방향 촬영자세로 만든다. 이후 아래팔의 위 뒤쪽에 영상수용체를 수직으로 세워놓고 중심선을 수평으로 입사한다.

• 생식샘을 차폐한다.

중심선

• 팔꿈치관절과 아래팔의 긴축에 대해 수직으로 입사한다.

• 중심선이 영상수용체의 중앙을 통과하도록 영상수용체를 조절한다.

조사야

• 팔꿈치관절 먼쪽과 몸쪽으로 3inch (8cm)를 포함하고 양 옆으로 1inch (2.5cm)를 포함한다.

영상구조

팔꿈치를 부분적으로 구부린 상태의 아래팔 몸쪽이 관찰된다(그림 2-124, 2-125).

참고: Holly[1]는 노뼈머리의 전 · 후방향 영상을 얻는 방법을 언급했다. 환자는 앞서 기술한 위팔뼈 먼쪽 검사를 위한 자세를 취한다. 팔꿈치는 최대한 펴게 하고, 아래팔은 지지대로 지지한다. 아래팔을 충분히 뒤침시켜 손목이 수평에서 30°를 이루도록 만든다.

[1]Holly EW: Radiography of the radial head, Med Radiogr Photogr 32:13, 1956.

평가기준

- 적절한 조사야가 이루어져야 한다.
- 회전이나 왜곡이 없는 노뼈와 자뼈 몸쪽이 관찰되어야 한다.
- 자뼈 몸쪽과 약간 겹친 노뼈머리, 목, 노뼈거친면이 관찰되어야 한다.
- 부분적으로 열린 팔꿈치관절이 관찰되어야 한다.
- 짧아 보이는 먼쪽 위팔뼈가 관찰되어야 한다.
- 아래팔 몸쪽에서 잔기둥이 관찰되어야 한다.

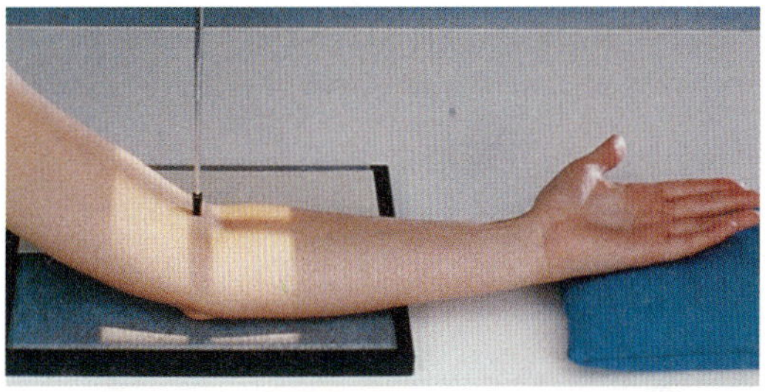

그림 2-123 팔꿈치 전 · 후방향 촬영: 부분 굽힘 자세.

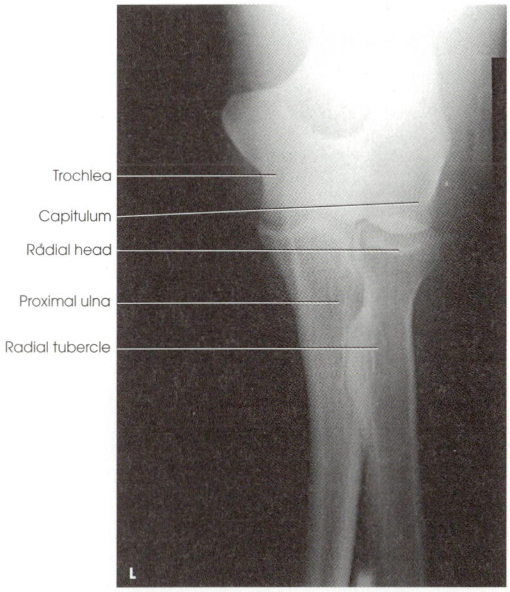

그림 2-124 팔꿈치 전 · 후방향 영상: 부분 굽힘 자세. 몸쪽 아래팔이 보인다. 그림 2-125를 촬영한 환자의 탈구된 팔꿈치 사진이다. 위팔뼈가 하얗게 보이는 이유는 탈구된 위팔뼈가 몸쪽 노뼈와 자뼈에 겹치기 때문이다.

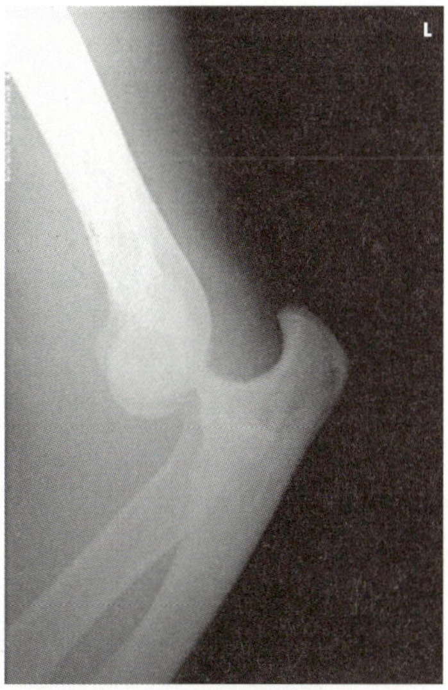

그림 2-125 팔꿈치 탈구를 보여주는 팔꿈치 측방향 영상으로 그림 2-122, 그림 2-124와 동일한 환자이다.

먼쪽 위팔뼈

주관절 전 · 후방향 촬영

Elbow AP projection

최대 굴곡

팔꿈치 주위의 골절을 Jones orthopedic technique(최대 굽힘)을 이용하여 치료할 때, 측면 자세는 취하기 쉽지만, 정면 촬영은 팔의 전 · 후방향과 아래팔뼈의 후 · 전방향의 겹침을 통해 만들어야 한다. “Jones”라는 사람이 이 촬영 방법을 언급한 문헌을 찾을 수는 없지만 종종 Jones 기법이라고 부른다.

환자 자세

- 환자를 방사선 검사 테이블 끝에 앉히고 팔꿈치를 최대한 굽힌다(금기사항이 아닐 경우).

검사 자세

- 위팔뼈위관절융기의 몸쪽에 영상수용체의 중심을 맞춘다. 팔과 아래팔의 긴축은 영상수용체의 긴축과 평행을 이루어야 한다(그림 2-126, 2-127).
- 회전을 방지하기 위해 팔이나 X선관과 영상수용체를 조절한다.
- 생식샘을 차폐한다.

중심선

- 팔꿈치돌기 위쪽 약 2inch(5cm) 지점의 위팔뼈를 향해 수직으로 입사한다.

영상구조

아래팔과 팔의 뼈들이 겹침이 관찰된다. 하지만 팔꿈치돌기는 명확히 관찰되어야 한다(그림 2-128).

평가기준

- 아래팔과 위팔뼈의 겹침이 관찰되어야 한다.
- 회전은 없어야 한다.
- 팔꿈치돌기와 위팔뼈 먼쪽이 관찰되어야 한다.
- 팔꿈치돌기 주변의 연부조직이 관찰되어야 한다.

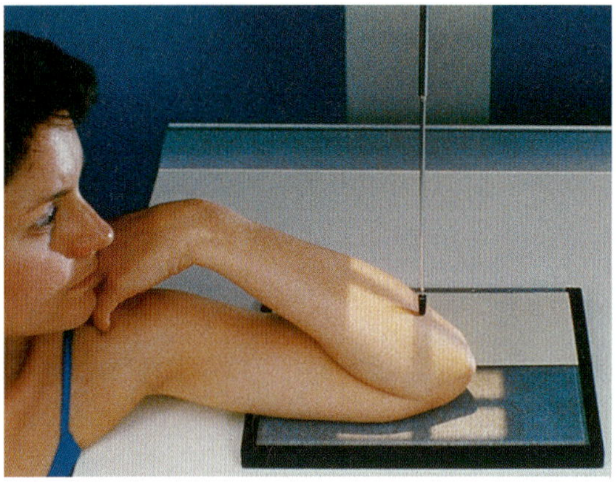

그림 2-126 먼쪽 위팔뼈 전 · 후방향 촬영: 팔꿈치의 최대 굽힘.

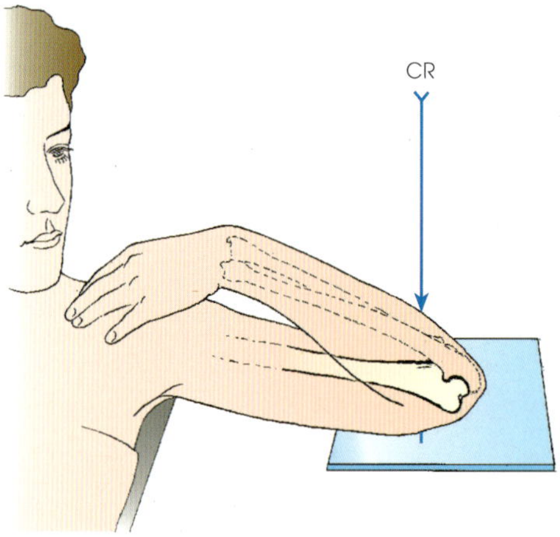

그림 2-127 먼쪽 위팔뼈 전 · 후방향 촬영 모식도: 팔꿈치의 최대 굽힘.

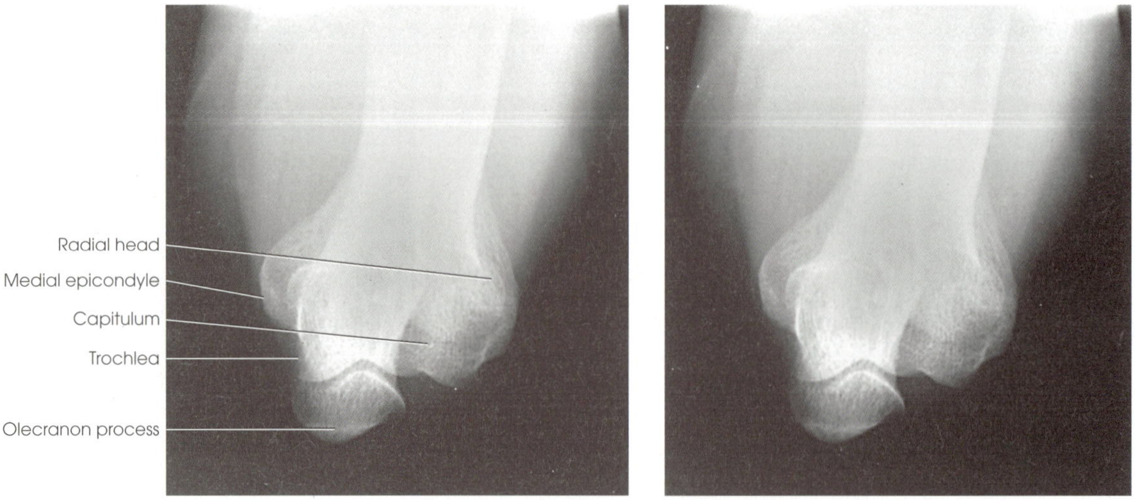

그림 2-128 먼쪽 위팔뼈 전 · 후방향 영상: 팔꿈치의 최대 굽힘.

몸쪽 아래팔

주관절 후 · 전방향 촬영

Elbow PA projection

최대 굴곡

환자 자세

- 환자를 방사선 검사 테이블 끝에 앉히고 팔꿈치를 최대한 굽힌다.

검사 자세

- 최대한 굽힌 팔꿈치관절이 영상수용체의 중앙에 오게 한다. 아래팔과 팔이 서로 겹친 부분의 긴축이 영상수용체의 긴축과 평행하게 한다(그림 2-129, 2-130).
- 영상수용체를 어깨쪽으로 움직여서 중심선이 영상수용체의 중앙을 통과하도록 한다.
- 생식샘을 차폐한다.

중심선

- 팔꿈치돌기 먼쪽 약 2inch(5cm) 지점의 구부린 아래팔을 향해 수직으로 입사한다.

영상구조

팔뼈와 아래팔뼈들의 겹침이 관찰된다(그림 2-131). 팔꿈치관절은 먼쪽 위팔뼈를 보기 위한 검사보다 더 열린 상태가 관찰되어야 한다.

평가기준

- 아래팔과 위팔뼈의 겹침이 관찰되어야 한다.
- 회전이 없어야 한다.
- 노뼈와 몸쪽 자뼈가 관찰되어야 한다.

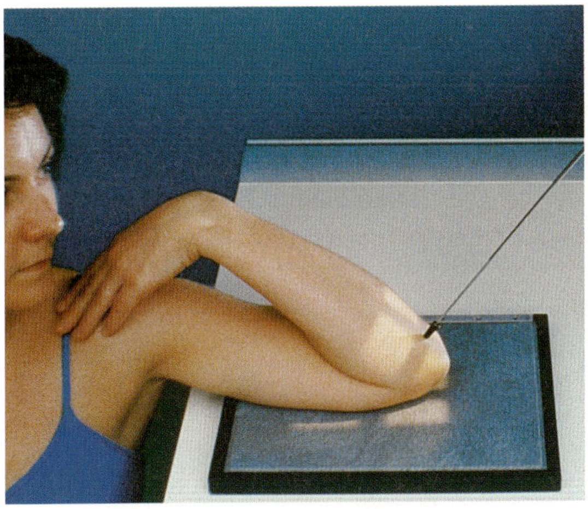

그림 2-129 몸쪽 아래팔 후 · 전방향 촬영: 팔꿈치의 최대 굽힘.

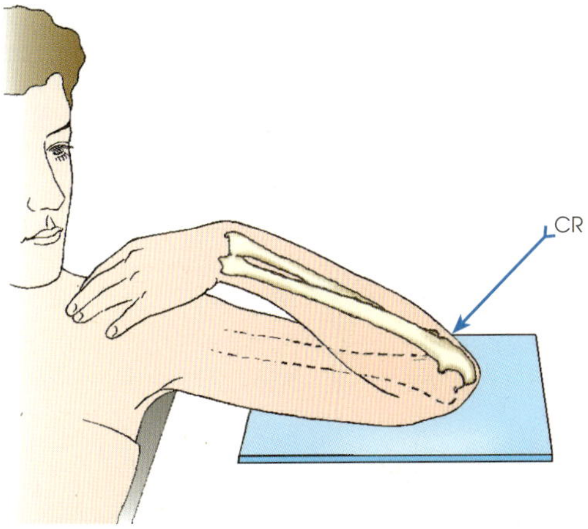

그림 2-130 몸쪽 아래팔 후 · 전방향 촬영 모식도: 팔꿈치의 최대 굽힘.

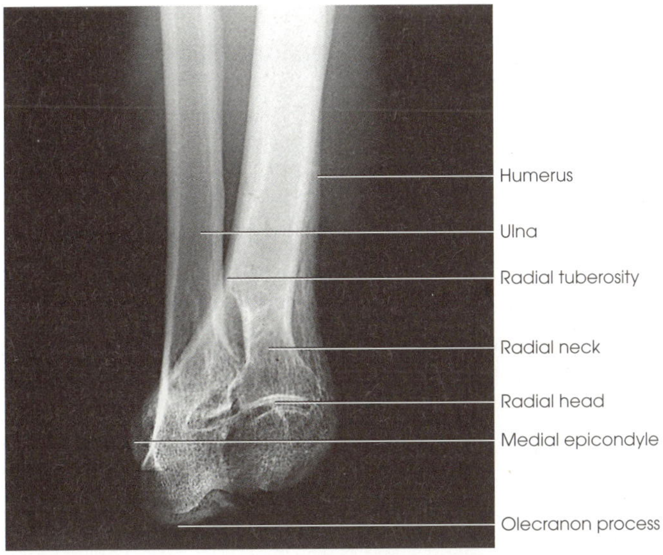

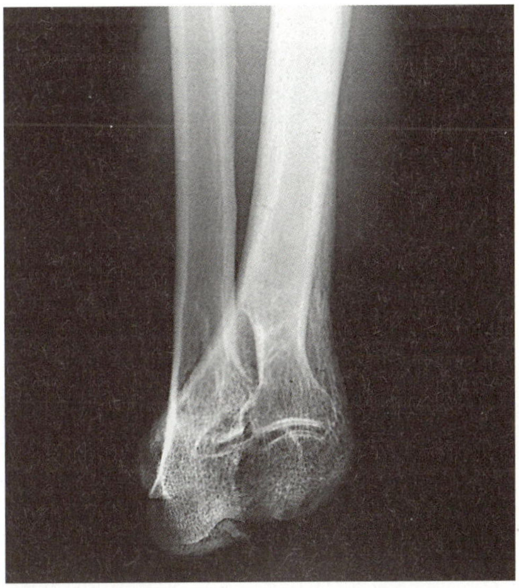

그림 2-131 몸쪽 아래팔 후 · 전방향 영상: 팔꿈치의 최대 굽힘.

노뼈머리

주관절 측방향 촬영

Elbow lateral projection

외내측방향

4자세 series

영상수용체를 위치시키고 납 차폐물로 사용하지 않는 부분을 가린다. 다른 뼈와의 겹침 없이 노뼈머리 둘레 전체를 보려면 손의 자세를 변화시키면서 촬영을 4회 시행한다.

환자 자세

- 환자의 자세를 충분히 낮춰 앉아 전체 팔이 같은 평면에 오도록 한다.

검사 자세

- 팔꿈치를 90° 구부리고, 납 차폐물로 가리지 않은 영상수용체중앙에 관절이 오게 한다. 관절은 측면 자세로 만든다.
- 손을 최대한 뒤침시켜서 첫 번째 촬영을 한다(그림 2-132).
- 영상수용체를 바꾸고 엄지가 위쪽을 향하는 측면 자세로 만든 후 두 번째 촬영을 한다(그림 2-133).
- 영상수용체를 바꾼 후, 손을 엎침 자세로 만든 후 세 번째 촬영을 한다(그림 2-134).
- 영상수용체를 바꾼 후, 손을 최대한 안쪽으로 회전시켜(엄지손가락을 아래로 향하게 하여), 네 번째 촬영을 한다(그림 2-135).
- 생식샘을 차폐한다.

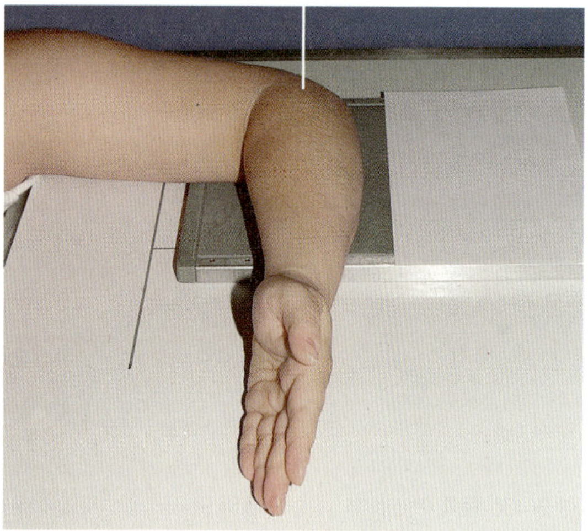

그림 2-132 팔꿈치 측방향 촬영, 손을 최대한 뒤침시킨 자세의 노뼈.

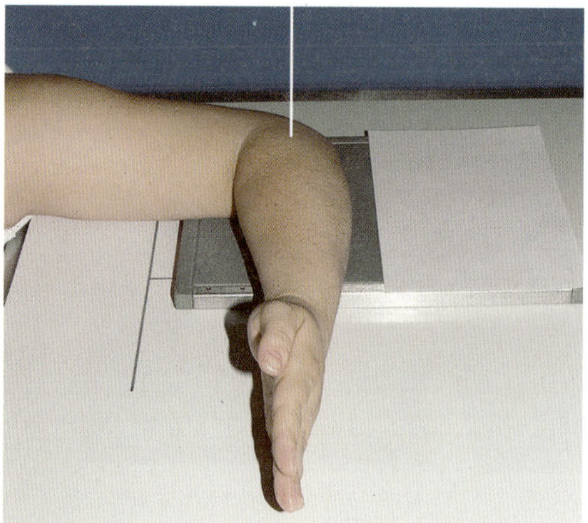

그림 2-133 팔꿈치 측방향 촬영, 측방향 손 자세의 노뼈.

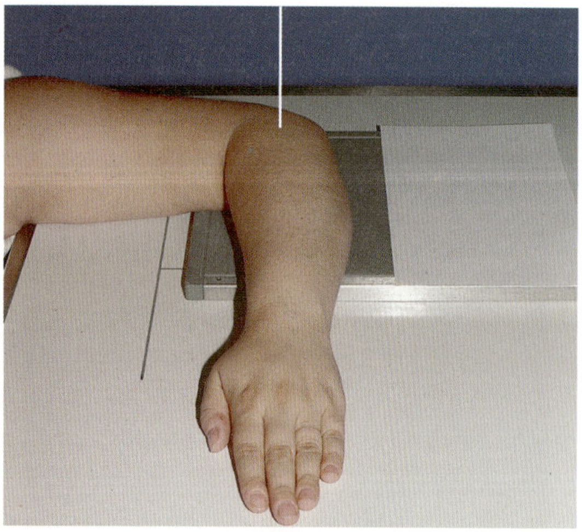

그림 2-134 팔꿈치 측방향 촬영, 손을 엎침시킨 자세의 노뼈.

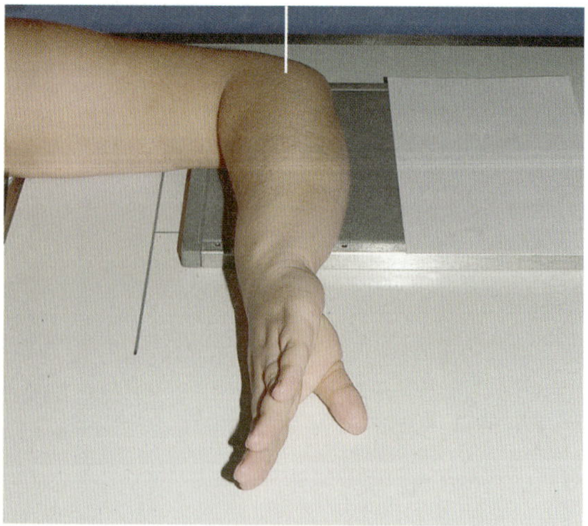

그림 2-135 팔꿈치 측방향 촬영, 손을 안쪽으로 회전시킨 자세의 노뼈.

중심선

- 팔꿈치관절에 수직으로 입사한다.

영상구조

노뼈머리가 여러 회전 각도에 따라 투영되어 관찰된다(그림 2-136~2-139).

평가기준

- 노뼈거친면은 첫 번째와 두 번째 영상에서는 앞쪽을 향하고, 세 번째와 네 번째 영상에서는 뒤쪽을 향하고 있어야 한다(그림 2-136~2-139).
- 90°로 구부린 팔꿈치가 관찰되어야 한다.
- 부분적으로 갈고리돌기와 겹친 노뼈머리가 모든 영상에서 관찰되어야 한다.

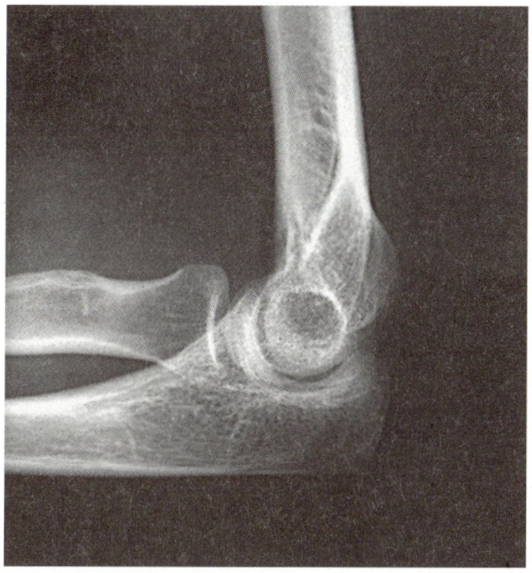

그림 2-136 팔꿈치 측방향 영상, 손을 뒤침시킨 자세의 노뼈.

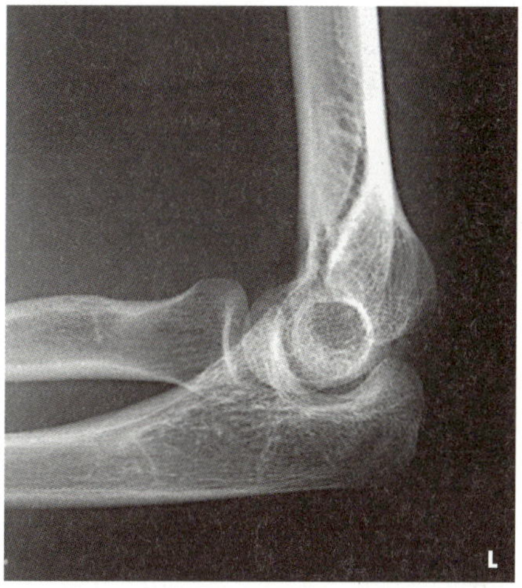

그림 2-137 팔꿈치 측방향 영상, 측방향 손 자세의 노뼈.

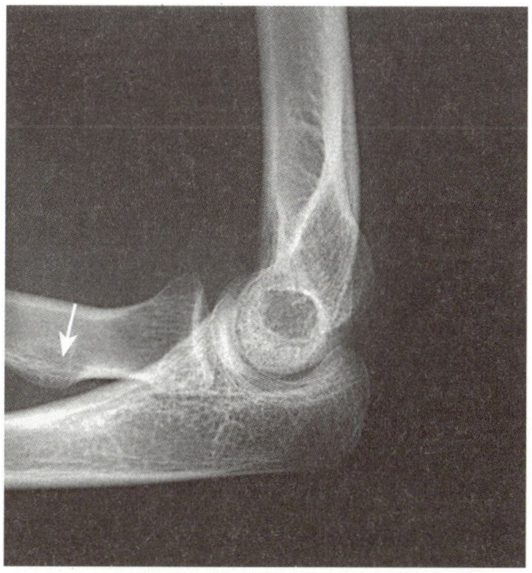

그림 2-138 팔꿈치 측방향 영상, 손을 엎침시킨 상태의 노뼈(노뼈거친면, 화살표).

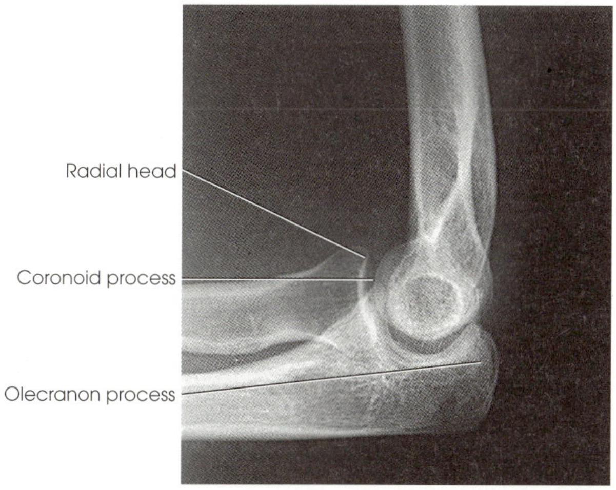

그림 2-139 팔꿈치 측방향 영상, 손을 안쪽으로 회전시킨 상태의 노뼈.

노뼈머리와 갈고리돌기

주관절 축측방향 촬영

Elbow axiolateral projection

Coyle method

외측방향

참고: 이 촬영법은 외측과 내측 사방향 촬영에서 팔꿈치를 완전히 펴지 못하는 환자의 노뼈머리와 갈고리돌기의 영상을 얻기 위해 고안된 것이다[1]. 이 촬영은 특히 팔꿈치 외상 환자의 검사에 유용하다.

[1]Coyle GF: Radiographing immobile trauma patients, Unit 7, Special angled views of joints—elbow, knee, ankle, Denver, 1980, Multi-Media Publishing.

환자 자세

- 환자를 방사선 검사 테이블 끝에 앉힌다.
- 팔꿈치 외상이 있는 경우 환자를 눕힌다.

검사 자세

앉은 자세

- 환자를 방사선 검사 테이블 끝에 앉히고 몸을 충분히 낮춰 위팔뼈, 팔꿈치, 손목관절이 같은 평면에 오도록 한다.
- 노뼈머리를 관찰하기 위해선 손을 엎침시키고 팔꿈치를 90° 구부리거나 80° 구부려 갈고리돌기를 관찰한다.
- 영상수용체 중앙에 팔꿈치관절이 오게 한다. 아래팔에 근육양이 많은 환자는 손목을 들어 올려 아래팔을 영상수용체와 평행하게 한다(그림 2-140).

외상 환자의 누운 자세

- 환자에게 외상이 있는 경우 대부분 운반용 침대에 누워있다. 이 자세에서도 이 촬영은 쉽게 할 수 있다.
- 방사선 투과성 스펀지로 위팔뼈 먼쪽을 들어올린다.
- 영상수용체를 수직으로 세워서 중심에 팔꿈치관절이 오게 한다.
- 위관절융기들은 영상수용체에 거의 수직이어야 한다.
- 노뼈머리를 보기 위해서 팔꿈치를 천천히 90°로 구부리거나 80°로 구부려 갈고리돌기를 본다.
- 손을 돌려 손바닥면이 안쪽을 향하도록 한다. 외상의 중증도에 따라서 환자의 손을 잡아 줄 사람이 필요할 수 있다(그림 2-141).
- 생식샘을 차폐한다.

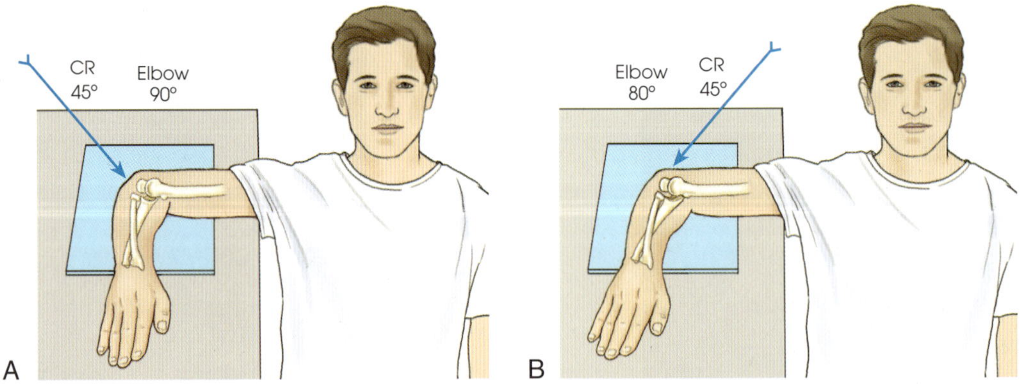

그림 2-140 A, 노뼈머리와 위팔뼈작은머리를 보기 위한 팔꿈치 축측방향 촬영 모식도(Coyle method). 아래팔은 90°로 구부리고, 중심선은 어깨를 향해 45°로 만든다. **B,** 갈고리돌기와 도르래를 보기 위해서 아래팔은 80°로 구부리고 중심선은 어깨에서 멀어지는 방향으로 45°를 만든다.

중심선

앉은 자세

노뼈머리

- 노뼈머리를 향해 어깨쪽으로 45°를 만든다. 중심선은 팔꿈치관질 중앙으로 입사한다(그림 2-140 A)

갈고리돌기

- 갈고리돌기를 향해 어깨로부터 멀어지는 방향으로 45°를 만든다. 중심선은 팔꿈치관절 중앙으로 입사한다(그림 2-140 B).

외상 환자의 누운 자세

노뼈머리

- 노뼈머리를 향해 중심선은 수평을 유지한 채 머리쪽으로 45°를 만들고, 팔꿈치관절 중앙으로 입사한다(그림 2-141 A).

갈고리돌기

- 갈고리돌기를 향해 중심선은 수평을 유지한 채 다리쪽으로 45°를 만들고, 팔꿈치관절 중앙으로 입사한다(그림 2-141 B).

조사야

- 팔꿈치관절 몸쪽과 먼쪽 3inch(8cm)를 포함한다.

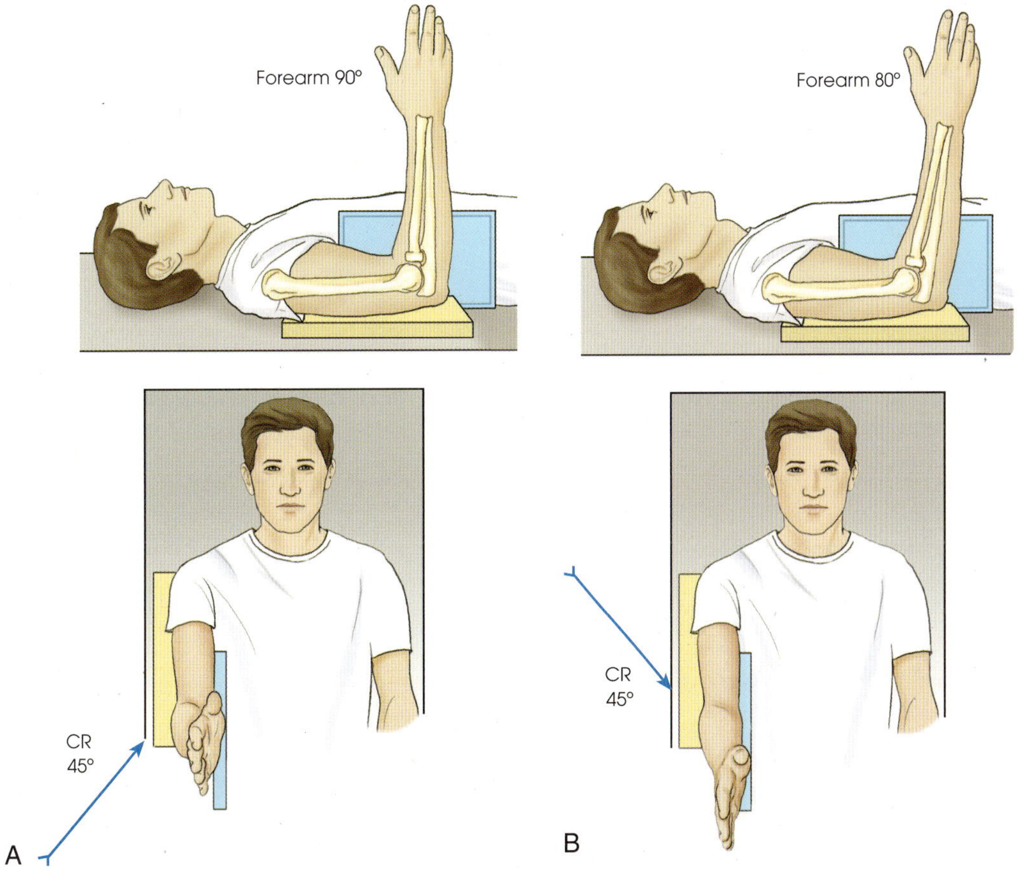

그림 2-141 외상을 입은 경우 팔꿈치의 축측방향 촬영 모식도(Coyle method). A, 환자는 똑바로 누워 위팔뼈를 블록 위에 올려놓고 팔꿈치를 90°로 구부린 후 중심선을 노뼈머리와 위팔뼈작은머리를 보기 위해서 머리쪽으로 준다. **B,** 팔을 80°로 구부리고 중심선을 갈고리돌기와 도르래를 보기 위해서 발쪽으로 준다.

영상구조

노뼈머리와 위팔뼈작은머리 사이에서 열려있는 팔꿈치관절(그림 2-142)이 관찰되거나 갈고리돌기와 도르래가 측면상으로 관찰된다(그림 2-143). 이 촬영법들은 노뼈머리와 갈고리돌기부위의 병적 상태나 외상을 관찰하기 위해 사용한다. 이 촬영법의 가치는 외상을 입은 환자의 영상인 그림 2-144에서 확인할 수 있다.[1]

[1]Greenspan A, Norman A, Rosen H: Radial head capitulum view in elbow trauma: clinical applications and anatomic correlation, AJR Am J Roentgenol 143:355, 1984.

평가기준

노뼈머리

- 적절한 조사야가 이루어져야 한다.
- 노뼈머리와 위팔뼈작은머리 사이의 열려있는 관절공간이 관찰되어야 한다.
- 갈고리돌기와 작은 부위가 겹치는 것을 제외하고는 겹침이 없는 노뼈머리, 목, 노뼈거친면의 측면상이 관찰되어야 한다.
- 중심선 각도 때문에 생긴 위팔뼈위관절융기의 왜곡이 관찰되어야 한다.
- 뒤쪽을 향한 노뼈거친면이 관찰되어야 한다.
- 90°로 굽힌 팔꿈치가 관찰되어야 한다.
- 연부조직과 뼈의 잔기둥이 관찰되어야 한다.

갈고리돌기

- 갈고리돌기와 도드래 사이의 열려 있는 관절이 관찰되어야 한다.
- 길게 보이는 갈고리돌기 측면상이 관찰되어야 한다.
- 자뼈와 겹치는 노뼈머리와 목이 관찰되어야 한다.
- 90°로 굽힌 팔꿈치가 관찰되어야 한다.
- 연부조직과 뼈의 잔기둥이 관찰되어야 한다.

연구: This projection was researched and standardized for the atlas by Tammy Curtis, MS, RT(R).

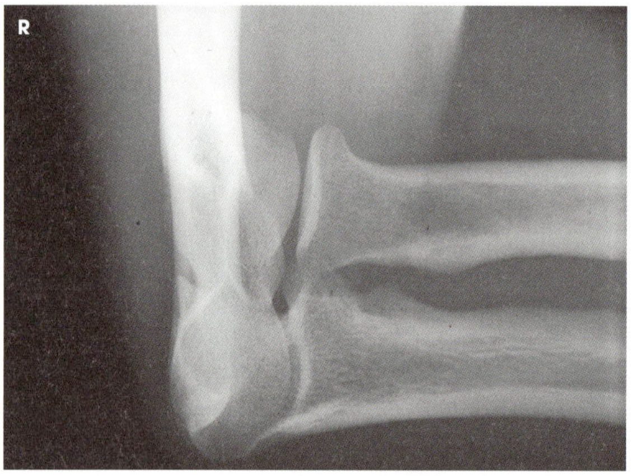

그림 2-142 노뼈머리와 위팔뼈작은머리가 보이는 팔꿈치 축측방향 영상(Coyle method).

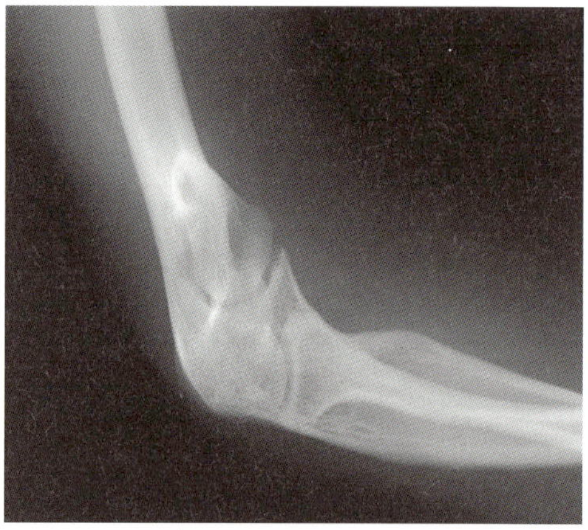

그림 2-143 갈고리돌기와 도르래가 보이는 팔꿈치 축측방향 영상(Coyle method).

(From Bontrager KL, Lampignano JP: Textbook of radiographic positioning and related anatomy, ed 7, St Louis, 2009, Mosby.)

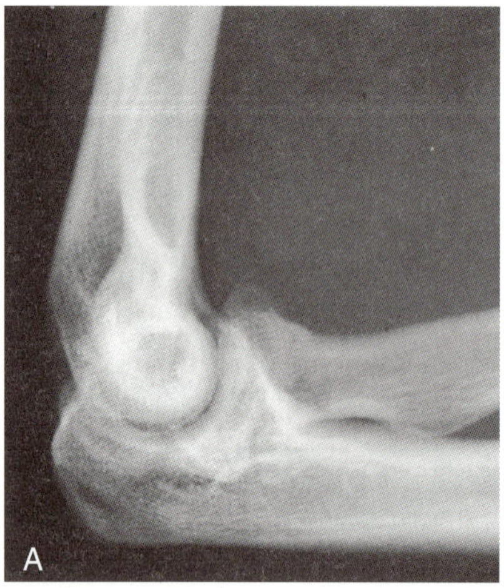

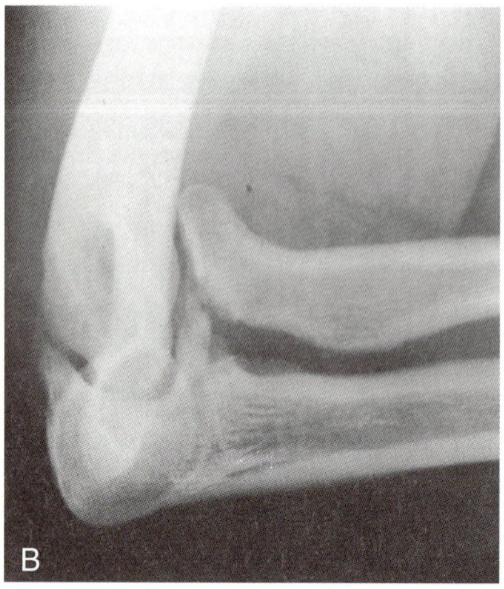

그림 2-144 A, 팔꿈치 측방향 영상으로 노뼈머리의 골절이 보이지만 뼈들이 겹쳐 있어 골절이 어디까지 뻗어나가 있는지를 알기 어렵다. **B,** 팔꿈치 축측방향 영상(Coyle method)으로 노뼈머리의 뒤쪽 ⅓에 전위를 동반한 골절이 보이고, 관절을 침범한 것을 알 수 있다.

(Used with permission from Greenspan A, Norman A, Rosen H: Radial head capitulum view in elbow trauma: clinical applications and anatomic correlation, AJR Am J Roentgenol 143:355, 1984.)

주관절 후 · 전축방향 촬영

Elbow PA axial projection

환자 자세

- 환자를 충분히 높게 앉혀 팔을 수직으로 해서 아래팔을 방사선 검사 테이블 위에 놓는다. 아래팔이 테이블의 긴축과 평행을 이루도록 앉아야 한다.

검사 자세

- 아래팔을 테이블 위에 올리고, 아래팔의 긴축이 테이블의 긴축과 평행이 되도록 조정한다.
- 위팔뼈위관절융기 사이의 중심이 영상수용체의 중심에 오게 한다.
- 팔꿈치를 구부려서 팔이 거의 수직 자세가 되게 하여 위팔뼈가 아래팔에 대해 약 75°를 이루게 한다(중심선과 위팔뼈 긴축 사이는 대략 15°이다).
- 환자가 앞이나 뒤로 기울지 않게 한다.
- 손을 뒤침시켜 위팔뼈와 자뼈의 회전을 방지하고, 반대편 손으로 잡아 고정하게 한다(그림 2-145).
- 생식샘을 차폐한다.

중심선

- 자뼈고랑(ulnar sulcus)에 대해 수직으로, 팔꿈치돌기의 바로 안쪽으로 입사한다.

영상구조

위관절융기, 도르래, 자뼈고랑(안쪽 위관절융기와 도르래 사이의 고랑), 팔꿈치오목이 관찰된다(그림 2-146). 이 촬영법은 테니스 팔꿈치(요상완골낭염, radiohumeral bursitis, tennis elbow)일 때 사용한다. 다른 촬영에서는 잘 관찰되지 않는 자뼈고랑의 석회화가 이 검사에서는 잘 관찰된다.

참고: Long과 Rafert[1]는 자뼈고랑을 관찰하기 위한 먼쪽 위팔뼈 전 · 후사방향 촬영법을 설명했다.

[1]Long BW, Rafert JA: The elbow. In: Orthopedic radiography, Philadelphia, 1995, Saunders.

평가기준

- 자뼈고랑의 윤곽(고랑)이 관찰되어야 한다.
- 위팔뼈 먼쪽부위 주변의 연부조직이 관찰되어야 한다.
- 서로 겹쳐진 아래팔과 위팔뼈가 관찰되어야 한다.
- 회전이 없어야 한다.

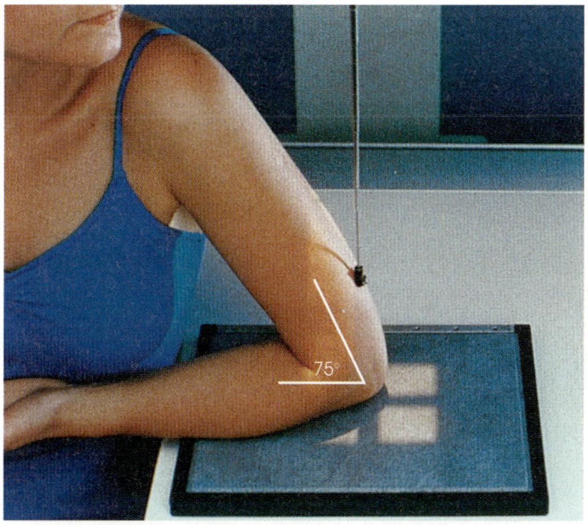

그림 2-145 먼쪽 위팔뼈 후 · 전축방향 촬영.

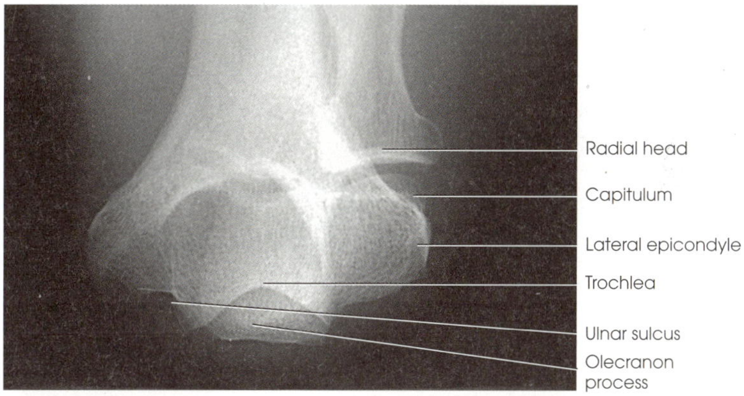

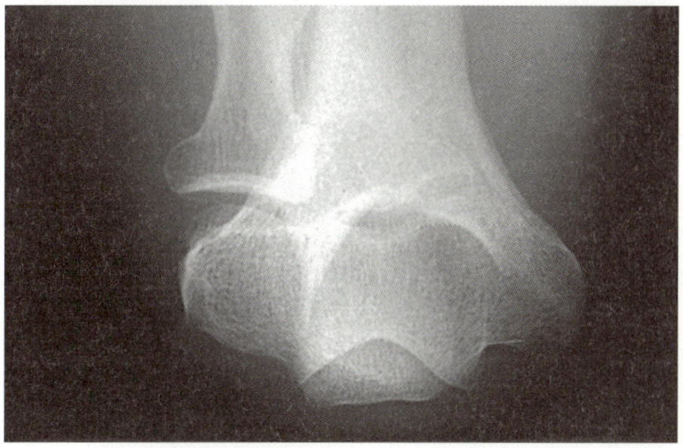

그림 2-146 먼쪽 위팔뼈 후 · 전축방향 영상.

주두극 후 · 전축방향 촬영

Olecranon process PA axial projection

환자 자세

- 환자를 방사선 검사 테이블 끝에 충분히 높게 앉혀 아래팔을 영상수용체 위에 놓는다.

검사 자세

- 팔을 수직 위치에서 45~50°가 되도록 조정하고, 앞이나 뒤로 기울이지 않게 한다.
- 손을 뒤침시키고 반대편 손으로 잡아 고정한다.
- 위팔뼈위관절융기 사이 중심을 영상수용체의 중앙에 오게 한다.
- 생식샘을 차폐한다.

중심선

- 팔꿈치돌기의 뒷면을 보기 위해서는 팔꿈치돌기에 수직으로 입사하고, 팔꿈치돌기의 볼록한 끝과 관절면을 보기 위해서는 손목을 향해 20°의 각도를 준다(그림 2-147).

영상구조

팔꿈치돌기, 팔꿈치오목 위팔뼈의 관절면이 관찰된다(그림 2-148~2-150).

평가기준

- 팔꿈치돌기의 측면상이 관찰되어야 한다.
- 팔꿈치돌기 주변의 연부 조직이 관찰되어야 한다.
- 서로 겹쳐진 아래팔과 위팔뼈가 관찰되어야 한다.
- 회전이 없어야 한다.

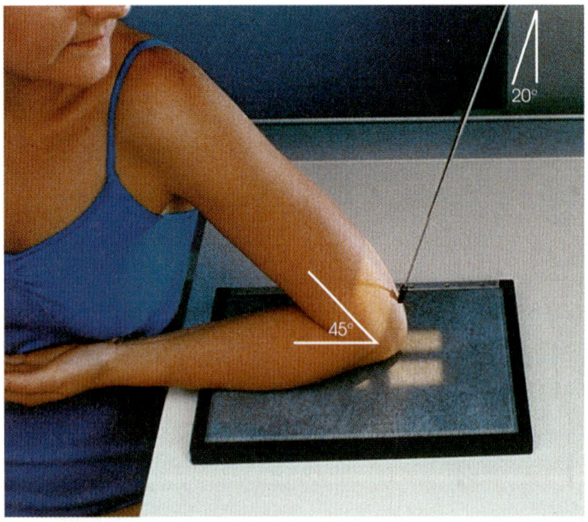

그림 2-147 중심선에서 20° 기울인 팔꿈치돌기 후 · 전축방향 촬영.

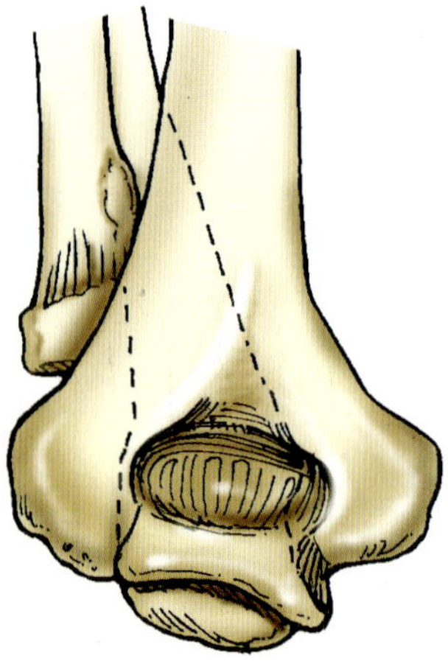

그림 2-148 팔꿈치돌기 후 · 전축방향 모식도.

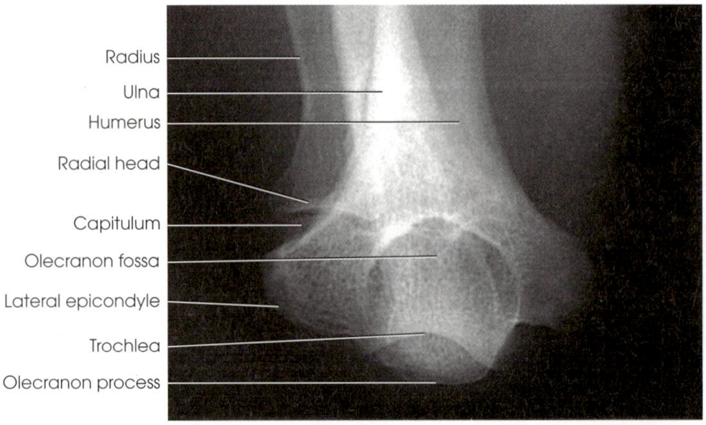

그림 2-149 중심선에 0° 각도를 준 팔꿈치돌기 후 · 전축방향 영상.

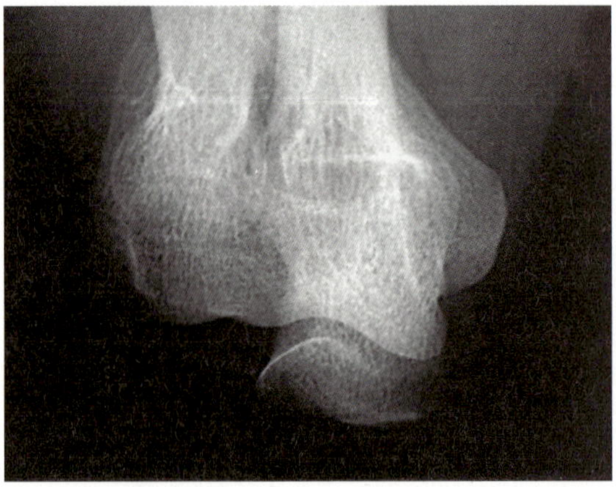

그림 2-150 중심선에 20° 각도를 준 팔꿈치돌기 후 · 전축방향 영상.

상완골 전 · 후방향 촬영
Humerus AP projection

바로 선 자세

어깨나 팔에 이상이 있는 경우, 원인이 외상 때문이든 질병 때문이든 대단히 고통스럽다. 이런 이유 때문에 가능하면 바로 선 자세나 앉은 자세에서 촬영해야 한다. 필요한 만큼 환자의 몸을 회전시키면 불편을 최소화하면서 빠르고 정확하게 팔의 자세를 잡을 수 있다.

환자 자세

- X선관을 마주보고 바로 앉은 자세나 선 자세를 취한다.
- 그림 2-151은 자유롭게 움직일 수 있는 팔의 전 · 후방향 촬영을 위한 몸의 자세를 보여주고 있다. 팔의 올바른 정면촬영 영상을 얻을 수 있다면 몸의 자세는 기울어져 있든 영상수용체를 마주 보거나 등을 지든 상관없다.

검사 자세

- 영상수용체의 상단이 위팔뼈머리 1.5inch(3.8cm) 위에 오도록 영상수용체의 높이를 조정한다.
- 팔을 약간 벌리고, 손을 뒤침시킨다.
- 전 · 후방향(또는 후 · 전방향) 촬영에서 위팔뼈를 통과하는 관상면이 영상수용체면과 평행하도록 해야 한다(그림 2-151).
- 생식샘을 차폐한다.
- 촬영 시에는 호흡을 멈춘다.

중심선

- 위팔뼈 중앙과 영상수용체 중앙을 향하여 수직으로 입사한다.

조사야

- 팔꿈치 먼쪽과 어깨 위쪽으로 2inch(5cm)를 포함하고 양 옆으로 1inch(2.5 cm)를 포함한다.

영상구조

전 · 후방향 촬영에서 위팔뼈 전체가 관찰된다. 정확한 자세는 위팔뼈융기들을 통해서 알 수 있다(그림 2-152).

평가기준

- 적절한 조사야가 이루어져야 한다.
- 팔꿈치와 어깨관절이 관찰되어야 한다.
- 회전없이 위팔뼈융기들이 최대한 많이 관찰되어야 한다.
- 위팔뼈머리와 큰돌기의 측면상이 관찰되어야 한다.
- 위팔뼈머리와 큰돌기 사이에 위치한 작은돌기의 윤곽이 관찰되어야 한다.
- X선의 확산 때문에 팔꿈치관절은 부분적으로 닫힌다.
- 위팔뼈 몸쪽과 먼쪽에서 영상의 음영 차이가 크지 않아야 한다.

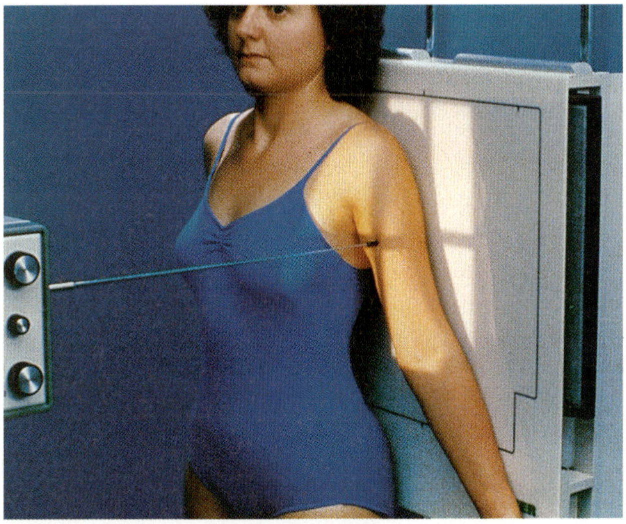

그림 2-151 바로 선 자세의 위팔뼈 전 · 후방향 촬영.

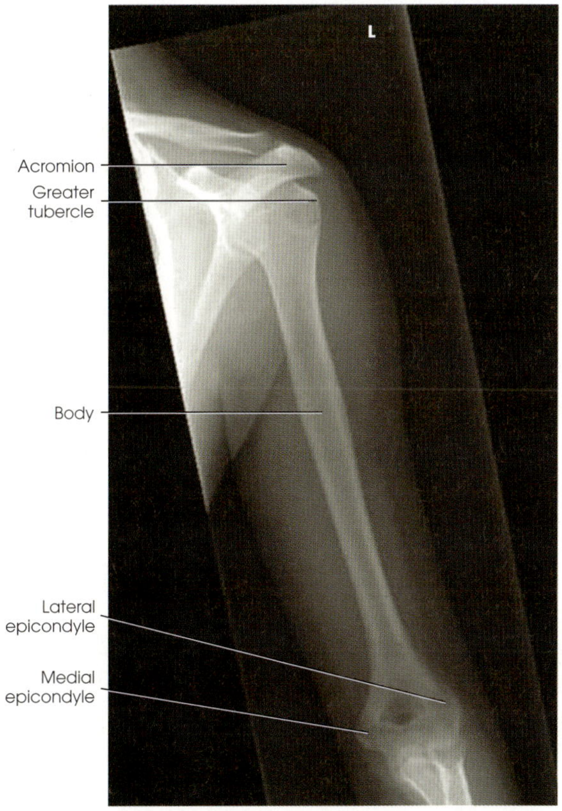

그림 2-152 바로 선 자세의 위팔뼈 전 · 후방향 영상.

상완골 측방향 촬영

Humerus lateral projection

외내측, 내외측방향

바로 선 자세

환자 자세

- 바로 앉거나 선 자세로 X선관을 마주 본다. 팔의 올바른 측방향 영상을 얻을 수 있다면 몸의 자세는 기울어져 있든 영상수용체를 마주보거나 등을 지든 상관없다.

검사 자세

- 영상수용체의 상단이 위팔뼈머리 상단 약 1.5inch(3.8cm) 지점에 오게 한다.
- 골절 가능성이 없다면 팔을 안쪽으로 회전시켜 팔꿈치를 약 90°로 구부리고 손바닥을 엉덩이에 올려 놓는다. 이 자세는 위팔뼈를 측면 자세로 만들어준다. 위팔뼈위관절융기를 통과하는 관상면이 영상수용체에 대해 수직이어야 한다(그림 2-153).
- 위팔뼈가 부러진 환자는 그림 2-154에서처럼 안가쪽방향 촬영이 더 쉬울 것이다. 앉거나 선 자세로 영상수용체를 마주보고 가슴우리를 필요한 만큼 기울여 위팔뼈의 안가쪽방향 촬영 자세로 만든다. 환자가 부러진 쪽의 손을 잡고 있지 않았다면 환자에게 잡도록 한다.
- 생식샘을 차폐한다.
- 촬영 시 호흡을 멈춰야 한다.

중심선

- 위팔뼈 중앙과 영상수용체의 중앙에 수직으로 입사한다.

조사야

- 팔꿈치관절 먼쪽과 어깨 위쪽으로 2inch(5cm)를 포함하고 양 옆으로 1inch(2.5cm)를 포함한다.

영상구조

위팔뼈 전체가 관찰된다. 정측방향 영상은 위관절융기들의 겹침을 통해 알 수 있다(그림 2-155).

평가기준

- 적절한 조사야가 이루어져야 한다.
- 팔꿈치와 어깨관절이 관찰되어야 한다.
- 겹쳐 보이는 위관절융기들이 관찰되어야 한다.
- 측면상으로 보이는 작은돌기가 관찰되어야 한다.
- 위팔뼈머리 위에 겹쳐진 큰돌기가 관찰되어야 한다.
- X선의 확산에 의해 부분적으로 닫혀진 팔꿈치관절이 관찰되어야 한다.
- 위팔뼈 몸쪽과 먼쪽 영상의 음영 차이가 크지 않아야 한다.

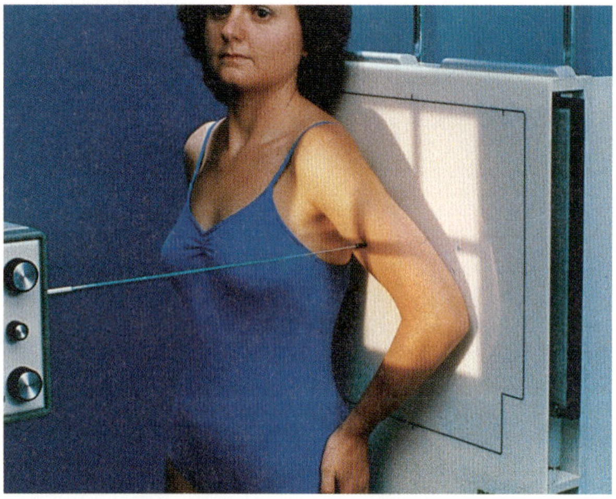

그림 2-153 바로 선 자세의 위팔뼈 측방향 촬영. 엉덩이에 올려져 있는 손에 주목한다.

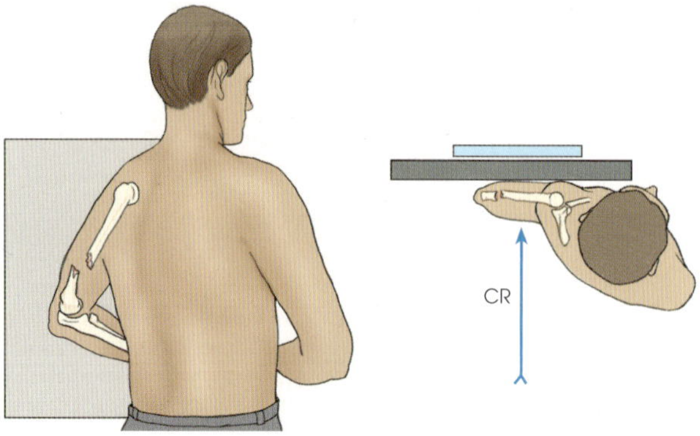

그림 2-154 위팔뼈 골절 환자는 보다시피 안가쪽방향 자세를 취하기가 더 쉬울 수 있다.

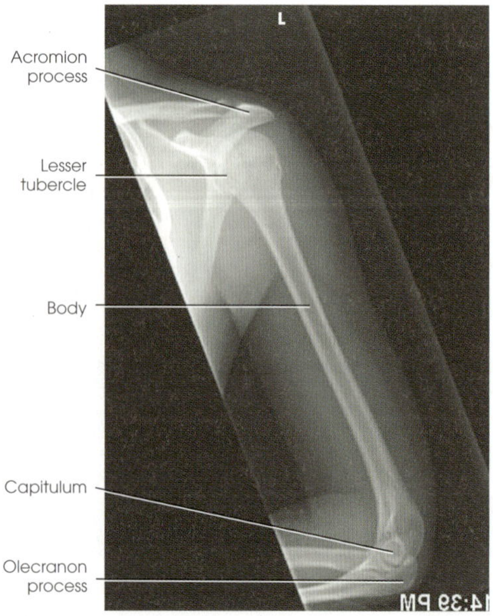

그림 2-155 바로 선 자세의 위팔뼈 측방향 영상.

상완골 전 · 후방향 촬영

Humerus AP projection

누운 자세

영상수용체는 위팔뼈를 모두 포함할 수 있을 만큼 충분히 긴 크기를 선택해야 한다.

환자 자세

- 환자를 눕히고 영상수용체가 위팔뼈 전체를 포함하도록 조절한다.

검사 자세

- 영상수용체의 상단이 위팔뼈머리 위쪽 약 1.5inch(3.8cm) 지점에 오게 놓는다.
- 검사하는 팔을 영상수용체에 밀착시키기 위해 반대편 어깨를 들고 모래주머니를 받혀 주거나 팔과 영상수용체를 모래주머니 위에 올려 놓는다.
- 금기사항이 없다면 손을 뒤침시켜서 위관절융기들이 영상수용체면에 평행하게 한다(그림 2-156).
- 생식샘을 차폐한다.
- 촬영 시 호흡을 멈춰야 한다.

중심선

- 위팔뼈의 중앙과 영상수용체 중심에 수직으로 입사한다.

조사야

- 팔꿈치관절 먼쪽과 어깨 위쪽으로 2inch(5cm)까지 포함하고 양 옆으로 1inch(2.5cm)까지 포함한다.

영상구조

위팔뼈 전체가 관찰된다. 정확한 자세는 위팔뼈위관절융기들을 통해 알 수 있다(그림 2- 156).

평가기준

- 적절한 조사야가 이루어져야 한다.
- 팔꿈치와 어깨관절이 관찰되어야 한다.
- 위팔뼈위관절융기들이 회전없이 최대한 많이 관찰되어야 한다.
- 위팔뼈머리와 큰돌기의 측면상이 관찰되어야 한다.
- 위팔뼈머리와 큰돌기 사이에 위치한 작은돌기의 윤곽이 관찰되어야 한다.
- X선의 확산으로 인해 팔꿈치관절이 부분적으로 닫힌다.
- 위팔뼈 몸쪽과 먼쪽 영상의 음영 차이가 크지 않아야 한다.

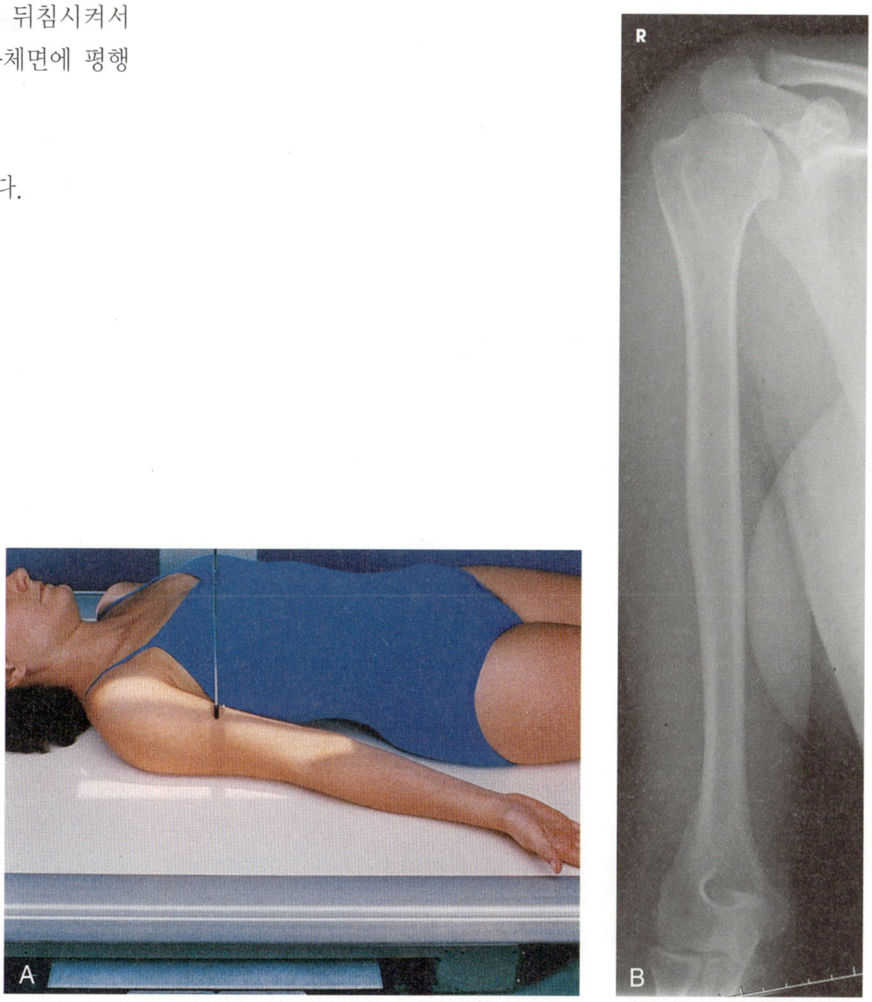

그림 2-156 A, 누운 자세의 위팔뼈 전 · 후방향 촬영. 손이 뒤침된 것에 주목한다. **B,** 정확한 자세의 위팔뼈 전 · 후방향 영상.

상완골 측방향 촬영
Humerus lateral projection
외내측방향
누운 자세

환자 자세
- 환자를 눕게 하고 위팔뼈가 영상수용체 중심에 오게 하거나 Bucky tray를 사용한다.

검사 자세
- 영상수용체 상단이 위팔뼈머리 외쪽 약 1.5inch(3.8cm) 지점에 오도록 조정한다.
- 골절 가능성이 없다면 팔을 벌리고 영상수용체를 밑에 놓아 그 중심에 맞춘다.
- 아래팔을 안쪽으로 돌려서 위관절융기들이 영상수용체면에 수직이 되게 하고 손등은 다리 옆에 붙인다. 이 동작은 팔꿈치를 구부리지 않고도 위관절융기들을 측면 자세로 만들어 준다(그림 2-153). (편안한 자세를 위하여 팔꿈치는 약간 구부릴 수 있다.)
- 위팔뼈 전체를 포함할 수 있도록 영상수용체의 위치를 조절한다(그림 2-157).
- 생식샘을 차폐한다.
- 촬영 시 호흡을 멈춰야 한다.

중심선
- 위팔뼈 중앙과 영상수용체 중앙에 수직으로 입사한다.

조사야
- 팔꿈치관절 먼쪽과 어깨 위쪽으로 2inch(5cm)까지 포함하고 양 옆으로 1inch(2.5cm)까지 포함한다.

영상구조
위팔뼈의 전체가 관찰된다. 정측방향 영상은 겹쳐진 위관절융기를 통해 알 수 있다(그림 2-157).

평가기준
- 적절한 조사야가 이루어져야 한다.
- 팔꿈치와 어깨관절이 관찰되어야 한다.
- 겹쳐진 위관절융기들이 관찰되어야 한다.
- 작은돌기의 측면상이 관찰되어야 한다.
- 위팔뼈머리 위로 겹쳐진 큰돌기가 관찰되어야 한다.
- X선의 확산 때문에 팔꿈치관절은 부분적으로 닫힌다.
- 위팔뼈 몸쪽과 먼쪽 영상의 음영에 큰 차이가 나지 않아야 한다.

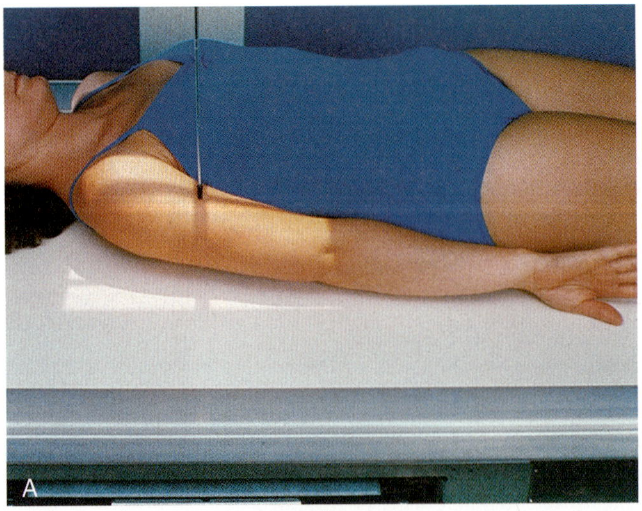

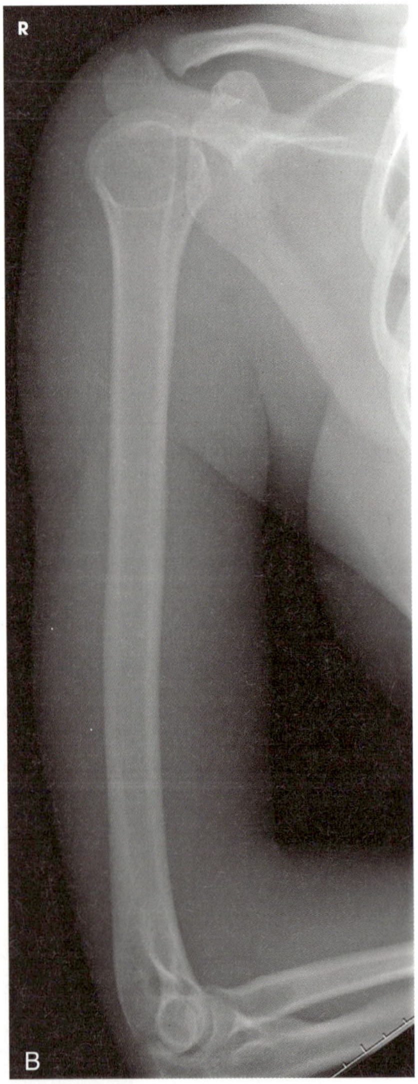

그림 2-157 A, 누운 자세의 위팔뼈 측방향 촬영. 환자의 손등이 넙다리에 있는 것을 주목한다. **B,** 위팔뼈 측방향 영상, 바로 누운 자세. 위팔뼈위관절융기들이 영상수용체에 수직인 것에 주목하다. 아래팔의 먼쪽은 환자의 자세 때문에 포함되지 못했고, 따로 팔꿈치 측방향 촬영을 하였다.

상완골 측방향 촬영
Humerus lateral projection
외내측방향
누운 자세 또는 옆으로 누운 자세

환자 자세
- 골절로 진단되었거나 의심될 때는 환자를 바로 눕히거나 옆으로 눕히고 영상수용체를 겨드랑이에 위치시킨 후 영상수용체의 정중선에 위팔뼈가 오게 한다.
- 금기 사항이 없다면 팔꿈치는 구부리고 엄지를 위쪽으로 한다. 위팔뼈는 적당한 지지대 위에 올려 놓는다(그림 2-158).
- 위팔뼈의 옆면이 중심선에 수직이 되도록 몸의 자세를 조정한다.
- 생식샘을 차폐한다.
- 촬영 시 호흡을 멈춰야 한다.

중심선
누운 자세
- 위팔뼈 중앙과 영상수용체 중앙을 향해 수평을 유지한 채 수직으로 입사한다.

옆으로 누운 자세
- 영상수용체 중앙으로 입사하면 위팔뼈 먼쪽만 노출되게 된다(그림 2-158).

조사야
- 팔꿈치관절 먼쪽으로 2inch(5cm)까지 포함하고 양 옆으로 1inch(2.5cm)까지 포함한다. 조사야 상단은 영상수용체 상단을 넘어서지 않게 해야 한다.

영상구조
위팔뼈 먼쪽이 관찰된다(그림 2-159).

평가기준
- 적절한 조사야가 이루어져야 한다.
- 위팔뼈 먼쪽이 관찰되어야 한다.
- 겹쳐진 위관절융기들이 관찰되어야 한다.

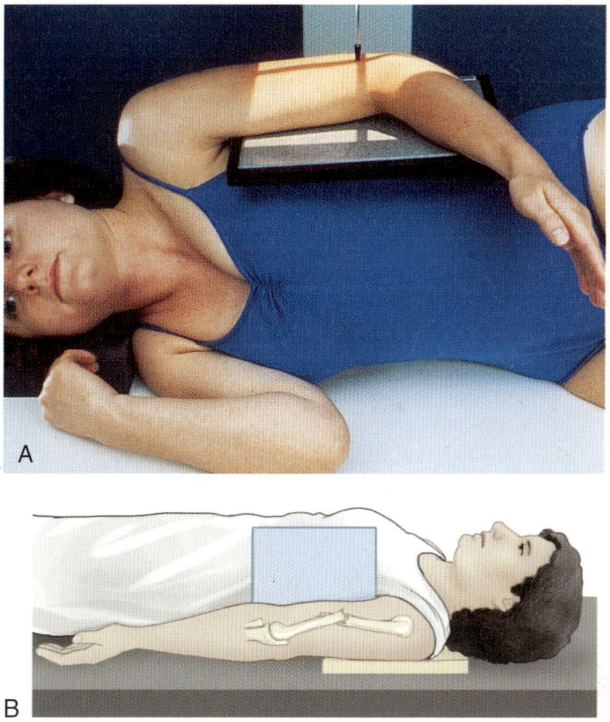

그림 2-158 A, 먼쪽 위팔뼈의 측면을 보기 위해 옆으로 누운 자세. **B,** 골절이 있는 위팔뼈를 검사하기 위한 축측방향(cross-table lateral) 촬영자세와 영상수용체의 위치.

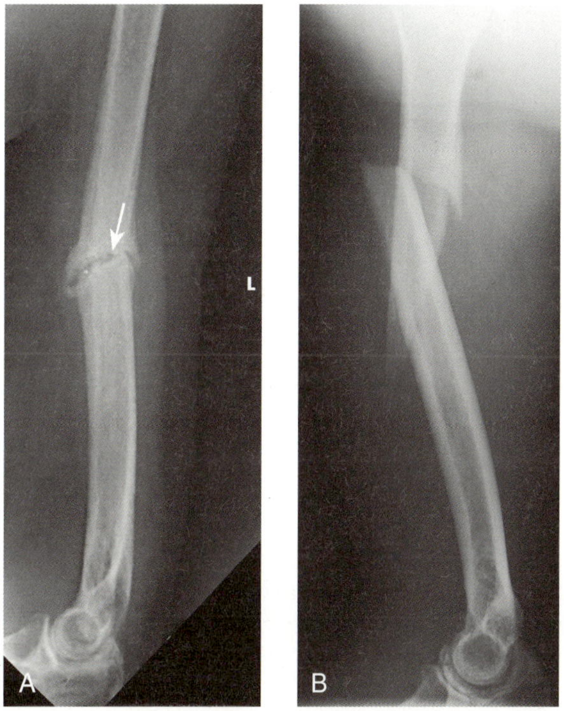

그림 2-159 A, 누운 자세의 위팔뼈 측방향 영상으로 아물고 있는 상태의 골절(화살표)이 보인다. **B,** 누운 자세의 위팔뼈 측방향 영상으로 복합골절이 보인다. 환자의 통증 때문에 옆으로 누운 자세에서 촬영하였다.

3
팔이음뼈
SHOULDER GIRDLE

학습목적

어깨관절의 질병진단을 위한 각종 검사법을 익히며, 검사부위별 영상해부학 및 병리학적 특징을 숙지하고 진단가치가 높은 영상을 획득하기 위한 환자 자세와 장비를 효율적으로 사용할 수 있도록 학습한다.

학습목표

1. 어깨관절의 해부학적 구조와 특징을 설명할 수 있다.
2. 어깨관절을 구성하는 뼈들의 부위별 명칭을 식별할 수 있다.
3. 어깨질환에 관계된 각종 방사선학적 검사법을 설명할 수 있다.
4. 어깨관절을 여러 방향에서 촬영한 방사선학적 영상을 설명할 수 있다.
5. 환자 자세, 각도에 따른 검사조건 및 기술적인 고려를 통하여 검사를 실시할 수 있다.
6. 어깨관절의 병리학적 병변을 묘출할 수 있다.

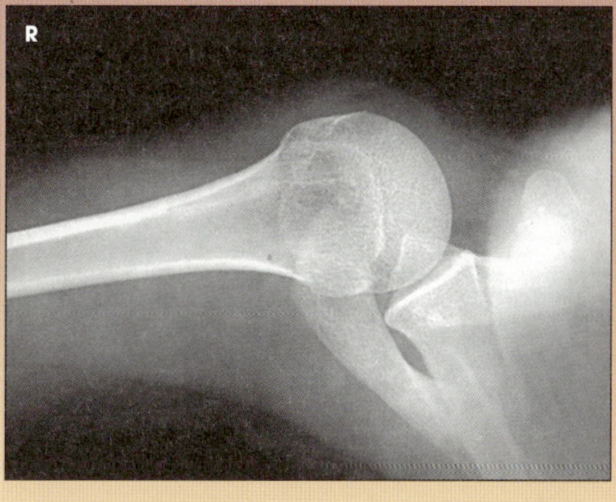

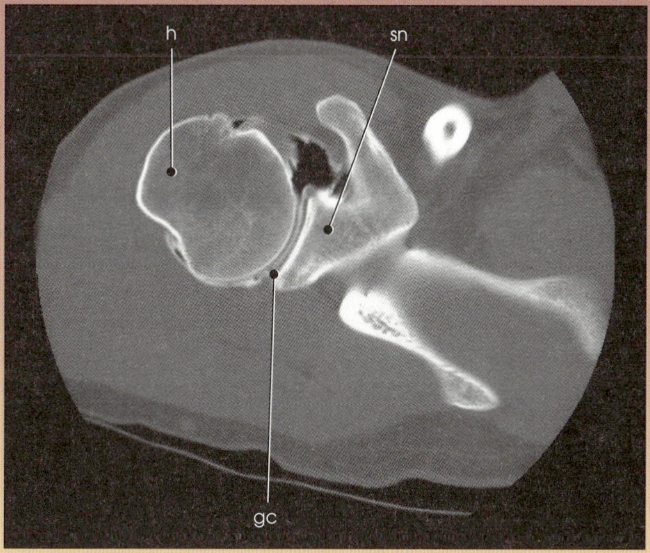

촬영방향, 환자 자세, 촬영법

중요도	촬영부위	촬영방향	환자 자세	촬영법
▲	어깨	전 · 후방향	어깨뼈의 바깥돌림, 중립, 안쪽돌림	
▲	어깨관절: 관절오목	전 · 후사방향	우후사방향 또는 좌후사방향	Greshy method
	어깨관절: 관절오목	전 · 후사방향	우후사방향 또는 좌후사방향	Apple method
▲	어깨	흉강경유 측방향		Lawrence method
▲	어깨관절	하상축방향		Lawrence method
	어깨관절	하상축방향		Rafert et al. modification
	어깨관절	하상축방향		West point method
	어깨관절	상하축방향		
▲	어깨관절: 어깨뼈 Y	후 · 전사방향	우전사방향 또는 좌전사방향	
	어깨관절: 가시위근 출구	접선방향	우전사방향 또는 좌전사방향	Neer method
	어깨관절	전 · 후축방향		
	어깨관절: 몸쪽 어깨뼈	전 · 후축방향		stryker "notch(표식)"
	어깨관절: 관절오목	전 · 후축사방향	우후사방향 또는 좌후사방향	Garth method
▲	몸쪽 어깨뼈: 결절사이고랑	접선방향		Fisk modification
▲	봉우리빗장관절	전 · 후방향	양쪽	Pearson method
	봉우리빗장관절	전 · 후축방향		Alexander method
▲	빗장뼈	전 · 후방향		
▲	빗장뼈	전 · 후축방향	앞굽음	
▲	빗장뼈	후 · 전방향		
▲	빗장뼈	후 · 전축방향		
▲	어깨뼈	전 · 후방향		
▲	어깨뼈	측방향	우전사방향 또는 좌전사방향	
	어깨뼈	전 · 후사방향	우후사방향 또는 좌후사방향	
	어깨뼈: 부리돌기	전 · 후축방향		
	어깨뼈가시	접선방향		Laquerrière–Pierquin method

팔이음뼈

팔이음뼈(견갑대, shoulder girdle)는 빗장뼈와 어깨뼈의 2개 뼈로 형성된다. 이 뼈들의 기능은 팔을 몸통에 연결하는 것이다. 이 두 뼈들은 배열이 이음뼈로 간주되나, 앞과 뒤에서는 불완전하게 연결된다. 이 이음뼈는 앞쪽에서 빗장뼈의 안쪽의 끝과 연결되는 복장뼈에 의해서 완전히 연결된다. 어깨뼈는 등쪽에서 넓게 분리되어 있다. 위팔뼈의 몸쪽 부분은 팔의 일부이고 팔이음뼈의 일부는 아니다. 하지만, 위팔뼈의 몸쪽부위는 어깨관절에 포함되므로 해부학적으로 팔이음뼈의 일부로 간주한다(그림 3-1, 3-2).

빗장뼈

긴뼈로 분류되는 빗장뼈(쇄골, clavicle)는 하나의 몸통과 2개의 관절끝을 가지고 있다(그림 3-1 참조). 빗장뼈는 첫째 갈비뼈 바로 위에 수평 대각선면에 자리잡고 있으며 팔이음뼈의 앞부분을 형성한다. 가쪽을 '봉우리끝'이라고 하는데, 어깨뼈의 어깨뼈봉우리돌기와 관절을 이룬다. 복장끝이라고 불리는 안쪽 면은 복장뼈 자루와 첫째 갈비 연골과 관절을 이룬다. 빗장뼈는 팔의 운동을 위한 지렛대 역할을 하는데 이를 위해 2번 휘어져 있다. 휘어진 정도는 남성이 여성보다 더 심하다.

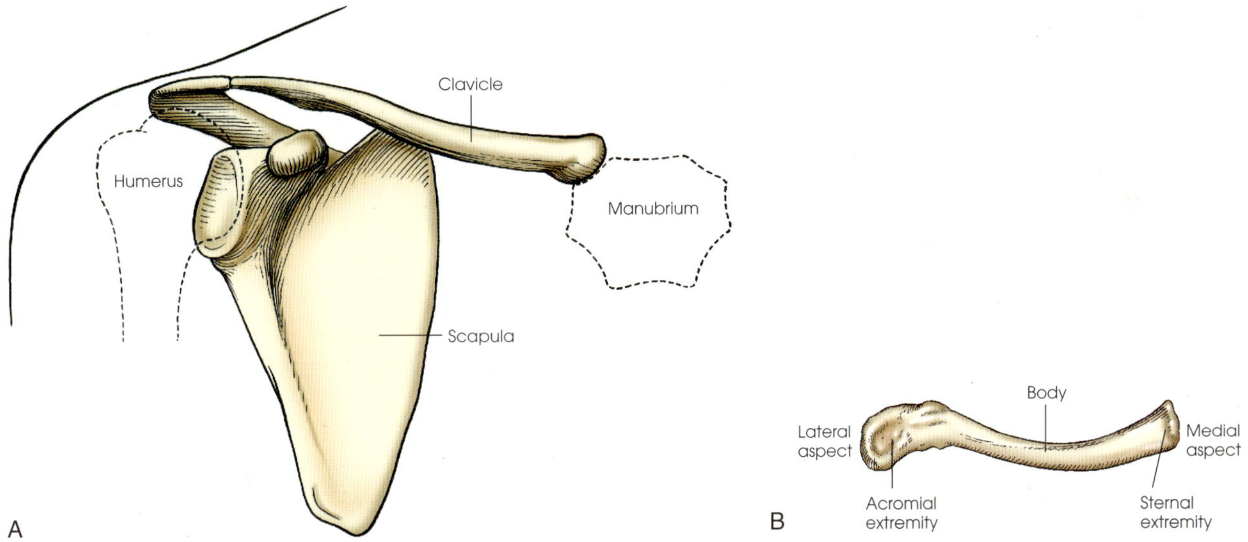

그림 3-1 A, 팔이음뼈의 앞면: 빗장뼈와 어깨뼈. 위팔뼈와 복장뼈의 복장뼈몸통에 붙은 지지대 **B,** 오른쪽 빗장뼈의 윗면.

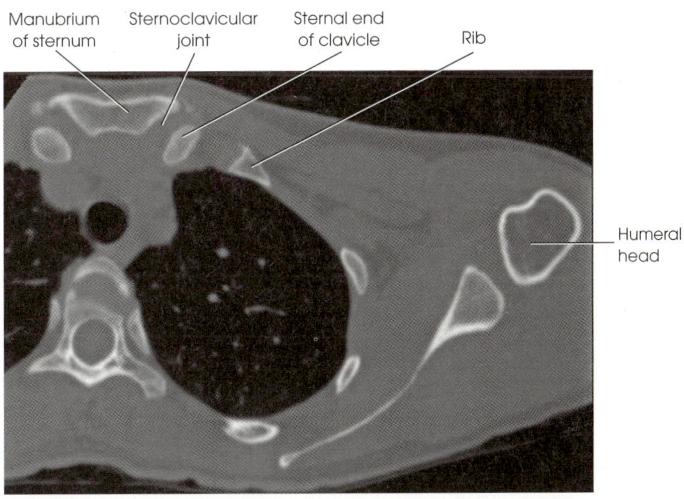

그림 3-2 해부관계를 보여주는 어깨의 축상 CT 스캔. 참고 어깨뼈의 각도는 45~60°이다.

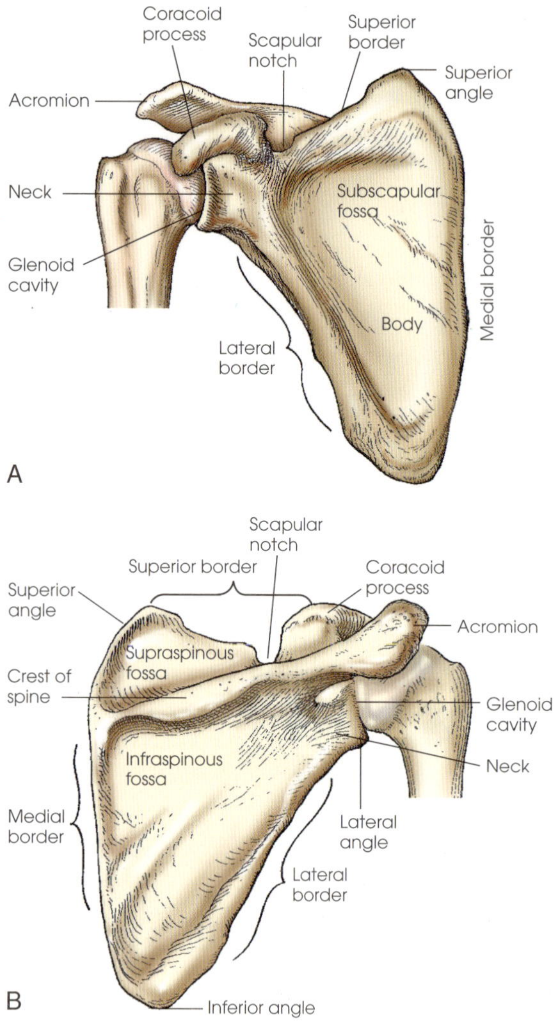

그림 3-3 어깨뼈. A, 갈비뼈(앞면) 표면 B, 뒤쪽면(뒷면).

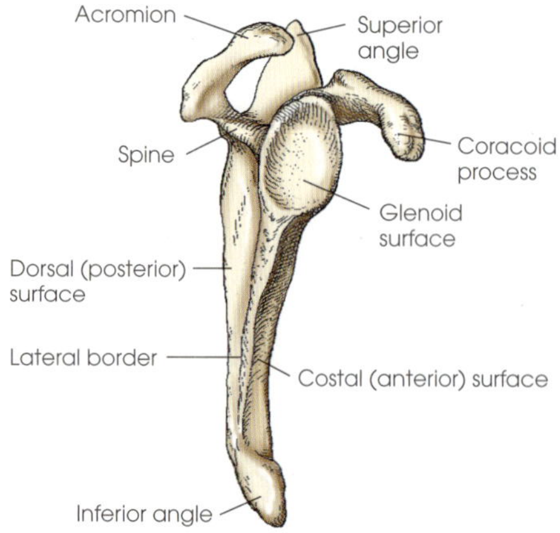

그림 3-4 어깨뼈 가쪽면.

어깨뼈

납작뼈로 분류되는 어깨뼈(견갑골, scapula)는 팔이음뼈의 뒷부분을 형성한다(그림 3-3, 3-4). 삼각 모양의 어깨뼈는 2개의 표면, 3개의 경계(연), 3개의 각을 가지고 있다. 둘째 갈비뼈와 일곱째갈비뼈 사이에 뒤위쪽 가슴 안에 자리하며, 어깨뼈의 안쪽 경계(연)가 척추와 평행을 이룬다. 뼈의 몸체는 보다 강한 힘을 갖기 위해 위에서 아래까지 아치형태로 굽어있고, 수많은 근육들이 붙을 수 있는 표면을 제공한다. 뼈의 편평한 면은 해부학 자세에 비해 약 45~60° 각도로 위치한다(그림 3-2 참조).

어깨뼈의 갈비뼈(앞면)표면은 약간 오목하고, 아래어깨뼈오목이 있는데, 이 곳 거의 전체에 어깨밑근이 붙는다. 어깨뼈 앞면의 안쪽 가장자리로 위각에서 아래각까지 앞톱니근이 붙는다.

등쪽(뒷면)표면은 돌출된 가시돌기에 의해 두 부분으로 나뉜다. 어깨뼈가시능선은 안쪽 면의 윗부분 ⅓ 지점에서 시작하여 매끈한 삼각형 영역에서부터 위로 비스듬히 올라가는 어깨뼈봉우리라는 타원형의 편평한 돌출부위까지 걸쳐있다. 어깨뼈가시의 윗부분은 가시위오목이라 하며 가시위근의 기시부가 된다. 가시아래근은 가시아래오목이라 불리는 어깨뼈가시 아래부분에서 기원한다. 작은원근은 어깨뼈 뒷면의 가쪽면 윗부분 ⅔ 지점에서 시작하고, 큰원근은 먼쪽 ⅓ 부위와 아래각에서 시작한다. 어깨뼈 안쪽 가장자리의 뒷면은 어깨뼈의 올림근, 큰마름모근, 작은마름모근의 접착면이 된다.

위각에서 부리돌기까지 위모서리를 형성하고, 위모서리 가쪽 끝에는 어깨뼈 패임이라는 함몰부가 있다. 안쪽 모서리는 위각에서 아래각으로 이어지고, 가쪽 모서리는 관절오목에서 아래각으로 이어진다. 위쪽과 안쪽 모서리의 접점은 위각을 형성한다.

안쪽 가장자리(척추쪽)와 가쪽 가장자리의가 만나는 곳은 아래각을 형성하며, 일곱째갈비뼈 위에 위치한다. 가쪽각은 어깨뼈 몸통에서 가장 두꺼운 부분으로 얇고 타원형의 함요부위를 형성하며 이를 관절오목이라 부른다. 관절오목을 둘러싼 협소한 부분을 어깨뼈목이라 한다. 부리돌기는 두꺼운 기저부에서 시작하는데 어깨뼈패임에서 어깨뼈 목의 윗부분까지 연결된다. 이 돌기는 처음에는 앞면 안쪽에서 돌출된 뒤가쪽으로 휘어진다. 부리돌기는 봉우리빗장관절의 약간 안쪽 직하부에서 만져질 수 있다.

위팔뼈

위팔뼈(상완골, humerus)의 몸쪽은 위팔뼈머리, 해부목, 큰결절과 작은결절이라 불리는 2개의 돌출된 돌기, 그리고 외과목으로 구성되어 있다(그림 3-5). 위팔뼈의 머리는 크고 매끄럽고 둥굴며, 위팔뼈 위안쪽의 경사면에 자리하고 있다. 같은 경사면에 위치한, 어깨뼈머리 아래에 좁고 잘록한 해부목이 있다. 결절 바로 아래 몸체의 협소한 부분은 외과목이라 불리는 곳으로 골절이 많이 생기는 부위다.

작은결절은 해부목 바로 아래, 뼈의 앞측 표면 위에 위치한다(그림 3-5~3-7). 아래 어깨근의 힘줄(건)이 작은결절에 붙는다. 큰결절은 해부목의 바로 아래의, 뼈의 가쪽 표면에 위치하며, 결절(이두근)간구라 불리는 깊은 패임으로 인해 작은결절과 분리된다. 큰결절의 위쪽 표면은 약 25° 정도 각도로 뒤쪽으로 기울어져 있고, 근육이 붙기 위한 3개의 납작한 자국이 있다. 앞쪽 자국은 3개 가운데 가장 높고, 가시위오목근의 힘줄이 붙게 된다. 가운데 자국은 가시아래근이 붙는 지점이다. 작은원근 위쪽 근육의 힘줄(건)은 뒤쪽 자국에 붙는다(더 아래 근육은 이 지점의 바로 아래 뼈의 몸체에 붙는다).

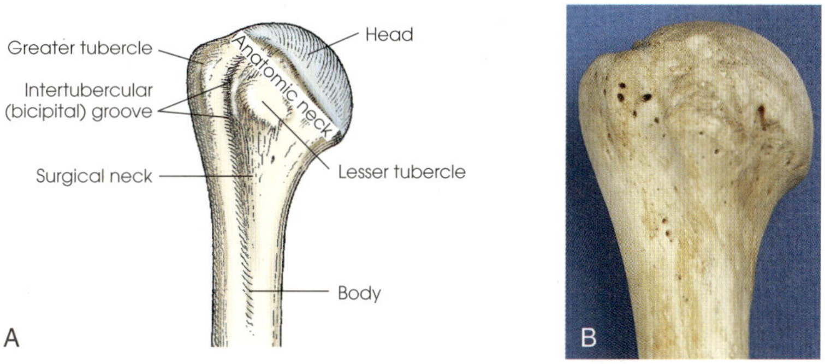

그림 3-5 **A**, 오른쪽 몸쪽 위팔뼈의 앞면. **B**, 몸쪽 위팔뼈의 앞면 사진.

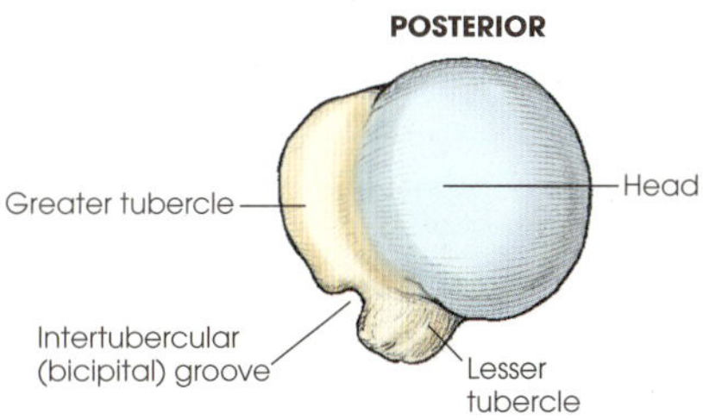

그림 3-6 위팔뼈의 윗면.

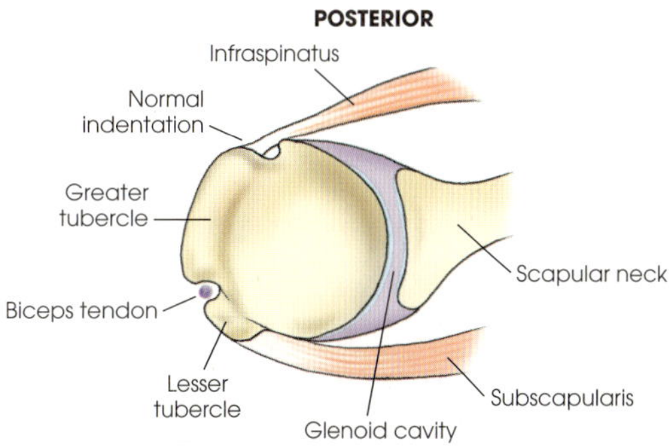

그림 3-7 위팔뼈의 윗면. 정상 해부 관계를 보여주고 어깨위팔관절을 통과하는 수평 단면.

점액주머니는 조직의 압력을 완화하고 마찰을 줄이는 활액으로 채워진 작은 주머니이다. 보통 뼈와 피부 사이에서 있고, 관절이 움직일 때 피부가 쉽게 움직이도록 한다. 점액주머니는 또한 뼈와 인대, 근육 또는 힘줄 사이에서도 발견된다. 어깨의 가장 큰 점액주머니 가운데 하나는 어깨밑 점액주머니다(그림 3-8). 어깨뼈봉우리돌기 아래에, 삼각근과 어깨관절주머니 사이에 위치한다. 어깨밑 점액주머니는 정상적으로는 관절과 연결되어 있지 않다. 어깨의 다른 점액주머니들은 어깨뼈봉우리 윗부분, 부리돌기와 관절주머니 사이, 그리고 관절주머니와 어깨밑근 힘줄 사이에서 있다. 방사선 촬영에 있어 점액주머니는 부상이나 노화에 의한 칼슘(calcium)침착의 경우 중요하다.

팔이음뼈관절

팔이음뼈의 3개의 관절은 표 3-1에 요약되어 있다.

어깨위팔뼈관절

관절오목과 위팔뼈 머리사이의 어깨위팔뼈의 관절은 모든 방향으로 움직일 수 있는 윤활 절구공이관절을 형성한다(그림 3-9, 3-10). 이 관절은 흔히 오목위팔관절이라 한다. 많은 근육들이 연결되어 유지하며 어깨관절 기능에 관여하지만, 방사선사들은 주로 단회전근개(short rotator cuff muscle)가 붙는 부착점에 주로 관심을 가진다(그림 3-11). 이 근육들의 부착점(어깨밑근, 가시위목근, 가시아래오목근, 작은원근)은 이미 설명한 바 있다.

표 3-1 팔이음뼈관절

관절	구조적 분류		
	조직	형태	움직임
어깨위팔뼈	윤활막	절구공이	자유로운 움직임
봉우리빗장관절	윤활막	미끄럼	자유로운 움직임
복장빗장관절	윤활막	이중 미끄럼	자유로운 움직임

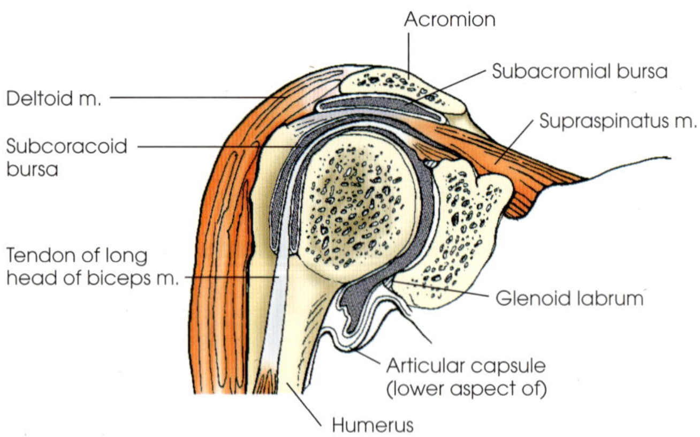

그림 3-8 오른쪽 어깨 점액주머니와 근육.

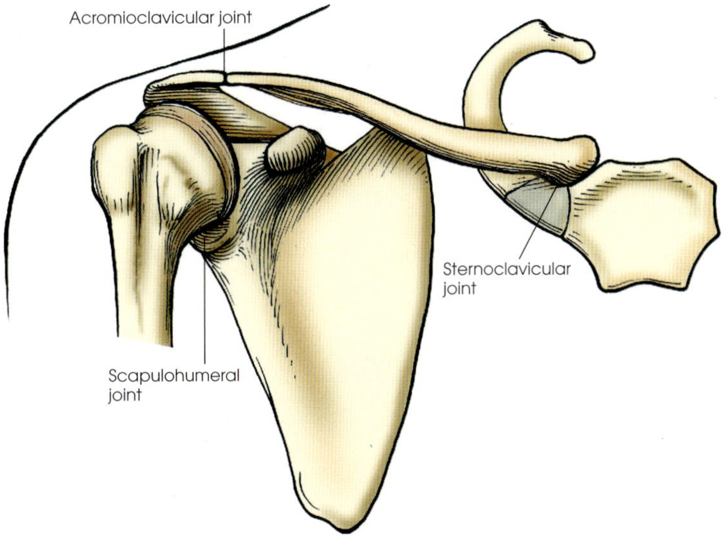

그림 3–9 어깨뼈와 위팔뼈의 관절들.

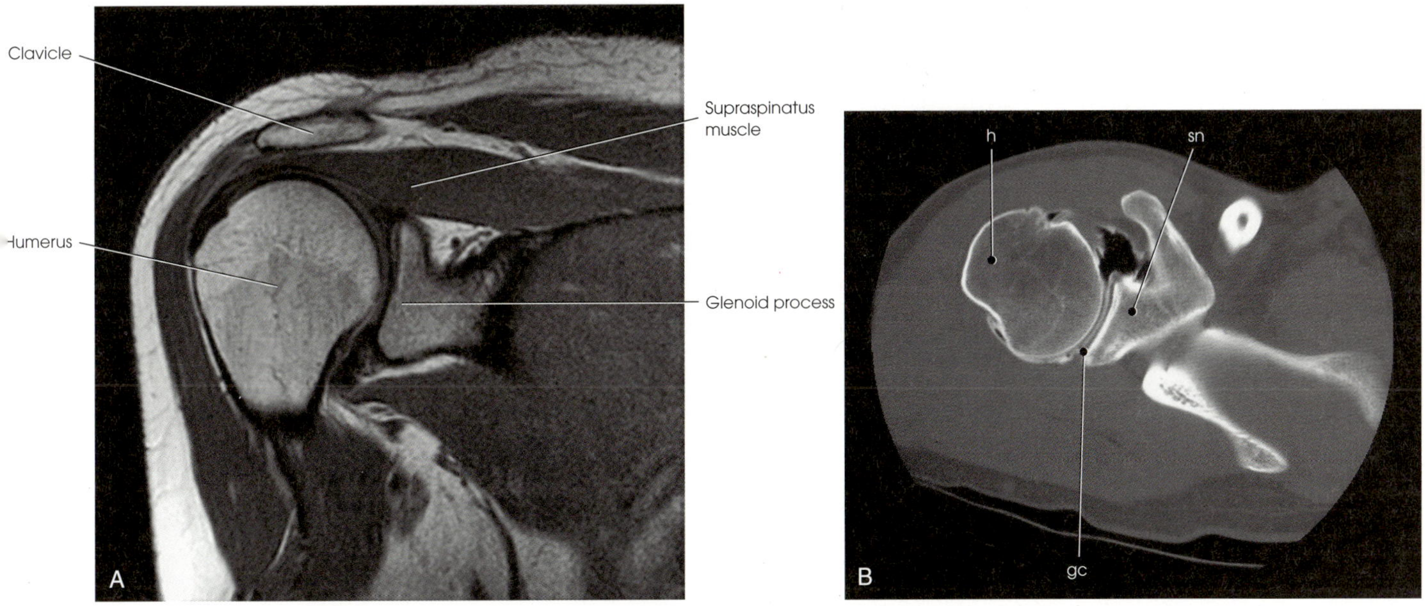

그림 3–10 A, 어깨의 관상면 MRI(참고: 뼈부위와 가까운 어깨뼈머리와 근육들 근처의 연골). **B,** 어깨, 가운데 관절의 축방향 CT(참고: 서로 관련 있는 뼈의 위치와 관절오목의 연골). gc: 관절오목, h: 위팔뼈, sn: 어깨뼈목.

(From Kelley LL, Petersen CM: Sectional anatomy for imaging professionals, ed 2, St Louis, 2007, Mosby.)

관절주머니는 어깨관절을 완전히 에워싸고 있다. 위팔두갈래근의 긴 갈래는 관절오목 위쪽 모서리 끝에서 기원하여 어깨관절주머니를 통과하여 관절주머니의 섬유층과 윤활막층 사이 자나가서 위팔뼈머리 위로 휘어져 결절(두갈래근) 간구로 내려간다. 두갈래근의 짧은 갈래는 부리돌기에서 시작하여 긴 갈래와 함께 노뼈 거친면에 붙는다. 어깨와 팔꿈치관절을 지나가기에 두갈래근은 어깨와 팔꿈치관절들의 동시 움직임을 돕는 역할을 한다.

이러한 팔목, 팔꿈치, 어깨관절 사이의 상호 움직임 때문에 팔의 방사선 촬영에서 있어 손의 위치는 중요하다. 어떠한 손의 어떠한 회전이라도 다른 관절들을 회전하게 한다. 관절과 근육운동의 역학을 이해하는 가장 좋은 방법은 모든 운동이 각 관절에 속하는 것으로 생각하고 다른 부분들의 반응을 유심히 살펴보는 것이다.

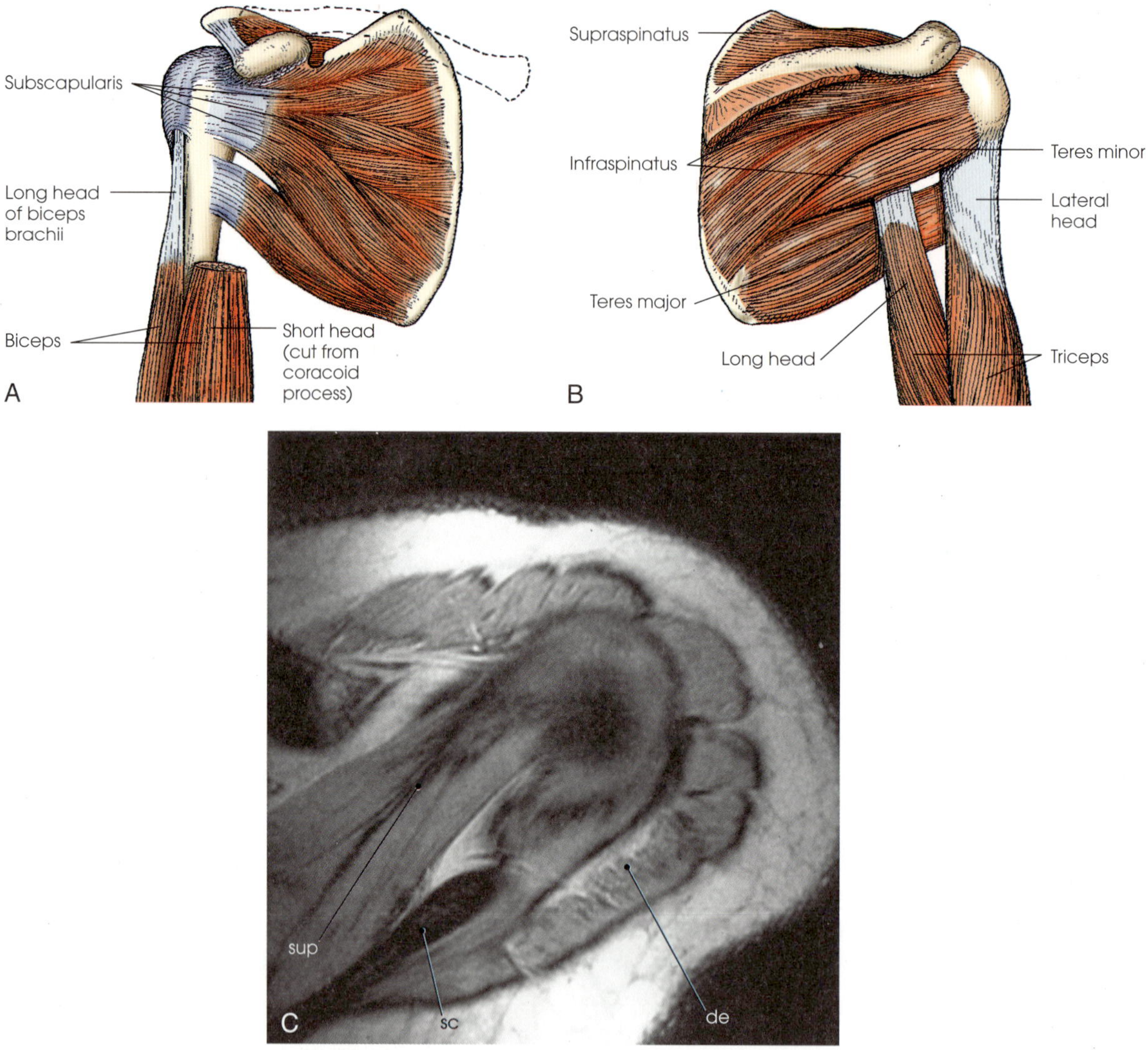

그림 3-11 **A,** 어깨뼈의 갈비뼈(앞면)면과 몸쪽 위팔뼈의 근육들. **B,** 어깨뼈의 등쪽(뒷면)면과 몸쪽 위팔뼈의 근육들. **C,** 어깨의 근육들을 보여주는 어깨 축방향 MRI(위로부터의 사진). 가시위오목근(sup)과 삼각근(de)들이 관찰된다[참고: 참조를 위한 견갑근(sc)].

(From Kelley LL, Petersen CM: Sectional anatomy for imaging professionals, ed 2, St Louis, 2007, Mosby.)

봉우리빗장관절

어깨뼈의 어깨뼈봉우리돌기와 빗장뼈의 봉우리끝 사이의 봉우리빗장(acromio-claviclar, AC)관절은 윤활 미끄럼관절을 형성한다(그림 3-12). 이것은 미끄럼과 회전운동(들기, 내리기, 전인, 후인)을 가능하게 한다. 빗장뼈의 끝이 봉우리빗장의 인접한 표면보다 높게 올라가기 때문에 이 표면의 경사는 봉우리빗장을 아래 빗장뼈 밑으로 변위되기 쉽다.

복장빗장관절

복장빗장(sternoclavicular, SC)관절은 2개의 뼈(복장뼈와 첫째 갈비뼈)가 달린 빗장뼈의 복장끝에 의해 형성된다(그림 3-12). 복장뼈의 복장뼈자루가 달린 빗장뼈의 결합은 위팔뼈와 몸통 사이의 유일한 뼈의 결합이다. 이 관절이 윤활 이중-미끄럼관절이다. 이 관절은 섬유연골판에 의해 운동하나, 윤활 절구공이관절처럼 회전, 들기, 내리기, 전·후 운동이 가능하다. 빗장뼈는 어느 운동을 할 때마다 어깨뼈를 들게 된다.

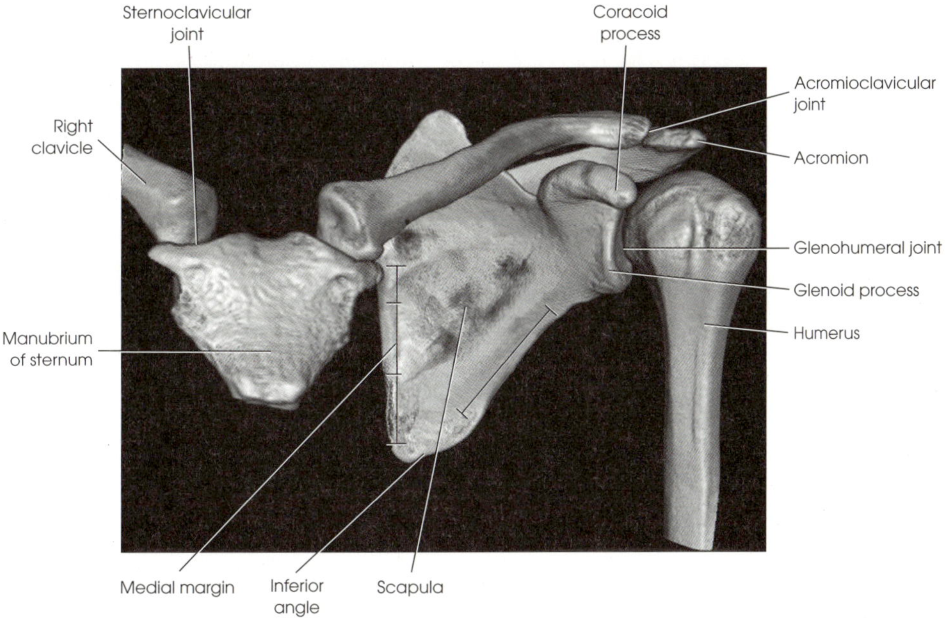

그림 3-12 팔이음뼈의 3D CT영상(참고: 3개의 관절).

해부학 용어 요약

팔이음뼈
빗장뼈
어깨뼈

빗장뼈
몸통
봉우리끝
복장뼈끝

어깨뼈
안쪽모서리
몸통
늑골면
아래어깨뼈의 오목(구멍)
위각
아래각
등쪽면
척추 능선
어깨봉우리
가시위오목
가시아래오목
위모서리
부리돌기
어깨뼈패임
가쪽모서리
관절오목
가쪽각
목

위팔뼈(몸쪽면)
머리뼈(머리)
해부목
외과목
결절사이고랑
큰결절
작은결절
몸통
윤활주머니
봉우리밑주머니

어깨관절
어깨위팔뼈
어깨봉우리빗장
복장빗장뼈

병리학 용어 요약

상태	정의
점액주머니염	점액주머니의 염증
탈구	관절공간으로부터 뼈의 빠짐
골절	뼈 연속성의 중단
힐삭스 병변	탈구와 함께 생기는 위팔뼈머리 뒤가쪽면의 감입골절
전이	한부위에서 다른 부위로 암 병변의 이동
골관절염 또는 퇴행성 관절증	윤활관절과 척추뼈에서 진행되는 연골 퇴행으로 생기는 관절염의 형태
골화석증	비정상적 연골 밀도의 증가
골다공증	골밀도의 소실
류마티스관절염	다발성 관절염이 특징인 원인 불명의 만성 염증성 질환
힘줄염	건(힘줄)의 부착점에 염증
종양	세포확산이 조절되지 않는 곳에서의 새로운 조직의 증식
연골육종	연골세포에서 자라는 악성종양

어깨

견관절 전 · 후방향 촬영

Shoulder AP projection

위팔뼈의 외회전, 중립위, 내회전

참고: 골절이나 탈구가 의심될 때는 환자의 팔을 돌리지 않는다.

> **삭제된 촬영법**
>
> 아래의 방사선 촬영은 어깨 영상을 위해 컴퓨터 단층촬영(CT)과 자기공명영상(MRI) 사용 증가로 아틀라스(atlas)에서 제외되었다. 이 방사선 촬영들은 11판과 이전에 출간된 모든 판에서 전체를 다시 찾아볼 수 있다.
>
> **어깨관절**
> - 하상축방향, Clements method
>
> **봉우리빗장뼈관절**
> - 후 · 전축사방향, Alexander method
>
> **빗장뼈**
> - 접선방향
>
> **어깨뼈**
> - 후 · 전사방향, Lorenz, Lilienfeld method
> - 접선방향

환자 자세

- 가슴안의 관상면을 영상수용체(IR)에 평행하게 하고 환자를 바로 선 자세나 등을 바닥에 대고 바로 누운 자세로 검사한다. 외상이나 병리적인 원인으로 발생한 어깨나 팔은 움직임과 압박에 매우 민감하므로, 이런 이유에서 가능한 환자는 선 자세를 취하여야 한다.

검사 자세

- 어깨관절(부리돌기)을 영상수용체(IR) 면의 중앙에 위치시킨다.
- 영상수용체(IR)의 위치를 조정해 중심이 부리돌기보다 1inch(2.5cm) 아래에 놓이도록 조정한다.

표 3-2 손 위치와 몸쪽 위팔뼈에서의 그 영향

설명	손 위치	몸쪽 위팔뼈 위치
손등으로 놓인 손과 영상수용체에 평행으로 조정한 팔꿈치 양측돌기(위관절융기)는 위팔뼈를 가쪽돌림 상태로 놓는다.	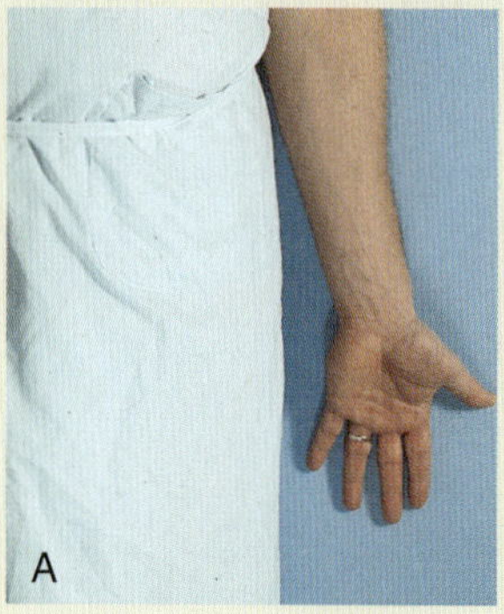	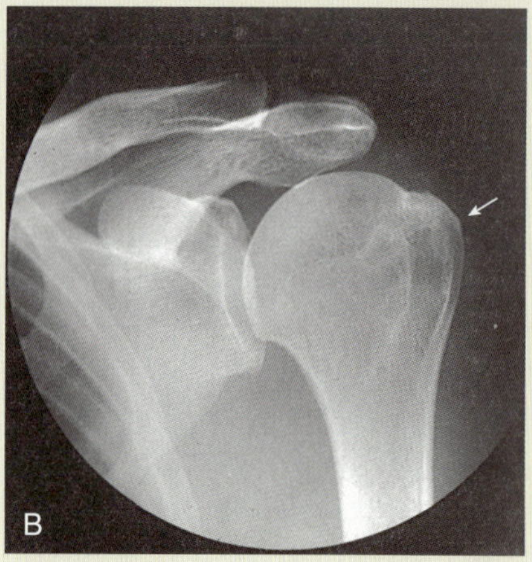 어깨 전 · 후방향 영상. 가쪽돌림 어깨뼈. 큰결절(화살표).
손을 엉덩관절 위에 손바닥으로 놓고 팔꿈치 양측돌기(위관절융기)를 영상수용체에 45° 각으로 조정하는 것은 위팔뼈를 자연스런 상태로 놓는다.	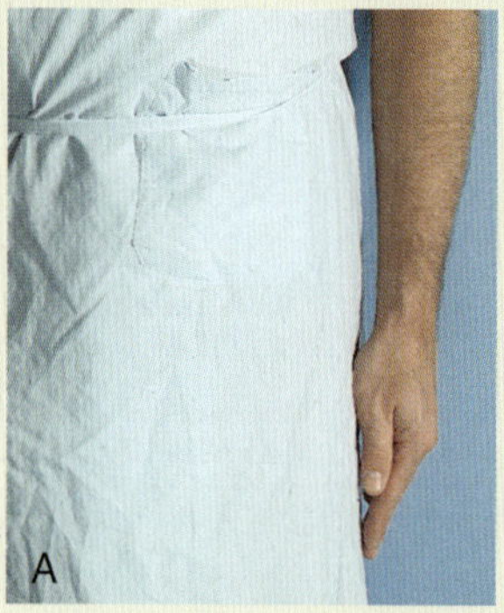	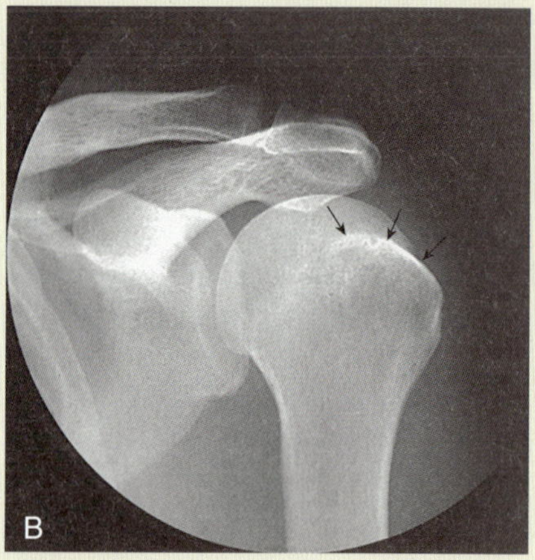 어깨 전 · 후방향 영상. 자연스러운 어깨뼈(중립위). 큰결절(화살표).
손의 뒤쪽은 엉덩관절에 놓을 수 있고 팔꿈치양측돌기(위관절융기)는 영상수용체에 수직으로 조정한 것은 위팔뼈를 안쪽돌림 상태로 놓는다.	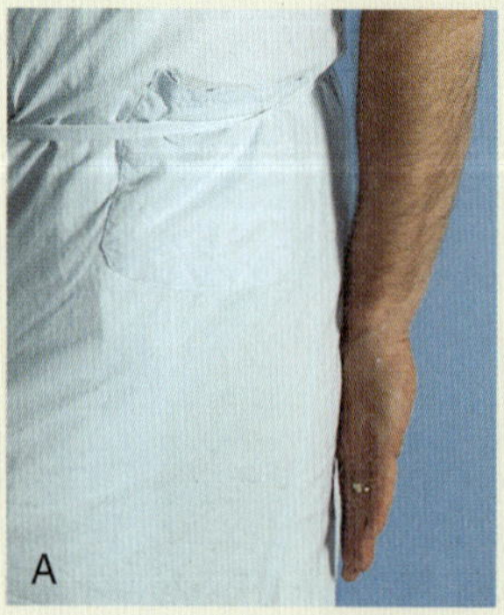	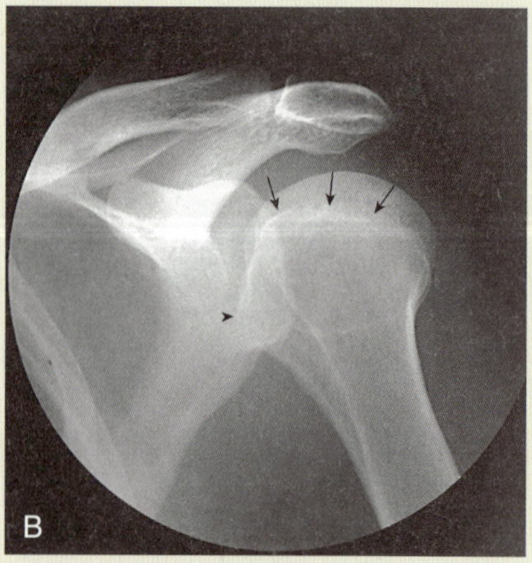 어깨 전 · 후방향 영상. 안쪽돌림 어깨뼈. 큰결절(화살표), 작은결절 윤곽(화살머리).

전 · 후방향 검사-가쪽돌림 자세 (external rotation)

- 특별한 제약이 없다면, 환자의 손바닥이 앞으로 향하도록 한다(표 3-2).
- 팔을 약간 몸통쪽에서 조금 벌린(외전) 위팔뼈의 위관절융기(팔꿈치 양쪽에 튀어나온 뼈)가 영상수용체(IR)면과 평행이 되도록 바깥쪽으로 회전시킨다. 중립 자세에서 팔 전체를 바깥으로 회전시키는 것은 어깨와 위팔뼈 전체가 실제 적용되는 해부학적 위치에 놓이게 한다(그림 3-13).

자연스러운 중립위(neutral rotation)

- 환자는 손바닥을 넙다리에 가볍게 붙이도록 한다(표 3-2). 이러한 팔의 위치는 위팔뼈를 약간 안쪽으로 회전시켜 중립위치에 놓게 하여 양쪽 위관절융기(팔꿈치 양쪽 튀어나온 뼈)가 영상수용체 면에 약 45° 각도를 이루도록 한다.

안쪽돌림 자세(internal rotation)

- 환자에게 팔꿈치를 구부리게 하여 팔을 안쪽으로 회전하고 손등을 엉덩이에 가볍게 올리도록 한다(표 3-2).
- 위팔뼈의 위관절융기(팔꿈치 양쪽 튀어나온 뼈)가 영상수용체면과 수직이 되도록 조정한다.
- 생식샘을 차폐하여야 하며, 방사선 조사 시 호흡은 잠시 멈추게 한다.

중심선

- 중심선은 부리돌기에서 1inch(2.5cm) 아래 지점에 수직으로 입사한다.

조사야

- 10×12inch(24×30cm)로 조절한다.

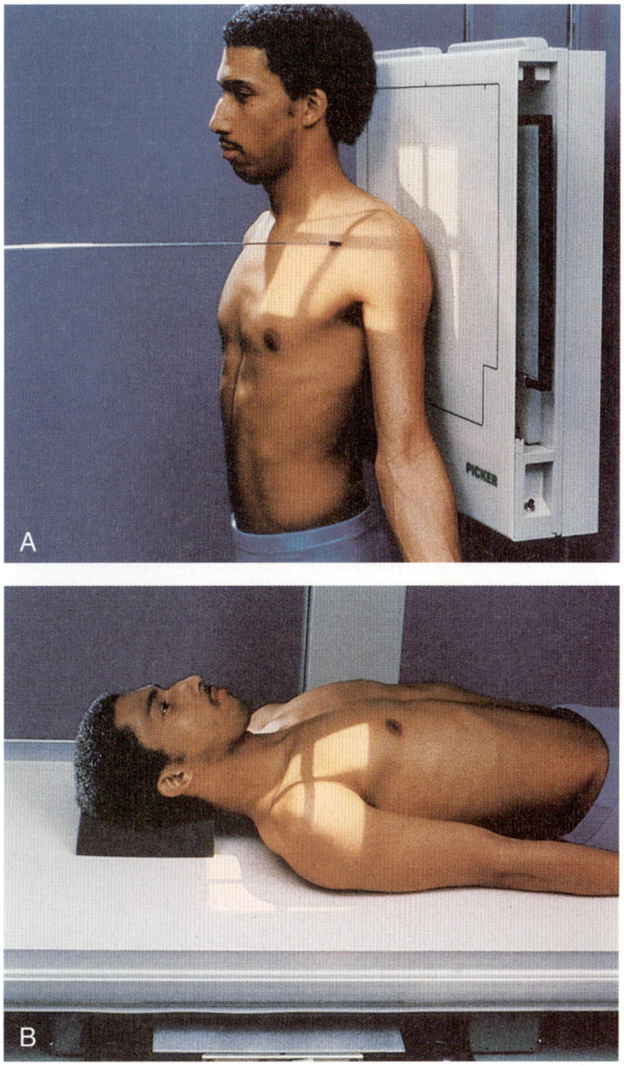

그림 3-13 A, 선 자세의 어깨 전·후방향 촬영, 외회전 위팔뼈. **B,** 바로 누운 자세에서의 같은 촬영.

영상구조

해부학적 위치에 있는 몸쪽 위팔뼈, 어깨뼈, 연부조직 구조가 나타난다(그림 3-14~3-16). 어깨위팔뼈 윗부분의 관절의 관계를 관찰할 수 있다.

가쪽돌림: 위팔뼈의 큰결절과 가시위근(극상건)의 부착점을 관찰할 수 있다(그림 3-14 A).

자연스러운 자세(중립위): 가끔 작은 석회 침전물을 볼 수 있는 가시위근(극상건) 부착점의 뒤쪽 부위를 관찰할 수 있다(그림 3-14 B).

안쪽돌림: 위쪽 위팔뼈의 정 가쪽 위치를 관찰할 수 있다. 팔을 어깨뼈머리의 작은결절을 명확히 관찰할 수 있게 벌리면(외전), 어깨아래근(견갑하근) 힘줄의 부착부의 측방향 영상을 얻을 수 있다(그림 3-15).

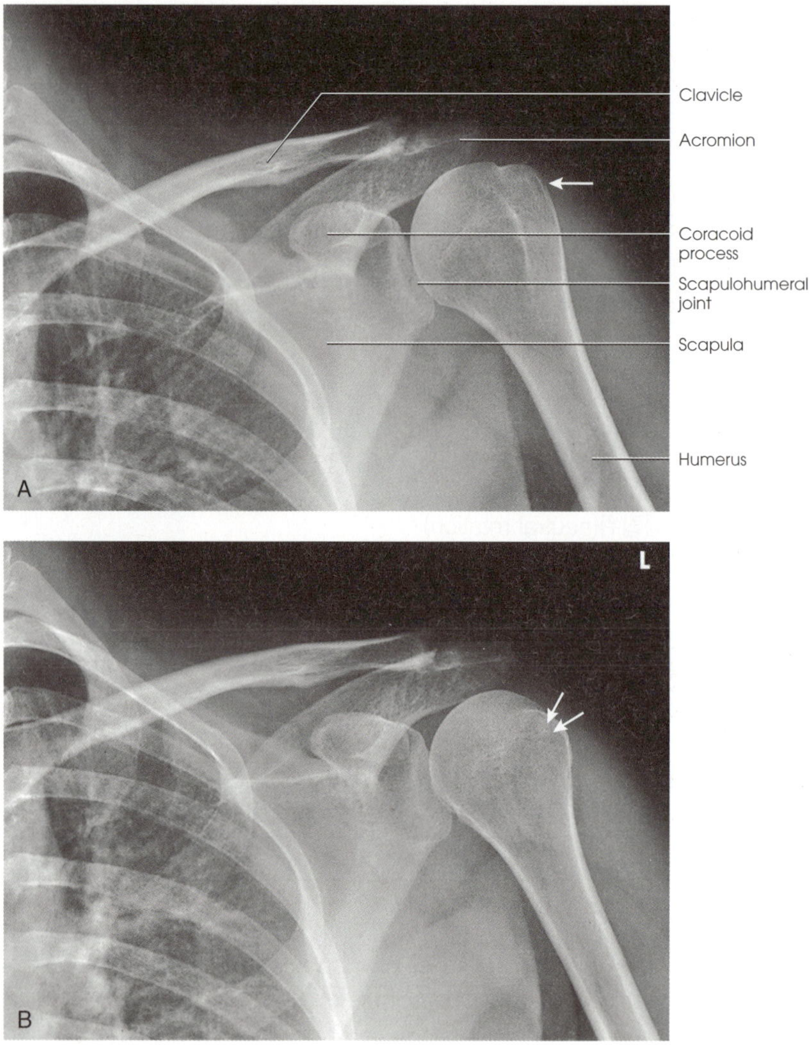

그림 3-14 A, 어깨 전·후방향 영상, 외회전: 큰결절 윤곽(화살표). **B,** 어깨 전·후방향 영상, 중립위: 큰결절(화살표).

평가기준

- 적절한 조사야가 이루어져야 한다.
- 위쪽 어깨뼈, 빗장뼈의 가쪽면 절반, 몸쪽 위팔뼈의 영상이 관찰되어야 한다.
- 어깨뼈의 기둥을 따라, 어깨 주변의 연부조직의 세부 영상이 관찰되어야 한다.

외회전

- 어깨와 몸쪽 위팔뼈머리의 윤곽이 관찰되어야 한다.
- 큰결절이 위팔뼈 가쪽면 위에 측면상으로 관찰되어야 한다.
- 위팔뼈머리는 안쪽 반가쪽상으로 관절오목과 약간 부분적으로 겹쳐 보여야 한다.
- 작은결절의 윤곽은 반가쪽상으로 위팔뼈머리와 큰결절 사이의 중간에 겹쳐 보여야 한다.

자연스러운 자세(중립위)

- 큰결절은 위팔뼈머리와 부분적으로 겹친 모습이 관찰된다.
- 몸쪽 위팔뼈머리의 정면상, 위팔뼈머리, 관절오목의 관계가 관찰된다.
- 관절오목에 위팔뼈머리와 약간 겹쳐져 안쪽 윤곽이 관찰된다.

내회전

- 작은결절이 윤곽이 안쪽 반가쪽상과 관절오목의 아래에 부분적으로 겹쳐 나타난다.
- 큰결절의 윤곽이 위팔뼈머리 위에 겹쳐져 반가쪽상으로 관찰된다.
- 관절오목에 위팔뼈의 겹침 정도가 다른 두 자세보다 크게 관찰된다.

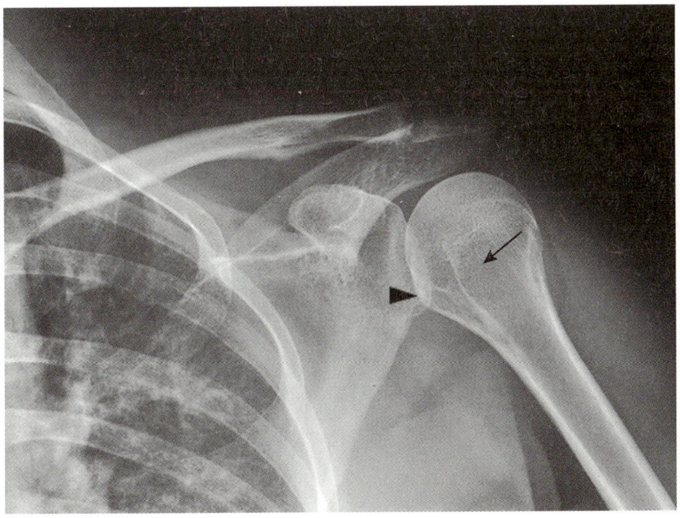

그림 3-15 어깨 전 · 후방향 영상(내회전): 큰결절(화살표), 작은결절 윤곽(화살표 머리).

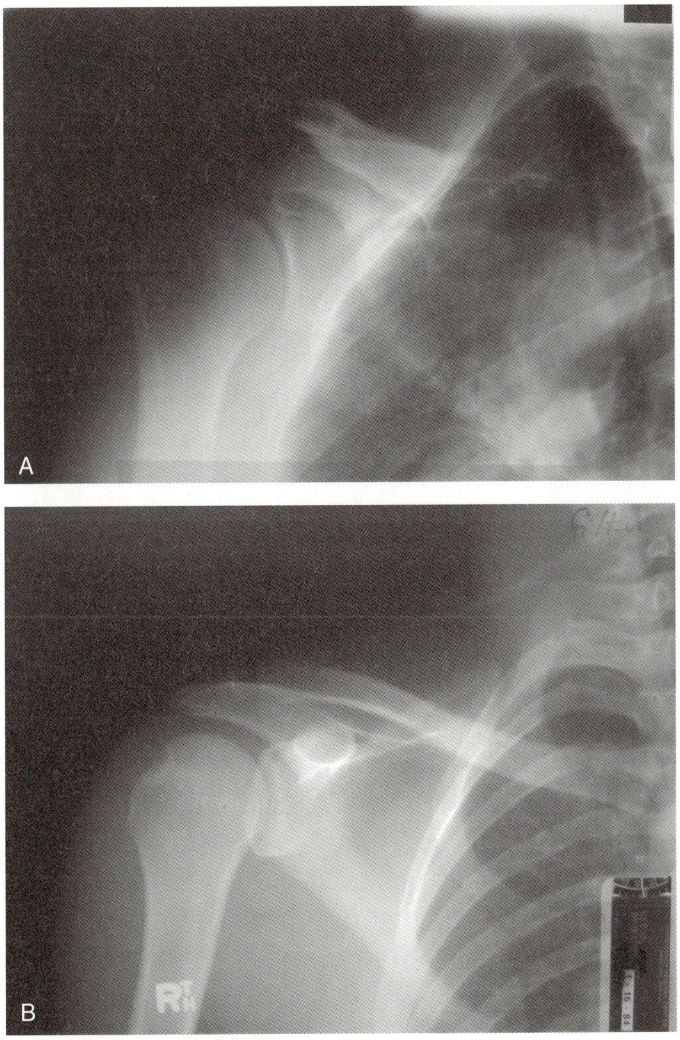

그림 3-16 A, 보정필터 사용 없이 오른쪽 어깨의 전 · 후사방향 영상. **B,** 보정필터로 같은 환자의 전 · 후방향 영상(참고: 필터로 뼈와 연부조직 부위 시각화의 향상).

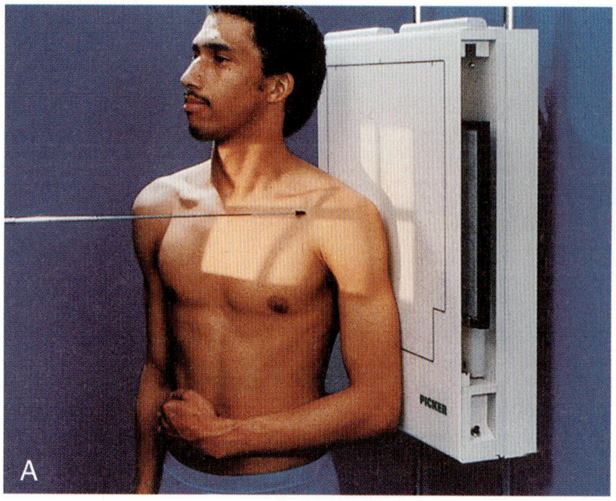

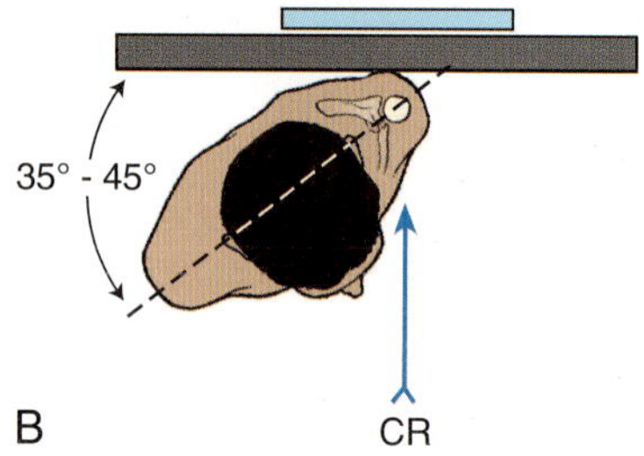

그림 3-17 A, 관절오목 좌후사방향(LPO) 촬영. **B,** 영상수용체면과 환자어깨의 위치.

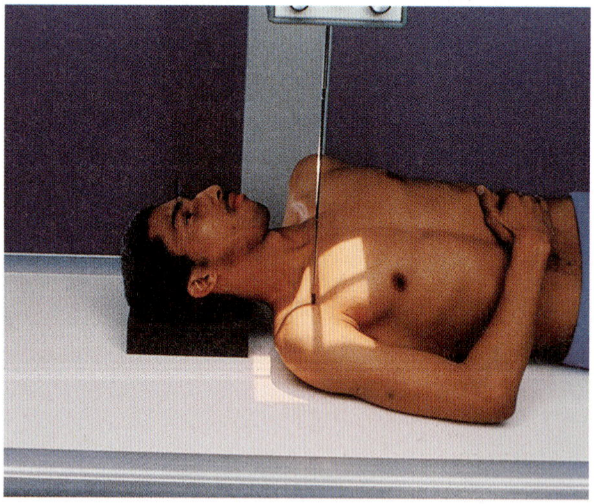

그림 3-18 누운 자세의 관절오목 우후사방향(RPO) 촬영.

관절오목

관절와 전 · 후사방향 촬영

Glenoid cavity AP oblique projection

Grashey method

우후사방향(RPO) 또는 좌후사방향(LPO) 자세

환자 자세

- 환자를 바로 눕게 하거나, 바로 서게 한다. 바로 선 자세가 환자에게도 좀 더 편하고, 정확한 자세를 조정하는 데 유리하다.

검사 자세

- 환자를 검사쪽으로 몸을 약 35~45° 회전시킨다(그림 3-17).
- 검사쪽 위팔뼈머리 뒤쪽을 영상수용체에 밀착시키고 중앙에 오도록 조정하여 어깨의 위가쪽모서리에서 안쪽으로 5cm, 아래쪽으로 5cm 오도록 조정한다.
- 어깨뼈가 영상수용체면과 평행이 되도록 회전각도를 조정하며, 회전각도는 환자 어깨의 모양(편평하거나 둥근 모양)에 따라 다르다.
- 환자가 바로 누워 있는 경우, 어깨뼈를 영상수용체에 평행이 되도록 하기 위해 몸을 45° 이상 회전시켜야 할 수도 있다.
- 들어 올린 어깨와 엉덩이 밑에 고정장치를 놓아 자세를 지지한다(그림 3-18).
- 검사쪽 팔은 안쪽으로 회전 팔을 약간 몸통에서 당겨 손바닥을 배 위에 놓게 한다.
- 생식샘을 차폐하며, 검사 시 호흡은 균일한 영상의 농도를 위하여 날숨 후 멈추고 촬영한다.

중심선

- 영상수용체에 수직으로 어깨관절에 중심으로 어깨의 위가쪽모서리에서 안쪽으로 5cm, 아래쪽으로 5cm에 입사한다.

조사야

- 8×10inch(18×24cm)로 조절한다.

영상구조

위팔뼈머리와 관절오목 사이의 관절공간이 관찰되며, 어깨관절의 관절오목이 열려진 것을 관찰한다(그림 3-19, 3-20).

평가기준

- 적절한 조사야가 이루어져야 한다.
- 위팔뼈머리와 관절오목 사이의 열린 관절공간이 관찰되어야 한다.
- 관절오목의 윤곽이 뚜렷하게 관찰되어야 한다.
- 관절오목은 위팔뼈머리와 겹쳐지지 않은 측면상으로 나타나야 하며, 관절 부위의 연부조직이 뚜렷하게 관찰되어야 한다.

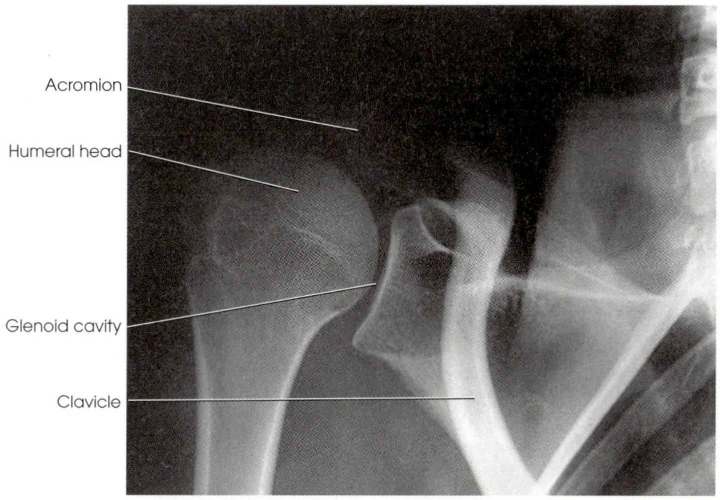

그림 3-19 관절오목 전·후사방향 영상: Grashey method.

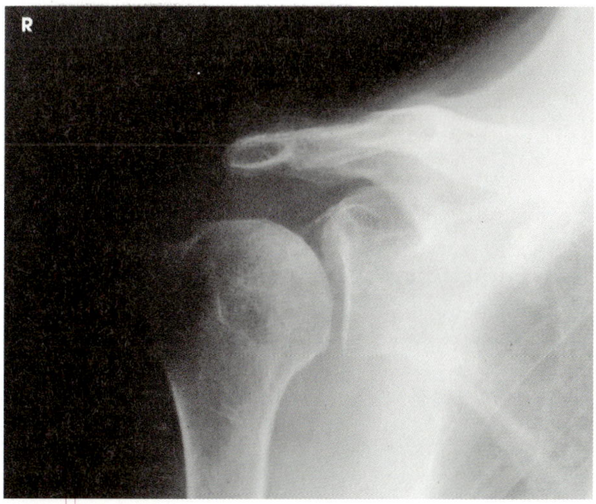

그림 3-20 어깨뼈봉우리관절의 중등도 퇴행성 변화를 보여주는 관절오목 전·후사방향 영상. Grashey method.

관절오목

관절와 전 · 후사방향 촬영

Glenoid cavity AP oblique projection

Apple method

우후사방향(RPO) 또는 좌후사방향 (LPO) 자세

Apple method[1]는 Grashey method와 유사하나 어깨관절에서 관절연골의 감소를 나타내기 위해 물체를 든(하중) 벌림(외전)을 사용한다.

[1]Apple A et al: The weighted abduction Grashey shoulder method, Radiol Technol 69:151, 1997.

환자 자세

- 환자를 앉거나 바로 서게 한다.

검사 자세

- 영상수용체 중앙에 어깨관절을 위치한 후, 검사할 쪽으로 35~45° 정도 몸을 회전시킨다.
- 검사쪽 어깨 뒷면을 영상수용체면에 밀착한다.
- 어깨뼈는 영상수용체면에 평행하게 위치시켜야 한다(Greshy method 참조).
- 환자는 중립자세(neutral position)로 검사측 손에 1lb(0.5kg) 무게를 들게 한다.
- 물체를 들고 있는 동안 환자는 정중선과 90°로 팔의 벌림 자세를 유지한다(그림 3-21).
- 검사하는 동안 잠시 호흡은 멈추며, 환자의 움직임을 방지하기 위하여 검사조건을 미리 설정할 필요가 있다.

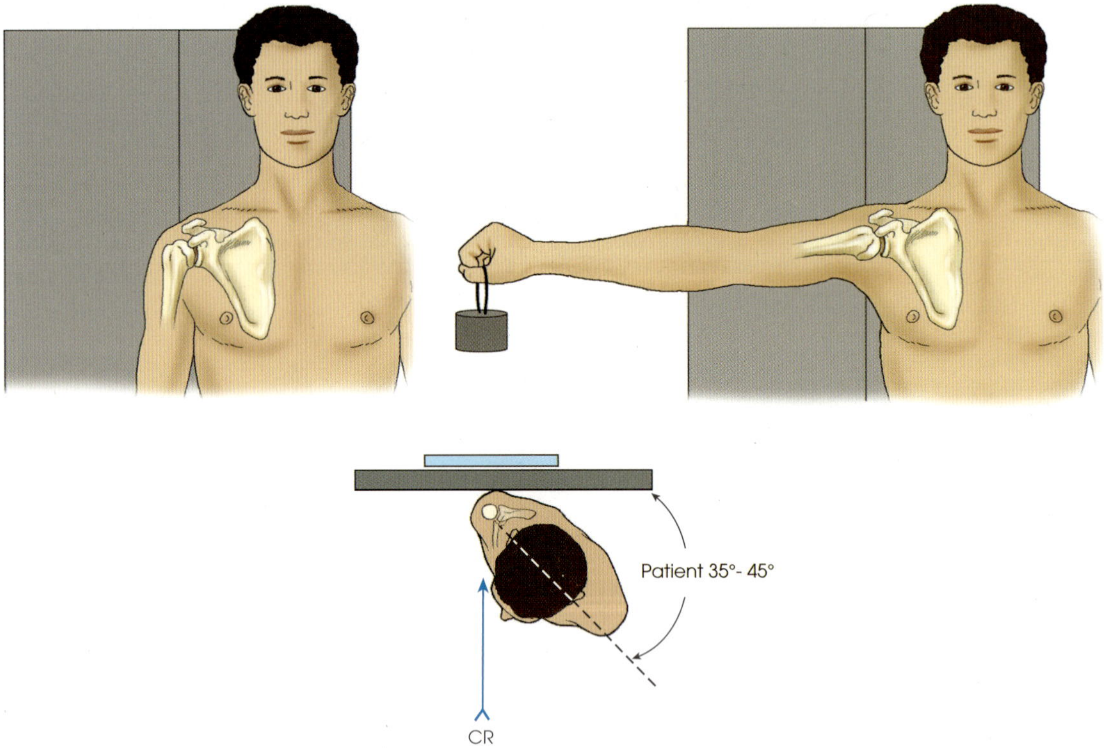

그림 3-21 관절오목 전 · 후사방향 촬영 모식도: Apple Method.

중심선

- 부리돌기 높이로 영상수용체면에 수직으로 입사한다.

참고: 환자의 흔들림을 방지하기 위해 환자의 팔을 벌리기(외전) 전에 미리 검사조건을 설정하여 준비한다.

영상구조

어깨위팔관절(scapulohumeral joint)을 관찰할 수 있다(그림 3-22).

평가기준

- 적절한 조사야가 이루어져야 한다.
- 위팔뼈머리와 관절오목 사이에 관절공간이 열려져 있는 상태가 관찰되어야 한다.
- 관절오목의 윤곽이 관찰되어야 한다.
- 관절오목과 위팔뼈머리 주변과 어깨관절 주변의 연부조직이 뚜렷하게 관찰되어야 한다.
- 팔이 90° 벌림(외전)상태로 관찰되어야 한다.

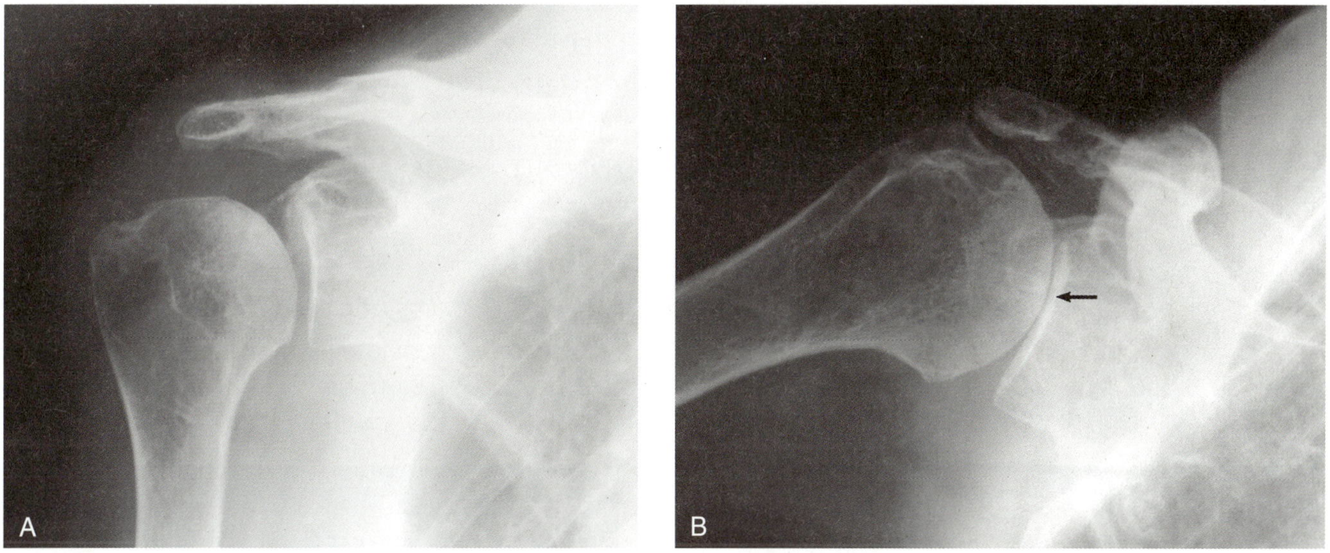

그림 3-22 A, 관절오목 전 · 후사방향 영상: Grashey method(정상 어깨관절 공간). **B,** 관절오목 전 · 후사방향 영상: Apple Method(관절연골 감소: 화살표).

흉곽을 통한 측방향 촬영
Transthoracic lateral projection
Lawrence method

Lawrence method[1]는 외상으로 팔을 회전할 수 없거나, 측방향 검사를 위해 팔을 벌릴 수 없을 때 사용하는 방법이다. 몸쪽 위팔뼈(proximal humerus)의 가쪽상을 보여주며 어깨관절과 빗장뼈와의 관계를 보여준다.

환자 자세

- 환자가 바로 서거나 누운 자세에서 시행될 수 있으나, 바로 선 자세가 외상 환자에게 훨씬 더 쉽게 시행될 수 있으며, 정확한 어깨 자세의 조정에 도움이 된다.

[1]Lawrence WS: A method of obtaining an accurate lateral roentgenogram of the shoulder joint, AJR Am J Roentgenol 5:193, 1918.

- 바른 자세를 위하여 영상수용체에 가쪽 자세로 환자를 앉히거나 세운다(그림 3-23).
- 만약 바로 선 자세가 불가능하다면, 방사선 투과성 패드와 함께 패드 위에 환자를 눕히고 머리와 어깨를 올린다(그림 3-24).

검사 자세

- 검사측 위팔뼈를 영상수용체 중앙선과 관상면(coronal plane)이 일직선이 되도록 하여 바른 가쪽자세가 되도록 조정한다.
- 환자의 검사측 팔은 자연스런 자세로 가능한 어깨는 내리고, 검사 반대측 팔을 들어 올려 머리 위에 올려 놓는다(그림 3-23). 이때, 반대쪽 어깨는 검사쪽 어깨와 겹쳐지는 방지하기 위해 가능한 최대로 올리게 하여야 하며, 검사쪽 어깨를 내리면 양쪽어깨가 겹치지 않고 분리되어 나타난다.
- 외상 입은 팔을 회전시키려거나 움직이게 하려는 시도는 하지 않는다.
- 영상수용체 중앙에 검사쪽 위팔뼈의 외과목(surgical neck)이 오도록 조정한다.
- 호흡을 깊게 들여 마시고 멈추면 폐에 공기를 가득 채우게 되어 대조도를 향상시키고 방사선 노출량을 줄일 수 있다. 단, 호흡은 환자가 협조가 가능할 때 시행한다.
- 환자의 의도적인 움직임을 방지하고자 호흡기술이 사용될 수 있다.
- 얕고 짧은 호흡과 느리고 깊은 호흡이 사용되며, 느리고 깊은 호흡을 하는 방법을 선택할 경우 호흡법을 설명하여 충분히 익히고 검사한다. low mA-long exposure time의 조사조건으로 최소 3초(4~5초)의 방사선 조사가 좋다.

중심선

- 가슴우리를 통해 검사측 위팔뼈 외과목(surgical neck)을 향하여 영상수용체 면에 수평으로 입사한다.
- 만약 환자의 어깨 상처가 심하여 반대측 팔과 어깨를 충분히 들어 올릴 수 없어 검사측 어깨와 겹침을 방지할 경우 중심선을 머리쪽으로 10~15°로 입사한다.

조사야

- 10×12inch(24×30cm)로 조절한다.

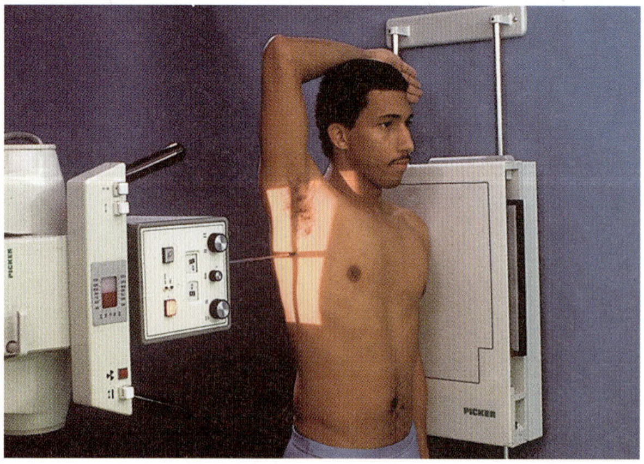

그림 3-23 선 자세의 가슴우리(가슴안경유)를 통한 측방향 촬영.

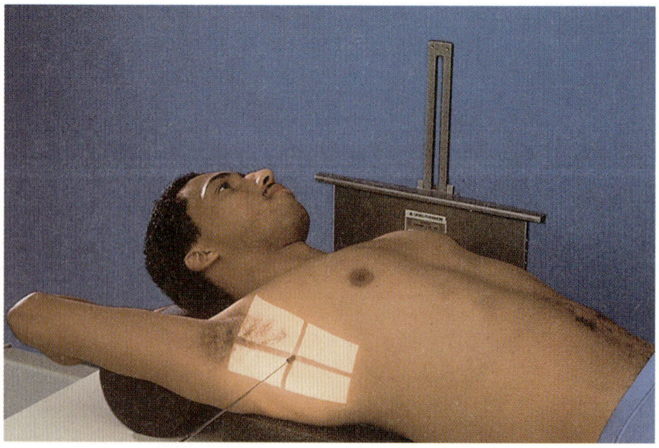

그림 3-24 누운 자세의 가슴우리(가슴안경유) 측방향 촬영.

영상구조

가슴우리를 통해 몸쪽 위팔뼈의 가쪽 영상과 몸쪽 어깨관절을 관찰할 수 있다(그림 3-25, 3-26).

평가기준

- 적절한 조사야가 이루어져야 한다.
- 검사측 몸쪽 위팔뼈 ½, 어깨관절이 반대측 어깨와 겹침없이 관찰되어야 한다.
- 올바른 호흡으로 흐려진 허파 구조를 통해 어깨뼈, 빗장뼈, 위팔뼈를 관찰할 수 있어야 한다.
- 몸쪽 위팔뼈의 윤곽이 등뼈와 복장뼈 중앙에서 관찰되어야 한다.
- 위팔뼈머리와 어깨뼈의 관절오목이 관찰되어야 한다.

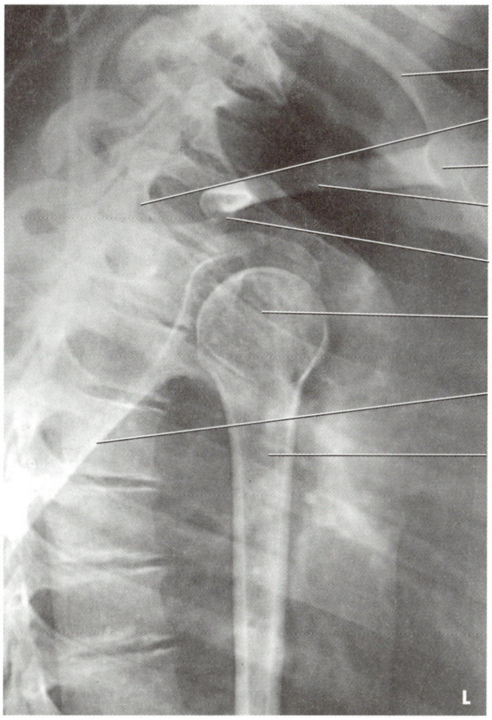

그림 3-25 가슴우리 측방향 영상: Lawrence method.

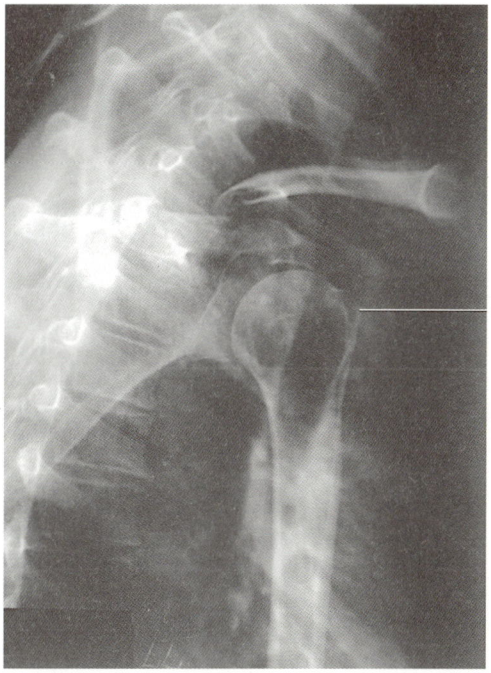

그림 3-26 가슴우리 측방향 영상(환자 호흡): Lawrence method.

견관절 하상축방향 촬영

Shoulder joint inferrosuperior axial projection

Lawrence method[1]

Rafert et al.[2] modification

환자 자세

- 환자는 바로 누운 자세에서 X선 흡수가 적은 지지체 위에 머리, 어깨 그리고 팔꿈치를 포함하여 대략 5cm 정도 들어 올린다.

검사 자세

Lawrence method

- 가능한 최대한 몸의 긴축에 직각으로 촬영하고자 하는 팔을 90° 벌리게(외전) 한다.
- 검사쪽 위팔뼈를 벌린 상태로 유지하고 손은 수직대를 잡거나 모래주머니 또는 단단한 베개 위에 걸쳐 편안하게 조정하고, 아래팔과 손을 고정장치 위에 편안한 자세로 조정하여 올려 놓는다.
- 환자의 머리는 검사 반대쪽으로 돌리게 하여 영상수용체를 어깨위쪽과 목에 가능한 최대로 밀착시키고 고정장치를 이용하여 지지한다(그림 3-27).

[1]Lawrence WS: New position in radiographing the shoulder joint, AJR Am J Roentgenol 2:728, 1915.

[2]Rafert JA et al: Axillary shoulder with exaggerated rotation: the Hill-Sachs defect, Radiol Technol 62:18, 1990.

Rafert modification

- 위팔뼈머리의 전방 탈구는 Hill-Sachs defect[1]라 불리는 위팔뼈머리 관절면에 쐐기모양의 압박골절을 야기할 수 있으며, 이 골절은 위팔뼈머리 뒤가쪽부에 생긴다. 손상을 확인하기 위해 팔의 과도한 벌림이 요구될 수 있다.
- Lawrence method와 같은 자세에서 손이 45° 사선이 될 때까지 팔을 밖으로 회전하며, 엄지손가락은 아래쪽을 향한다(그림 3-28).
- 어깨관절에 심한 압력 주는 것을 피하기 위해 환자의 팔을 회전할 때 도와준다.
- 촬영하는 동안 호흡을 잠시 멈춘다.

중심선

Lawrence method

- 겨드랑을 통해 봉우리빗장뼈에 수평으로 입사한다. 중심선의 안쪽으로 꺽이는 각도는 팔의 벌림 각도에 달려있다. 안쪽으로 꺽이는 각도는 보통 15~30° 사이이다. 벌림이 클수록 각도 커진다.

Rafert modification

- 겨드랑을 통해 봉우리빗장에 수평으로 입사하며, 수평에서 안쪽으로 15° 정도 입사한다.

[1]Hill H, Sachs M: The grooved defect of the humeral head: a frequently unrecognized complication of dislocations of the shoulder joint, Radiology 35:690, 1940.

영상구조

하상축방향 영상은 몸쪽 위팔뼈, 위팔뼈어깨관절(scapulohumeral joint), 부리돌기의 가쪽 부분, 봉우리빗장뼈관절이 관찰한다. 위팔뼈의 작은결절 위에 어깨힘줄의 부착점과 위팔뼈의 큰결절 위에 작은원힘줄의 부착점이 관찰된다. 위팔뼈머리 뒤가쪽부에 Hill-Sachs defect 압박골절은 Rafert modification으로 관찰할 수 있다(그림 3-29, 3-30).

조사야

세로로 12inch(30cm), 어깨의 앞쪽 음영위 1inch(2.5cm)로 조절한다.

평가기준

- 적절한 조시야가 이루어져야 한다.
- 위팔뼈어깨관절이 약간 겹친 상태로 관찰되어야 한다.
- 부리돌기가 포함되어야 하며 전방을 향한다.
- 작은결절이 측면상으로 관찰되고 전방으로 향한다.
- 위팔뼈머리를 통해 봉우리빗장관절, 봉우리, 빗장뼈의 봉우리끝이 투영되어야 한다.
- 겨드랑의 연부조직이 뼈의 구조를 따라 관찰되어야 한다.

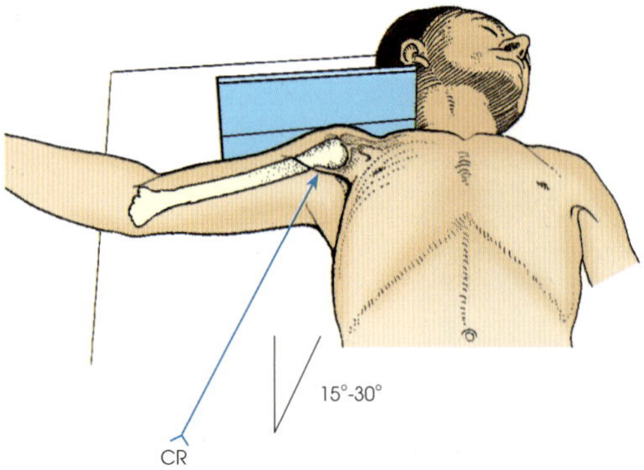

그림 3-27 어깨관절 하상축방향 촬영 모식도: Lawrence method.

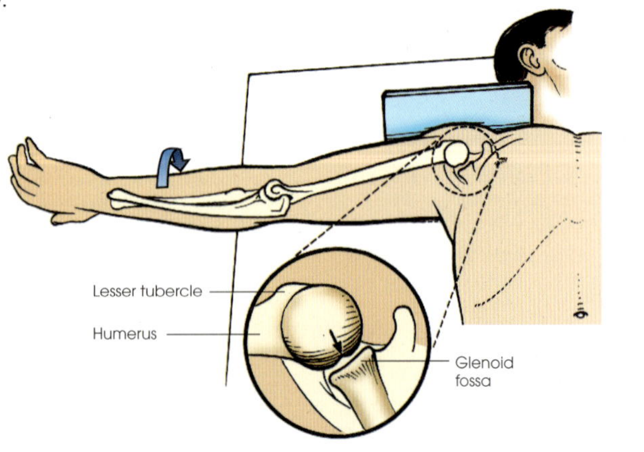

그림 3-28 어깨관절 하상축방향 촬영 모식도: Rafert modification(참고: 팔의 과장된 바깥회전과 아래로 향하는 엄지손가락. Hill-Sachs defect는 위팔뼈머리의 관절면 뒷면에 쐐기 모양의 패임처럼 관찰된다).

(From Rafert JA et al: Axillary shoulder with exaggerated rotation: the Hill-Sachs defect, Radiol Technol 62:18, 1990.)

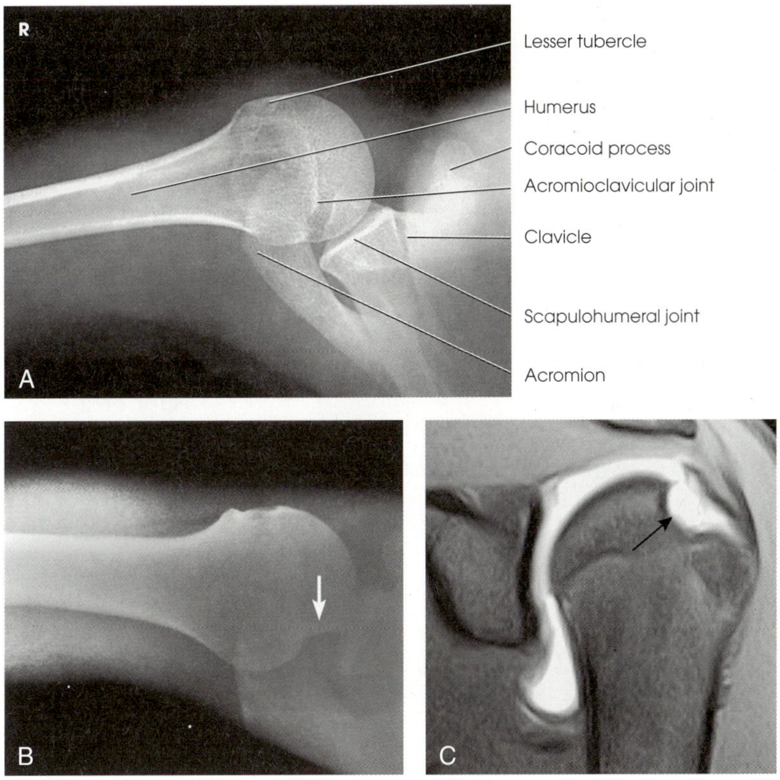

그림 3-29 A, 어깨관절 하상축방향 영상: Lawrence method. **B,** Hill-Sachs defect(화살표)를 보여주는 어깨관절 하상축방향 영상: Rafert modification. **C,** 어깨 탈구 발생 후 Hill-Sachs defect(화살표)을 보여주는 어깨관절 관상 scan MRI.

(A and B, From Rafert JA et al: Axillary shoulder with exaggerated rotation: the Hill-Sachs defect, Radiol Technol 62:18, 1990. C, From Jackson SA, Thomas RM: Cross-sectional imaging made easy, New York, 2004, Churchill Livingstone.)

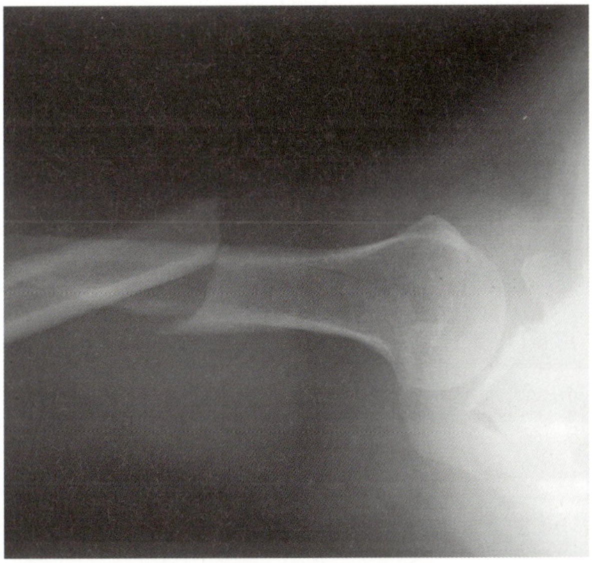

그림 3-30 위팔뼈 분쇄골절을 보여주는 어깨관절 하상축방향 영상: Lawrence method. 환자는 팔을 늘어뜨린 상태로 응급실로 들어왔다.

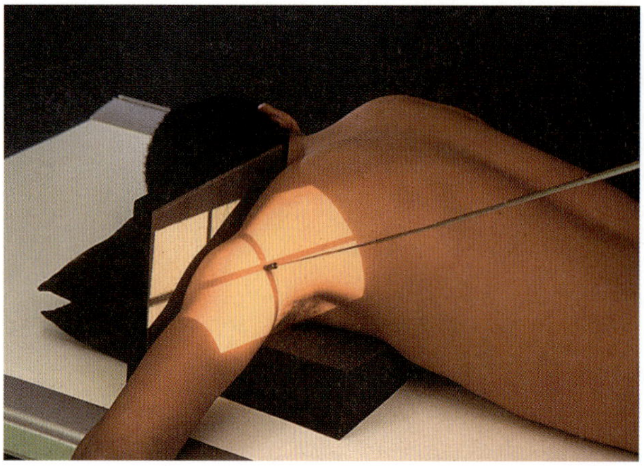

그림 3-31 어깨관절 하상축방향: West point method.

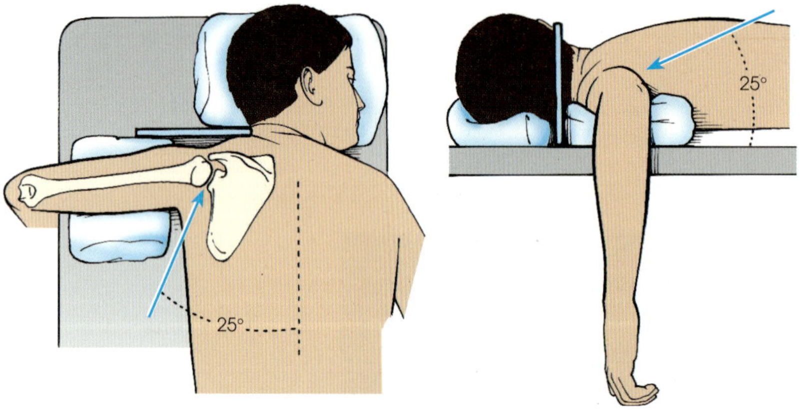

그림 3-32 중심선의 방향: West point method.

견관절 하상축방향 촬영

Shoulder joint inferosuperior axial projection
West point method

West point method[1]는 어깨의 만성 불안정성(instability)을 가진 환자의 관절오목테두리 앞아래 가장자리 뼈의 이상소견을 관찰하는 데 이용된다. 또한 위팔뼈머리 뒤가쪽부를 포함하는 뒤쪽결함 Hill-Sachs defect를 볼 수 있다.

환자 자세

- 환자를 엎드리게 한 후 검사쪽 어깨 아래 7.5cm 정도의 방사선 흡수가 적은 패드를 받쳐 자세를 조정하고 환자의 머리는 검사 반대쪽으로 돌린다.

검사 자세

- 검사쪽 팔을 90° 벌리고 위팔뼈를 지지하기 위해 테이블 가장자리 또는 Bucky tray 끝에 걸쳐 놓는다(그림 3-31, 3-32).
- 영상수용체 끝(모서리)이 목에 밀착되게 하고, 영상수용체 홀더나 고정장치를 이용하여 영상수용체(IR)를 수직으로 세워 어깨위쪽에 지지한다.
- 머리는 검사 반대쪽으로 돌리며, 검사하는 동안 호흡은 잠시 멈춘다.

[1]Rokous JR et al: Modified axillary roentgenogram, Clin Orthop Relat Res 82:84, 1972.

중심선

- 안쪽으로 25°, 수평으로부터 앞쪽으로 25° 방향으로 향하게 하고, 중심선은 봉우리(acromion) 모서리 밑으로 13cm, 안쪽으로 4cm 지점으로 입사하여 관절오목을 향하게 한다.

영상구조

어깨의 만성 불안정성(instability)을 가진 환자의 관절오목테두리 앞아래 가장자리뼈의 이상소견을 관찰하는 데 이용된다. 또한 위팔뼈머리 뒤가쪽부를 포함하는 뒤쪽결함 Hill-Sachs defect을 볼 수 있다(그림 3-33).

평가기준

- 적절한 조사야가 이루어져야 한다.
- 위팔뼈머리는 부리돌기와 겹침 없이 관찰되어야 한다.
- 위팔뼈머리와 관절오목 사이 관절이 뚜렷하게 관찰되어야 한다.
- 봉우리는 위팔뼈머리 뒷부분 겹쳐서 관찰되어야 한다.
- 어깨관절(shoulder joint)이 선명하게 관찰되어야 한다.

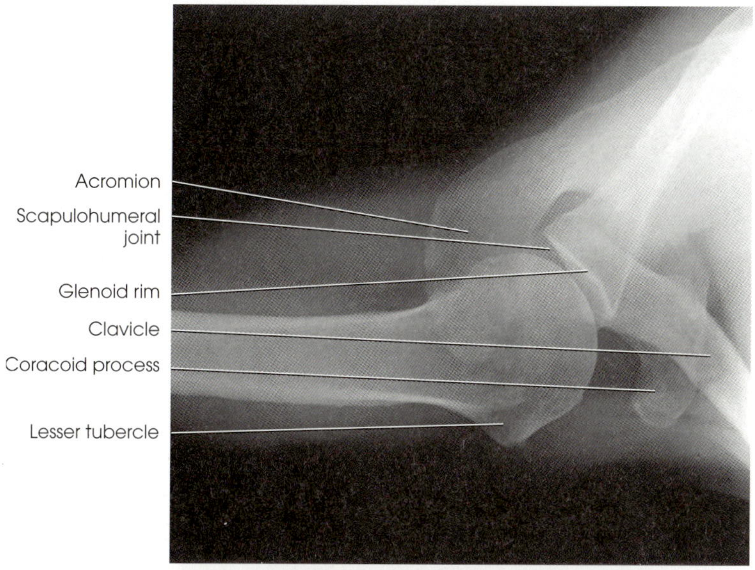

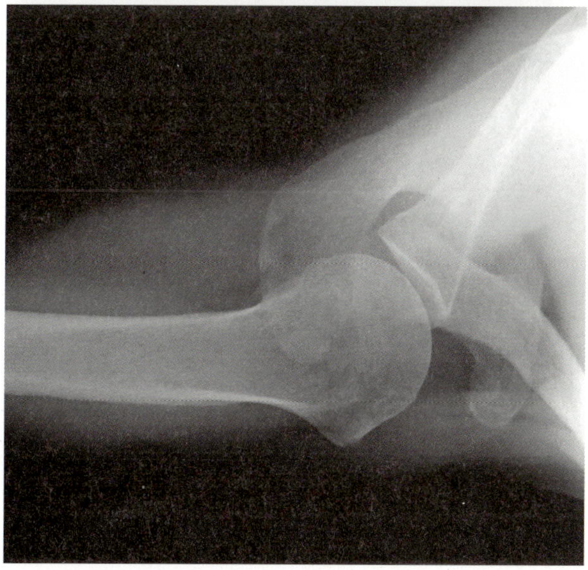

그림 3-33 어깨관절 하상축방향 영상: West point method.

견관절 상하축방향 촬영

Shoulder joint superoinferior axial projection

환자 자세

- 환자를 테이블 끝에 앉힌다. 영상수용체(IR) 위에 어깨가 충분히 펼쳐질 수 있도록 높이를 조절할 수 있는 의자에 앉힌다.

검사 자세

- 영상수용체를 테이블 끝에 두고 테이블의 긴축과 평행되게 하며, 어깨관절이 영상수용체 중앙에 도달할 때까지 가쪽으로 기울이게 한다.
- 환자의 팔꿈치를 90° 굽히고 손바닥이 테이블 바닥에 위치하게 한다(그림 3-34).
- 머리는 검사 반대쪽으로 기울이게 한다.
- 위팔뼈머리(humeral head)의 측방향 영상을 얻기 위해, 위팔뼈 양쪽의 위관절융기(epicondyles)가 수직으로 위치하도록 몸을 앞쪽 또는 뒤쪽으로 기울여 조정한다.
- 검사하는 동안 호흡은 잠시 멈춘다.

중심선

- 어깨관절을 통하여 팔꿈치 방향으로 5~15° 각도로 입사한다. 만일 어깨를 영상수용체(IR)면 위로 뻗지 못할 때는 입사 각도를 더 크게 한다.

영상구조

상하축방향 영상은 위팔뼈의 몸쪽끝, 관절오목의 관계를 나타낸다(그림 3-35). 봉우리빗장관절(AC joint), 부리돌기(coracoid process), 어깨밑근(subscapularis muscle), 작은원근(teres minor muscle)을 관찰할 수 있다.

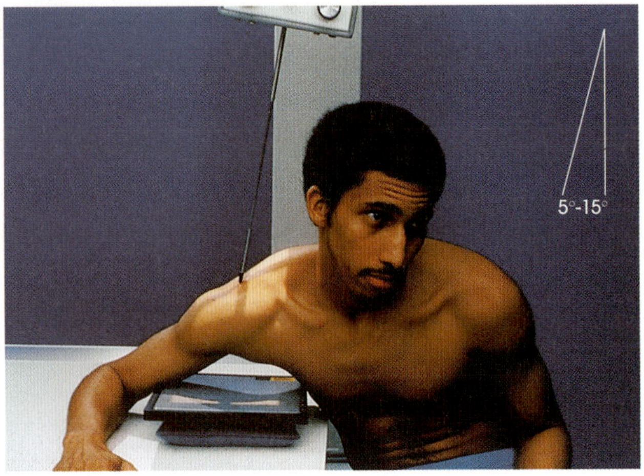

그림 3-34 어깨관절 상하축방향 촬영.

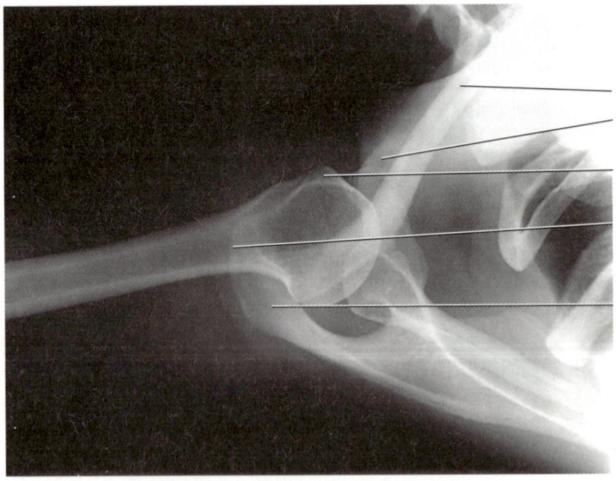

그림 3-35 어깨관절 상하축방향 영상.

평가기준

- 적절한 조사야가 이루어져야 한다.
- 어깨관절이 열린 상태가 관찰되어야 한다(유연성에 제한된 환자에서는 열리지 않음).
- 부리돌기는 빗장뼈 위에 관찰되어야 한다.
- 작은결절은 측면상으로 관찰되며 앞쪽을 향하여야 한다.
- 위팔뼈머리를 통하여 봉우리빗장관절이 관찰되어야 한다.

어깨뼈 Y자세

견관절 후 · 전사방향 촬영

Shoulder joint PA oblique projection

우전사방향(RAO) 또는 좌전사방향(LAO) 자세

Rubin 등[1]에 의해 설명된 이 촬영법은 어깨뼈가 나타나는 모양을 따서 명명하였다. 어깨뼈의 몸통부위는 Y 모양의 수직으로 형성하고 봉우리와 부리돌기는 위쪽을 형성한다. 이 촬영법은 어깨 탈구가 의심되어 확인할 때 유용하다.

[1]Rubin SA et al: The scapular Y: a diagnostic aid in shoulder trauma, Radiology 110:725, 1974.

환자 자세

- 바로 선 자세(erect position), 옆으로 누운 자세로 시행하지만, 선 자세가 선호된다.
- 환자의 외상이 심하여 선 자세나, 누운 자세로 후 · 전사방향 자세를 시행할 수 없을 경우 전 · 후사방향 자세로 변형한다.

검사 자세

- 수직 영상수용체에 마주하여 검사쪽 어깨의 앞면을 위치시킨다.
- 환자를 몸을 회전시켜 관상면 중앙이 영상수용체면에 60° 이루도록 하며, 검사쪽 팔은 자연스럽게 위치하게 한다(그림 3-36). 어깨뼈를 조정하여 평편한 면과 영상수용체면에 수직이 되게 한다. Johnston 등[1]에 따르면 어깨뼈의 위각과 봉우리 끝을 통해 조정하는 것으로 영상수용체면에 수직을 이룰 수 있다고 하였다.
- 위팔뼈(어깨관절)를 영상수용체에 중앙에 위치하게 한다.
- 검사하는 동안 호흡은 잠시 멈춘다.

[1]Johnston J et al: Landmarks for lateral scapula and scapular Y positioning, Radiol Technol 79:397, 2008.

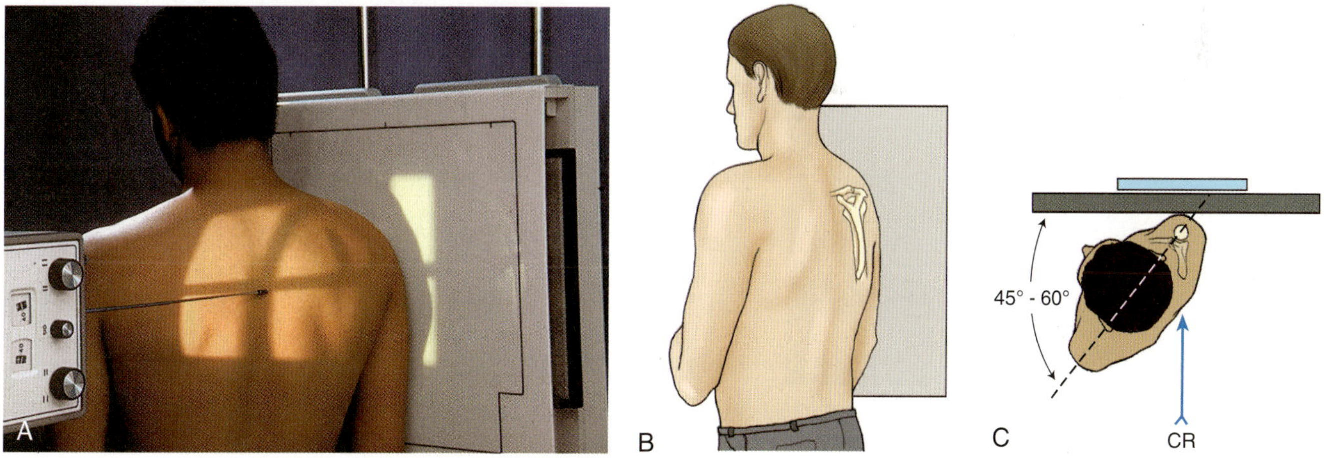

그림 3-36 A, 어깨관절 후 · 전사방향 촬영. **B,** 가쪽에서 바라 본 자세. **C,** 위에서 내려다 본 자세.

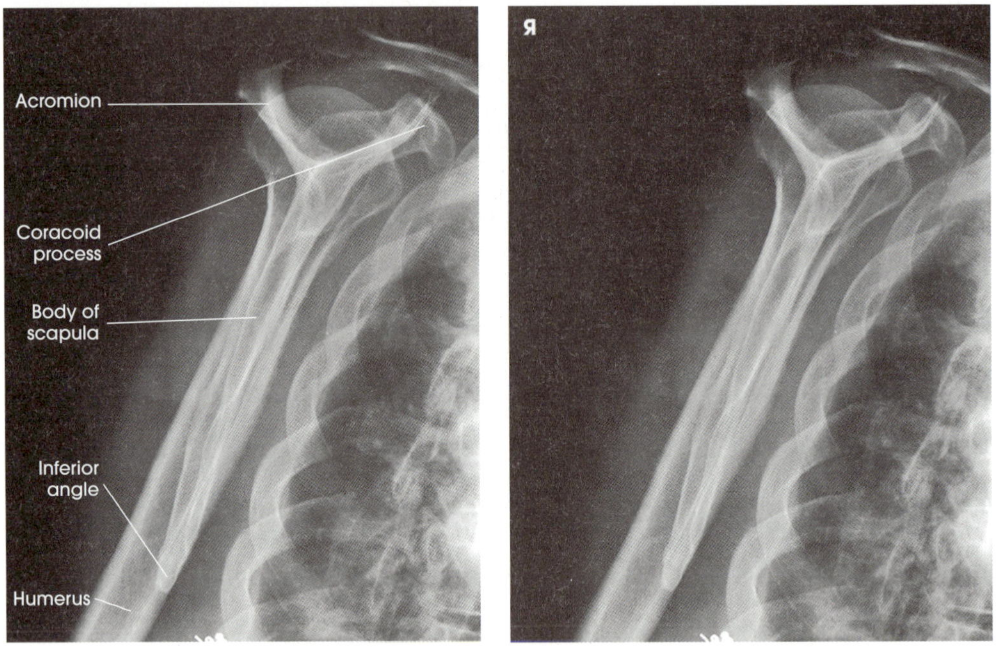

그림 3-37 어깨관절 후 · 전사방향 영상(참고: 어깨뼈 Y 구성-어깨뼈, 봉우리, 부리돌기).

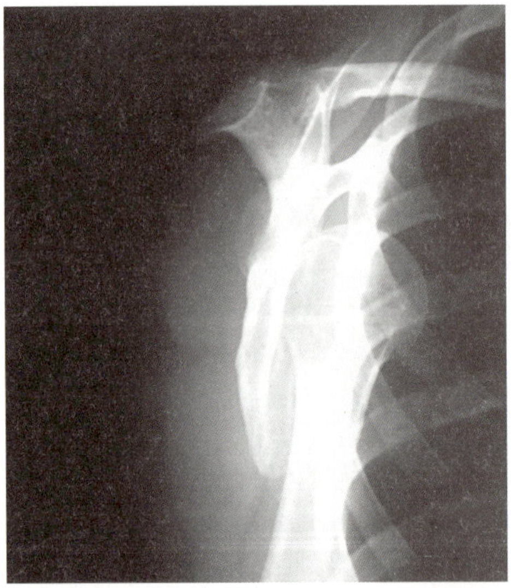

그림 3-38 어깨관절 후 · 전사방향 영상: 전방탈구(부리돌기 밑에 위치한 위팔뼈머리).

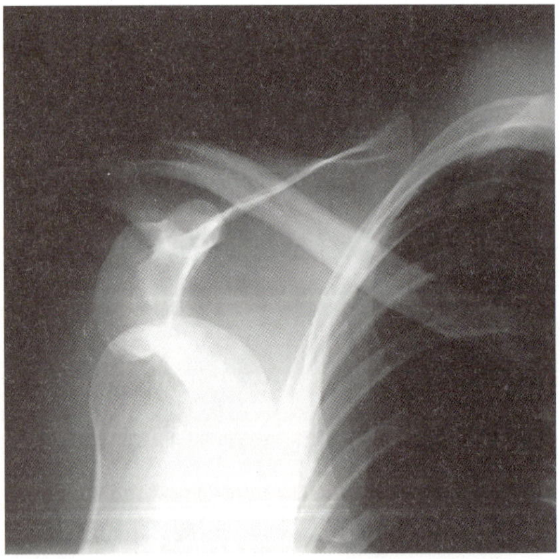

그림 3-39 어깨관절 전 · 후사방향 영상(그림 3-38과 같은 환자).

중심선

• 어깨관절에 수직으로 입사한다(표 3-3).

조사야

세로로 12inch(30cm), 가쪽 음영에서 1inch(2.5cm)로 조절한다.

영상구조

어깨뼈 Y 영상은 사방향 영상에서 관찰된다. 정상적인 영상은 위팔뼈머리가 Y 자 모양의 교차점 위에 겹쳐서 관찰된다(그림 3-37). 전방탈구에서 위팔뼈머리는 부리돌기 밑에서 관찰되며(그림 3-38), 후방탈구에서 위팔뼈머리는 봉우리 아래에서 관찰된다. 어깨관절 전·후사방향 영상을 통하여 비교할 수 있다(그림 3-39).

평가기준

- 적절한 조사야가 이루어져야 한다.
- 위팔뼈머리와 관절오목이 겹친 상태가 관찰된다.
- 봉우리와 부리돌기가 Y자의 형태로 관찰되어야 한다.
- 전방탈구에서 몸쪽 위팔뼈가 어깨뼈몸통 안에 관찰된다.
- 가슴뼈 위로 겹쳐지지 않은 어깨뼈가 관찰된다.
- 어깨뼈는 가슴우리와 겹쳐서는 안 된다.

표 3-3 유사한 어깨 촬영

명칭	몸 회전(각도)	영상수용체와의 어깨뼈 관계	중심선 각도*	중심선 입사점*	팔 위치*
어깨관절: Neer method	45~60°	수직	머리쪽 경계 10~15°	위쪽 위팔뼈	옆쪽
어깨관절: 어깨뼈 Y	45~60°	수직	0°	어깨위팔의 관절	옆쪽
어깨뼈 가쪽	45~60°	수직	0°	어깨뼈 안쪽연의 중심	다양

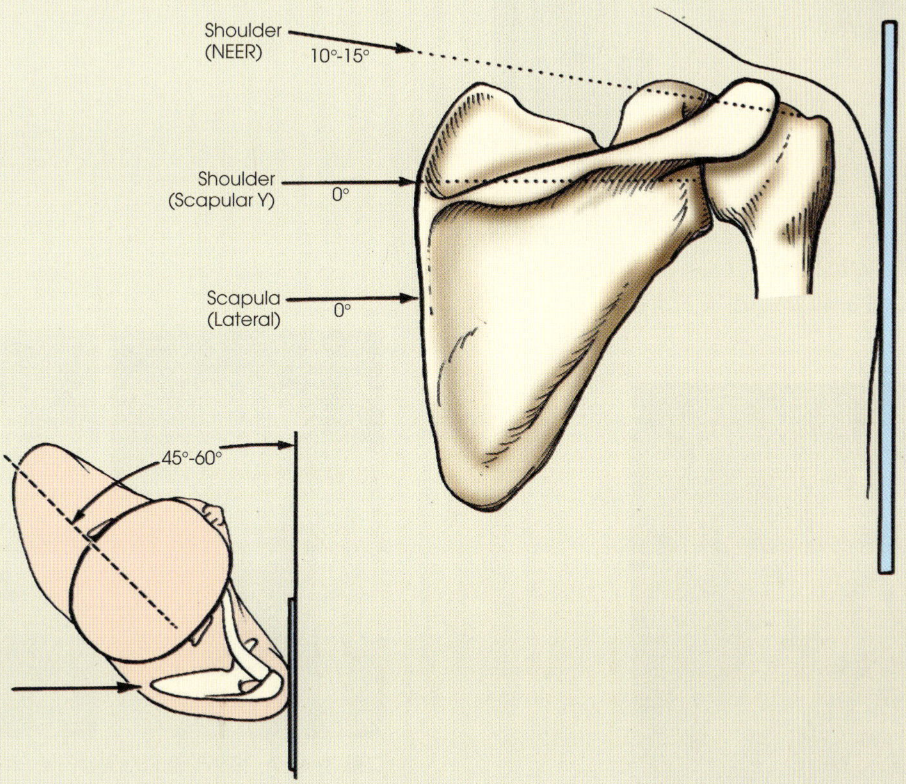

*중심선과 입사점과 팔의 위치는 이 3가지 검사 사이에서만 차이가 있다.

가시위근 출구

극상근 출구 접선방향 촬영

Supraspinatus Outlet tangential projection

Neer method

우전사방향(RAO) 또는 좌전사방향(LAO)

이 방사선 촬영법은 어깨 충돌증후군을 진단하기 위해 부리봉우리활이나 출구를 접선으로 보는 데 유용하다.[1,2] 이 접선방향 영상은 부리봉우리 출구의 위쪽 경계를 결정하는 봉우리나 봉우리빗장뼈관절 아래로 X선을 투과하는 것으로 얻을 수 있다.

[1]Neer CS II: Supraspinatus outlet, Orthop Trans 11:234, 1987.

[2]Neer CS II: Shoulder reconstruction, Philadelphia, 1990, Saunders, pp 14–24.

환자 자세

- 환자는 앉거나 선 자세로 수직 상수용체를 바라보게 위치시킨다.

검사 자세

- 검사쪽 어깨뼈의 평평한 면을 만져보고 영상수용체 중앙에 수직으로 맞춘다. 환자의 검사쪽 어깨를 영상수용체 중앙에 위치하여 영상수용체면에 밀착시키고, 환자의 검사 반대쪽을 영상수용체 면에서 들어준다. 환자의 체적 각도는 환자 별로 다양하며, 평균 회전각도는 영상수용체면으로부터 45~60°로 다양하다(그림 3-40).
- 검사하는 동안 호흡은 잠시 멈춘다.

중심선

- 위팔뼈머리의 위쪽에서 다리쪽(caudal)으로 10~15° 입사한다(표 3-3).

영상구조

출구 영상은 봉우리의 뒤쪽면과 부리와 봉우리 출구의 위쪽 경계로 관찰되는 봉우리빗장관절이 관찰된다(그림 3-41, 3-42).

평가기준

- 적절한 조사야가 이루어져야 한다.
- 봉우리빗장관절 밑에 투영된 위팔뼈머리가 관찰되어 한다.
- 위팔뼈머리와 봉우리빗장관절의 구조물이 정확하게 관찰되어 한다.
- 위팔뼈와 어깨뼈 몸체는 평행하게 관찰된다.

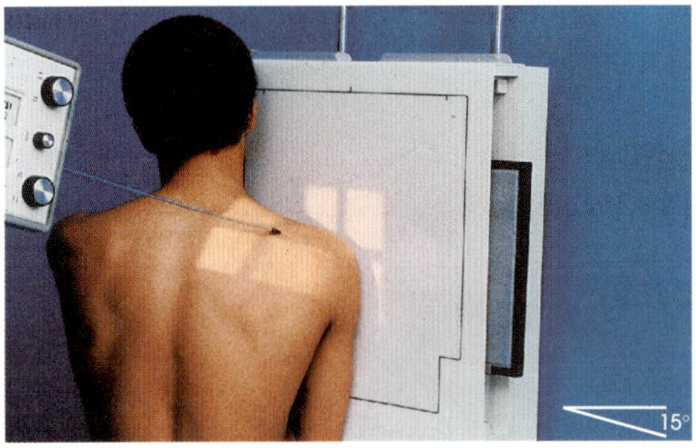

그림 3-40 가시위근 "출구" 촬영.

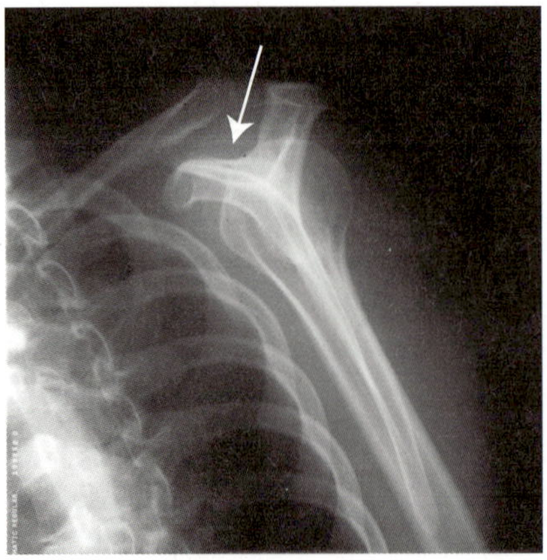

그림 3-41 어깨관절: 가시위근 출구(화살표)영상: Neer method.

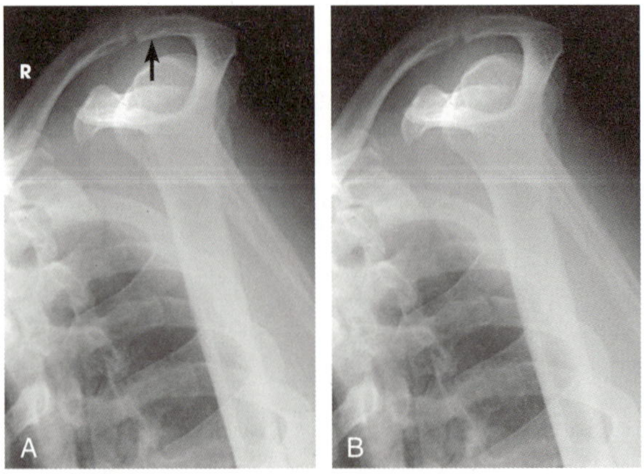

그림 3-42 A, 봉우리 밑 가시(화살표)에 의해 어깨의 충돌을 보여주는 가시위근 출구 접선방향 촬영. **B,** 3-41과 같은 환자로 빗장뼈 뒤쪽면이 외과적으로 제거 된 후 촬영된 영상이다.

견관절 전·후축방향 촬영
Shoulder joint AP axial projection

환자 자세
- 환자를 바로 서거나 누운 자세로 위치시킨다.

검사 자세
- 검사쪽 어깨관절을 영상수용체의 중심선에 위치한다(그림 3-43).
- 검사하는 동안 호흡은 잠시 멈춘다.

중심선
- 어깨관절을 향하여 머리쪽으로 35° 입사한다.

영상구조
축방향 영상은 관절오목과 위팔뼈머리의 관계를 나타낸다. 이는 후방탈구를 진단하는 데 유용하다(그림 3-44).

평가기준
- 관절오목 관절관계가 관찰되어야 한다.
- 몸쪽 위팔뼈의 윤곽이 관찰되어야 한다.
- 빗장뼈는 어깨뼈 위에서 관찰되어야 한다.

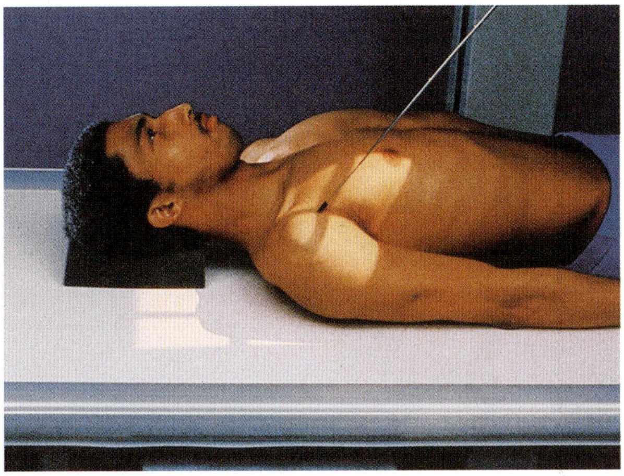
그림 3-43 어깨관절 전·후축방향 촬영.

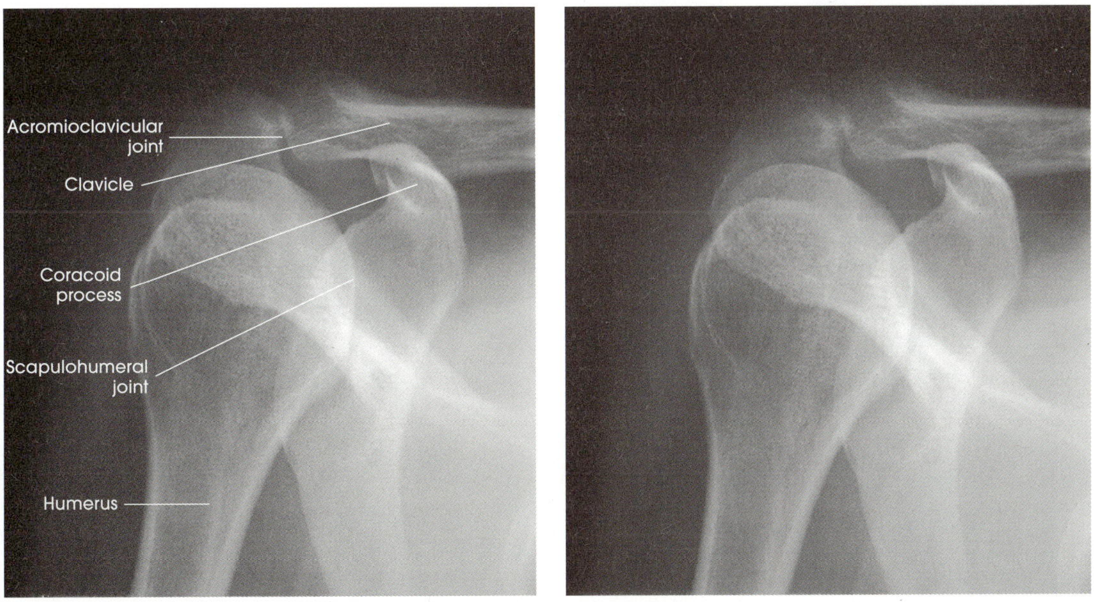

그림 3-44 어깨관절 전·후축방향 영상.

몸쪽 위팔뼈

상완골 전·후축방향 촬영

humerus AP axial projection

Stryker notch method

어깨의 전방탈구는 위팔뼈머리 뒤외가쪽의 뼈 손상을 야기한다. 이런 손상은 Hill-Sachs defect[1]이라 불리며 일반적인 방사선학적 자세에서는 관찰되지 않는다. Hall 등은[2] Stryker에 의해 표현된 이런 위팔뼈머리의 손상을 관찰하는 데 유용한 것으로써 notch projection을 고안하였다.

환자 자세

- 상수용체(테이블) 위에 환자를 바로 누운 자세로 한다.

[1]Hill H, Sachs M: The grooved defect of the humeral head: a frequently unrecognized complication of dislocations of the shoulder joint, Radiology 35:690, 1940.

[2]Hall RH et al: Dislocations of the shoulder with special reference to accompanying small fractures, J Bone Joint Surg Am 41:489, 1959.

검사 자세

- 검사측 어깨의 부리돌기가 상수용체(테이블) 중앙에 위치한 후, 환자의 위팔뼈를 몸통에서 직각으로 약 90° 넘게 팔을 구부리게 하고 머리 위에 손바닥을 얹게 한다(이 자세는 위팔뼈가 안쪽으로 회전하게 만든다). 위팔뼈 몸체는 정중면과 평행을 이루도록 수직으로 조정한다(그림 3-45).
- 검사하는 동안 호흡은 잠시 멈춘다.

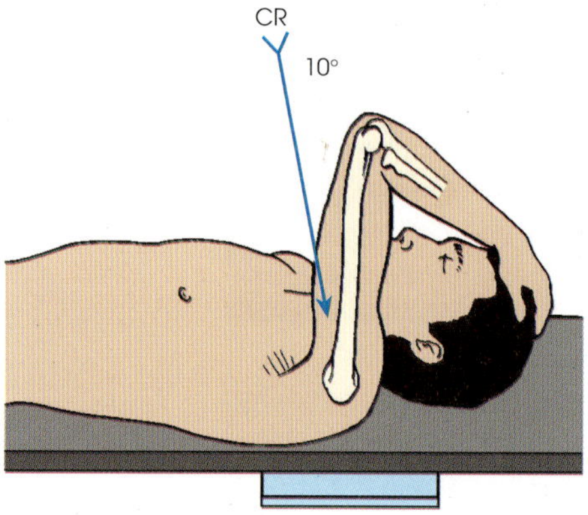

그림 3-45 위팔뼈 전·후축방향 촬영: Stryker notch method.

중심선

- 부리돌기를 향하여 머리쪽으로 10° 입사한다.

영상구조

영상은 위팔뼈머리의 뒤가쪽면과 뒤위쪽면이 관찰된다(그림 3-46, 3-47).

평가기준

- 부리돌기와 빗장뼈는 겹쳐서 관찰되어야 한다.
- 위팔뼈머리 뒤가쪽면의 윤곽이 관찰되어야 한다.
- 위팔뼈의 긴축과 환자의 몸통부의 긴축이 정렬되어 관찰되어야 한다.
- 위팔뼈머리의 뼈의 구조가 뚜렷하게 관찰되어야 한다.

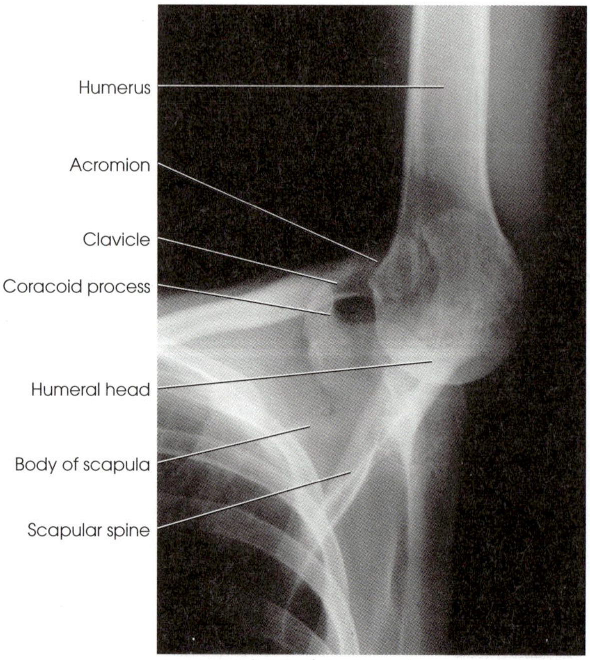

그림 3-46 위팔뼈 전·후축방향 영상: Stryker notch method.

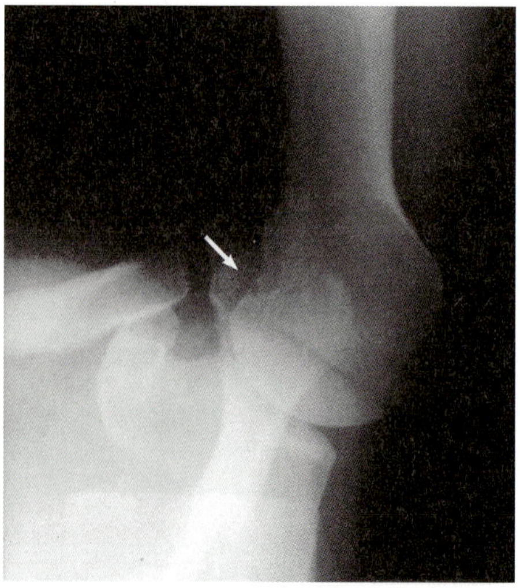

그림 3-47 그림 3-46의 같은 환자의 작은 Hill-Sachs defect(화살표).

관절오목

관절와 전 · 후축사방향 촬영

Glenoid cavity AP axial oblique projection

Garth method

우후사방향(RPO) 또는 좌후사방향(LPO) 자세

이 촬영은 어깨의 급성 외상, 어깨관절 탈구(후방탈구) 관절오목 골절, Hill-Sachs 병변 그리 연부조직 석회화를 관찰하는 데 유용하다.[1]

환자 자세

- 환자를 선 자세, 또는 바로 누운 자세를 취하게 한다.

[1]Garth W et al: Roentgenographic demonstration of instability of the shoulder: the apical oblique projection, J Bone Joint Surg Am 66:1450, 1984.

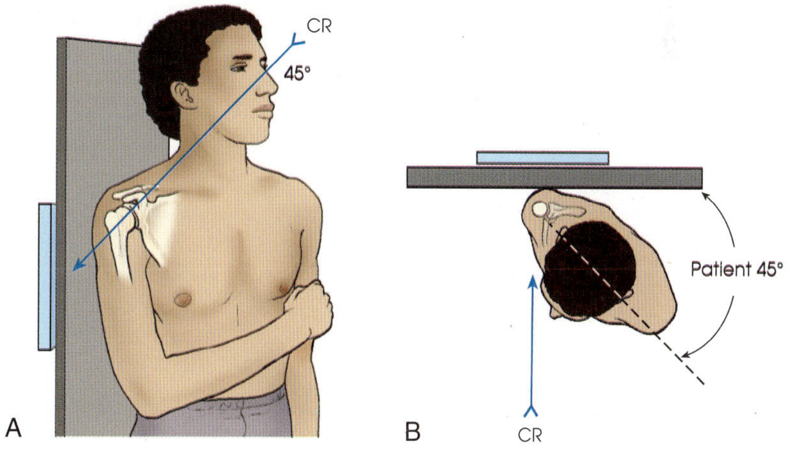

그림 3-48 A, 접시오목 전·후축사방향 촬영 모식도: Garth method, 우후사방향 자세. 참고: 중심선 45°. **B,** A에서와 같은 위치에서 위에서 본 시각(참고: 45° 회전).

검사 자세

- 영상수용체 중앙에 관절오목이 오도록 조정한다.
- 검사측으로 약 45° 몸을 회전시킨다.
- 검사측의 어깨 뒷면을 영상수용체에 밀착한다.
- 검사측의 팔꿈치를 구부리게 하고 가슴위로 팔을 교차해 놓게 한다(그림 3-48).
- 검사하는 동안 호흡은 잠시 멈춘다.

중심선

- 어깨관절을 통하여 다리쪽으로 45° 입사한다.

영상구조

이깨관절, 위팔뼈머리, 부리돌기, 어깨뼈머리와 어깨뼈목이 관찰된다(그림 3-49).

평가기준

- 위팔뼈머리, 관절오목과 어깨뼈머리, 어깨뼈목의 겹침이 없는 상태가 관찰되어야 한다.
- 부리돌기가 겹침없이 잘 관찰되어야 한다.
- 후방탈구는 위팔뼈머리가 관절오목 위쪽에서 관찰되어야 하고, 전방탈구는 아래에서 관찰되어야 한다.

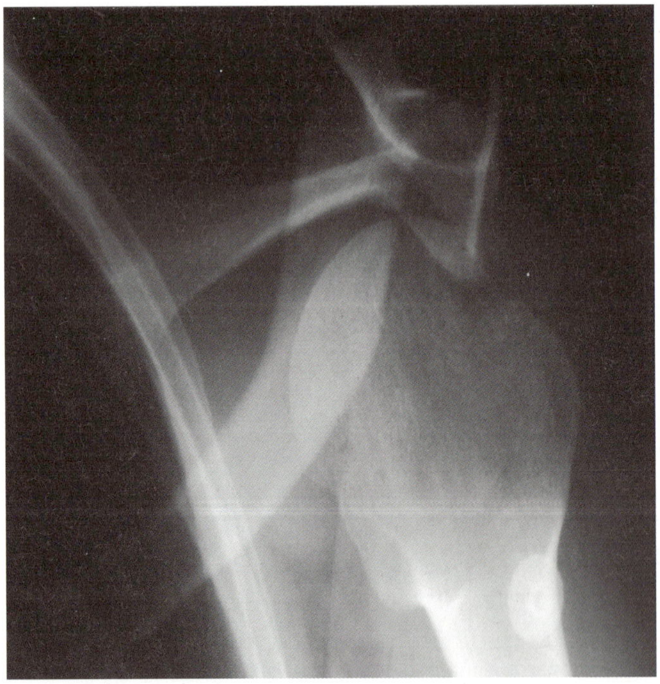

그림 3-49 관절오목 전·후 축사방향 영상: 몸쪽 위팔뼈의 전방탈구 영상(Garth method). 전방탈구의 경우 위팔뼈머리가 부리돌기 아래에서 관찰된다.

(Courtesy Bruce W. Long, MS, RT[R][CV], and John A. Rafert, MS, RT[R].)

결절사이고랑

결절간구 접선방향 촬영

Intertubercular groove tangential projection

Fisk modification

최근 들어 결절사이고랑 검사법의 다양한 변형법이 고안되었다. 그러나 모든 경우 중심선은 위팔뼈의 앞면에 위치한 결절사이고랑에 접선방향으로 정렬되어진다.[1]

[1]Fisk C: Adaptation of the technique for radiography of the bicipital groove, Radiol Technol 34:47, 1965.

환자 자세

- 환자는 바로 누운 자세 또는 선 자세거나 의자에 앉게 한다.
- 턱을 들고 머리는 검사 반대측으로 돌린다.

검사 자세

- 환자가 바로 누운 상태에서 결절사이고랑의 위치를 결정하기 위하여 어깨의 앞면을 촉지한다.
- 환자의 손바닥이 위로 향하게 한 상태에서, 어깨의 윗면에 영상수용체를 세워놓고 그림 3-50에서 보는 것처럼 영상수용체를 고정시킨다.
- 검사하는 동안 호흡은 잠시 멈춘다.

Fisk modification: Fisk는 처음 이 자세를 검사테이블 끝에 환자를 세워서 하는 것으로 설명했다. 이 방법은 피사체-영상수용체 거리(OID)를 크게 하는 방법이다. Fisk의 기술은 다음과 같다

- 환자의 팔꿈치를 구부려, 검사테이블 위에 아래팔의 뒷면이 닿도록 최대한 앞쪽으로 숙이게 한다. 그림 3-51과 같이 손으로 영상수용체를 쥐게 하여 지지한다.
- 방사선 차폐와 함께 아래팔에서 영상수용체로 향하는 후방산란을 줄이기 위해, 영상수용체와 아래팔 사이에 납 보호대를 설치한다.
- 영상수용체를 수평으로 놓기 위해 모래주머니를 손 밑에 받쳐준다.
- 환자를 앞쪽이나 뒤쪽으로 기울여 위팔뼈가 수직에서 앞쪽으로 10~15°의 경사각을 이루게 한다.

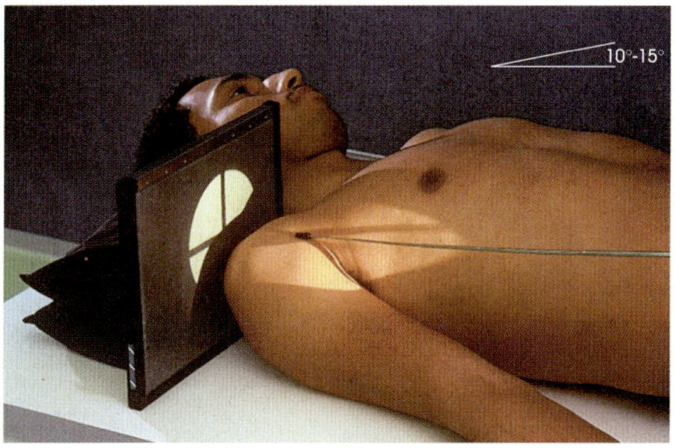

그림 3-50 바로 누운 자세의 결절사이고랑 접선방향 촬영.

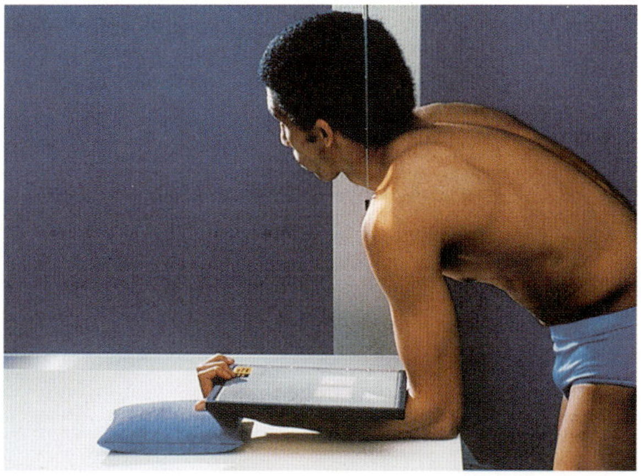

그림 3-51 선 자세의 결절사이고랑 접선방향 촬영: Fisk modification.

중심선

- 바로 누운 자세에서 위팔뼈의 긴축에 대해 뒤쪽으로 10~15°가 되게 중심선을 입사시킨다. Fisk modification의 경우 환자가 10~15° 기울어진 자세일 경우 중심선을 위팔뼈에 수직으로 입사한다(그림 3-51 참조).

조사야

4×4inch(10×10cm)로 조절한다.

영상구조

접선방향 영상은 주위의 어깨구조와 겹치지 않은 결절사이고랑의 측면상을 보여준다(그림 3-52, 3-53).

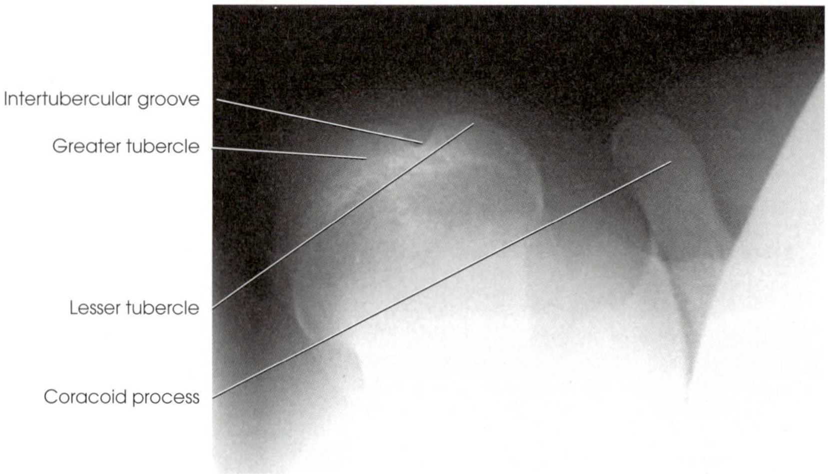

그림 3-52 바로 누운 자세의 결절사이고랑 접선방향 영상.

평가기준

- 적절한 조사야가 이루어져야 한다.
- 결절사이고랑의 측면상으로 관찰되어야 한다.
- 결절사이고랑 주위의 연부조직이 선명하게 관찰되어야 한다.

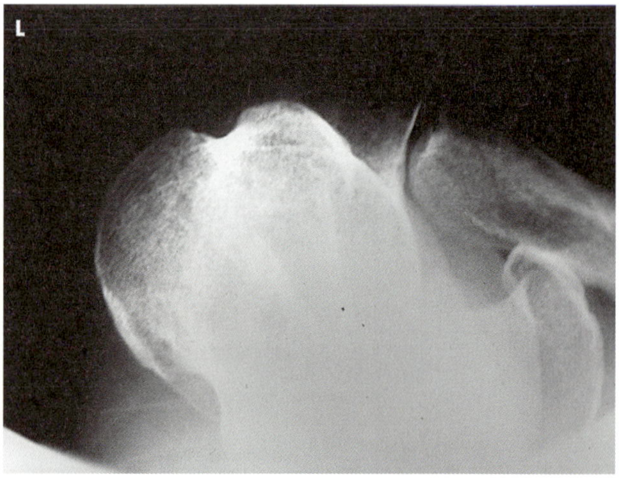

그림 3-53 선 자세의 결절사이고랑 접선방향 영상: Fisk modification.

견쇄관절 전·후방향 촬영

Acromioclavicular articulation
AP projection

양쪽 방향

Pearson method

SID: 72inch(83cm). 초점-필름간 거리가 긴 경우 영상의 확대를 줄여 양쪽 관절을 한 영상에 포함시킬 수 있다. 또한 중심선의 확산에 의한 관절공간의 왜곡을 감소시킨다.

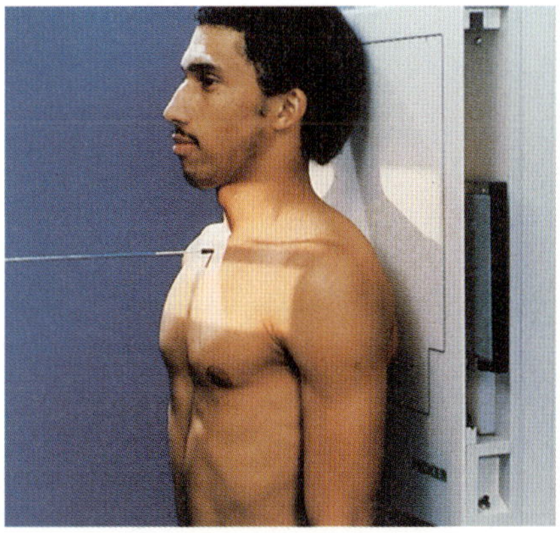

그림 3-54 양쪽 봉우리빗장관절 전·후방향 촬영.

환자 자세

- 누운 자세에서는 봉우리빗장관절의 탈구 정도를 감소하게 하는 경향이 있기 때문에, 환자의 상태에 따라 앉거나, 바로 선 자세로 유지한다.

검사 자세

- 환자를 선 자세로 위치시키고 영상수용체의 높이를 조정하여 영상수용체의 중앙을 봉우리빗장관절의 위치와 같게 조정한다(그림 3-54).
- 상수용체 중앙에 몸의 정중면을 맞춘다.
- 몸의 회전을 방지하기 위하여 체중을 양발에 균등하게 분산시킨다.
- 환자의 양쪽 팔은 몸 가쪽에 놓고, 양쪽 어깨는 같은 수평면에 놓이게 조정한다. 팔을 지지하지 않은 상태에서 아래로 늘어뜨리는 것이 중요하다.

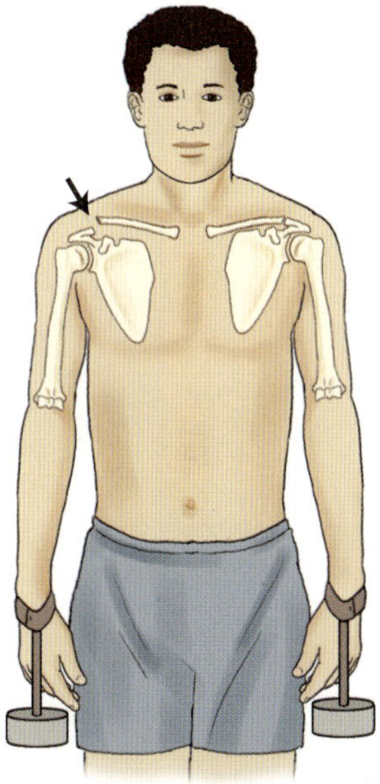

그림 3-55 무게추는 손목에 매달아야 하고 손으로 들지 말아야 한다. 무게추에 의한 당겨짐으로 봉우리빗장관절이 얼마나 분리되는지 관찰한다.

- 검사를 2회 시행한다. 첫 번째는 무게추를 매달지 않고 환자를 선 자세의 상태에서의 방법이고, 두 번째는 양 손목에 같은 무게(5~10lb)를 손목에 매단 상태에서 검사하는 방법이다.[1,2]
- 첫 번째 검사 후, 천천히 밴드나 줄을 이용하여 환자의 손목에 무게추를 매단다.
- 손상된 환자의 어깨가 긴장하지 않도록 한다.
- 환자가 각각 양손에 하중을 주는 것을 피한다. 이것은 어깨근육을 수축하게 만들어 봉우리빗장관절의 미약한 분리병변을 볼 수 있는 가능성을 낮게 한다.
- 생식샘을 차폐한다. 또한 갑상샘이 방사선에 노출되기 때문에 갑상샘 보호대를 사용한다.
- 검사하는 동안 호흡은 잠시 멈춘다.

중심선

- 단일 촬영 시 봉우리빗장관절 높이의 정중면에 수직으로 입사한다. 어깨가 넓은 환자의 경우 2개의 작은 크기의 필름을 사용하여 각각 X선을 조사한다.

조사야

단일 촬영 시 6×8inch(15×20cm)로 조절하고 2개의 필름을 사용할 때는 6×17 inch(15×43cm)로 조절한다.

[1]Allman FL. Fractures and ligamentous injuries of the clavicle and its articulations. J Bone Joint Surg Am 49:774, 1967.
[2]Rockwood CA, Green DP: Fractures in adults, ed 7, Philadelphia, 2009, Lippincott.

영상구조

봉우리빗장관절의 양쪽 정면상이 관찰된다(그림 3-56, 3-57). 이 촬영은 탈구, 분리증, 관절의 기능을 관찰하기 위해 이용된다.

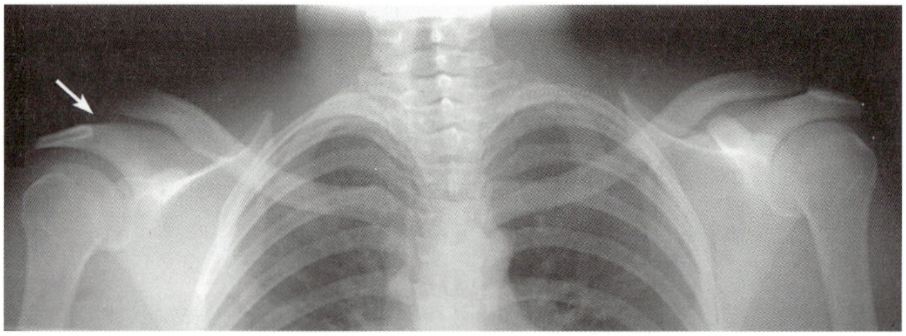

그림 3-56 양쪽 전·후방향 봉우리빗장관절 영상[왼쪽 정상관절과 오른쪽 관절의 분리(화살표)]

평가기준

- 적절한 조사야가 이루어져야 한다.
- 연부조직과 함께 봉우리빗장관절이 보여야 하며 영상의 농도는 과하지 않아야 한다.
- 양측 봉우리빗장관절이 1~2장의 영상에 전체적으로 포함되어야 한다.
- 환자가 회전되거나 기울지 않아야 한다.
- 좌, 우측 표식과 무게추의 사용 여부 표시가 관찰되어야 한다.
- 무게추를 사용한 경우 분리된 영상이 관찰되어야 한다.

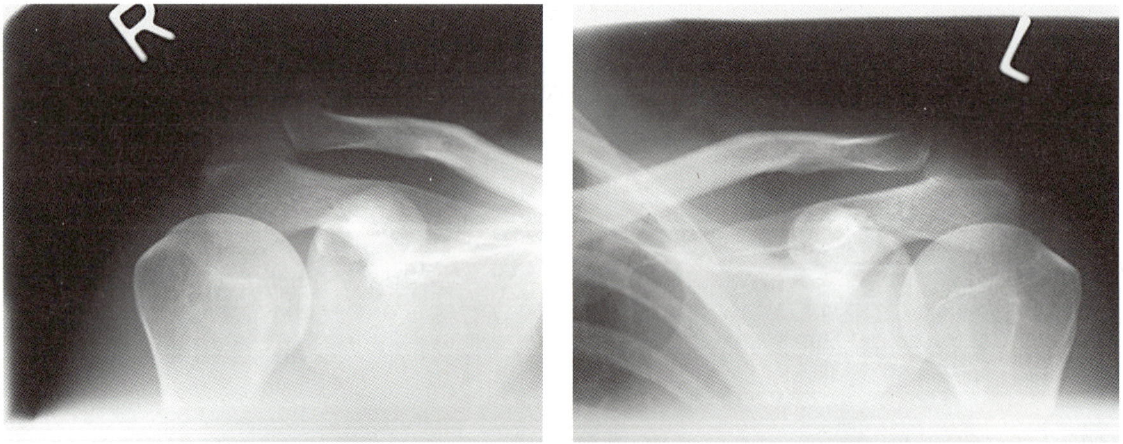

그림 3-57 정상 봉우리빗장관절 영상. 각각의 2장의 영상.

견쇄관절 전·후축방향 촬영

Acromioclavicular articulation
AP axial projection
Alexander method

Alexander[1]는 의심되는 봉우리빗장관절의 불완전탈구나 탈구의 경우에 전·후방향, 후·전축사방향 촬영이 사용될 수 있다고 제안했다.

[1]Alexander OM: Radiography of the acromioclavicular articulation, Med Radiogr Photogr 30:34, 1954.

환자 자세

- 환자를 앉은 자세나 바로 선 자세로 조정한다.

검사 자세

- 환자를 수직 상수용체에 기대어 환자를 바로 서게 하거나 앉도록 한다.
- 상수용체 중앙에 검사측 어깨가 위치하도록 조정한다.
- 봉우리빗장관절의 높이에 영상수용체 중앙에 위치하도록 높이를 조정한다.
- 영상수용체에 중앙에 부리돌기가 오도록 환자 자세를 조정한다(그림 3-58).
- 검사하는 동안 호흡은 잠시 멈춘다.

중심선

- 머리쪽으로 15° 부리돌기에 입사한다(그림 3-59). 이 경사각은 봉우리 위에 봉우리빗장관절이 투영된다.

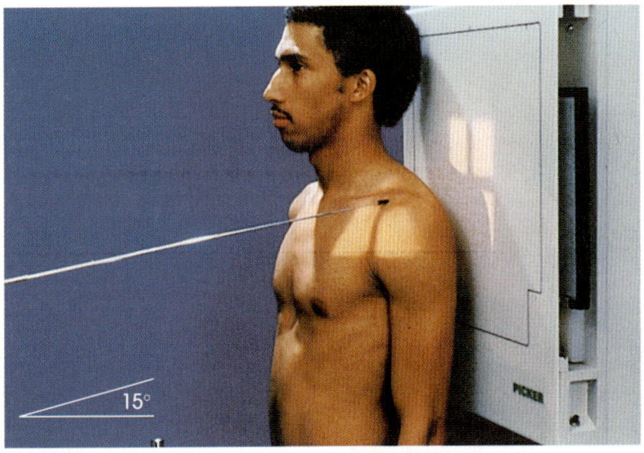

그림 3-58 봉우리빗장관절 전·후축방향 촬영: Alexander method.

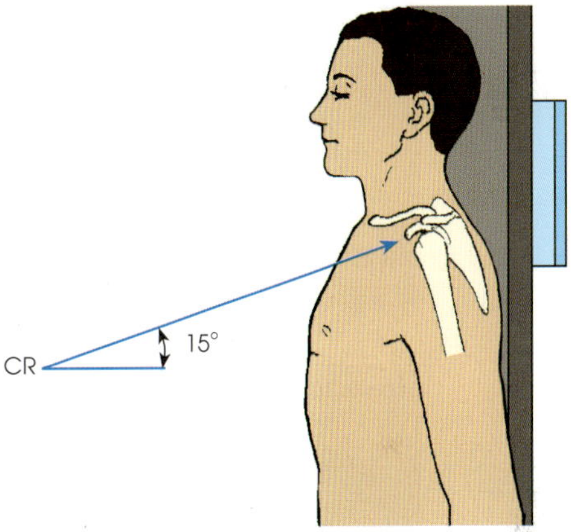

그림 3-59 봉우리빗장관절 전·후축방향촬영 모식도: Alexander method.

영상구조

전·후방향 영상과 비교하여, 봉우리빗장관절은 약간 위쪽에 투영되어 나타난다.

평가기준

- 봉우리빗장관절과 빗장뼈는 봉우리 위쪽으로 관찰되어야 한다.
- 연부조직과 함께 봉우리빗장관절이 관찰되어야 하며 영상의 농도는 과하지 않아야 한다.

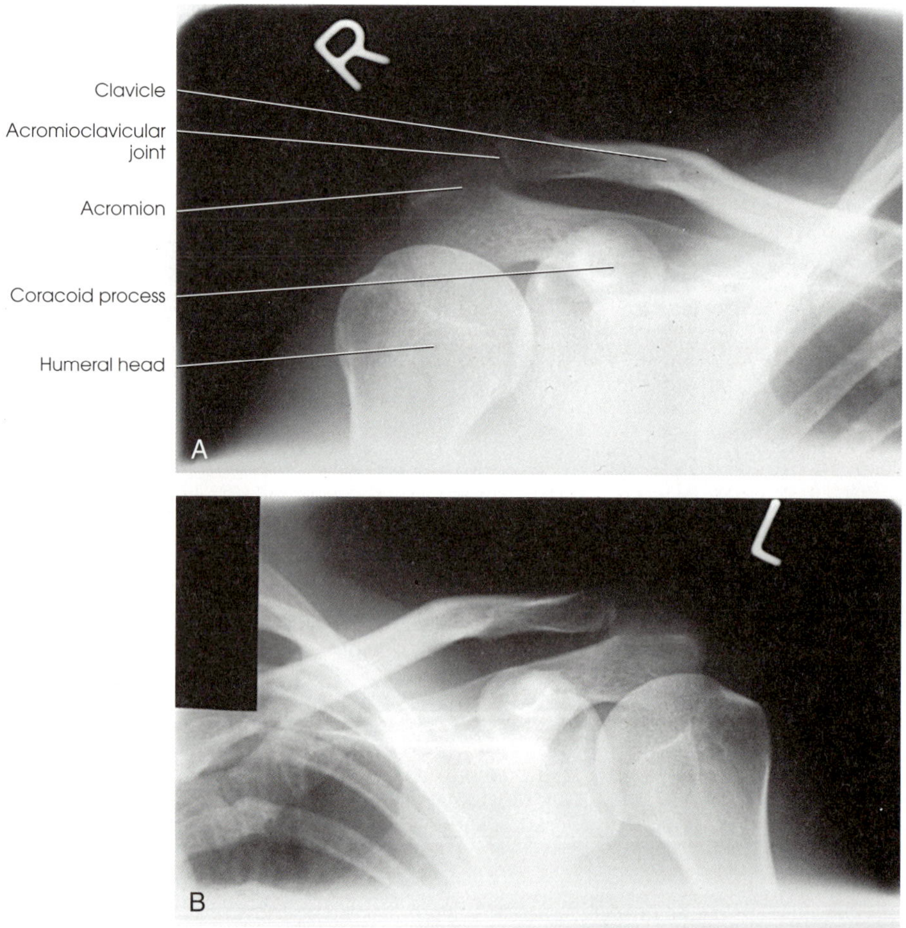

그림 3-60 봉우리빗장관절 전·후축방향 영상: Alexander method.

쇄골 전 · 후방향 촬영
Clavicle AP projection

환자 자세
- 환자를 바로 누운 자세나 바로 선 자세로 한다.
- 빗장뼈가 골절 또는 파괴되었을 때 환자가 바로 선 자세를 할 수 없다면, 뼈조각이 변위되거나 다른 상해가 악화되는 것을 줄이기 위해 바로 누운 자세를 권장한다.

검사 자세
- 빗장뼈가 테이블이나 수직 상수용체 중앙에 오도록 몸을 조정한다.
- 환자의 양쪽 팔은 몸 가쪽을 따라 놓고, 양쪽 어깨는 같은 수평면에 놓이게 조정한다.
- 영상수용체 중앙에 빗장뼈를 위치한다(그림 3-61).
- 생식샘을 차폐한다.
- 균일한 농도를 얻기 위해 날숨 후 호흡을 멈춘 상태에서 검사한다.

중심선
- 빗장뼈의 중심에 수평으로 입사한다.

조사야
8×12inch(18×30cm)로 조절한다.

영상구조
이 촬영은 빗장뼈의 정면 영상이 관찰된다(그림 3-62).

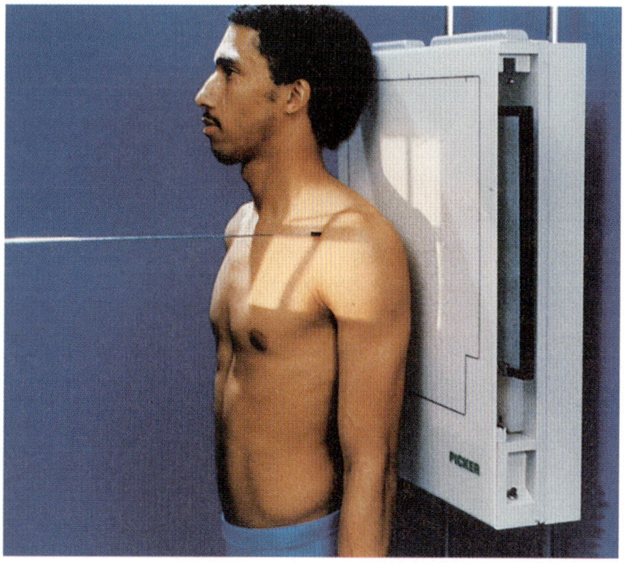

그림 3-61 빗장뼈 전 · 후방향 촬영.

평가기준
- 적절한 조사야가 이루어져야 한다.
- 전체 빗장뼈가 영상 중앙에 위치하여야 한다.
- 빗장뼈의 균일한 농도의 영상이 관찰되어야 한다.
- 빗장뼈의 바깥쪽은 어깨뼈 봉우리 위에 관찰되어야 하고, 안쪽은 가슴우리와 겹쳐져 관찰되어야 한다.

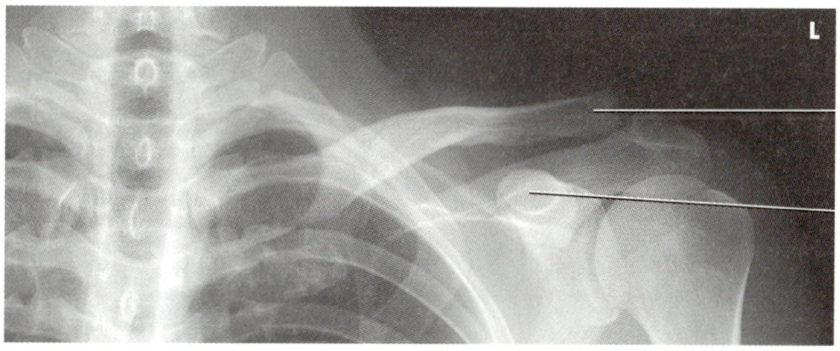

그림 3-62 빗장뼈 전 · 후방향 영상.

쇄골 전·후축방향 촬영
Clavicle AP axial projection

전만 자세

참고: 환자의 부상이 심하거나 또는 척추 전만 자세를 할 수 없다면, X선관의 경사각에 따라서 다소 왜곡된 영상이 나타난다. 좋은 영상을 위한 방법은 후·전축방향으로 촬영하는 것이다.

환자 자세

- 환자를 수직 상수용체로부터 30cm 앞에서 바로 선 자세나, 앉은 자세를 유지한다.
- 환자가 바로 서거나 척추 전만 자세를 할 수 없을 경우, 환자를 상수용체 위에 바로 누운 자세로 한다.

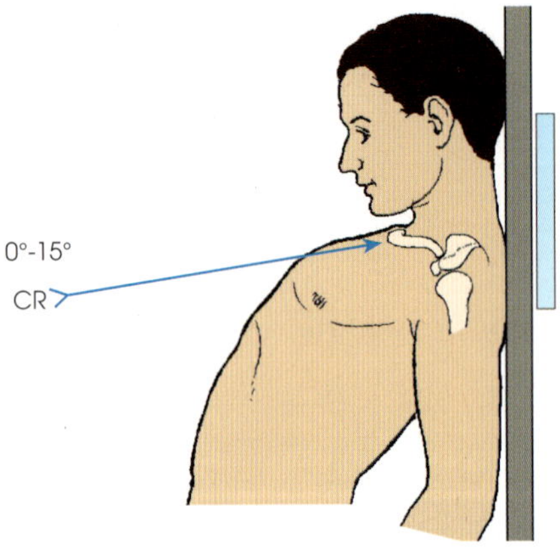

그림 3-63 전만 자세 빗장뼈 전·후축방향 촬영 모식도.

검사 자세

바로 선 척추 전만 자세

- 중심선의 경사각을 조절하고 환자에게 바로 선 자세를 유지하도록 한다.
- 환자를 수직 상수용체 뒤로 기대게 하여 척추 전만 자세를 취하게 하고, 목과 어깨를 기대도록 하고, 목은 앞쪽으로 구부린다(그림 3-63, 3-64).
- 영상수용체 중앙에 빗장뼈가 위치한다(그림 3-64).

바로 누운 자세

- 영상수용체 중앙에 빗장뼈를 놓는다.
- 생식샘을 차폐한다.
- 빗장뼈를 위쪽에 경사지게 하기 위해 호흡은 깊은 들숨 후 멈춘다.

중심선

- 빗장뼈의 중앙에 입사한다.
- 머리쪽 방향의 각도로 입사하는 중심선은 몸통의 긴축에 따라 달라질 수 있다. 마른 환자는 어깨뼈와 갈비뼈의 겹침을 방지하기 위해 더 큰 경사각이 필요한다.
- 바로 선 척추 전만 자세에서는 0~15° 경사각을 사용한다(그림 3-63).
- 바로 누운 자세에서 15~30° 경사각을 이용한다(그림 3-64).

조사야

8×12inch(18×30cm)로 조절한다.

영상구조

갈비뼈 위에 나타나는 빗장뼈의 축방향 영상을 관찰할 수 있다(그림 3-65).

평가기준

- 적절한 조사야가 이루어져야 한다.
- 전체 빗장뼈가 영상 중앙에 위치하여야 한다.
- 빗장뼈의 대부분이 어깨뼈와 갈비뼈 위에 관찰되어야 하며, 첫째 또는 둘째 갈비뼈의 안쪽끝(medial end)은 부분적으로 겹친 상태가 관찰되어야 한다.
- 빗장뼈가 수평에 가깝게 관찰되어야 한다.
- 빗장뼈와 같이 봉우리빗장관절과 복장봉우리관절도 관찰되어야 한다.

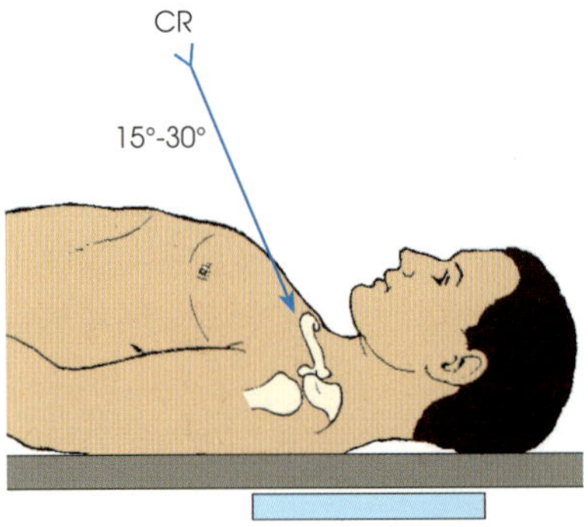

그림 3-64 빗장뼈 전·후축방향 촬영 모식도.

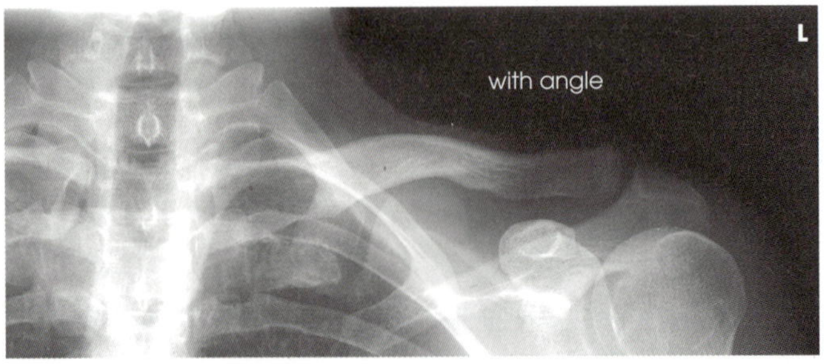

그림 3-65 빗장뼈 전·후축방향 영상. 그림 3-62와 같은 환자. 뼈 모양의 차이는 입사방법의 차이이다

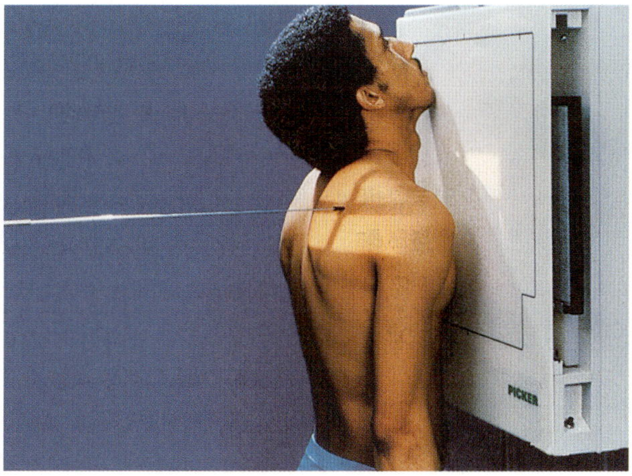

그림 3-66 빗장뼈 후 · 전방향 촬영.

쇄골 후 · 전방향 촬영

Clavicle PA projection

후 · 전방향 촬영은 일반적으로 일어설 수 있는 환자에게 잘 시행되고, 자세한 영상을 원할 경우에 유용한 방법이다. 후 · 전방향 촬영의 장점은 빗장뼈가 밀착되어 피사체와 영상면 사이거리를 줄여준다는 것이다. 차이점은 다음과 같다.

- 환자는 X선관 방향과 반대로 돌아 선 자세나, 엎드린 자세로 조정한다(그림 3-66).
- 중심선은 빗장뼈의 중앙에 수직으로 입사한다(그림 3-67).

영상구조와 평가기준은 전 · 후방향 촬영과 같다.

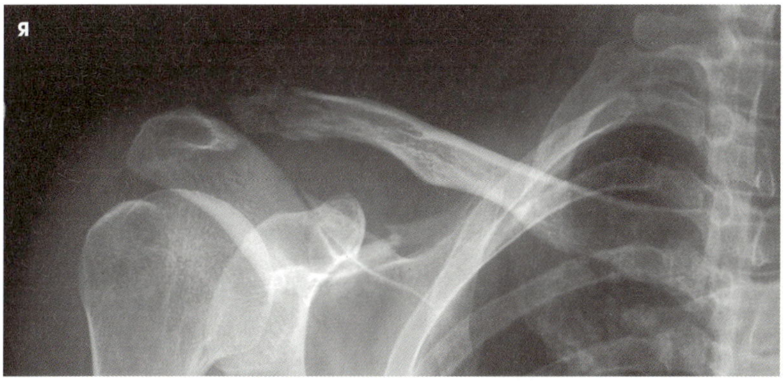

그림 3-67 빗장뼈 후 · 전방향 영상.

쇄골 후 · 전축방향 촬영

Clavicle PA axial projection

빗장뼈 후 · 전축방향 촬영 자세는 앞서 설명한 전 · 후축방향 촬영과 비슷하며, 차이점은 다음과 같다.

- 수직 상수용체 앞에 환자는 바로 서거나 또는 엎드리게 한다.
- 중심선은 다리쪽으로 15~30° 입사한다(그림 3-68).

영상구조와 평가기준은 앞서 설명한 전 · 후축방향 촬영과 동일하다.

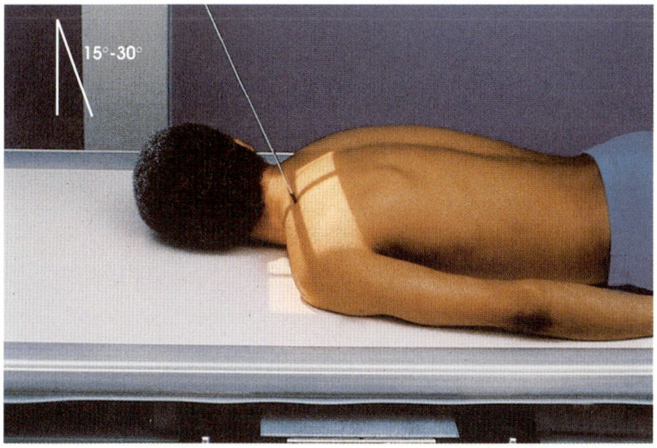

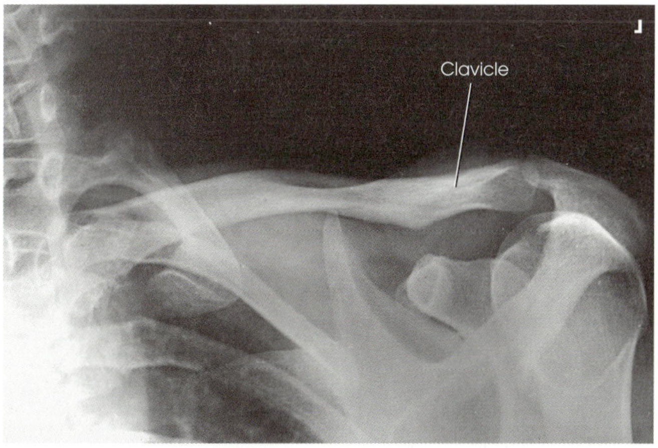

그림 3-68 빗장뼈 후 · 전축방향 촬영 자세 및 영상.

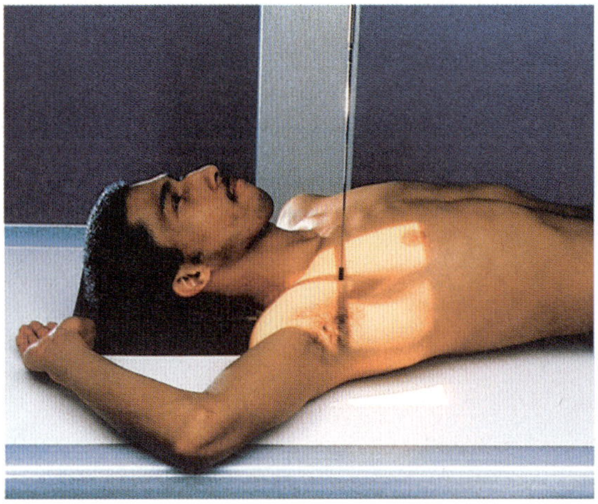

그림 3-69 어깨뼈 전·후방향 촬영.

견갑골 전·후방향 촬영
Scapula AP projection

환자 자세

- 환자를 바로 선 자세나 누운 자세로 조정한다. 어깨의 상태가 유연하다면 바로 선 자세를 선호한다.

검사 자세

- 환자의 몸을 조정하여 상수용체 중앙에 검사측 어깨뼈를 조정한다.
- 어깨뼈를 가쪽으로 위치하기 위해 팔이 몸과 직각이 되게 벌린다. 팔꿈치를 구부리고 손을 편한 자세로 받친다.
- 촬영 시 몸을 검사쪽으로 회전하지 않아야 한다. 회전으로 인한 경사각으로 인해 가쪽으로 어깨뼈를 옮겨 놓은 효과를 감소시키기 때문이다(그림 3-69).
- 영상수용체 끝이 어깨 위 5cm 지점에 위치시킨다.
- 생식샘을 차폐한다.
- 허파 음영을 줄이기 위해 호흡은 천천히 쉬는 동안 촬영한다.

중심선

- 어깨뼈의 중앙(부리돌기 아래 5cm)지점에 수직으로 입사한다.

조사야

10×12inch(24×30cm)로 조절한다.

영상구조

어깨뼈의 전·후방향 영상이 관찰된다(그림 3-70).

평가기준

- 적절한 조사야가 이루어져야 한다.
- 어깨뼈의 가쪽이 갈비뼈와 겹치지지 않아야 한다.
- 어깨뼈는 수평으로 관찰되어야 하며 경사져서는 안 된다.
- 어깨뼈는 겹쳐진 허파와 갈비뼈를 통해 자세히 관찰되어야 한다(온화한 호흡은 폐 음영의 불선예도를 줄이는 데 도움이 된다).
- 어깨뼈 봉우리돌기와 어깨뼈아래각이 관찰되어야 한다.

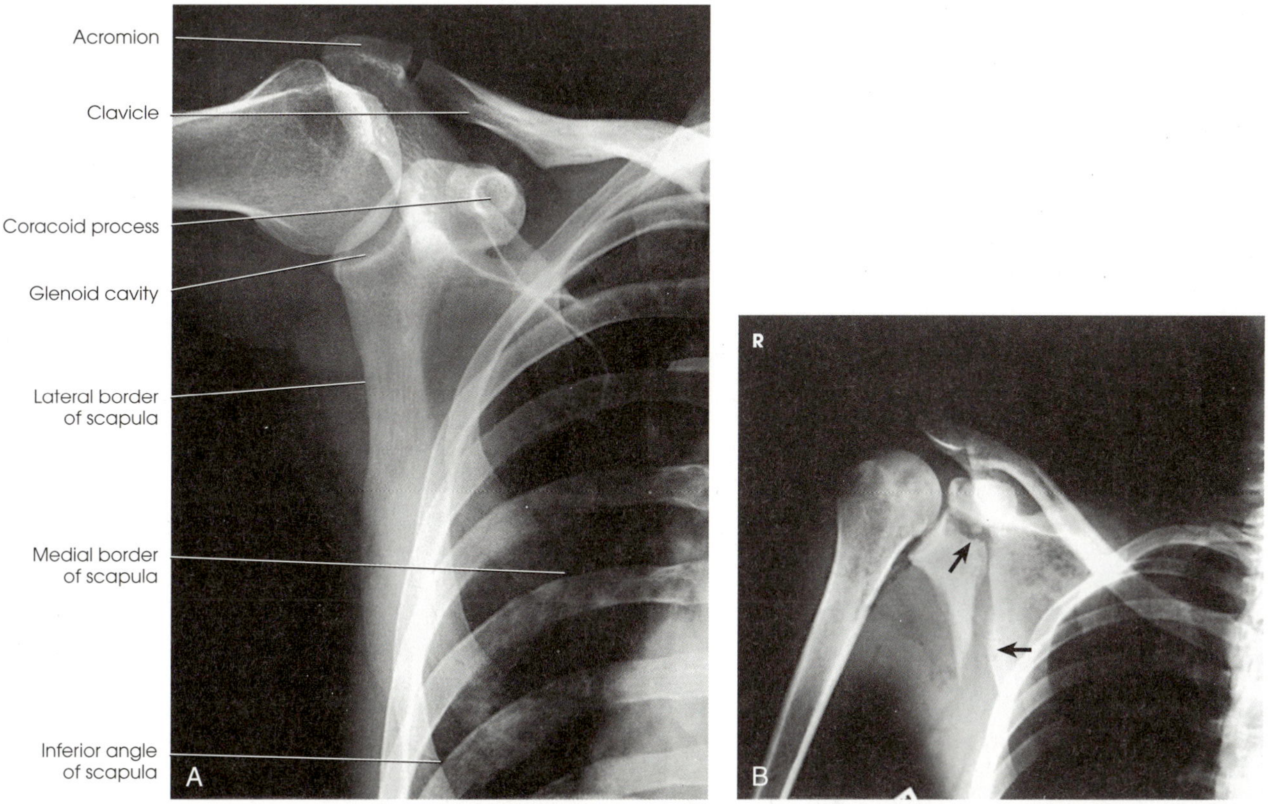

그림 3-70 A, 어깨뼈 전·후방향 영상. **B,** 어깨뼈 골절이 보이는 관절오목과 연결된 부위(화살표).

견갑골 측방향 촬영

Scapula lateral projection

우전사방향(RAO) 또는 좌전사방향(LAO) 자세

환자 자세

- 환자는 수직 상수용체를 바라보며 바로 서거나 앉게 한다.
- 엎드린 자세로 이용될 수 있으나 환자는 불편하며, 바로 누운 자세도 사용될 수 있으나 어깨뼈가 확대된다.

검사 자세

- 검사측 어깨뼈를 영상수용체 중심에 위치하고, 환자를 우전사방향, 또는 좌전사방향 자세로 조정한다. 환자는 영상수용체에 대해 45~60° 회전을 한다. Johnston[1] 등에 따르면 봉우리 끝을 통과하는 면을 영상수용체에 수직으로 맞춤으로써 적절한 회전을 이끌어 낼 수 있다고 하였다.
- 검사쪽 팔은 관찰하려는 어깨뼈의 부위에 따라 두 자세 중 편안한 자세로 위치시킨다.
- 봉우리와 부리돌기를 상세하게 나타나게 하기 위하여 팔꿈치를 구부리고, 위팔뼈의 음영이 어깨뼈와 겹쳐지지 않게 등 뒤쪽에 손등을 붙인다(그림 3-71, 3-72). Mazujian[1]은 그림 3-73에서 보이는 것처럼 반대쪽 어깨를 잡게 하여 환자의 팔이 가슴 위쪽으로 가로질러 놓이게 하는 것을 제안하였다.
- 어깨뼈 몸통을 나타나게 하기위해, 환자에게 팔을 위쪽으로 뻗어 머리 위에 아래팔을 올리거나 반대쪽 어깨를 잡게하여 가슴 위로 가로질러 놓게한다(그림 3-73, 3-74).
- 위와 같은 자세들에서 환자는 팔을 위치한 후 손으로 어깨뼈의 안쪽면과 가쪽면의 경계를 잡아 어깨뼈가 상수용체에 수직이 되게 하고, 몸의 회전 정도를 조정한다.
- 생식샘을 차폐한다.
- 검사하는 동안 호흡은 잠시 멈춘다.

중심선

- 돌출된 어깨뼈의 중앙 안쪽 모서리에 수직으로 입사한다(표 3-3).

조사야

가로로 12inch(30cm), 가쪽 음영에서 1inch(2.5cm)로 조절한다.

영상구조

어깨뼈의 측방향 영상이 나타난다. 팔의 위치는 어깨뼈의 어느 부분이 위팔뼈 위로 겹쳐졌는가로 결정한다.

평가기준

- 적절한 조사야가 이루어져야 한다.
- 안쪽 모서리(medial border)와 가쪽 모서리(lateral border)는 겹쳐져야 한다.
- 어깨뼈몸통은 갈비뼈 위에 겹침이 없어야 한다.
- 위팔뼈는 관심부위에 겹침이 없어야 한다.
- 봉우리돌기와 아래각은 영상에 포함되어야 한다.
- 어깨뼈의 바깥측 두께는 적절한 농도로 관찰되어야 한다.

참고: 외상이 심한 환자는 LPO 또는 RPO 자세로 시행한다.

[1]Johnston J et al: Landmarks for lateral scapula and scapular Y positioning, Radiol Technol 79:397, 2008.

[1]Mazujian M: Lateral profile view of the scapula, Xray Techn 25:24, 1953.

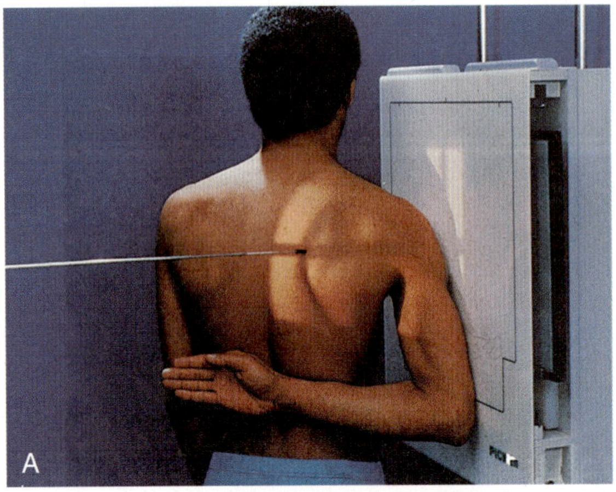

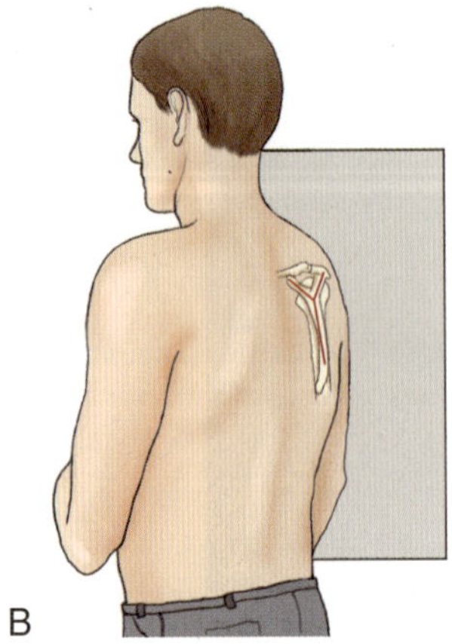

그림 3-71 A, 우전사방향의 어깨뼈 측방향 촬영. B, 어깨뼈를 관찰하기 위한 모식도.

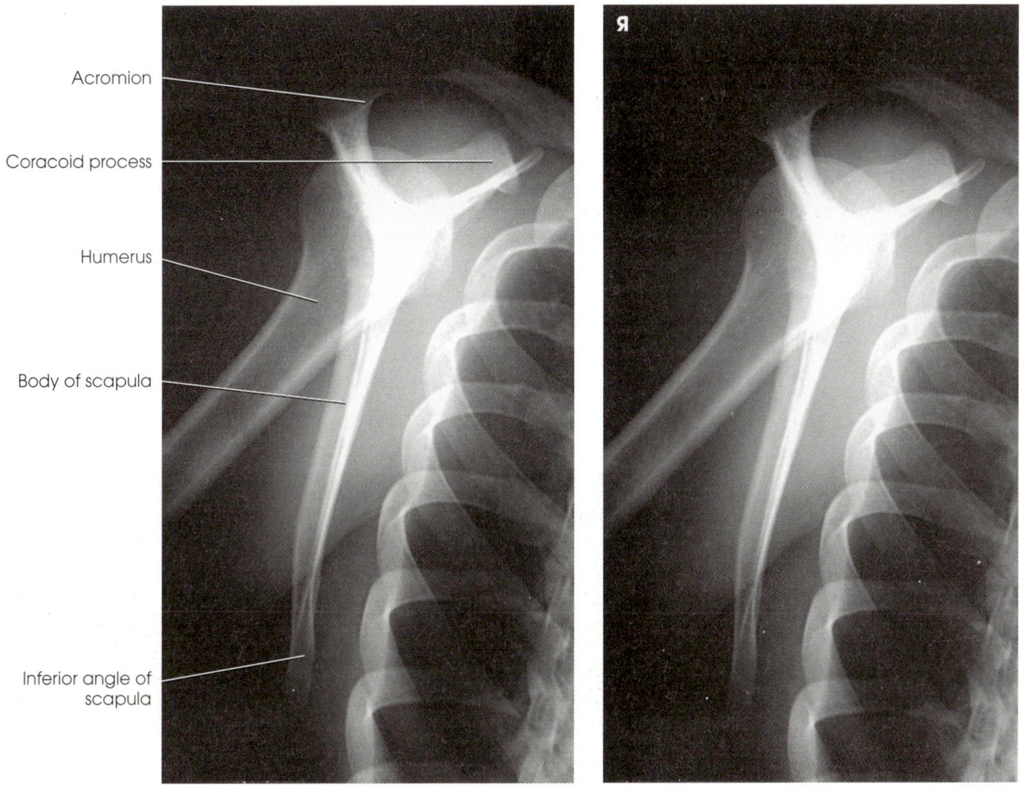

그림 3-72 팔을 가슴 뒤에 놓은 상태의 측방향 영상.

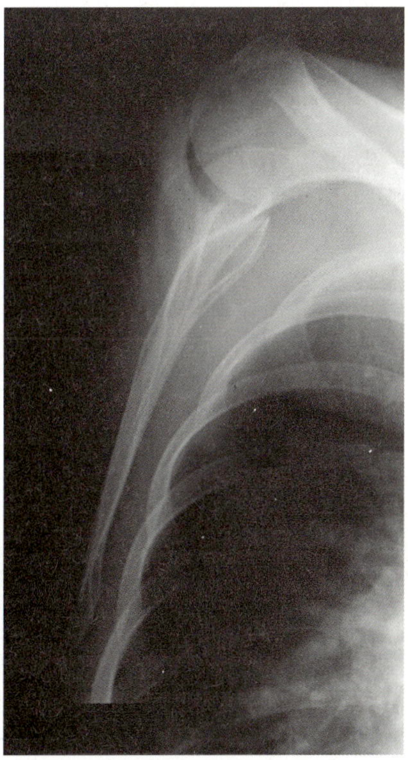

그림 3-73 팔을 가슴 앞쪽으로 가로질러 놓은 상태의 측방향 영상.

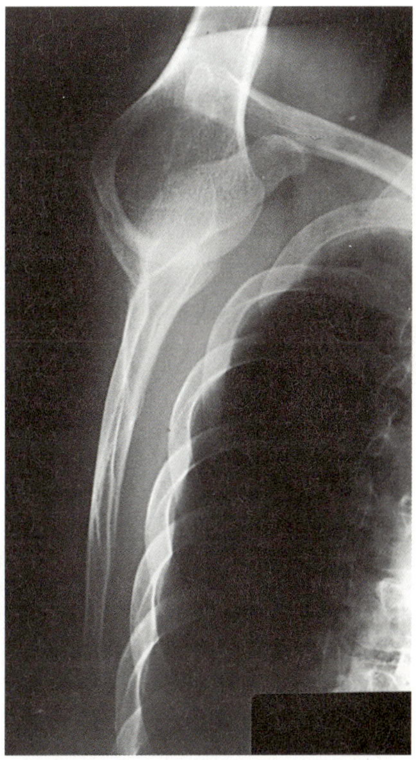

그림 3-74 팔을 머리 위로 뻗은 측방향 영상.

견갑골 전·후사방향 촬영

Scapula AP oblique projection

우후사방향(RPO) 또는 좌후사방향(LPO) 자세

환자 자세

- 환자는 선 자세나 바로 누운 자세로 조정한다.
- 어깨에 통증이 있을 시, 특별한 금기증이 없으면 바로 선 자세를 한다.

검사 자세

- 환자의 몸을 정렬하여 상수용체의 정중선에 검사쪽 어깨뼈를 맞춘다.
- 전·후사방향 촬영을 위하여, 환자의 팔을 위로 뻗어 팔꿈치를 구부려, 머리로 베게 하거나 환자의 검사쪽 팔을 가슴 앞으로 가로질러 뻗도록 한다.
- 검사쪽 어깨를 15~25° 회전하여 충분히 돌리게 한다(그림 3-75).
- 좀 더 분리시킨 사방향 촬영을 위해 환자의 팔을 뻗어 구부린 팔꿈치를 이마에 올린다. 몸을 검사쪽으로부터 25~35° 몸을 회전하게 한다(그림 3-76).
- 손으로 반대쪽 어깨를 잡고 몸의 회전각도를 조정하면 갈비뼈 윤곽을 어깨뼈와 분리할 수 있다.
- 이 자세를 이용한 어깨뼈의 바른 측방향 촬영을 위하여, 가슴을 가로질러서 팔을 당기게 하고, 그림 3-71~3-74와 같이 어깨뼈가 영상수용체면에 수직이 되도록 몸의 회전 정도를 조정한다.
- 생식샘을 차폐한다.
- 검사하는 동안 호흡은 잠시 멈춘다.

중심선

어깨뼈 가운데 갈비뼈 윤곽의 옆모서리에 수직으로 향하게 한다.

영상 구조

어깨뼈의 사방향 영상이 갈비뼈와 약간 겹쳐지거나 떨어져서 관찰된다(그림 3-77, 3-78).

평가기준

- 적절한 조사야가 이루어져야 한다.
- 어깨뼈가 사방향으로 관찰되어야 한다.
- 갈비뼈에 인접한 어깨뼈의 옆모서리가 관찰되어야 한다.
- 부리돌기와 아래각이 영상에 포함되어야 한다.

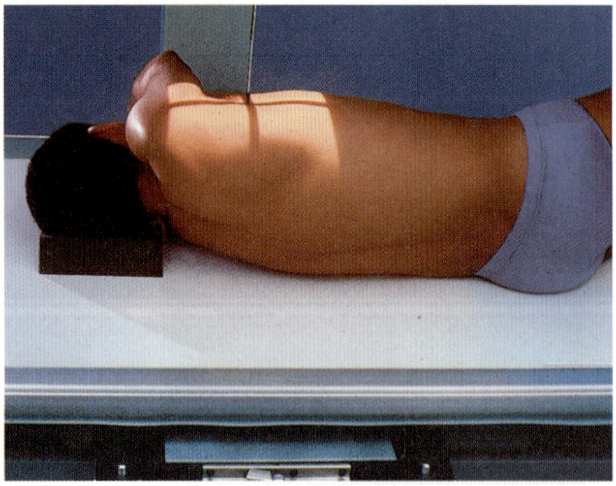

그림 3-75 20° 회전한 어깨뼈 전·후사방향 촬영.

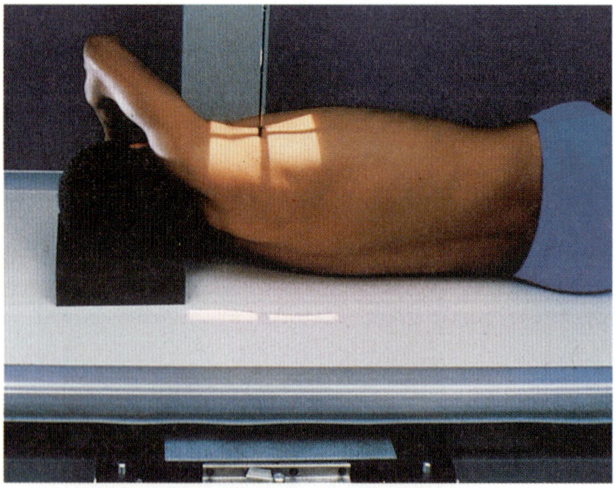

그림 3-76 25~30° 회전한 어깨뼈 전·후사방향 촬영.

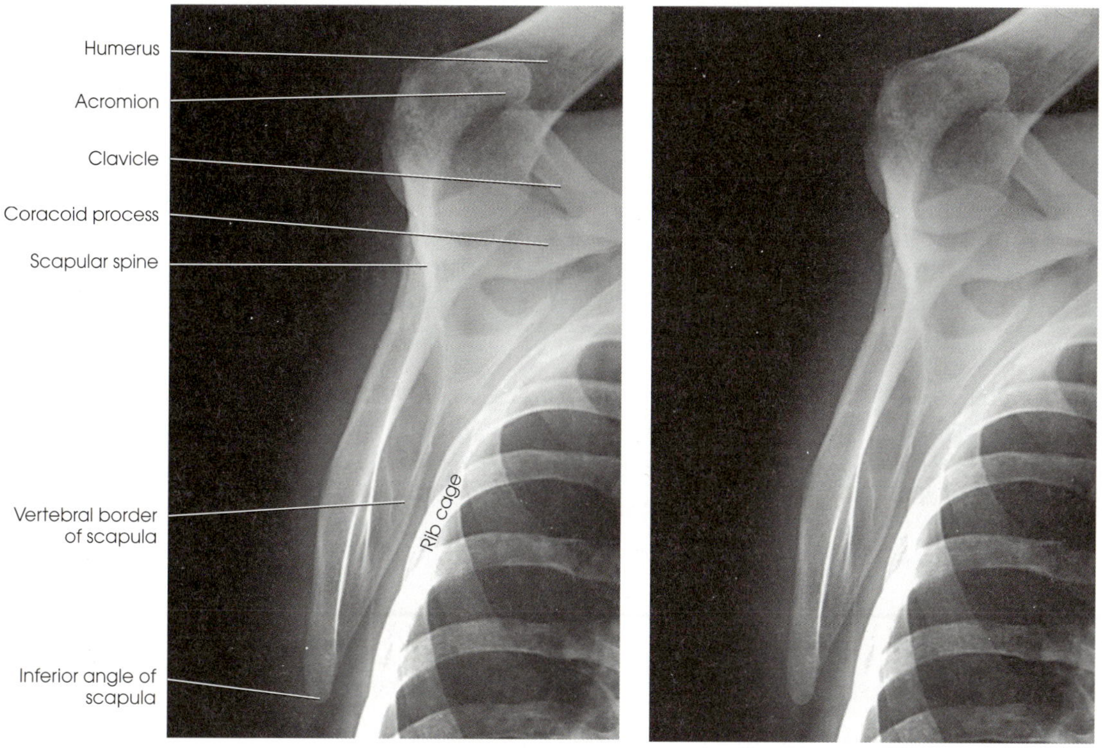

그림 3-77 15~25° 회전한 어깨뼈 전·후사방향 영상.

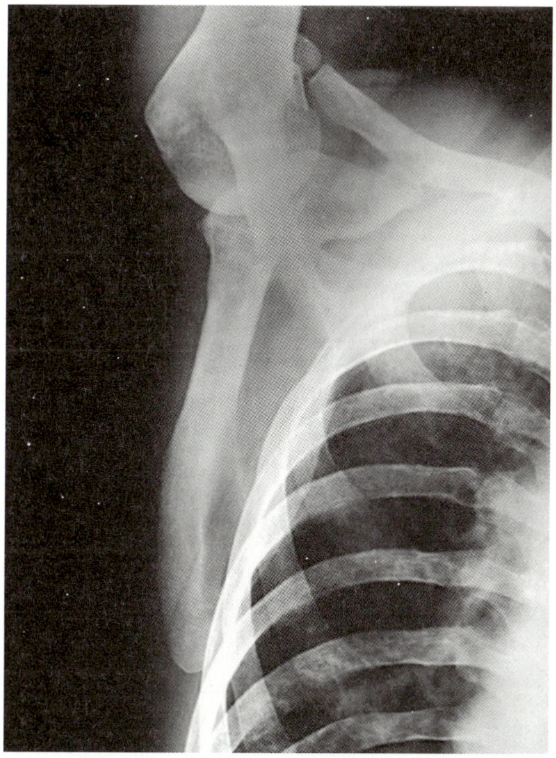

그림 3-78 25~30° 회전한 어깨뼈 전·후사방향 영상.

부리돌기

오훼돌기 전·후축방향 촬영

Coracoid process AP axial projection

환자 자세

- 환자는 바로 누운 자세로 몸의 양쪽에 팔을 나란히 놓는다.

검사 자세

- 검사쪽 부리돌기가 상수용체의 중앙선에 오도록 몸의 자세를 조정한다.
- 영상수용체의 중앙에 중심선과 일치하게 영상수용체를 위치시킨다.
- 어깨는 동일한 수평선에 위치하도록 조정한다.
- 검사측 팔을 약간 벌려 손바닥이 위로 향하게 하고 손바닥 위에 모래주머니를 놓아 고정한다(그림 3-79).
- 생식샘을 차폐한다.
- 호흡은 좀 더 균일한 농도를 얻기 위해 숨을 내쉬고 멈추게 한다.

중심선

머리쪽으로 15~45° 부리돌기를 향해 입사한다. Kwak[1] 등은 30°를 권장하였다. 입사각도는 환자의 등 모양에 달라지며, 둥근 어깨를 가진 환자는 직선형의 등을 가진 환자보다 더 큰 입사각도로 시행한다.

영상구조

약간 길게 늘어난 부리돌기의 하상방향 영상이 나타난다(그림 3-81). 부리돌기는 자체가 휘어져 있기 때문에, 어깨의 정면 전·후방향 촬영에서 작은 타원형으로 나타난다.

[1]Kwak DL et al: Angled anteroposterior views of the shoulder, Radiol Technol 53:590, 1982.

평가기준

- 부리돌기는 최소로 겹쳐져 관찰되어야 한다.
- 부리돌기와 빗장뼈는 약간 겹쳐서 관찰되어야 한다.

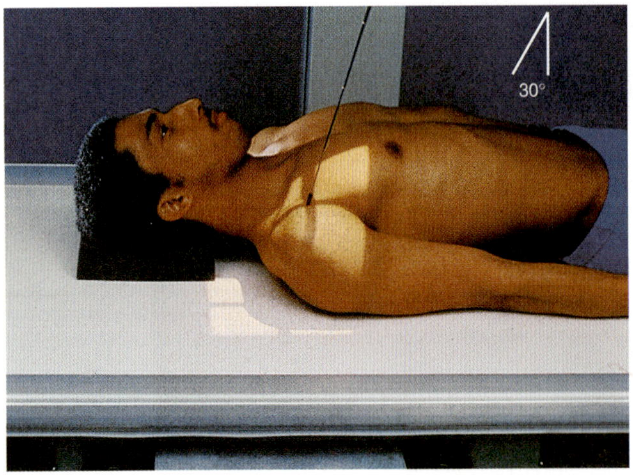

그림 3-79 부리돌기 전·후축방향 촬영.

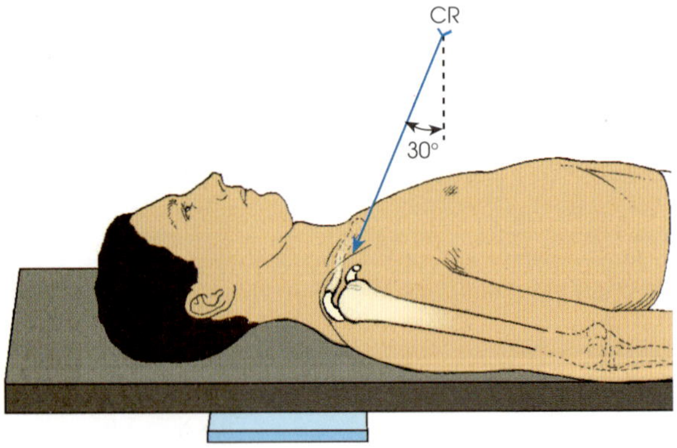

그림 3-80 부리돌기 전·후축방향 촬영 모식도.

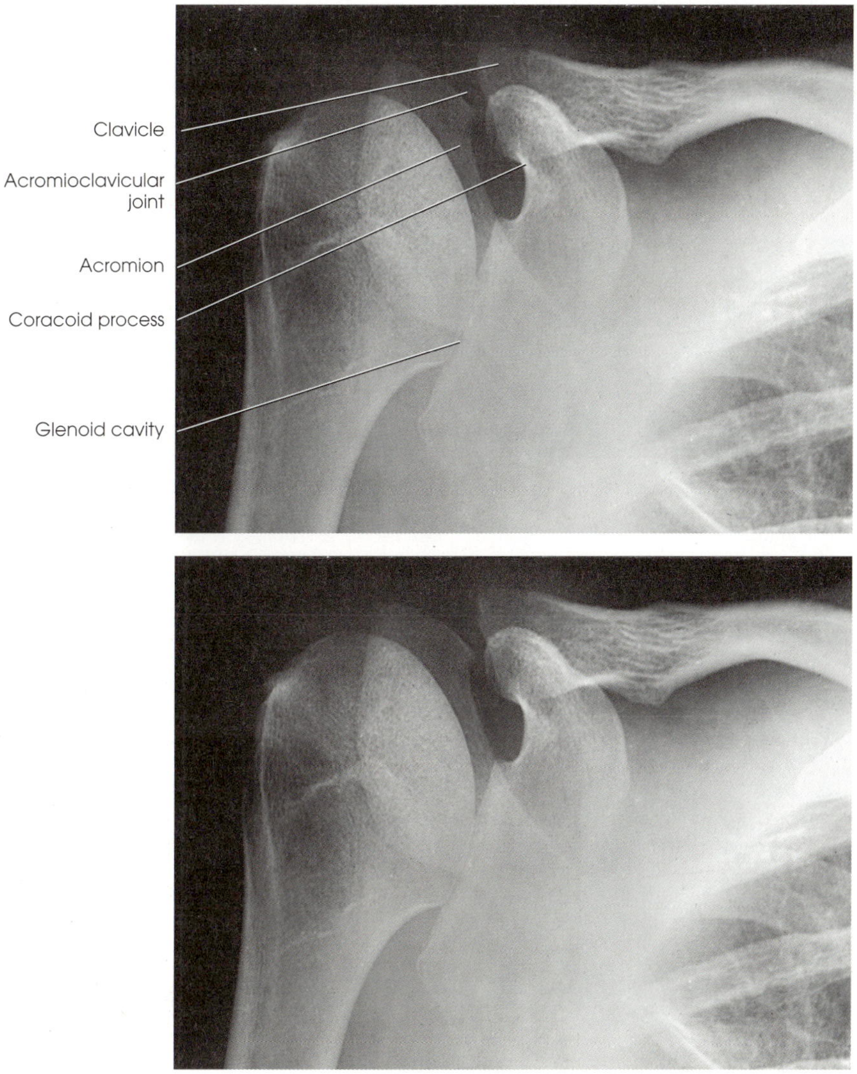

그림 3-81 부리돌기 전·후축방향 영상.

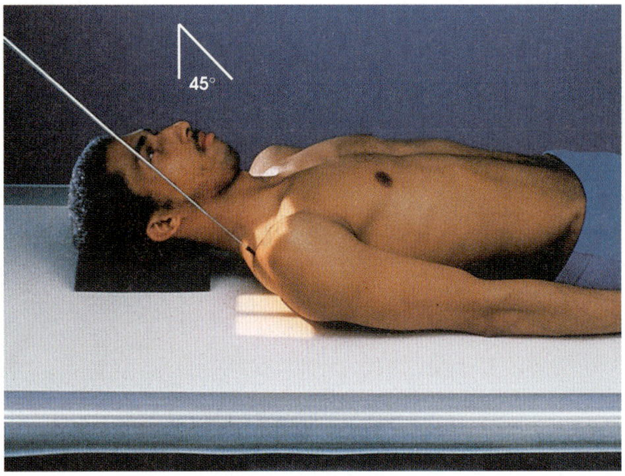

그림 3-82 어깨뼈가시 접선방향 촬영.

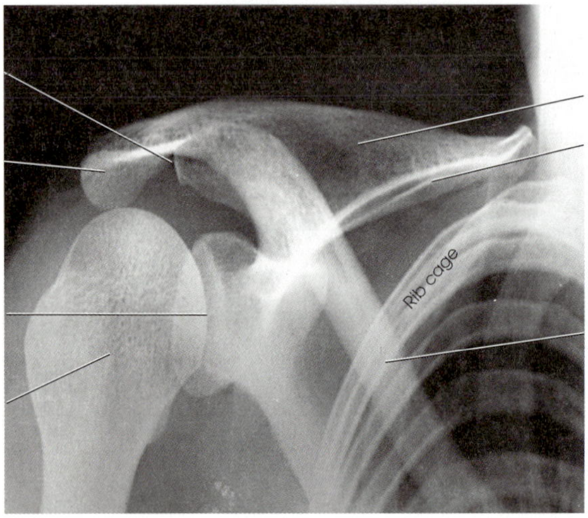

그림 3-83 45° 각도의 어깨뼈가시 접선방향 영상.

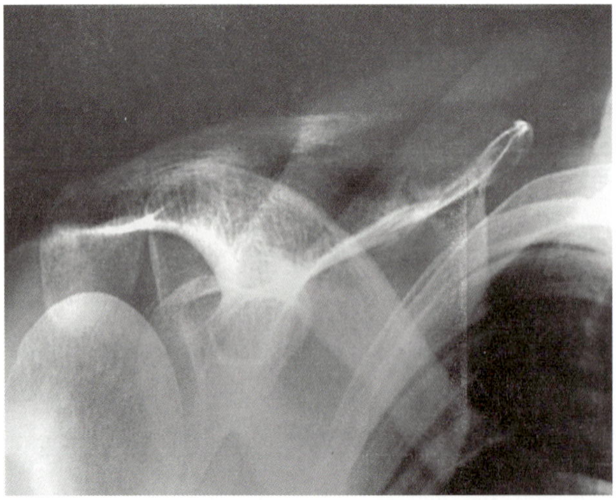

그림 3-84 30° 각도의 어깨뼈가시 접선방향 영상.

견갑극 접선방향 촬영

Scapular spine tangential projection

Laquerrière–Pierquin method

환자 자세

- Laquerrière와 Pierquin[1]에 의해 설명된 것처럼 환자를 바로 누운 자세로 조정한다.

검사 자세

- 어깨를 상수용체(검사 테이블) 중심에 맞춘다.
- 어깨뼈몸통을 수평위치로 놓기 위하여 환자의 회전상태를 조정한다. 이를 위해 반대쪽 어깨를 들어 올릴 필요가 있다면, 방사선 투과성 스펀지로 지지한다.
- 겹침을 방지하기 위해 머리는 검사쪽 어깨로부터 멀리 돌린다(그림 3-82).
- 생식샘을 차폐한다.
- 검사하는 동안 호흡은 잠시 멈춘다.

중심선

- 중심선은 어깨의 등 윗부분에 맞추어 다리쪽으로 입사한다. 비만 환자나 둥근 어깨를 가진 환자들에게는 35° 가 적당하다.

영상구조

어깨뼈가시는 측면상으로 관찰되고, 빗장뼈의 가쪽 끝을 제외하고는 뼈의 겹침은 없다(그림 3-83, 3-84).

평가기준

- 적절한 조사야가 이루어져야 한다.
- 어깨뼈가시는 어깨뼈몸통 위쪽에 관찰되어야 한다.
- 어깨뼈가시는 주위의 연부조직과 함께 나타나야 하며, 농도가 과하지 않아야 한다.

참고: 바로 누운 자세에서 심한 통증으로 참을 수 없을 경우, 이 촬영은 환자를 엎드린 자세나 선 자세로 시행한다.

[1]Laquerrière, Pierquin: De la nécessité d'employer une technique radiographique spéciale pour obtenir certains details squelettiques, J Radiol Electr 3:145, 1918.

4
다리
LOWER LIMB

학습목적

다리의 각종 질환을 진단하기 위한 각종 검사법을 익히고, 검사부위별 영상해부학 및 병리학적 특징을 숙지하며, 진단가치가 높은 영상을 획득하기 위한 환자의 자세에 따른 보조기구와 장비를 효율적으로 사용할 수 있도록 학습한다.

학습목표

1. 발 · 다리 · 다리관절 · 무릎관절 등의 해부학적 구조와 특징을 설명할 수 있다.
2. 발 · 다리 · 다리관절 · 무릎관절을 구성하는 뼈들의 부위별 명칭을 식별할 수 있다.
3. 발 · 다리 · 다리관절 · 무릎관절의 질환과 관계된 각종 방사선학적 검사법을 설명할 수 있다.
4. 발 · 다리 · 다리관절 · 무릎관절의 방사선학적 영상을 평가하고 설명할 수 있다.
5. 환자의 자세, 입사각에 따른 검사조건 및 기술적인 고려를 통하여 검사를 실시할 수 있다.
6. 발 · 다리 · 다리관절 · 무릎관절의 병리학적 병변을 묘출할 수 있다.

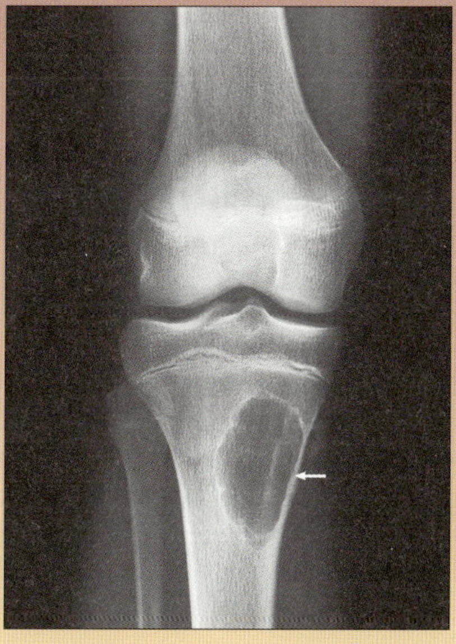

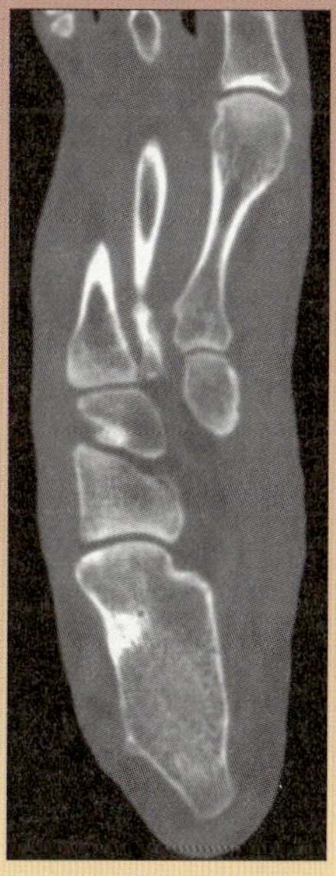

촬영방향, 환자 자세, 촬영법

중요도	촬영부위	촬영방향	환자 자세	촬영법
▲	발가락	전 · 후방향 또는 전 · 후축방향		
	발가락	후 · 전방향		
▲	발가락	전 · 후사방향	안쪽돌림	
▲	발가락	측방향(내외측 또는 외내측)		
	종자뼈	접선		Lewis method, Holly method
▲	발	전 · 후방향 또는 전 · 후축방향		
▲	발	전 · 후사방향	안쪽돌림	
	발	전 · 후사방향	가쪽돌림	
▲	발	측방향(내외측)		
	발: 세로활	측방향(외내측)	선 자세	체중부하
	양발	전 · 후축방향	선 자세	체중부하
	발	전 · 후축방향	선 자세	체중부하 복합법
	선천적 곤봉발	전 · 후방향		Kite method
	선천적 곤봉발	측방향(내외측)		Kite method
	선천적 곤봉발	축방향(발등발바닥)		Kandel method
▲	발꿈치뼈	축방향(발바닥발등)		
	발꿈치뼈	축방향(발등발바닥)		
	발꿈치뼈	축방향(발등발바닥)	선 자세	체중부하
▲	발꿈치뼈	측방향(내외측)		
	발꿈치뼈	외내사방향		체중부하
	목말밑관절	외내사방향	안쪽돌림한 발	Isherwood method
	목말밑관절	전 · 후축사방향	안쪽돌림한 발목	Isherwood method
	목말밑관절	전 · 후축사방향	가쪽돌림한 발목	Isherwood method
▲	발목	전 · 후방향		
▲	발목	측방향(내외측)		
	발목	측방향(외내측)		
▲	발목	전 · 후사방향	안쪽돌림	
▲	발목 격자 관절	전 · 후사방향	안쪽돌림	
	발목	전 · 후사방향	가쪽돌림	
▲	발목	전 · 후방향		Stress method
	양발목	전 · 후방향	선 자세	체중부하
▲	다리	전 · 후방향		
▲	다리	측방향(내외측 중앙 안쪽에서 바깥쪽으로)		
	다리	전 · 후사방향	안쪽돌림과 가쪽돌림	

촬영방향, 환자 자세, 촬영법

중요도	촬영부위	촬영방향	환자 자세	촬영법
▲	무릎	전 · 후방향		
	무릎	전 · 후방향		
▲	무릎	측면방향(내외측)		
▲	양무릎	전 · 후방향	선 자세	체중부하
	양무릎	후 · 전방향	서서 굽힌 자세	Rosenberg method, 체중부하
▲	무릎	전 · 후사방향	가쪽돌림	
▲	무릎	전 · 후사방향	안쪽돌림과 가쪽돌림	
▲	융기사이오목	후 · 전축방향		Homebrad method
▲	융기사이오목	후 · 전축방향		Camp–Coventry method
	융기사이오목	전 · 후축방향		Béclère method
▲	무릎뼈	후 · 전방향		
▲	무릎뼈	측방향(내외측)		
	무릎뼈 및 무릎넙다리관절	접선방향		Hughston method
	무릎뼈 및 무릎넙다리관절	접선방향		Merchant method
▲	무릎뼈 및 무릎넙다리관절	접선방향		Settegast method
▲	넙다리뼈	전 · 후방향		
▲	넙다리뼈	측방향(내외측)		
	다리: 양쪽 엉덩관절, 양무릎, 양발목	전 · 후방향	선 자세	체중부하

이 장에서는 다리 및 다리와 관련된 이음뼈를 (1) 발, (2) 다리, (3) 넙다리, (4) 엉덩관절로 나누어 살펴볼 것이다(5장 참조). 각각의 뼈들은 신체를 기립상태로 움직이고, 각 부위들에 최소한의 부하가 걸리도록 하면서 체중이 바닥으로 전해질 수 있도록 배열, 모양, 위치가 정해져 있다.

발

발은 26개의 뼈로 이루어진다(그림 4-1, 4-2).

- 14개의 발가락뼈(족지골, phalanges)
- 5개의 발허리뼈(중족골, metatarsals)
- 7개의 발목뼈(족근골, tarsals)

발의 뼈들은 손의 뼈들과 비슷하다. 구조적인 차이가 보행과 체중을 지탱할 수 있도록 해준다. 서술적 목적으로 발은 종종 앞쪽, 중간, 뒤쪽으로 구분한다. 앞쪽은 발허리뼈와 발가락이 포함된다. 중간쪽은 쐐기뼈, 발배뼈, 입방뼈의 5개 발목뼈를 포함한다. 뒤쪽은 목말뼈와 발꿈치뼈를 포함한다. 발뼈들의 모양은 서로 결합하여 세로활과 가로활이 만들어지도록 되어 있다. 세로활은 체중을 모든 방향으로 분산시키기 위한 일종의 충격 흡수제 역할을 하고, 이는 부드러운 보행을 가능하게 한다(그림 4-2). 가로활은 좌우로 놓여 있고, 세로활이 유지되도록 보조한다. 발의 윗면은 등부분 또는 등쪽이라 하고, 발의 아랫면은 발바닥면이라 한다.

발가락뼈

각 발에는 엄지에 2개, 나머지 4개의 발가락에 3개씩 총 14개의 발가락뼈가 있다. 엄지발가락뼈들은 먼쪽 및 몸쪽 발가락뼈라고 부른다. 나머지 발가락들의 발가락뼈는 몸쪽, 가운데, 먼쪽 발가락뼈라고 부른다. 각 발가락뼈는 몸통과 2개의 폭이 넓은 관절끝(몸쪽 기저부와 먼쪽 머리)으로 구성된다.

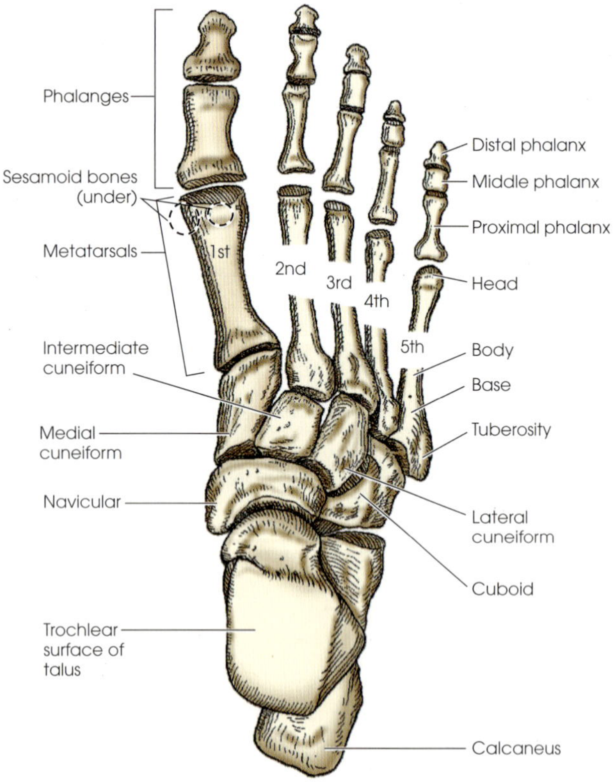

그림 4-1 오른발의 등쪽(위쪽).

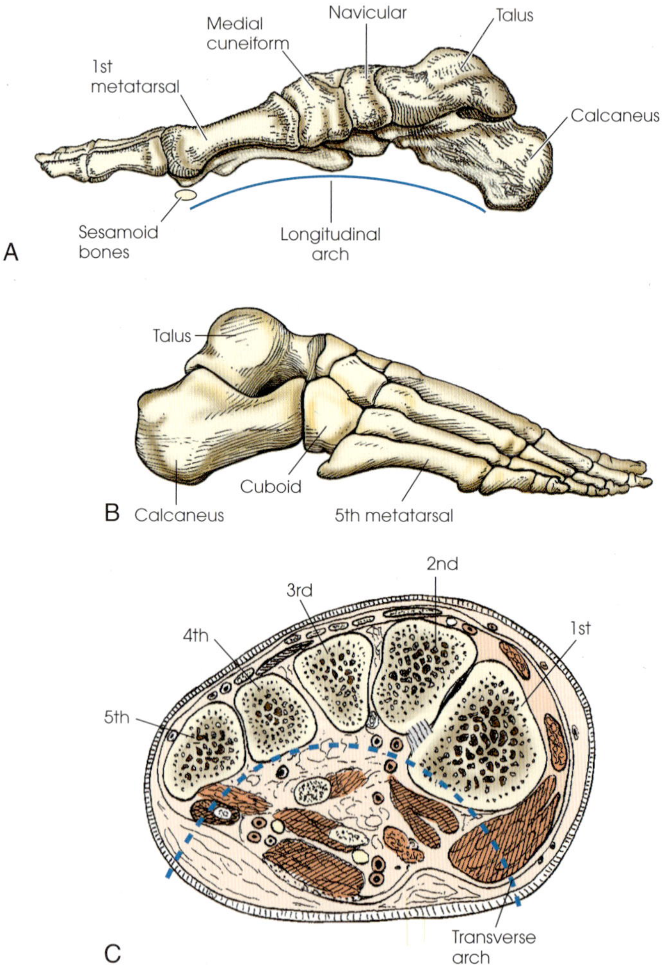

그림 4-2 오른발. A, 안쪽부위. B, 가쪽부위. C, 발허리뼈 기저부 위치에서의 관상면. 가로활이 보인다.

발허리뼈

5개의 발허리뼈들은 발의 안쪽 또는 엄지발가락 쪽에서 시작하여 1~5까지 번호를 붙인다. 발허리뼈들은 몸통과 2개의 관절끝으로 구성된다. 폭이 넓은 몸쪽 말단을 기저부라 하고, 작고 둥근 먼쪽 말단을 머리라고 부른다. 5개의 머리는 발의 둥근 부분을 형성한다. 첫째발허리뼈는 가장 짧고 굵다. 둘째발허리뼈는 가장 길다. 다섯째발허리뼈의 기저에는 튀어나온 거친면(조면)이 있으며, 이 부위에 골절이 자주 일어난다.

발목뼈

발의 위쪽에는 7개의 발목뼈가 있다(그림 4-1).

- 발꿈치뼈
- 목말뼈
- 발배뼈
- 입방뼈
- 안쪽쐐기뼈
- 가운데쐐기뼈
- 가쪽쐐기뼈

발의 안쪽에서부터 시작하여 3개의 쐐기뼈는 안쪽, 가운데, 가쪽으로 부른다.

발꿈치뼈는 가장 크고 강한 뼈다(그림 4-3). 어떤 책에서는 이를 발굽골(os calcis)이라고 한다. 이것은 발의 먼쪽에서 뒤쪽과 안쪽으로 돌출한다. 발꿈치뼈의 긴 축은 아래쪽을 향하고 약 30°의 각을 이룬다. 발꿈치뼈의 뒤아래쪽에는 아킬레스건이 붙는 뒤거친면(후방조면, posterior tuberosity)이 있다. 위로는 3개의 관절면이 목말뼈와 결합한다. 그것들은 앞, 가운데, 뒤관절면이라고 부른다. 가운데와 뒤목말뼈관절면 사이는 발꿈치뼈구멍(calcaneal sulcus)이라는 홈이 있으며, 목말뼈 아랫면에 있는 비슷한 홈과 일치한다. 이러한 홈들이 모여 발목뼈굴(족근동, sinus tarsi)을 구성한다. 뼈사이인대가 이 홈을 지나간다. 발꿈치뼈의 안쪽면은 선반 모양으로 돌출되어 있고, 이것을 목말받침돌기(sustentaculum tali)라고 한다. 발꿈치뼈의 가쪽면에는 도르래(trochlea)가 있다.

모양이 불규칙하고 발의 윗면 대부분을 차지하는 목말뼈는 두 번째로 큰 발목뼈이다(그림 4-1~4-3). 목말뼈는 정강뼈, 종아리뼈, 발꿈치뼈, 발배뼈와 관절을 이룬다. 도르래면인 윗면은 정강뼈와 관절을 이루고 발을 다리에 연결시킨다. 목말뼈의 머리는 앞쪽을 향하고 발배뼈와 발꿈치뼈를 연결하는 관절면이 있다. 아랫면에는 목말뼈고랑(sulcus tali)이라는 홈이 있고, 발목뼈굴의 지붕을 이룬다. 또한 아랫면에는 발꿈치뼈의 윗면에 있는 관절면과 마주하는 3개의 관절면이 있다.

입방뼈는 발꿈치뼈와 넷째와 다섯째 발허리뼈 사이 발의 가쪽면에 있다(그림 4-1). 발배뼈는 목말뼈와 3개의 쐐기뼈 사이 발의 안쪽면에 있다. 쐐기뼈들은 발배뼈와 첫째, 둘째, 셋째발허리뼈 사이 발의 중앙 및 안쪽에 있다. 안쪽 쐐기뼈는 3개의 쐐기뼈 중 가장 크고, 가운데 쐐기뼈가 가장 작다.

7개의 발목뼈는 다음과 같은 연상기호들을 사용하여 기억할 수 있다.

Chubby	발꿈치뼈
Twisted	목말뼈
Never	발배뼈
Could	입방뼈
Cha	쐐기뼈-안쪽
Cha	쐐기뼈-가운데
Cha	쐐기뼈-가쪽

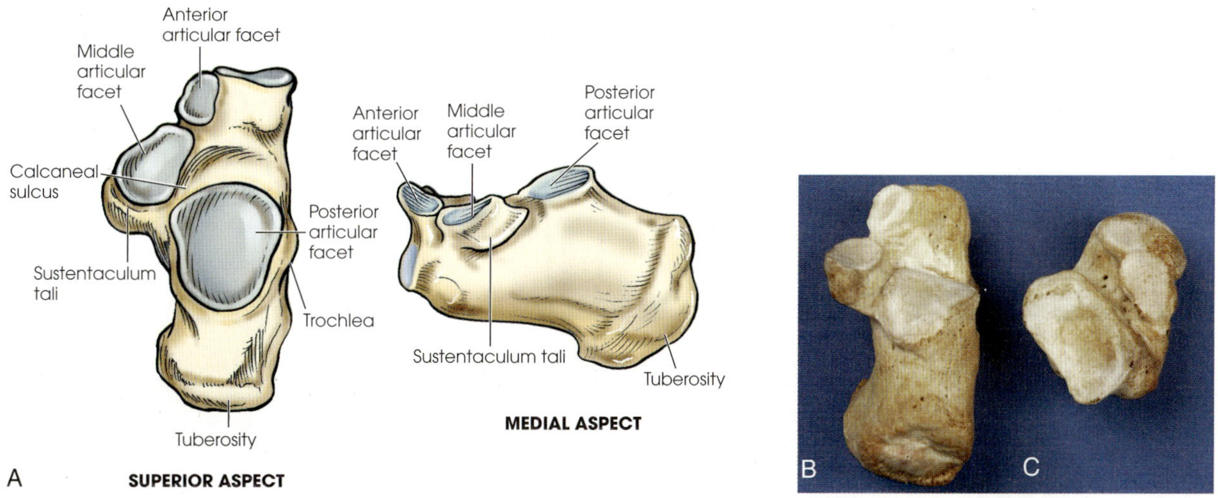

그림 4-3 A, 오른쪽 발꿈치뼈의 관절면. B, 오른쪽 발꿈치뼈의 윗면 사진. 세 관절면에 주목한다. C, 목말뼈의 아랫면 사진. 발꿈치뼈의 윗면과 관절을 이루는 3개의 관절면에 주목한다.

종자뼈

첫째발허리뼈의 머리 아래에 있는 2개의 작은 뼈를 종자뼈(sesamoid bones)라고 부르며 2개의 힘줄 안에 있다. 이 뼈들은 대부분의 성인의 발 촬영 영상에서 보인다. 종자뼈는 골절이 흔한 부위이며 영상에서 관찰되어야 한다(그림 4-2).

다리

다리는 정강뼈(경골, tibia)와 종아리뼈로 이루어져 있으며 신체에서 두 번째로 큰 뼈인 정강뼈는 다리의 안쪽에 있고 체중을 지탱하는 뼈다. 종아리뼈는 정강뼈에서 약간 뒤쪽 다리 가쪽에 있다. 종아리뼈는 체중을 지탱하지 않는다.

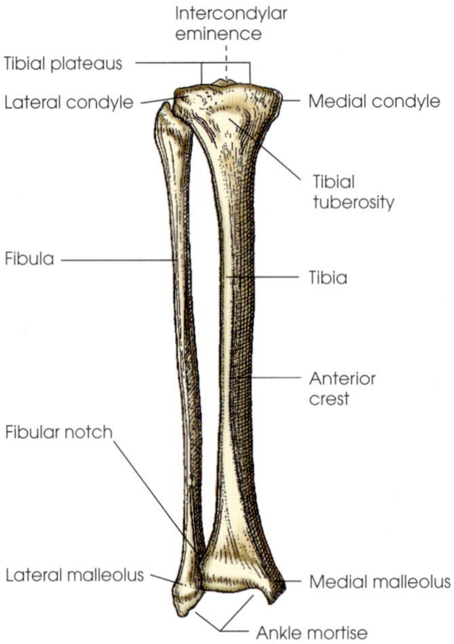

정강뼈

정강뼈(그림 4-4)는 다리의 2개 뼈 중 더 크고, 몸통과 폭이 넓은 2개의 끝으로 이루어져 있다. 정강뼈의 몸쪽 말단부에는 안쪽관절융기와 가쪽관절융기가 있다. 관절융기의 윗면에는 넙다리뼈의 관절융기와 관절을 이루는 부드러운 관절면이 있다. 이렇게 2개의 편평한 윗면을 정강뼈 편평부(tibial plateaus)라 부르고, 그것들은 뒤쪽으로 10~20° 가량 기울어져 있다. 이 두 관절면 사이에는 융기사이융기(intercondylar eminence)라는 뾰족한 돌기가 있고, 안쪽 및 가쪽 융기사이결절(medial and lateral intercondylar tubercles)이라고 부르는 2개의 돌기로 끝난다. 가쪽 관절융기의 먼쪽 뒷면에는 종아리뼈의 머리와 관절을 형성하는 관절면이 있다. 관절융기의 바로 아래 정강뼈의 앞면에는 정강뼈거친면(경골조면, tibial tuberosity)이라 부르는 튀어나온 돌기가 있고, 여기에 무릎인대가 붙는다. 정강뼈거친면에서 시작하여 정강뼈몸통의 전면을 따라 뻗어 있는 날카로운 능선을 앞능선(anterior crest)이라 부른다.

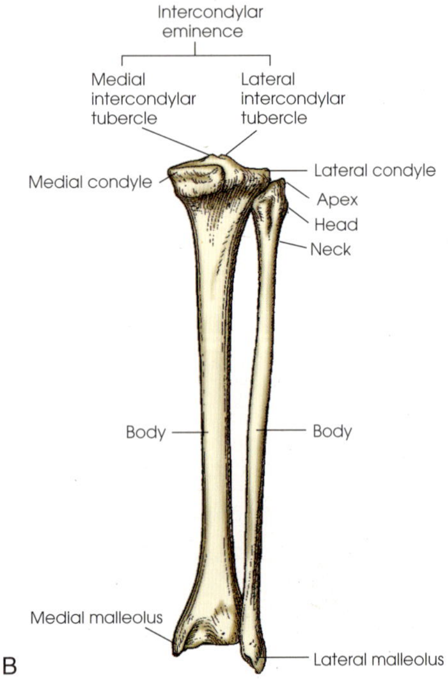

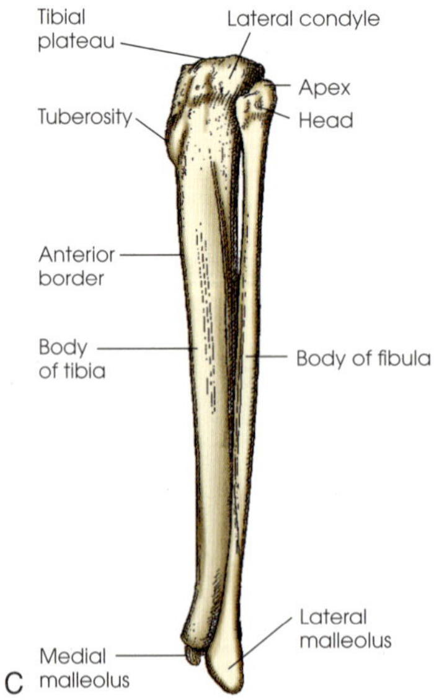

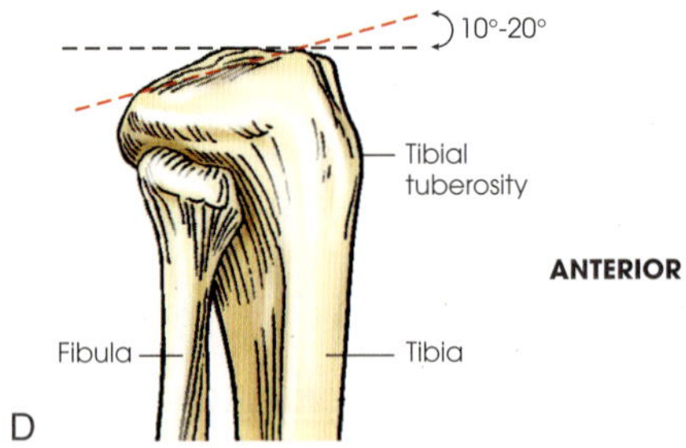

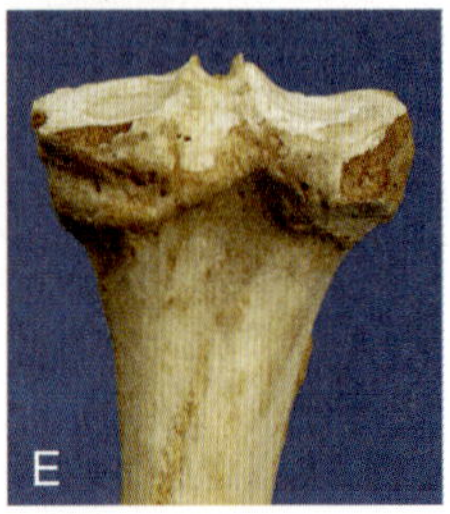

그림 4-4 오른쪽 정강뼈와 종아리뼈. A, 앞쪽부위. B, 뒤쪽부위. C, 측면부위. D, 몸쪽 정강뼈와 종아리뼈의 말단부로 정강뼈 편평부의 각이 보인다. E, 정강뼈의 위쪽과 뒤쪽의 사진.

정강뼈의 먼쪽 끝(그림 4-5)은 폭이 넓고, 안쪽면은 안쪽 복사뼈(medial malleolus)라 부르는 큰 돌기로 이어진다. 정강뼈의 앞가쪽면에는 종아리뼈를 덮는 앞결절(anterior tubercle)이 있다. 가쪽면은 편평하고 종아리뼈 관절을 이루는 삼각형의 종아리뼈패임(fibular notch)이 있다. 먼쪽 정강뼈의 아랫면은 매끄럽고 목말뼈와 관절을 이룰 수 있는 형태이다.

종아리뼈

종아리뼈(비골, fibula)는 길이에 비해 가늘고, 몸통과 2개의 관절끝으로 되어 있다. 종아리뼈의 몸쪽끝은 확장되어 머리가 되고, 이것은 정강뼈의 가쪽관절융기와 관절을 이룬다. 머리의 가쪽 뒤에는 첨부(apex)라고 부르는 원뿔모양의 돌출이 있다. 종아리뼈의 확장된 먼쪽 끝은 가쪽복사뼈(lateral malleolus)이다. 가쪽복사뼈는 피라미드 모양이고, 아랫면과 뒷면에는 몇 개의 오목하게 패인 곳이 있다. 축방향으로 보면 가쪽복사뼈는 안쪽복사뼈보다 15~20° 가량 뒤쪽에 있다(그림 4-5 C).

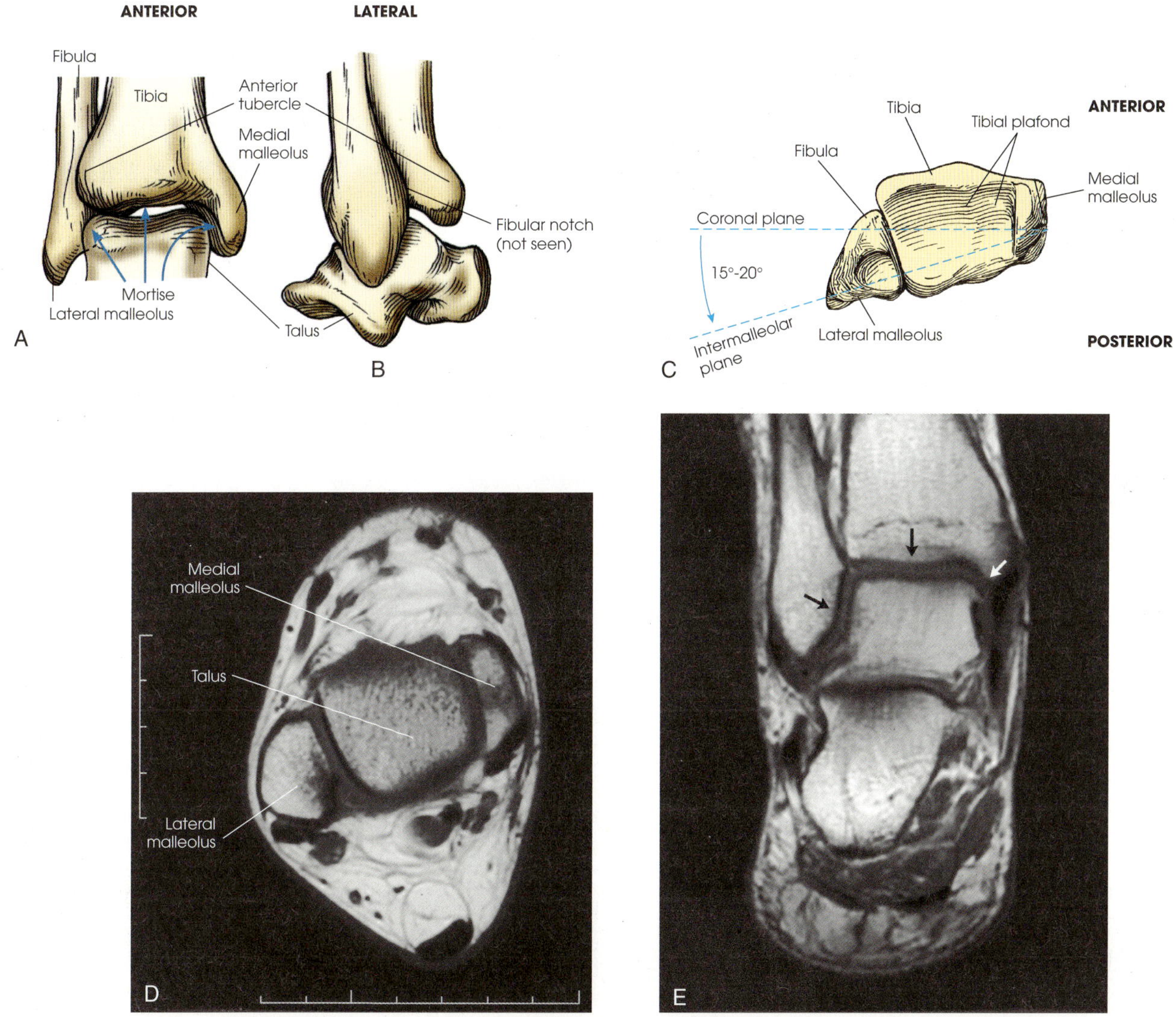

그림 4-5 정확한 해부학적 자세의 오른쪽 먼쪽 정강뼈와 종아리뼈. **A**, 격자관절과 주변의 해부학적 구조. 정강뼈의 앞결절과 목말뼈의 위가쪽부위가 종아리뼈와 약간 겹치는 것을 주목한다. **B**, 측면에서 보면 종아리뼈가 정강뼈보다 약간 뒤쪽에 위치한다. **C**, 아래쪽부위. 가쪽복사뼈가 안쪽복사뼈보다 좀 더 뒤쪽에 있는 것을 주목한다. **D**, 안쪽 · 가쪽복사뼈와 목말뼈의 축상 MRI 영상. 가쪽복사뼈가 안쪽복사뼈보다 더 뒤쪽에 있다. **E**, 발목의 MRI 관상 영상으로 발목의 격자관절이 잘 보인다.

넙다리뼈

넙다리뼈(대퇴골, femur)는 몸에서 가장 길고 강하며 가장 무거운 뼈다(그림 4-6, 4-7). 이 뼈는 몸통과 2개의 관절끝으로 구성된다. 몸통은 원통형이고, 약간 전방으로 볼록하며, 안쪽으로 5~15° 정도 기울어져 있다 (그림 4-6 A).

안쪽으로 기운 정도는 골반이음뼈의 폭에 달려 있다. 넙다리뼈를 수직으로 세우면 안쪽관절융기가 가쪽관절융기보다 낮다(그림 4-6 C). 2개의 관절융기 사이에 약 5~7° 차이가 있다. 이러한 차이 때문에 무릎뼈 측방향 촬영 시 무릎의 관절공간이 열리도록 중심선을 머리쪽으로 5~7° 기울인다. 넙다리뼈의 윗부분은 엉덩관절의 절구와 관절을 이룬다 (5장 참조).

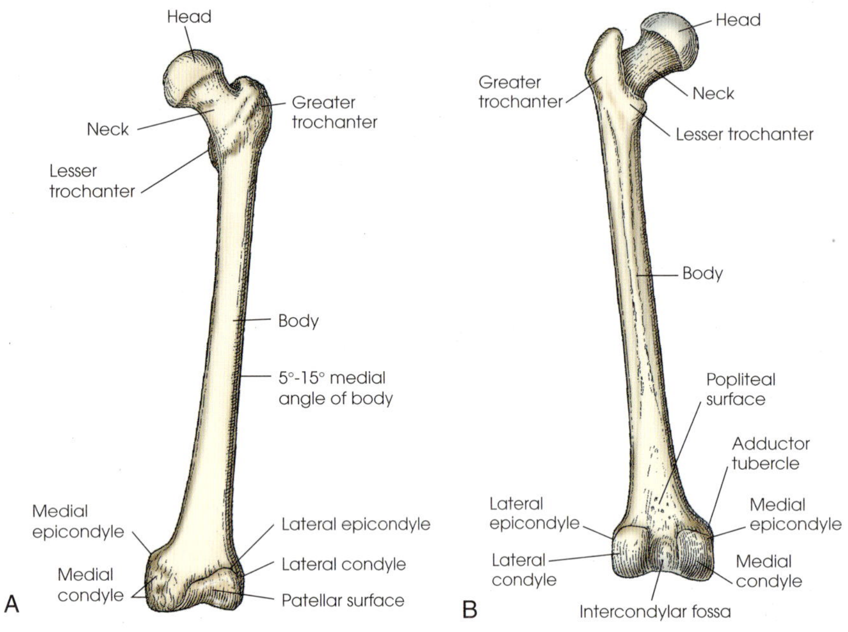

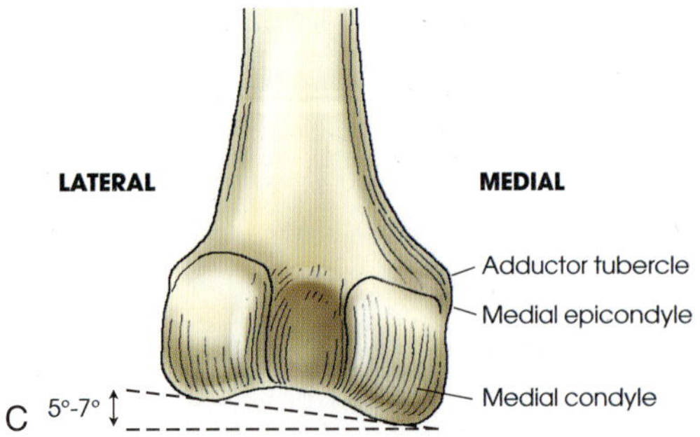

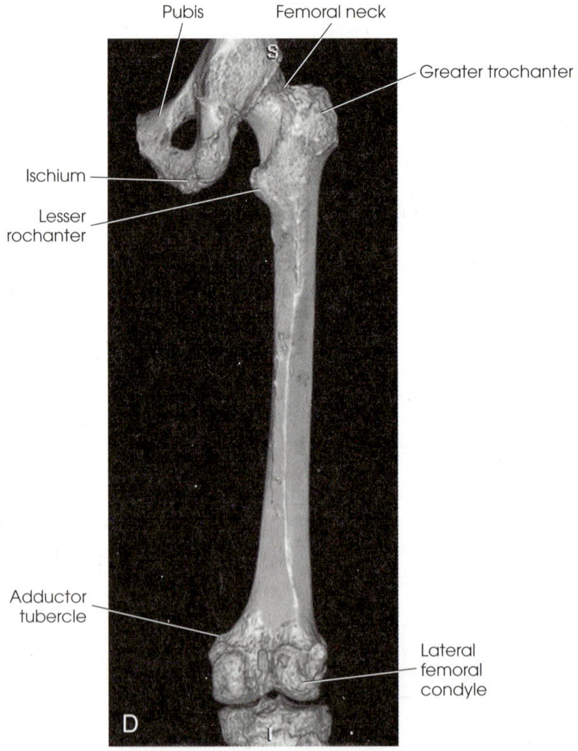

그림 4-6 A, 왼쪽 넙다리뼈의 앞쪽부위. **B**, 뒤쪽부위. **C**, 뒤쪽 넙다리뼈의 먼쪽 끝으로 수직으로 세우면 안쪽과 가쪽관절융기 사이에 5~7°의 각도 차이가 있음을 알 수 있다. **D**, 3D CT 영상으로 넙다리뼈 뒷면이 관찰되고 있으며, 엉덩관절과 무릎관절도 관찰된다.

넙다리뼈의 먼쪽 끝은 폭이 넓고, 더 큰 안쪽관절융기와 더 작은 가쪽관절융기로 구성되어 있다. 관절융기는 앞쪽으로 얕은 삼각형 모양의 오목하게 패인 무릎면(patellar surface)에 의해 분리되어 있고, 뒤쪽으로는 깊고 오목하게 패인 융기사이오목(과간와, intercondylar fossa)에 의해 분리되어 있다. 각 관절융기에 있는 곡선의 위쪽과 안쪽에는 약간의 돌출부가 있으며 안과 가쪽 위관절융기(medial and lateral epicondyles)를 형성한다. 안쪽관절융기의 뒤가쪽에는 모음근결절(adductor tubercle)이 있다. 결절은 뼈가 솟아오른 부위로 모음근의 힘줄이 모여 붙는다. 결절은 무릎의 회전이 많은지 적은지 확인하는 데 도움이 되기 때문에 무릎뼈 측방향 촬영에서 이것을 확인하는 것이 중요하다. 넙다리뼈 뒤쪽의 융기사이오목 위쪽에 있는 삼각형 부위를 도르래고랑(trochlear groove)이라 하고, 그 위로 오금혈관과 신경들이 지나간다.

관절융기 사이의 무릎 뒤쪽에는 인구의 3~5%에서 종자뼈가 있다. 이 종자뼈는 장딴지근머리종자뼈(fabella)라고 부르며, 무릎뼈 측방향 영상에서만 보인다.

무릎뼈

무릎뼈(patella or knee cap)(그림 4-8)은 신체에서 가장 크고 일정한 종자뼈인다. 무릎뼈는 편평하고 삼각형 모양의 뼈이고 넙다리뼈 먼쪽에서 앞쪽에 자리잡고 있다. 무릎뼈는 3~5세 사이에 넙다리네갈래근의 힘줄 내에서 발달한다. 첨부(apex or tip)는 아래쪽을 향하고, 무릎의 관절공간 1~2inch(1.3cm) 위에 있고, 무릎인대에 의해 정강뼈거친면에 붙는다. 무릎뼈의 위쪽 가장자리는 기저부(base)라 부른다.

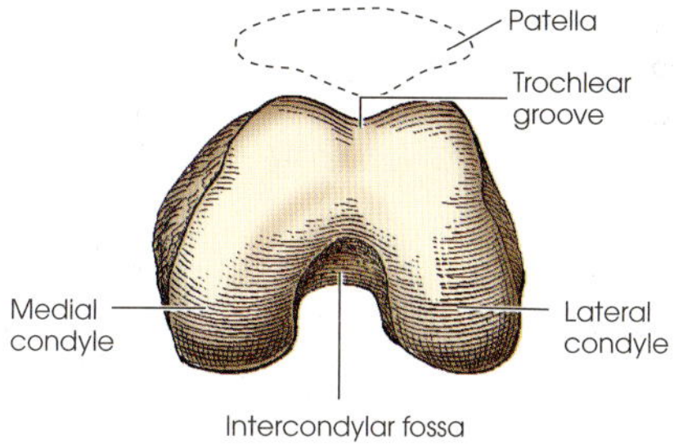

그림 4-7 왼쪽 넙다리뼈의 아랫면.

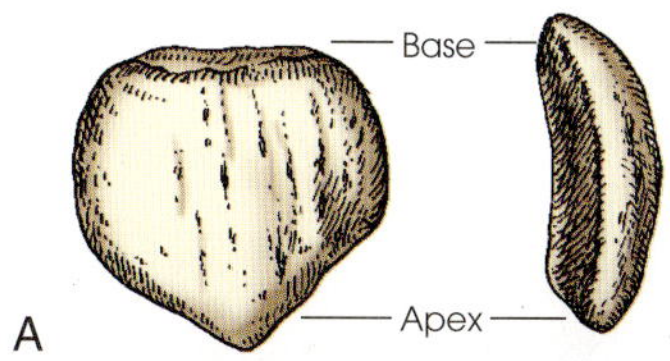

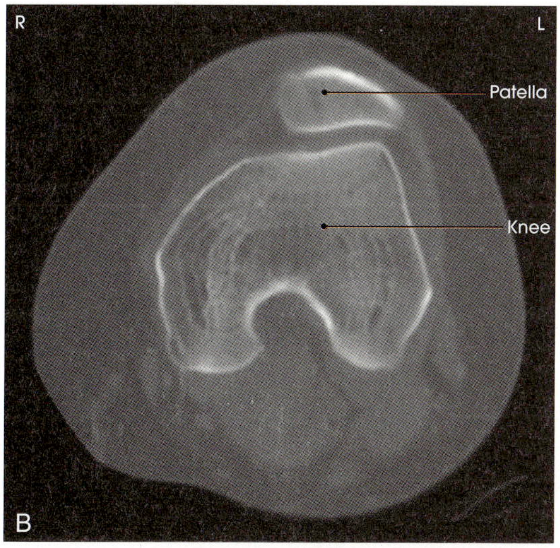

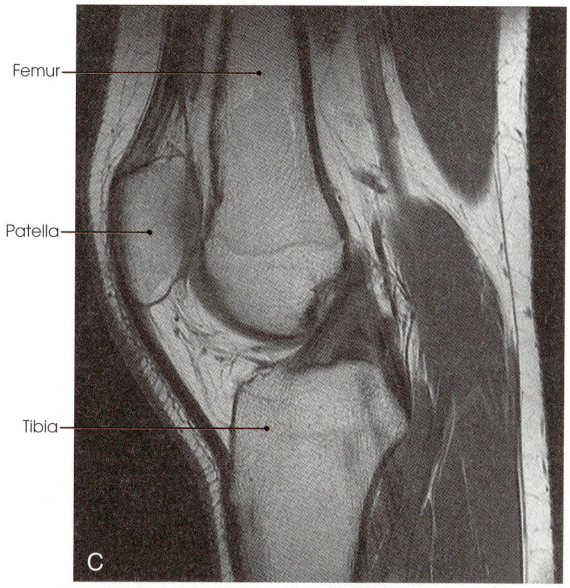

그림 4-8 A, 무릎뼈의 앞쪽 및 가쪽부위. **B,** 무릎뼈의 축방향 CT 영상으로 넙다리뼈와의 관계를 보여준다. CT 스캔. **C,** 시상면 MRI로 넙다리뼈와 무릎관절에 대한 무릎뼈의 관계를 보여준다. 무릎뼈의 첨부는 무릎관절에서 약 0.5inch(1.2cm) 위에 있다.

(B and C, Modified from Kelley LL, Petersen CM: Sectional anatomy for imaging professionals, ed 2, St Louis, 2007, Mosby.)

무릎관절

무릎관절은 인체에서 가장 복잡한 관절 중 하나이다. 넙다리뼈, 정강뼈, 종아리뼈, 무릎뼈는 복잡한 인대 그룹에 의해 결합된다. 이러한 인대들이 함께 작용하여 무릎관절의 안정성이 유지되며 위치와 상호관계에 대해 기본적인 이해를 해야 한다. 무릎 손상이 있는 많은 환자들이 골절은 없지만 이러한 인대 중 하나 이상이 손상되었을 수 있다. 이런 경우 심한 통증이 있을 수 있고, 뼈의 위치에 변화가 올 수 있다.

그림 4-9는 다음과 같은 중요한 무릎 인대들을 보여준다.

- 뒤십자인대
- 앞십자인대
- 정강뼈곁인대
- 종아리뼈곁인대

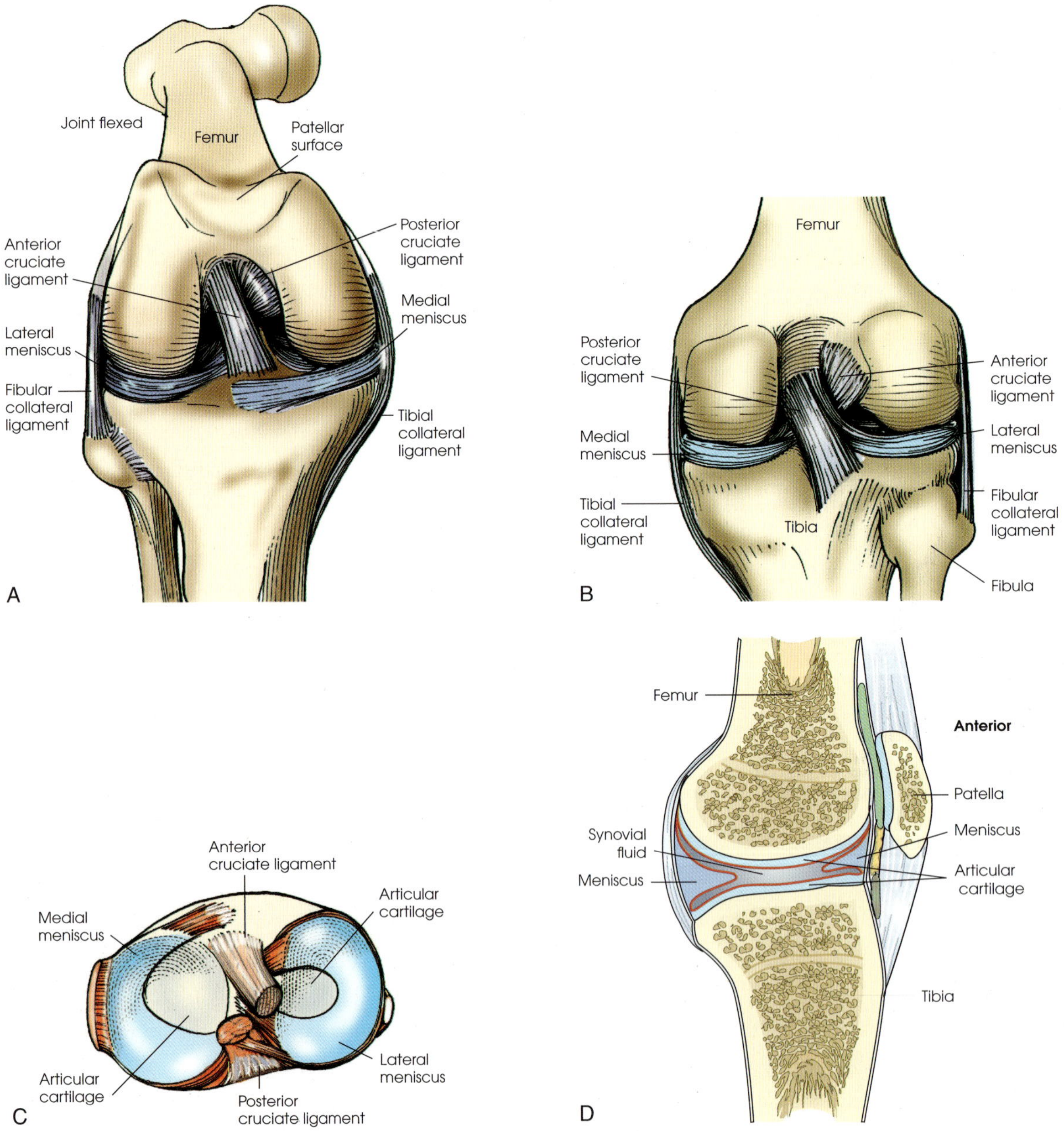

그림 4-9 무릎관절. A, 넙다리뼈를 구부린 상태의 앞쪽부위. B, 뒤쪽부위. C, 정강뼈의 윗면. D, 시상면.

무릎관절에는 가쪽 반달연골과 안쪽 반달연골이라고 부르는 2개의 섬유연골 디스크가 있다(그림 4-9, 4-10). 원형의 반달연골은 정강뼈 편평부에 놓여 있다. 그것들은 관절의 바깥쪽 부분에서 두껍고, 정강뼈 편평부의 가운데로 가면서 점점 얇아진다. 정강뼈 편평부의 중앙에는 무릎의 관절융기와 직접적으로 관절을 이루는 연골이 있다. 반달연골은 무릎에 안정성을 제공하고, 충격 흡수체 역할을 한다. 반달연골은 부상 시 흔하게 찢어진다. 반달연골의 손상을 보기 위해서는 관절조영술이나 MRI 중 하나를 시행해야 한다.

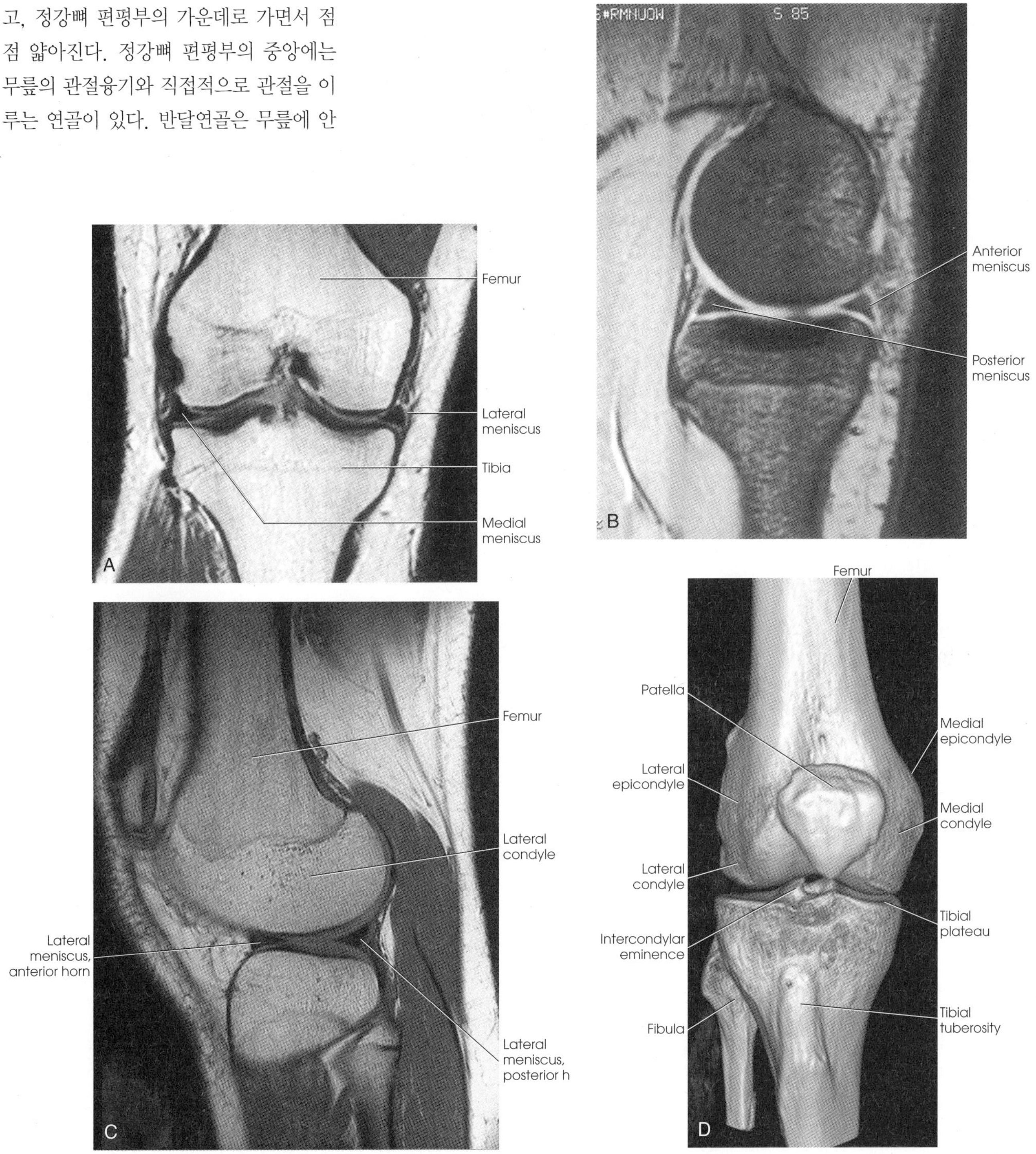

그림 4-10 A, MRI 관상면 영상. **B,** MRI 시상면 영상. **C,** MRI 사방향 영상. **D,** 무릎관절의 3D CT 재구성 영상.

다리관절

표 4-1에 다리관절들을 요약해 두었고, 그림 4-11과 그림 4-12에서 관절들을 보여주고 있다. 다리의 가장 먼 부위에서부터 살펴보면 다리관절들은 다음과 같다.

발가락뼈사이관절[지절간관절, interphalangeal(IP) articulations]은 윤활경첩관절(synovial hinges)로 굽힘과 폄만 가능하다. 먼쪽와 가운데 발가락뼈 사이의 관절을 먼쪽 발가락뼈사이관절[distal interphalangeal(DIP) joints]이라하고, 가운데와 몸쪽 발가락뼈 사이의 관절을 몸쪽 발가락뼈사이관절[proximal interphalangeal(PIP) joints]이라고 한다. 2개의 발가락뼈만 있는 엄지 발가락은 단순히 발가락뼈사이관절(IP joint)로 부른다.

표 4-1 다리관절

관절	구조적 분류		
	조직	형태	움직임
발가락뼈사이관절	윤활막	경첩관절	자유로운 움직임
발허리발가락관절	윤활막	타원관절	자유로운 움직임
발허리뼈사이관절	윤활막	미끄럼관절	자유로운 움직임
발목발허리관절	윤활막	미끄럼관절	자유로운 움직임
발꿈치뼈입방관절	윤활막	미끄럼관절	자유로운 움직임
쐐기입방관절	윤활막	미끄럼관절	자유로운 움직임
쐐기사이관절	윤활막	미끄럼관절	자유로운 움직임
입방발배관절	섬유조직	인대결합관절	약간 움직임
발배쐐기관절	윤활막	미끄럼관절	자유로운 움직임
목말밑관절			
목말발꿈치뼈관절	윤활막	미끄럼관절	자유로운 움직임
목말발꿈치발배관절	윤활막	절구공이관절	자유로운 움직임
발목격자관절			
목말종아리관절	윤활막	경첩관절	자유로운 움직임
정강목말관절	윤활막	경첩관절	자유로운 움직임
정강종아리관절			
몸쪽	윤활막	미끄럼관절	자유로운 움직임
먼쪽	섬유조직	인대결합관절	약간 움직임
무릎			
무릎넙다리관절	윤활막	미끄럼관절	자유로운 움직임
넙다리정강관절	윤활막	경첩변형관절	자유로운 움직임

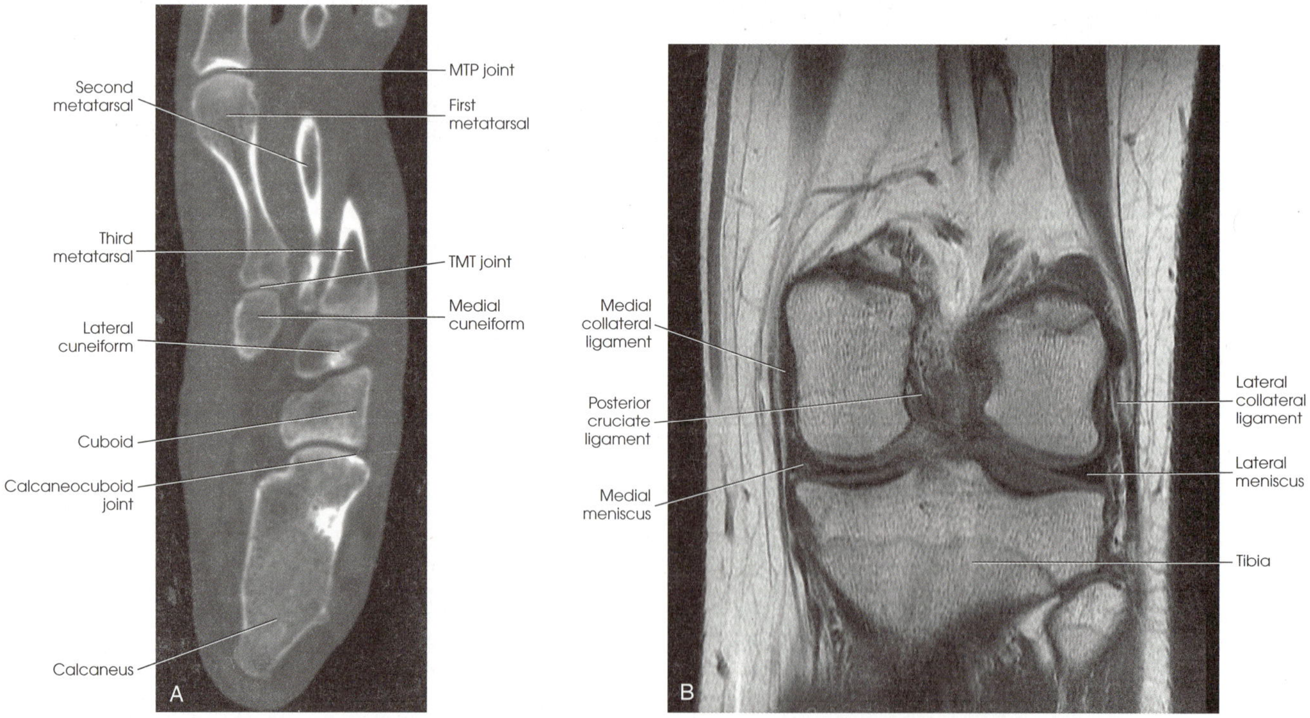

그림 4-11 A, 발과 발꿈치뼈의 축방향 CT 영상. **B,** 무릎관절의 MRI 관상면 영상. 관절공간이 잘 보인다.

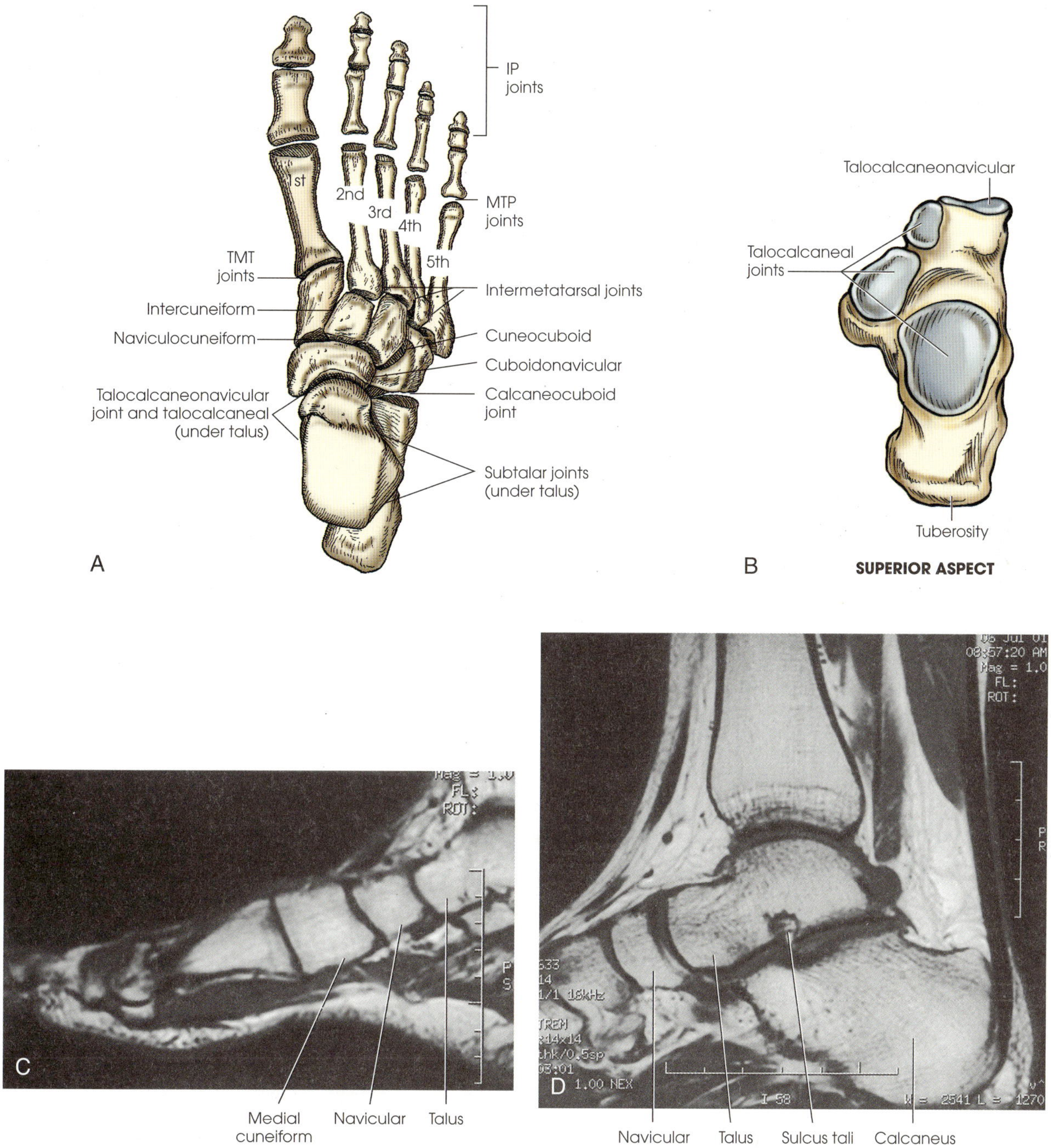

그림 4-12 A~C, 앞발의 MRI 시상면 영상. **D,** 발뒤쪽과 발목의 MRI 시상면 영상. 관절공간과 관절면이 잘 보인다.

다리 LOWER LIMB

발허리뼈의 먼쪽 머리는 발허리발가락관절[metatarsophalangeal(MTP) articulations]에서 발가락뼈의 몸쪽 끝단과 마주하여 윤활타원관절(synovial ellipsoidal joints)을 이루고, 굽힘, 폄, 약간의 벌림과 모음을 할 수 있다. 발허리뼈의 몸쪽 기저부는 서로 마주하거나, (발허리뼈사이관절, intermetatarsal articulations), 발목뼈[발목발허리관절, tarsometatarsal(TMT) articulations]와 마주하여 윤활미끄럼관절(synovial gliding joints)을 이루고, 굽힘, 폄, 벌림, 모음이 가능하다.

발허리발가락관절은 뼈들 사이에 약간의 미끄러짐만을 허용하고, 윤활미끄럼(synovial gliding) 또는 윤활절구공이(synovial ball-and-socket)관절로 분류한다(표 4-1). 관절공간은 좁고 비스듬하게 놓여 있다. 이러한 뼈들의 관절면을 보고자 하면 관절공간이 중심선과 평행이 되도록 X선관이나 발의 각도를 조정해야 한다.

발꿈치뼈는 목말뼈를 받쳐주고, 그것과 불규칙한 모양의 삼면체 관절면을 통하여 목말밑관절(subtalar joint)을 형성한다. 이 관절은 윤활미끄럼관절(synovial gliding joint)로 분류된다. 앞쪽으로 발꿈치뼈는 입방뼈와 발꿈치입방관절을 이룬다. 이 관절은 윤활미끄럼관절이다. 목말뼈는 발꿈치뼈 위에 얹혀 있다(그림 4-12). 그것은 앞쪽으로 발배뼈와 관절을 이루고, 위쪽의 정강뼈를 지탱하며, 옆쪽으로 정강뼈와 종아리뼈의 복사뼈와 관절을 이룬다.

목말밑관절의 각각의 세 부위는 목말뼈의 아랫면과 발꿈치뼈의 윗면이 상호간에 일치하도록 되어 있다. 발꿈치뼈의 위쪽과 안쪽(그림 4-3)을 공부해 두면 이 관절을 촬영하는 데 있어서의 문제점을 더 잘 이해할 수 있다.

발목뼈사이관절들은 다음과 같다.

- 발꿈치입방관절
- 쐐기입방관절
- 쐐기뼈사이관절(2개)
- 입방발배관절
- 발배쐐기관절
- 목말발꿈치관절
- 목말발배관절

발목관절(ankle joint)은 흔히 발목격자(ankle mortise) 또는 격자관절(mortise joint)이라고 부른다. 이것은 종아리의 가쪽복사뼈, 정강뼈 아랫면과 안쪽복사뼈 사이의 관절에 의해 이루어진다(그림 4-13 A). 격자관절은 종종 구체적

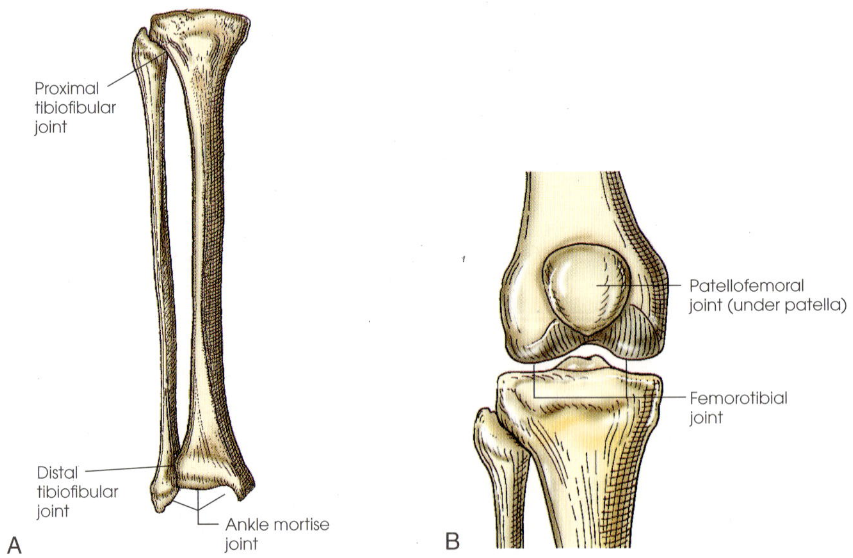

그림 4-13 **A**, 오른쪽 정강뼈와 종아리뼈의 관절들. **B**, 오른쪽 무릎의 관절들.

으로 목말종아리관절(talofibular)과 정강종아리관절(tibiofibular joints)로 나눈다. 이들은 목말뼈의 윗면과 함께 소켓 모양의 관절을 형성한다. 목말뼈는 격자 안쪽에 꼭 맞다. 이 관절은 윤활경첩관절이다. 발목관절의 주된 움직임은 등쪽굽힘과 발바닥쪽굽힘이지만 완전히 발바닥쪽 굽힘시켰을 때 적은 양의 돌림과 모음, 벌림이 가능하다. 또한 격자관절은 발의 가쪽번짐과 안쪽번짐도 허용한다. 발목에서의 다른 움직임들은 대부분 발허리뼈사이관절, 특히 목말뼈와 발꿈치뼈 사이의 미끄러지는 움직임에 달려 있다.

종아리뼈는 몸쪽 및 먼쪽 끝에서 정강뼈와 관절을 이룬다. 먼쪽 정강종아리관절(원위 경비관절, distal tibiofibular joint)은 섬유인대결합관절(fibrous syndesmosis joint)로 약간의 움직임만 가능하다. 종아리뼈의 머리는 정강뼈 가쪽관절융기의 뒤아래면과 몸쪽 정강종아리관절(proximal tibiofibular joint)을 형성하고, 이것은 윤활미끄럼관절(synovial gliding joint)이다(그림 4-13 A).

무릎뼈는 넙다리뼈의 무릎면과 관절을 형성하고, 무릎관절의 앞부분을 보호한다. 이 관절면은 무릎넙다리관절(patello-femoral joint)이라고 부른다. 무릎을 굽혀서 이완되면 무릎뼈는 넙다리뼈의 무릎면 위에서 자유롭게 움직일 수 있다. 역시 윤활미끄럼관절(synovial gliding joint)이기도 한 무릎을 굽히면 무릎뼈는 무릎면 앞쪽에 고정된다. 무릎관절은 신체에서 가장 큰 관절이다. 이것은 윤활변형경첩관절(synovial modified-hinge joint)이라 부른다. 무릎관절은 굽힘과 폄운동 이 외에도 굽힘자세에서 약간의 안쪽 및 가쪽돌림이 가능하다. 이 관절은 관절주머니로 둘러싸여 있고 수많은 인대로 결합되어 있다(그림 4-9, 4-13 B).

다리
LOWER LIMB

해부학 용어 요약

발
발가락뼈
발허리뼈
발목뼈
발등면
발바닥면

발가락뼈(14)
몸쪽발가락뼈
중앙발가락뼈
먼쪽발가락뼈
몸통
기저부
머리

발허리뼈(5)
첫째발허리뼈
둘째발허리뼈
셋째발허리뼈
넷째발허리뼈
다섯째발허리뼈
몸통
기저부
뼈머리
거친면(다섯째)

족근들(7)
발꿈치뼈
거친면
앞관절면(앞면)
가운데관절면(가운데면)
뒤관절면(뒷면)
발꿈치뼈고랑
발목뼈굴
목말받침돌기
도르래
목말뼈
도르래면
목말뼈고랑
뒤관절면
입방뼈
발배뼈
안쪽 쐐기뼈
가운데 쐐기뼈
가쪽 쐐기뼈

그 외
종자뼈

다리
정강뼈
종아리뼈

정강뼈
몸통
안쪽관절융기
가쪽관절융기
정강뼈편평부
융기사이융기
안쪽융기사이
융기
가쪽융기사이
결절
정강뼈거친면
앞능선
안쪽 복사뼈
앞결절
정강뼈패임

종아리뼈
몸통
머리
첨부
가쪽 복사뼈

넙다리
넙다리뼈
몸통
안쪽융기
가쪽융기
도르래고랑
융기사이오목
안쪽위관절융기
가쪽위관절융기
모음근 결절
오금면
장딴지근머리종자뼈

무릎뼈
첨부
기저부

무릎관절
후방십자인대
전방십자인대
안쪽곁인대
가쪽곁인대
가쪽반달연골
안쪽반달연골

관절
발가락뼈사이관절
발허리발가락관절
발허리뼈사이관절
발목발허리관절
발목뼈사이관절
목말밑관절
- 목말발꿈치관절
- 발꿈치입방관절

쐐기입방관절
쐐기사이관절
입방발배관절
발배쐐기관절
발목격자관절
- 목말종아리관절
- 정강목말관절

정강종아리관절
- 몸쪽
- 먼쪽

무릎
무릎넙다리관절
넙다리정강뼈관절

병리학 용어 요약

상태	정의
골낭종	섬유조직의 벽을 가진 액체로 가득 찬 낭종
선천성내반족	발이 비정상적으로 비틀린 것으로 보통 안쪽, 아래쪽으로 휘어 있음
탈골	관절공간으로부터의 뼈의 전위
골절	뼈의 연속성의 파괴
Pott 골절	발관절 격자가 손상되는 안쪽 복사뼈의 견열골절
Jones 골절	다섯째발허리뼈 기저부의 견열골절
통풍	요산이 관절공간에 침착되는 관절염(유전 가능성 있음)
전이	어떤 곳의 암 병소가 다른 부위로 옮겨간 것
오스굿-실라터 병	정강뼈거친면의 불완전한 분리 또는 견열
뼈관절염 또는 퇴행성 관절질환	윤활관절과 척추에서 연골이 진행성으로 악화되는 것이 특징인 관절염의 유형
골연화증 또는 구루병	비타민 D 결핍에 의한 뼈의 연화
골수염	화농성 감염으로 인한 뼈의 염증
골화석증	비정상적으로 골밀도가 증가하고 쉽게 골절이 생기는 질환
골다공증	뼈밀도의 감소
파제트병	뼈의 만성적 대사질환으로 뼈가 약해지고, 변형되고, 두껍지만 쉽게 골절이 생기는 것이 특징임
종양	조절할 수 없이 계속 진행되는 세포분열에 의한 조직의 새로운 증식
연골육종	연골세포에서 발생하는 악성 종양
내연골종	연골로 이루어진 양성 종양
유잉육종	골수에 발생하는 악성 뼈 종양
골연골종 또는 외골증	밖으로 돌출되는 양성 골종양(연골모자가 표면을 덮고 있음)
파골세포종 또는 거대세포종	골간단의 방사선 투과성 병변으로 보통 먼쪽 넙다리뼈에서 발생
유골골종	피질골의 양성 병변
골육종	뼈나 연골형성을 동반한 뼈의 악성 원발종양

방사선 차폐

방사선사는 책임감을 가지고 불필요한 방사선으로부터 환자를 보호해야 한다. 이 장에서 검사 자세 끝부분에 생식샘 차폐라고 적은 것은 방사선 제한, 적절한 조사야 설정, 생식샘과 방사선원 사이에 납 차폐물을 놓아 불필요한 방사선으로부터 환자를 보호하는 것을 의미한다.

> **삭제한 촬영법**
>
> MRI, CT, CT 3D 영상 재구성에서의 현저한 발전으로 인해 다음과 같은 촬영법은 이 책의 이번 판에서는 제외시켰다. 제외한 촬영법들은 이 책의 11판 또는 그 이전 판들에서 찾아볼 수 있다.
>
> **종자뼈**
> - 접선방향, Caustone method
>
> **발**
> - 측방향(가안쪽)
>
> **무릎뼈**
> - 후 · 전사방향, 안쪽돌림, 가쪽돌림
> - 후 · 전축사방향, 가쪽돌림, Kuchendorf method

발가락

발가락 전 · 후방향 또는 전 · 후축방향 촬영

Toe AP or AP axial projection

발가락의 자연스러운 굽힘 때문에 전 · 후방향 촬영에서 발가락사이관절공간들이 잘 보이지 않는다. 이러한 관절들을 보는 것이 중요하지 않을 때는 전 · 후방향 촬영을 할 수 있다(그림 4-14, 4-15). 관절공간들이 열리고 축소되는 것을 줄이기 위해서는 전 · 후축방향 촬영을 권장한다(그림 4-16, 4-17).

환자 자세

- 환자를 앉히거나 촬영테이블에 똑바로 눕힌다.

검사 자세

- 환자는 똑바로 눕거나 앉은 상태에서 무릎을 굽히고, 양발은 6inch(15cm) 정도 벌리고, 고정을 하기 위해 양 무릎은 서로 붙인다.
- 영상수용체(IR)의 한쪽 절반에 직접 발가락을 올려 놓아 중심을 잡거나(그림 4-14, 4-16) 발 아래에 15° 각도의 쐐기형 스펀지를 놓아 쐐기형태로 올라간 기저부에 발가락을 올려 놓는다(그림 4-18).
- 영상수용체(IR) 절반의 정중선이 발의 긴축에 평행이 되도록 조정하고, 정중선이 세 번째 MTP 관절에 오도록 한다.
- 생식샘을 차폐한다.

참고: 의료기관에 따라 전체 발을 촬영하기도 하고 발가락만 촬영하기도 한다.

중심선

- 관절공간이 중요하지 않을 때는 세 번째 MTP관절에 수직으로 맞춘다(그림 4-14). 관절공간이 열리게 하려면 중심선을 뒤쪽으로 15° 기울여 세 번째 MTP관절을 통과(그림 4-16) 시키거나, 15° 쐐기형 스펀지를 사용하는 경우는 중심선을 수직으로 통과시킨다(그림 4-18).

조사야

- MTP관절의 1inch(2.5cm) 안쪽부위를 포함하여 발가락의 모든 면 바깥으로 1inch(2.5cm)가 포함되도록 한다.

영상구조

발가락의 14개 발가락뼈, 발허리뼈의 먼쪽, 축방향 촬영에서 발가락사이관절들이 보인다.

평가기준

- 적절한 조사야가 이루어져야 한다.
- 발가락뼈 회전이 없어야 한다. 이럴 경우 양쪽 연부조직의 폭과 뼈몸통의 오목함이 동일하다.
- 축방향 촬영에서 IP관절과 MTP관절 공간의 열린 상태가 관찰되어야 한다
- 발가락들은 서로 분리되어 겹치면 안 된다.
- 발허리뼈의 먼쪽 말단부가 관찰되어야 한다.
- 연부조직과 뼈잔기둥이 관찰되어야 한다.

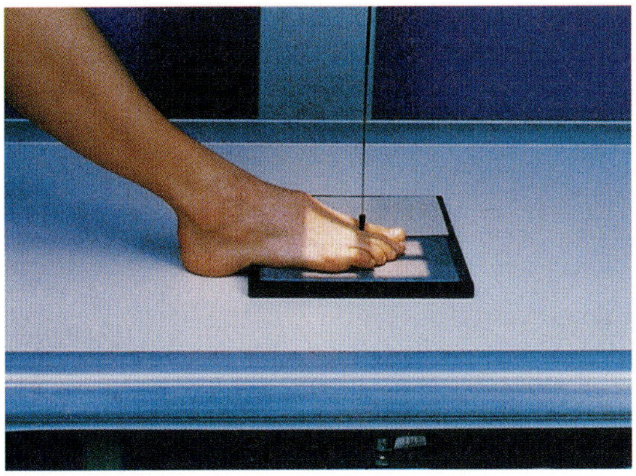

그림 4-14 발가락 전·후방향 촬영, 중심선 수직 입사.

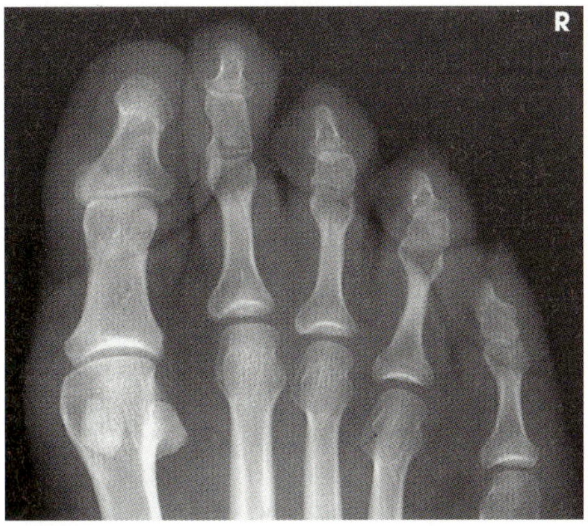

그림 4-15 발가락 전·후방향 영상, 중심선 수직 입사.

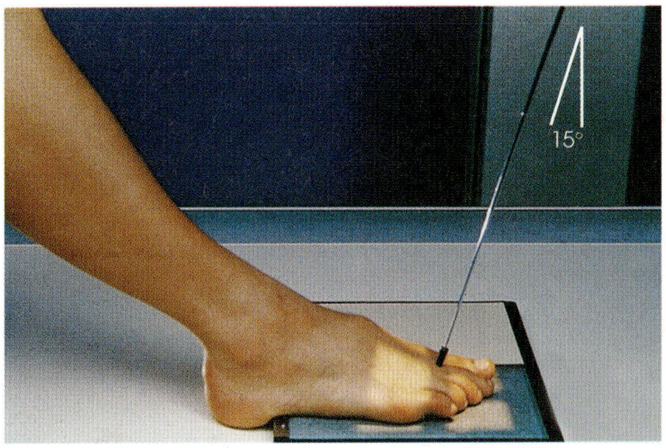

그림 4-16 발가락 전·후축방향 촬영, 15° 중심선.

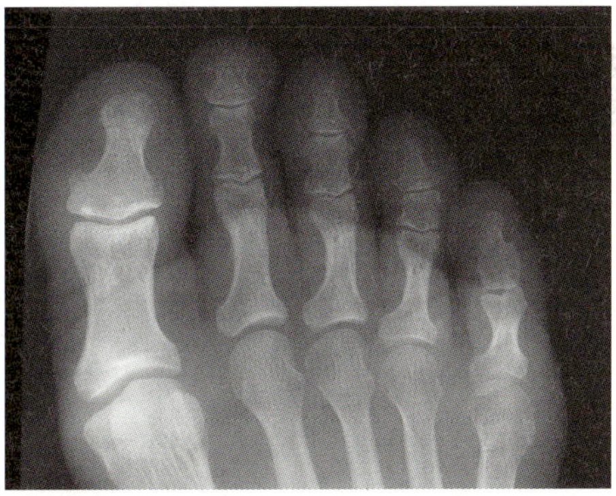

그림 4-17 발가락 전·후축방향 영상, 15° 중심선.

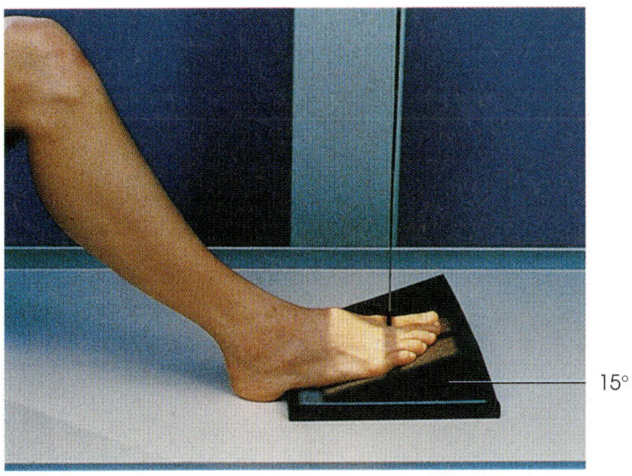

그림 4-18 발가락 전·후축방향 촬영, 15° 쐐기형 스펀지 위에 발가락을 올리고 촬영.

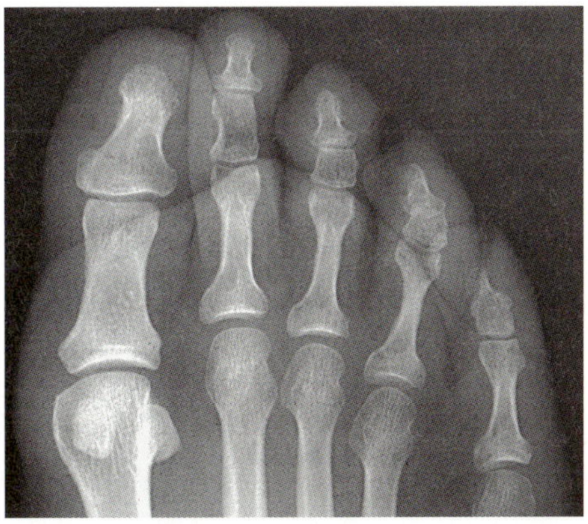

그림 4-19 발가락 전·후축방향 영상, 15° 쐐기형 스펀지 위에 발가락을 올리고 촬영.

발가락 후 · 전방향 촬영

Toe PA projection

환자 자세

- 환자를 촬영테이블 위에 엎드려 눕힌다. 이 자세를 취하면 자연스럽게 발이 회전하여 발등이 영상수용체에 닿게 된다.

검사 자세

- 발가락들을 1~2개의 작은 모래주머니 위로 올려 적절한 위치에 놓고, 발가락들이 수평이 되도록 지지대를 조정한다.
- 영상수용체의 절반을 발가락 아래에 위치시킨 후 그것의 정중선이 발의 긴 축에 평행이 되도록 조정하고, 정중선이 세 번째 MTP관절에 오도록 한다(그림 4-20).

중심선

- 세 번째 MTP관절을 통과하여 영상수용체의 중앙에 수직으로 입사하도록 한다(그림 4-20). 자연스러운 X선의 발산이 발가락들의 위치와 아주 잘 일치하기 때문에 발가락사이관절 공간들이 잘 관찰된다(그림 4-21).

영상구조

이 촬영은 발가락의 14개 발가락뼈들, 발가락뼈사이관절들, 발허리뼈의 먼쪽부위를 보여준다

평가기준

- 발가락뼈에 회전이 없어야 한다. 이럴 경우 양쪽 연부조직의 폭과 뼈몸통의 오목함이 동일하다.
- 축방향 촬영에서 IP관절과 MTP관절 공간의 열린 상태가 관찰되어야 한다.
- 발가락들은 서로 분리되어 겹치면 안 된다.
- 발허리뼈의 먼쪽 끝부위가 관찰되어야 한다.
- 연부조직과 뼈잔기둥이 관찰되어야 한다.

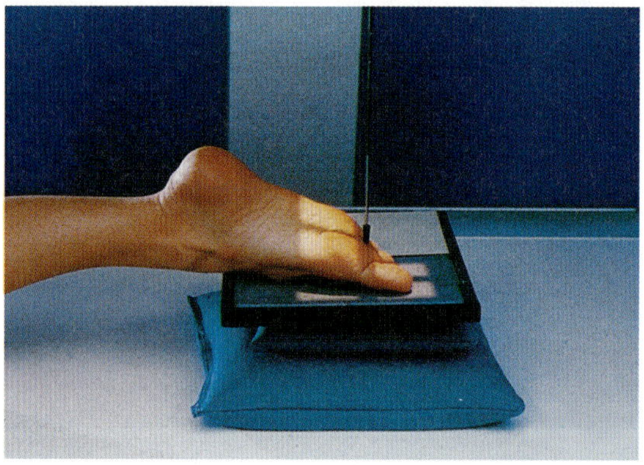

그림 4-20 발가락 후 · 전방향 촬영.

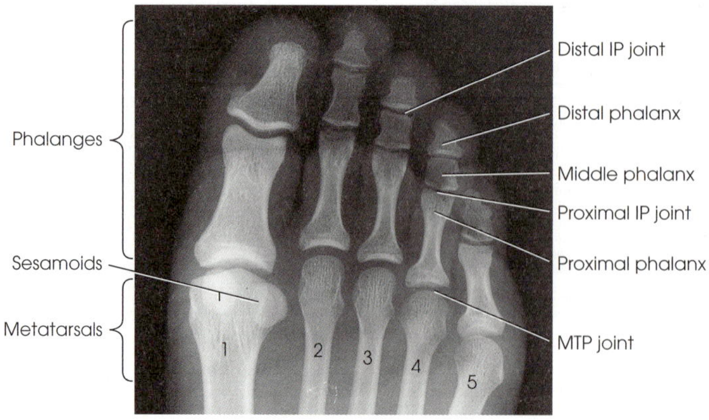

그림 4-21 발가락 후 · 전방향 영상.

발가락 전 · 후사방향 촬영
Toe AP oblique projection
내회전

환자 자세
- 환자를 촬영테이블에 똑바로 눕히거나 앉힌다.
- 이환된 무릎을 충분히 굽혀 발바닥이 테이블 위에 확실하게 놓이도록 한다.

검사 자세
- 발가락 아래에 영상수용체의 절반을 위치시킨다.
- 다리와 발을 안쪽으로 돌리고, 발바닥면이 영상수용체에 30~45°가 되도록 조정한다(그림 4-22).
- 발가락이 영상수용체의 중앙에 오도록 맞춘다.
- 생식샘을 차폐한다.

중심선
- 세 번째 MTP관절에 수직으로 입사한다.

조사야
- MTP관절의 1inch(2.5cm) 몸쪽부위를 포함하여 발가락의 모든 면 바깥으로 1inch(2.5cm)가 포함되도록 한다.

참고: 각 발가락의 사방향 영상은 이환된 발가락을 촬영에 사용하는 영상수용체 쪽에 중심을 맞춘 후 조사야를 가깝게 설정하여 얻을 수 있다. 발은 첫째와 둘째발가락 촬영 시 안쪽 사방향 자세를 할 수 있고, 넷째와 다섯째발가락은 가쪽 사방향 자세로 할 수 있다. 가운데 셋째발가락은 안쪽이나 가쪽 사방향 촬영 모두 적절하다.

영상구조
발가락뼈들의 전 · 후사방향 촬영은 발가락과 안쪽으로 회전된 발허리뼈의 먼쪽부위가 관찰된다(그림 4-23).

평가기준
- 적절한 조사야가 이루어져야 한다.
- 모든 발가락뼈들이 관찰되어야 한다.
- 비스듬한 발가락들, 연부조직과 발가락뼈사이의 오목함은 영상수용체에서 먼쪽이 더 많이 관찰된다.
- IP관절과 두 번째부터 다섯 번째까지의 MTP관절공간들의 열린 상태가 관찰되어야 한다.
- 첫 번째 MTP관절(항상 열려 보이는 것은 아니다)이 관찰되어야 한다.
- 서로 분리된 발가락들이 관찰되어야 한다.
- 발허리뼈들의 먼쪽 끝부위가 관찰되어야 한다.
- 연부조직과 뼈잔기둥이 관찰되어야 한다.

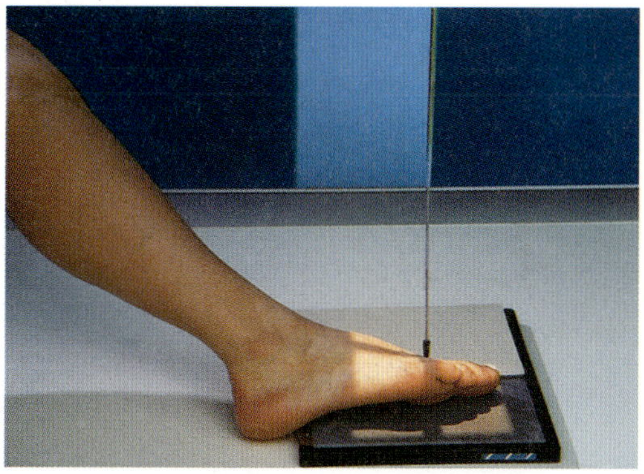

그림 4-22 발가락 전 · 후사방향 촬영, 안쪽돌림.

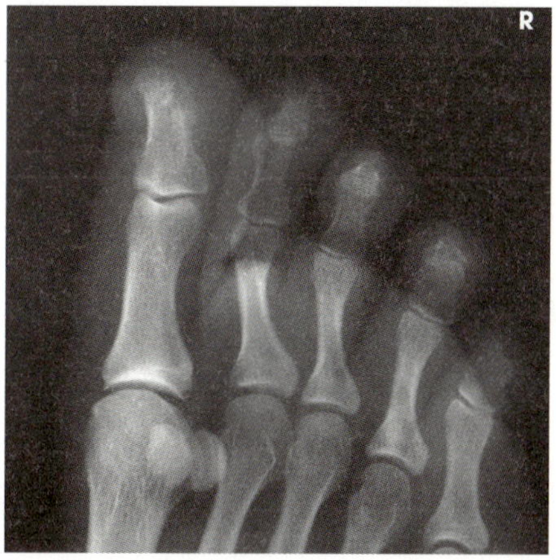

그림 4-23 발가락 전 · 후사방향 영상.

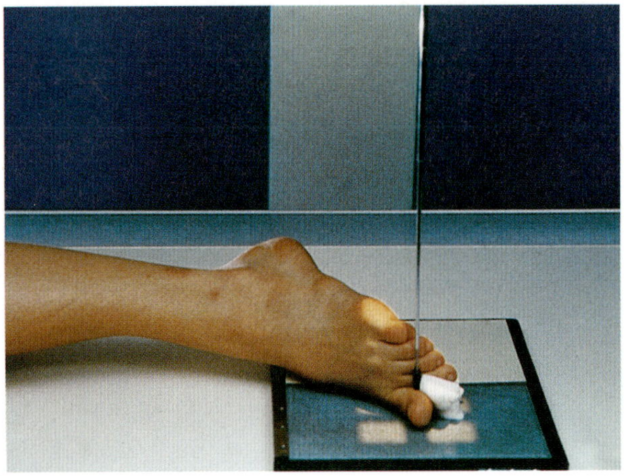

그림 4-24 엄지발가락 측방향 촬영.

발가락 측방향 촬영

Toe lateral projection

내외측 또는 외내측방향

환자 자세

- 환자는 옆으로 누운 자세를 취한다.
- 모래주머니 위에 검사 받을 다리를 놓고, 편안하도록 조정한다.
- 겹치는 것을 방지하기 위해 검사하는 발가락의 위쪽 발가락들을 구부려 테이프로 감는다. 또한 4×4inch 거즈 패드도 발가락을 분리하는 데 사용할 수 있다.

참고: 변형이 없는 경우에만 발가락들을 조작한다.

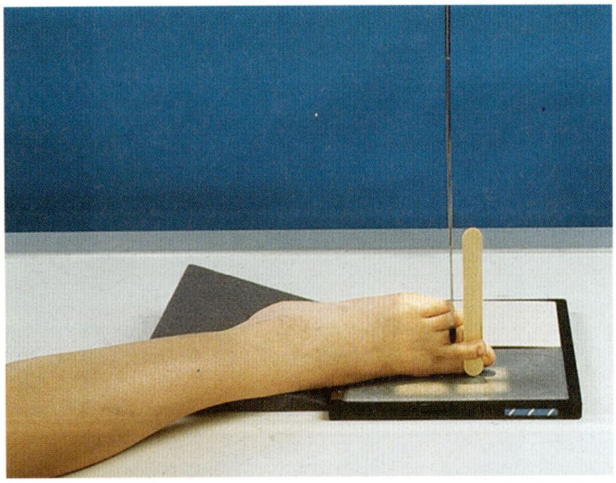

그림 4-25 둘째발가락 측방향 촬영.

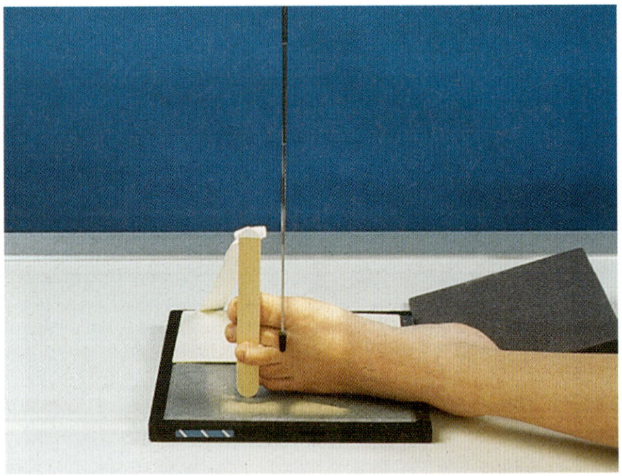

그림 4-26 셋째발가락 측방향 촬영.

검사 자세

엄지발가락, 둘째발가락

- 이 두 발가락의 측방향 촬영 시 환자는 검사받지 않는 쪽을 아래로 하여 옆으로 눕는다.
- 발가락 밑에 8×10inch(18×24cm) 영상수용체를 놓고, 몸쪽 발가락뼈가 가운데에 오도록 한다.
- 뒤꿈치와 무릎을 붙잡고 발가락이 정측면 자세가 되도록 다리의 위치를 조정한다(MTP관절을 통과하는 면이 영상수용체에 수직).
- 영상수용체의 긴축이 발가락의 긴축과 평행이 되도록 조정한다(그림 4-24, 4-25).

셋째~다섯째발가락

- 이 세 발가락의 측방향 촬영 시 환자는 이환된 쪽을 아래로 하여 옆으로 눕는다.
- 뒤꿈치와 무릎을 붙잡고 발가락이 정측면 자세가 되도록 다리의 위치를 조정한다(MTP관절을 통과하는 면이 영상수용체에 수직).
- 다리의 위치를 조정하여 관심있는 발가락과 영상수용체가 평행되도록 하고, 서로 최대한 가깝게 위치하도록 한다.
- 들어올려진 발꿈치를 모래주머니나 스펀지 위에 놓아 고정한다(그림 4-26~4-28).
- 생식샘을 차폐한다.

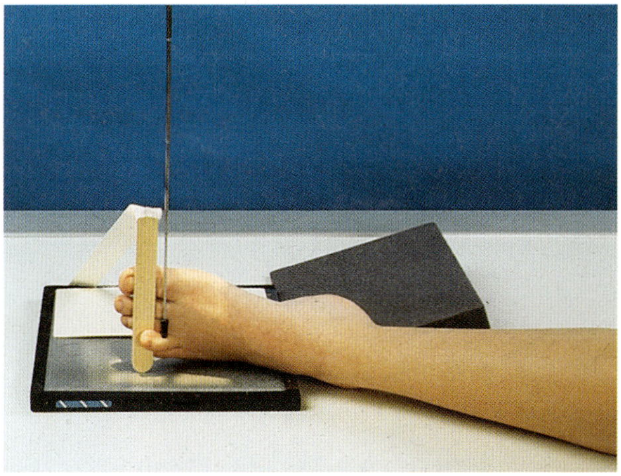

그림 4-27 넷째발가락 측방향 촬영.

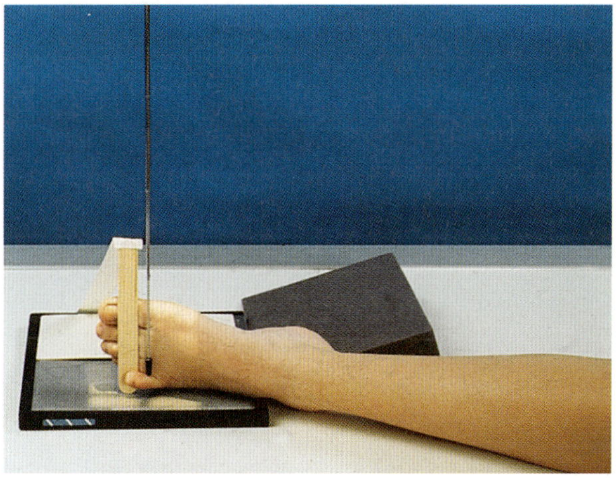

그림 4-28 다섯째발가락 측방향 촬영.

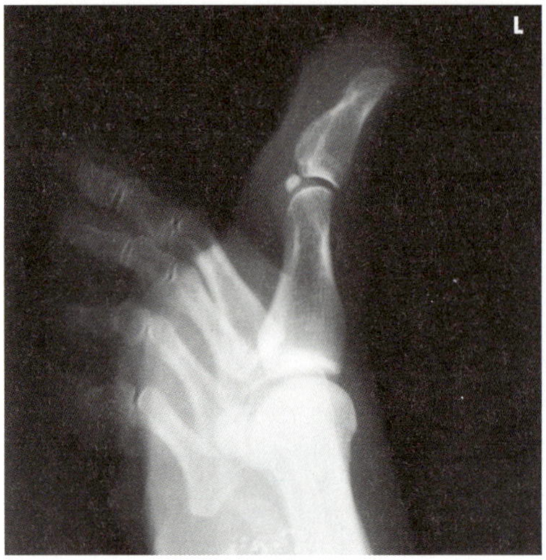

그림 4-29 엄지발가락 측방향 영상.

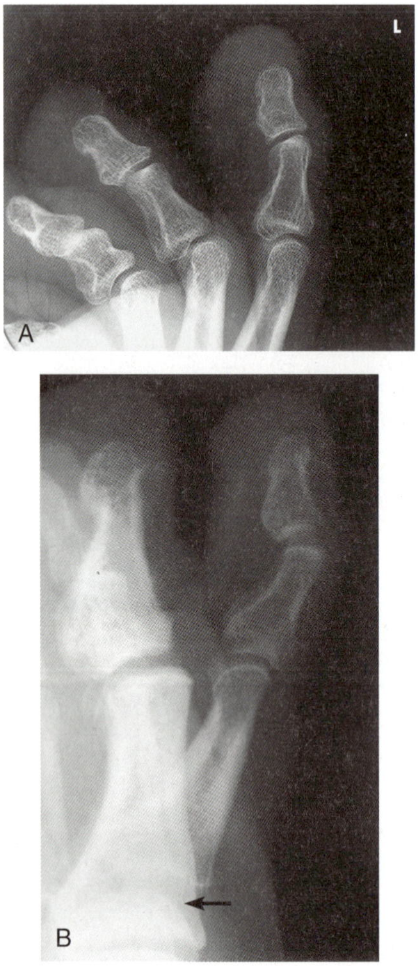

그림 4-30 A, 둘째발가락 측방향 영상. B, 둘째발가락 측방향 영상으로 MTP관절(화살표)이 보인다.

중심선

- 영상수용체면에 수직으로 입사한다. 이때 중심선은 엄지발가락의 IP관절이나 다른 발가락의 몸쪽 IP관절로 입사하도록 한다.

조사야

- MTP관절의 1inch(2.5cm) 몸쪽부위를 포함하여 발가락의 모든 면 바깥으로 1inch(2.5cm)가 포함되도록 한다.

영상구조

발가락의 측방향 영상과 다른 발가락과 겹치지 않는 IP관절들이 관찰된다(그림 4-29~4-33).

평가기준

- 적절한 조사야가 이루어져야 한다.
- 발가락뼈들이 측면상으로 관찰되어야 한다(발톱이 측면으로 관찰되어야 한다).
- 인접한 발가락들과 겹치지 않은 발가락뼈가 관찰되어야 한다. 겹치는 것을 피할 수 없을 때는 몸쪽 발가락뼈가 반드시 관찰되어야 한다.
- 열린 IP관절공간들이 관찰되어야 한다. MTP관절들은 중첩되지만 어떤 환자들에서는 관찰된다.
- 연부조직과 뼈잔기둥이 함께 관찰되어야 한다.

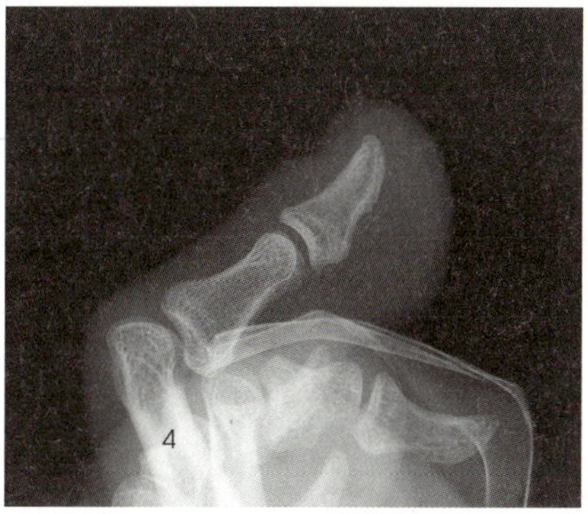

그림 4-32 넷째발가락 측방향 영상.

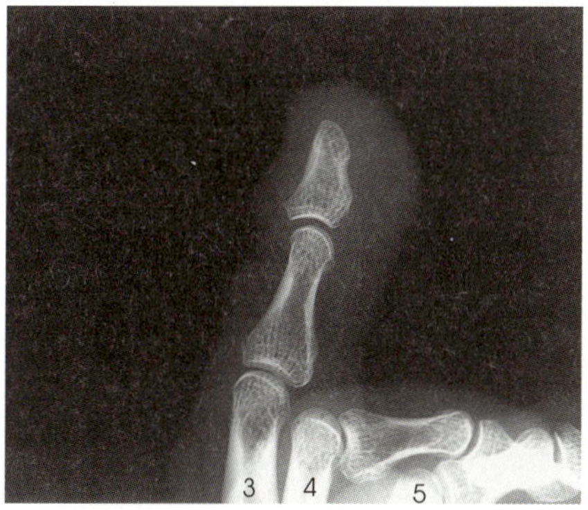

그림 4-31 셋째발가락 측방향 영상.

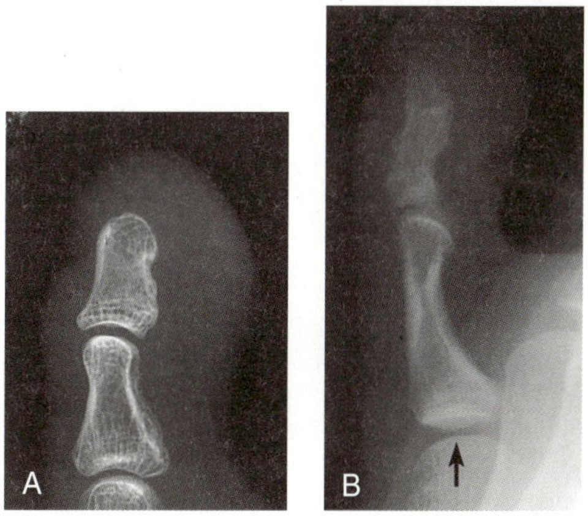

그림 4-33 A, 다섯째발가락 측방향 영상. **B,** 다섯째발가락 측방향 영상으로 MTP관절(화살표)이 보인다. 먼쪽 발가락뼈사이관절이 유합된 것에 주목한다.

종자골 접선방향 촬영

Sesamoid tangential projection

Lewis[1]–Holly[2] method

환자 자세

- 환자는 엎드린 자세를 취한다.
- 필요하면 검사를 받아야 하는 쪽 발목을 모래주머니에 올려 고정한다. 편안하도록 무릎 아래에 접은 담요를 놓을 수 있다.

[1]Lewis RW: Nonroutine views in roentgen examination of the extremities, Surg Gynecol Obstet 67:38, 1938.

[2]Holly EW: Radiography of the tarsal sesamoid bones, Med Radiogr Photogr 31:73, 1955.

검사 자세

- 등쪽굽힘자세로 엄지발가락을 촬영테이블에 위치시키고, 발볼이 수평면에 수직이 되도록 조정한다.
- 둘째발허리뼈가 영상수용체의 중심에 오도록 한다(그림 4-34).
- 생식샘을 차폐한다.

중심선

- 첫 번째 MTP관절에 접선으로, 영상수용체면에 수직으로 입사한다.

영상구조

발허리뼈머리와 종자뼈의 접선방향 영상이 관찰된다(그림 4-35).

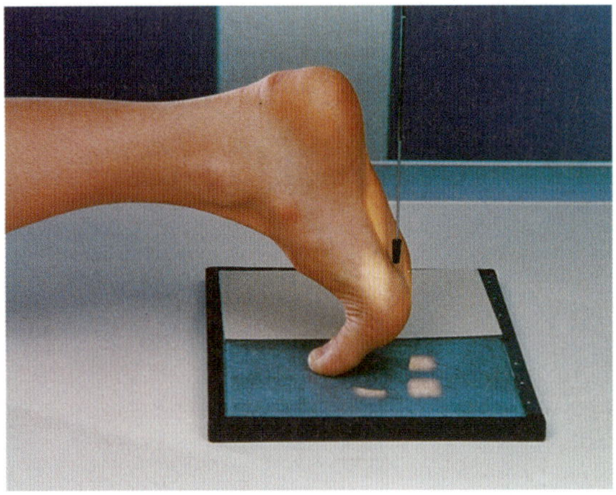

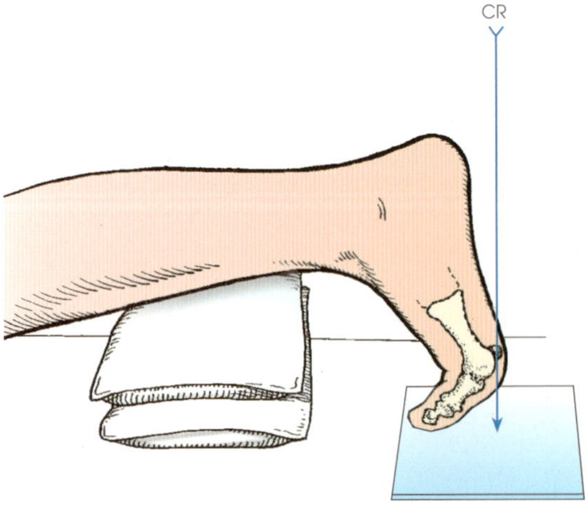

그림 4-34 종자뼈 접선방향 촬영: Lewis method.

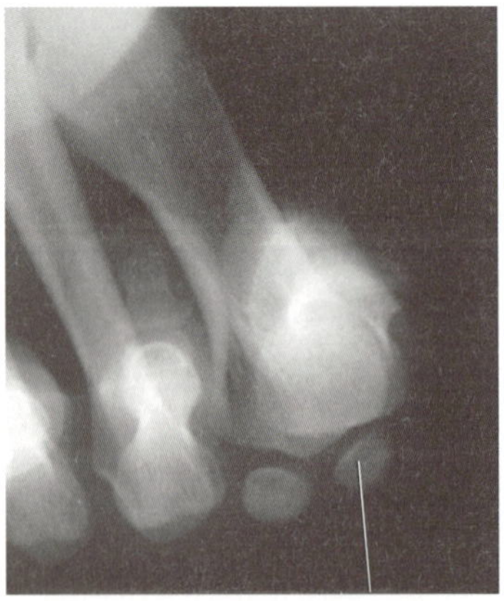

그림 4-35 종자뼈 접선방향 영상: Lewis method. 영상수용체에 발가락들을 대고 촬영하였다.

평가기준

- 첫째발허리뼈의 어느 부분과도 겹치지 않은 종자뼈가 관찰되어야 한다.
- 발허리뼈머리가 관찰되어야 한다.

참고: Holly[1]는 환자가 더 편안할 것이라고 그가 믿는 촬영자세를 설명했다. 환자는 촬영테이블에 앉아 발의 안쪽 가장자리가 수직이 되도록 하고, 발바닥은 영상수용체면에 75°가 되도록 한다. 거즈밴드를 이용해서 발가락은 등쪽굽힘이 되도록 한다. 중심선은 첫째발허리뼈머리에 수직으로 입사한다(그림 4-36, 4-38).

[1]Holly EW: Radiography of the tarsal sesamoid bones, Med Radiogr Photogr 31:73, 1955.

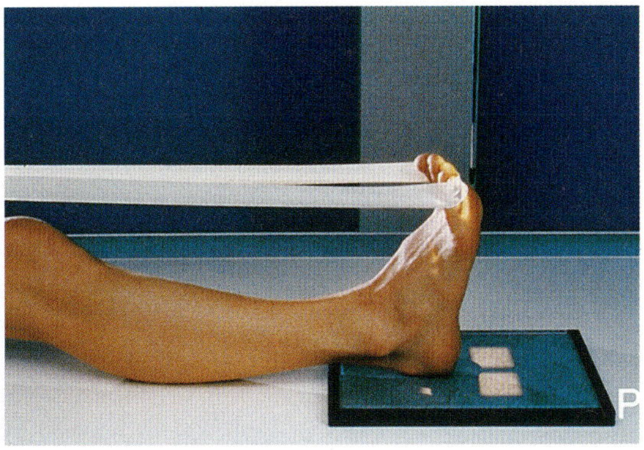

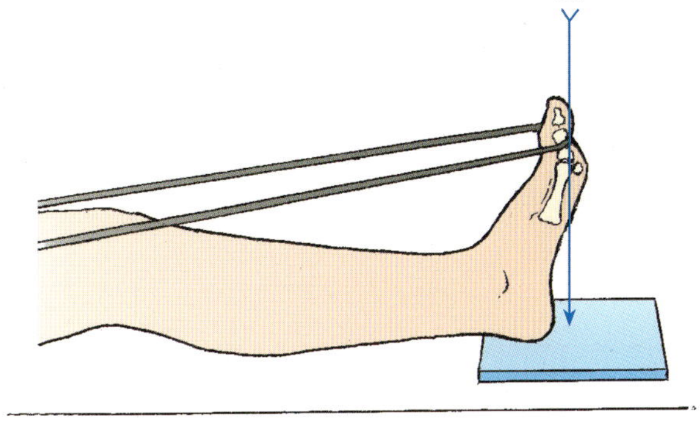

그림 4-36 종자뼈 접선방향 촬영: Holly method.

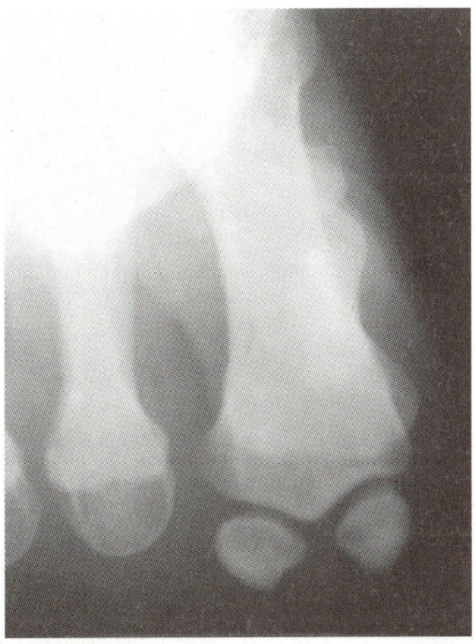

그림 4-37 종자뼈 접선방향 영상: Holly method로 영상수용체에 뒤꿈치를 대고 촬영하였다.

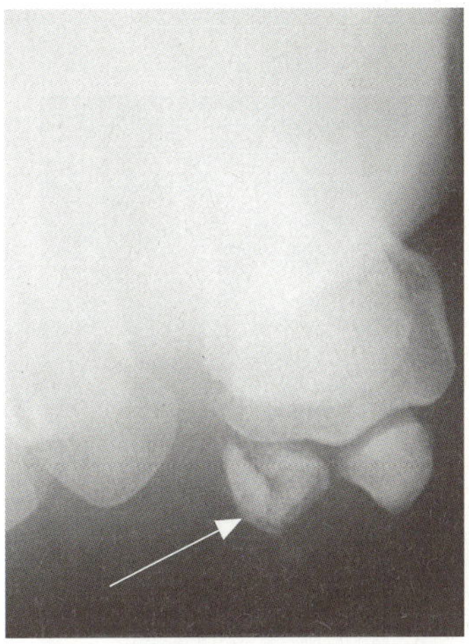

그림 4-38 골절이 있는 종자뼈(화살표).

발 전·후방향 또는 전·후축방향 촬영
Foot AP or AP axial projection

촬영 영상은 중심선을 영상수용체면에 수직으로 입사해서 얻을 수도 있고, 뒤쪽으로 10° 기울여 얻을 수도 있다. 뒤쪽으로 10° 기울여 촬영할 때는 발허리뼈가 짧아지지 않도록 중심선을 발허리뼈에 수직으로 입사시킨다. 발 중간부위(midfoot)의 TMT관절공간도 훨씬 잘 보인다(그림 4-39, 4-40).

환자 자세
- 환자는 눕거나 앉은 자세를 취한다.
- 검사 받을 쪽의 무릎을 충분히 굽혀 발바닥이 촬영테이블에 고정되도록 한다.

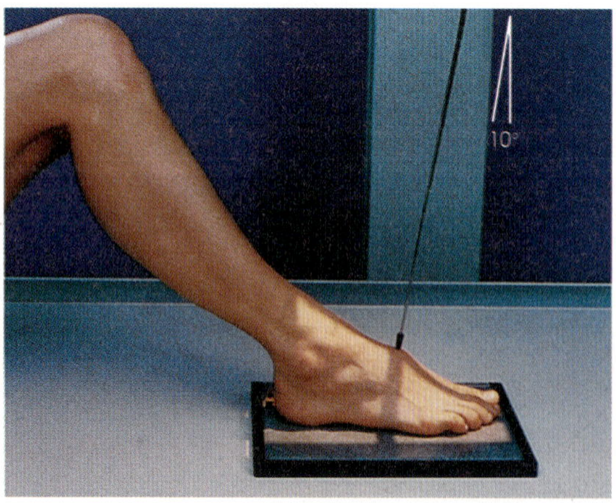

그림 4-39 발 전·후사방향 촬영. 뒤쪽 10° 방향.

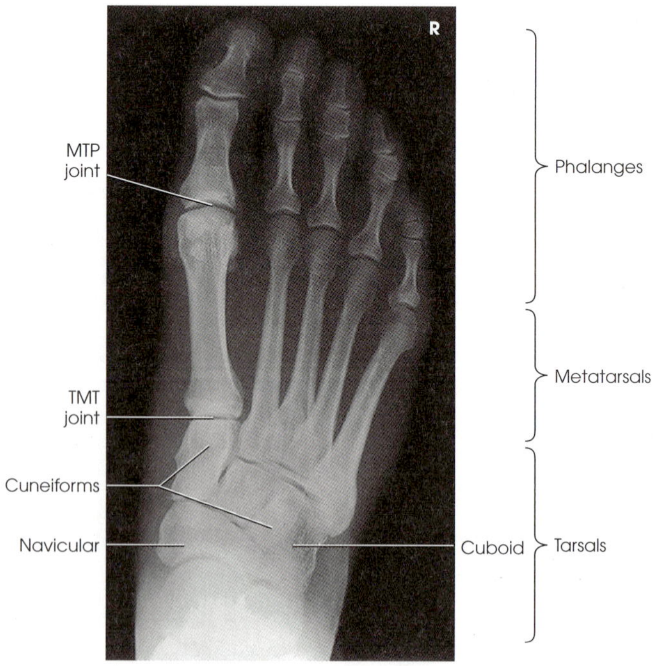

그림 4-40 발 전·후사방향 영상. 뒤쪽 10° 방향.

검사 자세

- 환자의 발 아래에 영상수용체를 놓고, 셋째발허리뼈의 기저부에 중심을 맞춘 후 영상수용체의 긴축이 발의 긴축과 평행하도록 조정한다.
- 반대쪽 무릎을 구부려 검사부위의 무릎에 기대어 다리가 수직이 되도록 한다.
- 이러한 발 자세에서 발바닥 전체 면이 영상수용체 위에 놓이게 된다. 이때 영상수용체가 미끄러지는 것에 대해 주의를 줄 필요가 있다.
- 발의 회전이 없는지 확인한다.
- 생식샘을 차폐한다.

중심선

- 2가지 방법 중에서 1가지를 사용한다. (1) 발뒤꿈치쪽으로 10° 기울여 셋째발허리뼈의 기저부로 입사(그림 4-39) 시키거나 (2) 영상수용체면에 수직으로 입사시켜 셋째발허리뼈의 기저부로 입사시킨다(그림 4-41). 다섯째발허리뼈의 튀어나온 기저부를 촉지하면 셋째발허리뼈를 찾는 데 도움이 된다. 셋째발허리뼈 기저부는 정중선에 있으며, 다섯째발허리뼈 기저부에서 1inch(2.5cm) 정도 앞쪽에 있다(발가락쪽으로)(그림 4-42).

조사야

- 양쪽으로 1inch(2.5cm), 발꿈치뼈와 발가락의 먼쪽 끝을 지나서 1inch(2.5cm)가 포함되도록 한다.

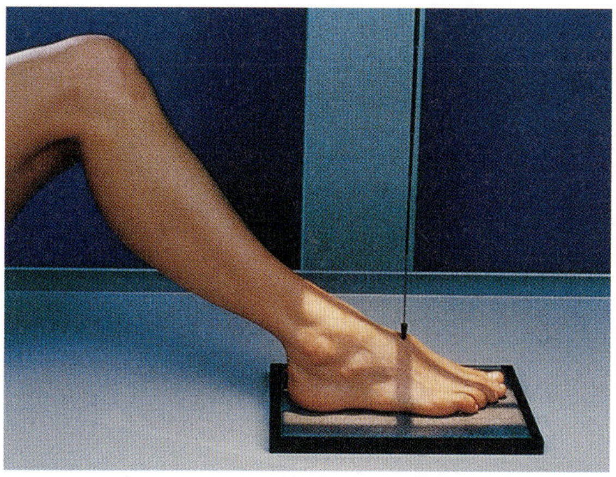

그림 4-41 중심선을 수직으로 입사시킨 발 전·후방향 촬영.

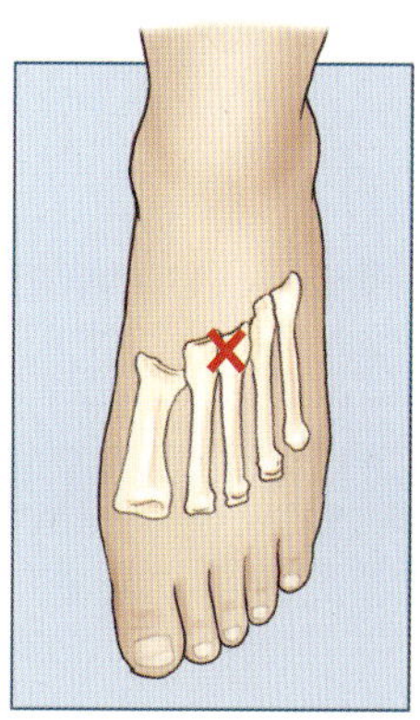

그림 4-42 중심선의 입사점이 표시된 발의 앞쪽 모습.

보정 필터

발가락부위와 발목뼈부위의 조직 두께에 차이가 있기 때문에 이 촬영은 쐐기형 보정필터를 사용하여 화질을 향상시킬 수 있다(그림 4-44).

영상구조

촬영 결과는 목말뼈 앞쪽의 발목뼈, 발허리뼈, 발가락뼈들의 전·후방향(dors-oplantar) 영상이다(그림 4-43~4-45). 이 촬영은 이물질의 위치 확인, 발허리뼈와 앞쪽 발목뼈의 골절편 위치 확인, 발뼈의 일반적인 조사에 사용한다.

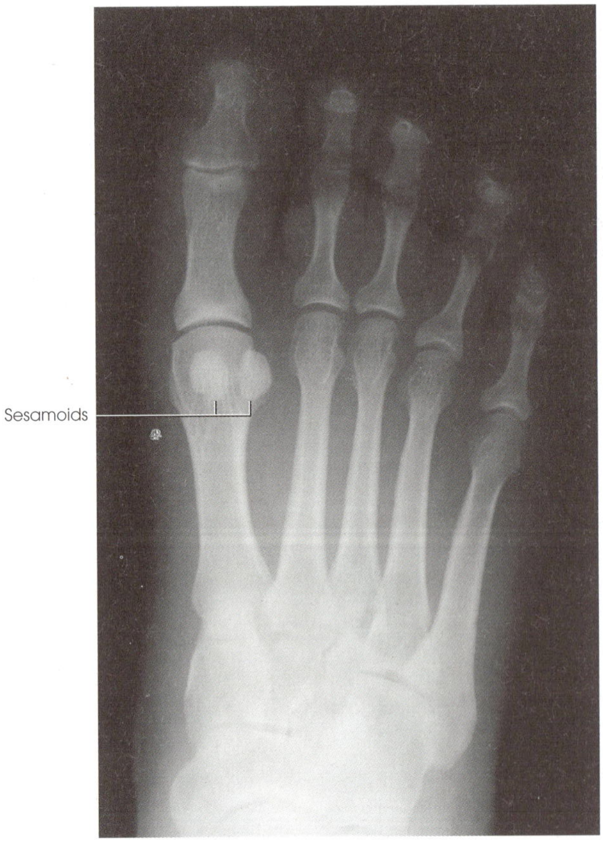

그림 4-43 중심선을 수직으로 입사시켜 촬영한 발 전·후방향 영상.

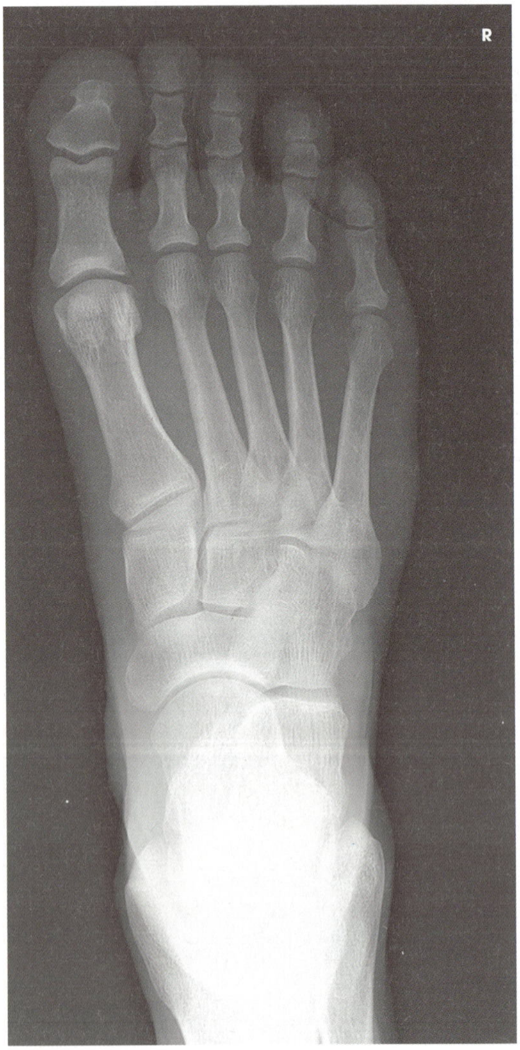

그림 4-44 Felic 보정필터를 사용한 발 전·후방향 영상. 목말뼈 관찰이 용이하다.

평가기준

- 적절한 조사야가 이루어져야 한다.
- 발이 회전되지 않아야 한다.
- 둘째부터 넷째발허리뼈에서 인접한 뼈 몸통 사이의 공간이 동일해야 한다.
- 둘째에서 다섯째발허리뼈들의 기저부가 겹쳐 있어야 한다.
- 목말뼈와 발허리뼈 먼쪽의 발가락뼈와 발목뼈가 관찰되어야 한다.
- 안쪽과 가운데 쐐기뼈 사이 관절공간의 열린 상태가 관찰되어야 한다.

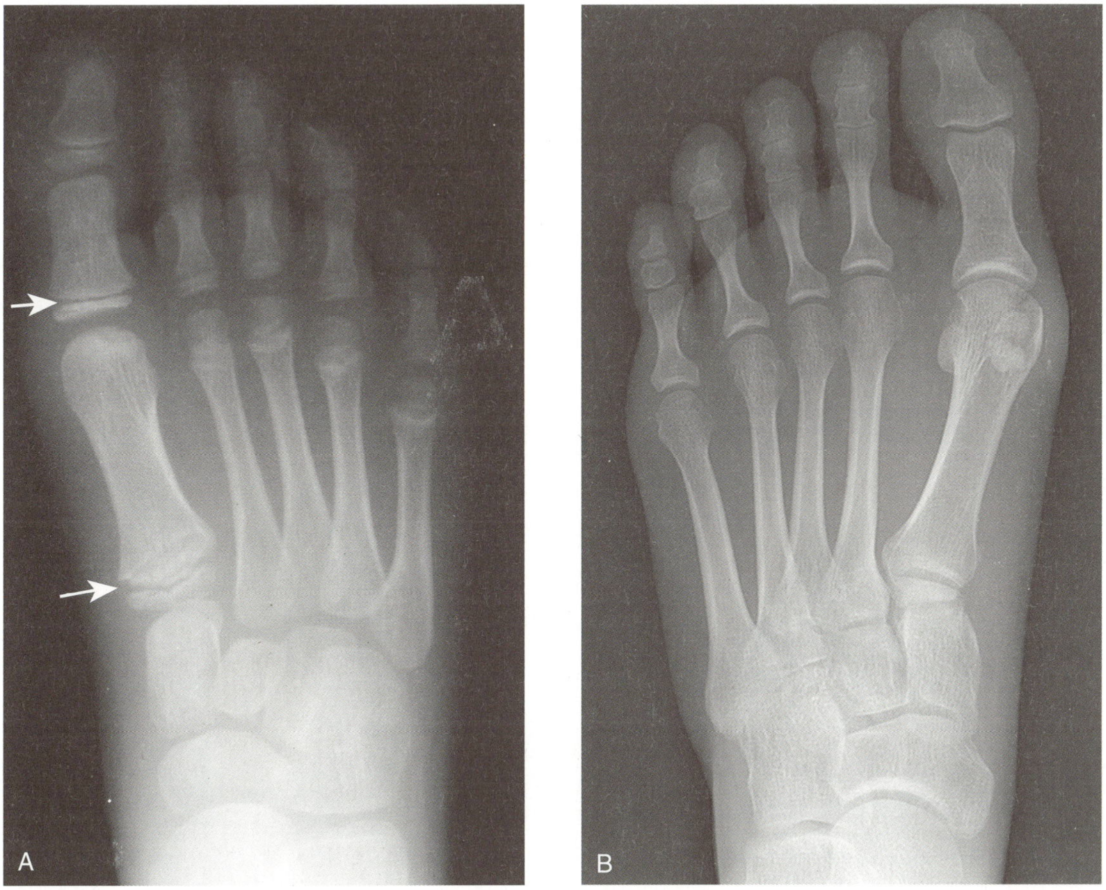

그림 4-45 A, 6세 환자의 발 전 · 후방향 영상. 뼈끝선에 주목한다(화살표). **B,** 발 전 · 후방향 영상으로 발목뼈가 잘 투영되어 관찰된다.

발 전 · 후사방향 촬영
Foot AP oblique projection

내회전

참고: 안쪽 사방향을 가쪽 사방향보다 더 선호한다. 왜냐하면 발꿈치뼈를 통과하는 평면이 영상수용체에 더 평행하고, 발 중간(midfoot)과 발 뒤쪽(hindfoot)의 가쪽면에 있는 관절들을 열어주기 때문이다.

환자 자세
- 환자를 눕히거나 앉힌다.
- 검사 받을 부위의 무릎을 충분히 굽혀 발바닥이 테이블 위에 확실하게 놓이도록 한다.

검사 자세
- 영상수용체를 환자의 발 아래에 발의 긴축과 평행하게 놓고, 셋째발허리뼈의 기저부를 통과하는 정중선에 중심을 일치시킨다.
- 환자의 다리를 안쪽으로 회전시켜 발바닥이 영상수용체면과 30° 각도를 이루도록 한다(그림 4-46). 만약 발바닥의 각도가 30°를 넘게 되면 가쪽 쐐기뼈가 다른 쐐기뼈와 겹친다.[1]
- 생식샘을 차폐한다.

중심선
- 셋째발허리뼈의 기저부에 수직으로 입사한다.

조사야
- 양쪽으로 1inch(2.5cm), 발꿈치뼈와 발가락의 먼쪽 끝부분을 지나서 1inch(2.5cm)가 포함되도록 한다.

보정 필터
발가락부위와 발목뼈부위의 조직 두께에 차이가 있기 때문에 이 촬영은 쐐기형 보정필터를 사용하여 화질을 향상시킬 수 있다.

[1]Doub HP: A useful position for examining the foot, Radiology 16:764, 1931.

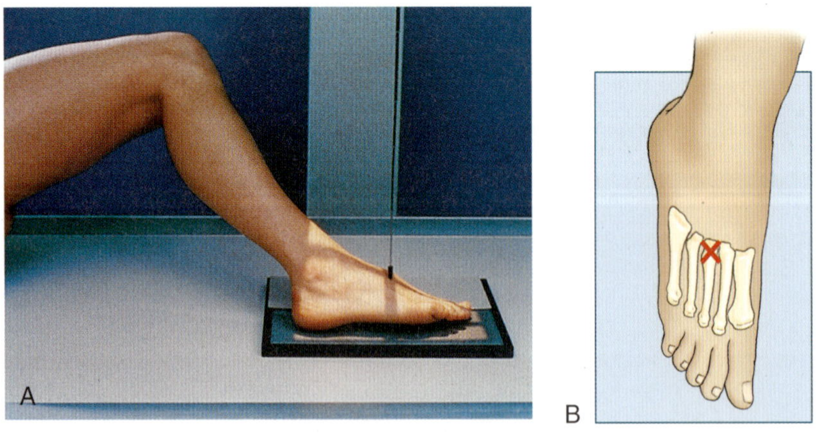

그림 4-46 **A,** 발 전 · 후사방향 촬영, 안쪽돌림. **B,** 발 사방향 자세의 앞모습으로 중심선의 입사점이 표시되어 있다.

영상구조

결과 영상은 입방뼈와 발꿈치뼈, 입방뼈와 넷째~다섯째발허리뼈, 입방뼈와 가쪽 쐐기뼈, 목말뼈와 발배뼈 사이의 공간을 보여준다. 입방뼈는 측면상으로 관찰되며, 발목뼈굴도 관찰된다(그림 4-47).

평가기준

- 적절한 조사야가 이루어져야 한다.
- 셋째부터 다섯째발허리뼈 기저부까지 겹치지 않고 관찰되어야 한다.
- 전·후촬영보다 덜 겹쳐진 가쪽 발목뼈가 관찰되어야 한다.
- 가쪽 TMT와 발목뼈사이관절이 관찰되어야 한다.
- 발목뼈굴이 관찰되어야 한다.
- 다섯째발허리뼈의 거친면이 관찰되어야 한다.
- 첫째와 둘째발허리뼈들의 기저부가 안쪽과 중간 쐐기뼈들과 겹친다.
- 둘째부터 다섯째발허리뼈의 뼈몸통 사이 간격이 동일하다.
- 발가락뼈, 발허리뼈, 발목뼈가 보일 정도의 충분한 음영이 관찰되어야 한다.

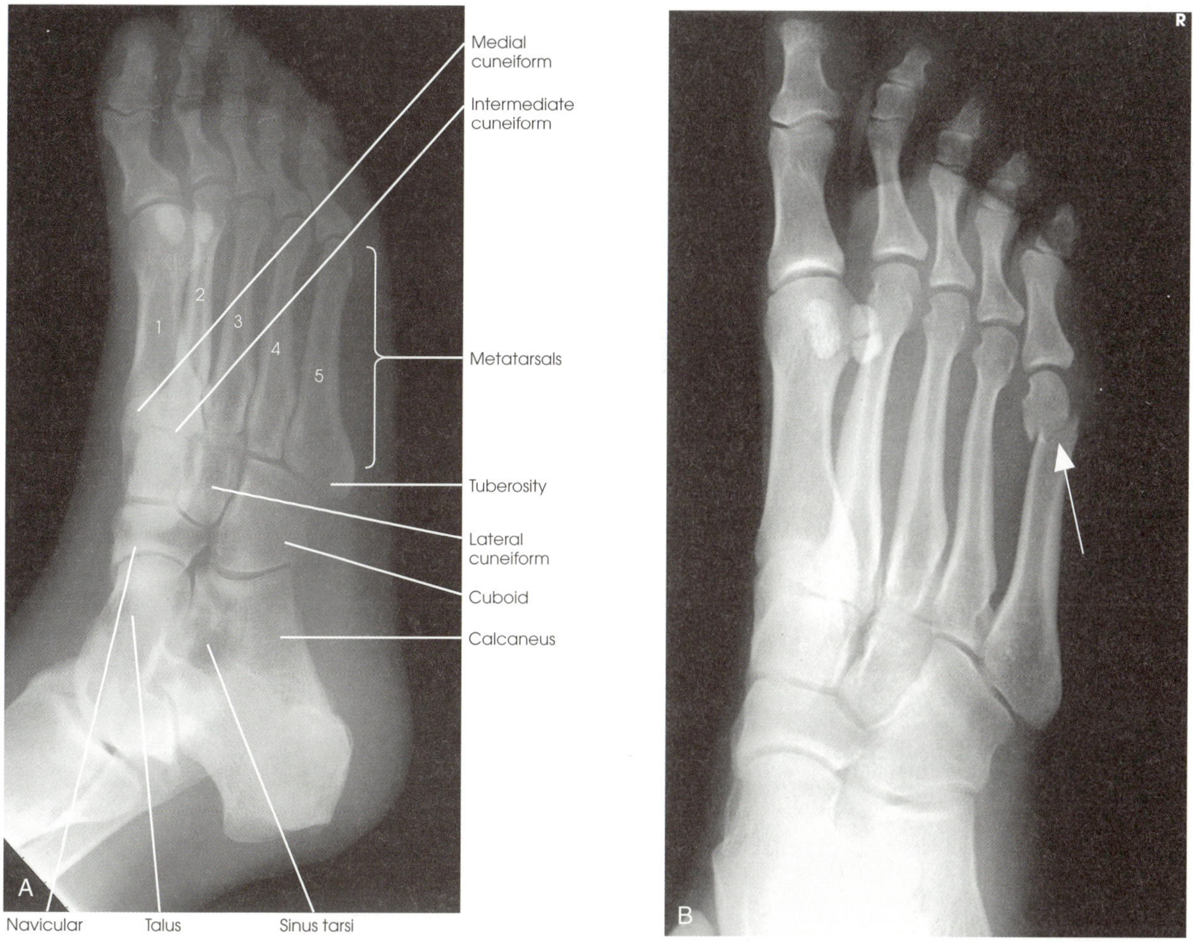

그림 4-47 **A**, 발 전·후사방향 영상(안쪽돌림). **B**, 다섯째발허리뼈의 먼쪽부위 골절(화살표). 발꿈치뼈는 포함되지 않았고, 먼쪽 발이 더 잘 보이도록 노출조건이 설정되었다.

발 전 · 후사방향 촬영

Foot AP oblique projection

외회전

환자 자세

- 환자는 바로 누운 자세를 취한다.
- 이환된 쪽의 무릎을 충분히 굽혀 발바닥이 영상수용체면에 확실하게 놓이도록 한다.

검사 자세

- 영상수용체를 환자의 발 아래에 발의 긴축과 평행하게 놓고, 셋째발허리뼈의 기저부를 통과하는 정중선에 중심을 맞춘다.
- 환자의 다리를 가쪽으로 회전시켜 발바닥이 영상수용체면과 30° 각도를 이루도록 한다.
- 일관된 결과를 얻을 수 있도록 발의 들어올려진 부분을 30°의 쐐기형 스펀지로 지탱한다(그림 4-48).
- 생식샘을 차폐한다.

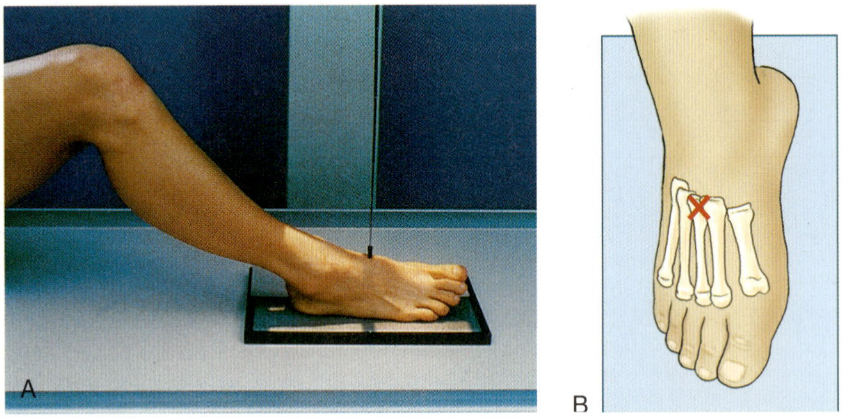

그림 4-48 A, 발 전 · 후사방향 촬영(가쪽돌림). B, 사방향 자세의 발 앞 모습으로 중심선의 입사점이 표시되어 있다.

중심선

- 셋째발허리뼈의 기저부에 수직으로 입사한다.

영상구조

결과 영상은 첫째와 둘째발허리뼈들 사이, 안쪽과 중간 쐐기뼈들 사이의 공간들을 관찰할 수 있다(그림 4-49).

평가기준

- 첫째와 둘째발허리뼈 기저부의 분리가 관찰되어야 한다.
- 안쪽과 중간 쐐기뼈가 겹치지 않아야 한다.
- 안쪽돌림에서보다 발배뼈가 더 선명히 관찰되어야 한다.
- 발가락뼈, 발허리뼈, 발목뼈가 보일 정도의 충분한 음영이 관찰되어야 한다.

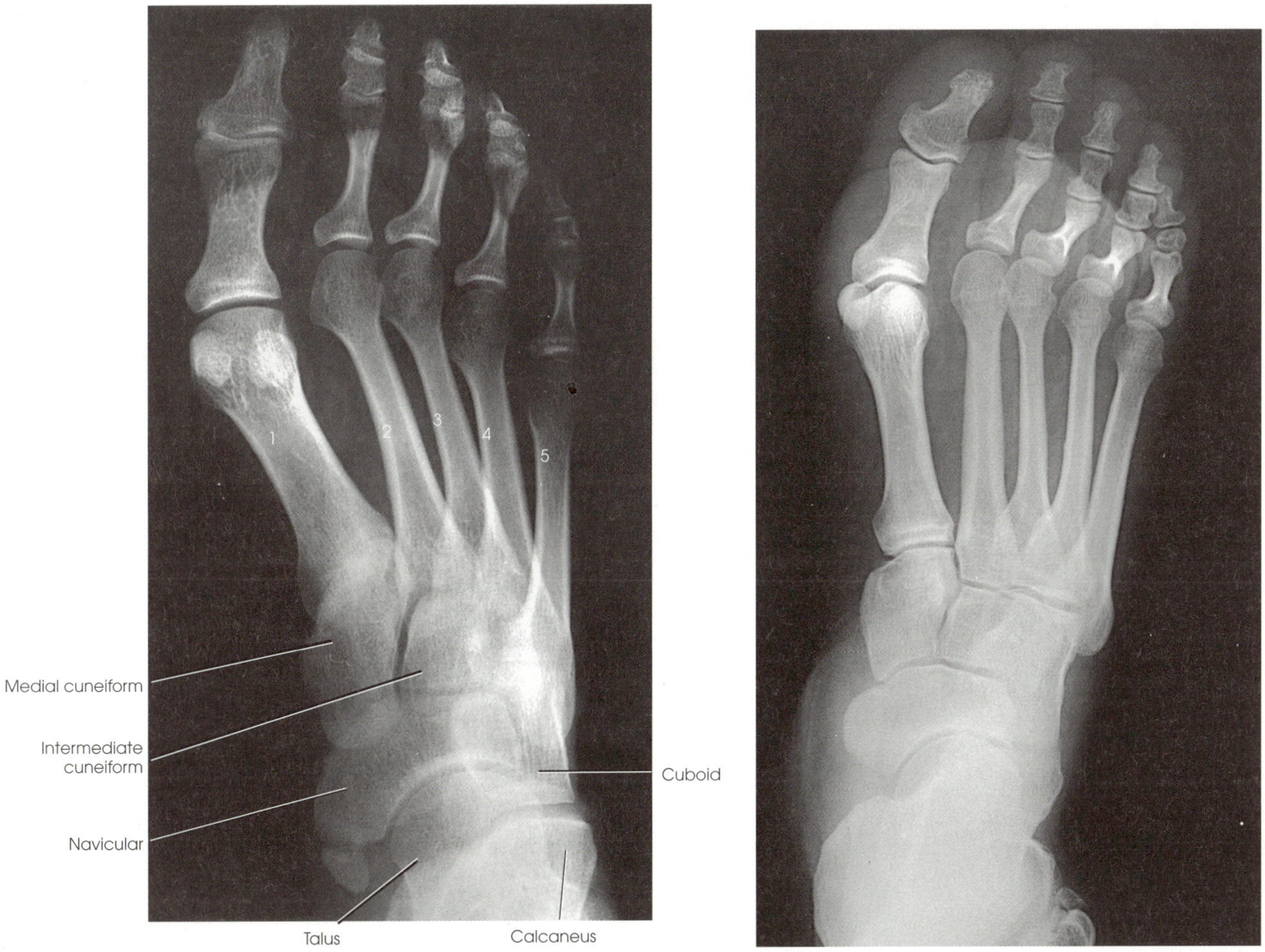

그림 4-49 발 전·후사방향 영상.

발 측방향 촬영

Foot lateral projection

내외측방향

측방향(안가쪽) 촬영은 대부분의 영상의학과에서 일상적으로 시행한다. 왜냐하면 환자가 취할 수 있는 가장 편한 자세이기 때문이다.

환자 자세

- 환자를 촬영테이블에 눕히고 다리와 발이 측방향이 될 때까지 검사부위쪽으로 돌린다.
- 반대편 다리는 검사부위 다리 뒤에 놓는다.

검사 자세

- 환자의 무릎을 충분히 들어올려 무릎뼈가 수평면에 수직이 되도록 하고, 무릎 아래에 놓인 모래주머니를 조정한다.
- 발 앞쪽(forefoot)의 발바닥면이 영상수용체에 수직으로 놓여지도록 발을 조정한다(그림 4-50).
- 발 중간(midfoot)에 영상수용체의 중심을 맞추고, 영상수용체의 긴축이 발의 긴축에 평행하도록 조정한다.
- 발을 등쪽굽힘시켜 다리와 90° 각을 이루도록 한다.
- 생식샘을 차폐한다.

중심선

- 셋째발허리뼈 기저부에 수직으로 입사한다.

조사야

- 안쪽 복사뼈 1inch(2.5cm) 위쪽을 포함하여 발 음영의 모든 면에서 1inch(2.5cm) 바깥까지 포함되도록 한다.

영상구조

결과 영상은 발 전체의 측면상, 발목관절, 정강뼈와 종아리뼈의 먼쪽 끝이 관찰된다(그림 4-51, 4-52).

평가기준

- 적절한 조사야가 이루어져야 한다.
- 발허리뼈들은 거의 겹쳐서 관찰되어야 한다.
- 다리의 먼쪽이 관찰되어야 한다.
- 종아리뼈는 정강뼈의 뒤쪽 부분과 겹친 상태가 관찰되어야 한다.
- 정강목말관절이 관찰되어야 한다.
- 겹쳐진 발목뼈와 발허리뼈가 보일 정도로 충분한 음영이 관찰되어야 한다.

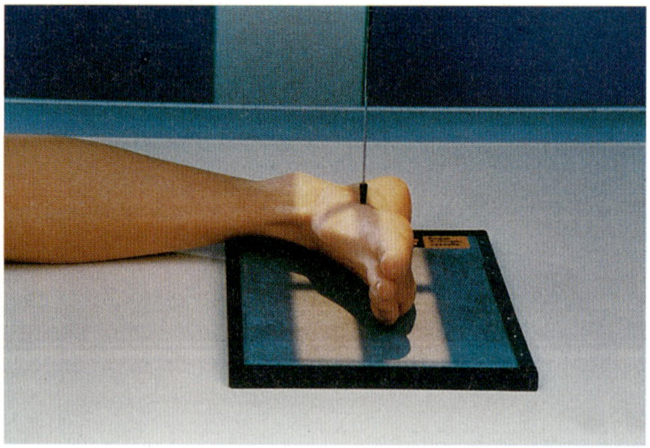

그림 4-50 발 측방향 촬영.

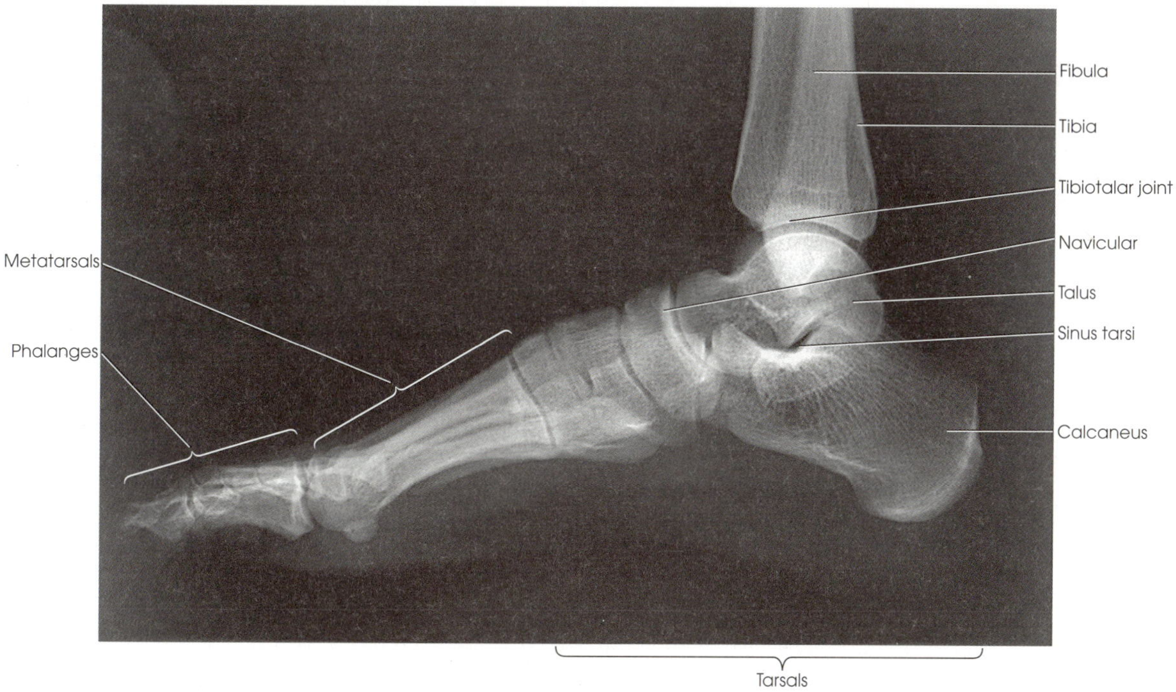

그림 4-51 발 측방향(안가쪽) 영상. 해부학적 구조물들이 표시되어 있다.

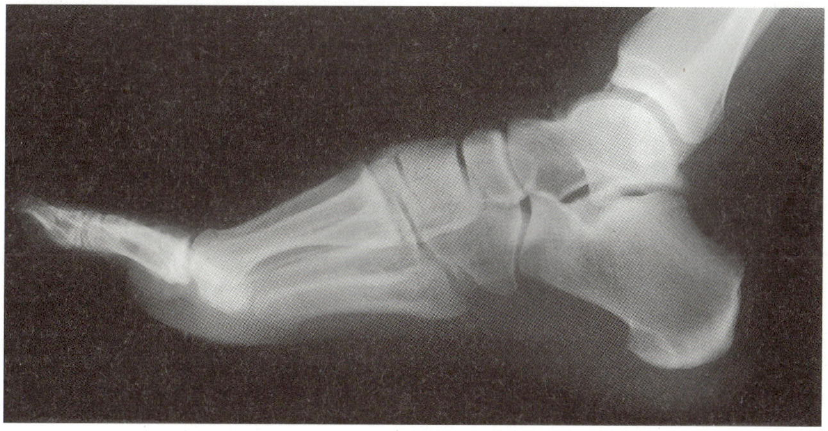

그림 4-52 등쪽굽힘이 되지 않은 발 측방향(안가쪽) 영상.

세로활

종족궁 측방향 촬영

Foot longitudinal arch lateral projection

외내측방향

체중부하법(weight-bearing method)

선 자세

환자 자세

- 환자를 가급적이면 영상수용체를 장착할 수 있는 홈이 있는 낮은 단 위에 바로 세운다. 그런 단이 없다면 X선관의 높이까지 발을 올릴 수 있는 블록을 사용한다(그림 4-53, 4-54).
- 필요하다면 X선관이 마루바닥까지 닿을 수 있는 이동식 장비를 사용한다.

검사 자세

- 영상수용체 장착 홀더(holder)가 있는 단이나 블록들 사이에 영상수용체를 놓는다(그림 4-53, 4-54).
- 영상수용체의 각 면에 한 발씩 놓아 체중이 양발에 균등하게 분배되도록 하면서 자연스러운 자세로 서게 한다.
- 셋째발허리뼈의 기저부에 영상수용체의 중심이 오도록 조정한다.
- 한쪽 발을 촬영 후 다른쪽 발 촬영을 위해 영상수용체를 새로운 것으로 교체한다.
- 생식샘을 차폐한다.

중심선

- 셋째발허리뼈 기저부 바로 위 지점에 수직으로 입사한다.

영상구조

이 검사는 체중부하 상태의 가안쪽 발뼈 촬영영상이다. 이 촬영은 세로활의 구조적인 상태를 관찰하기 위해 사용한다. 비교를 위해 오른쪽과 왼쪽을 모두 검사한다(그림 4-55, 4-56).

평가기준

- 발허리뼈머리의 발바닥면 쪽이 겹쳐 관찰되어야 한다.
- 발 전체와 다리 먼쪽부위가 관찰되어야 한다.
- 종아리뼈는 정강뼈의 뒤쪽 부분과 겹쳐 관찰되어야 한다.
- 겹쳐진 발목뼈와 발허리뼈들이 보일 정도로 적절한 음영이 관찰되어야 한다.

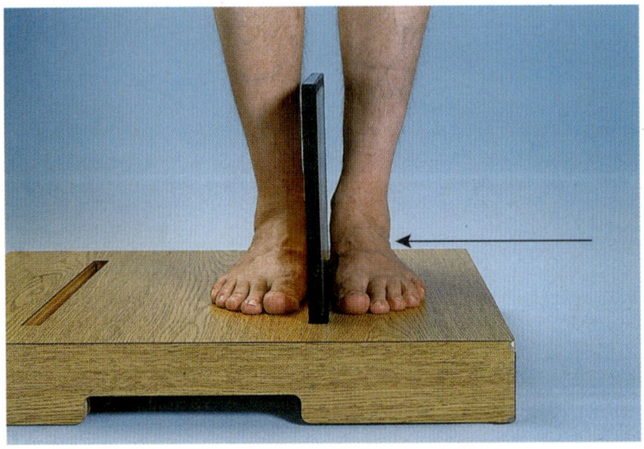

그림 4-53 발 측방향 촬영(체중부하법).

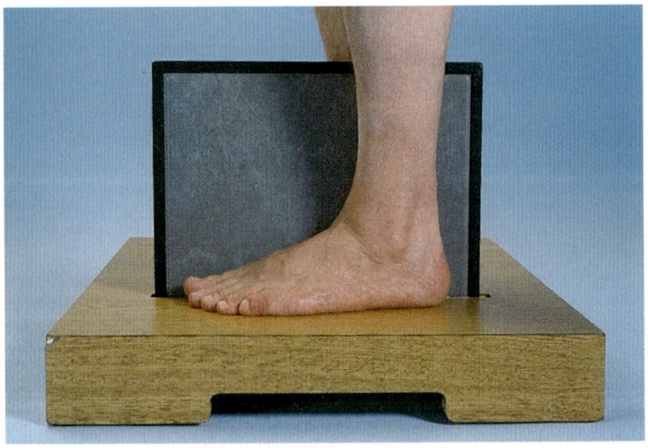

그림 4-54 발 측방향 촬영(체중부하법).

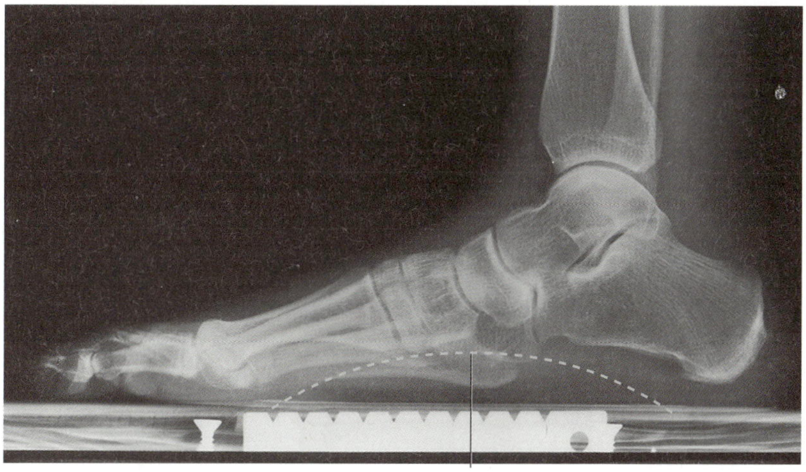

그림 4-55 발 측방향 영상(체중부하법)으로 서 있는 단 내에 센티미터 측정 눈금이 들어 있다.

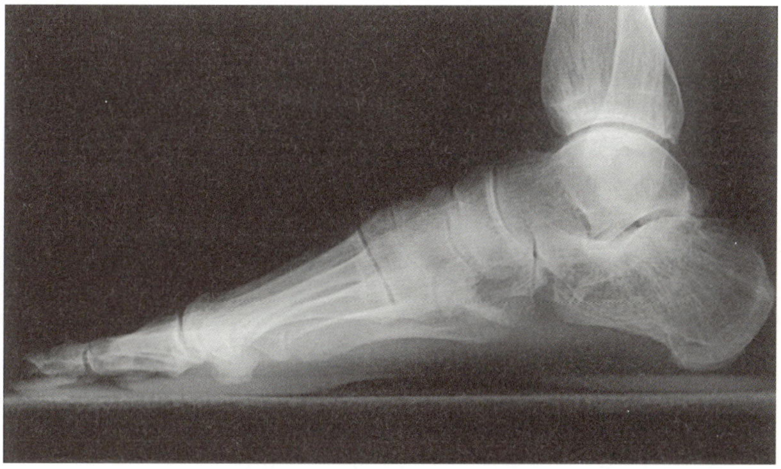

그림 4-56 발 측방향 영상(체중부하법).

양발 전 · 후축방향 촬영

Both foot axial projection

체중부하법

선 자세

SID: 48inch(122cm). 이 SID는 구조물이 확대 촬영되는 것을 줄이고 영상의 화질을 향상시키기 위해 사용한다.

환자 자세

- 환자는 바로 선 자세를 취한다.

검사 자세

- 영상수용체를 바닥에 놓고 양쪽 발을 각 면의 중앙에 두고 선다.
- 필요 시 환자의 바지를 무릎까지 걷어 올린다.
- 영상수용체에 오른쪽, 왼쪽, 선 자세 표식이 제대로 들어갔는지 확인한다.
- 환자의 두 발에 체중이 균등하게 부하되도록 한다.
- 환자는 안정성을 위해 X선관이 매달려 있는 지지대를 잡을 수 있다.
- 생식샘을 차폐한다.

중심선

- 발뒤꿈치 방향으로 10° 기울여주는 것이 최적이다. 일반적으로 최소 15°를 기울여주어야 X선관의 위치를 잡고, 환자가 설 수 있는 충분한 공간이 나온다. 중심선은 셋째발허리뼈 기저부 위치의 두 발 사이를 통과한다.

영상구조

이것은 양쪽 발의 체중부하 전 · 후축방향 촬영이고, 양쪽 발목뼈와 발허리뼈를 정확하게 비교 평가할 수 있다(그림 4-58).

평가기준

- 한 장의 영상에 양쪽 발이 모두 관찰되어야 한다.
- 발가락, 발허리뼈, 먼쪽 발목뼈가 관찰되어야 한다.
- 오른쪽, 왼쪽, 체중부하 표식이 정확하게 관찰되어야 한다.
- 모든 구조물들이 관찰될 수 있도록 정확한 노출 기법을 사용해야 한다.

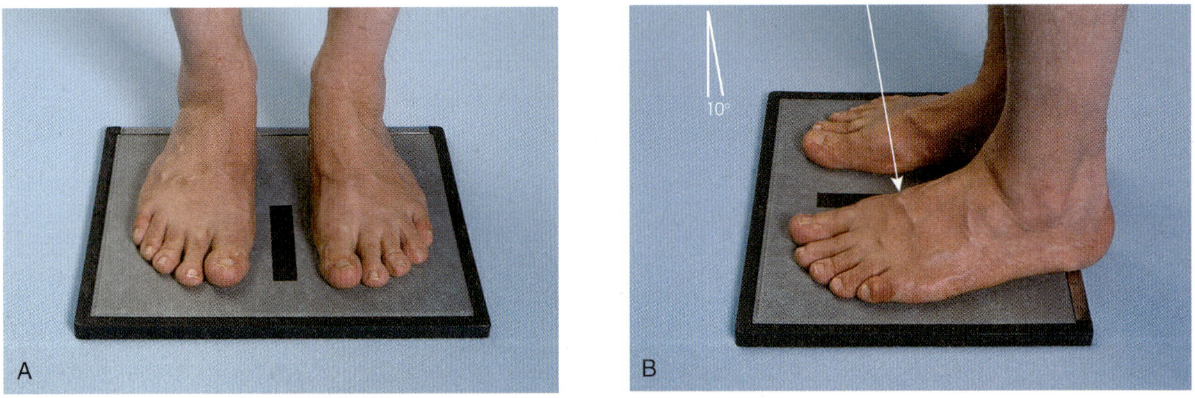

그림 4-57 양발 전 · 후방향 촬영(체중부하법), 선 자세. A, 영상수용체 위 양발의 정확한 자세. **B,** 같은 촬영을 옆에서 바라본 모습으로 영상수용체 위 양발의 위치와 중심선의 위치를 보여준다.

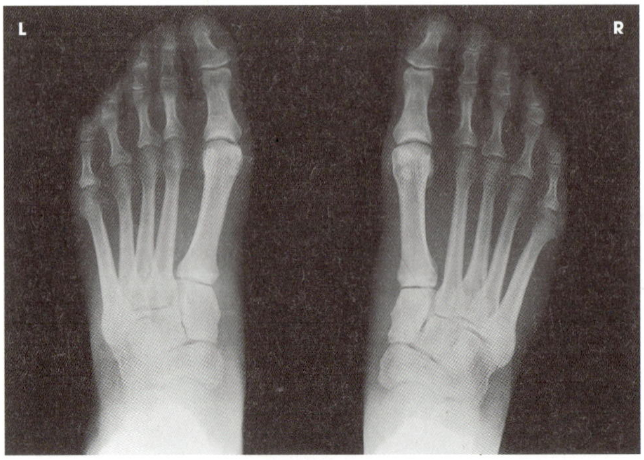

그림 4-58 양발 전 · 후방향 영상(체중부하법), 선 자세.

발 전 · 후축방향 촬영

Foot AP axial projection

체중부하 복합법

(weight-bearing composite method)

선 자세

환자 자세

- 환자는 바로 선 자세를 취한다. 환자는 낮은 발판이나 바닥에 편안한 높이로 서야 한다.

검사 자세

- 환자를 바로 세운 자세에서 발 아래 놓은 영상수용체를 조정하여 정중선이 발의 긴축에 오도록 한다.
- 발목관절에 다리 음영이 겹치는 것을 방지하기 위해 앞발 촬영 시에는 반대쪽 발을 한 걸음 뒤에 놓고, 발 뒤쪽이나 발꿈치뼈 촬영 시는 반대쪽 발을 한 걸음 앞에 놓는다.
- 생식샘을 차폐한다.

중심선

- 다리의 은폐 효과(masking effect)를 이용하기 위해 양쪽 촬영에서 발의 정렬면을 따라 중심선을 맞춘다.
- 환자 앞에 X선관을 놓고 뒤쪽으로 15° 기울인 후 중심선을 셋째발허리뼈의 기저부에 맞추고 첫 번째 촬영을 한다.
- 환자에게 검사부위 발의 자세를 그대로 유지하라고 주의시키면서 반대편 발을 한 걸음 앞으로 놓아 두 번째 촬영을 준비한다.
- X선관을 환자 뒤로 이동시킨 후 앞쪽으로 25° 기울여 중심선이 환자의 발목 뒷면에 오도록 한다.
- 중심선은 가쪽 복사뼈부위의 발바닥면으로 나온다(그림 4-61, 4-62). 이 촬영을 위해 노출 조건을 증가시키는 것이 필요하다.

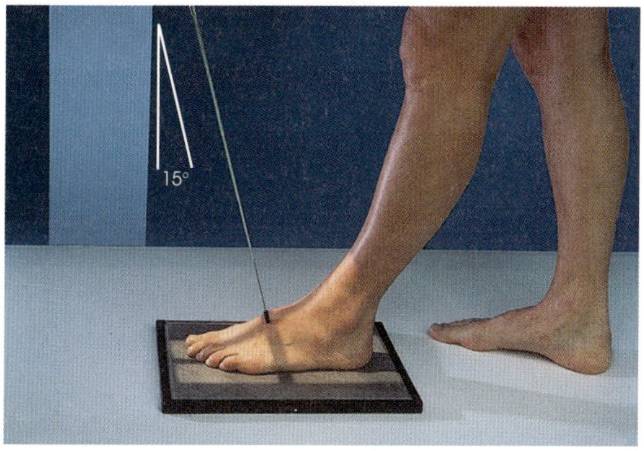

그림 4-59 발 전 · 후축방향 촬영(체중부하 복합법), 뒤쪽 15°.

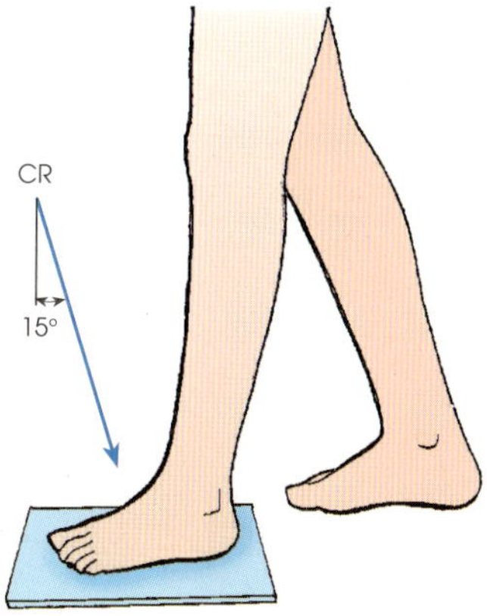

그림 4-60 발 전 · 후축방향 모식도(체중부하 복합법), 뒤쪽 15°.

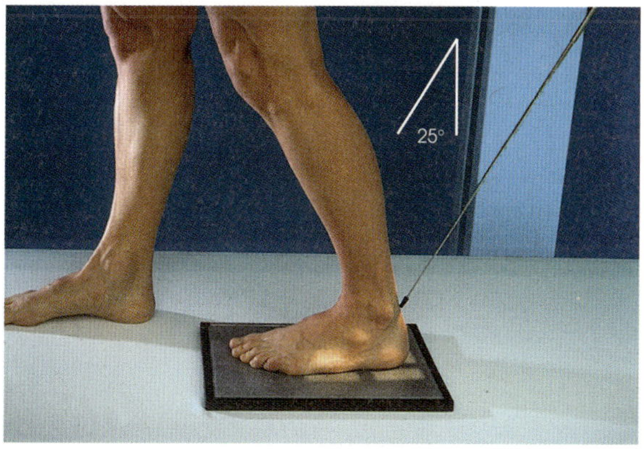

그림 4-61 발 전 · 후축방향 촬영(체중부하 복합법), 앞쪽 25°.

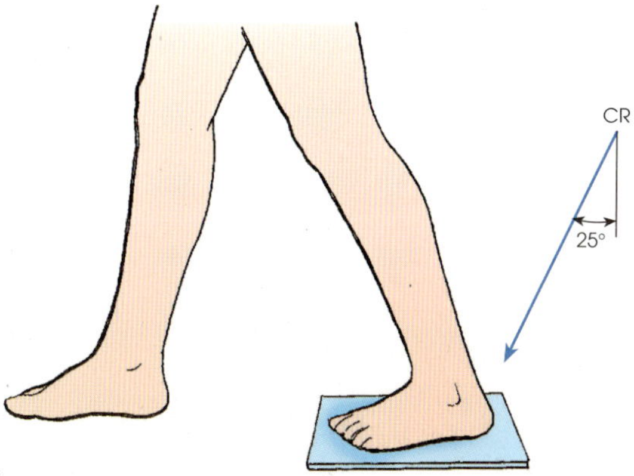

그림 4-62 발 전 · 후축방향 모식도(체중부하 복합법), 앞쪽 25°.

영상구조

이 검사는 모든 발뼈들의 체중부하 전·후축방향 촬영이다. 다리와 겹치지 않고 모든 발뼈들의 윤곽이 관찰된다(그림 4-63).

평가기준

- 모든 발목뼈들이 관찰되어야 한다.
- 다리 음영이 발목뼈에 겹치지 않아야 한다.
- 발이 회전되지 않아야 한다.
- 발목뼈, 발허리뼈, 발가락들이 비슷한 음영으로 관찰되어야 한다.

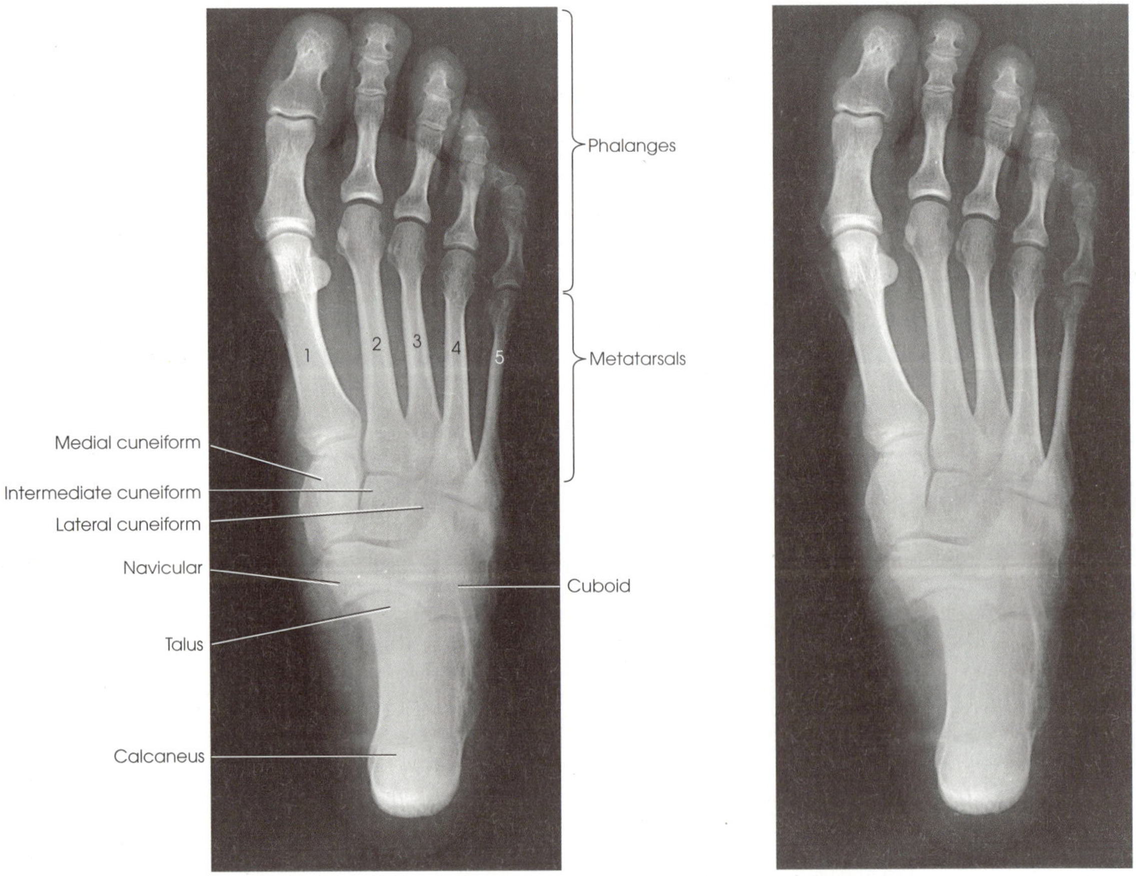

그림 4-63 발 전·후축방향 영상(체중부하 복합법).

선천성 곤봉발

선천성 만곡족 전 · 후방향 촬영

Congenital clubfoot AP projection

Kite method

전형적인 곤봉발 또는 내반첨족(talipes equinovarus)은 다리의 체중부하 축과 관련된 발의 정상적인 정렬로부터 3군데가 벗어나 있다. 이 3가지는 발꿈치뼈의 발바닥쪽굽힘과 안쪽번짐(첨족, equinus), 앞발의 안쪽모음(내전, adduction), 발의 안쪽 가장자리의 뒤침(회외, supination)이다. 전형적인 곤봉발에는 수많은 변이들이 있다. 지금부터 서술하는 전형적인 비정상들은 각각 다양한 정도의 기형이 있다.

곤봉발 촬영을 위한 전형적인 Kite method[1,2](정확한 전 · 후방향과 측방향 촬영)은 발의 해부 및 발목뼈의 뼈들이나 뼈되기중심, 서로간의 관계를 보기 위해 사용한다. 이러한 주된 목적을 위해 영상수용체 위에 발을 놓을 때 비정상적인 정렬상태를 바꾸려고 시도하지 않는 것이 필수이다. Davis와 Hatt[1]는 발에 약간만 회전이 생겨도 촬영 영상에 보이는 뼈되기중심들 사이의 관계에 심한 변화가 생긴다고 했다. 전 · 후방향 촬영은 앞발의 안쪽모음 정도와 발꿈치뼈의 안쪽번짐 정도를 보여준다.

[1]Kite JH: Principles involved in the treatment of congenital clubfoot, J Bone Joint Surg 21:595, 1939.
[2]Kite JH: The clubfoot, New York, 1964, Grune & Stratton.

[1]Davis LA, Hatt WS: Congenital abnormalities of the feet, Radiology 64:818, 1955.

환자 자세

- 아기를 눕히고 엉덩관절과 무릎을 구부려 영상수용체 위에 발이 편평하게 놓이도록 한다. 생식샘을 차폐하고 다리 조정을 수월히 하기 위해 무릎 높이의 단단한 베개 위에 몸을 올린다.

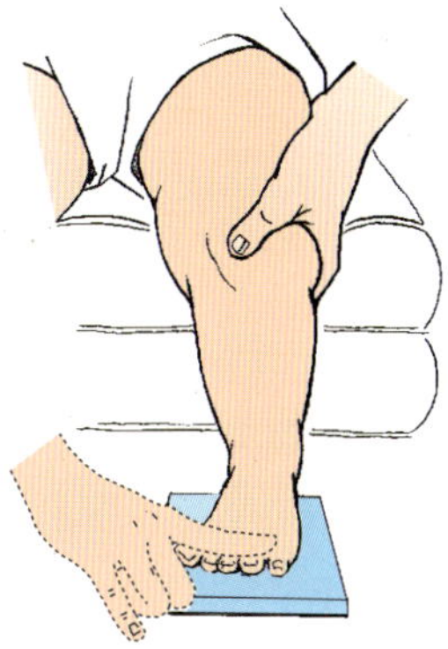

그림 4-64 발 전 · 후방향 촬영 모식도로 곤봉발 기형이 보인다.

검사 자세

- 양발을 영상수용체 위에 편평하게 놓고, 발목을 약간 펴서 다리 음영이 겹치지 않도록 한다.
- 신생아의 두 무릎을 함께 잡거나 다리가 정확히 수직이 되도록 잡는다(예: 다리가 안쪽이나 가쪽으로 기울어지지 않도록 한다).
- 납 장갑을 착용하고 신생아의 발가락을 잡는다. 안쪽번짐 변형이 너무 심하여 양쪽 발이 겹치지 않도록 다리와 발을 위치 시키기가 어려울 때는 한쪽씩 촬영해야 한다(그림 4-64, 4-65).
- 생식샘을 차폐한다.

중심선

- 발목뼈에 수직으로 입사하고, 양쪽 촬영 시는 발목뼈 사이로 입사한다.
- 중심선이 발목뼈에 수직이 되게 하기 위해 일반적으로 약 15° 뒤쪽으로 기울여준다.
- Kite[1,2]는 뼈들과 뼈되기중심의 올바른 관계를 보기 위해 중심선의 수직이 중요함을 강조했다.

[1]Kite JH: Principles involved in the treatment of congenital clubfoot, J Bone Joint Surg 21:595, 1939.
[2]Kite JH: The clubfoot, New York, 1964, Grune & Stratton.

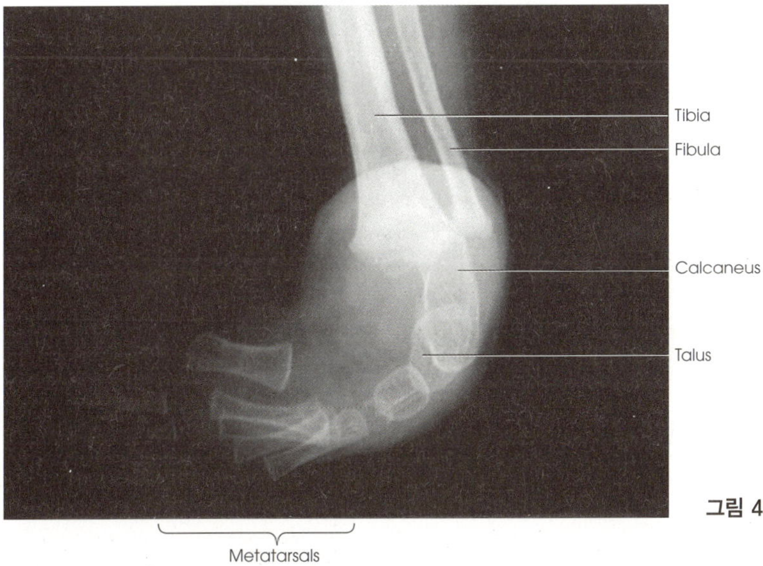

그림 4-65 발 전 · 후방향 영상으로 앞발이 거의 90° 안쪽모음되어 있다.

선천성 곤봉발

선천성 만곡족 측방향 촬영

Congenital clubfoot lateral projection

내외측방향

Kite method

Kite method 측방향 촬영은 발목뼈의 전방 아탈구와 발바닥쪽굽힘의 정도를 보여 준다(첨족, equinus).

환자 자세

- 가능하면 측면 자세에 가깝게 신생아를 옆으로 놓는다.
- 위쪽에 있는 다리를 구부리고 앞쪽으로 당긴 다음 그 위치에 고정한다.

검사 자세

- 발 아래에 있는 영상수용체를 조정한 후 무릎 아래에 영상수용체와 같은 두께의 지지물을 놓아 발이 각지는 것을 막고 측면 자세가 되도록 한다.
- 신생아의 발가락을 잡는다(그림 4-66 ~4-70).
- 생식샘을 차폐한다.

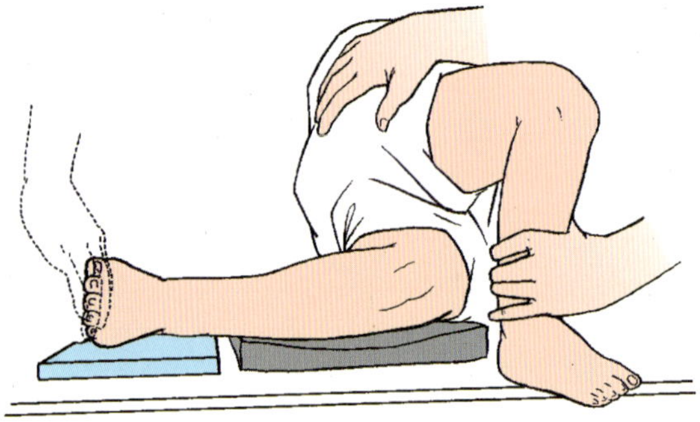

그림 4-66 발 측방향 촬영 모식도.

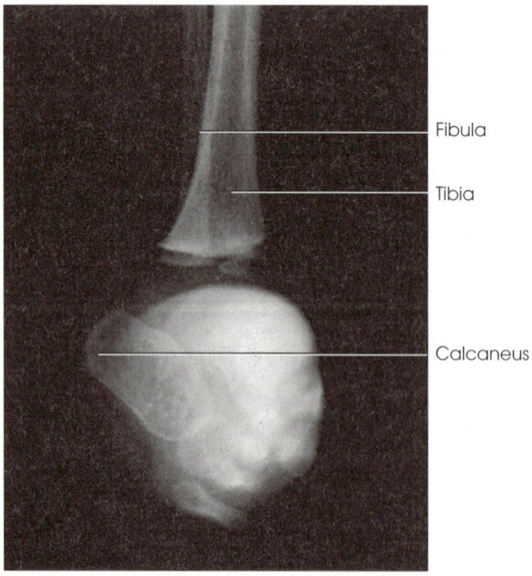

그림 4-67 발 측방향 영상으로 발꿈치뼈의 정점이 관찰된다. 다른 발목뼈들은 안쪽돌림된 앞발에 의해 가려져 있다.

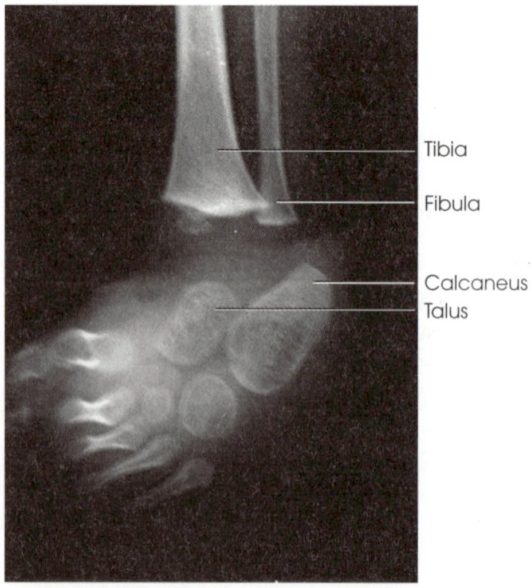

그림 4-68 통상적이지 않게 45° 안쪽돌림을 시킨 영상으로 내반첨족의 정도를 알 수 있다.

중심선

- 발목뼈 중간부위에 수직으로 입사한다.

평가기준

- 다리의 안쪽이나 가쪽 각짐이 없어야 한다.
- 정강뼈의 뒤쪽 절반에 측방향의 종아리뼈 음영이 겹쳐져야 한다.
- 이전 영상과 비교하여 약간의 각도 변형이 관찰될 때는 재촬영이 필요하다.
- 정렬상태의 변화를 평가할 수 있을 정도로 충분한 목말뼈, 발꿈치뼈, 발허리뼈의 음영이 관찰되어야 한다.

참고: Freiberger 등[1]은 작은 합판으로 신생아의 발바닥을 눌러 발이 등쪽굽힘이 되도록 하는 것을 권장하였다. 나이가 더 많은 어린이나 성인은 바로 선 자세에서 수평방향 촬영을 한다. 바로 선 자세에서 환자는 앞쪽으로 다리를 숙여 발을 등쪽굽힘시킨다.

참고: Conway와 Cowell[2]은 중앙 관절면의 유합(coalition)과 특히 앞쪽 관절면의 숨겨진 유합을 보기 위해 단층촬영을 권장했다.

[1]Freiberger RH et al: Roentgen examination of the deformed foot, Semin Roentgenol 5:341, 1970.
[2]Conway JJ, Cowell HR: Tarsal coalition: clinical significance and roentgenographic demonstration, Radiology 92:799, 1969.

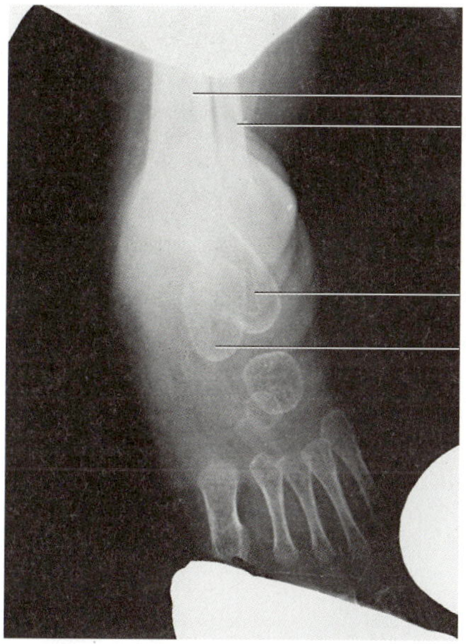

그림 4-69 치료 후의 발 전·후방향 영상(그림 4-68과 같은 환자).

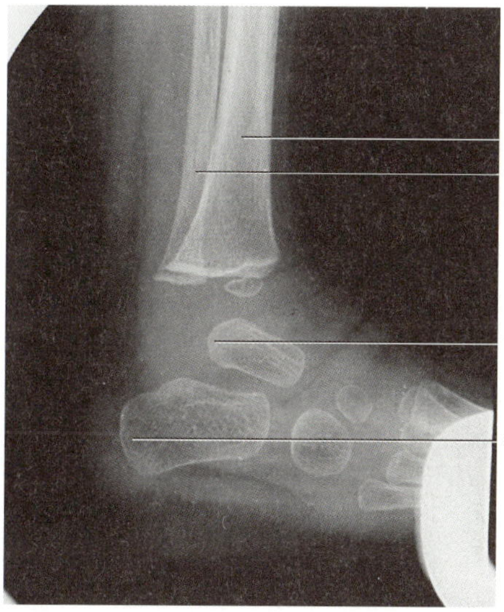

그림 4-70 치료 후의 발 측방향 영상(그림 4-67과 같은 환자).

선천성 곤봉발

선천성 만곡족 축방향 촬영

Congenital clubfoot axial projection

발등발바닥방향

Kandel method

Kandel[1]은 곤봉발 환자의 검사 시 발등발바닥 축방향 촬영을 포함할 것을 권장했다(그림 4-71).

[1]Kandel B: The suroplantar(?) projection in the congenital clubfoot of the infant. Acta Orthop Scand 22:161, 1952.

이 촬영을 위해 신생아는 수직이나 앞으로 구부린 자세를 취한다. 발바닥면은 영상수용체에 닿아 있어야 한다. 첨족 변형이 두드러진 경우는 뒤꿈치가 적당하게 올라가도 괜찮다. 일반적인 발꿈치뼈의 발등발바닥 촬영에 대해 말하자면 중심선은 앞쪽으로 40° 기울여 다리를 통과한다(그림 4-72).

Freiberger 등[1]은 목말받침돌기의 관절유합은 촬영 1회만으로는 추정을 할 수 없다고 했다. 왜냐하면 중심선이 관절면과 평행하지 않기 때문이다. 그들은 중심선의 각도를 바꾸면서 3회 촬영할 것을 권장했다(35°, 45°, 55°).

[1]Freiberger RH et al: Roentgen examination of the deformed foot. Semin Roentgenol 5:341, 1970.

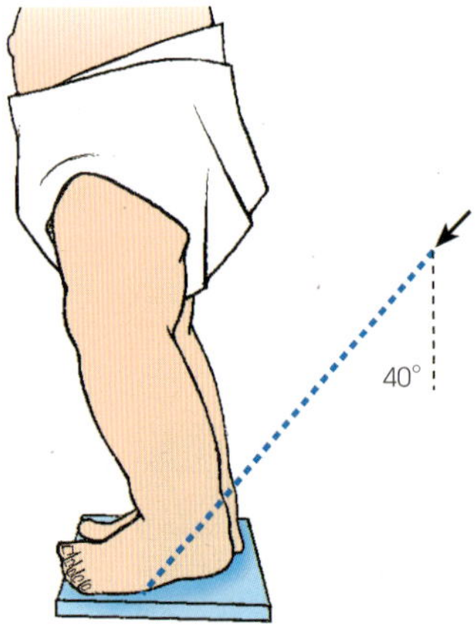

그림 4-71 발 축방향 촬영 모식도(발등발바닥방향): Kandel method.

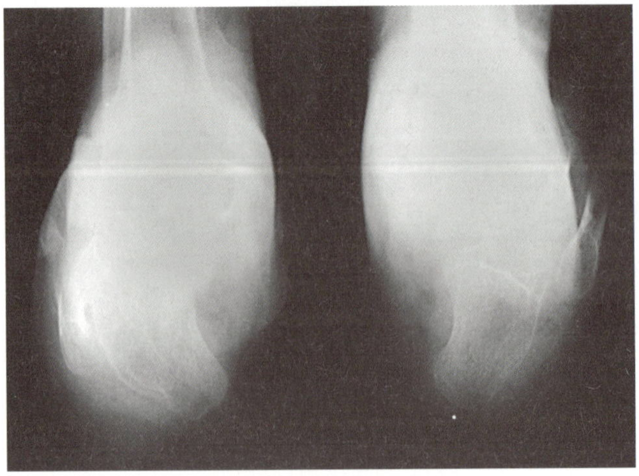

그림 4-72 발 축방향 영상(발등발바닥방향): Kandel method.

종골 축방향 촬영

Calcaneus axial projection

발바닥발등방향

환자 자세

- 환자는 양다리를 완전히 편 상태로 똑바로 눕거나 앉은 자세를 취한다.

검사 자세

- 환자의 발목 아래에 영상수용체를 놓고 발목의 정중선에 중심을 맞춘다(그림 4-73, 4-74).
- 발볼 주위에 압박붕대를 이용하여 발목이 직각으로 등쪽굽힘이 되도록 한다.
- 만약 환자의 발목이 충분히 구부려지지 않아 발바닥면이 영상수용체에 수직이 되지 않는다면 모래주머니 위에 다리를 올려 정확한 자세를 잡는다.
- 생식샘을 차폐한다.

중심선

- 발의 긴축에 대하여 40°로 머리 쪽으로 기울여 영상수용체의 중앙으로 입사한다. 중심선은 셋째발허리뼈의 기저부로 입사한다.

조사야

- 발꿈치뼈 음영의 3면에서 바깥으로 1inch(2.5cm)가 포함되도록 한다.

보정 필터

조직밀도에 따른 촬영은 보정필터를 사용하여 현저한 화질개선을 할 수 있다.

영상구조

발꿈치뼈의 축방향 영상이 관찰된다(그림 4-75).

평가기준

- 적절한 조사야가 이루어져야 한다.
- 발꿈치뼈와 목말밑관절이 관찰되어야 한다.
- 발꿈치뼈의 회전이 없어야 한다. 발의 측면에서 첫째나 다섯째발허리뼈가 보이지 않는다.
- 발꿈치뼈의 앞쪽부분이 뒤쪽부분과 비교하여 지나친 농도 차이가 없어야 한다. 그렇지 않으면 두 부분에 대한 촬영이 2회 필요할 수도 있다.

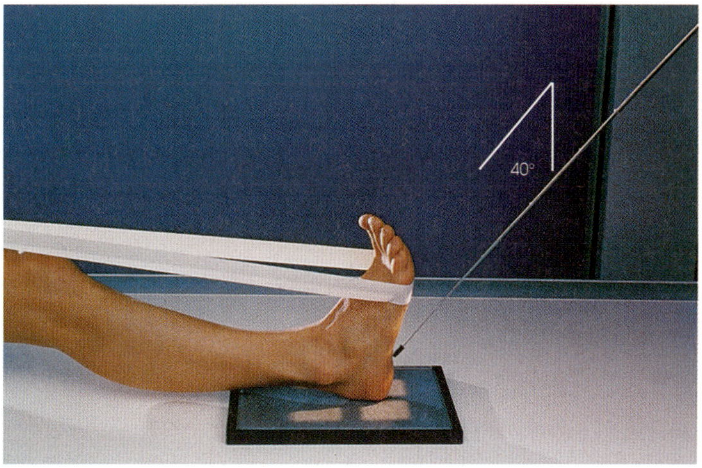

그림 4-73 발꿈치뼈 축방향(발바닥발등방향) 촬영.

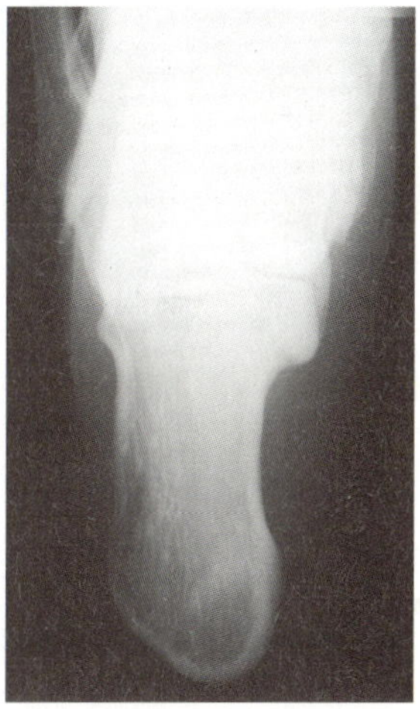

그림 4-74 발꿈치뼈 축방향(발바닥발등방향) 영상. 앞쪽 발꿈치뼈는 투과되지 않는 것에 주목한다.

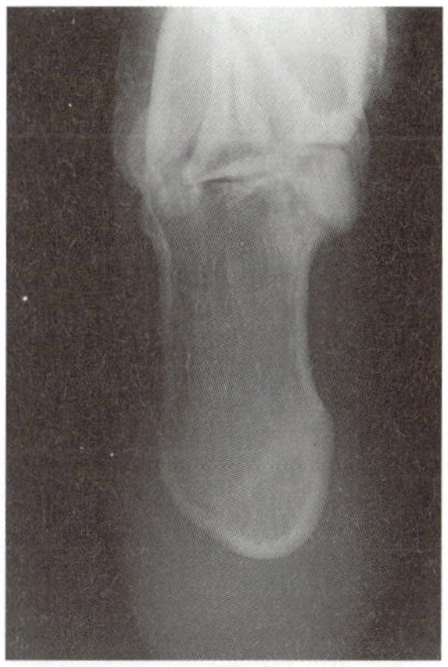

그림 4-75 발꿈치뼈 축방향(발바닥발등방향) 영상. Ferlic swimmer 필터를 사용하여 촬영한 영상. 앞쪽 발꿈치뼈와 발허리뼈의 관절공간이 관찰되는 것에 주목한다.

종골 축방향 촬영

Calcaneus axial projection

발등발바닥방향

환자 자세

- 환자는 엎드린 자세를 한다.

검사 자세

- 모래주머니 위에 환자의 발목을 올린다.
- 환자가 발목을 등쪽굽힘하여 발의 긴축이 테이블 윗면에 수직으로 충분히 놓일 수 있도록 발목 아래 모래주머니의 높이와 위치를 조정한다.
- 발바닥면에 영상수용체를 놓고, 모래주머니나 이동식 영상수용체 홀더를 이용하여 고정한다(그림 4-76, 4-77).
- 생식샘을 차폐한다.

중심선

- 발의 긴축에 대하여 발쪽으로 40° 기울여 영상수용체의 중앙으로 방향을 맞춘다. 중심선은 발목관절의 발등으로 입사한다.

보정 필터

조직밀도에 따른 촬영은 보정필터를 사용하여 화질을 현저히 개선할 수 있다.

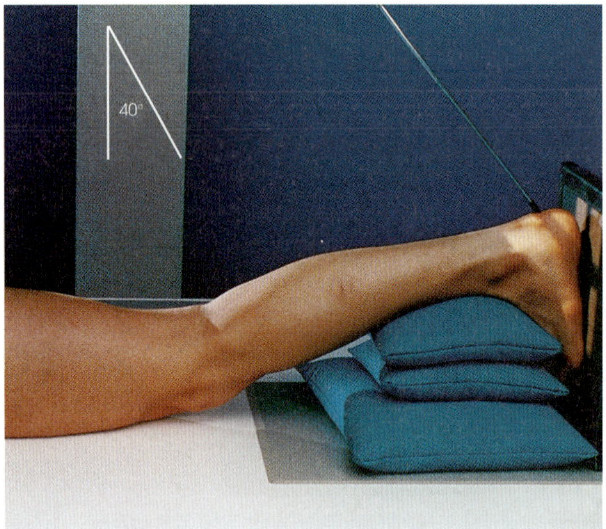

그림 4-76 발꿈치뼈 축방향(발등발바닥방향) 촬영.

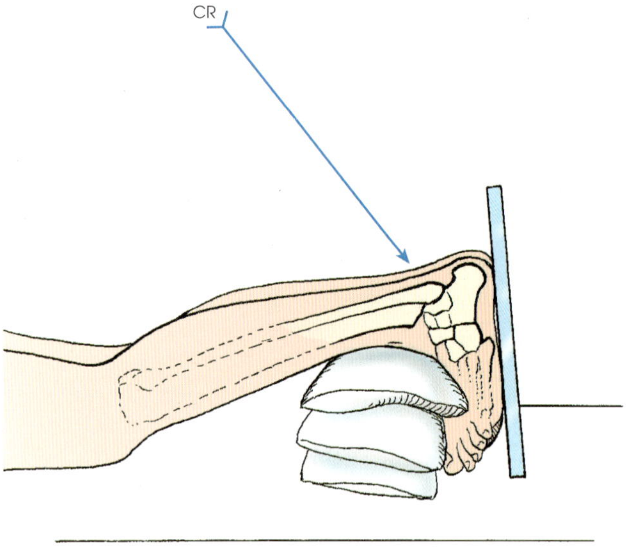

그림 4-77 발꿈치뼈 축방향(발등발바닥방향) 촬영 모식도.

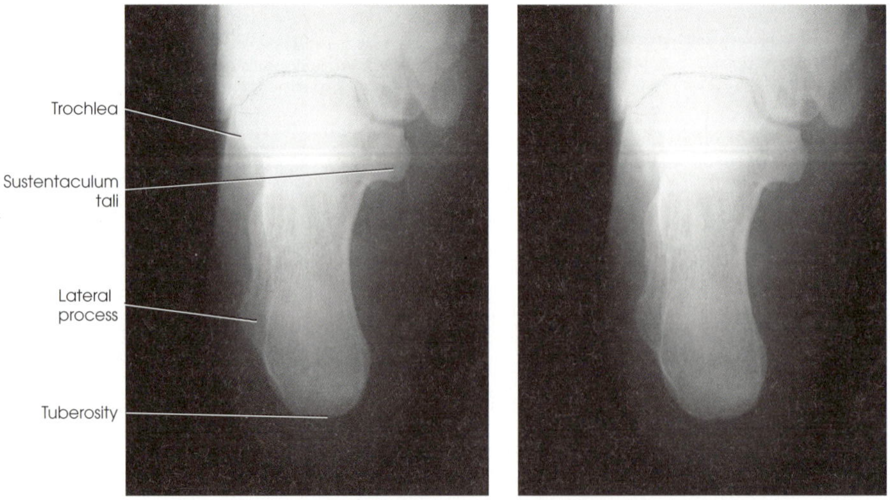

그림 4-78 발꿈치뼈 축방향(발등발바닥방향) 영상.

영상구조

발꿈치뼈와 목말밑관절의 축방향 영상이 관찰된다(그림 4-78). 이 뼈의 구조를 관찰하기 위해 CT 촬영을 할 수 있다(그림 4-79).

평가기준

- 발꿈치뼈와 목말밑관절이 관찰되어야 한다.
- 목말받침돌기(재거돌기)가 관찰되어야 한다.
- 발꿈치뼈의 회전이 없어야 한다. 발의 측면에서 첫째 또는 다섯째발허리뼈가 관찰되지 않는다.
- 발꿈치뼈의 앞쪽부분이 뒤쪽부분과 비교하여 지나친 농도 차가 없어야 한다. 그렇지 않으면 두 부분에 대해 촬영이 2회 필요할 수도 있다.

체중부하 유합법

Lilienfeld[1](cit. Holzknecht)가 언급한 체중부하법은 발꿈치뼈와 목말뼈의 유합을 보기 위해 사용되었으며[2-4] 이 방법은 유합자세로 부르게 되었다.

환자 자세

- 환자는 바로 선 자세를 취한다.

검사 자세

- 영상수용체의 중심에 발꿈치뼈의 긴축을 맞추고 뒤꿈치의 뒷면이 영상수용체의 가장자리에 오도록 한다.
- 다리 음영이 겹치는 것을 방지하기 위해 반대쪽 발을 한 걸음 앞으로 옮긴다(그림 4-80).

중심선

- 정확히 전방으로 45° 기울여서 구부린 발목의 뒷면을 통하여 다섯째발허리뼈 기저부의 발바닥면을 향한다.

[1]Lilienfeld L: Anordnung der normalisierten Röntgenaufnahmen des menschlichen Körpers, ed 4, Berlin, 1927, Urban & Schwarzenberg.
[2]Harris RI, Beath T: Etiology of peroneal spastic flat foot, J Bone Joint Surg Br 30:624, 1948.
[3]Coventry MB: Flatfoot with special consideration of tarsal coalition, Minn Med 33:1091, 1950.
[4]Vaughan WH, Segal G: Tarsal coalition, with special reference to roentgenographic interpretation, Radiology 60:855, 1953.

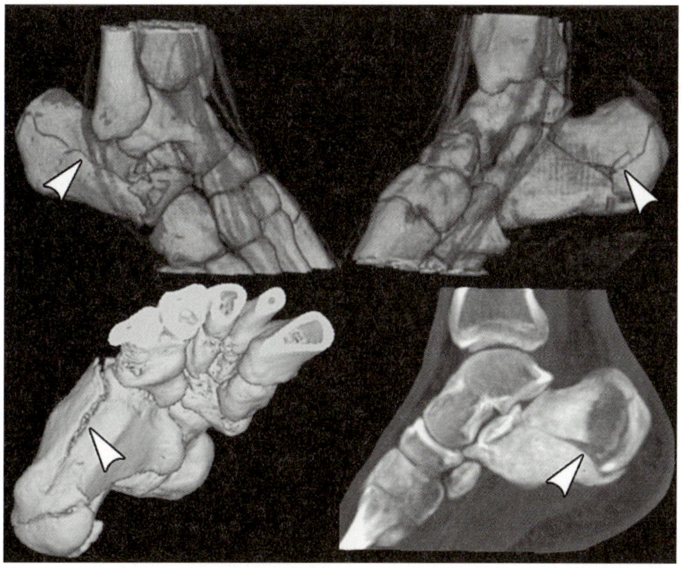

그림 4-79 CT 3D 재구성 영상으로 발꿈치뼈 골절이 보인다. 고식적 촬영은 대부분의 골절을 보여준다. 그러나 발꿈치뼈에서 목말뼈부위와 같이 구조가 복잡한 지역은 CT에서 가장 잘 보인다. 골절(화살표)의 범위에 주목한다.

(From Jackson SA, Thomas RM: Cross-sectional imaging made easy, New York, 2004, Churchill Livingstone.)

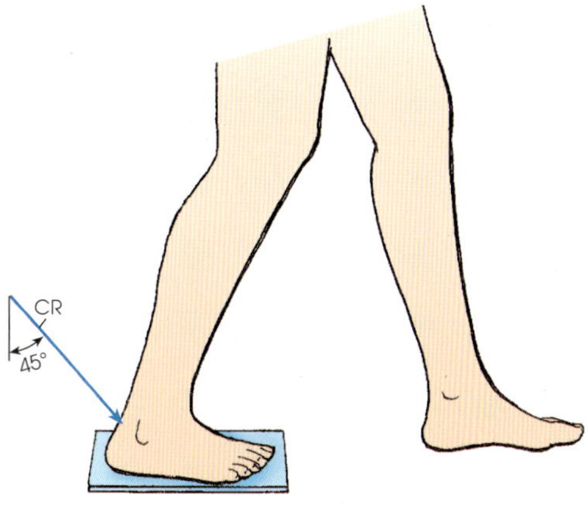

그림 4-80 체중부하 유합법 촬영 모식도.

종골 측방향 촬영

Calcaneus lateral projection

내외측방향

환자 자세

- 누운 자세의 환자를 검사부위로 회전시켜 다리가 거의 측방향이 되도록 한다. 지지대를 무릎 아래에 놓을 수 있다.

검사 자세

- 영상수용체의 중앙에 발꿈치뼈가 오도록 한다.
- 영상수용체를 조정하여 긴축이 뒤꿈치의 발바닥면과 평행이 되도록 한다(그림 4-81).
- 생식샘을 차폐한다.

중심선

- 발꿈치뼈에 대해 수직으로 입사한다. 안쪽 복사뼈의 약 1inch(2.5cm) 먼쪽에 중심을 맞춘다. 이렇게 하면 중심선이 목말밑관절에 놓인다.

조사야

- 뒤꿈치의 뒤쪽방향과 아래쪽의 음영을 1inch(2.5cm) 지난 부위에 조사야를 설정한다. 안쪽 복사뼈와 다섯째발허리뼈의 기저부가 포함되도록 한다.

영상구조

발목관절과 발꿈치뼈의 측면상이 관찰된다(그림 4-82).

평가기준

- 발꿈치뼈가 회전되지 않아야 한다
- 목말받침돌기, 가쪽 거친면, 연부조직 음영이 관찰되어야 한다.
- 발목뼈굴이 관찰되어야 한다.
- 발목관절과 인접한 발목뼈들이 관찰되어야 한다.

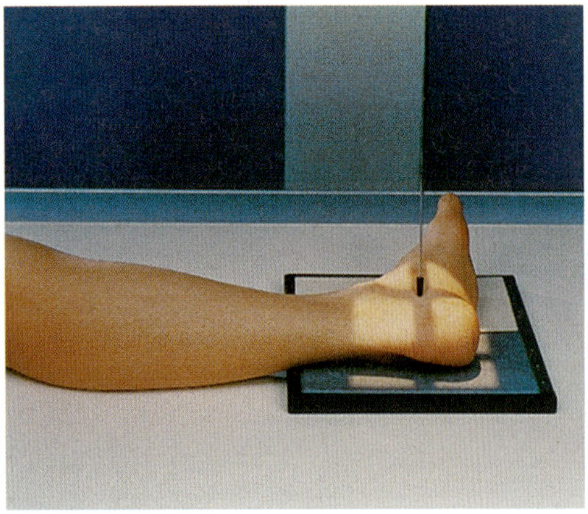

그림 4-81 발꿈치뼈 측방향 촬영.

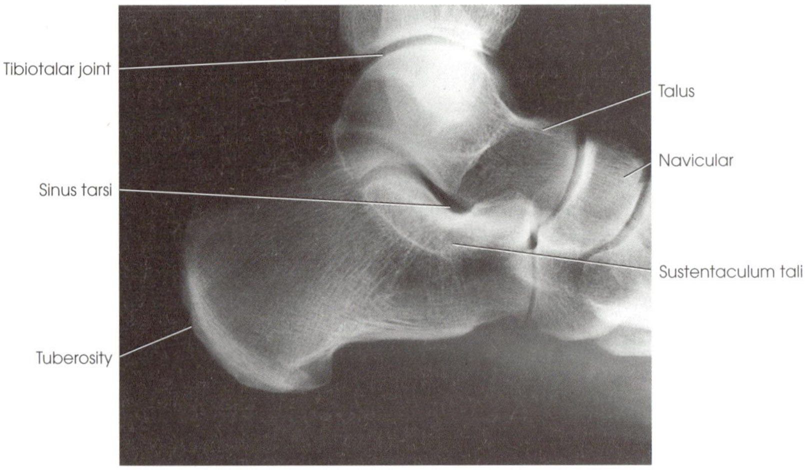

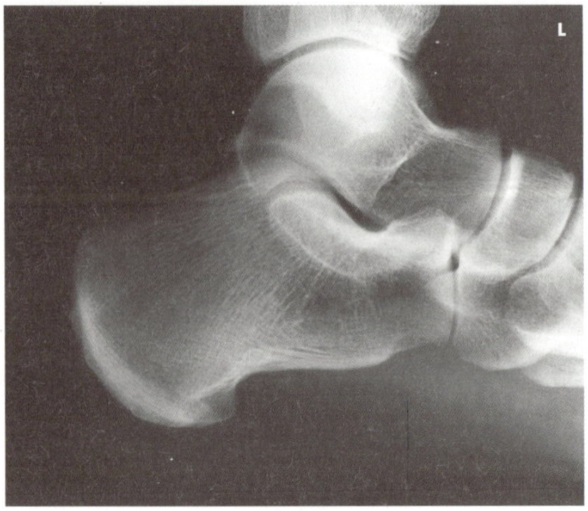

그림 4-82 발꿈치뼈 측방향 영상.

종골 외내사방향 촬영

Calcaneus lateromedial oblique projection

체중부하법

환자 자세

- 환자를 세워 검사부위 뒤꿈치가 영상수용체의 가쪽 가장자리를 향하도록 하여 중심을 잡는다(그림 4-83).

검사 자세

- 환자의 다리가 정확히 수직이 되도록 조정한다.
- 발꿈치뼈가 영상수용체의 중앙에 오도록 한다.
- 가쪽 복사뼈가 영상수용체의 정중선에 오도록 한다.
- 생식샘을 차폐한다.

중심선

- 안쪽 발쪽으로 45° 기울여 가쪽 복사뼈를 향하도록 한다.

영상구조

발꿈치뼈거친면이 관찰되고, 발꿈치뼈나 거친면의 피로골절을 진단하는 데 유용하다(그림 4-84).

평가기준

- 발꿈치뼈거친면이 관찰되어야 한다.
- 발목뼈굴이 관찰되어야 한다.
- 입방뼈가 관찰되어야 한다.

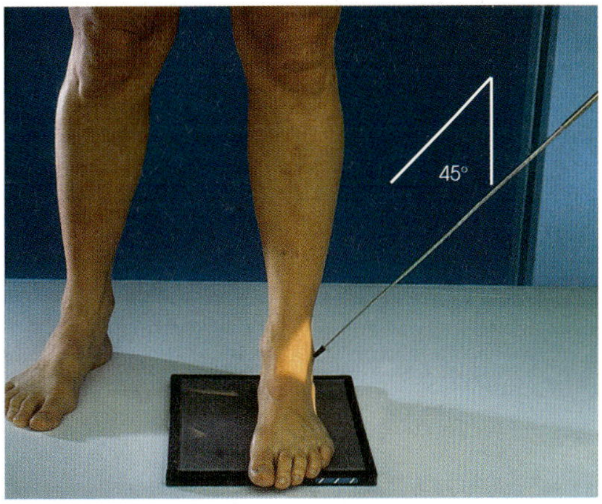

그림 4-83 발꿈치뼈 외내사방향 촬영(체중부하법).

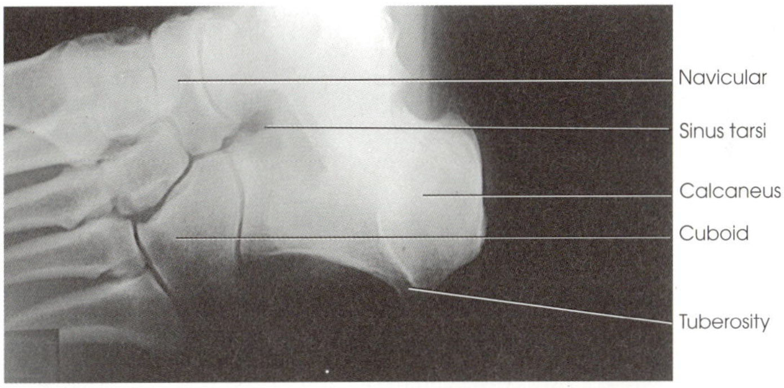

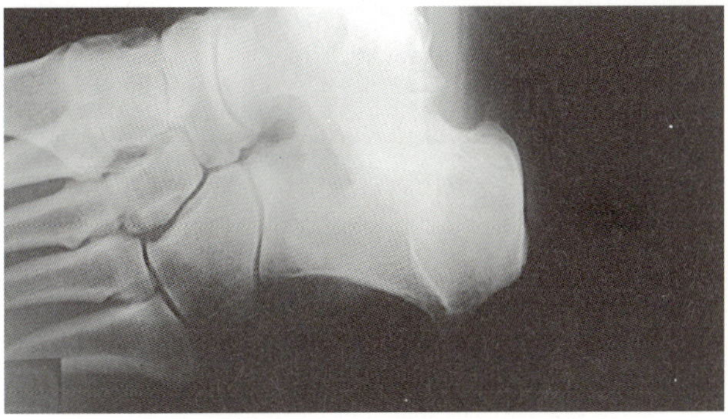

그림 4-84 발꿈치뼈 외내사방향 영상(체중부하법).

거골하관절 외내사방향 촬영

Subtalar joint lateromedial oblique projection

Isherwood method

내회전 발

Isherwood[1]는 목말밑관절의 세 관절면을 각각 촬영하기 위한 방법으로 (1) 앞쪽 발목관절을 보기 위한 안쪽돌림 발(medial rotation foot)자세 (2) 중간 발목관절을 보기 위한 안쪽돌림 발목(medial rotation ankle)자세, (3) 뒤쪽 발목관절을 보기 위한 가쪽돌림 발목(lateral rotation ankle)자세를 고안했다. Feist와 Mankin[2]이 후에 비슷한 자세를 기술했다.

환자 자세

- 환자는 반쯤 누운 자세나 앉은 자세를 취하고 검사하는 측으로부터 멀어지게 몸을 돌린다.
- 환자에게 발목관절이 거의 직각이 되도록 충분히 구부릴 수 있도록 무릎을 구부리게 하고, 다리와 발을 안쪽으로 기울인다.

검사 자세

- 발의 안쪽 가장자리를 영상수용체에 올려놓고, 들어 올려진 다리 아래에 45° 각도의 쐐기형 스펀지를 놓는다.
- 다리를 조정하여 다리의 긴축이 중심선과 같은 면에 오도록 한다.
- 발을 조정하여 직각이 되도록 한다.
- 무릎 아래에 지지대를 놓는다(그림 4-85).
- 생식샘을 차폐한다.

중심선

- 가쪽 복사뼈의 1inch(2.5cm) 먼쪽과 1inch(2.5cm) 전방인 지점에 수직이 되게 한다.

영상구조

전방 목말밑관절과 발목뼈의 사방향 영상이 관찰된다(그림 4-86). Feist-Mankin method는 비슷한 영상을 나타낸다.

평가기준

- 앞쪽 목말뼈관절면이 관찰되어야 한다.

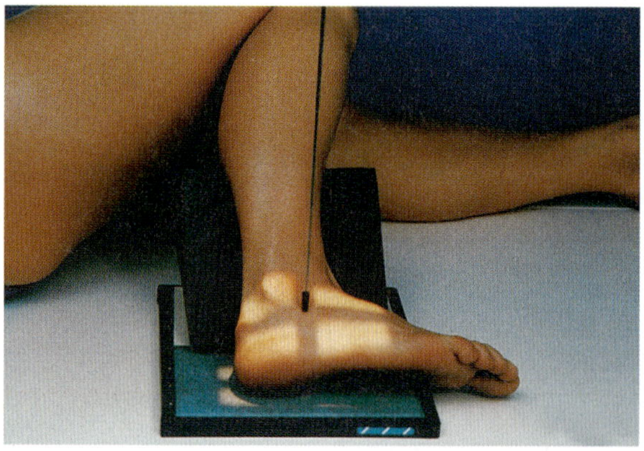

그림 4-85 목말밑관절 내외사방향 촬영(안쪽돌림): Isherwood method.

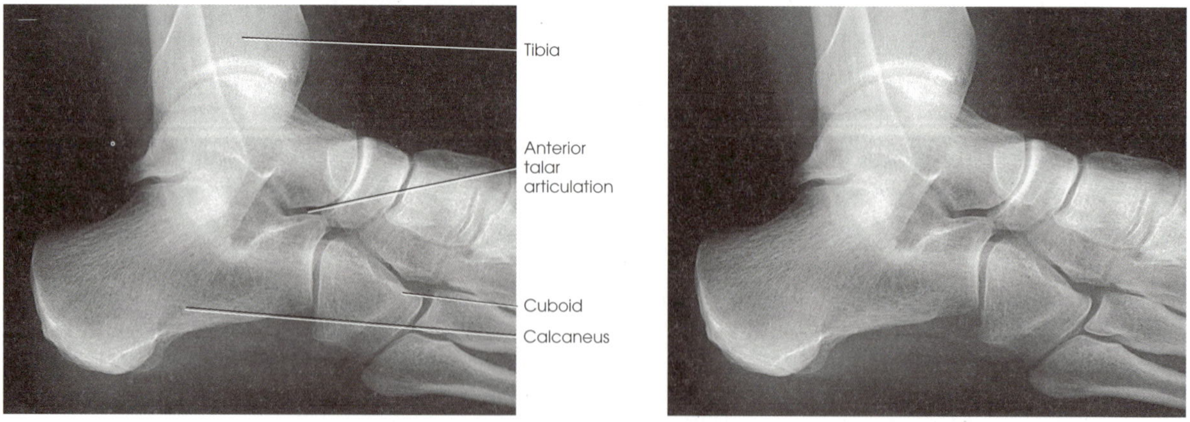

그림 4-86 목말밑관절 내외사방향 영상으로 앞쪽의 관절이 관찰된다: Isherwood method.

[1]Isherwood I: A radiological approach to the subtalar joint, J Bone Joint Surg Br 43:566, 1961.

[2]Feist JH, Mankin HJ: The tarsus: basic relationships and motions in the adult and definition of optimal recumbent oblique projection, Radiology 79:250, 1962.

거골하관절 전 · 후축사방향 촬영

Subtalar joint AP axial oblique projection

Isherwood method

내회전 발목

환자 자세

- 환자가 촬영테이블에 앉아 있다고 가정하면 검사부위 반대쪽으로 굽힌 엉덩관절과 넙다리에 체중을 실어 돌린다.
- 만약 반쯤 옆으로 누운 자세가 더 편하다면 그것에 맞춰 환자의 자세를 조정한다.

검사 자세

- 환자에게 다리와 발을 안쪽으로 돌리도록 하여 발과 검사부위 발목을 선택적으로 사용할 수 있는 30° 쐐기형 스펀지에 충분히 기대도록 한다(그림 4-87).
- 무릎 아래에 지지대를 놓는다. 만약 환자가 누운 자세이면 큰돌기 아래에 또 다른 지지대를 하나 더 놓는다.
- 발을 등쪽굽힘한 다음 가능하면 안쪽번짐시키고, 환자의 발볼 주위에 감은 2~3inch(5~7.6cm) 길이의 붕대를 잡아당겨 자세를 유지하게 한다.
- 생식샘을 차폐한다.

중심선

- 머리쪽으로 10° 기울여 가쪽 복사뼈의 1inch(2.5cm) 먼쪽과 1inch(2.5cm) 앞쪽인 지점을 향하도록 한다.

영상구조

목말밑관절의 가운데 관절면과 발목뼈굴의 정면 모습이 관찰된다(그림 4-88).

평가기준

- 중간(목말뼈밑)관절이 관찰되어야 한다.
- 열린 발목뼈굴이 관찰되어야 한다.

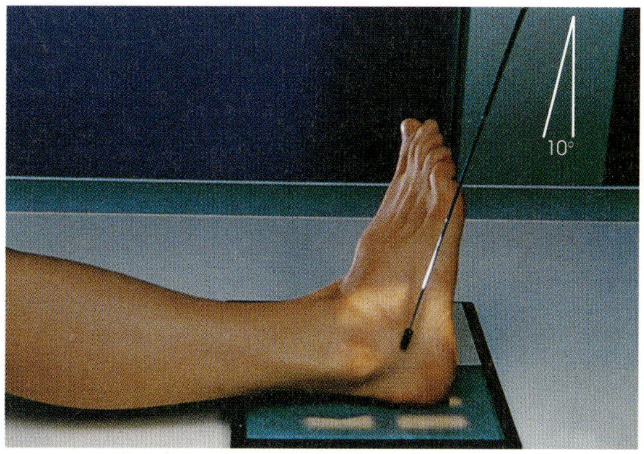

그림 4-87 목말밑관절 전 · 후축사방향 촬영(안쪽돌림): Isherwood method.

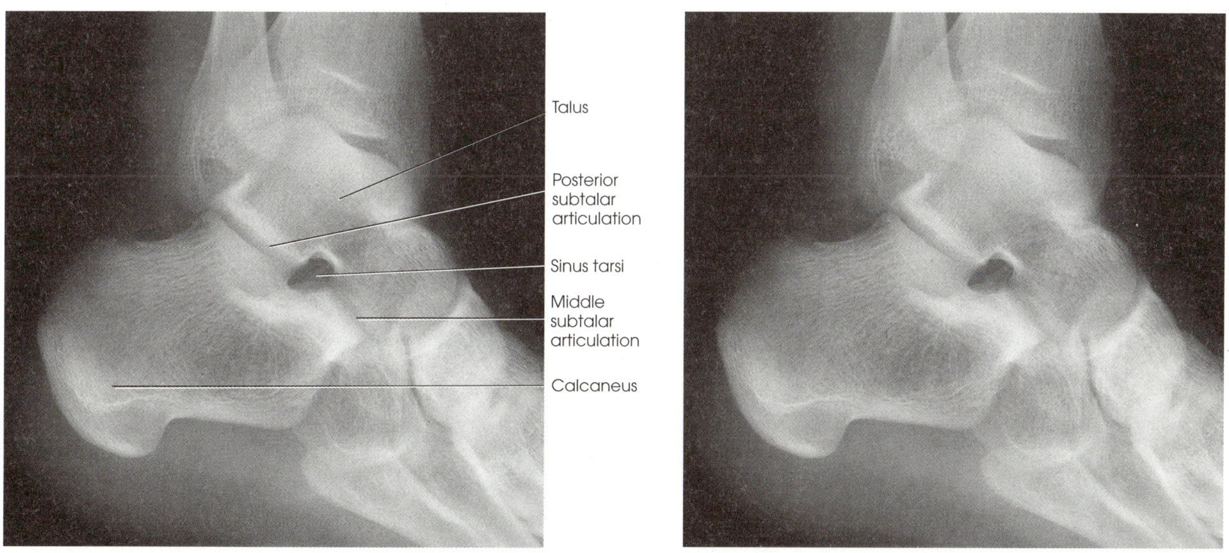

그림 4-88 목말밑관절 전 · 후축사방향 영상: Isherwood method.

거골하관절 전 · 후축사방향 촬영

Subtalar joint AP axial oblique projection
Isherwood method

외회전 발목

환자 자세

- 환자는 눕거나 앉은 자세를 취한다.

검사 자세

- 환자에게 다리와 발을 가쪽으로 돌리도록 하여 발과 발목을 선택적으로 사용할 수 있는 30° 쐐기형 스펀지에 충분히 기대도록 한다.
- 발을 등쪽굽힘한 다음 가능하면 바깥번짐시키고, 환자의 발볼 주위에 감은 붕대를 잡아당겨 자세를 유지하게 한다(그림 4-89).
- 생식샘을 차폐한다.

중심선

- 머리쪽으로 10° 기울여 안쪽 복사뼈의 1inch(2.5cm) 먼쪽 지점을 향하도록 한다.

영상구조

목말밑관절 뒤쪽 관절면이 측면상으로 관찰된다(그림 4-90).

평가기준

- 목말밑관절 뒤쪽이 관찰되어야 한다.

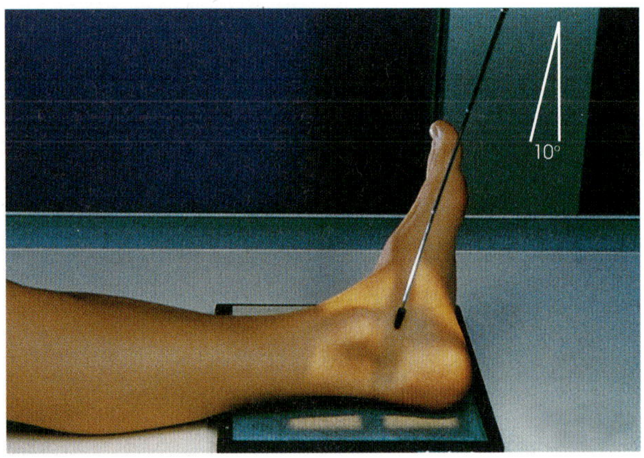

그림 4-89 목말밑관절 전 · 후축사방향 촬영, 가쪽돌림: Isherwood method.

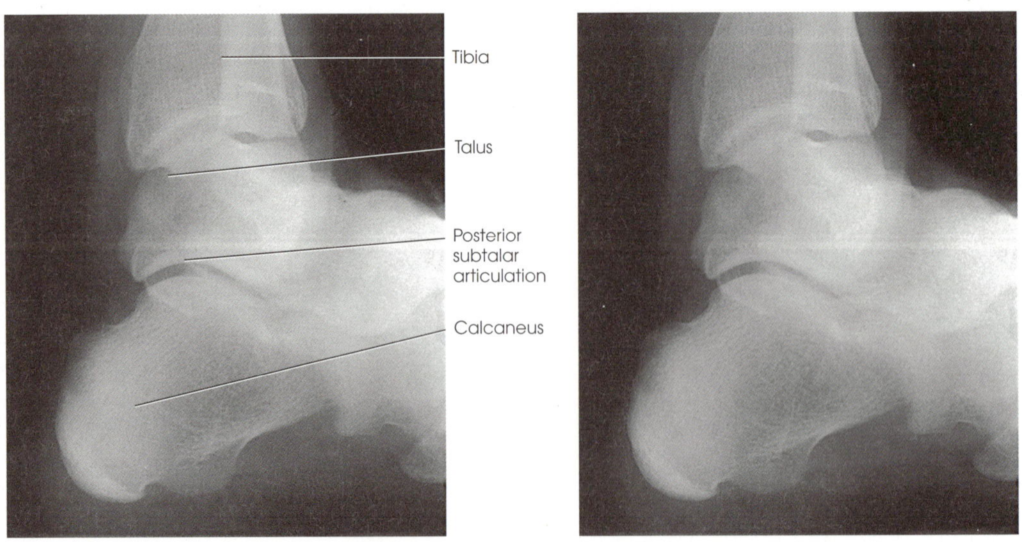

그림 4-90 목말밑관절 전 · 후사방향 영상: Isherwood method.

족관절 전 · 후방향 촬영
Ankle AP projection

환자 자세
- 검사부위 다리를 완전히 편 상태로 환자를 바로 눕거나 앉은 자세를 취한다.

검사 자세
- 정확한 전 · 후방향 촬영을 위해 발목관절이 해부학적 자세(발이 똑바로 위를 향하도록)가 되도록 조정한다. 발의 긴 축이 수직이 되도록 발목과 발을 충분히 구부린다(그림 4-91).
- Ball과 Egbert[1]는 다리가 가쪽이나 안쪽으로 회전되지 않은 한 발목격자의 모양은 적당한 바닥쪽굽힘이나 등쪽굽힘에 의해 눈에 띌 만큼 생기지 않는다고 하였다.
- 생식샘을 차폐한다.

중심선
- 양쪽 복사뼈 사이 가운데 지점의 발목관절에 수직으로 입사한다.

[1]Ball RP, Egbert EW: Ruptured ligaments of the ankle, AJR Am J Roentgenol 50:770, 1943.

조사야
- 발목관절의 양쪽으로 1inch(2.5cm), 발뒤꿈치가 포함되도록 세로 방향으로 8inch(18cm)로 조절한다.

영상구조
발목관절의 정확한 전 · 후방향 모습, 정강뼈와 종아리뼈의 먼쪽 끝부분, 목말뼈의 몸쪽 부분이 관찰된다.

참고: 아래쪽 정강종아리관절과 목말종아리관절은 정확한 전 · 후방향 촬영에서 열려 보이거나 측면상으로 관찰되지 않는다. 이것은 영상전문의가 보기에 좋은 징후이다. 왜냐하면 이것은 인대 파열이나 다른 형태의 분리가 없다는 것을 의미하기 때문이다. 이러한 이유로 해부학적으로 "정확한" 족관절 전 · 후방향 촬영이 중요하다(그림 4-92).

평가기준
- 적절한 조사야가 이루어져야 한다.
- 정강종아리관절공간이 관찰되어야 한다.
- 발목관절이 영상의 중앙에서 관찰되어야 한다.
- 정상적으로 정강종아리관절은 종아리뼈와 약간 겹치는 앞결절과 겹친다.
- 먼쪽 종아리뼈에 약간 겹친 목말뼈가 관찰되어야 한다.
- 겹치지 않은 안쪽 목발복사관절(talo-malleolar articulation)이 관찰되어야 한다.
- 안쪽과 가쪽 복사뼈가 관찰되어야 한다.
- 적절한 음영의 목말뼈가 관찰되어야 한다.
- 연부조직이 관찰되어야 한다.

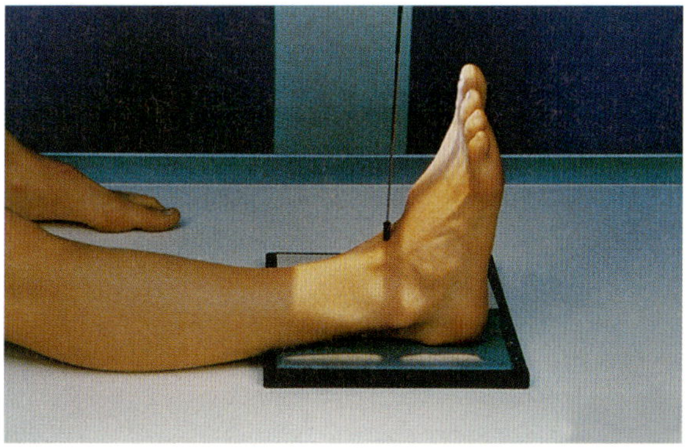

그림 4-91 발목 전 · 후방향 촬영.

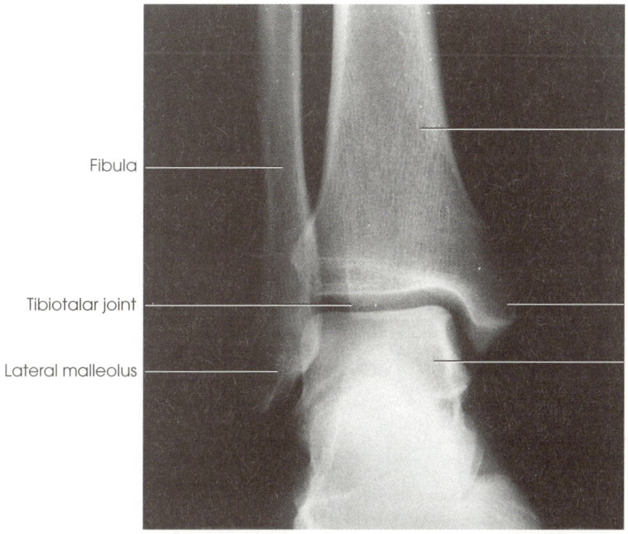

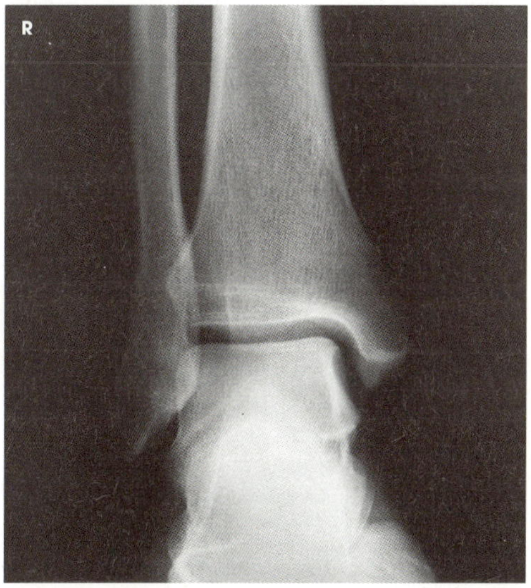

그림 4-92 발목 전 · 후방향 영상.

발목 Ankle

족관절 측방향 촬영
Ankle lateral projection
내외측방향

환자 자세
- 누워 있는 환자를 검사부위 발목이 측면 자세가 될 때까지 돌린다(그림 4-93).

검사 자세
- 영상수용체의 긴축이 환자 다리의 긴축과 평행하게 놓고, 중앙에 발목관절이 오도록 한다.
- 발의 측면을 영상수용체와 확실히 접촉시킨다.
- 발을 등쪽굽힘시키고 측면 자세가 되도록 조정한다. 등쪽굽힘은 발목의 가쪽돌림을 방지하기 위해 필요하다.
- 생식샘을 차폐한다.

중심선
- 발목관절에 수직을 이루어 안쪽 복사뼈로 입사한다.

조사야
- 발목관절의 양쪽으로 1inch(2.5cm), 세로 방향으로 8inch(18cm). 발뒤꿈치와 다섯째발허리뼈의 기저부를 포함시킨다.

영상구조
정강뼈와 종아리뼈의 먼쪽 ⅓의 정확한 측방향 모습, 발목관절, 다섯째발허리뼈의 기저부를 포함한 발목뼈들이 관찰된다(그림 4-94, 4-95).

평가기준
- 적절한 조사야가 이루어져야 한다.
- 영상 중앙에 발목관절이 위치하여야 한다.
- 정강목말관절이 잘 보이고 안쪽과 가쪽 목말뼈 지붕이 겹친 상태가 관찰되어야 한다.
- 정강뼈의 뒤쪽 절반에 종아리뼈가 겹친 상태가 관찰되어야 한다.
- 먼쪽 정강뼈와 종아리뼈, 목말뼈, 인접한 발목뼈들이 관찰되어야 한다.
- Jones 골절을 확인하기 위해 다섯째발허리뼈가 포함되어야 한다.
- 종아리뼈 먼쪽 윤곽을 볼 수 있을 정도의 발목 음영이 관찰되어야 한다.

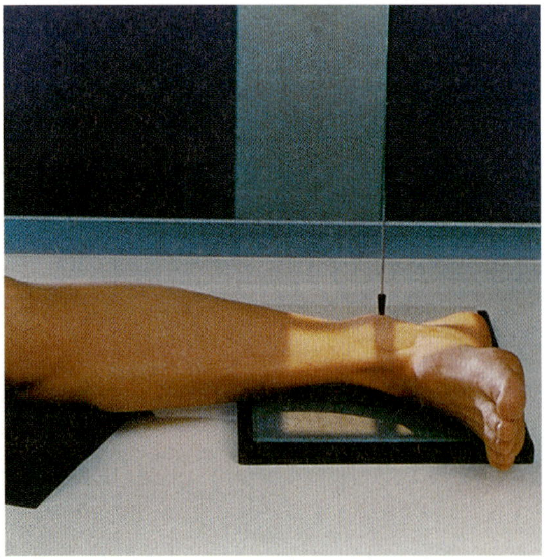

그림 4-93 발목 측방향 촬영(안가쪽).

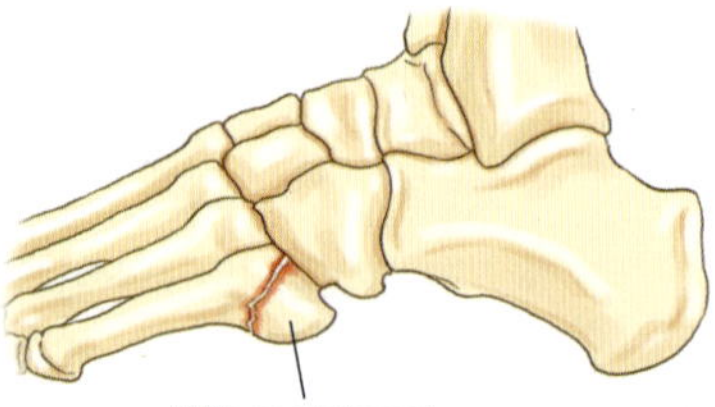

그림 4-94 가쪽 발목에 있는 뼈들. 발목 측방향 촬영 시 다섯째발허리뼈 기저부를 포함시키면 Jones 골절이 있는 경우 그것을 확인할 수 있다.

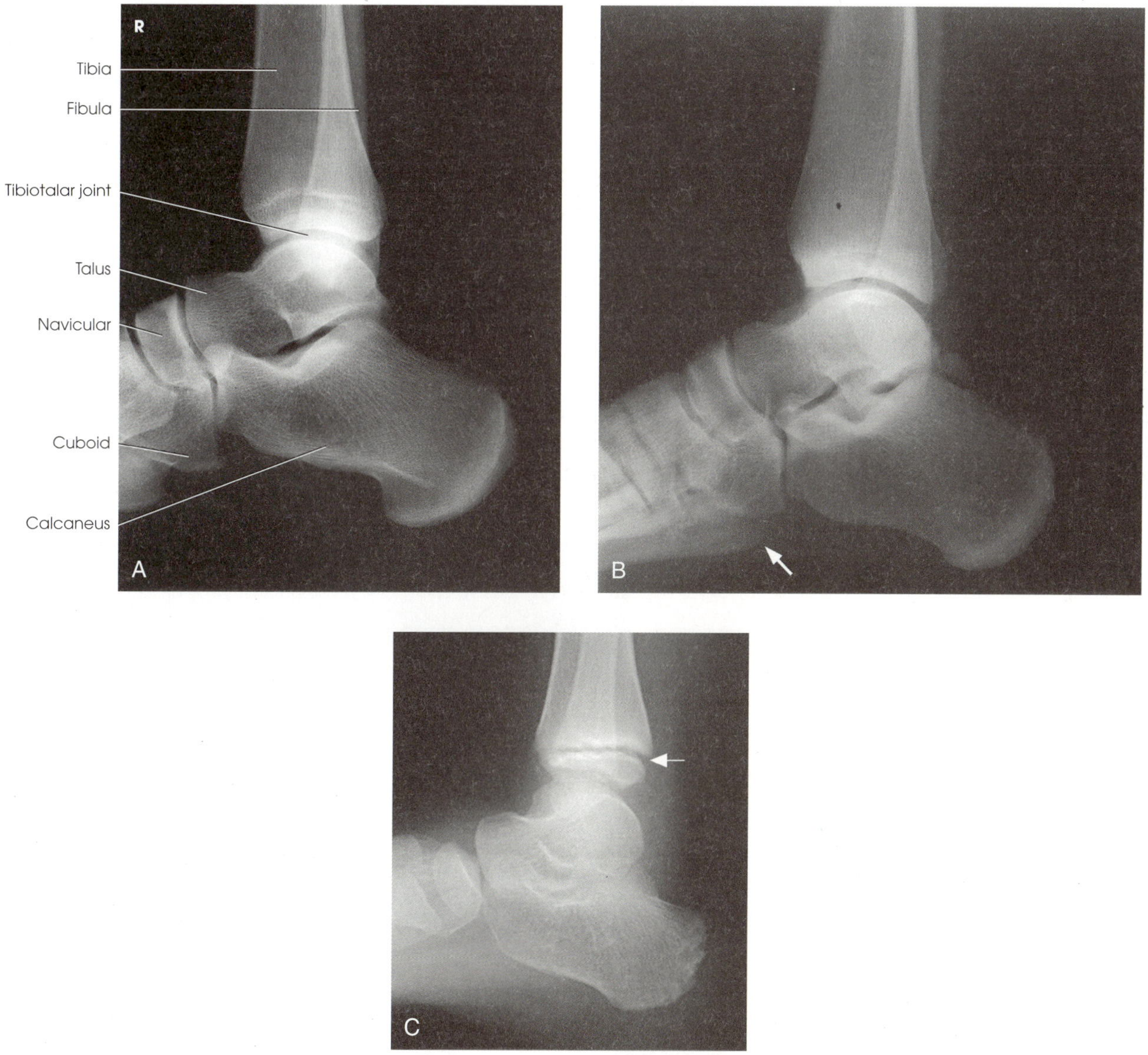

그림 4-95 A와 B, 발목 측방향 영상(안가쪽). 다섯째발허리뼈의 기저부가 보인다. **C**, 8세 어린이의 발목관절 측방향 영상. 정강뼈의 뼈끝선을 주목한다(화살표).

족관절 측방향 촬영

Ankle lateral projection

외내측방향

종종 발목의 안쪽면을 영상수용체에 접촉시킨 측방향 촬영을 권장한다. 다리의 안쪽면을 비교적 편평하게 놓으면 발목관절의 자세를 더 쉽고 일관되게 잡을 수 있다.

환자 자세

- 누워 있는 환자를 검사부위에서 가쪽으로 다리가 측면 자세가 될 때까지 돌린다.

검사 자세

- 영상수용체 중앙에 발목관절이 오도록 하고 영상수용체의 긴축이 다리의 긴축과 평행하도록 조정한다.
- 발이 측면 자세가 되도록 조정한다.
- 무릎뼈가 수평면에 수직으로 되도록 필요한 만큼 앞쪽이나 뒤쪽으로 환자를 돌린다(그림 4-96).
- 필요 시 무릎 아래에 지지대를 놓는다.
- 생식샘을 차폐한다.

중심선

- 발목관절에 수직으로 가쪽 복사뼈 0.5 inch(1.3cm) 위 지점에 입사한다.

영상구조

정강뼈와 종아리뼈 가쪽 ⅓의 측방향 영상, 발목관절, 발목뼈들이 관찰된다(그림 4-97).

평가기준

- 영상 중앙의 발목관절이 관찰되어야 한다.
- 정강목말관절이 잘 보이고 안쪽과 가쪽 목말뼈 지붕이 겹친 상태가 관찰되어야 한다.
- 정강뼈의 뒤쪽 절반에 정강뼈가 겹친 상태가 관찰되어야 한다.
- 먼쪽 정강뼈와 종아리뼈, 목말뼈와 인접한 발목뼈들이 관찰되어야 한다.
- 종아리뼈 먼쪽의 윤곽을 볼 수 있을 정도의 발목 음영이 관찰되어야 한다.

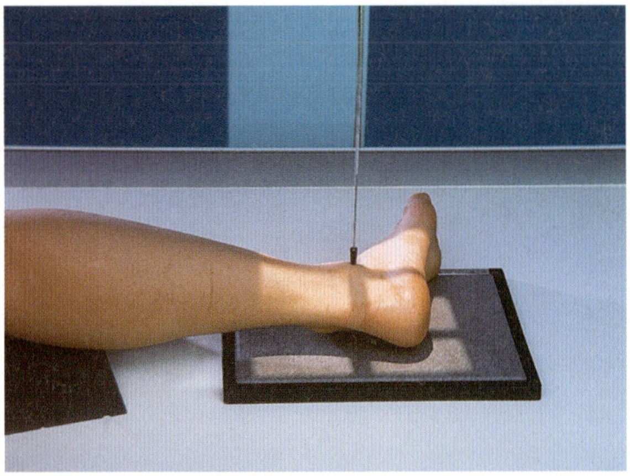

그림 4-96 발목 측방향 촬영(가안쪽).

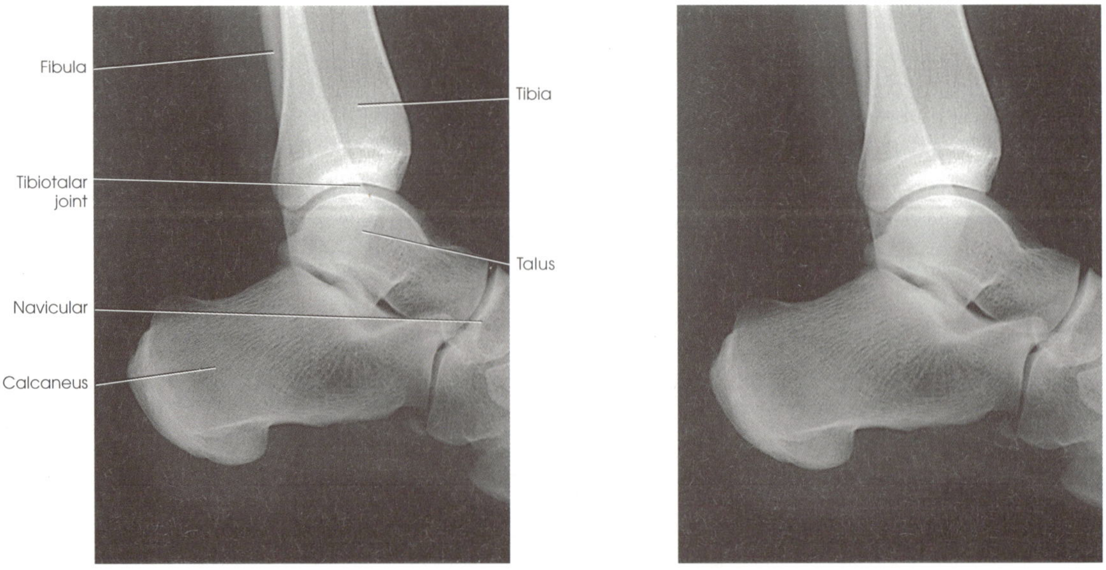

그림 4-97 발목 측방향 영상(가안쪽).

족관절 전 · 후사방향 촬영

Ankle AP oblique projection

내회전

환자 자세

- 검사부위의 다리를 완전히 편 채로 눕거나 앉은 자세를 취한다.

검사 자세

- 양쪽 복사뼈 사이 중앙의 발목관절에 영상수용체의 중심을 맞추고, 영상수용체의 긴축이 다리의 긴축과 평행하도록 조정한다.
- 발목관절이 거의 직각이 되도록 발을 충분히 등쪽으로 굽힌다(그림 4-98). 발목은 발바닥에 모래주머니를 놓아 고정하거나 붕대를 발볼 주위로 둘러 그 끝을 환자가 잡아 고정할 수 있다.
- 발목의 모든 사방향 촬영 시 환자의 다리를 중심으로 발을 회전시킨다. 무릎은 경첩관절이기 때문에 다리의 회전은 오직 엉덩관절로부터만 발생하기 때문이다. 사방향 촬영을 위한 발목의 자세는 다리와 발을 모두 안쪽으로 45° 회전시키는 것이 필요하다.
- 한 손으로 넙다리뼈 아래쪽 부위를 잡고, 다른 한 손으로 발을 잡는다. 다리와 발을 함께 안쪽으로 회전시켜 45° 각도를 만든다.
- 발은 쐐기형 스펀지 위에 놓아 지탱할 수 있다.
- 생식샘을 차폐한다.

중심선

- 발목관절에 수직으로 양쪽 복사뼈 사이 중앙으로 입사한다.

조사야

- 발목관절의 양쪽으로 1inch(2.5cm), 발뒤꿈치를 포함할 수 있도록 세로 방향으로 8inch(18cm)로 조절한다.

영상구조

45° 안쪽 사방향 촬영은 정강뼈와 종아리뼈의 먼쪽 끝부분을 관찰할 수 있고, 종종 일부분이 목말뼈와 겹친다. 또한 정강종아리관절도 관찰되어야 한다(그림 4-99).

평가기준

- 적절한 조사야가 이루어져야 한다.
- 먼쪽 정강뼈, 종아리뼈, 목말뼈가 관찰되어야 한다.
- 먼쪽 정강뼈와 종아리뼈는 목말뼈의 일부와 겹쳐야 한다.
- 적절하게 투과된 목말뼈 및 먼쪽 정강뼈와 종아리뼈가 관찰되어야 한다.
- 정강종아리관절이 관찰되어야 한다.

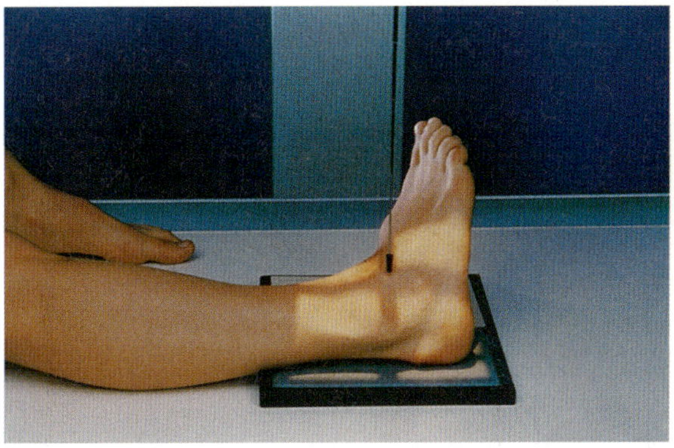

그림 4-98 발목 전 · 후사방향 촬영(45° 안쪽돌림).

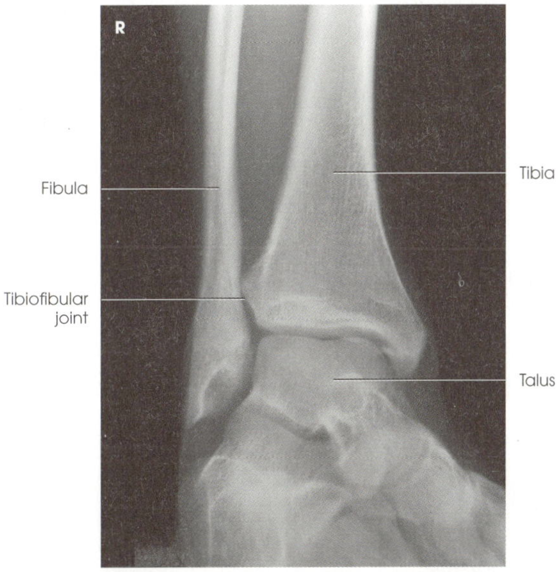

그림 4-99 발목 전 · 후사방향 영상(45° 안쪽돌림).

격자관절[1]

족관절 전 · 후사방향
Ankle AP oblique projection

내회전

환자 자세

- 환자는 바로 누운 자세나 앉은 자세를 한다.

[1]Frank ED et al: Radiography of the ankle mortise, Radiol Technol 62:354, 1991.

검사 자세

- 환자의 발목을 영상수용체의 중앙에 놓는다.
- 한 손으로 넙다리뼈 아래쪽을 잡고, 다른 한 손으로 발을 잡는다. 환자의 다리 전체와 발을 함께 15~20° 안쪽으로 회전시켜 복사뼈사이면이 영상수용체에 평행이 되도록 한다(그림 4-100).
- 발바닥면이 다리에 수직이 되어야 한다(그림 4-101).
- 생식샘을 차폐한다.

중심선

- 양쪽 복사뼈 사이 중앙의 발목관절에 수직으로 입사한다.

조사야

- 발목관절의 양쪽으로 1inch(2.5cm), 발뒤꿈치를 포함할 수 있도록 세로 방향으로 8inch(18cm)로 조절한다.

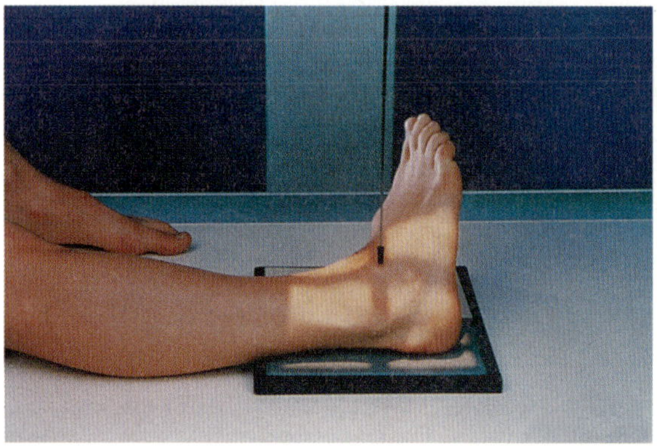

그림 4-100 발목 전 · 후사방향 촬영, 발목 격자관절을 보기 위한 15~20° 안쪽돌림.

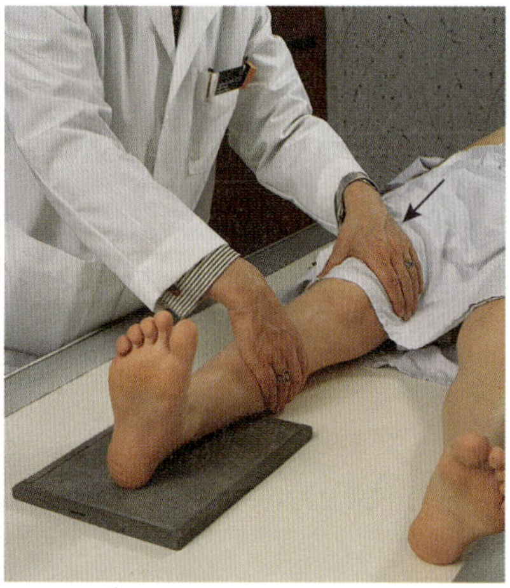

그림 4-101 안쪽으로 다리를 돌리는 왼손(화살표)의 동작에 주목한다. 적절한 자세를 위해 다리는 돌리지만 발은 돌리지 않는다.

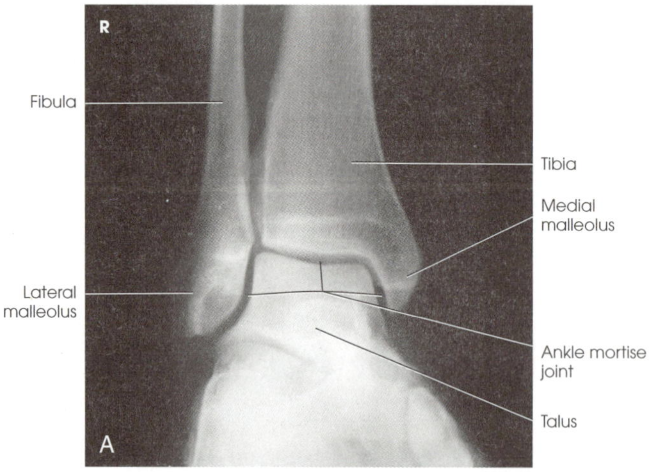

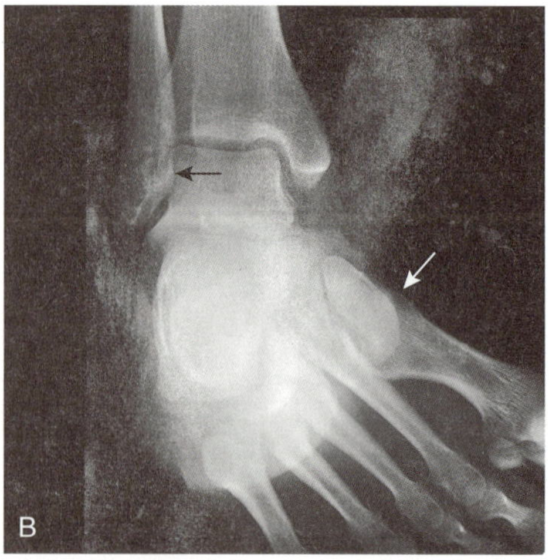

그림 4-102 족관절 전 · 후사방향 영상, 발목 격자관절을 보기 위한 15~20° 안쪽돌림. A, 발목 격자관절을 보기 위한 적절한 다리 자세. **B,** 좋지 않은 다리 자세로 재촬영을 해야 했다. 발이 안쪽으로 회전(하얀 화살표)되어 있지만, 다리는 그렇지 않다. 다리가 안쪽으로 회전되지 않았기 때문에 가쪽 격자관절이 닫혀 있다(검정 화살표).

영상구조

전체 발목 격자관절의 측면상이 관찰된다. 격자관절의 3면이 관찰되어야 한다(그림 4-102, 4-103).

평가기준

- 적절한 조사야가 이루어져야 한다.
- 전체 발목 격자관절이 관찰되어야 한다.
- 정강뼈의 전방결절과 목말뼈의 위가쪽 부분이 종아리뼈와 겹치지 않아야 한다.
- 측면상으로 보이는 목말종아리관절 공간이 관찰되어야 한다.
- 적절한 음영의 목말뼈가 관찰되어야 한다.

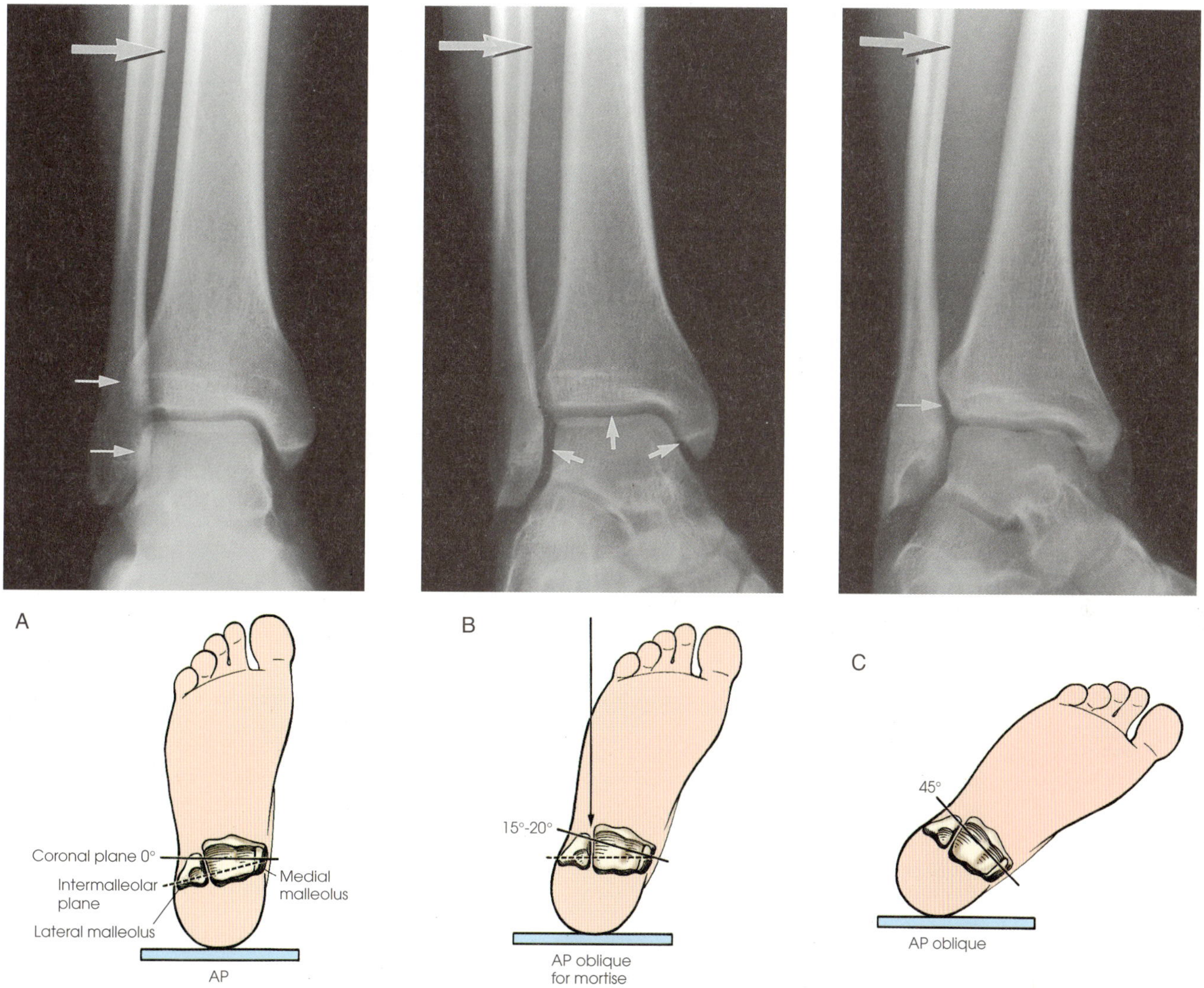

그림 4-103 발목관절의 정강뼈와 종아리뼈 축방향 모식도들과 그에 대응되는 영상들. **A,** 다리와 발의 회전이 없는 발목 전·후방향 자세. 그림을 보면 다리가 정확한 해부학적 자세일 때 가쪽 복사뼈가 약간 뒤쪽에 위치하는 것을 볼 수 있다. 영상을 보면 정강뼈의 앞결절과 목말뼈의 위가쪽부위가 종아리뼈와 일부 겹치는 것을 알 수 있다. **B,** 발목 격자관절을 보기 위한 발목 전·후사방향 영상, 발목(15~20° 안쪽돌림). 모식도를 보면 양측 복사뼈가 영상수용체에 평행한 것을 알 수 있다. 영상을 보면 세 관절면이 뚜렷하게 보인다(화살표). **C,** 발목 전·후사방향 촬영(45° 안쪽돌림). 영상을 보면 정강종아리관절(화살표)과 측면상의 먼쪽 종아리뼈가 보인다. 위쪽에 있는 커다란 화살표는 2회의 전·후사방향 촬영을 위해 다리를 안쪽돌림시킬 때 정강뼈와 종아리뼈 사이에 만들어지는 넓은 공간을 나타낸다. 이 공간을 관찰하여 발목 촬영의 자세가 적절한지 여부를 확인한다.

족관절 전 · 후사방향 촬영
Ankle AP oblique projection

외회전

환자 자세
- 환자는 촬영테이블 위에 검사부위 다리를 편 채 앉는다.

검사 자세
- 발바닥면은 수직이 되도록 놓고, 다리와 발을 45° 가쪽으로 회전시킨다.
- 발을 스펀지 위에 놓아 지탱하고, 발목관절을 영상수용체의 중앙에 놓는다(그림 4-104).
- 생식샘을 차폐한다.

중심선
- 양쪽 복사뼈 사이 중앙의 발목관절에 수직으로 입사한다.

영상구조
가쪽돌림 사방향 촬영은 골절을 평가하고, 발꿈치뼈의 윗면을 관찰하는 데 유용하다(그림 4-105).

평가기준
- 목말밑관절이 관찰되어야 한다.
- 발꿈치뼈고랑(발꿈치뼈의 윗면)이 관찰되어야 한다.

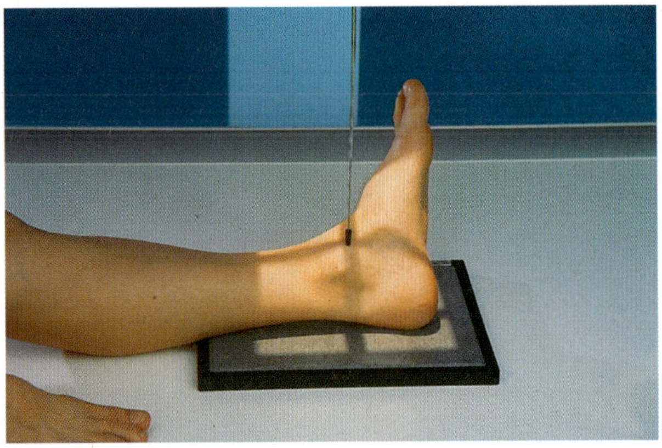

그림 4-104 족관절 전 · 후사방향 촬영(가쪽돌림).

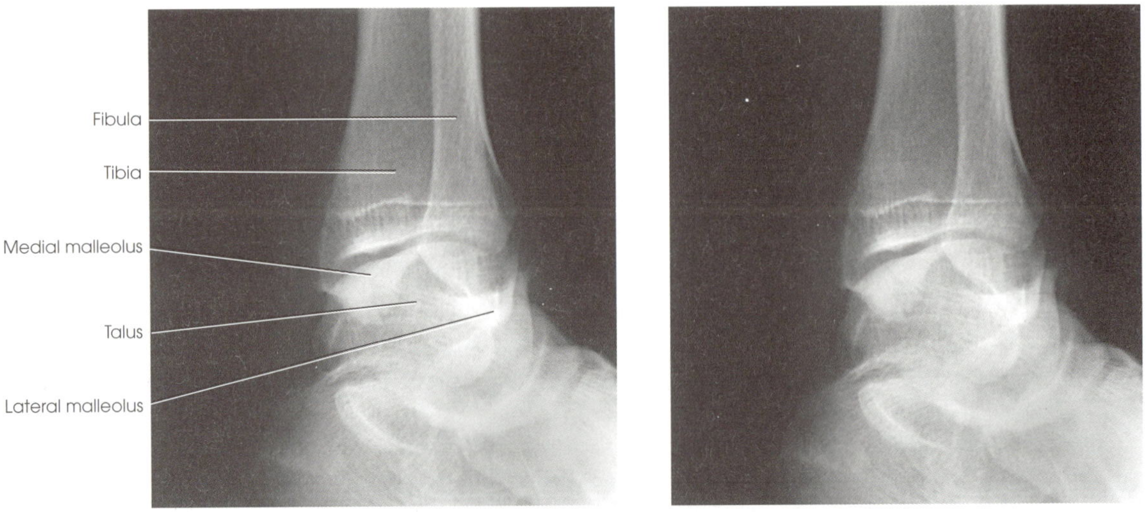

그림 4-105 족관절 전 · 후사방향 영상(가쪽돌림).

족관절 전 · 후방향 촬영
Ankle AP stress projection
stress method

발목관절의 부하검사는 보통 안쪽번짐이나 가쪽번짐 손상 후 인대파열을 확인하기 위해 한다. 인대가 파열되면 바로 누운 자세에서 다리를 움직이거나 회전시키지 않고 발을 강제로 반대쪽으로 회전시킬 때 손상받은 부위의 관절공간이 넓어진다.

최근에 손상이 발생하고 발목이 움직임에 몹시 민감할 때는 정형외과 의사가 국소마취제를 발목뼈굴 안에 주사한 후 검사를 진행할 수 있다. 발에 강한 부하를 주고 촬영을 위해 손이나 밴드를 이용해서 그 자세를 유지할 때 의사가 발을 조정한다.

환자는 일반적으로 통증이 심하지 않거나 국소마취제를 맞은 경우 발볼 주위의 밴드를 비대칭으로 당겨 부하를 건 발 자세를 유지할 수 있다(그림 4-106~4-108).

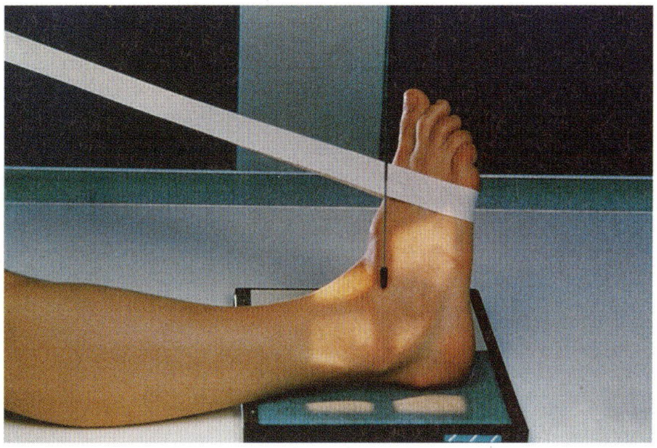

그림 4-106 중립 자세의 발목 전 · 후방향 촬영. 안쪽번짐과 가쪽번짐 촬영을 하기 위해서는 납 장갑 사용과 관절의 부하가 필요하다.

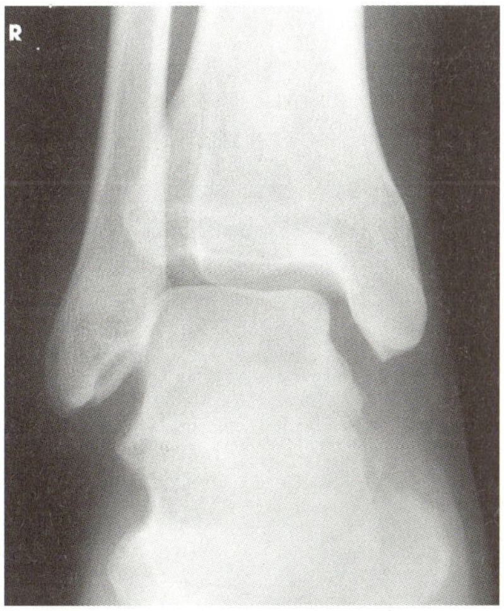

그림 4-107 발목 전 · 후방향 영상(중립 자세).

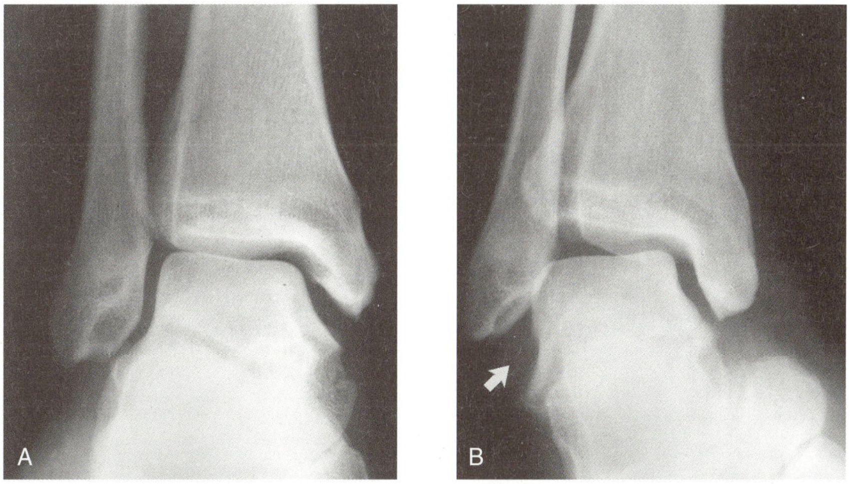

그림 4-108 A, 가쪽번짐 부하. 안쪽 인대에 손상이 보이지 않는다. B, 안쪽번짐 부하. 관절의 변화와 가쪽 인대의 파열(화살표)이 보인다.

족관절 전 · 후방향 촬영

Ankle AP projection

체중부하법

선 자세

이 촬영은 발목관절 공간이 체중부하로 좁아지는지를 확인하기 위해 한다.

환자 자세

- 가급적 영상수용체 홀더가 있는 낮은 단 위에 환자를 바로 세운다. 만약 이러한 단이 없다면 블록을 사용하여 X선관 높이까지 발을 올린다(그림 4-109).
- 환자에게 적절한 지지대를 잡도록 한다. 절대로 촬영테이블 위에 세우면 안 된다.

검사 자세

- 환자 지지발판의 홀더나 블록들 사이에 영상수용체를 놓는다.
- 환자는 영상수용체에 뒤꿈치를 밀착한 채로 서서 X선관 쪽으로 발가락이 향하도록 한다.
- 생식샘을 차폐한다.

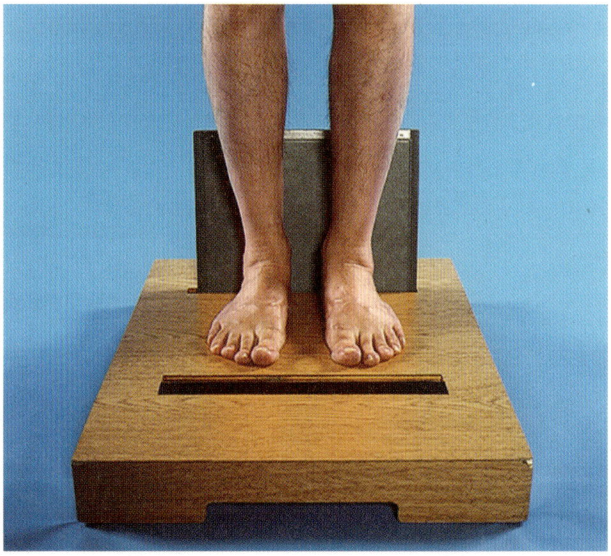

그림 4-109 발목 전 · 후방향 촬영(체중부하법).

중심선

- 영상수용체의 중앙에 수직으로 입사한다.

영상구조

양쪽 발목관절의 전·후방향 영상이 보이고, 체중부하 상태의 먼쪽 정강뼈와 종아리뼈와의 관계가 보인다. 또한 발목관절의 양쪽을 비교할 수 있다(그림 4-110).

평가기준

- 영상 중앙의 양쪽 발목이 관찰되어야 한다.
- 열린 안쪽 격자관절이 관찰되어야 한다.
- 정강뼈 먼쪽과 목말뼈의 일부가 종아리뼈 먼쪽부위와 겹친 상태가 관찰되어야 한다.
- 닫힌 가쪽 격자관절이 관찰되어야 한다.

연구: Catherine E. Hearty, MS, RT(R), performed the research and provided this new projection for the atlas.

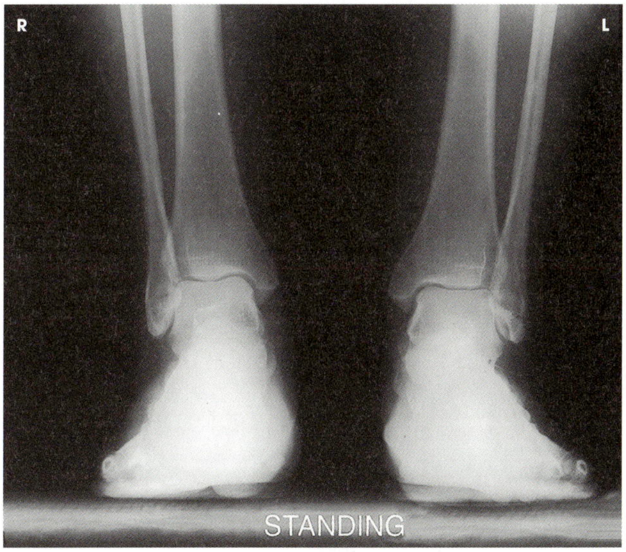

그림 4-110 발목 전·후방향 영상(체중부하법).

하퇴부 전 · 후방향 촬영

Leg AP projection

이 촬영과 뒤에서 설명할 측방향과 사방향 촬영을 할 때에는 영상수용체의 긴축은 다리의 긴축과 평행으로 놓고 뼈몸통에 중심을 맞춘다. 다리가 특이하게 긴 경우가 아니라면 영상수용체에 무릎과 발목관절을 충분히 포함시켜서 X선의 발산으로 인해 촬영에서 빠지지 않도록 한다. 영상수용체는 반드시 관절을 지나 1~1.5inch(2.5~3.8cm) 정도 커야 한다. 다리가 너무 길어서 이 범위를 넘어서고 병변 위치를 알 수 없을 때는 항상 촬영을 2회 실시해야 한다. 이 경우 다리는 발목관절과 같이 촬영하고 무릎은 따로 촬영한다. 만약 다리가 너무 길어 세로방향의 영상수용체에 다 들어가지 않고 병원에서 허용하는 경우는 14~17inch(35~43cm) 영상수용체를 대각선으로 놓고 촬영한다. 48inch(122cm) SID를 사용하면 X선의 발산을 줄이고 더 많은 신체부위를 포함시킬 수 있다.

환자 자세

- 환자는 누운 자세를 취한다.

검사 자세

- 환자의 골반이 회전되지 않도록 조절한다.
- 환자의 다리를 조절하여 넙다리뼈의 관절융기가 영상수용체에 평행하도록 하고 발이 수직이 되도록 한다.
- 발이 수직 자세가 될 때까지 발목을 구부린다.
- 필요하면 발바닥쪽에 모래주머니를 놓아 고정한다(그림 4-111).
- 생식샘을 차폐한다.

중심선

- 다리의 중앙에 수직으로 입사한다.

조사야

- 양쪽으로 1inch(2.5cm), 발목과 무릎관절을 지나 1.5inch(4cm)로 조절한다.

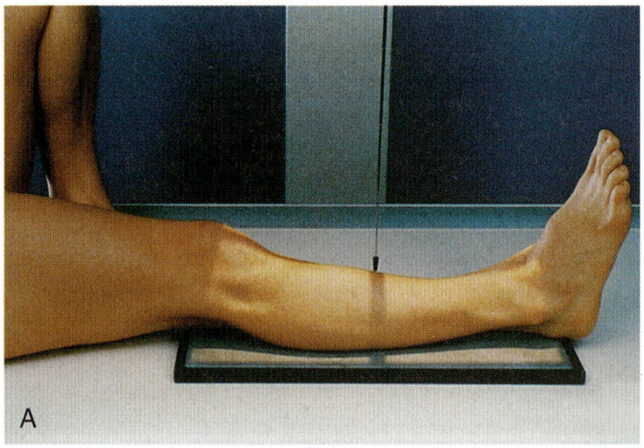

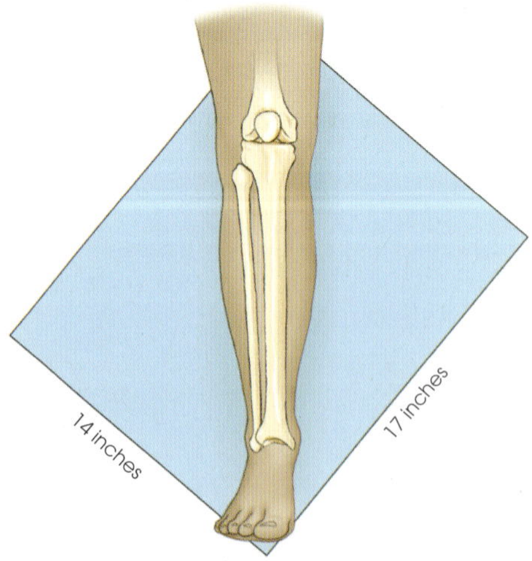

그림 4-111 A, 정강뼈와 종아리뼈 전 · 후방향 촬영. **B,** 무릎과 발목관절을 포함하기 위해 14×17inch(35×43cm) 영상수용체를 대각선으로 놓아 촬영한 경우 영상의 모식도.

영상구조

정강뼈, 종아리뼈, 인접한 관절들이 관찰된다(그림 4-112).

평가기준

- 적절한 조사야가 이루어져야 한다.
- 하나 또는 그 이상의 전·후방향 촬영에서 발목 및 무릎관절이 관찰되어야 한다.
- 회전되지 않은 발목과 무릎관절이 관찰되어야 한다.
- 적절하게 겹쳐진 정강뼈와 종아리뼈의 몸쪽 및 먼쪽관절이 관찰되어야 한다.
- 정강뼈와 겹치지 않은 종아리뼈의 뼈몸통이 관찰되어야 한다.
- 다리 전체의 뼈잔기둥과 연부조직 음영이 관찰되어야 한다.

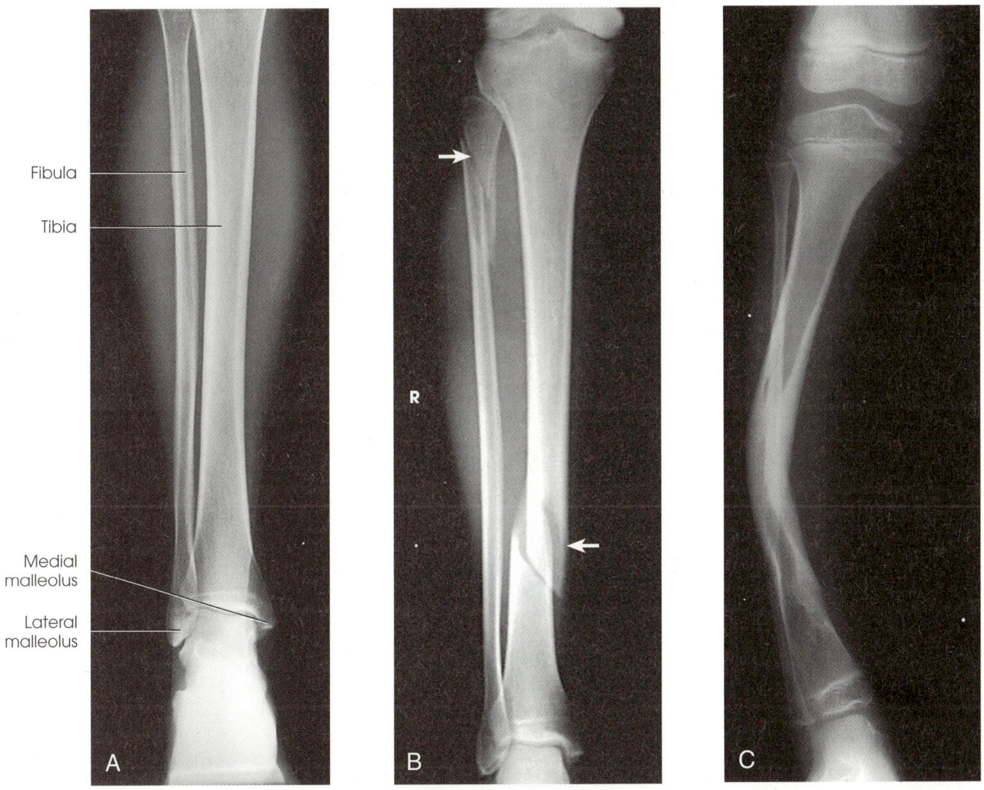

그림 4-112 A, 정강뼈와 종아리뼈 전·후방향 영상. 다리 길이가 너무 길어 한 장에서 전체가 보이지 않는다. 이 환자는 무릎관절을 따로 촬영하였다. **B,** 다리 길이가 짧아 한 장에서 전체가 보인다. 몸쪽 종아리뼈의 나선형 골절을 동반한 먼쪽 정강뼈의 나선 골절이 있다(화살표). 이 영상을 보면 부상을 입은 환자에게 긴뼈 촬영 시 전체가 포함되도록 하는 것이 중요하다는 것을 알 수 있다. **C,** 신경섬유종증을 가진 4세 아이의 정강뼈와 종아리뼈 전·후방향 영상.

하퇴부 측방향 촬영
Leg lateral projection
내외측방향

환자 자세
- 환자는 누운 자세를 취한다.

검사 자세
- 영상수용체 위에 다리를 올리고 검사 부위로 환자를 돌린다.
- 몸의 회전을 조절하여 무릎뼈가 영상수용체에 수직이 되도록 하고, 넙다리뼈의 관절융기를 통과하여 그은 선도 역시 수직이 되도록 한다.
- 환자의 편안함과 촬영자세를 안정화하기 위해 필요한 곳에 모래주머니 지지대를 놓는다(그림 4-113 A).
- 정확한 측면 자세를 취하기 위해서 필요하다면 무릎을 구부릴 수도 있다.
- 발목과 무릎관절들을 포함하기 위하여 영상수용체를 대각선으로 놓고 촬영할 수 있다(그림 4-113 B). 전·후방향 촬영과 유사하게 다리가 너무 길면 발목관절과 무릎관절을 분리하여 2회 촬영한다.

대체 검사법
- 환자가 누운 자세에서 몸을 회전시킬 수 없을 때는 수평방향의 중심선을 이용하여 축방향 촬영으로 대신할 수 있다.
- 보조원이 환자의 다리 아래로 단단한 지지대를 밀어 넣기 쉽도록 다리를 충분히 들어 올린다.
- 양 다리 사이에 영상수용체를 놓고, 측면에서 중심선을 조사한다.
- 생식샘을 차폐한다.

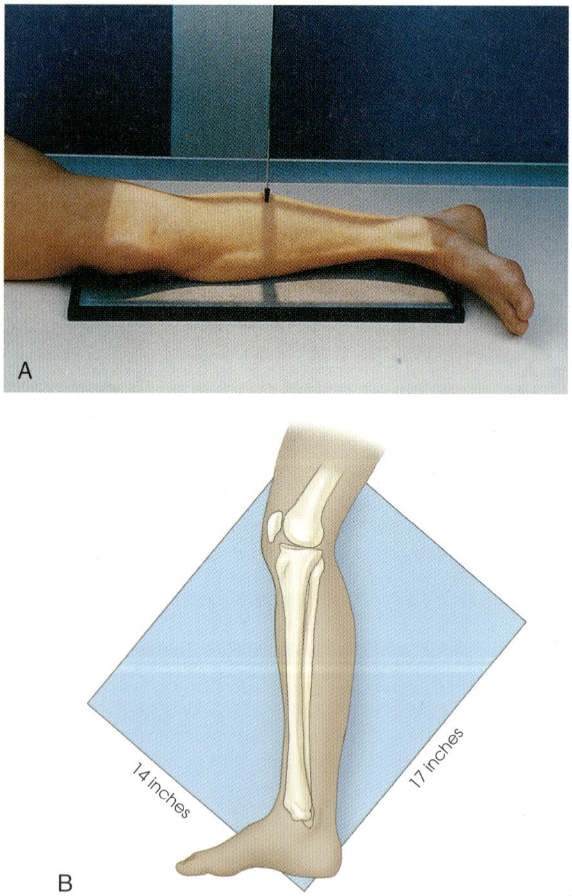

그림 4-113 A, 정강뼈와 종아리뼈 측방향 촬영 **B**, 무릎과 발목관절을 포함한 14×17inch(35×43cm) 영상수용체에 조사한다. 무릎과 발목관절을 포함하기 위해 14×17inch(35×43cm) 사선에서 찍힌 영상의 모식도.

중심선

• 다리의 중앙 부분에 수직으로 입사한다.

조사야

• 양쪽으로 1inch(2.5cm), 발목과 무릎관절을 지나 1.5inch(4cm)로 조절한다.

영상구조

정강뼈, 종아리뼈, 인접한 관절들이 관찰된다(그림 4-114).

평가기준

- 적절한 조사야가 이루어져야 한다.
- 하나 또는 그 이상의 영상에서 발목 및 무릎관절이 관찰되어야 한다.
- 정강뼈의 뒤쪽 절반에 먼쪽 종아리뼈가 겹쳐야 한다.
- 몸쪽 종아리뼈 머리에 정강뼈가 약간 겹친다.
- 회전되지 않은 발목과 무릎관절이 관찰되어야 한다.
- X선의 발산에 의한 넙다리뼈 관절융기의 겹침이 가능한 없어야 한다.
- 적당하게 분리된 정강뼈와 종아리뼈의 몸통이 관찰되어야 한다(관절끝은 제외).
- 뼈잔기둥과 연부조직 음영이 관찰되어야 한다.

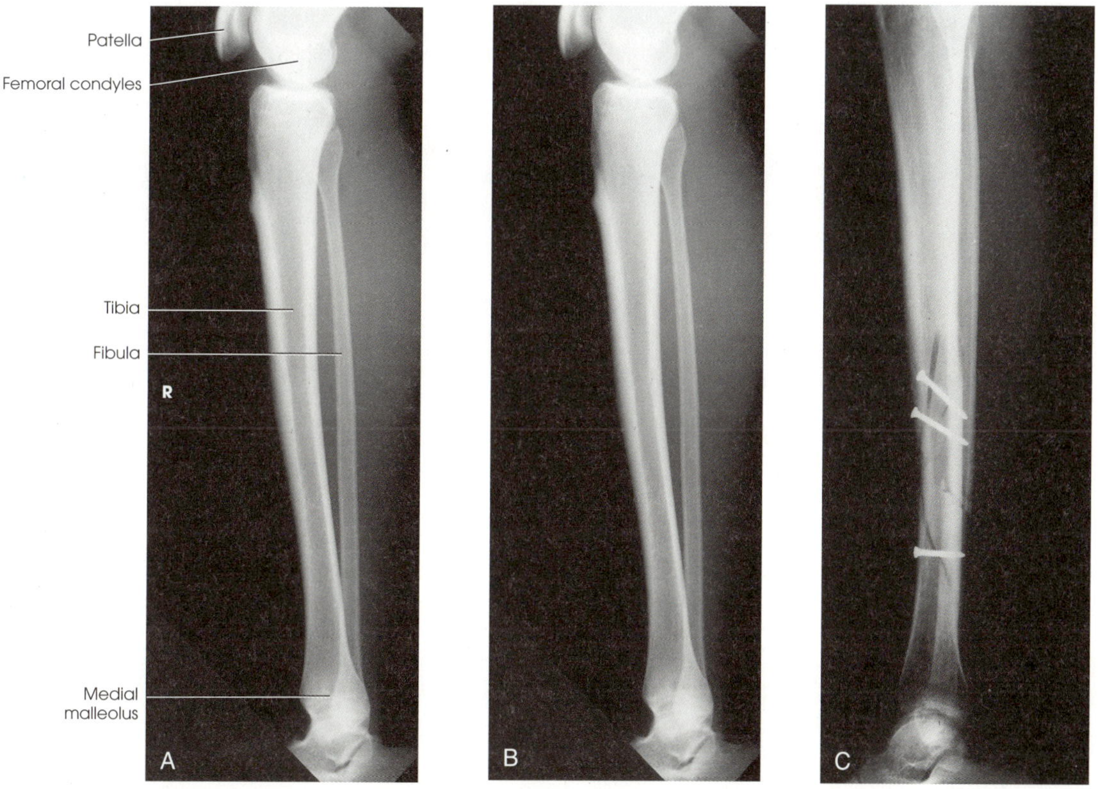

그림 4-114 A와 B, 정강뼈와 종아리뼈 측방향 영상. C, 정복 후 정강뼈와 종아리뼈 측방향 영상으로 고정기구가 보인다.

하퇴부 전 · 후사방향 촬영

Leg AP oblique projection

내회전과 외회전

환자 자세

- 환자는 촬영테이블 위에 누운 자세를 취한다.

검사 자세

- 45° 안쪽(그림 4-115)이나 가쪽(그림 4-116)으로 다리를 교대로 회전하여 다리의 사방향 촬영을 한다. 안쪽돌림을 할 때 발뿐만 아니라 다리도 안쪽으로 회전시켜야 한다.
- 안쪽 사방향 촬영 시 발과 발목의 안쪽면이 45° 각도의 쐐기형 스펀지에 놓일 수 있도록 검사해야 할 엉덩관절을 충분히 들어올리고, 큰돌기 아래에 지지대를 놓는다.
- 생식샘을 차폐한다.

중심선

- 영상수용체의 중심 부분에 수직으로 입사한다.

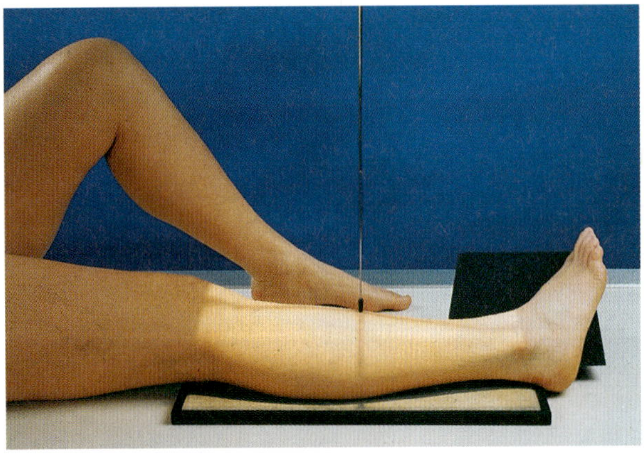

그림 4-115 다리 전 · 후사방향 촬영(안쪽돌림).

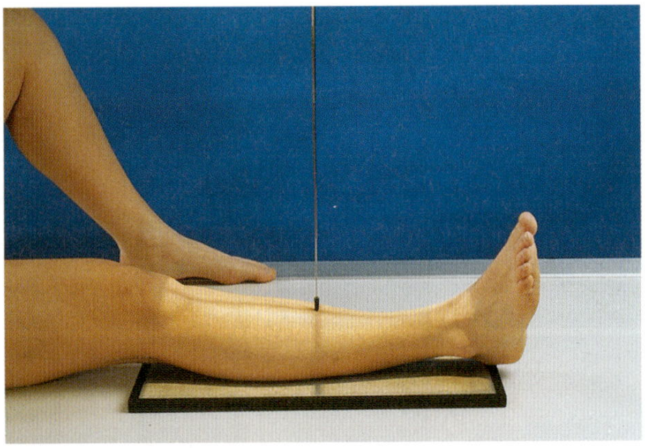

그림 4-116 다리 전 · 후사방향 촬영(가쪽돌림).

영상구조

45° 사방향으로 촬영된 다리의 뼈와 연부조직, 하나 또는 그 이상의 인접한 관절들이 관찰된다(그림 4-117, 4-118).

평가기준

안쪽돌림

- 몸쪽 및 먼쪽 정강종아리관절이 관찰되어야 한다.
- 정강뼈와 종아리뼈 사이의 뼈사이공간이 최대한 관찰되어야 한다.
- 발목과 무릎관절이 관찰되어야 한다.

가쪽돌림

- 정강뼈의 가쪽부위와 겹치는 종아리뼈가 관찰되어야 한다.
- 발목과 무릎관절이 관찰되어야 한다.

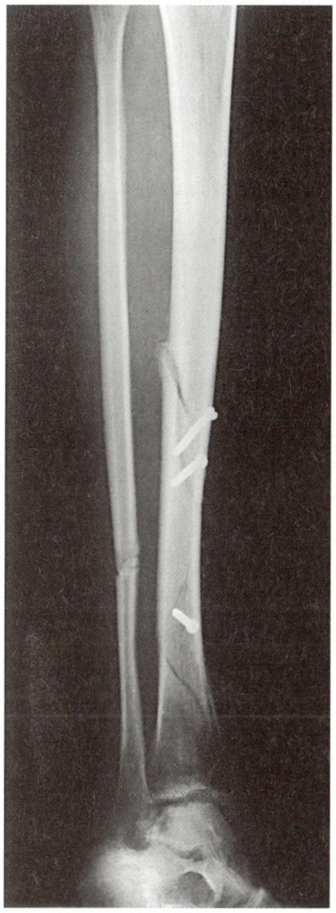

그림 4-117 다리 전 · 후사방향 영상(안쪽돌림).

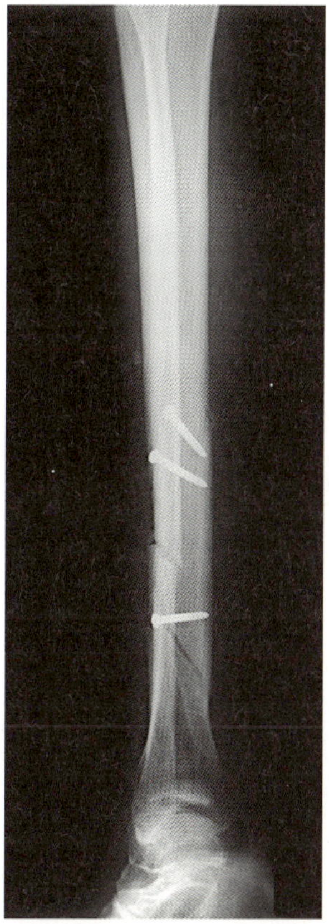

그림 4-118 다리 전 · 후사방향 영상(가쪽돌림).

슬관절 전·후방향 촬영

Knee joint AP projection

무릎검사는 상수용체를 사용하거나 하지 않고 촬영할 수 있다. 이것을 결정할 때 고려하는 요소는 환자 무릎의 굵기와 방사선사나 의사의 선호도에 따라 다르다.

다리를 촬영할 때는 생식샘 차폐가 필요하다.

환자 자세

- 환자는 누운 자세를 취하고 골반이 회전되지 않도록 조절한다.

검사 자세

- 환자의 무릎 아래에 영상수용체를 놓은 상태에서 관절을 약간 구부리고 무릎뼈 첨부의 위치를 확인한다. 그리고 무릎을 펴면서 무릎뼈 첨부 약 0.5inch(1.3cm) 아래 지점에 영상수용체의 중심을 맞춘다. 이렇게 하면 관절 공간이 영상수용체의 중심에 온다.
- 환자의 다리를 조절하여 넙다리뼈 위관절융기(femoral epicondyles)가 영상수용체와 평행하도록 하여 정확한 전·후방향 촬영을 한다(그림 4-119). 무릎뼈는 중심을 벗어나 약간 안쪽에 있다. 만약 무릎을 완전히 펼 수 없다면 휘어진 영상수용체를 사용할 수 있다.
- 생식샘을 차폐한다.

중심선

- 무릎뼈 첨부 0.5inch(1.3cm) 아래 지점을 향한다.
- ASIS와 테이블 윗면 사이의 거리에 따른 중심선의 각도는 다음과 같다.[1]

19cm 미만	3~5° 다리쪽(얇은 골반)
19~24cm	0°
24cm 이상	3~5° 머리쪽(큰 골반)

조사야

- 10×12inch(24×30cm) 크기로 조정한다.

[1]Martensen KM: Alternate AP knee method assures open joint space, *Radiol Technol* 64:19, 1992.

영상구조

무릎 구조물의 전·후방향 모습이 관찰된다(그림 4-121).

평가기준

- 적절한 조사야가 이루어져야 한다.
- 만약 무릎이 정상이라면 넙다리정강관절(femorotibial joint)이 열려 있고 양쪽의 열린 공간 폭이 동일하다.
- 만약 환자 상태가 허락된다면 무릎을 완전히 펴야 한다.
- 넙다리뼈와 완전히 겹치는 무릎뼈가 관찰되어야 한다.
- 회전이 없는 넙다리뼈(넙다리뼈 관절융기가 대칭)와 정강뼈(융기사이융기가 중앙)가 관찰되어야 한다.
- 정강뼈가 정상일 경우 종아리뼈머리가 약간 겹친다.
- 무릎관절 주변의 연부조직이 관찰되어야 한다.
- 먼쪽 넙다리뼈 위에 있는 무릎뼈 주변의 뼈가 세부적으로 관찰되어야 한다.

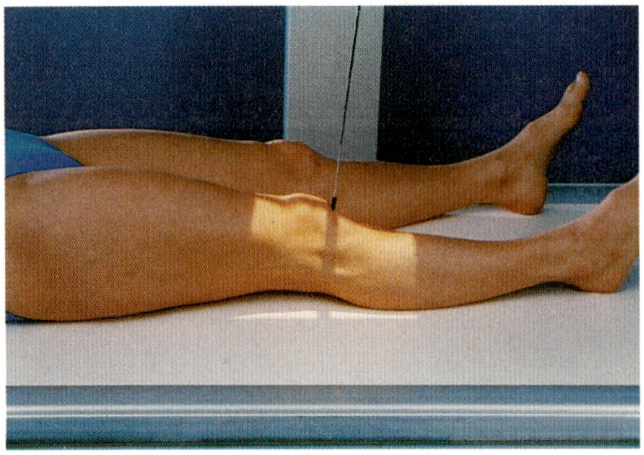

그림 4-119 무릎 전·후방향 촬영.

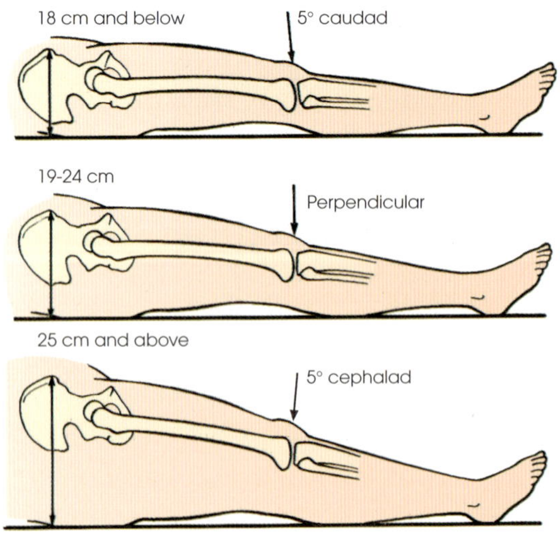

그림 4-120 무릎 전·후방향 촬영 시 골반 두께와 중심선의 각도.

(Modified from Martensen KM: Alternate AP knee method assures open joint space, Radiol Technol 64:19, 1992.)

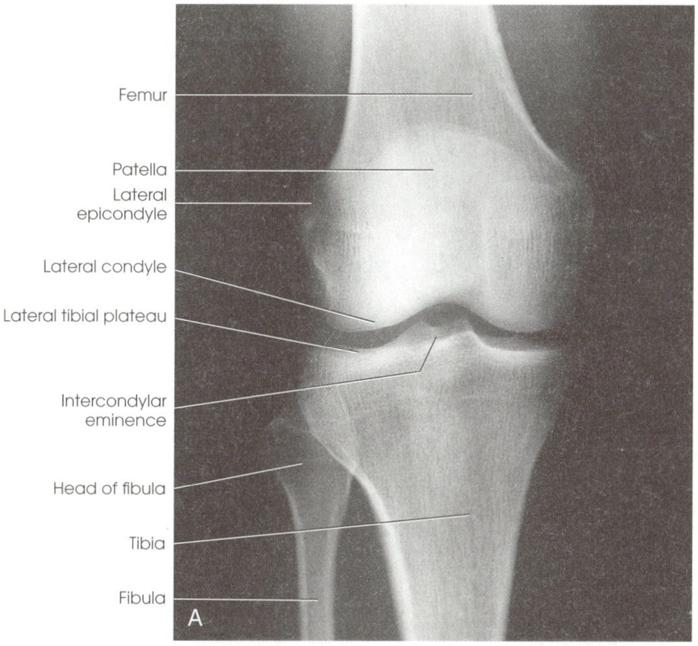

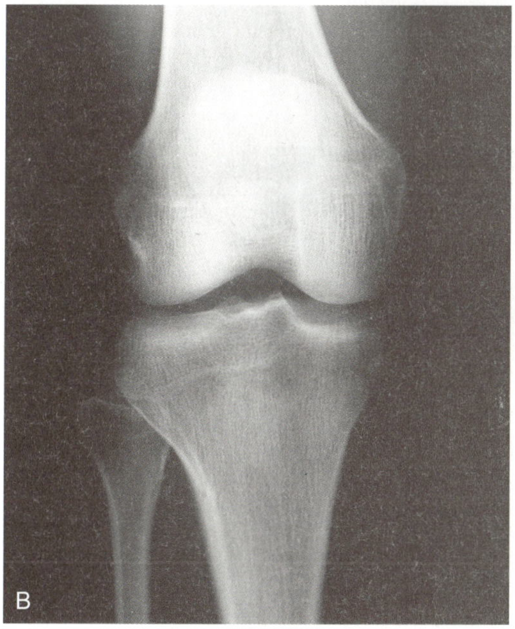

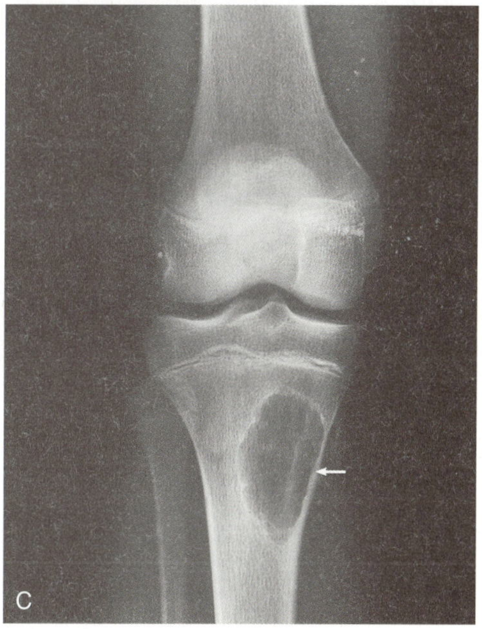

그림 4-121 A, 중심선을 머리쪽으로 5° 기울인 무릎 전·후방향 촬영. ASIS와 테이블 윗면 사이 거리가 25cm 이상이다. **B,** A와 같은 환자에서 중심선을 수직으로 하여 촬영한 영상. 관절공간이 잘 열리지 않는 것에 주목한다. **C,** 15세 환자의 무릎 전·후방향 영상. 화살표는 정강뼈의 양성 병변을 가리킨다.

슬관절 후 · 전방향 촬영
Knee joint PA projection

환자 자세

- 환자는 촬영테이블에 엎드려 발가락들이 테이블에 닿도록 하여 지탱하거나 발목 아래에 모래주머니를 놓아 지탱한다.

검사 자세

- 무릎뼈 첨부에서 0.5inch(1.3cm) 아래 지점이 영상수용체의 중심에 오도록 하고, 환자의 다리를 조정하여 넙다리위관절융기가 테이블 윗면과 평행이 되도록 한다. 무릎은 비스듬히 놓여 있는 무릎뼈의 안쪽면 위에서 균형이 잡혀 있기 때문에 무릎을 조정할 때 주의가 필요하다(그림 4-122).
- 생식샘을 차폐한다.

중심선

- 5~7° 다리쪽으로 기울여 무릎뼈 첨부에서 0.5inch(1.3cm) 아래 지점으로 나온다. 정강뼈와 종아리뼈가 약간 경사져 있기 때문에 중심선은 정강뼈 편평부에 평행하다. 넙다리가 크거나 발이 등쪽굽힘된 경우 중심선은 수직으로 입사한다.

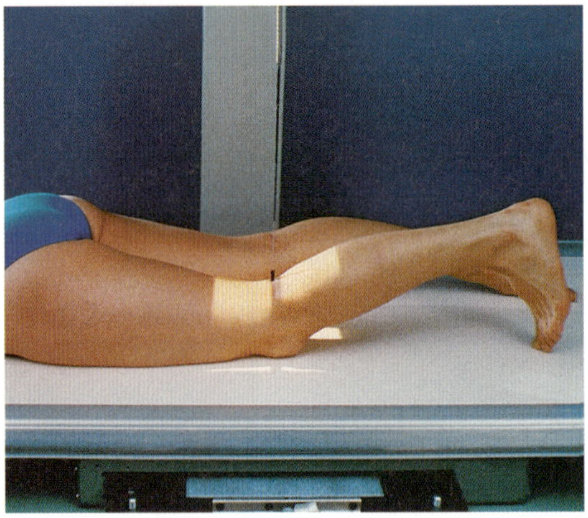

그림 4-122 무릎 후 · 전방향 촬영.

영상구조

무릎의 후·전방향 영상이 관찰된다(그림 4-123).

평가기준

- 만약 무릎이 정상이라면 넙다리정강관절(femorotibial joint)이 열려 있고 양쪽의 열린 공간 폭이 동일하다.
- 만약 환자 상태가 허락된다면 무릎을 완전히 펴야 한다.
- 넙다리뼈와 완전히 겹치는 무릎뼈가 관찰되어야 한다.
- 정강뼈가 정상일 경우 넙다리뼈의 회전은 없어야 한다.
- 정강뼈와 약간 겹치는 종아리뼈머리가 관찰되어야 한다.
- 무릎관절 주변의 연부조직이 관찰되어야 한다.
- 무릎뼈 주변의 뼈가 세부적으로 관찰되어야 한다.

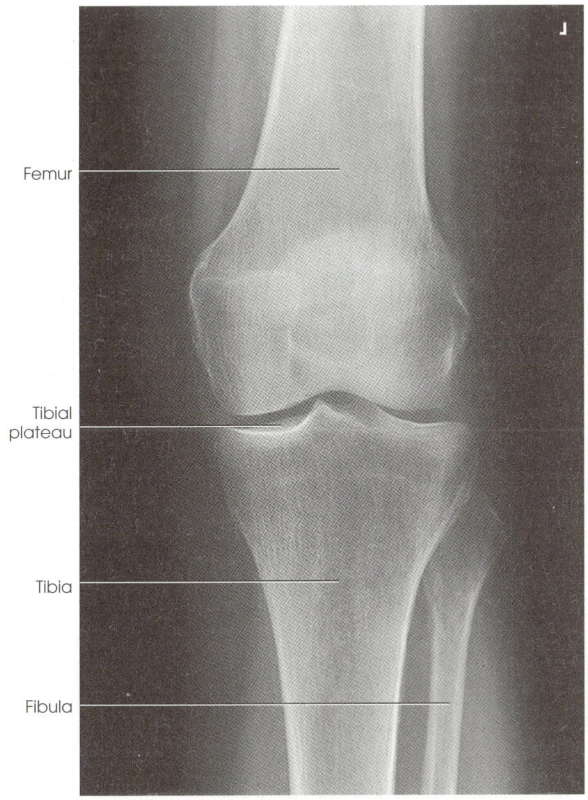

그림 4-123 무릎 후·전방향 영상.

슬관절 측방향 촬영

Knee joint lateral projection

내외측방향

환자 자세

- 환자에게 검사부위 방향으로 돌라고 말한다. 골반은 회전되지 않게 한다.
- 표준적인 측방향 촬영을 위해 검사부위 무릎을 앞쪽으로 가져오고, 다른 쪽 다리는 그 뒤쪽에 쭉 편다(그림 4-124). 또한 검사부위 무릎의 앞쪽에 지지대를 놓고 다른 쪽 다리를 올려 놓을 수도 있다.

검사 자세

- 일반적으로 20~30° 굽히는 것을 선호한다. 이유는 이 자세가 근육을 이완시키고 관절안(joint cavity)을 최대한 많이 보여주기 때문이다.[1]
- 새로 생기거나 아물지 않은 무릎뼈 골절에서 뼛조각이 분리되는 것을 방지하기 위해 무릎을 10° 이상 구부리지 않아야 한다.
- 발목 아래에 지지대를 놓는다.
- 넙다리뼈 위관절융기를 잡고 영상수용체에 수직이 되도록 조정한다(관절융기가 겹치도록). 무릎뼈는 영상수용체 면에 수직이다(그림 4-125).
- 생식샘을 차폐한다.

[1]Sheller S: Roentgenographic studies on epiphyseal growth and ossification in the knee, Acta Radiol 195:12, 1960.

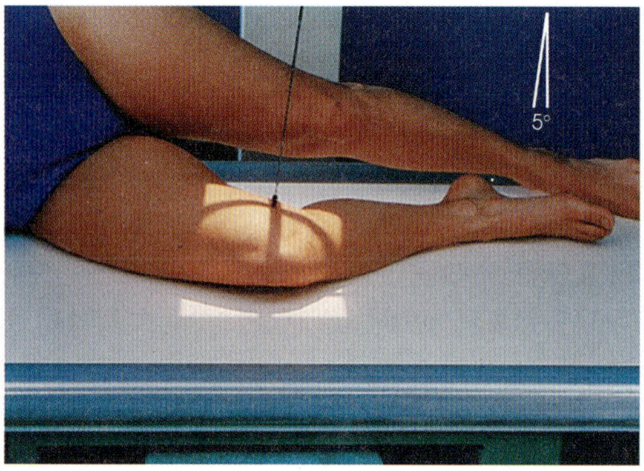

그림 4-124 무릎 측방향 촬영(중심선: 머리쪽으로 5°).

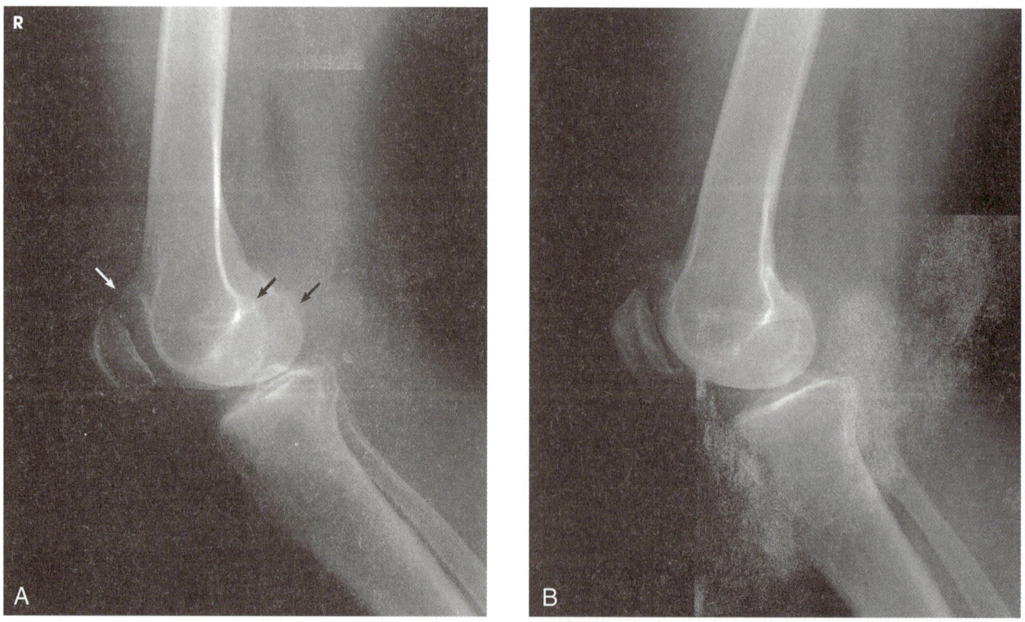

그림 4-125 A, 부적절한 자세의 무릎 측방향 영상. 넙다리관절융기들이 겹치지 않고(검정 화살표) 무릎넙다리관절이 닫혀 있는 것(하얀 화살표)에 주목한다. **B,** 자세를 바로 잡은 후의 영상(A와 같은 환자). 넙다리관절융기가 서로 겹치고, 무릎넙다리관절이 열렸다.

중심선

- 5~7° 머리쪽으로 기울여 안쪽 위관절융기 1inch(2.5cm) 먼쪽의 무릎관절을 향한다. 이렇게 중심선에 약간의 각도를 주면 확대되는 안쪽 넙다리위관절융기에 의해 관절공간이 가려지는 것을 막을 수 있다. 더구나 옆으로 누운 자세에서 안쪽 관절융기는 가쪽보다 약간 아래쪽에 있다.
- 영상수용체의 중심에 중심선을 맞춘다.

조사야

- 10×12inch(24×30cm)로 조절한다.

영상구조

넙다리뼈 먼쪽 말단의 가쪽 모습, 무릎뼈, 무릎관절, 정강뼈와 종아리뼈의 몸쪽 말단, 인접한 연부조직이 관찰된다(그림 4-126).

평가기준

- 적절한 조사야가 이루어져야 한다.
- 겹쳐진 넙다리뼈 관절융기[안쪽 관절융기의 뒷면에 있는 모음근결절(adductor tubercle)을 찾아 안쪽 관절융기를 확인하고 무릎의 회전이 과한지 덜한지를 파악한다]가 관찰된다.
- 넙다리뼈 관절융기와 정강뼈 사이의 관절공간이 열려야 한다.
- 측면상의 무릎뼈가 관찰되어야 한다.
- 열린 무릎넙다리관절의 공간이 관찰되어야 한다.
- 약간 겹친 종아리뼈머리와 정강뼈(회전이 과하면 덜 겹치고, 회전이 덜하면 더 많이 겹친다)가 관찰되어야 한다.
- 20~30° 구부린 무릎이 관찰되어야 한다.
- 무릎 주변의 모든 연부조직이 관찰되어야 한다.
- 적절한 음영의 넙다리뼈 관절융기가 관찰되어야 한다.

무릎 Knee

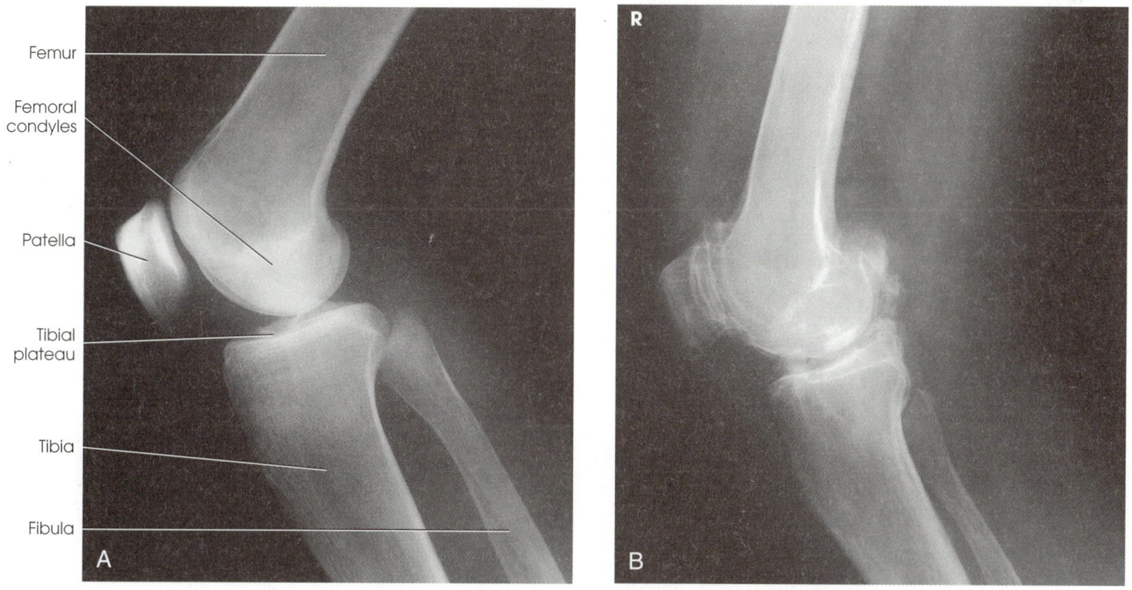

그림 4-126 A, 무릎 측방향 영상. B, 심한 뼈관절염이 보이는 무릎 측방향 영상.

슬관절 전 · 후방향 촬영

Knee joint AP projection

체중부하법

선 자세

Leach 등[1]은 무릎관절염의 영상 검사 시 양쪽 체중부하 전 · 후방향 촬영을 정기검사로 포함할 것을 권장했다. 그들은 체중부하를 주지 않은 검사에서 정상으로 보였던 관절공간이 체중부하 시 종종 비정상이 되는 것을 발견했다.

[1]Leach RE et al: Weight-bearing radiography in osteoarthritis of the knee, Radiology 97:265, 1970.

환자 자세

- 환자는 수직 상수용체(stand Bucky) 쪽으로 등을 대고 똑바로 선다.

검사 자세

- 환자 자세를 조정하여 무릎이 영상수용체의 중앙에 오도록 한다.
- 발가락이 앞쪽을 보도록 하고, 두 발을 적당히 떨어뜨려 균형을 잡는다.
- 환자는 똑바로 서서 무릎을 완전히 펴고 체중을 양쪽 발에 균등히 분배시킨다.
- 무릎뼈의 양쪽 첨부에서 0.5inch(1.3 cm) 아래 지점에 영상수용체의 중심을 맞춘다(그림 4-127).
- 생식샘을 차폐한다.

중심선

- 바닥에 수평으로 영상수용체의 중심에는 수직으로 무릎뼈의 양쪽 첨부에서 0.5inch(1.3cm) 아래 지점으로 입사한다.

조사야

- 14×17inch(35×43cm)로 조절한다.

영상구조

무릎의 관절공간이 관찰된다. 이 촬영으로 안쪽번짐 및 가쪽번짐 변형을 평가할 수 있다(그림 4-128).

평가기준

- 적절한 조사야가 이루어져야 한다.
- 회전되지 않은 무릎이 관찰되어야 한다.
- 양쪽 무릎이 관찰되어야 한다.
- 영상 중앙의 무릎관절공간이 관찰되어야 한다.
- 넙다리뼈와 정강뼈 몸통의 긴축을 보여줄 수 있을 정도로 충분한 크기의 영상수용체가 관찰되어야 한다.

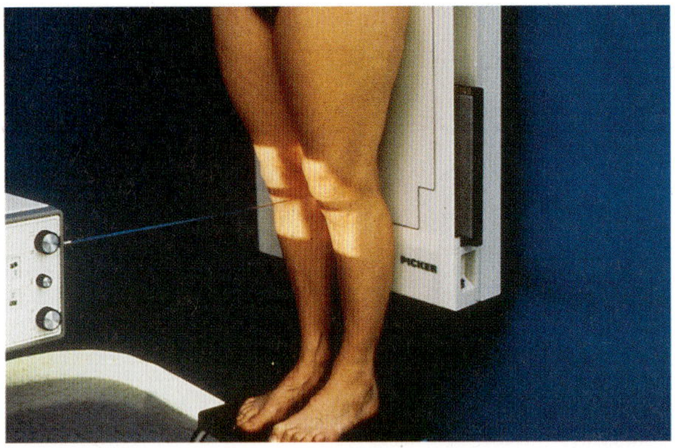

그림 4-127 무릎 전 · 후방향 촬영(양쪽 체중부하법).

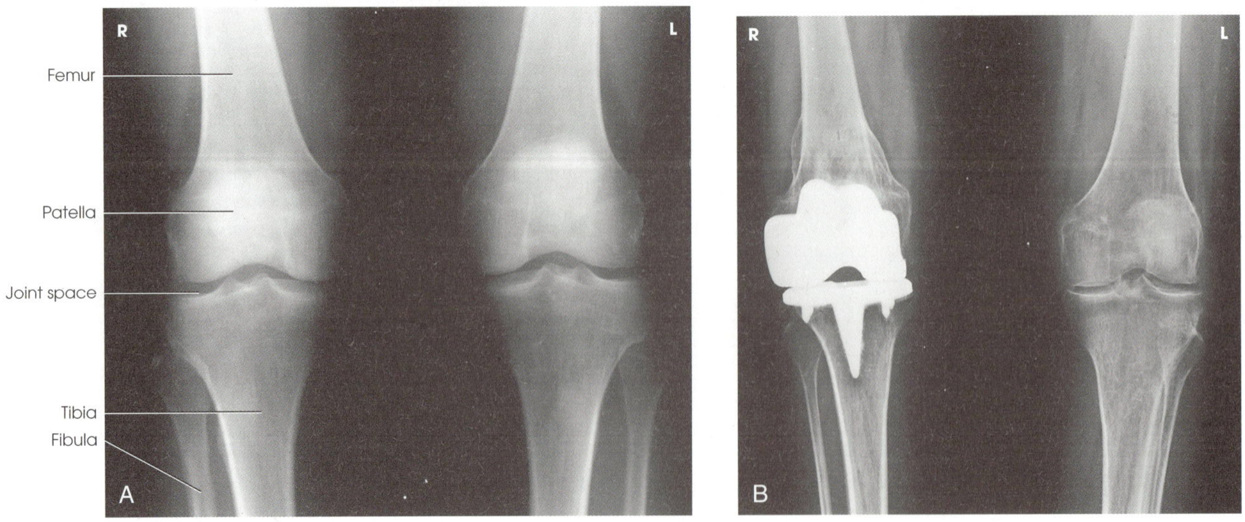

그림 4-128 A, 무릎 전 · 후방향 영상(양쪽 체중부하법). **B,** 오른쪽 무릎에 전치환술이 되어 있다.

슬관절 후 · 전방향 촬영
Knee joint PA projection

Rosenberg method[1]

체중부하법

서서 굽힌 자세

환자 자세
- 환자는 선 자세를 취하고 무릎의 전방 표면이 수직 상수용체의 중앙에 오도록 한다.

검사 자세
- 후 · 전방향 촬영을 위해 수직 상수용체에 무릎이 닿게 하여 똑바로 선다.
- 무릎뼈의 양쪽 첨부에서 0.5inch(1.3cm) 아래 지점에 영상수용체의 중심을 맞춘다.
- 환자는 상수용체의 가장자리를 잡고 양 무릎을 구부려 넙다리뼈가 45°가 되도록 한다(그림 4-129).
- 생식샘을 차폐한다.

중심선
- 바닥에 수평으로, 영상수용체의 중심에는 수직으로 입사한다. 중심선은 정강뼈와 종아리뼈에 수직이다. 가끔 발쪽으로 10° 기울여 촬영을 한다.

영상구조
후 · 전방향 체중부하법은 좁아진 관절공간을 평가하고 관절연골의 질환을 보는 데 유용하다(그림 4-130). 이것은 융기사이오목(과간와, intercondylar fossa)을 촬영할 때와 비슷한 영상이 관찰된다.

평가기준
- 회전되지 않은 무릎이 관찰되어야 한다.
- 양쪽 무릎이 관찰되어야 한다.
- 영상 중앙에 무릎관절이 위치해야 한다.

참고: 한쪽 무릎의 체중부하 검사 시 환자는 검사부위쪽으로 모든 체중을 싣는다. 환자는 반대쪽의 발가락에 약간의 힘을 주어 균형을 유지할 수 있다.

[1]Rosenberg TD et al: The forty-five degree posteroanterior flexion weight-bearing radiograph of the knee, J Bone Joint Surg Am 70:1479, 1988.

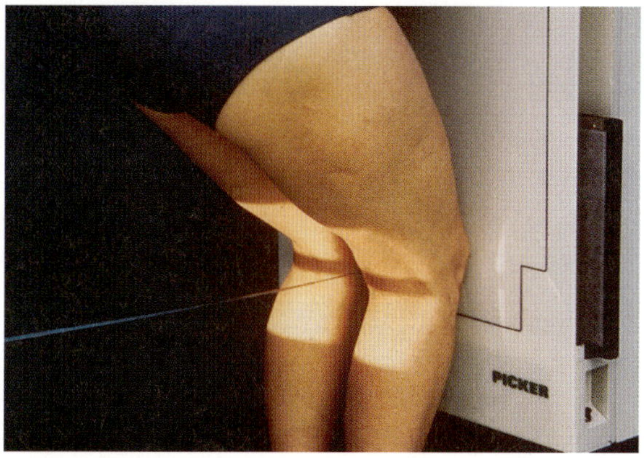

그림 4-129 무릎을 45° 구부리고 중심선을 수직으로 입사한 무릎 후 · 전방향 촬영.

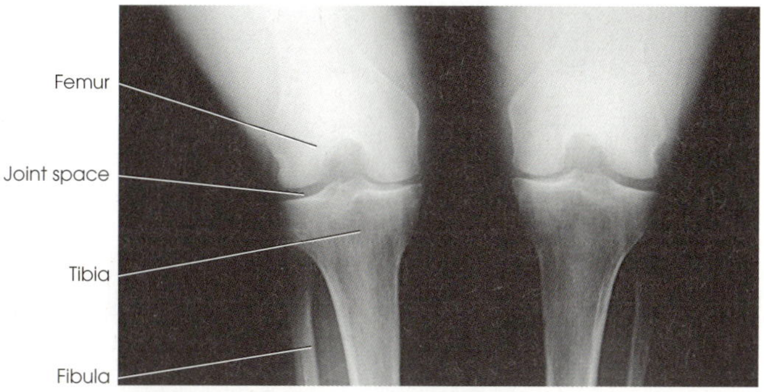

그림 4-130 무릎을 45° 구부리고 중심선을 발쪽으로 10° 기울여 촬영한 무릎 후 · 전방향 영상.

슬관절 전 · 후사방향 촬영

Knee joint AP oblique projection

외회전

환자 자세

- 환자는 촬영테이블 위에 누워서 발목을 지탱한다.

검사 자세

- 필요 시 검사부위가 아닌 쪽의 엉덩관절을 충분히 올려 검사부위 다리를 회전시킨다.
- 검사부위가 아닌 쪽의 들어올린 엉덩관절과 무릎에 지지대를 놓는다(그림 4-131).
- 무릎뼈 첨부 0.5inch(1.3cm) 아래 지점에 영상수용체의 중심을 맞춘다.
- 다리를 45° 바깥으로 회전한다.
- 생식샘을 차폐한다.

중심선

- 무릎뼈 첨부 0.5inch(1.3cm) 아래 지점을 향한다. ASIS와 테이블 윗면 사이의 거리에 따라 중심선의 각도는 다음과 같다.

19cm 미만	3~5° 발쪽
19~24cm	0°
24cm 이상	3~5° 머리쪽

조사야

- 10×12inch(24×30cm)로 조절한다.

영상구조

가쪽돌림된 넙다리뼈 관절융기, 무릎뼈, 정강뼈 관절융기, 종아리뼈머리의 전 · 후사방향 모습이 관찰된다(그림 4-132).

평가기준

- 적절한 조사야가 이루어져야 한다.
- 안쪽 넙다리뼈와 종아리뼈의 관절융기가 관찰되어야 한다.
- 정강뼈 편평부가 관찰되어야 한다.
- 열린 무릎관절이 관찰되어야 한다.
- 정강뼈의 바깥 절반과 겹치는 종아리뼈가 관찰되어야 한다.
- 무릎뼈의 가장자리가 가쪽 넙다리뼈 관절융기의 가장자리를 약간 벗어나 있어야 한다.
- 무릎관절 주변의 연부 조직이 관찰되어야 한다.
- 먼쪽 넙다리뼈와 몸쪽 정강뼈의 뼈가 세부적으로 관찰되어야 한다.

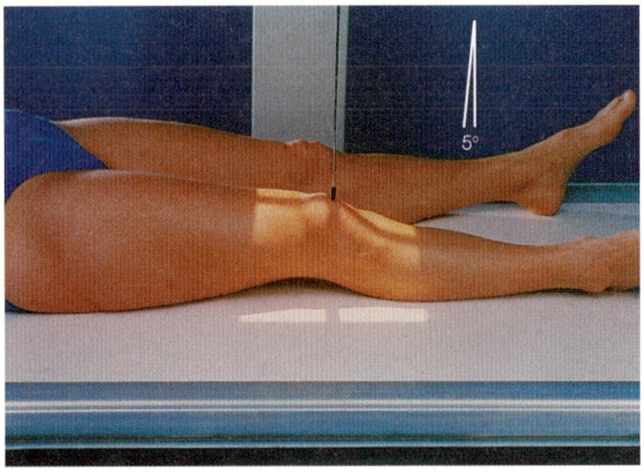

그림 4-131 무릎 전 · 후사방향 촬영(가쪽돌림).

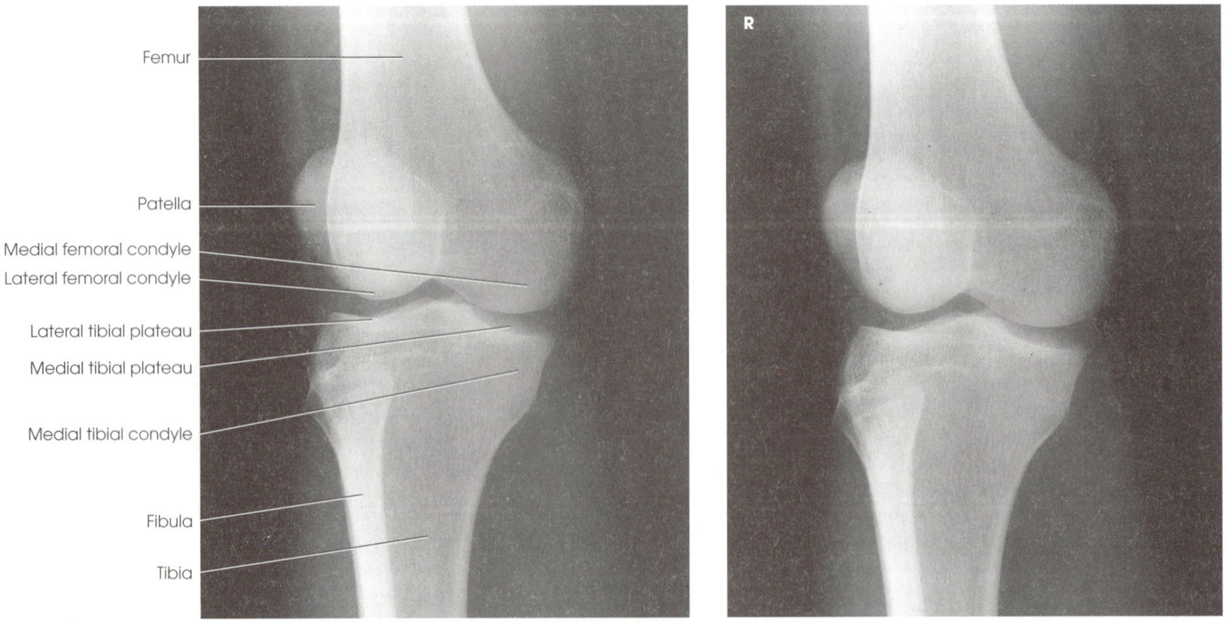

그림 4-132 무릎 전 · 후사방향 영상.

슬관절 전 · 후사방향 촬영
Knee joint AP oblique projection

내회전

환자 자세
• 환자는 촬영테이블에 누워서 발목을 지탱한다.

검사 자세
• 다리를 안쪽으로 회전시키고 검사부위 엉덩관절을 충분히 들어올려 다리가 45°가 되도록 한다.
• 필요시 엉덩관절 아래에 지지대를 놓는다(그림 4-133).
• 생식샘을 차폐한다.

중심선
• 무릎뼈 첨부 0.5inch(1.3cm) 아래 지점을 향한다. ASIS와 테이블 윗면 사이의 거리에 따라 중심선의 각도는 다음과 같다.

19cm 미만	3~5° 발쪽
19~24cm	0°
24cm 이상	3~5° 머리쪽

조사야
• 10×12inch(24×30cm)로 조절한다.

영상구조
안쪽으로 회전된 넙다리뼈 관절융기, 무릎뼈, 정강뼈 관절융기, 몸쪽 정강종아리관절, 종아리뼈머리의 전 · 후사방향 모습이 관찰된다(그림 4-134).

평가기준
▪ 적절한 조사야가 이루어져야 한다.
▪ 몸쪽 관절에서 분리된 정강뼈와 종아리뼈가 관찰되어야 한다.
▪ 뒤쪽 정강뼈가 관찰되어야 한다.
▪ 넙다리뼈와 정강뼈의 가쪽 관절융기가 관찰되어야 한다.
▪ 양쪽 정강뼈 편평부가 관찰되어야 한다.
▪ 열린 무릎관절이 관찰되어야 한다.
▪ 무릎뼈의 가장자리가 안쪽 넙다리뼈 관절융기의 가장자리를 약간 벗어나 있다.
▪ 무릎관절 주위의 연부조직이 관찰되어야 한다.
▪ 먼쪽 넙다리뼈와 몸쪽 종아리뼈가 세부적으로 관찰되어야 한다.

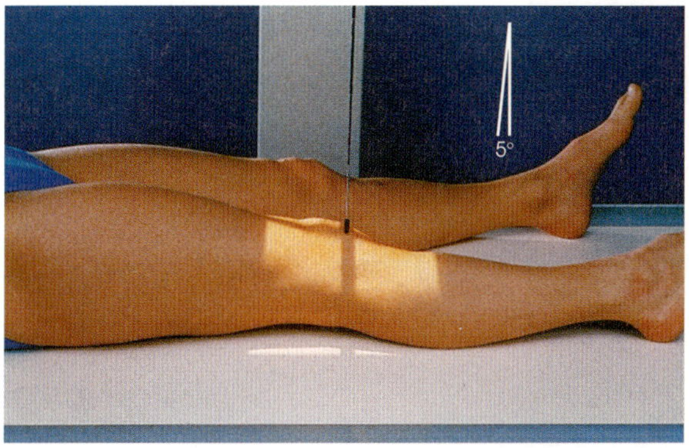

그림 4-133 무릎 전 · 후 사방향 촬영(안쪽돌림).

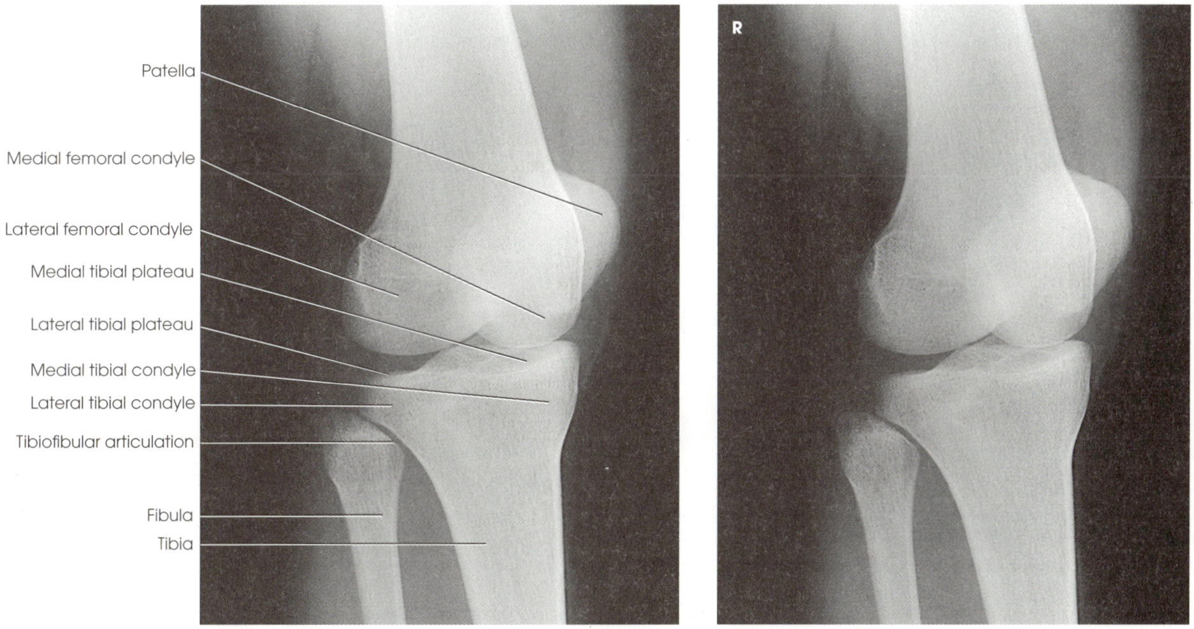

그림 4-134 무릎 전 · 후사방향 영상.

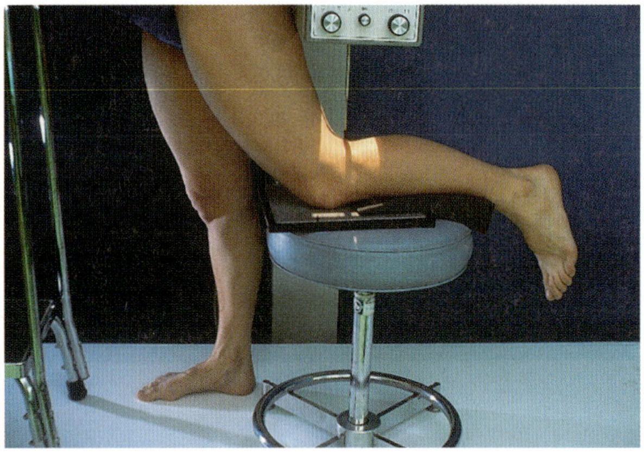

그림 4-135 융기사이오목 후 · 전축방향 촬영, 바로 서서 무릎을 의자 위에 놓은 자세.

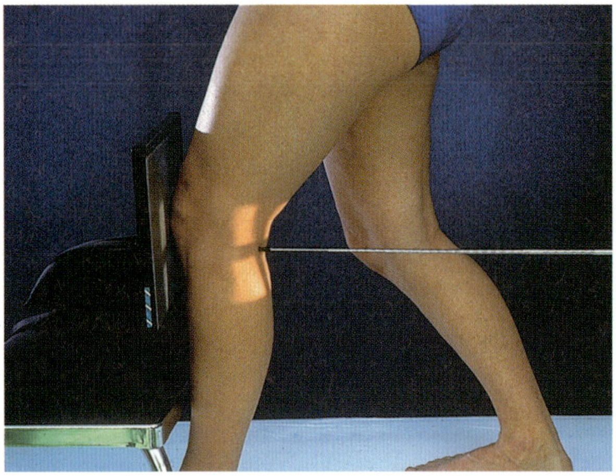

그림 4-136 융기사이오목 후 · 전축방향 촬영, 선 자세에서 수평방향의 중심선을 사용하는 자세.

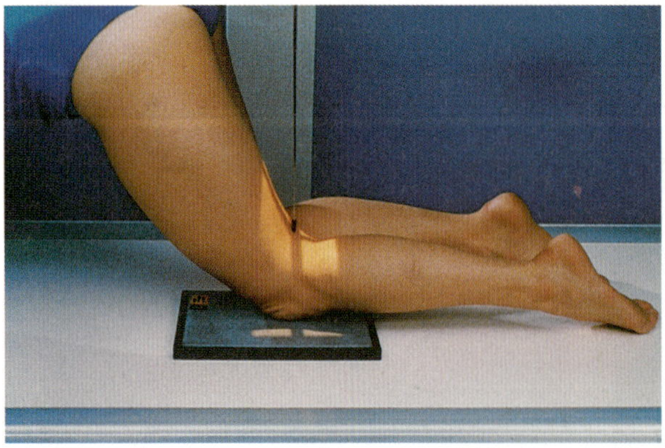

그림 4-137 융기사이오목 후 · 전축방향 촬영, 촬영테이블에 무릎을 구부리는 자세: 원래의 Holmblad method.

과간와 후 · 전축방향 촬영

Intercondylar fossa PA axial projection

Holmblad method

1937년 Holmblad[1]가 처음으로 기술한 후 · 전축방향 또는 터널 촬영은 촬영테이블 위에서 환자가 무릎 꿇은 자세를 취하는 것이 필요하다. 1983년 Holmblad method[2]는 환자가 자세를 취할 수 있는 경우 선 자세에서 촬영을 할 수 있도록 변형되었다.

환자 자세

- 환자의 안전을 고려한 다음 환자는 3가지 자세 중 1가지 자세를 취한다. (1) 촬영테이블의 한쪽에 의자를 놓고 의자 위에 촬영할 무릎을 구부리고 선다(그림 4-135). (2) 촬영테이블의 한쪽에 서서 검사부위 무릎을 구부려 영상수용체의 앞면에 접촉시킨다(그림 4-136). (3) Holmblad가 원래 기술한 대로 촬영테이블 위에서 무릎을 꿇고 검사부위 무릎을 영상수용체 위에 놓는다(그림 4-137). 이 3가지 자세 모두 환자는 촬영테이블에 기대어 지탱한다.

[1]Holmblad EC: Postero-anterior x-ray view of the knee in flexion, JAMA 109:1196, 1937.
[2]Turner GW et al: Erect positions for "tunnel" views of the knee, Radiol Technol 55:640, 1983.

검사 자세

- 3가지 자세 모두 환자의 무릎 앞쪽에 영상수용체를 놓고 무릎뼈 첨부를 영상수용체의 중앙에 놓는다. 무릎을 최대로 편 자세로부터 70°를 구부린다(그림 4-138에서 보듯이 중심선과는 20° 차이가 있다).
- 생식샘을 차폐한다.

중심선

- 3가지 자세 모두 다리에 수직으로 영상수용체의 중앙으로 입사한다.

조사야

- 8×10inch(18×24cm)로 조절한다.

영상구조

넙다리뼈의 융기사이오목, 융기사이융기의 안쪽과 가쪽 융기사이결절이 보인다(그림 4-139). Holmblad[1]는 이 촬영에서 사용된 구부림 정도가 넙다리뼈와 정강뼈 사이의 관절공간을 넓히고, 정강뼈와 넙다리뼈의 관절과 표면이 더 잘 관찰된다.

[1]Holmblad EC: Posteroanterior x-ray view of the knee in flexion, JAMA 109:1196, 1937.

평가기준

- 적절한 조사야가 이루어져야 한다.
- 열린 융기사이오목이 관찰되어야 한다.
- 넙다리뼈 관절융기의 뒤아랫면이 관찰되어야 한다.
- 융기사이융기 및 무릎관절 공간이 관찰되어야 한다.
- 융기사이오목에 겹치지 않는 무릎뼈 첨부가 관찰되어야 한다.
- 회전되지 않아야 하고, 이것은 정강뼈와 종아리뼈가 약간 겹치는 것을 통해 알 수 있다.
- 융기사이오목 및 사이 공간의 연부조직이 관찰되어야 한다.
- 융기사이융기, 먼쪽 넙다리뼈, 몸쪽 정강뼈가 세부적으로 관찰되어야 한다.

참고: 양쪽 검사(Rosenberg method)는 무릎 후·전방향 촬영 내용을 참조한다(그림 4-130 참조).

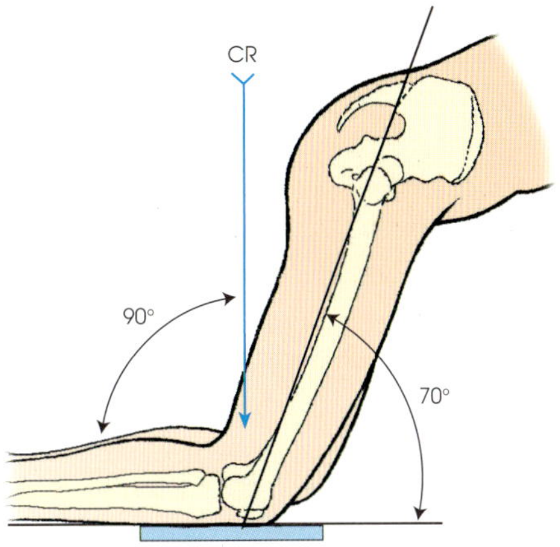

그림 4-138 3가지 융기사이오목 촬영법에서 배열 관계: Holmblad method. 중심선은 정강뼈와 종아리뼈에 수직이다.

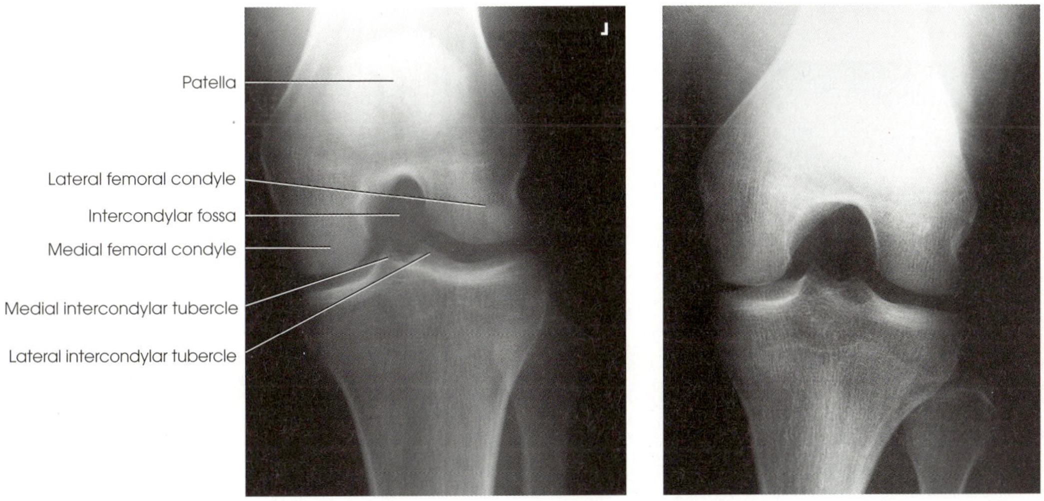

그림 4-139 융기사이오목 후·전축방향(터널): Holmblad method.

과간와 후 · 전축방향 촬영

Intercondylar fossa PA axial projection

Camp–Coventry method[1]

환자 자세

- 환자는 엎드린 자세를 하고, 몸이 회전되지 않도록 조절한다.

[1]Camp JD, Coventry MB: Use of special views in roentgenography of the knee joint, US Naval Med Bull 42:56, 1944.

검사 자세

- 환자의 무릎을 40~50° 굽히고 발을 적절한 지지대 위에 놓는다.
- 영상수용체의 위쪽 절반 중앙에 무릎관절을 맞춘다. 중심선을 기울여 조사하면 무릎관절이 영상수용체의 중앙에 온다(그림 4–140, 4–141).
- 다리 옆에 각도기를 놓아서 다리 각도를 정확하게 결정할 수 있다.
- 다리를 조정하여 무릎이 안쪽이나 가쪽돌림되지 않도록 한다.
- 생식샘을 차폐한다.

중심선

- 다리의 긴축에 수직 및 무릎관절 중앙에 입사한다(오금 오목부분 위).
- 무릎을 40° 구부렸을 시 40° 각도를 주고, 50° 구부렸을 시 50° 각도를 준다.

조사야

- 8×10inch(18×24cm)로 조절한다.

영상구조

융기사이오목 및 융기사이융기의 안쪽과 가쪽 융기사이간결절이 다른 구조물과 겹치지 않고 관찰된다(그림 4–142, 4–143).

평가기준

- 적절한 조사야가 이루어져야 한다.
- 열린 융기사이오목이 관찰되어야 한다.
- 넙다리뼈 관절융기의 뒤아랫면이 관찰되어야 한다.
- 열린 무릎관절의 중앙에 놓인 융기사이융기가 관찰되어야 한다.
- 융기사이오목에 겹치지 않는 무릎뼈 첨부가 관찰되어야 한다.
- 회전되지 않아야 한다. 정강뼈와 종아리뼈가 약간 겹치는 것을 통해 회전되지 않았음을 확인할 수 있다.
- 융기사이오목 및 사이 공간의 연부조직이 관찰되어야 한다.
- 융기사이융기, 번쪽 넙다리뼈, 몸쪽 정강뼈가 세부적으로 관찰되어야 한다.

참고: 무릎관절의 정기검사에서 융기사이오목 촬영은 보통 유리체(관절서)를 발견하기 위해 사용한다. 또한 이 촬영은 박리뼈연골염(osteochondritis dissecans)에서 갈라지고 전위된 연골과 선천적 무릎뼈분리증(congenital slipped patella)에서 가쪽 넙다리뼈 관절융기의 발육부전을 평가할 때도 사용한다.

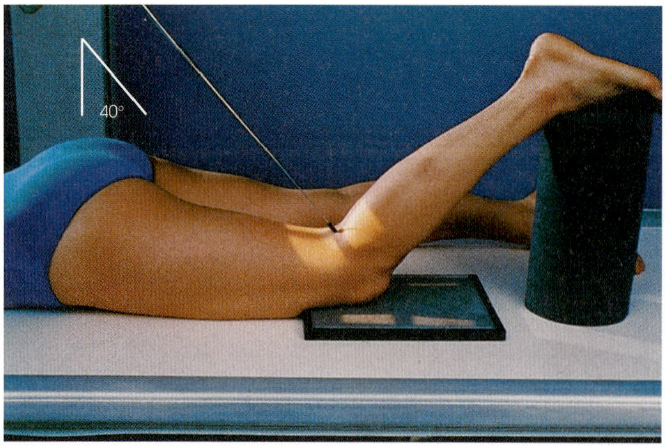

그림 4–140 융기사이오목 후 · 전축방향(터널) 촬영: Camp–Coventry method.

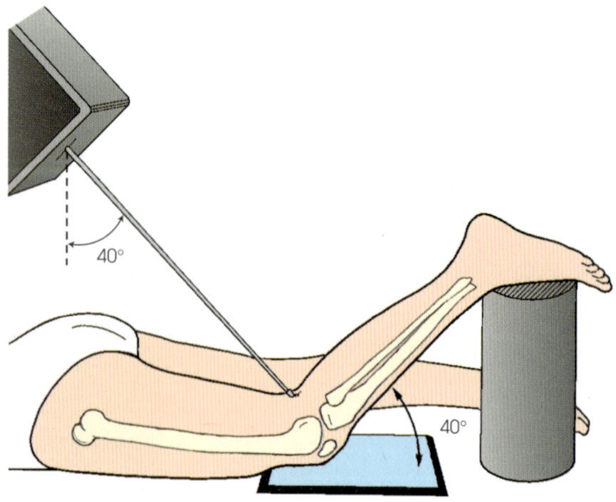

그림 4–141 융기사이오목 후 · 전축방향(터널) 촬영 모식도: Camp–Coventry method.

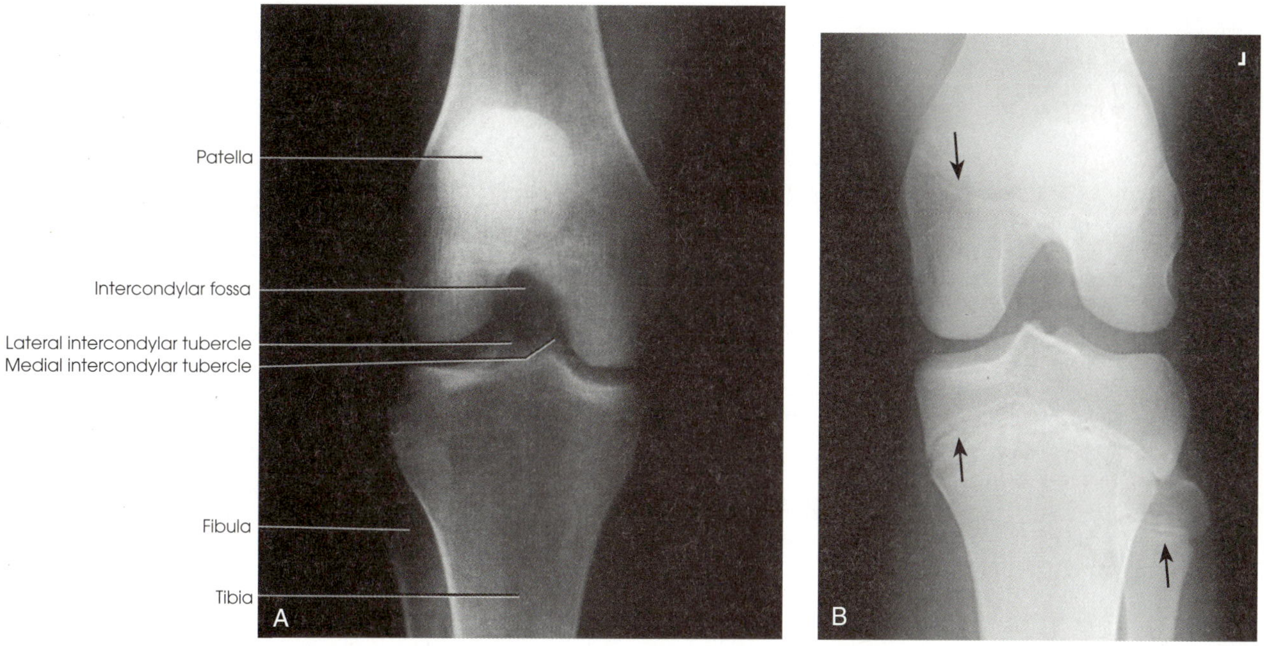

그림 4-142 Camp-Coventry method. A, 무릎을 40° 구부리고 촬영한 영상. **B,** 13세 환자의 무릎을 40° 구부리고 촬영한 영상. 뼈끝을 주목한다(화살표).

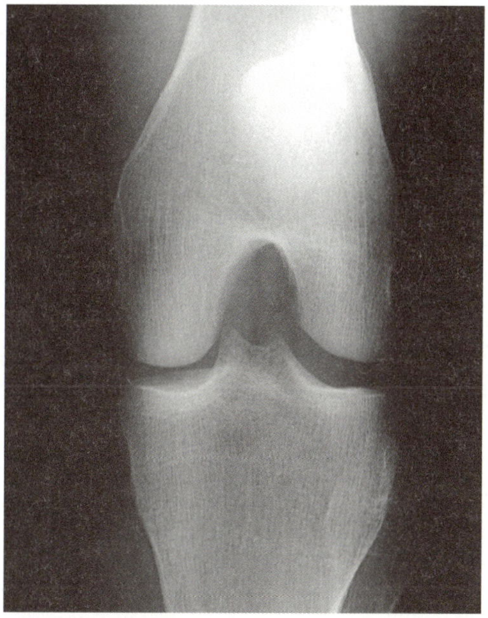

그림 4-143 무릎을 50° 구부리고 촬영한 영상(그림 4-142와 같은 환자): Camp-Coventry method.

과간와 전 · 후사방향 촬영

Intercondylar fossa PA oblique projection

Béclère method

환자 자세

- 환자는 누운 자세를 취하고, 몸이 회전되지 않도록 조절한다.

검사 자세

- 검사받을 무릎을 충분히 구부려서 정강뼈의 긴축에 대해 넙다리뼈의 긴축이 60°가 되도록 한다.
- 무릎 아래에 모래주머니를 받친다(그림 4-144).
- 무릎 아래에 영상수용체를 놓고, 중심점이 중심선과 일치하도록 영상수용체의 위치를 조정한다.
- 다리를 조정하여 넙다리관절융기가 영상수용체에서부터 같은 거리에 있도록 한다. 모래주머니로 발을 고정한다.
- 생식샘을 차폐한다.

중심선

- 다리의 긴축에 수직으로 무릎뼈 첨부에서 0.5inch(1.3cm) 아래 지점의 무릎관절로 입사한다.

영상구조

융기사이오목, 융기사이융기, 무릎관절이 관찰된다(그림 4-145).

평가기준

- 열린 융기사이오목이 관찰되어야 한다.
- 넙다리뼈 관절융기의 뒤아랫면이 관찰되어야 한다.
- 융기사이오목 및 무릎관절공간이 관찰되어야 한다.
- 무릎뼈의 첨부와 융기사이오목이 겹치지 않아야 한다.
- 회전되지 않아야 한다. 정강뼈와 종아리뼈가 약간 겹치는 것을 통해 회전되지 않았음을 확인할 수 있다.
- 융기사이오목과 사이공간의 연부조직이 관찰되어야 한다.
- 융기사이융기, 먼쪽 넙다리뼈, 몸쪽 정강뼈가 세부적으로 관찰되어야 한다.

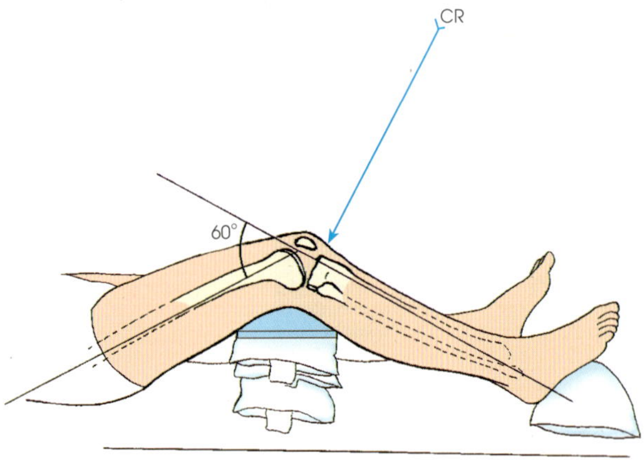

그림 4-144 영상수용체를 가로로 놓고 촬영하는 융기사이오목 전 · 후축방향 촬영 모식도: **Béclère** method.

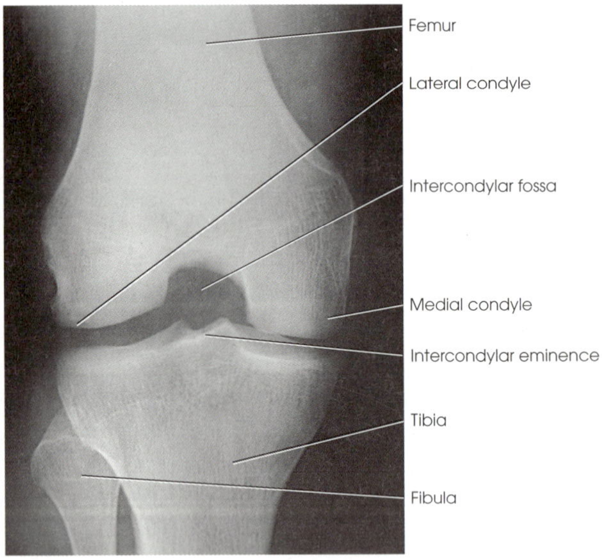

그림 4-145 융기사이오목 전 · 후축방향 영상: **Béclère** method.

슬개골 후 · 전방향 촬영

Patella PA projection

환자 자세

- 환자는 누운 자세를 취한다.
- 무릎에 통증이 있다면 넙다리 아래와 다리 아래에 모래주머니를 놓아 무릎뼈에 대한 압박을 줄여준다.

검사 자세

- 영상수용체 중앙에 무릎뼈를 놓는다.
- 다리 위치를 조정하여 무릎뼈가 영상수용체면에 평행하도록 한다. 이렇게 하려면 일반적으로 뒤꿈치를 가쪽으로 5~10° 회전시켜야 한다(그림 4-146).
- 생식샘을 차폐한다.

중심선

- 오금부위 중앙에 수직으로 입사하여 무릎뼈로 나간다.
- 무릎뼈에 가깝게 조사야를 설정한다.

조사야

- 6×6inch(15×15cm)로 조절한다.

영상구조

무릎뼈 후 · 전방향 촬영이 전 · 후방향 촬영보다 더 선명한 영상을 제공한다. 왜냐하면 피사체-영상수용체 거리(Object-to-IR Distance, OID)가 더 가깝기 때문이다(그림 4-147, 4-148).

평가기준

- 적절한 조사야가 이루어져야 한다.
- 넙다리뼈에 완전히 겹친 무릎뼈가 관찰되어야 한다.
- 겹쳐진 넙다리뼈를 통해 무릎뼈가 뚜렷하게 관찰되도록 적절한 투과가 있어야 한다.
- 회전이 없어야 한다.

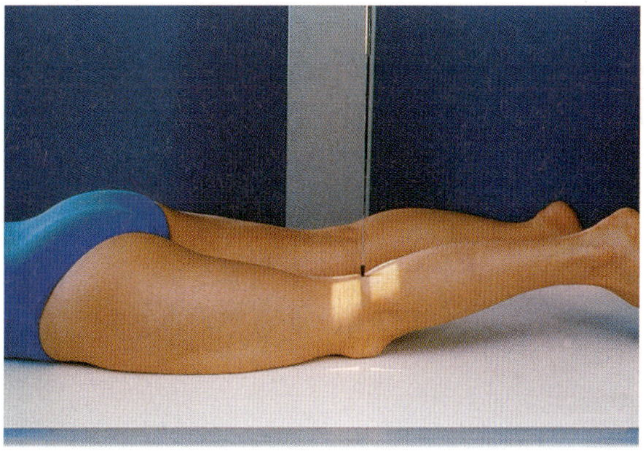

그림 4-146 무릎뼈 후 · 전방향 촬영.

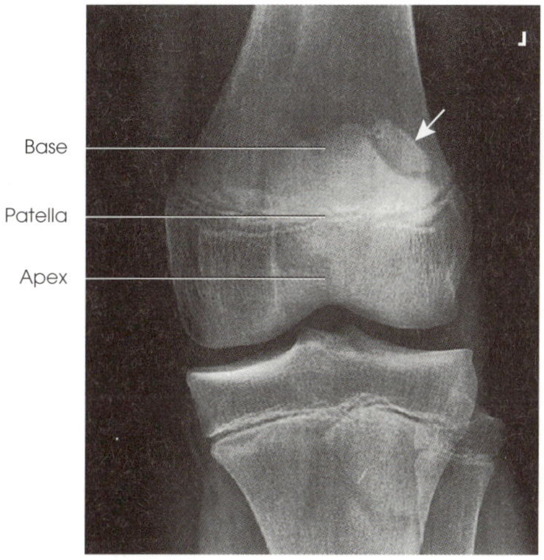

그림 4-147 무릎뼈 전 · 후방향 영상으로 골절이 관찰된다(화살표).

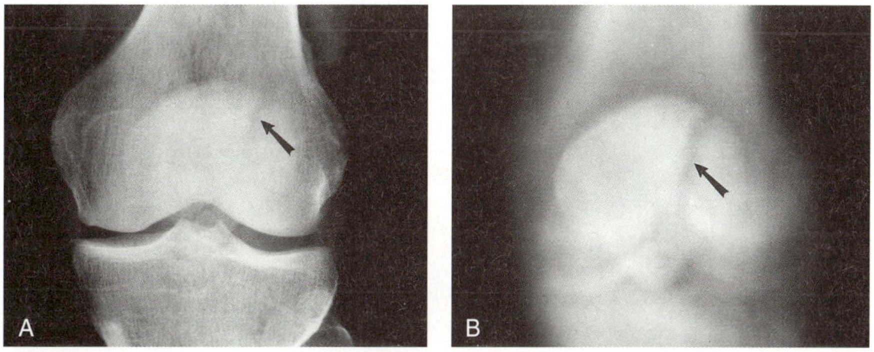

그림 4-148 **A,** 고식적 무릎뼈 후 · 전방향 영상으로 무릎뼈의 가쪽 ⅓지점에 수직으로 방사선 투과성 선이 보인다(화살표). **B,** 단층 촬영에서 이 결손은 무릎뼈의 위에서 아래쪽까지 이어져 있다. 이것은 이분무릎뼈(bipartite patella)로 골절이 아니다.

슬개골 측방향 촬영

Patella lateral projection

내외측방향

환자 자세

- 환자는 옆으로 누운 자세를 한다.

검사 자세

- 환자에게 검사할 엉덩관절쪽으로 회전할 것을 요청한다. 발목 아래에 모래주머니를 놓아 지탱할 수 있다.
- 검사부위 반대쪽의 무릎과 엉덩관절을 구부리고, 안정을 위해 검사부위 반대쪽 발을 검사할 다리 앞에 놓는다.
- 검사부위 무릎을 약 5~10° 정도 구부린다. 구부림을 증가시키면 무릎넙다리관절 공간이 감소한다.
- 무릎을 측방향 자세로 조정하여 넙다리관절융기가 겹치도록 하고 무릎뼈가 영상수용체에 수직이 되도록 한다(그림 4-149).
- 생식샘을 차폐한다.
- 영상수용체 중앙에 무릎뼈가 오도록 한다.

중심선

- 영상수용체에 수직으로 무릎넙다리관절의 중간부위로 입사한다.
- 무릎뼈에 가깝게 조사야를 설정한다.

조사야

- 4×4inch(10×10cm)로 조절한다.

영상구조

무릎뼈와 무릎넙다리관절공간의 측면 모습이 관찰된다(그림 4-150, 4-151).

평가기준

- 적절한 조사야가 이루어져야 한다.
- 5~10° 구부린 무릎이 관찰되어야 한다.
- 무릎넙다리관절공간의 열린 상태가 관찰되어야 한다.
- 무릎뼈의 측면상이 관찰되어야 한다.
- 근접 조사야가 이루어져야 한다.

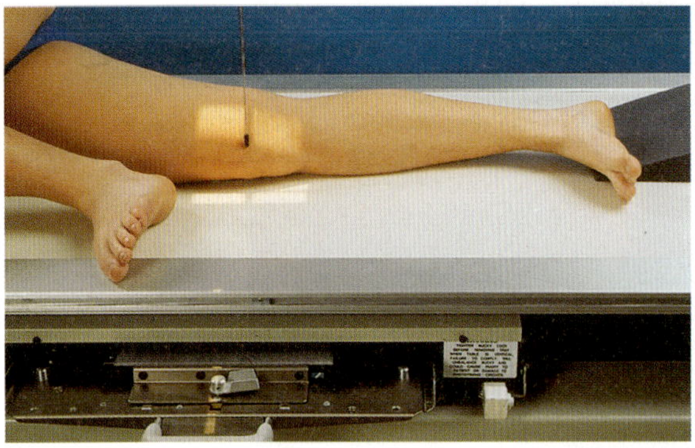

그림 4-149 무릎뼈 측방향 촬영(안가쪽방향).

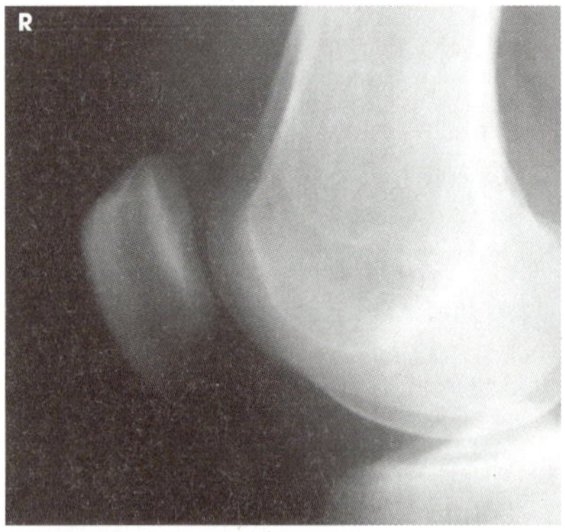

그림 4-150 무릎뼈 측방향 촬영(안가쪽방향).

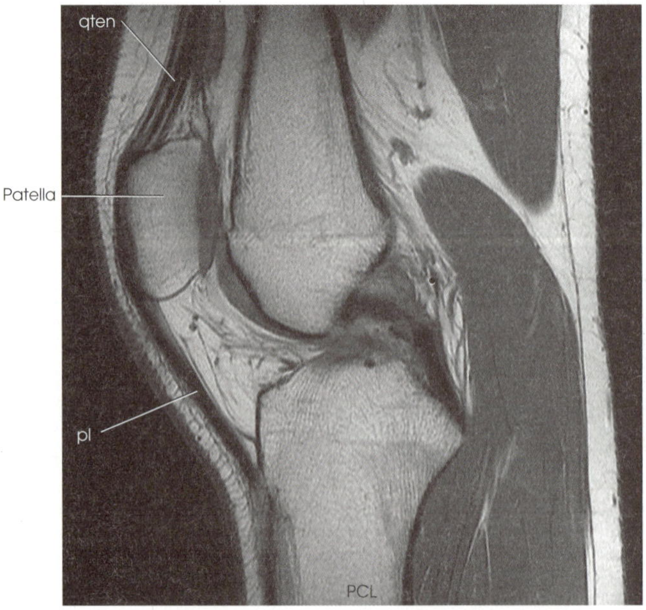

그림 4-151 시상면 MRI 영상으로 무릎뼈, 무릎넙다리관절, 주위의 연부조직이 관찰된다. 이 영상에서 네갈래근 힘줄(qten)과 무릎인대(pl)가 보인다.

슬개골 접선방향 촬영

Patella tangential projection

Hughston method[1,2]

무릎의 촬영은 수많은 논문의 주제가 되어 왔다. 접선방향 촬영을 위해서 환자는 엎드린 자세, 누운 자세, 옆으로 누운 자세, 테이블에 앉은 자세, 촬영테이블 가장자리에 다리를 늘어 뜨리고 앉은 자세, 또는 선 자세 중 하나를 취해야 한다.

많은 저자들이 무릎관절의 굽힘각을 20~120° 범위에서 기술해 왔다. Laurin[3]은 무릎을 20° 굽힐 때 더 쉽게 무릎뼈 아탈구를 볼 수 있고 이러한 작은 각을 사용할 때의 한계를 보고하였다. 현대의 촬영장비는 조사야의 큰 크기로 인해 종종 그렇게 작은 각을 사용할 수 없다. Fodor 등[4]과 Merchant 등[5]은 45°를 권장했고, Hughston[6]은 약 55°를 굽히고 중심선을 45° 기울일 것을 권장했다. 더구나 Merchant 등[5]은 무릎뼈의 아탈구를 보는데 네갈래근의 이완이 필요하다고 말했다.

환자 자세

- 환자는 촬영테이블에 엎드린다.
- 몸이 회전되지 않도록 조정한다.

[1]Hughston JC: Subluxation of the patella, J Bone Joint Surg Am 50:1003, 1968.
[2]Kimberlin GE: Radiological assessment of the patellofemoral articulation and subluxation of the patella, Radiol Technol 45:129, 1973.
[3]Laurin CA: The abnormal lateral patellofemoral angle, J Bone Joint Surg Am 60:55, 1968.
[4]Fodor J et al: Accurate radiography of the patellofemoral joint, Radiol Technol 53:570, 1982.
[5]Merchant AC et al: Roentgenographic analysis of patellofemoral congruence, J Bone Joint Surg Am 56:1391, 1974.
[6]Hughston JC: Subluxation of the patella, J Bone Joint Surg Am 50:1003, 1968.

검사 자세

- 환자의 무릎 아래에 영상수용체를 놓은 후 천천히 검사부위 무릎을 구부려 정강뼈와 종아리뼈가 테이블과 50~60° 각도를 이루도록 한다.
- 조리개에 발을 얹어 자세를 유지한다(그림 4-152).
- 조리개 표면이 뜨겁지 않은지 확인하여 환자의 화상을 방지한다.
- 다리를 조정하여 수직면으로부터 안쪽이나 가쪽으로 회전되지 않도록 한다.
- 생식샘을 차폐한다.

중심선

- 머리쪽으로 45° 기울여 무릎넙다리관절로 입사한다.

영상구조

접선방향 영상은 무릎뼈의 아탈구와 무릎뼈 골절을 관찰할 수 있고, 넙다리뼈 관절융기의 영상학적 평가가 가능하다. Hughston은 비교를 위해 양쪽 무릎을 검사할 것을 권장했다(그림 4-153).

평가기준

- 측면상으로 보이는 무릎뼈가 관찰되어야 한다.
- 무릎넙다리관절이 열려 있는 상태가 관찰되어야 한다.
- 넙다리뼈 관절융기의 표면이 관찰되어야 한다.
- **넙다리무릎**관절의 연부조직이 관찰되어야 한다.
- 무릎뼈와 넙다리뼈 관절융기의 뼈가 세부적으로 관찰되어야 한다.

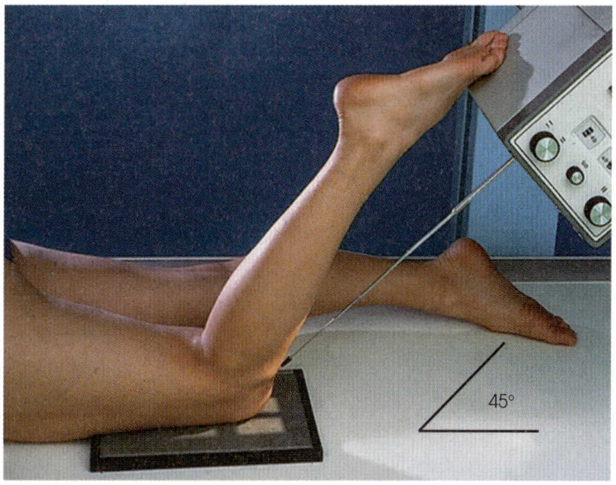

그림 4-152 무릎뼈와 무릎넙다리관절 접선방향 촬영: Hughston method.

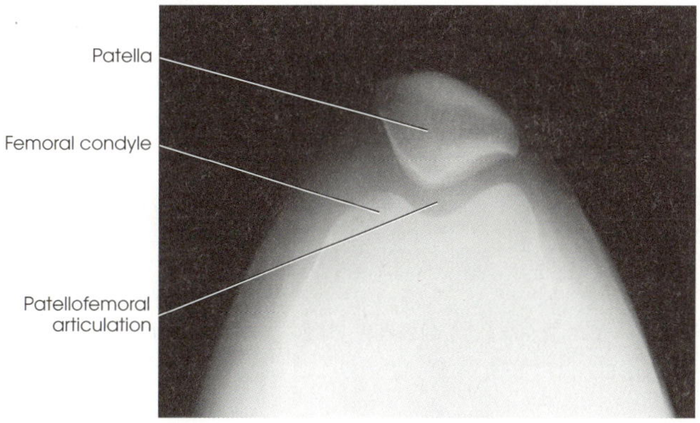

그림 4-153 무릎넙다리관절 접선방향 영상: Hughston method.

슬개골 접선방향 촬영

Patella tangential projection

Merchant method[1]

SID: 확대가 되는 것을 줄이기 위해 4ft(2m) SID를 사용

환자 자세

- 촬영테이블 끝에 양쪽 무릎을 놓고 누운 자세를 취한다.
- 조절 가능한 영상수용체 홀더로 무릎과 다리를 지탱한다(축방향 보조기구, Axial Viewer device).[2]
- 넙다리네갈래근의 편안함과 이완을 높이기 위해 환자의 머리와 등에 베개나 쐐기형 스펀지를 놓는다.

[1]Merchant AC et al: Roentgenographic analysis of patellofemoral congruence, J Bone Joint Surg Am 56:1391, 1974.
[2]Merchant AC: The Axial Viewer, Orthopedic Products, 2500 Hospital Dr., Bldg. 7, Mountain View, CA 94040.

검사 자세

- 축방향 보조기구를 사용하여 환자의 무릎을 약 2inch 정도 들어올려 넙다리뼈가 테이블 윗면과 평행하도록 한다(그림 4-154, 4-155).
- 무릎의 굽힘각을 40°로 조절한다(Merchant는 다양한 무릎넙다리 질환을 보기 위해 굽힘각을 30~90°까지 변화시킬 수 있다고 보고했다).
- 다리의 회전 조절과 환자의 이완을 위해 종아리 부분에 끈으로 감는다.
- 무릎뼈에서 약 1ft(30.5cm) 먼쪽의 정강이(편안하도록 얇은 스펀지를 사용)에 중심선에 수직이 되도록 영상수용체를 놓는다.
- 환자가 이완할 수 있는지 확인한다. 정확한 진단을 위해 넙다리네갈래근의 이완이 중요하다. 만약 이 근육들이 이완되지 않으면 아탈구된 무릎뼈가 융기사이고랑내로 들어가버려 정상인 것처럼 보일 수 있기 때문이다.
- 추적검사 시 재현성을 위해 무릎의 굽힘각을 기록한다. 왜냐하면 무릎뼈 아탈구의 심한 정도는 흔히 무릎 굽힘각에 반비례하기 때문이다.
- 생식샘을 차폐한다.

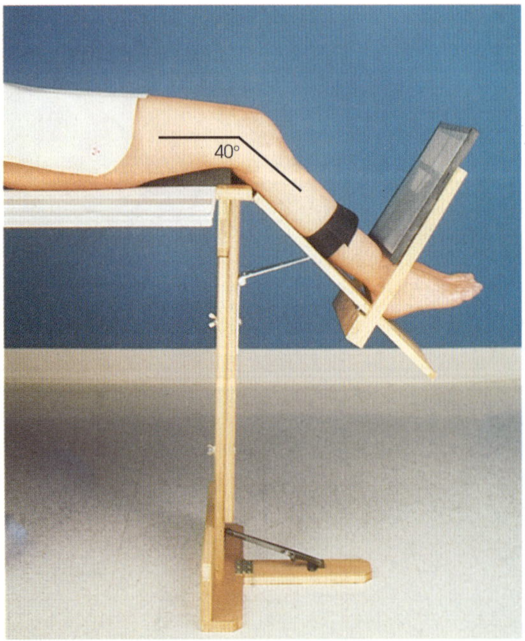

그림 4-154 무릎뼈와 무릎넙다리관절의 접선방향 촬영: Merchant method. 축방향 보조기구(Axial Viewer device)를 사용한 것에 주목한다.

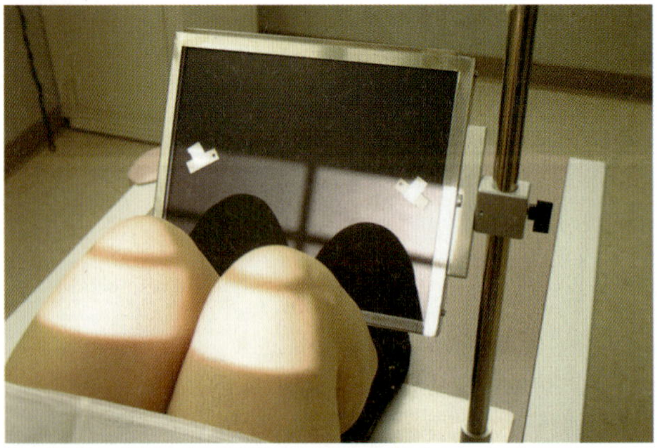

그림 4-155 테이블 윗면의 영상수용체 홀더. 무릎의 그림자를 이용하여 영상수용체 위에 무릎뼈의 위치를 정하는 것에 주목한다.

중심선

- 영상수용체에 수직으로 입사한다.
- 무릎 굽힘각이 40°일 경우 중심선을 수평면에서 발쪽으로 30°(수직에서 60°) 기울여 중심선과 넙다리뼈의 각도가 30°가 되도록 한다. 중심선은 무릎넙다리관절 높이의 무릎뼈 사이 중앙으로 입사한다.

영상구조

양측 무릎뼈와 무릎넙다리관절의 축방향 영상이 관찰된다(그림 4-156). 영상수용체가 중심선 사이가 직각이기 때문에 무릎뼈는 비록 경미한 확대가 되긴 하지만 왜곡은 되지 않는다.

평가기준

- 측면상으로 보이는 무릎뼈가 관찰되어야 한다.
- 넙다리관절융기 및 융기사이고랑이 관찰되어야 한다.
- 열린 무릎넙다리관절이 관찰되어야 한다.

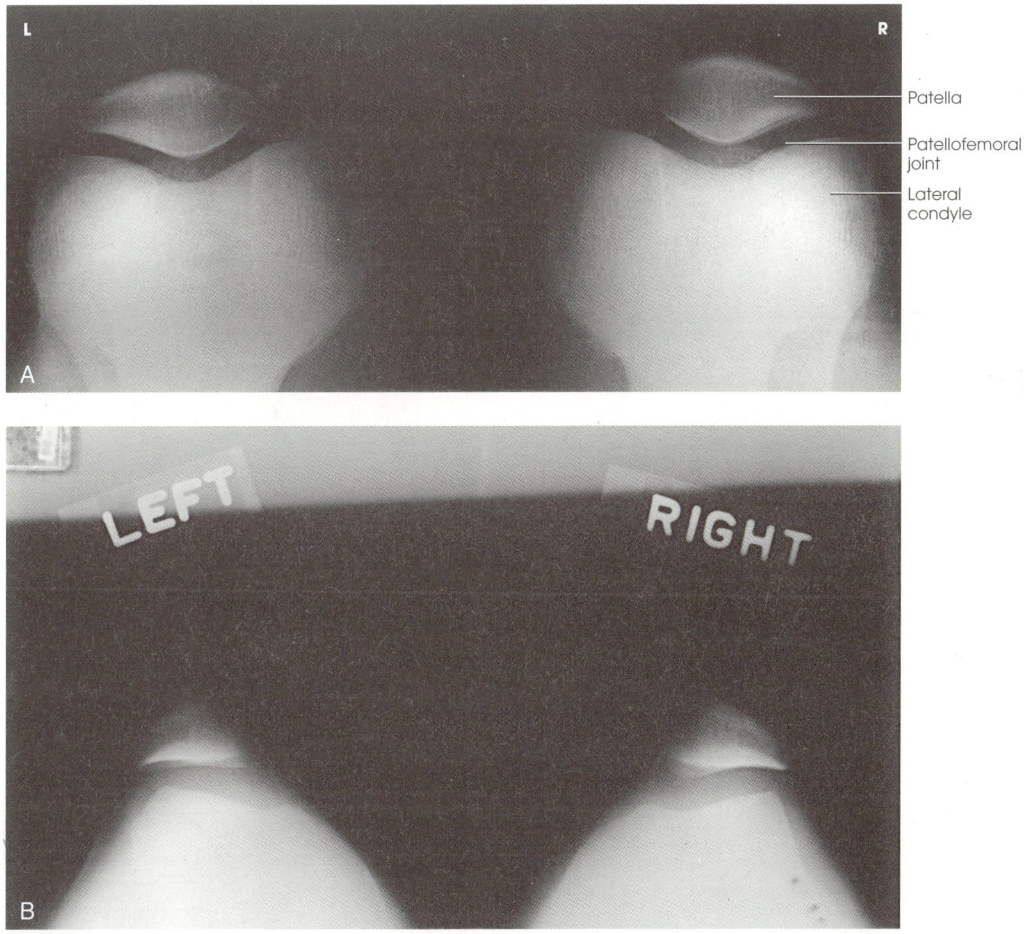

그림 4-156 A, 크기와 형태가 동일한 정상적인 무릎넙다리관절 접선방향 영상으로 무릎뼈의 중심이 잘 잡혀 있고 뼈잔기둥 패턴도 정상이다. **B,** 비정상적인 접선방향 영상으로 융기사이고랑이 얕고, 무릎뼈의 모양이 비정상이고 가쪽으로 아탈구되어 있으며, 무릎넙다리관절의 크기와 모양이 동일하지 않다(왼쪽이 오른쪽보다 심하다).

(Courtesy Alan J. Merchant.)

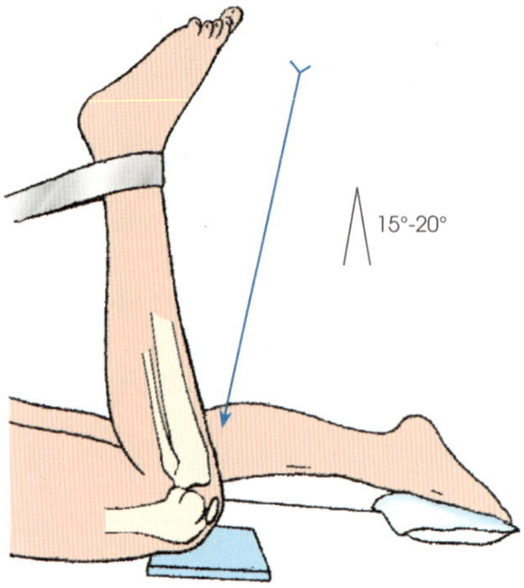

그림 4-157 무릎뼈와 무릎넙다리관절 접선방향 촬영 모식도: Settegast method.

슬개골 접선방향 촬영

Patella tangential projection

Settegast method

이 촬영에서는 무릎을 굽히는 것이 필요한데 이것 때문에 뼛조각이 전이될 위험성이 있다. 따라서 측방향 영상에서 무릎뼈에 횡골절이 없는 것을 확인할 때까지나 통증이 있는 경우 시행해서는 안 된다.

환자 자세

- 환자는 바로 눕거나 엎드린 자세를 취한다. 엎드린 자세를 더 선호하는데 그 이유는 무릎을 더 큰 각도로 구부릴 수 있고, 고정이 더 쉽기 때문이다(그림 4-157, 4-158).
- 만약 환자가 촬영테이블 위에 앉아 있다면 영상수용체를 제 위치에 잘 고정해야 한다(그림 4-159). 그림 4-160과 그림 4-161은 대체 자세이다.

검사 자세

- 만약 환자 상태가 허락된다면 환자의 무릎을 천천히 가능한 한 최대한 굽히거나 영상수용체에 무릎뼈가 수직이 될 때까지 구부린다. 느리고 매끄럽게 구부리면 환자는 구부린 자세를 견딜 수 있지만 빠르고 매끄럽지 않게 구부리면 심한 통증이 생길 수 있다.
- 원한다면 환자의 발목이나 발 주위에 긴 붕대끈을 감는다. 다리를 제 자세로 유지하기 위해 어깨너머로 해서 그 끝을 환자가 잡는다. 부드럽게 다리를 수정하여 긴축이 수직이 되도록 한다.

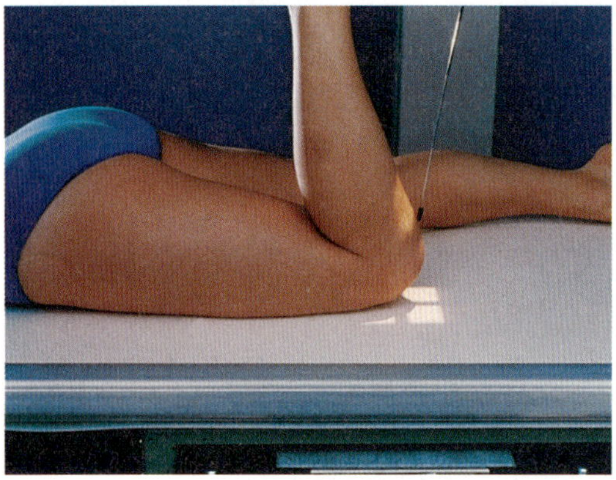

그림 4-158 무릎뼈와 무릎넙다리관절 접선방향 촬영: Settegast method.

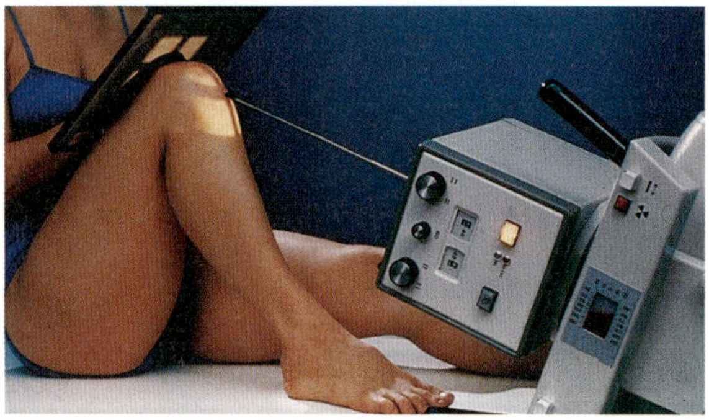

그림 4-159 무릎뼈와 무릎넙다리관절 접선방향 촬영: Settegast method.

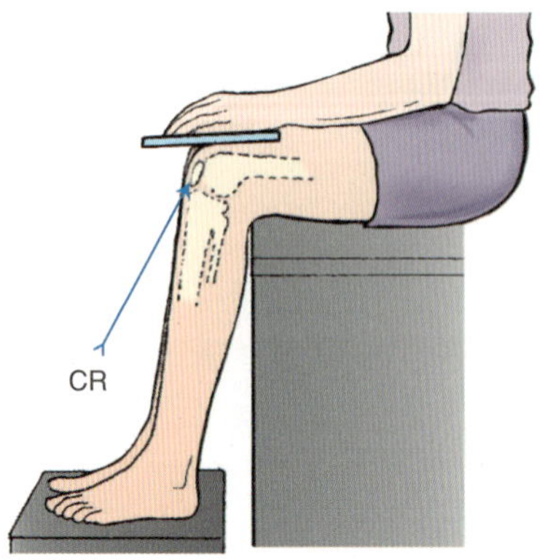

그림 4-160 무릎뼈와 무릎넙다리관절 접선방향 촬영 모식도: 앉은 자세.

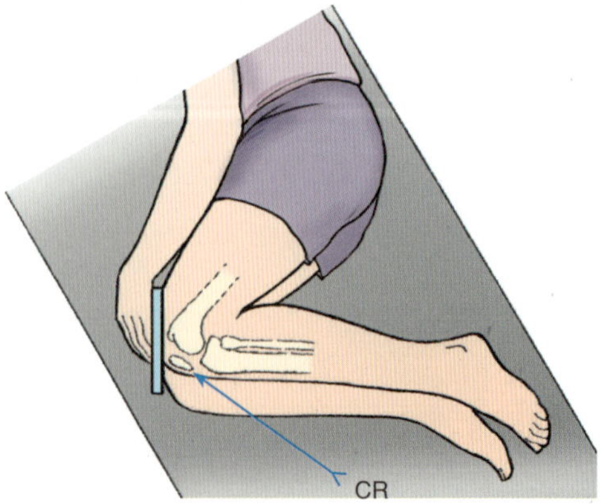

그림 4-161 무릎뼈와 무릎넙다리관절 접선방향 촬영 모식도: 옆으로 누운 자세.

- 무릎 아래에 가로방향으로 영상수용체를 놓고, 무릎뼈와 넙다리관절융기 사이의 관절공간에 중심을 맞춘다.
- 생식샘을 차폐한다.
- 동일한 OID와 SID를 유지하면 측면 자세나 앉은 자세에서도 이 촬영을 할 수 있다(그림 4-160, 4-161).

참고: 중심선이 환자의 상체를 향할 경우(그림 4-159, 4-160) 가슴과 갑상샘에 방사선 차폐를 해야 한다. 모든 환자에게 생식샘을 차폐해야 한다.

중심선

- 관절이 수직일 때는 무릎뼈와 넙다리관절융기 사이의 관절공간에 수직으로 입사한다. 만약 관절이 수직이 아니라면 중심선의 각도는 무릎의 굽힘각에 달려 있다.
- 각도는 보통 15~20° 정도이다.
- 근접 조사야를 권장한다.

조사야

- 한쪽 촬영 시는 4×4inch(10×10cm)로 조정하고, 양쪽 촬영 시는 4×10inch (10×24cm)로 조절한다.

영상구조

뼈의 수직골절과 무릎넙다리관절면이 관찰된다(그림 4-162, 4-163).

평가기준

- 적절한 조사야가 이루어져야 한다.
- 측면상으로 보이는 무릎뼈가 관찰되어야 한다.
- 열린 무릎넙다리관절이 관찰되어야 한다.
- 넙다리관절융기의 표면이 관찰되어야 한다.
- 무릎넙다리관절의 연부조직이 관찰되어야 한다.
- 무릎뼈와 넙다리관절융기의 뼈가 세부적으로 관찰되어야 한다.

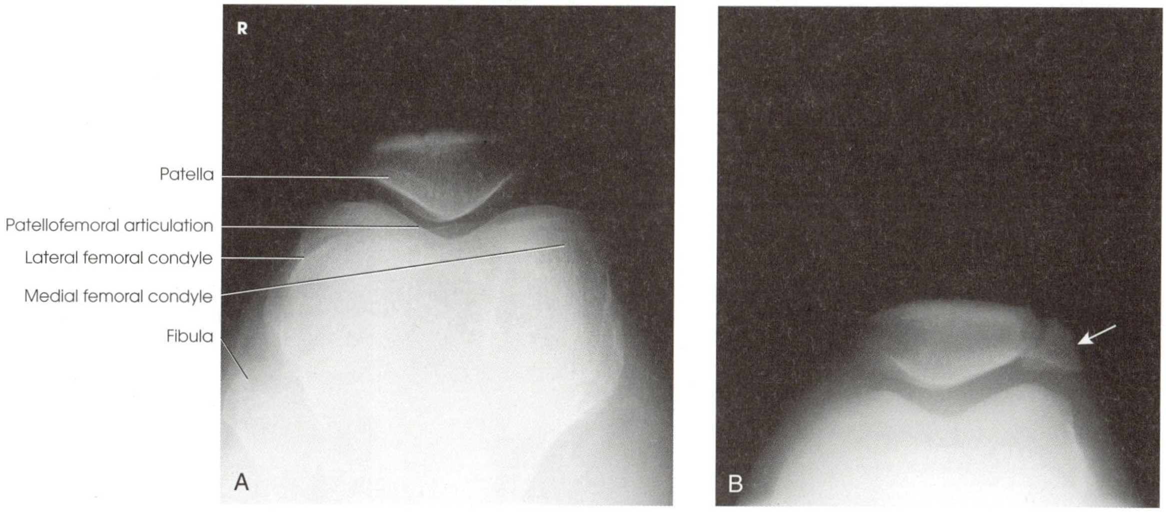

그림 4-162 A, 무릎뼈와 무릎넙다리관절 접선방향 영상: Settegast method. **B,** 골절(화살표).

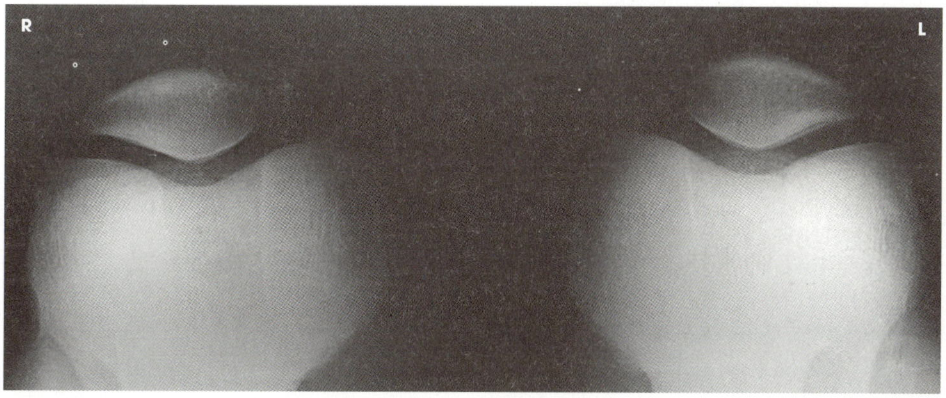

그림 4-163 양측 무릎뼈 검사. 이 검사를 할 때 양쪽 다리의 종아리를 끈으로 묶어서 넙다리뼈의 회전을 조절해야 한다.

대퇴골 전 · 후방향 촬영
Femur AP projection

양쪽 넙다리뼈머리가 비정상적으로 넓은 골반에 의해 떨어져 있다면 양쪽 넙다리뼈의 몸통은 정중선쪽으로 더 심하게 각이 진다.

환자 자세

- 환자는 누운 자세를 취한다.
- 골반이 회전되지 않았는지 확인한다.

검사 자세

- 검사부위 넙다리가 영상수용체의 정중선에 오도록 한다. 만약 환자의 키가 너무 커서 전체 넙다리뼈를 한 번에 촬영할 수 없다면 관심부위에 가까운 관절이 하나의 영상에 같이 촬영되도록 한다(그림 4-164).

무릎을 포함하는 경우

- 먼쪽 넙다리뼈 촬영 시 환자의 다리를 약간 안쪽으로 회전시켜 정확한 해부학적인 자세가 되도록 한다. 테이블 위에 누우면 다리는 자연적으로 가쪽으로 돌아간다. 넙다리뼈 위관절융기가 영상수용체에 평행한지 확인한다.
- 영상수용체 바닥이 무릎관절에서 2inch(5cm) 아래에 놓이도록 한다.

엉덩관절을 포함하는 경우

- 몸쪽 넙다리뼈 촬영 시는 엉덩관절이 반드시 포함되어야 하므로 영상수용체의 윗부분이 ASIS 높이에 오도록 한다.
- 다리를 안쪽으로 10~15° 회전시켜 넙다리뼈목이 측면으로 관찰되게 한다.
- 생식샘을 차폐한다.

중심선

- 영상수용체의 중심과 넙다리뼈 중앙에 수직으로 입사한다.

조사야

- 넙다리뼈 음영의 양쪽으로 1inch(2.5cm), 길이 방향으로 17inch(43cm)로 조절한다.

영상구조

무릎관절이나 엉덩관절 또는 둘 다를 포함한 넙다리뼈의 전 · 후방향 영상이 관찰된다(그림 4-165, 4-166).

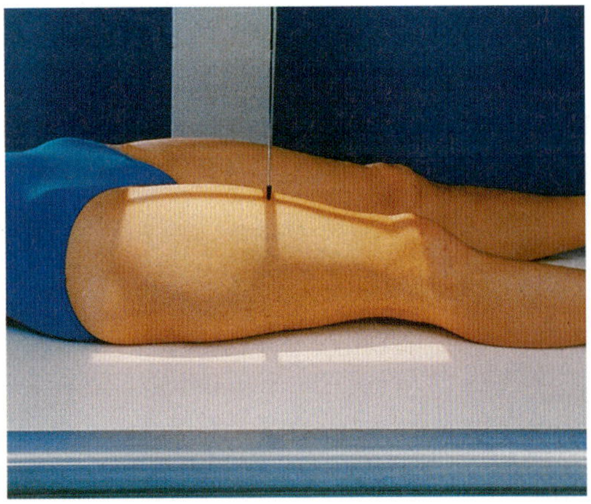

그림 4-164 먼쪽 넙다리뼈 전 · 후방향 촬영.

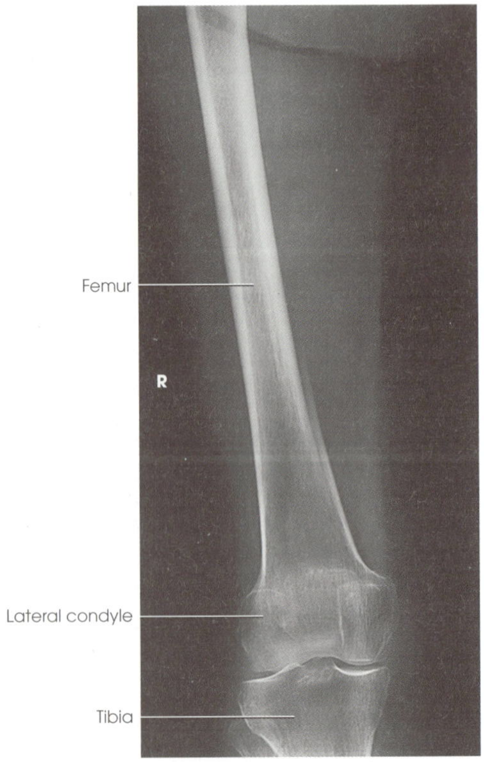

그림 4-165 오른쪽 먼쪽 넙다리뼈 전 · 후방향 영상.

평가기준

- 적절한 조사야가 이루어져야 한다.
- 대부분의 넙다리뼈와 병적 상태나 부상부위에 인접한 관절(다른 관절을 따로 한 번 더 촬영할 것을 권장한다)이 관찰되어야 한다.
- 몸쪽 넙다리뼈에 있는 넙다리뼈목이 짧아 보이지 않아야 한다.
- 넙다리뼈의 안쪽 가장자리에서 작은돌기가 보이지 않거나 몸쪽 넙다리뼈에서 아주 작은 부분만 관찰되어야 한다.
- 먼쪽 넙다리뼈에서 무릎이 회전되지 않아야 한다.
- 지시가 있는 경우 생식샘을 차폐하되 몸쪽 넙다리뼈를 가리지 않아야 한다.
- 정형외과적 장치들이 있는 경우 전체가 다 관찰되어야 한다.
- 넙다리뼈 몸통의 뼈잔기둥이 잘 관찰되어야 한다.

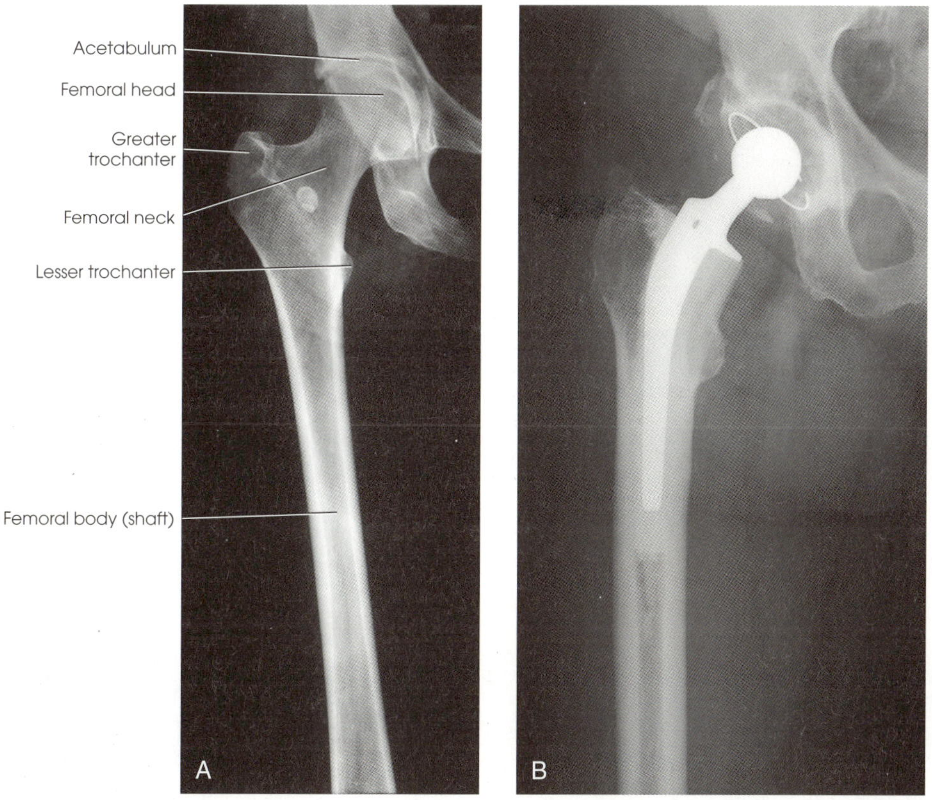

그림 4-166 A, 몸쪽 넙다리뼈 전 · 후방향 영상. B, 몸쪽 넙다리뼈 전 · 후방향 영상으로 엉덩관절 전치환술이 보인다.

대퇴골 측방향 촬영

Femur lateral projection

내외측방향

환자 자세

- 검사부위 방향으로 돌라고 환자에게 요청한다.
- 몸의 자세를 조정하여 상수용체의 정중선에 검사부위 넙다리의 중심을 맞춘다.

검사 자세

무릎을 포함하는 경우

- 먼쪽 넙다리뼈 촬영 시 위쪽 다리를 앞쪽으로 당겨 엉덩관절부위에서 모래주머니로 지탱한다.
- 골반이 정측면 자세가 되도록 조정한다(그림 4-167).
- 검사부위 쪽 무릎을 45° 정도 구부리고, 발목 아래에 모래주머니를 놓은 후 몸의 회전을 조정하여 위관절융기들이 테이블 윗면에 수직이 되도록 한다.
- 영상수용체의 위치를 조정하여 포함되는 무릎관절에서 2inch(5cm) 정도 아래가 영상수용체에 더 포함되도록 한다.

참고: 이 촬영은 또한 '엉덩관절을 포함하는 경우'의 구체적인 자세를 사용해서도 할 수 있다.

엉덩관절을 포함하는 경우

- 몸쪽 넙다리뼈 촬영 시 영상수용체의 윗부분을 ASIS 높이에 놓는다.
- 위쪽에 놓인 다리를 뒤로 당겨 지탱한다.
- 골반을 충분히 뒤쪽으로 굴려 겹치지 않도록 한다. 측면 자세로부터 10~15°가 충분하다(그림 4-168).
- 생식샘을 차폐한다.

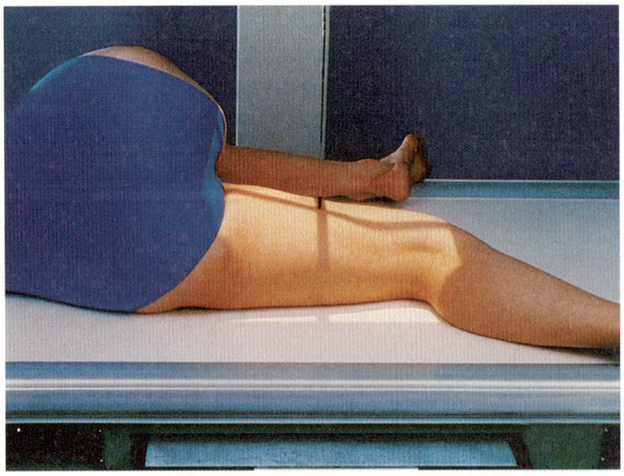

그림 4-167 먼쪽 넙다리뼈 측방향 촬영.

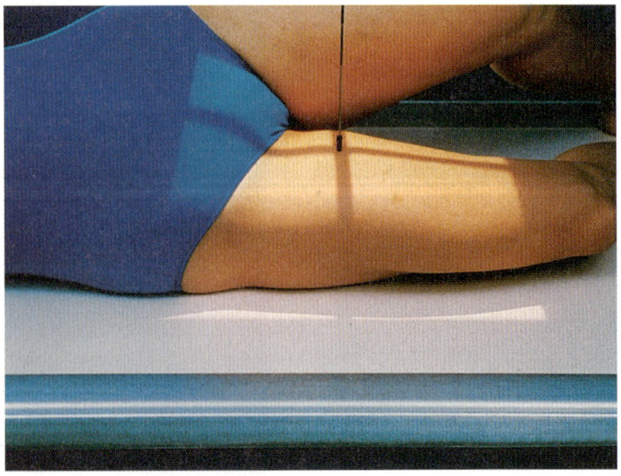

그림 4-168 몸쪽 넙다리뼈 측방향 촬영.

중심선

• 넙다리뼈의 중간과 영상수용체의 중심에 수직으로 입사한다.

조사야

• 넙다리뼈 음영의 양쪽으로 1inch(2.5cm), 길이 방향으로 17inch(43cm)로 조절한다.

영상구조

넙다리뼈의 약 ¾ 정도와 인접한 관절의 측면 모습이 관찰된다. 필요시 성인 넙다리뼈 전체를 보여주기 위해 2개의 영상수용체를 사용하여 촬영한다(그림 4-169, 4-170).

평가기준

- 적절한 조사야가 이루어져야 한다.
- 대부분의 넙다리뼈와 병적 상태나 부상 부위에 인접한 관절(다른 관절을 따로 한 번 더 촬영할 것을 권장한다)
- 정형외과적 장치들이 있는 경우 전체가 다 관찰되어야 한다.
- 넙다리뼈 몸통의 뼈잔기둥이 잘 관찰되어야 한다.

무릎을 포함하는 경우

- 넙다리관절융기의 앞쪽 면이 겹쳐야 한다.
- 측면상으로 보이는 무릎뼈가 관찰되어야 한다.
- 열린 무릎넙다리관절이 관찰되어야 한다.

엉덩관절을 포함하는 경우

- 반대쪽 넙다리가 관심영역을 가리지 않아야 한다.
- 큰돌기와 작은돌기는 두드러지지 않는다.

참고: 뼛조각 이동의 위험 때문에 골절이나 파괴적인 질병을 가진 환자에게는 앞에서의 자세를 권장하지 않는다. 이러한 상태의 환자는 누운 자세에서 영상수용체를 넙다리뼈와 무릎의 안쪽이나 가쪽에 수직으로 놓고 중심선을 수평으로 입사한다. 산란선을 최소화하기 위해 얇은 상수용체나 영상수용체 앞 상수용체(grid-front IR)를 사용한다.

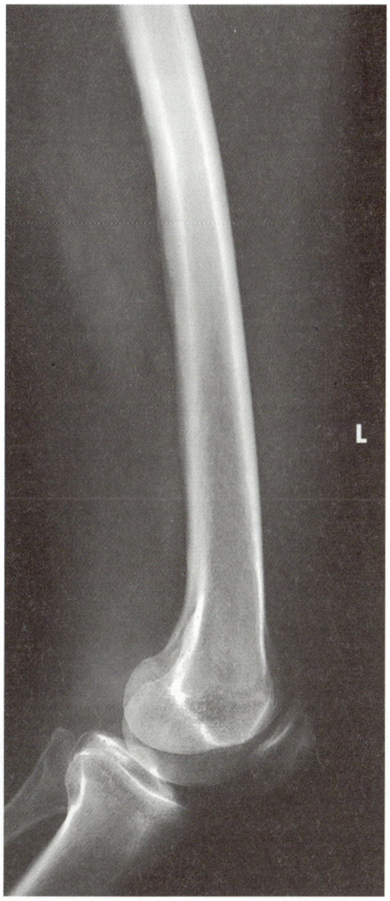

그림 4-169 먼쪽 넙다리뼈 측방향 영상.

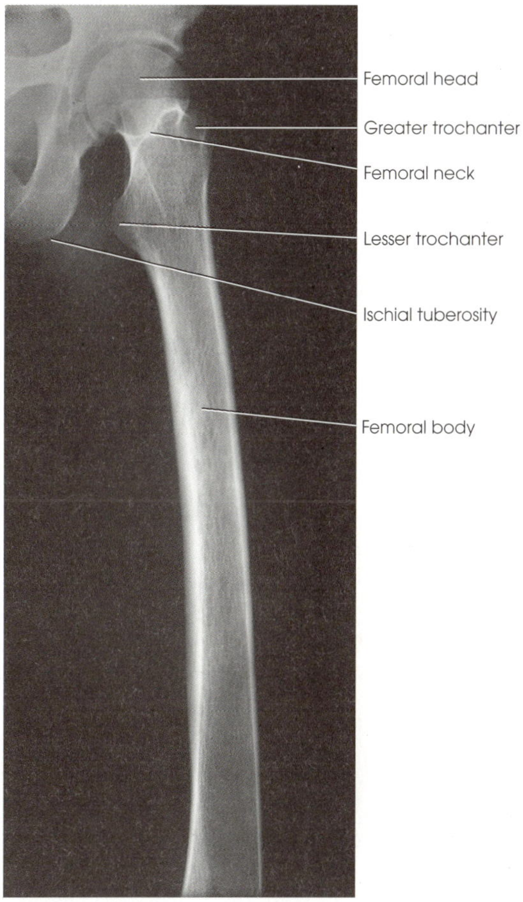

그림 4-170 몸쪽 넙다리뼈 측방향 영상.

양쪽 엉덩관절, 무릎, 발목

하지 전 · 후방향 촬영

Lower limbs AP projection

체중부하법[1, 2]

선 자세

참고: 51inch(130cm) 영상수용체와 그것에 맞는 삼중 필름을 고정하기 위해서는 특수 제작한 각각 17inch(43cm) 길이의 상수용체 3개로 구성된 기다란 상수용체 홀더가 필요하다. 컴퓨터촬영술(CR)에서는 3개의 14×17inch(35×43cm) 판을 특별한 긴 홀더에 고정한다. 3개의 개별적인 영상은 컴퓨터 프로그램을 이용하여 하나로 붙인다.

SID: 8ft(244cm). 조사야를 충분히 열어 51inch(130cm) 길이의 전체 영상수용체를 조사하기 위해서는 이렇게 최소 길이의 SID가 필요하다.

환자 자세

- 똑바로 세워진 상수용체에 등을 대고 환자가 서게 한다.

검사 자세

- 발목관절이 영상에서 보이도록 하기 위해 2inch(5cm) 높이의 단 위에 환자를 세운다. 상수용체의 바닥은 단의 뒤쪽 아래에 위치한다.
- 양쪽 가쪽 복사뼈를 측정하고 다리의 위치를 조정하여 정확하게 20cm 떨어지게 한다. 만약 이 거리가 나오지 않는다면 복사뼈의 폭을 측정하여 그 수치를 일정한 형식에 기록한다. 이 촬영은 다음 번에 환자가 검사하러 왔을 때도 같은 방법으로 행해져야 한다.
- 환자의 발가락은 해부학적인 자세에서 곧장 앞을 향하게 한다(그림 4-171).
- 체중이 두 발에 균등하게 배분되도록 한다.
- 오른쪽 또는 왼쪽 표식을 하고, 무릎부위에 확대표시를 넣는다.
- 생식샘을 차폐한다.
- 호흡은 촬영 시 멈추게 한다.

참고: 등급을 매긴 증감지 감도(3개의 섹션과 3개의 감도)를 쐐기형 필터 대신 사용할 수 있다.

중심선

- 영상수용체에 수직으로 무릎관절 높이의 무릎 사이 중간으로 입사한다.
- 적절히 조사야를 설정하고, 엉덩관절과 발목관절들이 영상에 포함되어야 한다.

보정 필터

이 촬영에서는 보정필터가 반드시 필요하다(그림 4-172). 왜냐하면 엉덩관절과 발목관절 사이에 조직밀도의 현저한 차이가 있기 때문이다.

영상구조

엉덩관절에서 발목관절까지 전체 오른쪽과 왼쪽 다리가 관찰된다(그림 4-173).

평가기준

- 엉덩관절과 발목관절이 보일 정도의 적절한 음영이 관찰되어야 한다.
- 해부학적 자세의 양발이 관찰되어야 한다.
- 양쪽 엉덩관절, 무릎, 발목이 관찰되어야 한다.
- 오른쪽이나 왼쪽 표식, 무릎 근처의 확대 표식이 관찰되어야 한다.

---

[1] Krushell R et al: A comparison of the mechanical and anatomical axes in arthritic knees. In Proceedings of the Knee Society, 1985-1986, Aspen, CO, 1987.

[2] Peterson TD, Rohr W: Improved assessment of lower extremity alignment using new roentgenographic techniques, Clin Orthop Rel Res (219):112, 1987.

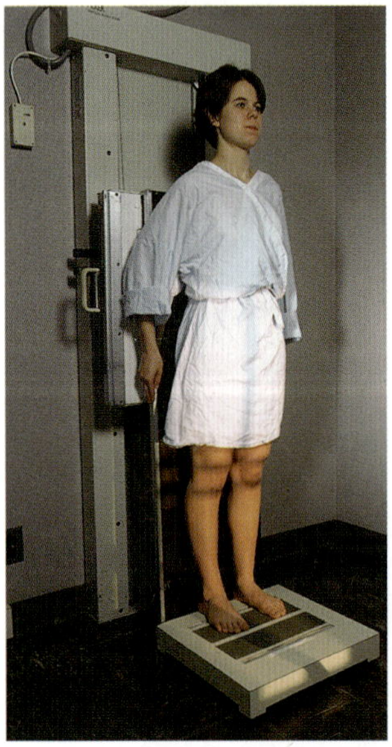

그림 4-171 다리 촬영을 위한 환자 자세. 양쪽 엉덩관절, 무릎, 발목. 환자는 해부학적인 자세를 취한다. 발목이 포함될 수 있도록 환자는 단 위에 선다.

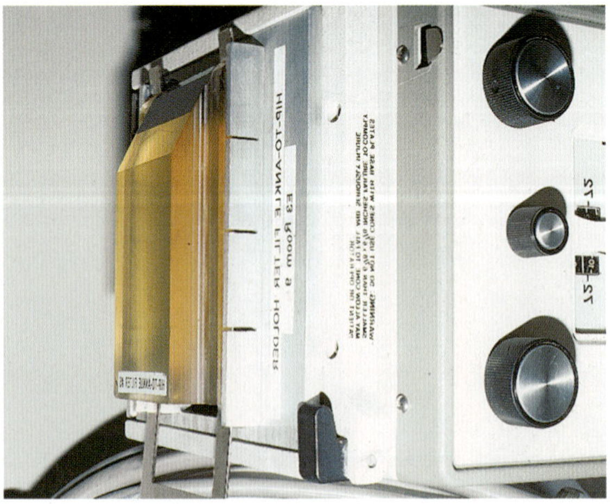

그림 4-172 다리 촬영을 위한 특수 필터. 이 필터를 사용하면 하나의 영상에 엉덩관절, 무릎, 발목 전부를 담을 수 있다.

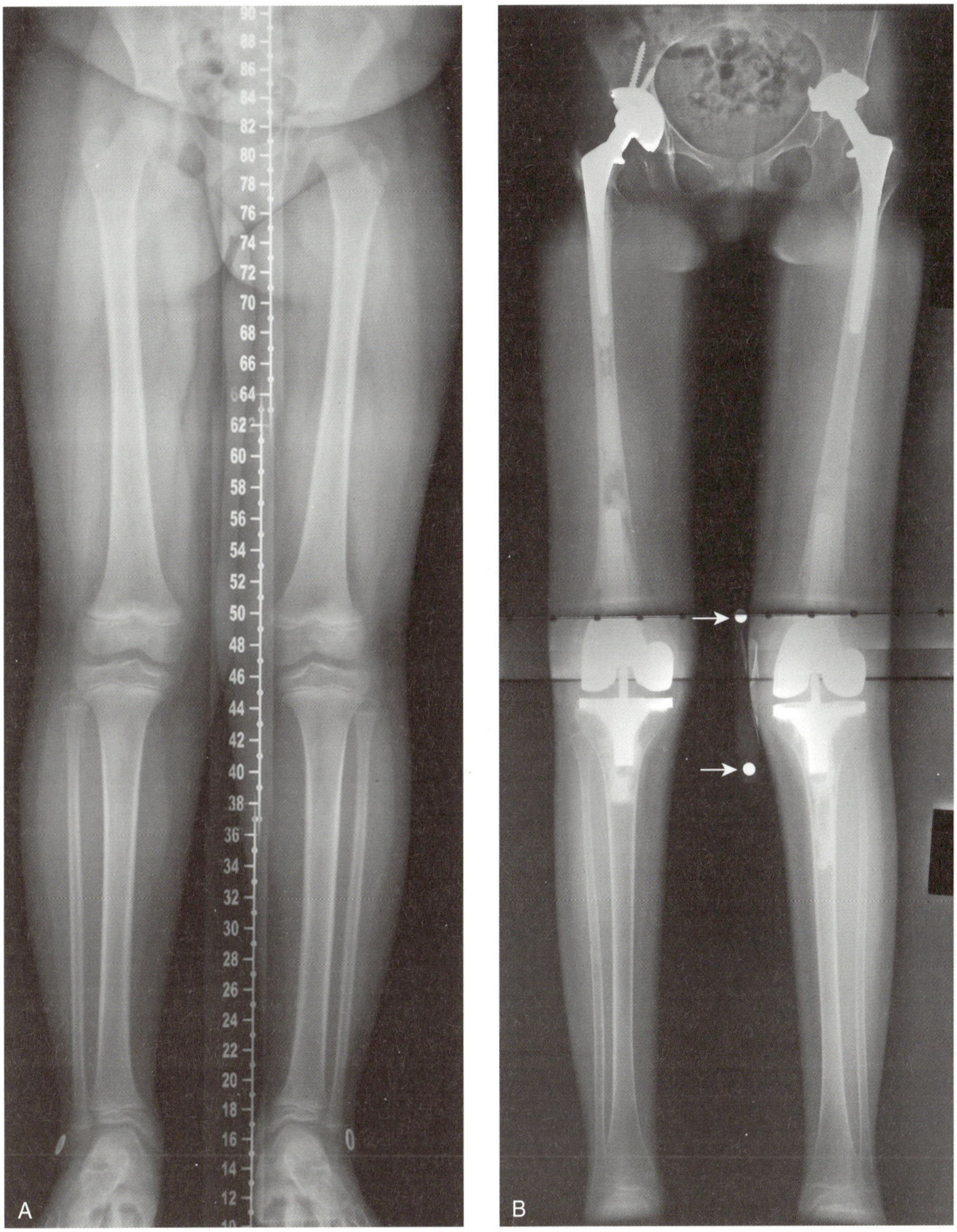

그림 4-173 다리 영상: 양쪽 엉덩관절, 무릎, 발목. **A**, 컴퓨터촬영술(CR) 후 하나로 합친 영상. 컴퓨터는 세 개의 개별적인 CR 판에 담긴 영상을 하나의 51inch(130cm) 영상수용체에 담아낸다. 영상 내에 센티미터 눈금이 있는 것에 주목한다. **B**, 화살표는 측정을 위해 무릎에 부착한 확대표식을 가리킨다.

5
골반과 몸쪽 넙다리뼈
PELVIS AND UPPER FEMORA

학습목적

골반과 넙다리뼈의 각종 질환의 진단을 위한 각종 검사법을 익히며, 검사부위별 영상해부학 및 병리학적 특징을 숙지하고 진단가치가 높은 영상을 획득하기 위한 환자의 자세에 따른 보조기구와 장비를 효율적으로 사용할 수 있도록 학습한다.

학습목표

1. 골반과 넙다리뼈(엉덩관절)의 해부학적 구조와 특성을 설명할 수 있다.
2. 골반과 넙다리뼈(엉덩관절)를 구성하는 뼈들의 부위별 명칭을 식별할 수 있다.
3. 골반과 넙다리뼈(엉덩관절)의 검사에 사용되는 기준점을 설명할 수 있다.
4. 골반과 넙다리뼈(엉덩관절)의 질환과 관계된 각종 방사선학적 검사법을 설명할 수 있다.
5. 골반과 넙다리뼈(엉덩관절)의 방사선학적 영상을 평가하고 설명할 수 있다.
6. 환자 자세, 입사각에 따른 검사조건 · 장비 사용에 대한 기술적인 설명을 할 수 있다.
7. 골반과 넙다리뼈(엉덩관절)의 병리학적 병변을 묘출할 수 있다.

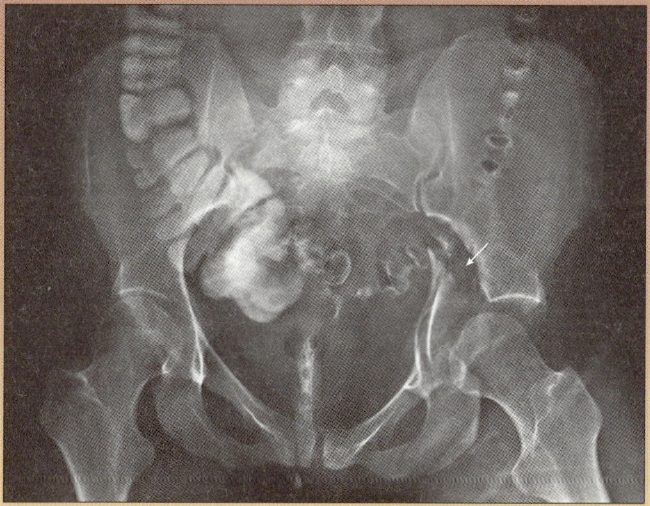

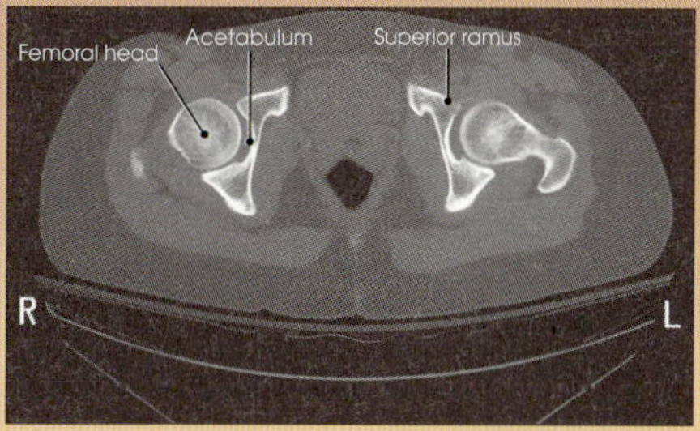

촬영방향, 환자 자세, 촬영법

중요도	촬영부위	촬영방향	환자 자세	촬영법
▲	골반 및 양쪽 몸쪽 넙다리뼈	전 · 후방향		
	골반 및 양쪽 몸쪽 넙다리뼈	측방향		
▲	넙다리뼈목	전 · 후사방향		modified Cleaves method
	넙다리뼈목	축측방향		Cleaves method
▲	엉덩관절	전 · 후방향		
▲	엉덩관절	측방향(내외측방향)		Lauenstein method, Hickey method
▲	엉덩관절	축측방향		Danelius–Miller method
	엉덩관절	변형된 축측방향		Clements–Nakayama method
	절구	후 · 전축사방향	우전사방향 또는 좌전사방향	Teufel method
▲	절구	전 · 후사방향	우후사방향 또는 좌후사방향	Judet method, modified Judet method
	앞쪽 골반뼈	후 · 전방향		
	앞쪽 골반뼈	전 · 후축방향(출구)		Taylor method
	앞쪽 골반뼈	상하축방향(입구)		Bridgeman method
	엉덩뼈	전 · 후사방향과 후 · 전사방향	우후사방향과 좌후사방향 우전사방향과 좌전사방향	

골반은 몸통의 기저부로 다리들을 몸통에 이어주는 이음뼈 역할을 한다. 골반은 두 개의 볼기뼈(관골, hip bone), 엉치뼈(천골, sacrum), 꼬리뼈(미골, coccyx)로 구성된다. 다리이음뼈(pelvic girdle)는 두 개의 볼기뼈만으로 구성된다.

볼기뼈

볼기뼈(hip bone)는 종종 엉덩뼈(os coxae)로 불리기도 하고, 어떤 책들은 여전히 무명골(innominate bone)이라고 부르고 있지만 현재 가장 널리 쓰이는 용어는 볼기뼈이다.

볼기뼈는 엉덩뼈(장골, ilium), 두덩뼈(치골, pubis), 궁둥뼈(좌골, ischium)로 구성된다(그림 5-1, 5-2). 이 뼈들은 서로 모여서 넙다리뼈머리가 들어가는 컵모양 소켓인 절구(비구, acetabulum)를 형성한다. 엉덩뼈, 두덩뼈, 궁둥뼈는 어린이들의 경우 연골에 의해 분리되어 있지만 어른인 경우 하나의 뼈로 합쳐져 있다.

엉덩뼈는 장치골기둥(iliopubic column)과 장좌골기둥(ilioischial column)을 뚜렷하게 구분하는 2개의 부위로 나눌 수 있다(그림 5-2 C). 이 기둥들은 절구 주위 골절들을 확인하는 데 사용된다.

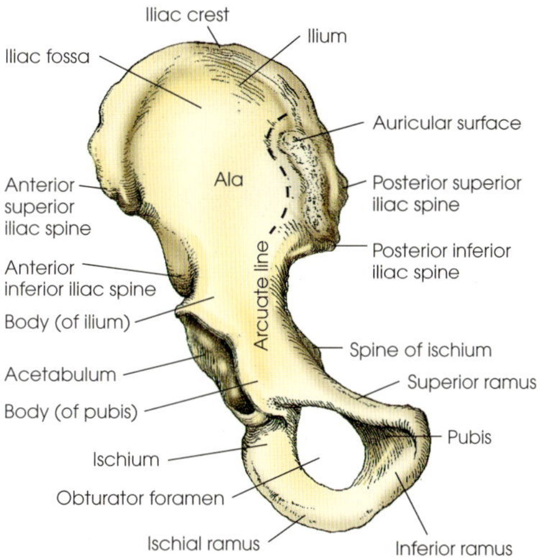

그림 5-1 오른쪽 볼기뼈의 앞면.

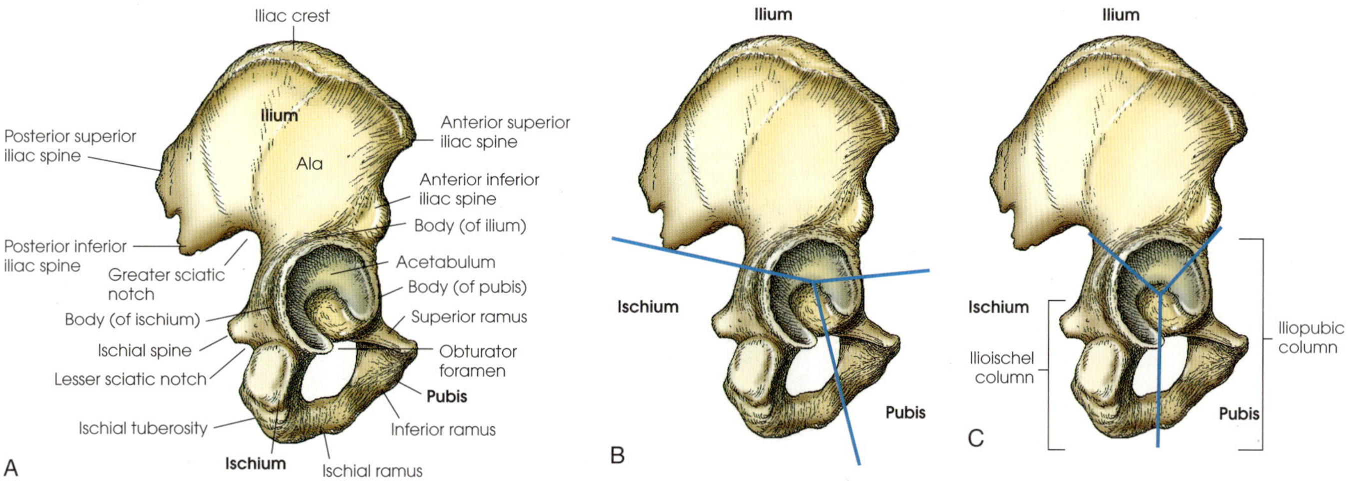

그림 5-2 A, 오른쪽 볼기뼈의 가쪽면. B, 오른쪽 볼기뼈의 가쪽면으로 세 부분으로 구분되어 있다. C, 볼기뼈의 가쪽면으로 장좌골기둥과 장치골기둥이 보인다.

엉덩뼈

엉덩뼈(장골, ilium)는 몸통(body)과 넓고 휘어진 부분인 날개(ala)로 구성된다.

엉덩뼈의 몸통은 절구의 위쪽 ⅖를 형성한다(그림 5-3). 날개는 몸통에서 위쪽으로 튀어나온 부분으로 엉덩이의 굴곡을 이루고 있으며, 앞쪽, 뒤쪽, 위쪽의 테두리 3개를 가지고 있다.

앞쪽과 뒤쪽 테두리들에는 4개의 돌출부가 있다.

- 위앞엉덩뼈가시
- 아래앞엉덩뼈가시
- 위뒤엉덩뼈가시
- 아래뒤엉덩뼈가시

위앞엉덩뼈가시(ASIS)는 영상촬영 시 자세를 잡는 기준점으로 자주 사용되는 중요한 부분이다. 위앞엉덩뼈가시에서 위뒤엉덩뼈가시까지 이어지는 위쪽 가장자리를 엉덩뼈능선(장골능, iliac crest)이라 부른다. 날개의 안쪽면에는 엉덩뼈오목(장골와, iliac fossa)이 있고, 활꼴선(arcuate line)이라 부르는 골반상협부 가장자리(pelvic brim)의 둘레 일부를 이루면서 부드럽게 휘어진 융기에 의해 몸통과 분리되어 있다. 활꼴선은 비스듬히 아래쪽, 몸쪽으로 주행하여 두덩뼈와 만난다. 날개의 아래뒤쪽 부위에는 엉치뼈와 관절을 이루는 크고 거친면인 귀모양면(auricular surface)이 있다. 이 관절면과 인접한 엉치뼈의 관절면에는 불규칙하게 튀어나온 부분과 꺼진 부분이 있어 두 뼈가 부분적으로 맞물리도록 해준다.

엉덩뼈는 이 면 아래에서 안쪽으로 휘어져 큰궁둥패임(대좌골절흔, greater sciatic notch)을 형성한다.

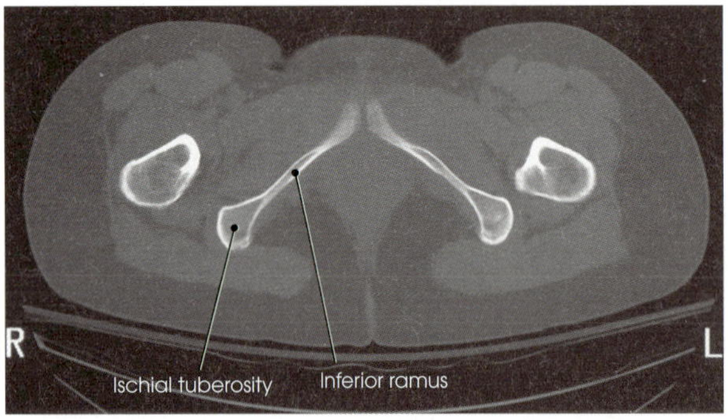

그림 5-3 축방향 CT 영상으로 아래가지 및 궁둥뼈결절이 보인다.

(Modified from Kelley L, Petersen CM: Sectional anatomy for imaging professionals, ed 2, St Louis, 2007, Mosby.)

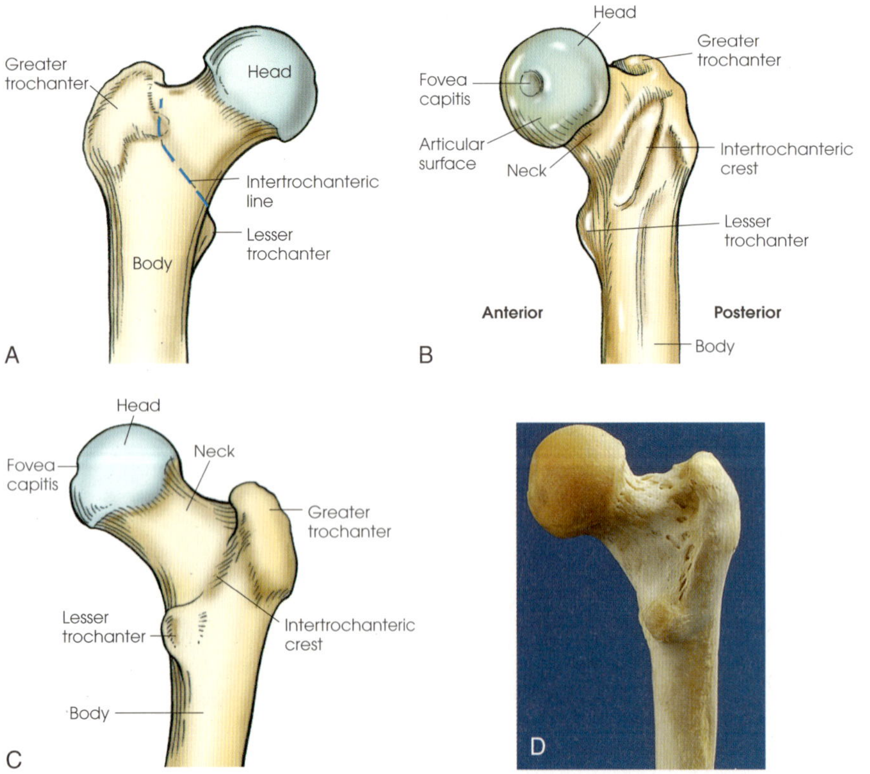

그림 5-4 오른쪽 몸쪽 넙다리뼈. **A,** 앞면. **B,** 몸쪽면. 몸통은 넙다리뼈머리에서 15~20° 후방에 있다. **C,** 뒷면. **D,** 실제로 인체에서 얻은 오른쪽 몸쪽 넙다리뼈의 뒷면. 해부학적 구조에 주목하고 C와 비교하여 참조한다.

두덩뼈

두덩뼈(치골, pubis)는 몸통(body), 위두덩뼈가지(superior pubic ramus), 아래두덩뼈가지(inferior pubic ramus)로 구성된다. 두덩뼈의 몸통은 대략 절구의 앞쪽을 이룬다(그림 5-2). 위두덩뼈가지는 절구에서 몸의 정중선을 향해 아래쪽 몸쪽으로 뻗어있다. 거기서 아래쪽 뒤쪽, 먼쪽으로 휘어져 궁둥뼈에 연결되는 뼈가 있다. 그 아래쪽 갈래를 아래두덩뼈가지라고 한다.

궁둥뼈

궁둥뼈(좌골, ischium)는 몸통과 궁둥뼈가지(좌골지, ischial ramus)로 구성된다. 궁둥뼈의 몸통은 대략 절구의 뒤쪽 ⅖를 형성한다(그림 5-2, 5-3). 몸통은 절구에서 뒤쪽 아래쪽으로 뻗어나가 궁둥뼈결절(ischial tuberosity)이라고 하는 팽창된 부분을 형성한다. 바로 앉은 자세일 때 2개의 궁둥뼈결절이 체중을 지탱하게 된다. 궁둥뼈가지는 궁둥뼈결절에서 앞안쪽으로 뻗어나가 아래궁둥뼈가지와 연결된다. 이러한 두덩뼈가지와 궁둥뼈가지의 뒤쪽 결합에 의해 폐쇄구멍(obturator foramen)을 감싸게 된다. 몸통의 위쪽 뒤 가장자리에는 뚜렷하게 튀어나온 궁둥뼈가시가 있다. 궁둥뼈가시 아래에 작은궁둥패임(소좌골절흔, lesser sciatic notch)이라고 하는 패인 곳이 있다.

몸쪽 넙다리뼈

넙다리뼈는 신체 내에서 가장 길고, 강하고, 무거운 뼈이다. 넙다리뼈의 몸쪽 끝에는 머리(head), 목(neck), 큰돌기와 작은돌기(greater and lesser trochanters)로 구성된다(그림 5-4). 매끈하고 둥근 뼈머리는 피라미드 모양의 뼈목을 통해 넙다리 몸통과 연결되고 작은돌기의 절구 공간 안으로 들어간다. 뼈머리의 중심에 있는 작은 패임인 뼈머리오목(fovea capitis)에 넙다리뼈머리인대(ligamentum capitis femoris)가 붙는다(그림 5-4, 5-5). 뼈목은 뼈머리 근처에서는 좁아지지만 몸통이 있는 기저부에서는 넓어진다. 뼈목은 몸통으로부터 몸쪽, 위쪽, 앞으로 뻗어나간다. 돌기(trochanter)들은 몸통과 뼈목 기저부가 만나는 부위에 있다. 큰돌기는 넙다리뼈 몸통의 위쪽 먼쪽에 있고, 작은돌기는 아래쪽 몸쪽에 있다. 몸통의 뒷면에 있는 뼈목 기저부의 돌기들 사이를 연결하는 뚜렷한 융기를 돌기사이능선(전자간능선, intertrochanteric crest)이라 부른다. 돌기들을 앞쪽에서 연결하는 덜 뚜렷한 융기는 돌기사이선(intertrochanteric line)이라고 한다. 뼈목과 돌기사이능선은 노인의 경우 골절이 자주 발생하는 부위이다. 큰돌기 위쪽은 뼈목 위로 돌출되고, 약간 뒤안쪽으로 휘어진다.

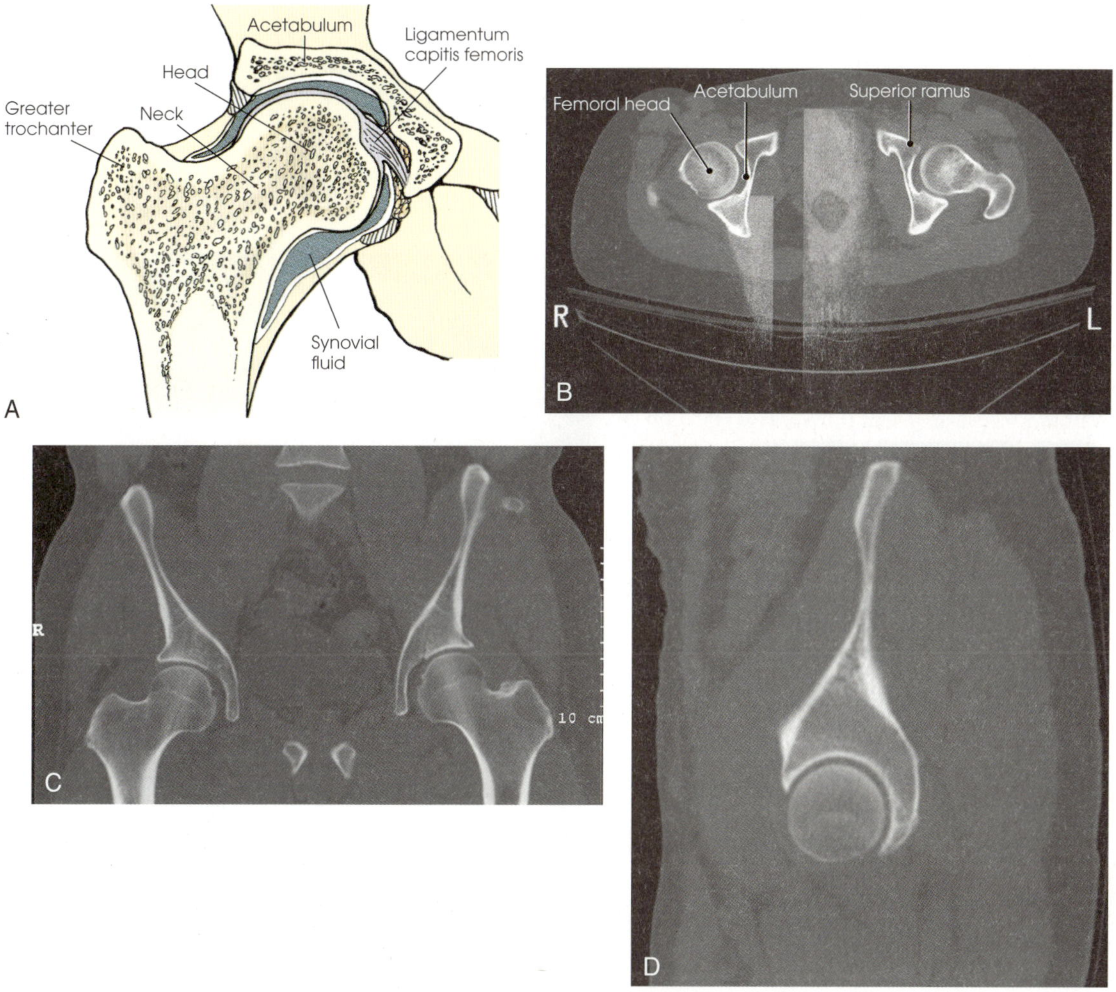

그림 5-5 A, 엉덩관절. 절구에 들어 있는 몸쪽 넙다리뼈의 관상면. **B,** 엉덩관절의 축방향 CT 영상으로 절구, 넙다리뼈머리 및 위가지가 보인다. **C,** 양쪽 엉덩관절의 관상면 CT 영상. **D,** 오른쪽 엉덩관절의 시상면 CT 영상.

(Modified from Kelley L, Petersen CM: Sectional anatomy for imaging professionals, ed 2, St Louis, 2007, Mosby.)

넙다리뼈목의 각도는 나이, 성별, 키에 따라 매우 다양하다. 평균적인 성인에서 뼈목은 몸통으로부터 앞으로 약 15~20°, 몸통의 긴축으로부터 약 120~130° 위쪽으로 뻗어나간다(그림 5-6). 넙다리뼈의 길이 방향은 수직면과 약 10° 정도 각도를 이룬다. 어린이들은 나중에 언급한 각이 더 넓다. 즉, 뼈목이 더 수직이다. 골반이 넓으면 그 각은 좁아져서 뼈목이 더 수평이 된다.

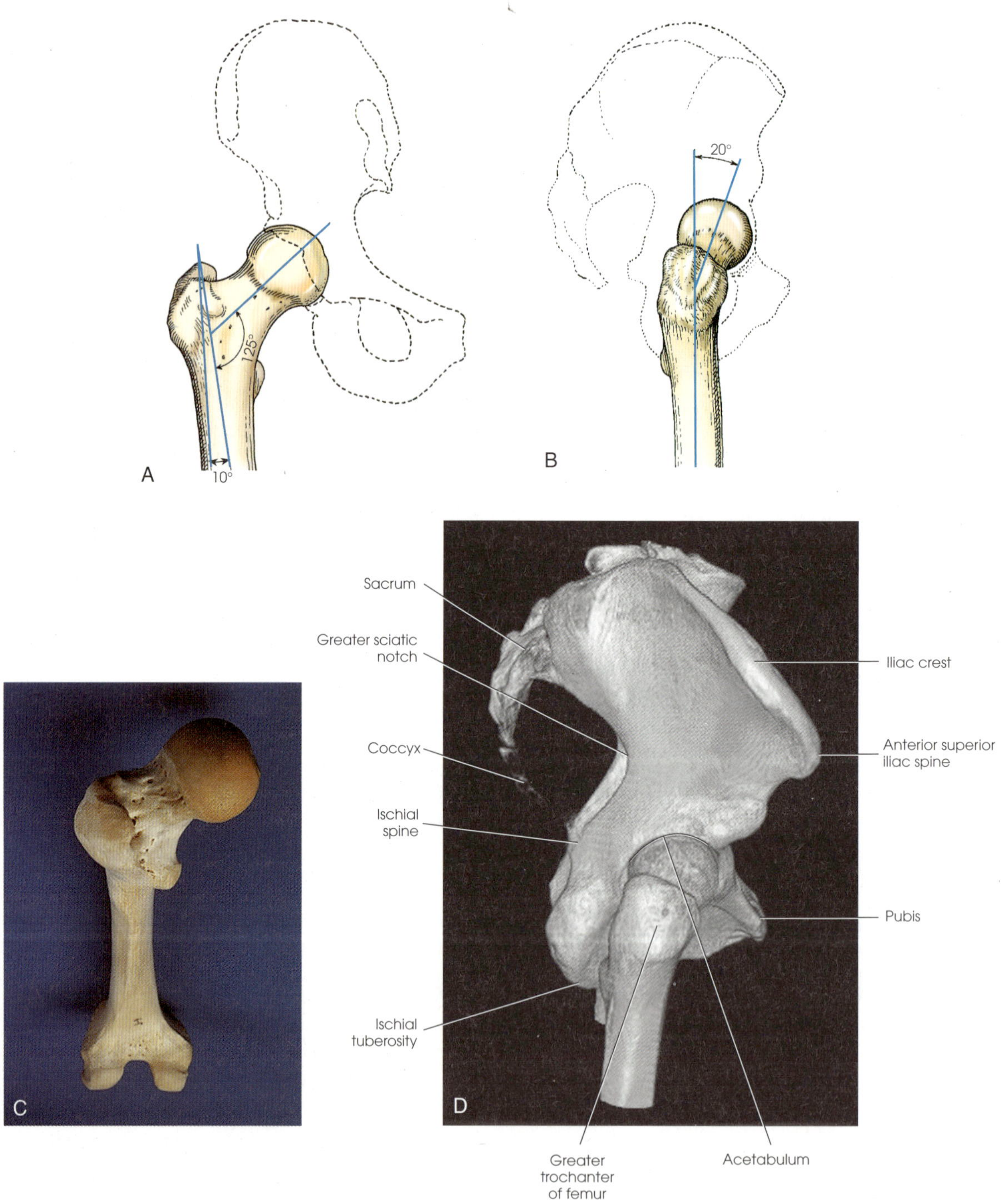

그림 5-6 **A**, 오른쪽 넙다리뼈의 앞면. **B**, 오른쪽 넙다리뼈의 가쪽면. **C**, 실제로 인체에서 얻은 넙다리뼈 위에서 아래로 바라본 것으로 넙다리뼈목 15~20° 앞쪽에 각을 형성하는 것을 볼 수 있다. **D**, 가쪽 엉덩관절 및 몸쪽 넙다리뼈의 3D CT 스캔.

골반의 관절들

표 5-1과 그림 5-7은 골반과 몸쪽 넙다리뼈가 이루는 3곳의 관절들을 요약한 것이다. 절구와 넙다리뼈(엉덩관절) 뼈머리 사이 관절면은 윤활절구공이관절(synovial ball-and-socket joint)로 모든 방향으로 자유롭게 움직일 수 있다. 무릎과 발목관절들은 경첩관절(hinge joint)이다. 다리의 움직임 범위가 넓은 것은 엉덩관절의 절구공이관절에 좌우되는데 무릎과 발목관절들은 경첩관절이기 때문에 발을 안쪽이나 바깥쪽으로 회전시키면 전체 다리가 돌아가게 된다. 왜냐하면 다리는 엉덩관절에 중심을 두고 있기 때문이다.

볼기뼈들의 두덩뼈는 몸통의 앞쪽 정중선에서 만나 두덩결합(치골결합, pubic symphysis)이라고 하는 관절을 이룬다. 두덩결합은 연골결합관절(cartilaginous symphysis joint)이다. 오른쪽과 왼쪽 긴뼈는 뒤쪽에서 엉치뼈와 엉치엉덩관절[천장관절, sacroiliac(SI) joints]을 형성한다. 이 두 관절들은 정중시상면에 대하여 25~30° 각을 이룬다(그림 5-7 B). 엉치엉덩관절면들은 윤활 불규칙 미끄럼관절(synovial irregular gliding joints)이다. 엉치엉덩관절들은 뼈들이 서로 맞물려 있기 때문에 움직임이 제한적이거나 아예 움직일 수 없다.

표 5-1 골반 및 몸쪽 넙다리뼈의 관절들

관절	구조적 분류		
	조직	형태	움직임
엉덩관절	윤활막	절구공이	자유로운 움직임
두덩결합	연골	결합	약간 움직임
엉치엉덩관절	윤활막	불규칙한 미끄럼*	약간 움직임

*어떤 해부학자들은 이것을 윤활섬유관절(synovial fibrous joint)이라 한다.

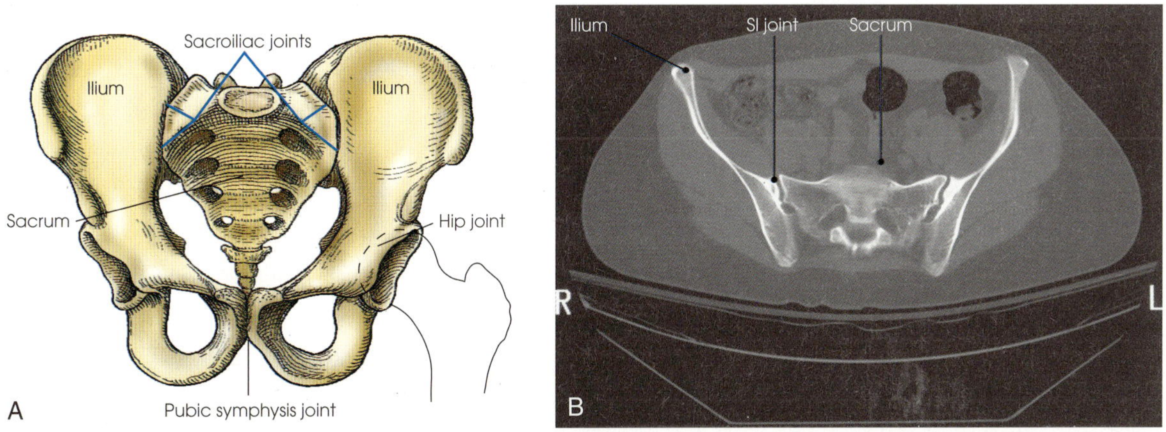

그림 5-7 A, 골반 및 몸쪽 넙다리뼈의 관절들. **B,** 엉치엉덩관절이 보이는 골반의 축방향 CT 영상. 관절이 25~30° 각을 형성하는 것에 주목하여야 한다.

(B, Modified from Kelley L, Petersen CM: Sectional anatomy for imaging professionals, ed 2, St Louis, 2007, Mosby.)

표 5-2 여성 및 남성 골반의 특징

특성	여성	남성
모양	넓고, 얕음	좁고, 깊음
뼈구조	약함	강함
위쪽구멍(입구)	타원형	둥근형
아래쪽구멍(출구)	넓음	좁음

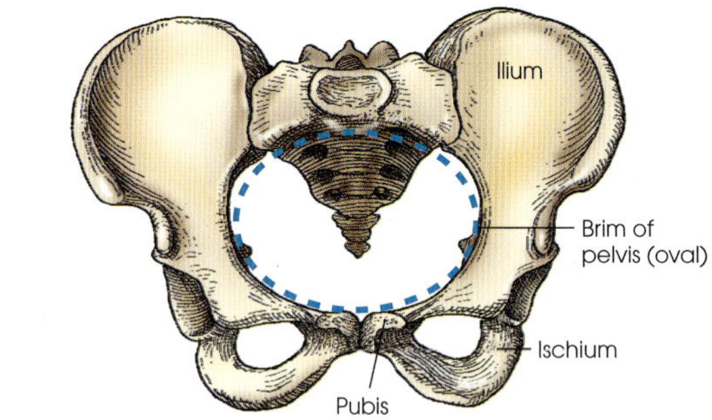

그림 5-8 여성 골반.

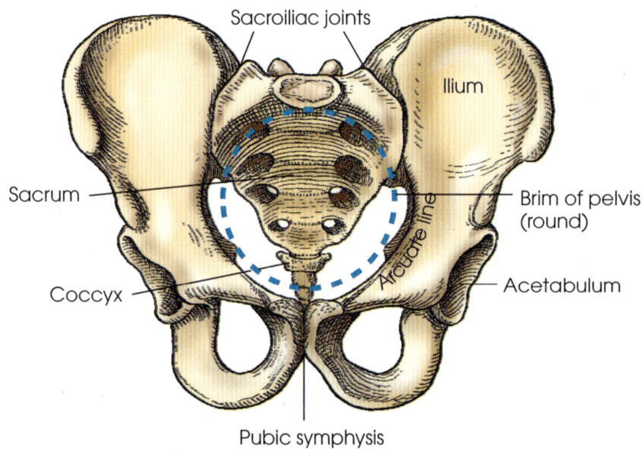

그림 5-9 남성 골반.

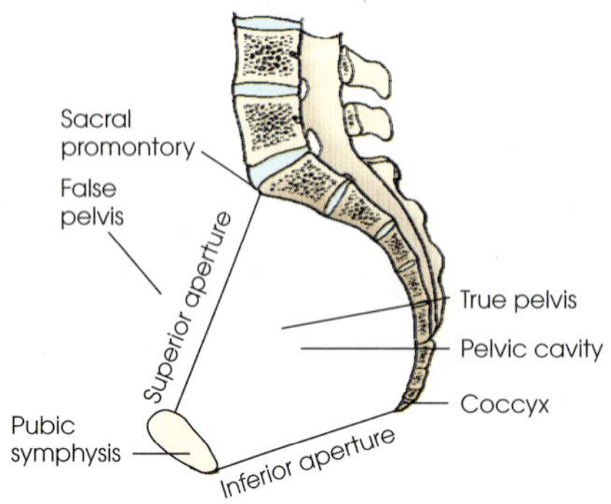

그림 5-10 정중시상면으로 참골반의 입구 및 출구를 볼 수 있다.

골반

여성 골반(그림 5-8)은 남성 골반보다 뼈구조가 약하고(그림 5-9), 더 넓으면서 얕으며 입구가 더 크고 타원형이다.

엉치뼈는 더 넓고 뒤쪽으로 더 급격하게 굽어지고, 엉치뼈곶(천골곶, sacral promontory)이 편평하다. 골반의 폭과 깊이는 키와 성별에 따라 다양하다(표 5-2). 여성 골반은 임신과 출산에 유리한 형태이다.

골반은 엉치뼈의 위쪽 앞 가장자리에서 두덩결합의 위쪽 가장자리까지 연결된 사선면에 의해 두 부위로 나누어진다. 이 사선면의 테두리 선을 위골반문선(brim of the pelvis)이라 부른다(그림 5-8, 그림 5-9). 위골반문선 윗부분은 거짓골반 또는 큰골반(false or greater pelvis)이라 부르고, 아랫부분은 참골반 또는 작은골반(true or lesser pelvis)이라 부른다.

골반상협부 가장자리는 참골반의 위쪽 구멍 또는 입구(superior aperture or inlet)를 형성한다. 아래쪽 구멍 또는 출구(inferior aperture or outlet)는 앞뒤 방향으로 꼬리뼈의 끝에서 두덩결합의 아래쪽 가장자리까지, 수평 방향으로 궁둥뼈결절 사이 거리를 측정한다. 입구와 출구 사이 부위는 골반안(pelvic cavity)이라고 한다(그림 5-10).

똑바로 서거나 앉으면 골반상협부 가장자리가 수평면과 약 60°를 이루게 된다. 이 각도는 신체 자세에 따라 다양하게 변하는데 변하는 정도와 방향은 허리뼈 및 엉치뼈의 휘어진 정도에 따라 달라진다.

해부학적 구조물의 위치 결정

골반과 엉덩관절 촬영에서 사용되는 뼈의 기준점은 다음과 같다.

- 엉덩뼈능선
- 위앞엉덩뼈가시
- 두덩결합
- 넙다리뼈의 큰돌기
- 궁둥뼈결절
- 꼬리뼈의 끝

이 지점들은 대부분 쉽게 만져지고, 이상근력형 체형의 환자에서도 쉽게 만져진다(그림 5-11). 엉덩뼈능선 바로 위에는 근육들이 많기 때문에 중심잡기 실수를 피하기 위해 이러한 구조물의 위치를 파악하는데 필요한 주의사항을 연습해야 하는데 먼저 환자에게 깊게 들이마시라고 권한 다음 숨을 내쉬어 근육들이 이완되는 동안 방사선사는 엉덩뼈능선의 가장 높은 부위를 만져야 한다.

엉덩관절 먼쪽면의 연부조직 패임 바로 밑에서 만질 수 있는 큰돌기의 가장 높은 부위는 엉덩관절과 꼬리뼈의 중간 지점을 지나는 수평면 상에 있다. 큰돌기의 가장 두드러진 지점은 두덩결합과 같은 수평면 상에 있다(그림 5-11).

다리를 몸쪽으로 회전하면 큰돌기는 가쪽에서 가장 두드러지고 더 쉽게 만질 수 있다. 적절하게 사용하면 안쪽돌림은 엉덩관절과 골반의 중심잡기에 도움이 되고, 촬영을 하는 동안 넙다리뼈 몸쪽 말단부위의 왜곡을 피할 수 있다. 다리를 부적절하게 회전시키면 골반이 돌아가게 된다. 따라서 다리의 자세잡기는 엉덩관절과 골반 촬영에서 중요하다. 양쪽 발은 영상의 왜곡을 피하기 위해 올바른 자세로 고정시켜야 한다. 골반이나 다리에 외상이나 병적 상태가 있으면 몸쪽회전이 불가능할 수도 있다.

두덩결합은 정중시상면, 큰돌기와 같은 수평면에서 만질 수 있다. 이 위치에 손가락 끝을 놓고 손을 편평하게, 손바닥을 아래로, 손가락을 모아 아래쪽으로 촉지하면 두덩결합의 위쪽 가장자리를 알아낼 수 있다. 곤란한 상황이나 오해의 소지를 피하기 위해 방사선사는 환자에게 골반 기준점들의 촉지는 정상적인 촬영절차이며 정확한 검사를 위해 꼭 필요하다고 미리 얘기해야 한다. 환자 상황을 존중하면서 능숙하게 진행하면 환자들은 일반적으로 이러한 촉지를 할 수 있도록 관대하게 용인한다. 위앞엉덩뼈가시와 두덩결합의 위쪽 가장자리를 촉지함으로써 엉덩관절의 위치를 파악할 수 있다(그림 5-12). 이 두 지점을 잇는 선의 중간은 절구안 반구형 지붕 중심 바로 위이다. 첫 번째 선의 중앙점에 수직으로 그은 선은 해부학적 자세를 취한 평균적 성인의 넙다리뼈목 긴축과 평행하다. 넙다리뼈머리 이 중앙점에서 1.5inch(3.8cm) 먼쪽에 있고, 넙다리뼈목은 2.5inch(6.4cm) 먼쪽에 있다.

비전형적인 환자들이나 다리가 해부학적 위치가 아닌 환자들에서 넙다리뼈목의 정확한 위치를 파악하기 위해 위앞엉덩뼈가시와 두덩결합의 위쪽 가장자리 사이에 선을 하나 그리고, 큰돌기에서 1inch (2.5cm) 아래 지점으로부터 앞서 그은 선의 중앙점까지 두 번째 선을 긋는다. 넙다리뼈머리와 뼈목은 이 선상에 있다(그림 5-12).

대체할 수 있는 자세잡기 기준점

Bello[1]는 골반과 엉덩관절 촬영 시 대체할 수 있는 자세잡기 기준점을 설명했다.

[1]Bello A: An alternative positioning landmark, Radiol Technol 5:477, 1999.

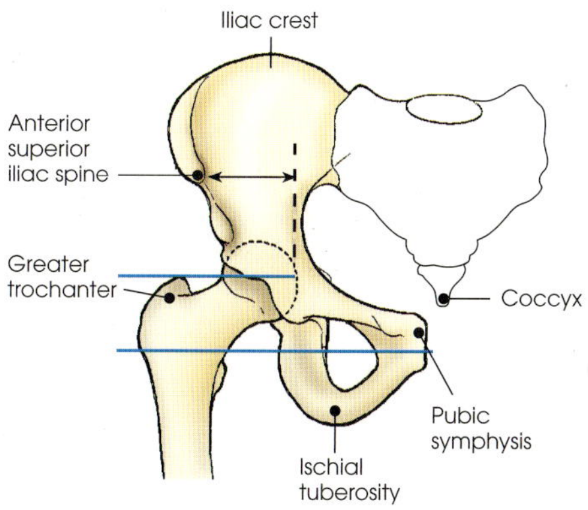

그림 5-11 골반의 뼈 기준점 및 위치 확인을 위한 면들.

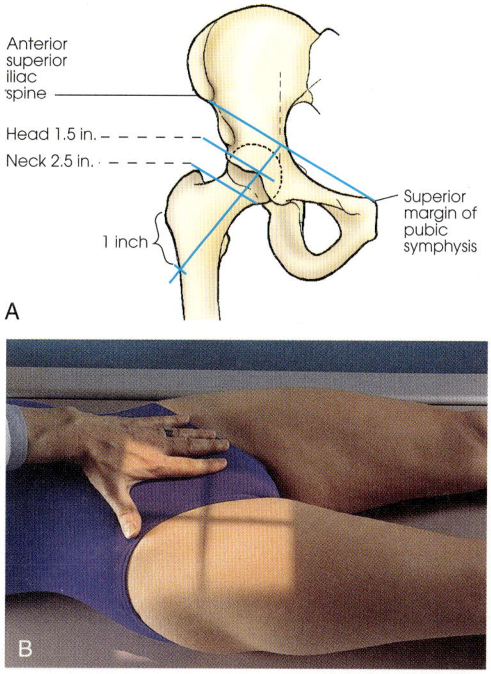

그림 5-12 A, 오른쪽 엉덩관절 및 넙다리뼈목 긴축의 위치확인 방법. **B,** 오른쪽 엉덩관절의 위치확인을 위해 추천되는 방법. 왼쪽 엄지는 위앞엉덩뼈가시(ASIS)에 있고, 둘째손가락은 두덩결합의 위쪽 가장자리에 있다. 중심선은 위앞엉덩뼈가시와 두덩결합 사이에 그은 선의 중앙에서 1.5inch 먼쪽에 있다.

해부학 용어 요약

골반
볼기뼈(2)
엉치뼈(천골)
꼬리뼈(미골)
다리이음뼈(골반대)

볼기뼈
엉덩뼈(장골)
두덩뼈(치골)
궁둥뼈
절구(비구)

엉덩뼈(장골)
몸통
날개(장골익)
위가시(상극)
아래가시(하극)
위앞엉덩뼈가시(전상장골극)
아래앞엉덩뼈가시(전하장골극)
위뒤엉덩뼈가시(후상장골극)
아래뒤엉덩뼈가시(후하장골극)
엉덩뼈능선(장골능선)
엉덩뼈오목(장골와)
활꼴선
귀모양면
큰궁둥패임(대좌골절흔)

두덩뼈(치골)
몸통
두덩뼈위가지(상위치골지)
두덩뼈아래가지(하위치골지)
장치골기둥

궁둥뼈(좌골)
몸통
궁둥뼈가지(좌골지)
궁둥뼈결절(좌골결절)
폐쇄구멍(폐쇄공)
궁둥뼈가시(좌골극)
작은궁둥패임(소좌골절흔)
장좌골기둥

몸쪽 넙다리뼈(넙다리뼈)
뼈머리(골두)
뼈목(골경)
몸통
뼈머리오목(골두와)
큰돌기
작은돌기
돌기사이능선(전자간능선)
돌기사이선(전자간선)

관절들
엉덩관절(엉덩관절)
두덩결합(치골결합)
엉치엉덩관절(천장관절)

골반
골반상협부 가장자리
거짓골반 또는 큰골반
참골반 또는 작은골반
위구멍 또는 입구
아래구멍 또는 출구
골반안(골반강)
돌기사이능선(전자간능선)
돌기사이선(전자간선)

병리학 용어 요약

상태	정의
강직성 척추염	엉치엉덩관절 및 가시를 침범한 변이형 류마티스 관절염
선천성 엉덩관절 탈구	기형적인 절구로 넙다리뼈머리의 전위가 일어남
탈구	관절공간으로부터의 뼈의 전위
골절	뼈의 연속성의 파괴
Legg–Calvé–Perthes병	혈관단절 때문에 넙다리뼈머리가 납작해지는 것
전이	어떤 곳의 암 병소가 다른 부위로 옮겨간 것
골관절염 또는 퇴행성 관절병	윤활관절과 척추에서 연골이 진행성으로 악화되는 것이 특징인 관절염의 유형
골화석증	비정상적으로 골밀도가 증가하고 쉽게 골절이 생기는 질환
골다공증	골밀도의 감소
파제트병	두껍지만 연해진 뼈로 쉽게 휘어지거나 골절이 생김
골단이탈	몸쪽 뼈머리의 먼쪽에서 전위된 넙다리뼈의 몸쪽
종양	조절할 수 없이 계속 진행되는 세포분열에 의한 조직의 새로운 증식
연골육종	연골세포에서 발생하는 악성 종양
다발성 골수종	골수를 침범한 형질세포의 악성 생성물로 뼈가 파괴됨

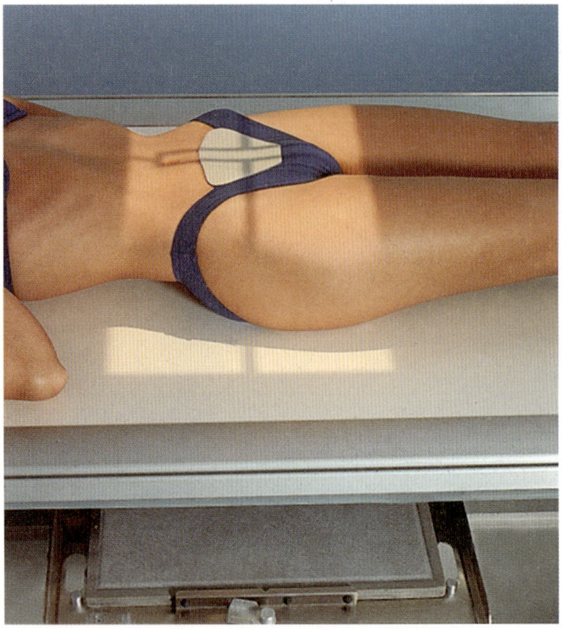
그림 5-13 생식샘을 차폐한 여성의 골반 전 · 후방향 촬영 자세.

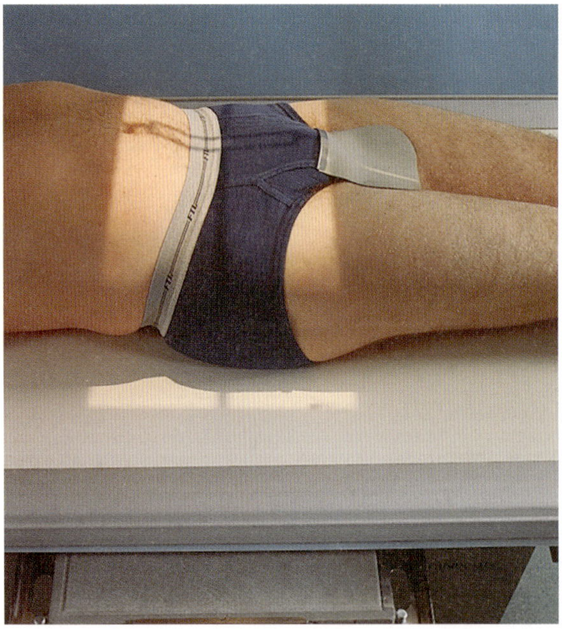
그림 5-14 생식샘을 차폐한 남성의 골반 전 · 후방향 촬영 자세.

방사선 차폐

방사선사는 불필요한 방사선으로부터 환자를 보호해야 할 책임이 있다. 이 장에서 검사 자세의 마지막에 언급한 생식샘 차폐는 적절한 조사야를 사용하여 불필요한 방사선으로부터 환자를 보호하는 것을 의미한다. 촬영의 임상적 목적이 손상되지 않는다면 생식샘과 X선원 사이에 추가적으로 납 차폐물을 놓는 것이 적절하다(그림 5-13, 5-14).

골반 및 고관절 전 · 후방향 촬영
Pelvic AP projection

환자 자세

- 테이블 위에서 바로 누운 자세를 취한다.

검사 자세

- 신체의 정중시상면을 영상수용체의 정중선에 맞추고, 바로 누운 자세가 정확하도록 조정한다.
- 외상이나 병적 상태로 인한 금기사항이 없다면 양발과 다리를 안쪽으로 15~20° 정도 회전시켜 넙다리뼈목이 영상수용체(IR)면과 평행이 되도록 한다(그림 5-15, 5-16).
- 무릎을 지지대로 받치면 환자가 안쪽돌림을 유지하기가 좀 더 쉽다.
- 양쪽 뒤꿈치는 8~10inch(20~24cm) 정도 떨어뜨려 놓는다.
- 필요하다면 발목을 가로질러 모래주머니를 놓아 양다리를 고정한다.
- 양쪽 위앞엉덩뼈가시(ASIS)가 테이블 표면에서 동일한 거리에 있는지 확인하여 골반이 회전되지 않았는지 점검한다.

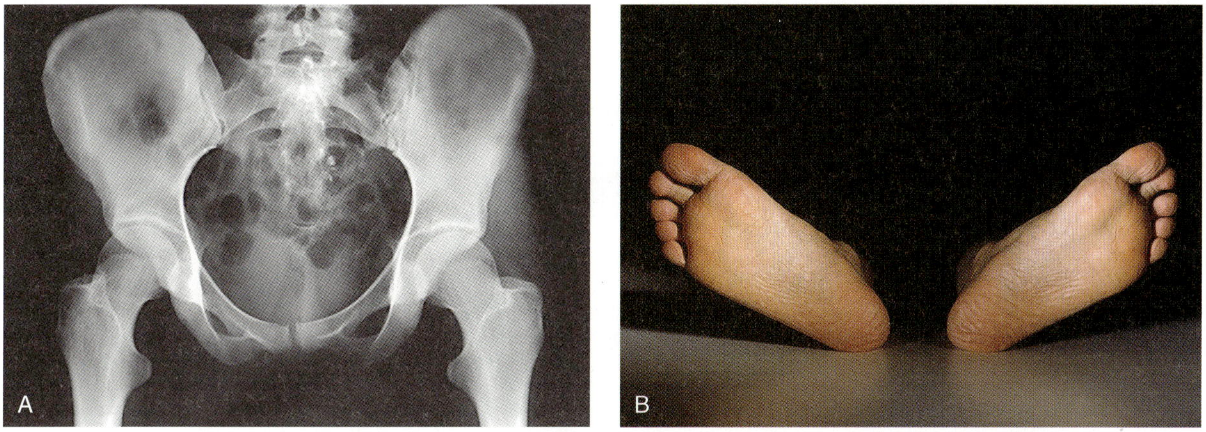

그림 5-15 A, 골반 전 · 후방향 영상으로 다리가 가쪽으로 회전한 상태에서 촬영하여 넙다리뼈목과 돌기들이 잘 보이지 않는다. B, 촬영테이블 위에서 자연적으로 가쪽돌림이 되어 있는 발과 다리로 A에서 본 것처럼 몸쪽 넙다리뼈가 잘 보이지 않게 된다.

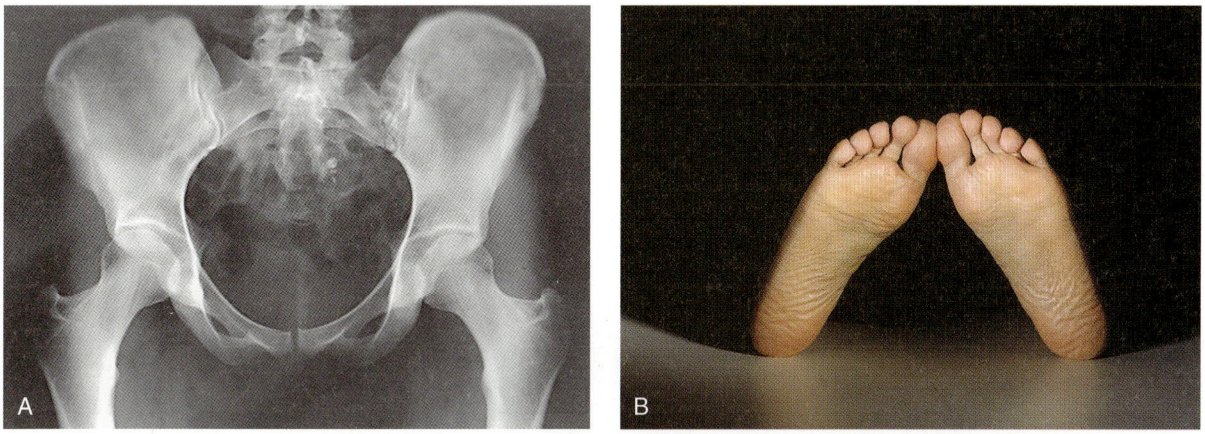

그림 5-16 A, 골반 전 · 후방향 영상으로 넙다리뼈목 돌기들이 정확한 위치에 있다. B, 15~20° 안쪽돌림을 시킨 발과 다리로 사진과 같은 자세를 취하면 A에서 본 것처럼 몸쪽 넙다리뼈의 위치가 정확하게 된다.

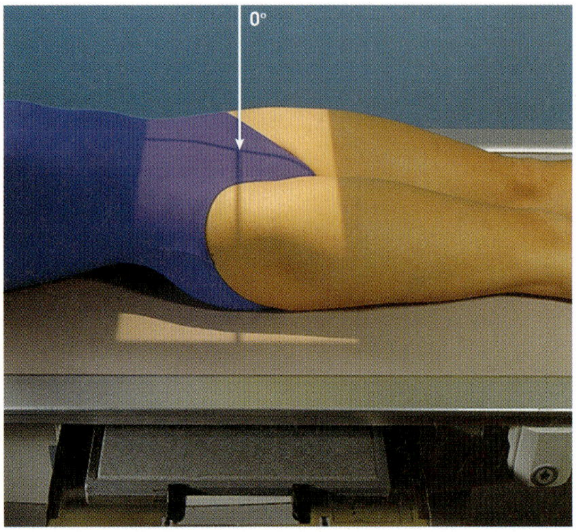

그림 5-17 골반 전 · 후방향 촬영.

- 위앞엉덩뼈가시(ASIS)와 두덩결합 사이의 중간에 영상수용체의 중앙을 맞춘다.
- 평균적인 크기의 환자들이라면 영상수용체의 중심은 위앞엉덩뼈가시 2inch(5cm) 아래, 두덩결합 2inch(5cm) 위쪽에 있다(그림 5-17).
- 골반이 깊으면 엉덩뼈능선을 만져서 영상수용체의 위쪽 가장자리가 엉덩뼈능선 1~1.5inch(2.5~3.8cm) 위쪽에 오도록 영상수용체의 위치를 조정한다.
- 생식샘을 차폐한다.
- 촬영 시 호흡을 멈춘다.

중심선

- 영상수용체의 중앙점에 수직으로 입사한다.

조사야

- 14×17inch(35×43cm)로 조절한다.

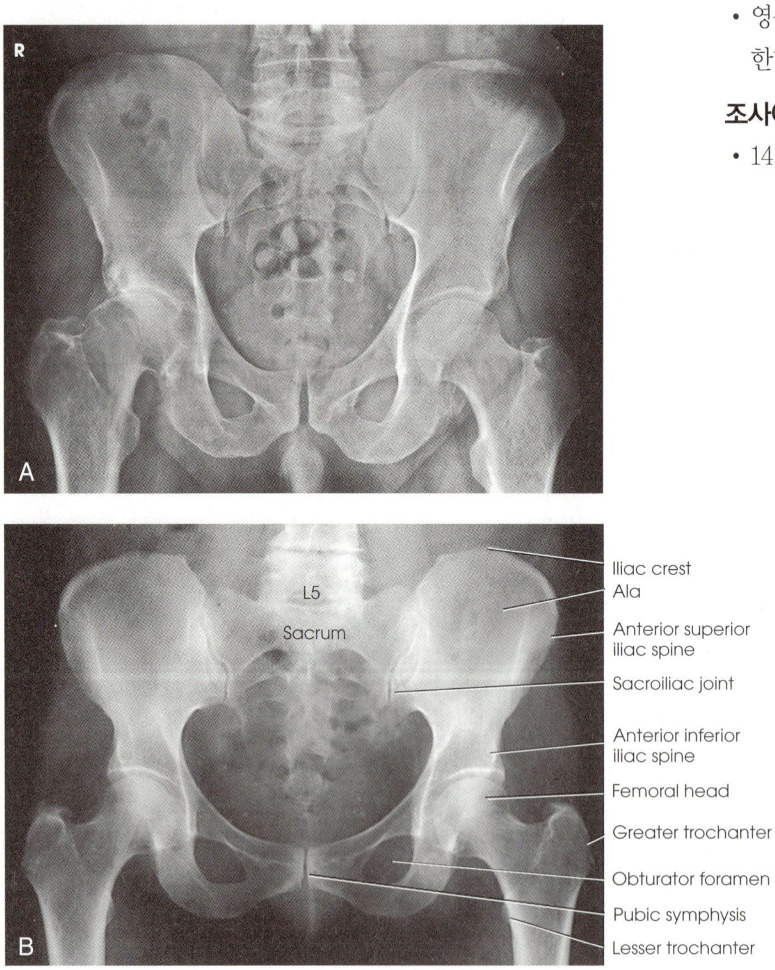

그림 5-18 **A,** 골반 전 · 후방향 영상(남성). **B,** 골반 전 · 후방향 영상(여성).

영상구조

골반과 넙다리뼈머리, 넙다리뼈목, 돌기들, 넙다리 사이 몸쪽 ⅓~¼의 전 · 후방향 영상이 관찰된다.

평가기준

- 적절한 조사야가 이루어져야 한다.
- 몸쪽 넙다리뼈와 골반 전체가 관찰되어야 한다.
- 작은돌기가 보일 경우 넙다리뼈의 안쪽 가장자리에서 관찰되어야 한다.
- 겹치지 않고 넙다리뼈목 전체가 관찰되어야 한다.
- 큰돌기는 측면상(in profile)으로 관찰되어야 한다.
- 양쪽 엉덩뼈는 영상의 가장자리에서 같은 거리에 있어야 한다.
- 양쪽 큰돌기는 영상의 가장자리에서 같은 거리에 있어야 한다.
- 아래쪽 척주는 영상의 가운데에 위치해야 한다.
- 대칭적인 폐쇄구멍이 관찰되어야 한다.
- 엉덩뼈가시는 양쪽이 동일하게 관찰되어야 한다.
- 대칭적인 엉덩뼈날개가 대칭으로 관찰되어야 한다.
- 엉치뼈와 꼬리뼈는 두덩결합과 일직선상에서 관찰되어야 한다.

선천성 엉덩관절 탈구

Martz와 Taylor[1]는 선천성 엉덩관절 탈구가 있는 환자에게서 넙다리뼈머리와 절구의 관계를 보기 위해 골반 전 · 후방향 촬영을 2회 실시하는 것을 권장한다. 첫 번째는 넙다리뼈머리의 측방향이나 위쪽으로의 이동을 발견하기 위해 중심선을 두덩결합에 수직으로 하여 촬영한다. 두 번째는 중심선을 머리쪽으로 45° 기울여 두덩결합으로 입사하도록 하여 촬영한다(그림 5-19). 이 각도는 절구의 위앞쪽으로 탈구된 넙다리뼈머리의 음영과 절구의 아래뒤쪽으로 탈구된 뼈머리의 음영을 보여준다.

[1]Martz CD, Taylor CC: The 45-degree angle roentgenographic study of the pelvis in congenital dislocation of the hip, J Bone Joint Surg Am 36:528, 1954.

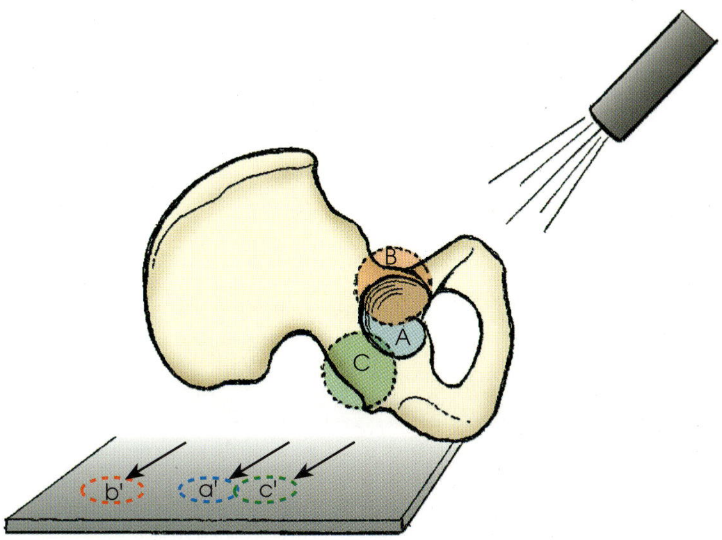

그림 5-19 선천성 엉덩관절 탈구를 위한 특수한 촬영법.

골반 측방향 촬영

Pelvic lateral projection

환자 자세

- 옆으로 누운 자세, 바로 누운 자세, 바로 선 자세를 취한다.

검사 자세

누운 자세(recumbent)

- 환자가 옆으로 누울 수 있으면 신체의 정중관상면이 영상수용체의 정중선에 오도록 한다.
- 넙다리를 충분히 펴서 넙다리뼈가 두덩활(치골궁, pubic arch)을 가리지 않도록 한다.
- 허리뼈 아래에 지지대를 놓고 척주가 테이블 윗면과 평행하도록 지지대를 조정한다(그림 5-20). 만약 척주가 아래로 처지면 골반이 세로면(longitudinal plane) 내에서 기운다.
- 골반이 정측면 자세가 되도록 조정한다. 이렇게 하면 위앞엉덩뼈가시(ASIS)가 같은 수직면에 놓이게 된다.
- 아래쪽 무릎 바로 위에 위쪽 무릎을 놓는다. 양 무릎 사이에 베개나 다른 지지대를 놓으면 무릎을 고정하는 데 도움이 되고 환자가 편안해 한다.
- Berkebile 등[1]은 절구 가장자리의 골절-탈구와 넙다리뼈머리의 뒤쪽 탈구시 "갈매기-날개" 징후("gull-wing" sign)를 보기 위해 골반의 수평방향 촬영(dorsal decubitus lateral projection)을 권장했다.

[1]Berkebile RD et al: The gull-wing sign: value of the lateral view of the pelvis in fracture dislocation of the acetabular rim and posterior dislocation of the femoral head, Radiology 84:937, 1965.

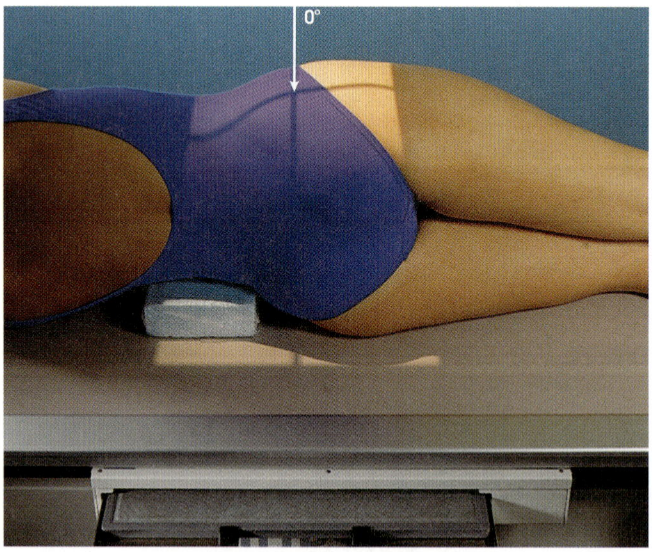

그림 5-20 골반 측방향 촬영.

바로 선 자세(upright position)

- 수직 상수용체 앞에 측면 자세로 환자를 세우고, 신체의 정중관상면을 격자의 정중선에 맞춘다.
- 환자가 바로 서도록 하여 체중이 양발에 균등하게 실리도록 하고 신체의 정중시상면이 영상수용체면에 평행이 되도록 한다.
- 다리 길이가 다르면 짧은 쪽 발 밑에 적절한 높이의 지지대를 놓는다.
- 환자가 스탠드 옆을 잡고 지지할 수 있도록 한다.
- 생식샘을 차폐한다.
- 촬영 시 호흡을 멈춘다.

중심선

- 큰돌기 바로 위[약 2inch(5cm)] 연부조직 패임에 영상수용체의 중앙을 맞추고 이 점에 수직으로 입사한다.
- 영상수용체의 중앙에 중심선을 맞춘다.

영상구조

허리엉치 접합부, 엉치뼈, 꼬리뼈, 겹쳐진 볼기뼈와 몸쪽 넙다리뼈의 측방향 영상이 관찰되어야 한다(그림 5-21).

평가기준

- 골반 전체와 몸쪽 넙다리뼈가 관찰되어야 한다.
- 엉치뼈와 꼬리뼈가 관찰되어야 한다.
- 궁둥뼈와 엉덩뼈의 뒤쪽 가장자리는 겹쳐보여야 한다.
- 넙다리뼈가 겹쳐져 있어야 한다.
- 절구 음영은 서로 겹쳐야 한다. 따라서 더 큰 원을 그리는 절구오목(비구와)(영상수용체에서 먼쪽)은 둘레 전체에 걸쳐 더 작은 원을 그리는 영상수용체에 가까운 절구오목으로부터 거리가 같아야 한다.
- 넙다리뼈가 두덩활을 가려서는 안 된다.

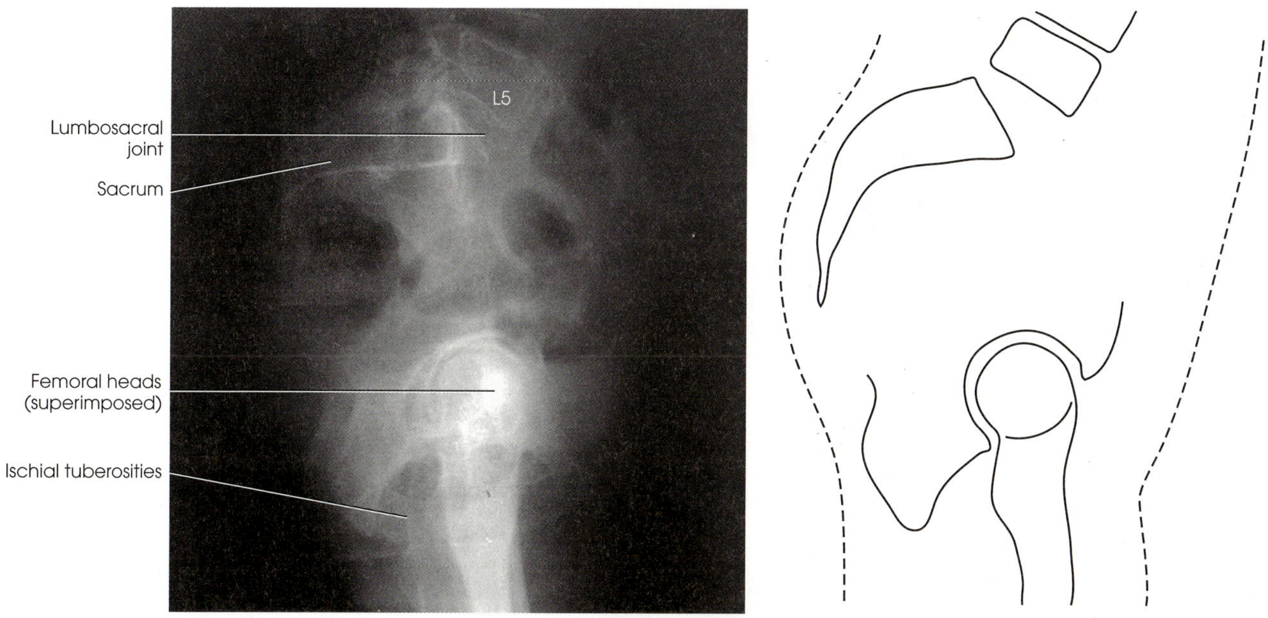

그림 5-21 골반 측방향 영상.

대퇴골경 전 · 후사방향 촬영

Femoral neck AP oblique projection
modified Cleaves method

이 촬영은 종종 양쪽 개구리 다리 자세(bilateral frog leg position)라고 부른다.

참고: 이 검사는 골절이나 다른 병적 상태가 의심되는 환자에서는 금기사항이다.

환자 자세

- 바로 누운 자세를 취한다.

검사 자세

- 신체의 정중시상면을 상수용체 정중선에 맞춘다.
- 환자의 팔꿈치를 굽혀 손을 가슴 윗부분에 올린다.
- 골반이 돌아가지 않도록 환자를 조정한다. 이것은 촬영테이블에서 양쪽 위앞엉덩뼈가시가 동일한 거리에 있도록 하면 된다.
- 필요하면 자세의 안정성을 위해 엉덩관절 가장 위쪽에 압박 밴드를 가로질러 놓는다.

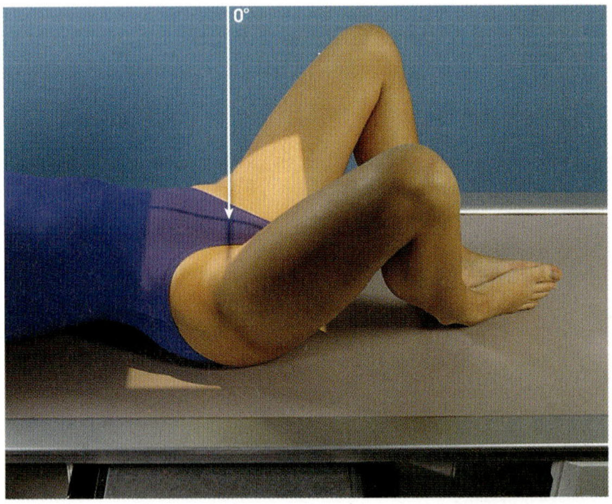

그림 5-22 수직 중심선을 이용한 넙다리뼈목 전 · 후사방향 촬영: modified Cleaves method.

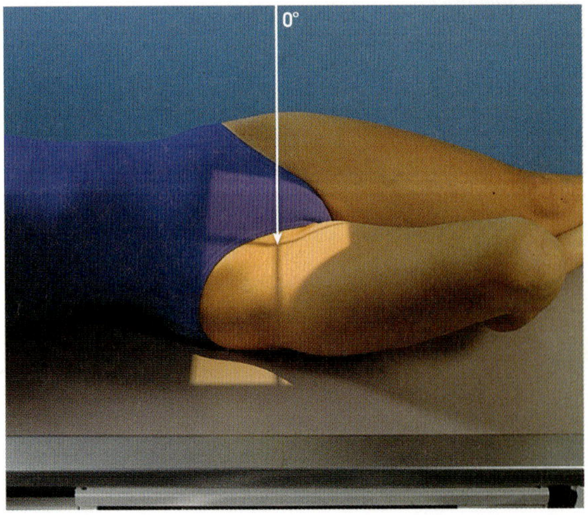

그림 5-23 한쪽 넙다리뼈목 전 · 후사방향 촬영: modified Cleaves method.

양측방향 촬영

1단계

- 환자에게 엉덩관절과 무릎을 굽혀서 가능한 한 최대로 양발을 위쪽으로 당기도록 한다(즉, 검사부위가 허용하는 한도 내에서 넙다리뼈가 최대한 수직이 되도록 한다).
- X선관 및 영상수용체를 조정하는 동안 환자가 비교적 편안하게 자세를 유지하도록 설명한다.

2단계

- 두덩결합 1inch(2.5cm) 위쪽에 영상수용체의 중심을 맞춘다.

3단계

- 최대한 넙다리를 벌리고, 발은 안쪽으로 회전시켜 발바닥이 서로 마주 닿도록 한다. Cleaves에 따르면 넙다리뼈를 어느 정도까지 수직으로 놓을 수 있는지에 따라 각도는 25~45°까지 다양하다.
- 양발을 영상수용체의 정중선에 맞춘다(그림 5-22).
- 가능하면 넙다리를 수직면에 대해 45° 정도 벌려 넙다리뼈목의 긴축이 영상수용체면에 평행이 되도록 한다.
- 넙다리의 위치를 점검하여 양쪽이 같은 각도로 벌림이 되도록 한다.

편측방향 촬영

- 검사부위 위앞엉덩뼈가시가 영상수용체의 정중선에 오도록 몸의 위치를 조정한다.
- 검사부위 엉덩관절과 무릎을 구부려 발을 반대쪽 무릎까지 최대한 끌어올린다.
- 중심선을 수직이 되도록 조정하고 영상수용체의 위치를 잡은 후 발바닥을 반대쪽 무릎에 대고 넙다리를 가쪽으로 약 45° 벌림시킨다(그림 5-23). 골반은 약간 회전될 수 있다.
- 생식샘을 차폐한다.
- 촬영하는 동안 호흡을 멈춘다.

중심선

- 두덩결합 1inch(2.5cm) 위쪽의 정중시상면에 수직으로 입사한다. 편측방향 촬영을 위해 넙다리뼈목에 중심선을 맞춘다(그림 5-12 참조).

조사야

- 14×17inch(35×43cm)로 조정한다. 환자가 평균보다 작으면 조사야를 더 작게 한다.

영상구조

양측방향 영상은 비교를 위해 한 영상 위에 투사된 양쪽 넙다리뼈머리, 넙다리뼈목, 그리고 돌기부위가 전 · 후사방향으로 보인다(그림 5-24~5-26).

평가기준

- 적절한 조사야가 이루어져야 한다.
- 골반이 돌아가지 않아야 한다. 이것은 대칭적인 모습을 통해 알 수 있다.
- 절구, 넙다리뼈머리 및 넙다리뼈목이 관찰되어야 한다.
- 넙다리뼈의 안쪽에 있는 작은돌기가 관찰되어야 한다.
- 큰돌기와 겹치지 않은 넙다리뼈목, 과도한 벌림은 큰돌기가 넙다리뼈목에 겹치도록 만든다.
- 볼기뼈에서 같은 각으로 뻗어져 나오는 넙다리뼈가 관찰되어야 한다.

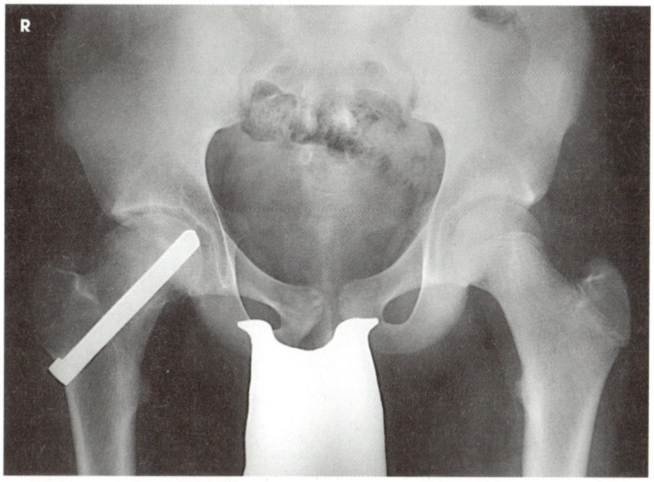

그림 5-24 넙다리뼈목 전 · 후방향 영상. 오른쪽 엉덩관절의 고정장치와 남성 생식샘을 차폐한다.

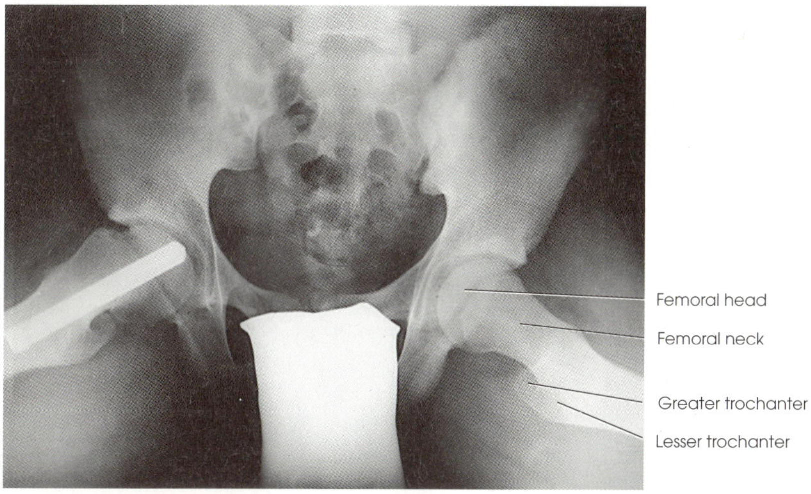

그림 5-25 넙다리뼈목 전 · 후사방향 영상: modified Cleaves method(그림 5-24와 같은 환자).

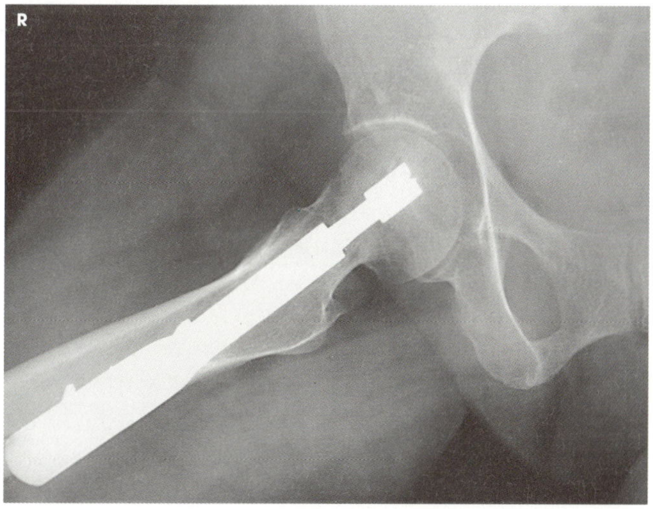

그림 5-26 넙다리뼈목 전 · 후사방향 영상: modified Cleaves method.

고관절(대퇴골경) 축측방향 촬영

Femoral neck axiolateral projection

Cleaves method[1](frog leg position)

참고: 이 검사는 골절이나 병적 상태가 의심되는 환자에서는 금기사항이다.

[1]Cleaves EN: Observations on lateral views of the hip, AJR Am J Roentgenol 34:964, 1938.

환자 자세

- 바로 누운 자세를 취한다.

검사 자세

참고: 이것은 이전에 설명한 modified Cleaves method와 같은 부위의 자세잡기이다. 이 촬영은 편측 또는 양측으로 할 수 있다.

- 환자가 넙다리를 벌림(양측방향 3단계에서 설명)하기 전에 X선관이 넙다리뼈몸통의 긴축에 평행이 되도록 맞춘다(그림 5-27).
- 중심선이 영상수용체의 중앙에 오도록 조정한다.
- 생식샘을 차폐한다.
- 촬영 시 호흡을 멈춘다.

중심선

- 넙다리뼈몸통과 평행하게 한다. Cleaves[1]에 따르면 넙다리뼈를 어느 정도까지 수직으로 놓을 수 있는지에 따라 각도는 25~45°까지 다양하다.

[1]Cleaves EN: Observations on lateral views of the hip, AJR Am J Roentgenol 34:964, 1938.

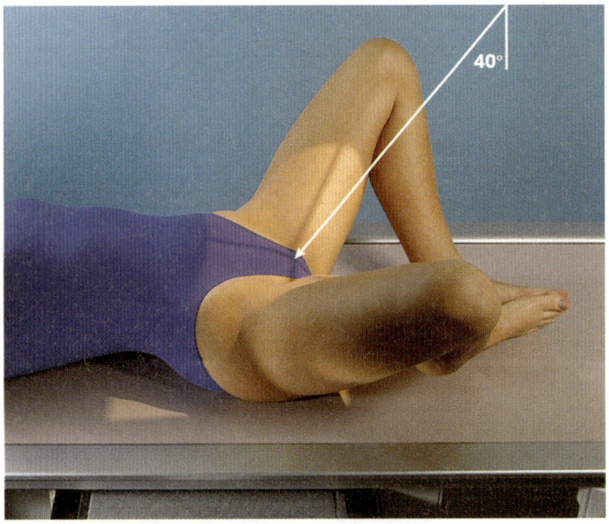

그림 5-27 엉덩관절(넙다리뼈목) 축측방향 촬영: Cleaves method.

영상구조

넙다리뼈머리, 넙다리뼈목, 돌기부위의 축측방향 모습이 관찰된다(그림 5-28).

평가기준

- 넙다리뼈목 축측방향 영상이 실시되어야 한다.
- 큰돌기와 겹치지 않은 넙다리뼈목이 관찰되어야 한다.
- 넙다리뼈의 뒷면에서 작은돌기의 작은 부위들이 관찰되어야 한다.
- 넙다리뼈의 앞면과 뒷면에서 큰돌기의 일부분이 관찰되어야 한다.
- 촬영영상의 양쪽 가장자리로부터 같은 거리에서 구조물들이 관찰되어야 한다.
- 한쪽 방향 검사에서 몸쪽 넙다리뼈가 많이 관찰되어야 한다.
- 넙다리뼈목은 넙다리뼈 몸통 위쪽으로 약 15~20°의 각을 이루어야 한다.

선천성 엉덩관절 탈구

수많은 논문들이 신생아의 선천성 엉덩관절 탈구 진단에 대한 내용을 다루었다. Andren과 Von Rosén[1]은 어떤 이론적 근거에 기초한 방법을 설명하였는데 이 방법은 정확한 진단을 위해 정확하고 신중한 촬영 자세를 필요로 한다. Andren과 von Rosén 접근법은 양쪽 넙다리뼈를 충분히 안쪽으로 회전시키고 강제로 양 다리를 최소 45° 벌림시킨 상태에서 양측 엉덩관절 촬영을 한다. Knake와 Kuhns[2]는 양쪽 다리의 벌림과 돌림을 조절할 수 있는 장치 제조에 대하여 설명하였다. 장치는 자세잡기를 굉장히 간단하도록 하여 재검사 횟수를 줄여주었다.

[1] Andren L, von Rosén S: The diagnosis of dislocation of the hip in newborns and the primary results of immediate treatment, Acta Radiol 49:89, 1958.

[2] Knake JE, Kuhns LR: A device to aid in positioning for the Andren-von Rosén hip view, Radiology 117:735, 1975.

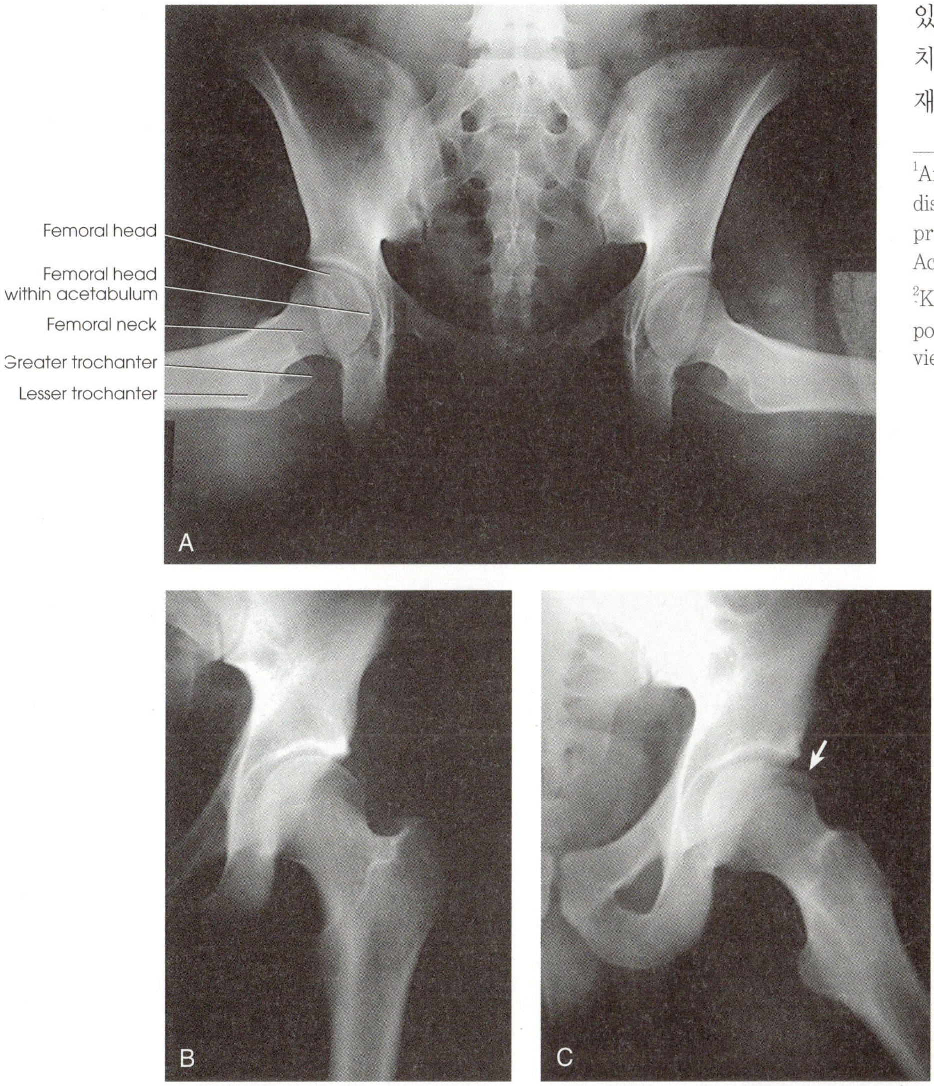

그림 5-28 넙다리뼈목 축측방향 영상: Cleaves method. A, 양측 검사. B와 C, 넘어진 환자의 편측 엉덩관절 검사. 초기 엉덩관절 전·후방향 영상 (B)에서는 골절이 보이지 않는다. Cleaves method를 사용하여 두 번째 촬영을 하였다. (C)에서 넙다리뼈머리의 조각골절(화살표)이 보인다. 외상을 진단할 때는 최소한 2회의 촬영이 필요하다.

고관절 전 · 후방향 촬영

Hip joint AP projection

환자 자세

- 바로 누운 자세를 취한다.

검사 자세

- 골반이 돌아가지 않도록 조정한다. 이것은 위앞엉덩뼈가시가 테이블에서 같은 거리에 있도록 하면 된다(그림 5-29, 5-30).
- 환자의 팔은 편안한 자세로 놓는다.
- 금기사항이 아니거나 다른 언급이 없으면 다리와 발을 대략 15~20° 안쪽으로 회전시켜 넙다리뼈목이 영상수용체면에 평행이 되도록 한다.
- 무릎 아래에 지지대를 놓고 발목을 가로질러 모래주머니를 놓는다. 이렇게 하면 환자가 이 자세를 유지하기 더 쉽다.
- 생식샘을 차폐한다.
- 촬영하는 동안 호흡을 멈춘다.

중심선

- 넙다리뼈목에 수직으로 입사한다. 이전에 설명한 위치확인 기법을 사용(그림 5-12)하여 위앞엉덩뼈가시와 두덩결합 사이에 그은 선의 중간점에 수직으로 그은 선을 따라 중간점에서 약 2.5inch(6.4cm) 먼쪽에 중심선을 맞춘다(그림 5-30 B).
- 영상수용체 중앙에 중심선을 맞춘다.
- 정형외과 장비들이 한 영상에 보여지기를 원한다면 영상수용체 크기와 중심선 위치에 필요한 수정을 한다.

조사야

- 10×12inch(24×30cm)로 조절한다.

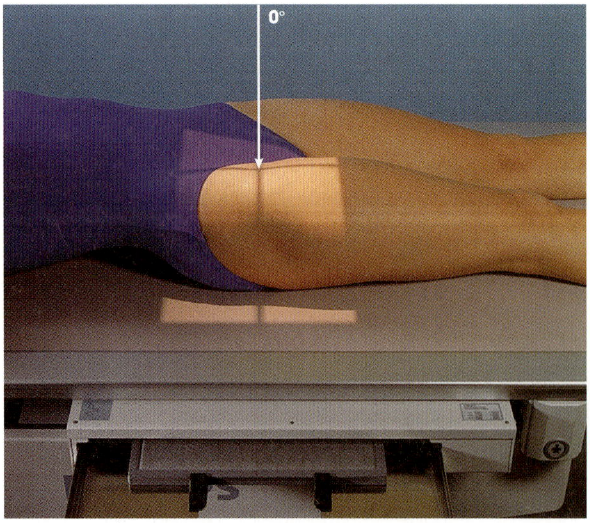

그림 5-29 엉덩관절 전 · 후방향 촬영.

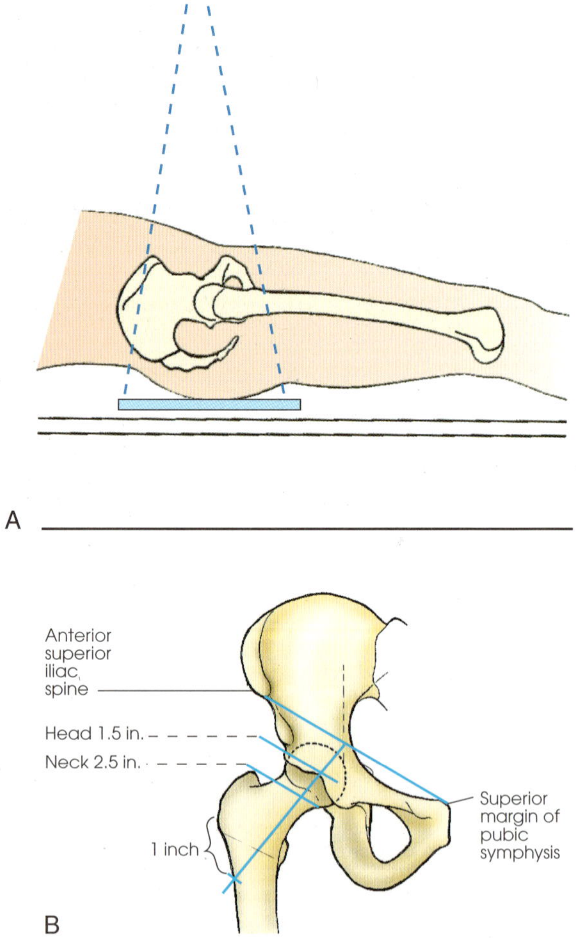

그림 5-30 A, 엉덩관절 전 · 후방향 촬영 모식도. B, 골반의 위치 확인을 위한 면들.

영상구조

넙다리뼈머리, 넙다리뼈목, 돌기, 넙다리뼈 몸통의 몸쪽 ⅓이 관찰된다(그림 5-31). 원인이 외상이든 질병이든 간에 엉덩관절 질환의 초기 검사 시 전·후방향 촬영은 종종 충분히 큰 영상수용체를 사용하여 다리이음뼈 전체와 몸쪽 넙다리뼈가 포함되도록 한다. 검사부위의 촬영 진행이 제한적일 수 있기 때문이다.

평가기준

- 적절한 조사야가 이루어져야 한다.
- 절구에 투영되어 보이는 넙다리뼈머리가 관찰되어야 한다.
- 두덩결합과 붙어 있는 엉덩뼈와 두덩뼈 부위가 관찰되어야 한다.
- 정형외과적 장비들은 전체가 다 관찰되어야 한다.
- 엉덩관절이 관찰되어야 한다.
- 측면상으로 보이는 큰돌기가 관찰되어야 한다.
- 넙다리뼈목은 긴축 전체가 관찰되어야 하고 축소되어 보이지 않아야 한다.
- 넙다리뼈의 몸쪽 ⅓이 관찰되어야 한다.
- 작은돌기는 보통 넙다리뼈의 안쪽 가장자리를 넘어 보이지 않거나 아주 일부만 관찰되어야 한다.

참고: 외상이 심한 환자들은 보통 촬영테이블로 옮기지 않고 들것이나 침상에 누운 채 촬영한다. 위치를 확인하고 표시한 후 들것의 양쪽에 1명씩 서서 시트를 잡고 영상수용체를 놓을 수 있을 정도로 골반을 들어 올린다. 이때 세 번째 사람은 다친 다리를 붙잡아 준다. 다리에 필요한 조작들은 의사가 해야 한다.

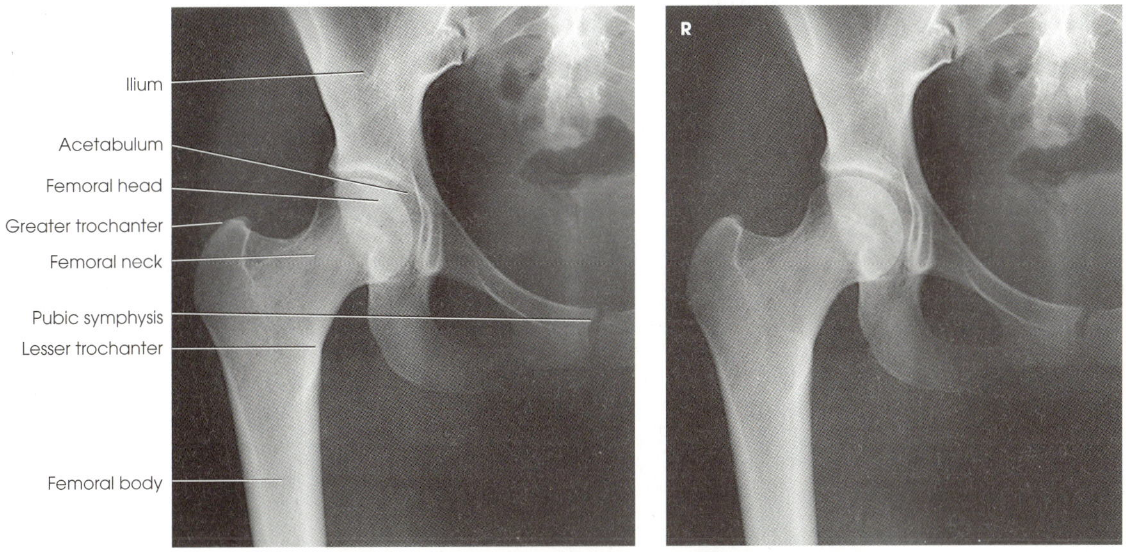

그림 5-31 엉덩관절 전·후방향 영상.

고관절 측방향 촬영

Hip joint lateral projection

외내측방향

Lauenstein method, Hickey method

참고: 이 검사는 골절이나 병적 상태가 의심되는 환자에게는 금기사항이다.

Lauenstein method와 Hickey method은 엉덩관절, 절구와 넙다리뼈머리의 관계를 보기 위해 사용한다. 이 자세는 이전에 설명한 modified Cleaves method와 비슷하다.

환자 자세

- 바로 누운 자세에서 환자를 검사부위 쪽으로 약간 회전시켜 비스듬한 자세로 만든다. 비스듬한 정도는 환자 다리의 벌림 정도에 달려 있다.

검사 자세

- 검사부위 엉덩관절이 영상수용체의 정중선에 오도록 맞춘다.
- 검사부위 무릎을 구부리고 넙다리를 위쪽으로 당겨 엉덩관절에 거의 90°가 되도록 만든다.
- 검사부위 넙다리뼈몸통이 테이블과 평행하도록 한다.
- 반대쪽 다리를 쭉 펴고 엉덩관절과 무릎 아래에 지지대를 놓는다.
- 골반은 필요 이상으로 회전시키지 않는다. 편하게 넙다리를 구부릴 수 있고 검사부위에 겹치지 않을 정도로만 회전시킨다(그림 5-32).
- 생식샘을 차폐한다.
- 촬영 시 호흡을 멈춘다.

중심선

- 중심선이 엉덩관절에 수직이 되도록 한다. Lauenstein method(그림 5-33)에서는 위앞엉덩뼈가시와 두덩결합 중간점을 통과시키고, Hickey method(그림 5-34)에서는 머리쪽으로 20~25° 기울여준다.
- 영상수용체 중앙에 중심선을 맞춘다.

조사야

- 10×12inch(24×30cm)로 조절한다.

영상구조

절구, 넙다리뼈의 몸쪽 끝, 절구와 넙다리뼈머리의 위치관계를 포함한 엉덩관절의 측방향 모습이 관찰된다(그림 5-33, 5-34).

평가기준

- 적절한 조사야가 이루어져야 한다.
- 고관절이 영상 중앙에 있어야 한다.
- 엉덩관절, 절구, 넙다리뼈머리가 관찰되어야 한다.
- Lauenstein method의 경우 넙다리뼈목이 큰돌기와 겹쳐 있는 것이 관찰되어야 한다.
- Hickey method의 경우 중심선을 머리쪽으로 기울여 넙다리뼈목이 다른 구조물과 겹치지 않도록 해야 한다.

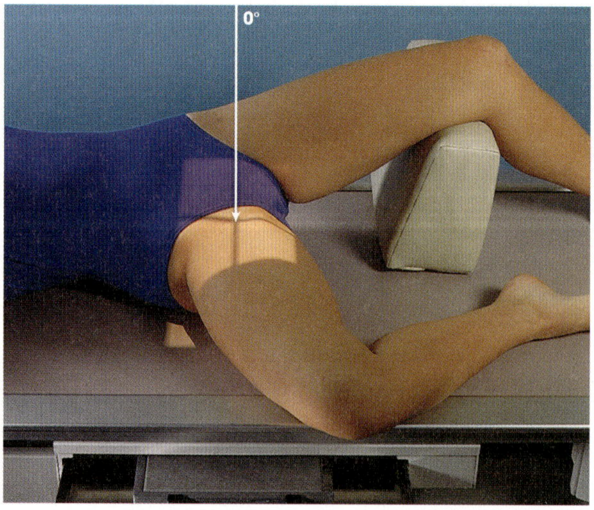

그림 5-32 엉덩관절 내외측방향 촬영: Lauenstein method.

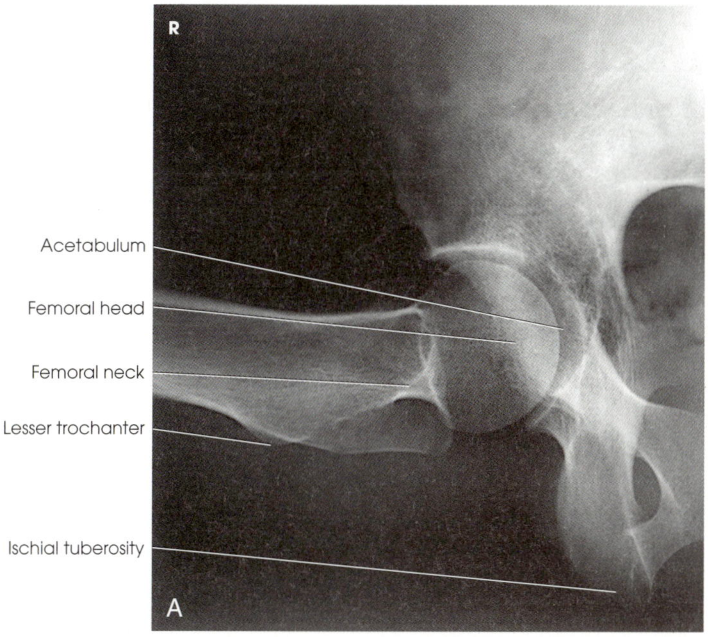

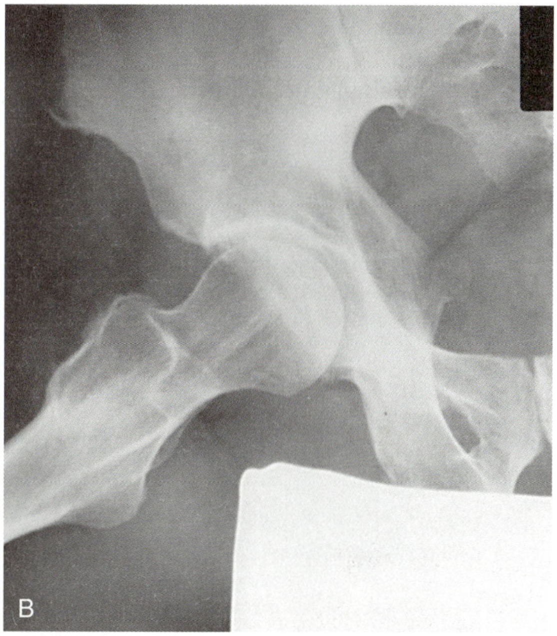

그림 5-33 A, 중심선을 수직으로 한 엉덩관절 내외측방향 영상: Lauenstein method. **B,** 남성 생식샘(접촉식) 차폐를 하고 수직 중심선을 이용한 엉덩관절 내외측방향 영상.

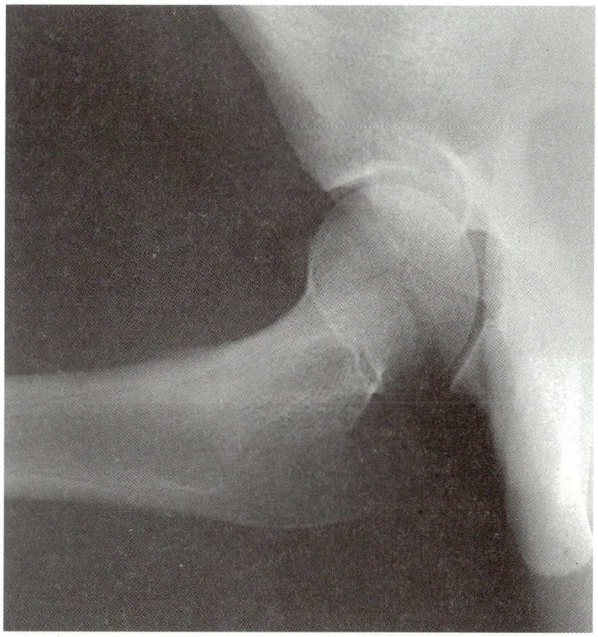

그림 5-34 머리쪽으로 20° 기울인 엉덩관절 내외측방향 영상: Hickey method.

고관절 축측방향 촬영

Hip joint axiolateral projection

Danelius–Miller method

이 촬영은 종종 축측방향(cross–table) 또는 외과적 측방향(surgical–lateral) 촬영이라고 부른다.

환자 자세

- 바로 누운 자세를 취한다.

검사 자세

- 마른 환자나 부드러운 침상에 누워 있는 환자를 검사할 때는 골반을 단단한 베개나 접은 담요 위에 올려 큰돌기의 가장 두드러진 부분이 영상수용체의 정중선에 오도록 해준다. 이때 지지대가 몸의 가쪽 밖으로 빠져나오면 안 된다. 그렇지 않으면 영상수용체를 놓을 때 방해가 된다.
- 골반을 올릴 때 검사를 받을 다리는 모래주머니나 단단한 베개 위에 올려 엉덩관절 높이로 지탱을 해준다.
- 검사부위 반대쪽 무릎과 엉덩관절을 구부려 넙다리가 수직이 되도록 한다.
- 검사부위 반대쪽 다리는 적절한 지지대 위에 놓고, 중심선 경로와 겹치지 않도록 한다. 특별한 지지대를 사용할 수도 있다.
- 골반이 회전되지 않도록 한다(그림 5–35, 5–36).
- 금기사항이 아니면 검사부위 발뒤꿈치를 잡고 발과 다리를 약 15~20° 안쪽으로 돌린다. 모래주머니를 사용하여 다리와 발이 이 자세를 유지하도록 하는 데 사용할 수 있고, 작은 지지대를 무릎 아래 놓을 수 있다. 치유되지 않은 골절 환자는 의사가 다루어야 한다.

골반과 몸쪽 넙다리뼈 Pelvis and upper femora

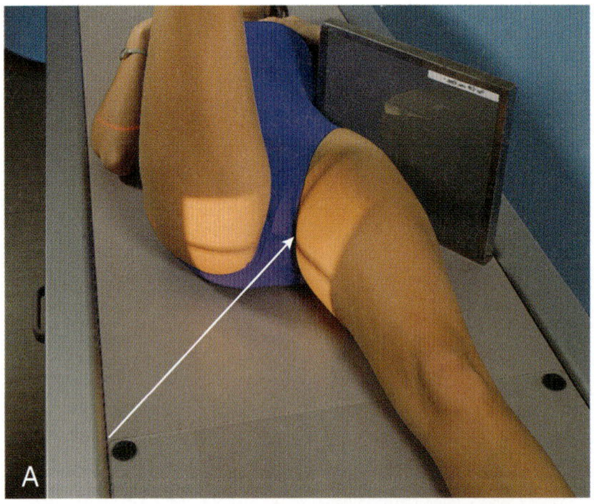

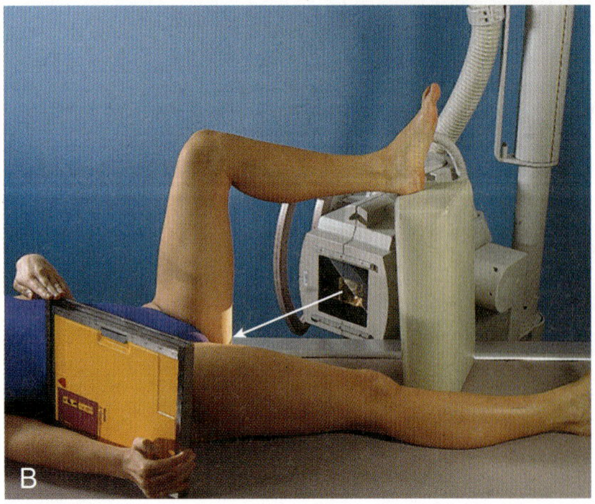

그림 5–35 A, 엉덩관절 축측방향 촬영: Danelius–Miller method, 영상수용체는 모래주머니로 지탱하였다. **B,** 같은 촬영법으로 환자가 영상수용체를 붙잡고 있다. 발은 발판 위에 놓았다.

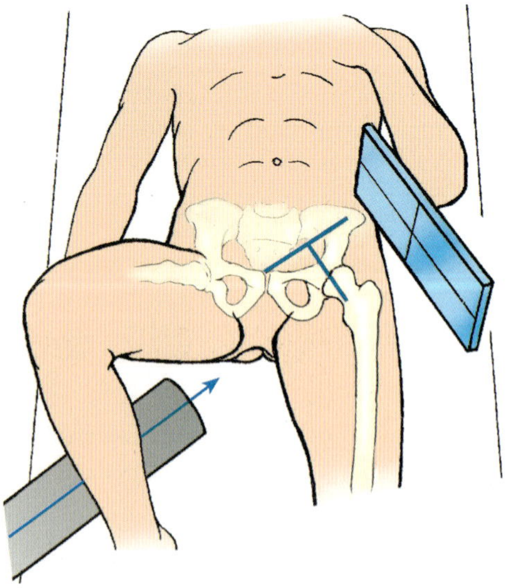

그림 5–36 엉덩관절 축측방향 촬영 모식도: Danelius–Miller method.

영상수용체(IR)의 위치

- 영상수용체의 위쪽 가장자리가 엉덩뼈선 위 주름에 오도록 수직으로 놓는다(그림 5-35).
- 영상수용체가 정확하게 넙다리뼈목의 긴축과 평행이 될 때까지 영상수용체의 아래쪽 가장자리를 몸에서 멀어지도록 기울인다(그림 5-35).
- 모래주머니나 수직 영상수용체 홀더를 이용하여 이 위치에 영상수용체를 고정한다. 이것이 선호하는 방법이다. 다른 방법으로 환자가 영상수용체를 손으로 잡고 있을 수도 있다.
- 상수용체의 위치를 신중하게 잡아 cut-off현상이 나타나지 않도록 한다.
- 생식샘을 차폐한다.
- 촬영하는 동안 호흡을 멈춘다.

중심선

- 넙다리뼈목의 긴장축에 수직으로 입사한다. 중심선은 넙다리 가운데로 입사하여 이전에 설명한 위치확인용 선들의 교차점에서 약 2.5inch(6.4cm) 아래의 넙다리뼈목을 통과한다.

조사야

- 10×12inch(24×30cm)로 조정한다.

보정 필터

이 검사는 특별히 설계된 보정 필터를 사용함으로써 획기적으로 영상이 좋아지고 한번의 노출만으로 촬영을 할 수 있다.

영상구조

절구, 넙다리뼈머리, 넙다리뼈목, 돌기들이 보인다(그림 5-37).

평가기준

- 큰돌기와 겹치지 않은 넙다리뼈목이 관찰되어야 한다.
- 넙다리뼈 뒷면에서 작은돌기가 일부 관찰되어야 한다.
- 넙다리뼈가 적절히 뒤집히면 몸쪽 넙다리뼈의 앞면과 뒷면에서 큰돌기의 일부가 관찰되어야 한다
- 이완되지 않은 넙다리의 연부조직 음영은 엉덩관절이나 몸쪽 넙다리뼈와 겹치지 않아야 한다.
- 절구를 포함한 엉덩관절이 관찰되어야 한다.
- 정형외과적 장비들은 전체가 다 관찰되어야 한다.
- 넙다리뼈머리 아래에서 궁둥뼈결절이 관찰되어야 한다.

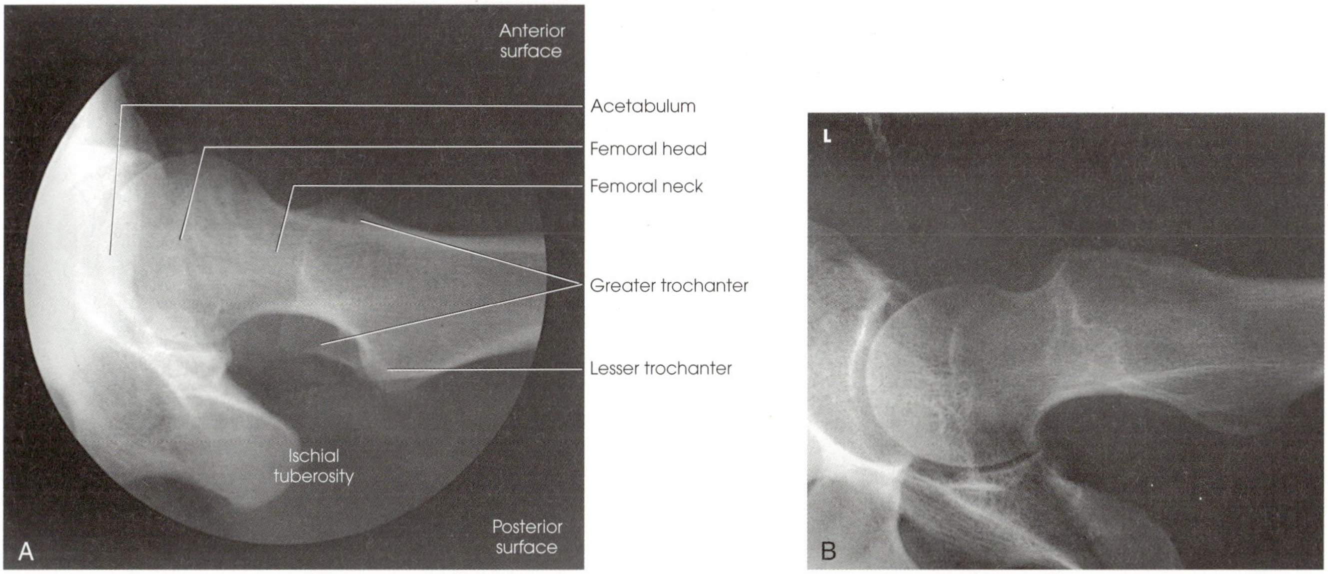

그림 5-37 **A,** 엉덩관절 축측방향 영상: Danelius-Miller method. **B,** 보정필터를 사용한 같은 촬영법. 절구부위와 넙다리뼈가 세부적인 구조까지 잘 관찰되는 것에 주목한다.

고관절 변형 축측방향 촬영

Hip joint modified axiolateral projection

Clements–Nakayama modification

환자가 양쪽 엉덩관절 골절, 양쪽 엉덩관절 관절성형술(엉덩관절의 성형수술) 또는 검사부위 반대쪽 다리의 움직임에 제한이 있을 경우에는 Danelius–Miller method를 사용할 수 없다. Clements와 Nakayama[1]는 중심선을 뒤쪽으로 15° 기울인 변형된 촬영법을 설명했다(그림 5–38).

[1]Clements RS, Nakayama HK: Radiographic methods in total hip arthroplasty, Radiol Technol 51:589, 1980.

환자 자세

- 촬영테이블에 똑바로 눕고, 이완부위가 테이블 가장자리 근처에 놓이도록 한다.

검사 자세

- 이 촬영에서는 다리를 안쪽으로 회전시키지 않는다. 대신 다리를 중립이나 약간 바깥쪽으로 회전시킨다.
- 격자 영상수용체를 Bucky tray 위에 놓아 그것의 아래쪽 가장자리가 환자 아래에 있도록 한다. 상수용체의 선들이 바닥과 평행이 되도록 위치를 잡는다.
- 상수용체가 넙다리뼈목의 축과 평행이 되도록 하고, 그것의 위쪽을 뒤로 15° 기울인다.
- 생식샘을 차폐한다.
- 촬영하는 동안 호흡을 멈춘다.

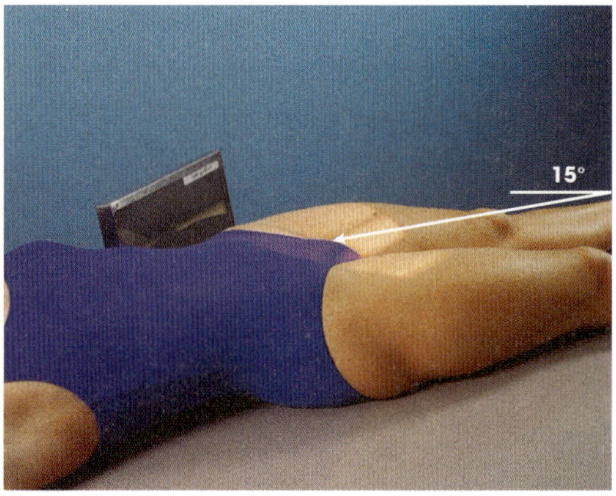

그림 5–38 엉덩관절 축측방향 촬영: Clements–Nakayama method.

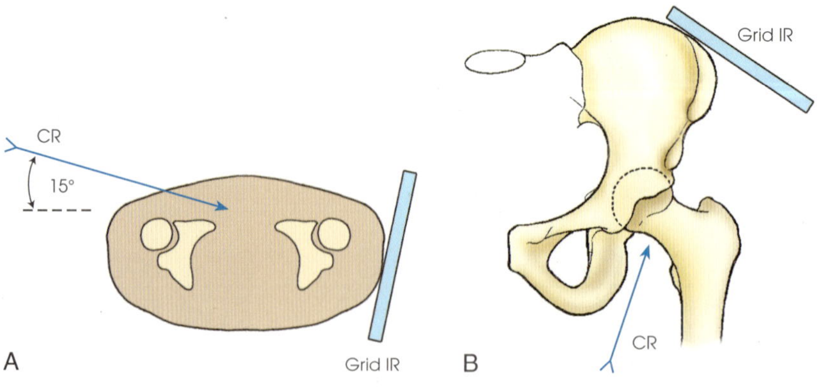

그림 5–39 Clements–Nakayama method에서 중심선의 각들. A, 후방으로 15°: 수직면에 대해 15° 기울어져 있는 격자 영상수용체를 주목한다. B, 넙다리뼈목과 격자 영상수용체에 수직.

중심선

- 뒤쪽으로 15° 기울여 넙다리뼈목과 격자 영상수용체에 수직으로 입사하도록 맞춘다(그림 5-39).

영상구조

발가락들이 안쪽으로 회전하는 대신 중심선이 15° 후방으로 기울어지기 때문에 엉덩관절 가쪽 영상이 보인다. 절구와 넙다리뼈머리, 넙다리뼈목, 돌기들을 포함한 몸쪽 넙다리뼈가 측면상으로 관찰된다. Clements-Nakayama modification(그림 5-40)은 이전에 설명한 Danelius-Miller 접근법(그림 5-41)과 비교될 수 있다.

평가기준

- 절구를 포함한 엉덩관절이 관찰되어야 한다.
- 넙다리뼈머리, 넙다리뼈목, 돌기들이 관찰되어야 한다.
- 정형외과적 장비들은 전체가 관찰되어야 한다.

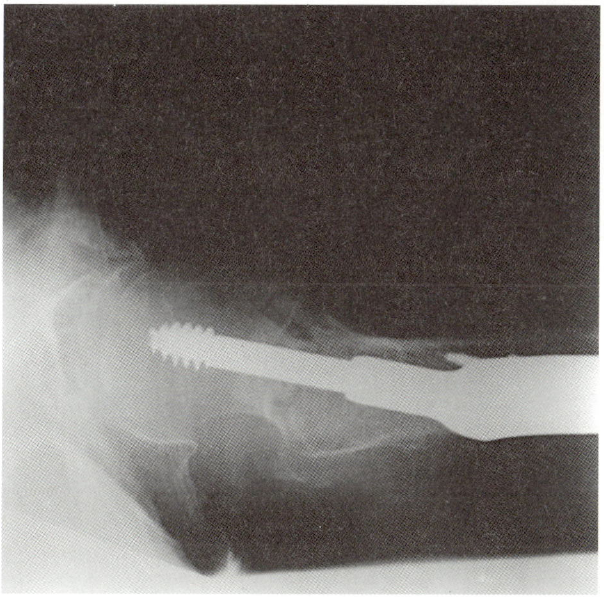

그림 5-40 그림 5-41과 같은 환자로 중심선을 15° 기울인 Clements-Nakayama method.

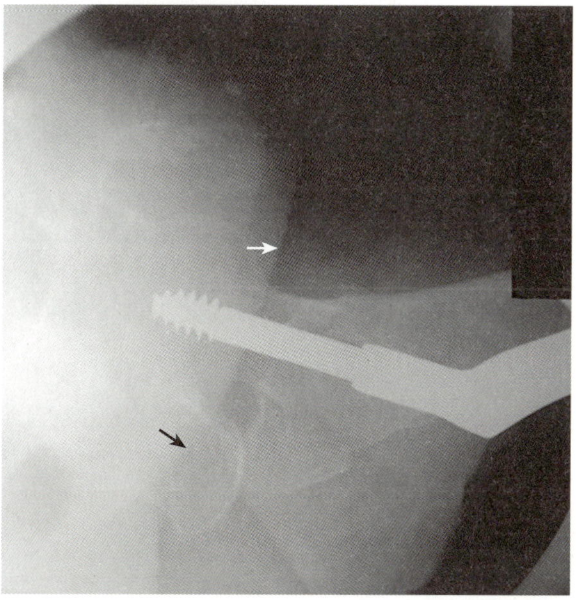

그림 5-41 검사부위 반대쪽 엉덩관절을 굽히지 못하는 환자에게 사용된 수술 후 Danelius-Miller mehtod. 반대쪽 넙다리(화살표)가 넙다리뼈머리와 절구부위를 흐리게 하고 있다.

관골구 후 · 전축사방향 촬영

Acetabulum PA axial oblique projection

Teufel method

우전사방향(RAO) 또는 좌전사방향(LAO) 자세

환자 자세

- 환자가 검사부위쪽으로 반 엎드린 자세를 취하게 한다.

검사 자세

- 신체를 일직선으로 하고, 엉덩관절이 영상수용체의 정중선에 오도록 맞춘다.
- 검사부위 반대쪽을 들어올려 몸통의 앞면이 테이블과 38°를 이루게 한다(그림 5-42).
- 위팔로 몸통을 지탱하고 들어올린 쪽의 무릎을 구부린다.
- Bucky tray에 영상수용체를 넣고, 중심선이 영상수용체의 중앙에 오도록 영상수용체 위치를 조정한다.
- 생식샘을 차폐한다.
- 촬영 시 호흡을 멈춘다.

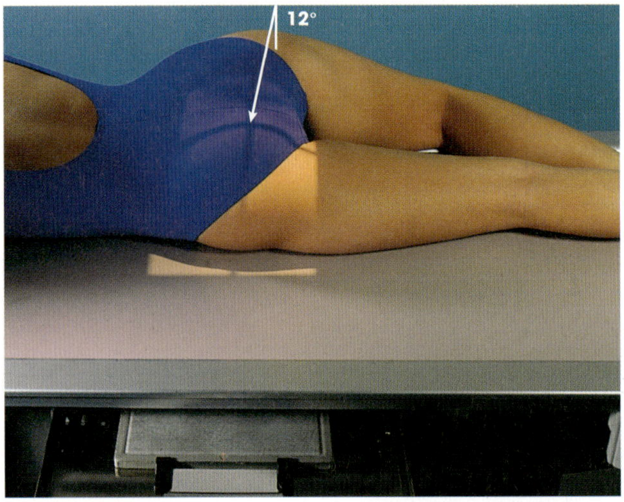

그림 5-42 절구 후 · 전축사방향 촬영: Teufel method.

중심선

- 머리쪽으로 12° 각도를 맞추고 절구를 통과하도록 맞춘다. 중심선은 꼬리뼈의 아랫부분 정도 높이, 몸통의 정중시상면에서 촬영하는 쪽으로 약 2inch(5cm) 떨어진 지점을 통과한다.

영상구조

넙다리뼈머리오목(fovea capitis)과 특히 절구의 위뒤쪽 벽이 관찰된다(그림 5-43).

평가기준

- 영상의 중앙 근처에 엉덩관절과 절구가 관찰되어야 한다.
- 넙다리뼈머리는 측면상으로 관찰되고 넙다리뼈머리오목의 오목한 부분이 관찰되어야 한다.
- 절구의 위뒤쪽 벽이 관찰되어야 한다.

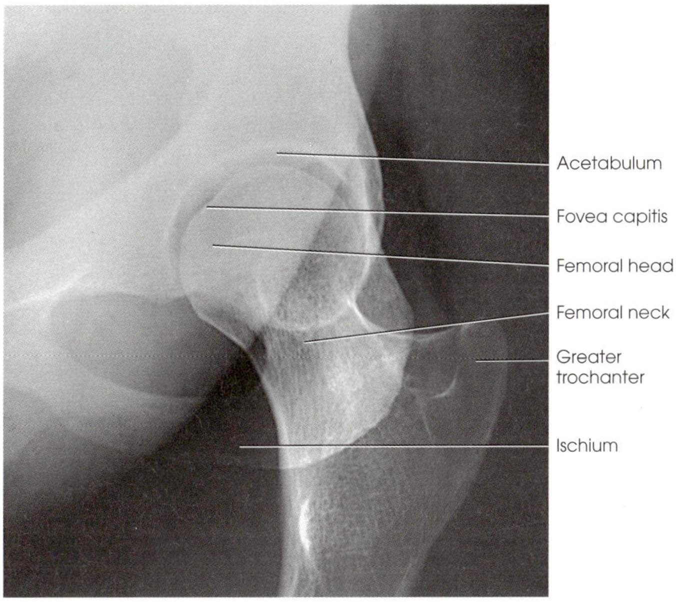

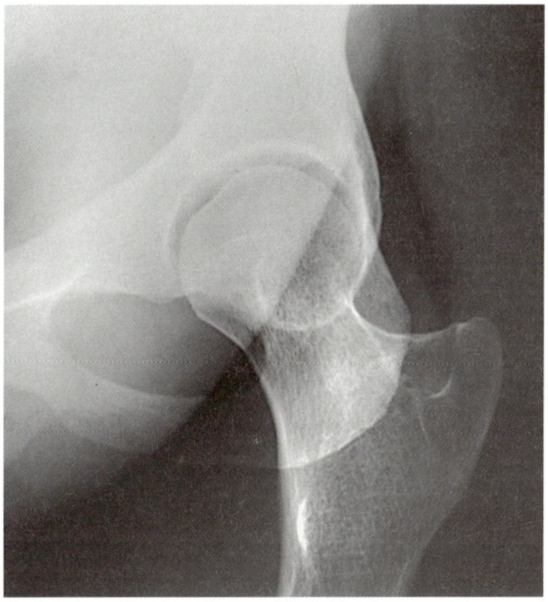

그림 5-43 절구 후 · 전축사방향 영상: Teufel method.

관골구 전 · 후사방향 촬영

Acetabulum AP oblique projection
Judet method[1]
modified Judet method[2]

우후사방향(RPO) 또는 좌후사방향(LPO) 자세

Judet 등[1]은 절구의 골절 진단에 유용한 45° 후사방향자세인 내사방향 자세(검사부위가 위)와 외사방향 자세(검사부위가 아래) 2가지에 대하여 설명했다.

내사방향

내사방향 자세는 장치골기둥(앞쪽)과 절구 뒤쪽 가장자리 골절이 의심되는 환자에서 사용한다.

---

[1]Judet R et al: Fractures of the acetabulum: classification and surgical approaches for open reduction, J Bone Joint Surg Am 46:1615, 1964.

[2]Rafert JA, Long BW: Showing acetabular trauma with more clarity, less pain, Radiol Technol 63:93, 1991.

참고: 장치골기둥(앞쪽)–엉덩뼈와 두덩뼈의 짧은 분절로 이루어진다. 위쪽으로는 전방 엉덩뼈가시까지 이르고, 두덩결합과 폐쇄구멍에서부터 절구를 지나 위앞엉덩뼈가시까지 이른다.

환자 자세

- 검사부위 엉덩관절을 위로 하여 반쯤 바로 누운 자세를 취한다.

검사 자세

- 몸통을 일직선으로 하고 영상수용체 중간에 촬영할 엉덩관절이 오도록 맞춘다.
- 검사부위를 들어올려 몸통의 앞면이 테이블과 45° 각도를 이루게 한다(그림 5–44 A).
- 생식샘을 차폐한다.
- 촬영 시 호흡을 멈춘다.

중심선

- 영상수용체에 수직으로 입사하며 이완된 쪽의 위앞엉덩뼈가시에서 2inch (5cm) 아래로 들어간다.

외사방향

외사방향 자세는 장좌골기둥(후방)과 절구 앞쪽 가장자리 골절이 의심되는 환자에서 사용한다.

환자 자세

- 검사부위 엉덩관절을 아래로 하여 반쯤 바로 누운 자세를 취한다.

검사 자세

- 몸통을 일직선으로 하고 영상수용체 중간에 촬영할 엉덩관절이 오도록 맞춘다(그림 5–44 B).
- 생식샘을 차폐한다.
- 촬영 시 호흡을 멈춘다.

중심선

- 영상수용체에 수직으로 입사해서 두덩결합으로 들어간다.

조사야

- 10×12inch(24×30cm)로 조정한다.

영상구조

결과 영상에서는 절구 가장자리가 관찰된다(그림 5–45).

참고: 장좌골기둥(뒤쪽)–궁둥뼈의 수직부분과 궁둥뼈 바로 위에 위치한 엉덩뼈부위로 이루어지고 폐쇄구멍에서부터 시작하여 절구의 뒤쪽 부분을 지난다.

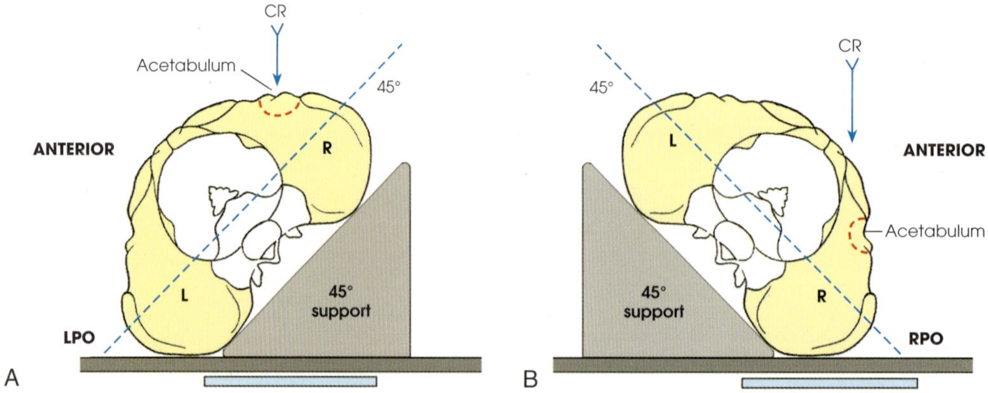

그림 5–44 절구 전 · 후사방향 촬영, 오른쪽 엉덩관절에 사용한 Judet method. A, 좌후사방향은 오른쪽 엉덩관절이 내사방향 자세가 되도록 한다. B, 우후사방향은 오른쪽 엉덩관절이 외사방향 자세가 되도록 한다.

평가기준

- 적절한 조사야가 이루어져야 한다.
- 영상수용체 중심에 절구가 위치해야 한다.
- 내사방향 자세에서 장치골기둥 및 이완된 절구의 후방 가장자리가 관찰되어야 한다.
- 외사방향 자세에서 장좌골기둥 및 절구의 전방 가장자리가 관찰되어야 한다.

참고: Rafert와 Long[1]은 외상 환자에서 사용할 수 있는 변형된 Judet method를 설명했다. 환자는 외사방향 촬영을 위해 검사부위쪽으로 눕지 않아도 된다(그림 5-46).

연구: Catherine E. Hearty가 연구를 진행하였고, 본 판에 실을 수 있도록 이 새로운 촬영법을 제공하였다.

[1]Rafert JA, Long BW: Showing acetabular trauma with more clarity, less pain, Radiol Technol 63:93, 1991.

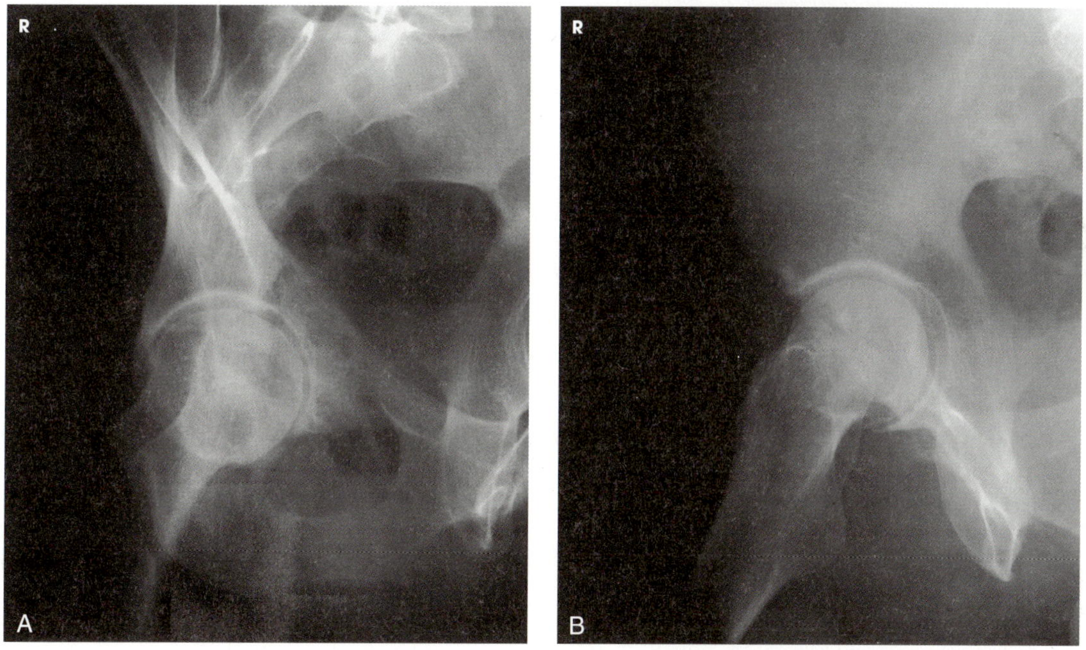

그림 5-45 오른쪽 엉덩관절 절구 전 · 후사방향 영상: **Judet method.** **A,** 좌후사방향. **B,** 우후사방향.

(From Long BW, Rafert JA: Orthopedic radiography, Philadelphia, 1995, Saunders.)

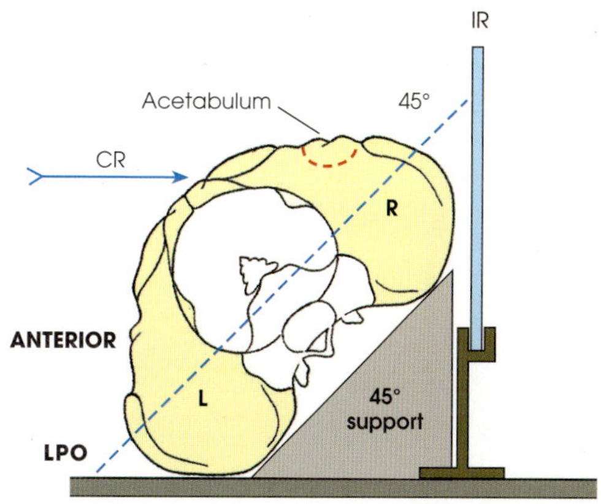

그림 5-46 절구 전 · 후사방향 촬영 모식도. 외상 환자에서 오른쪽 엉덩관절에 적용한 modified Judet method. 외사방향 촬영은 횡측방향 중심선(CR)과 격자 영상수용체를 사용한다. 내사방향 촬영은 외상 환자에서 같은 자세로 수직 중심선을 사용한다(그림 5-44 A와 같이).

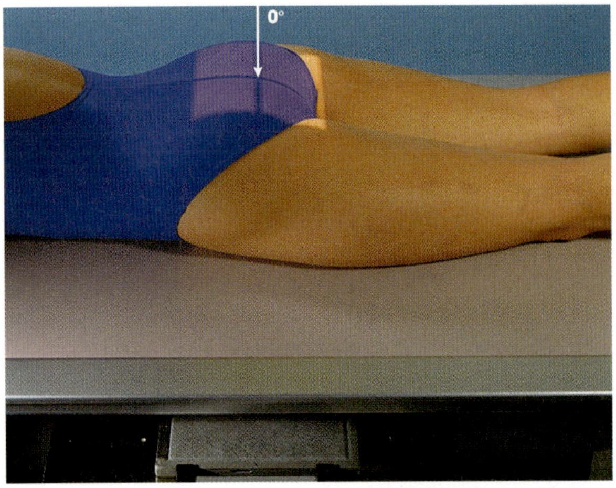

그림 5-47 골반뼈 후 · 전방향 촬영.

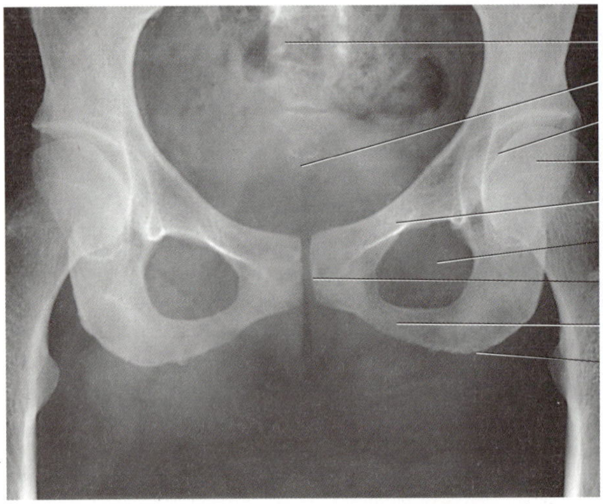

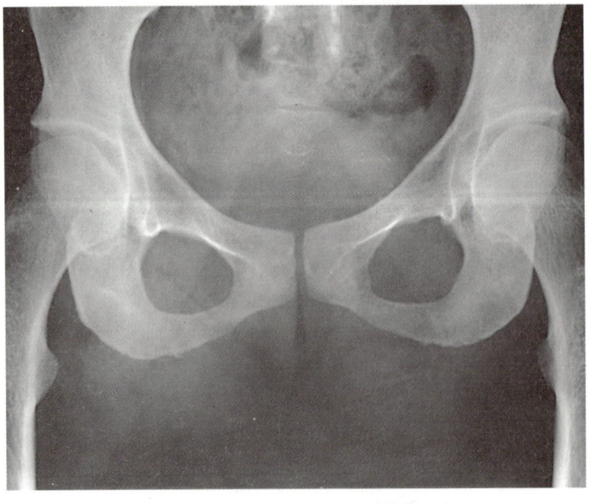

그림 5-48 골반뼈 후 · 전방향 영상.

전방 골반골 후 · 전방향 촬영

Anterior pelvic bone PA projection

환자 자세

- 환자를 엎드려 눕히고, 신체의 정중시상면이 상수용체의 정중선에 오도록 맞춘다.

검사 자세

- Bucky tray에 영상수용체를 넣고, 큰돌기 높이에 영상수용체의 중심을 맞춘다. 또한 이 자세는 두덩결합에 영상수용체의 중심을 맞춘다(그림 5-47).
- 생식샘을 차폐한다.
- 촬영 시 호흡을 멈춘다.

중심선

- 영상수용체의 중앙점에 수직으로 입사한다. 중심선은 먼쪽 꼬리뼈로 입사하여 두덩결합으로 나온다.

영상구조

두덩결합과 폐쇄구멍을 포함한 엉덩뼈의 후 · 전방향 모습이 관찰된다(그림 5-48).

평가기준

- 확대되지 않고 엉치뼈나 꼬리뼈와 겹치지 않은 두덩뼈 및 궁둥뼈가 관찰되어야 한다.
- 영상의 중심 근처에서 궁둥뼈가 관찰되어야 한다.
- 엉덩관절이 관찰되어야 한다.
- 폐쇄구멍이 대칭으로 관찰되어야 한다.

전방 골반골 전 · 후축방향 출구 촬영

Anterior pelvic bone AP axial outlet projection

Taylor method[1]

환자 자세

- 바로 누운 자세를 취한다.

검사 자세

- 신체의 정중시상면을 상수용체의 정중선에 맞추고, 골반을 조정하여 회전되지 않게 한다. 양쪽 위앞엉덩뼈가시가 테이블로부터 같은 거리여야 한다(그림 5-49).
- 환자가 불편해하면 무릎 아래에 지지대를 놓아 무릎을 약간 굽힌다.
- Bucky tray에 영상수용체를 넣고, tray의 위치를 조정하여 영상수용체의 중앙점이 중심선과 일치하도록 한다.
- 생식샘을 차폐한다.
- 촬영 시 호흡을 멈춘다.

중심선

남성

- 머리쪽으로 20~35° 기울이고 두덩결합의 위쪽 가장자리에서 2inch(5cm) 원위부에 중심을 맞춘다.

여성

- 머리쪽으로 30~45° 기울이고 두덩결합의 위쪽 가장자리에서 2inch(5cm) 먼쪽에 중심을 맞춘다.

영상구조

중심선이 두덩가지에 더 수직으로 입사하기 때문에 후 · 전방향 또는 전 · 후방향에서 생기는 축소현상 없이 위아래방향 두덩가지가 관찰된다(그림 5-50, 5-51).

평가기준

- 두덩뼈가 엉치뼈 및 꼬리뼈와 겹치고 확대되어 보이는 두덩뼈 및 볼기뼈가 관찰되어야 한다.
- 폐쇄구멍이 대칭으로 관찰되어야 한다.
- 영상의 중앙 근처에서 두덩뼈 및 볼기뼈 가지들이 관찰되어야 한다.
- 엉덩관절이 관찰되어야 한다.

[1]Taylor R: Modified anteroposterior projection of the anterior bones of the pelvis, Radiog Clin Photog 17:67, 1941.

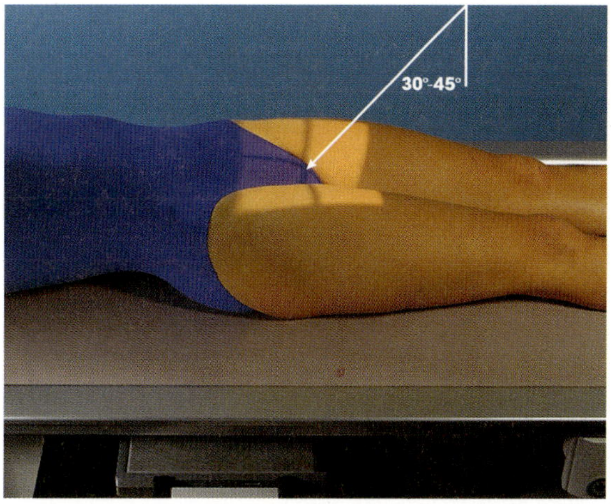

그림 5-49 골반뼈 전 · 후축방향 촬영: Taylor method.

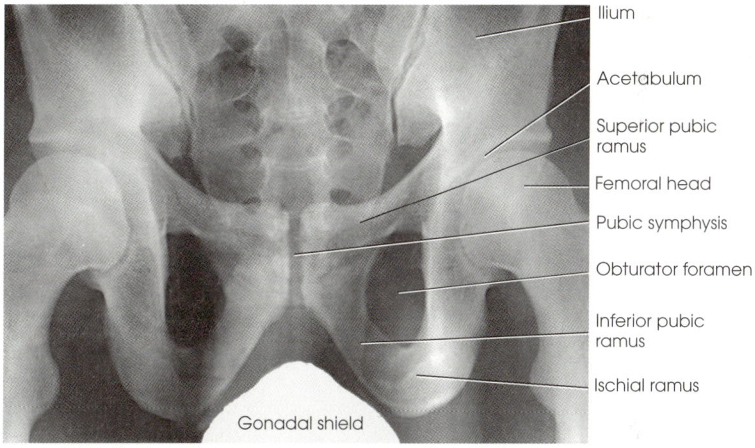

그림 5-50 남성 골반뼈 전 · 후축방향 영상: Taylor method.

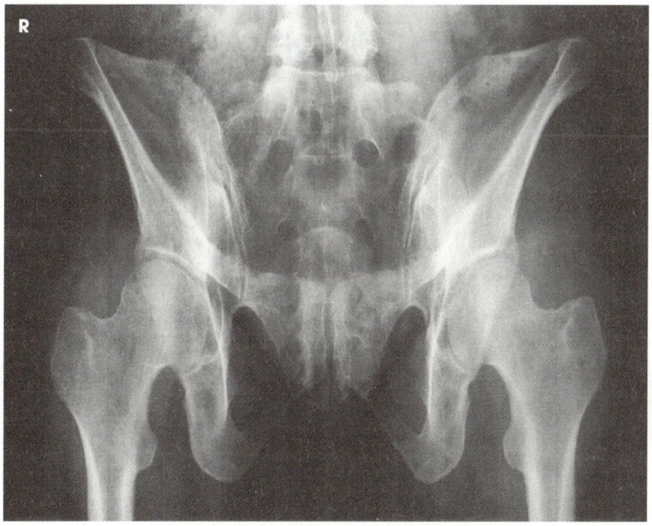

그림 5-51 여성 골반뼈 전 · 후축방향 영상: Taylor method.

전방 골반골 상하축방향 입구 촬영

Anterior pelvic bone superoinferior axial inlet projection

Bridgeman method[1]

환자 자세

- 촬영 테이블에 바로 눕는다.

검사 자세

- 신체의 정중시상면이 테이블 정중선에 오도록 한다.
- 양 무릎을 약간 굽히고 지지대를 놓아 긴장을 완화시킨다.
- 골반을 조정하여 양쪽 위앞엉덩뼈가시가 테이블에서 같은 거리에 있게 한다.
- 영상수용체를 Bucky tray에 넣고 큰돌기 높이에 중심을 맞춘다(그림 5-52).
- 생식샘을 차폐한다.
- 촬영 시 호흡을 멈춘다.

중심선

- 발쪽으로 40° 기울여 위앞엉덩뼈가시 높이에서 입사한다.

영상구조

골반고리 또는 입구 전체의 축방향 모습이 관찰된다(그림 5-53).

평가기준

- 두덩뼈의 위아래가지가 안쪽에서 겹쳐 관찰되어야 한다.
- 두덩뼈 및 궁둥뼈의 가쪽 ⅔ 정도로 거의 겹친 상태가 관찰되어야 한다.
- 두덩뼈와 궁둥뼈가시가 대칭으로 관찰되어야 한다.
- 엉덩관절이 관찰되어야 한다.
- 앞쪽 골반뼈들이 관찰되어야 한다.

[1]Bridgeman CF: Radiography of the hip bone, Med Radiog Photog 28:41, 1952.

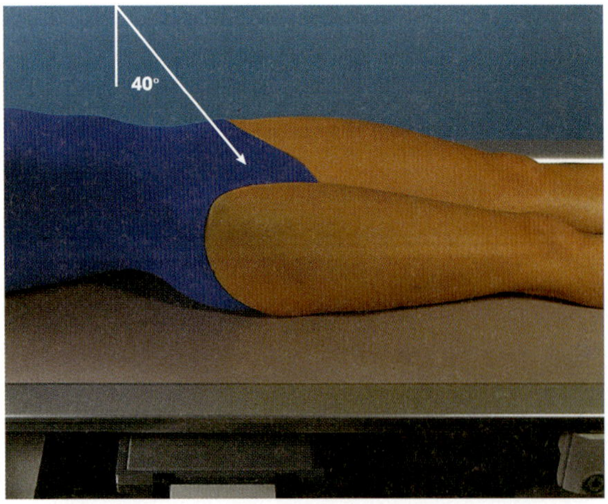

그림 5-52 골반뼈 전 · 후축방향 촬영: Bridgeman method.

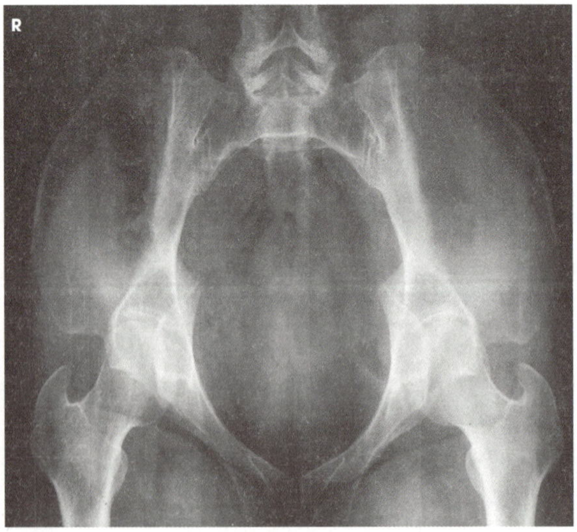

그림 5-53 골반뼈 전 · 후축 방향 입구 영상.

장골 전 · 후사방향 촬영과 후 · 전사방향 촬영

Ilium AP and PA oblique projections

우후사방향(RPO)과 좌후사방향(LPO) 자세

환자 자세

- 바로 누운 자세를 취한다.

검사 자세

- 검사부위 엉덩관절의 시상면이 상수용체의 정중선에 오도록 맞춘다.
- 검사부위 반대쪽을 약 40° 정도 올려 검사부위 엉덩뼈 날개의 넓은 면이 영상수용체면과 평행이 되도록 한다.
- 들어올린 어깨, 엉덩관절과 무릎을 모래주머니 위에 놓는다.
- 같은 횡단면에 위앞엉덩뼈가시(ASIS)를 놓기 위하여 다리의 제일 윗부분의 위치를 조정한다(그림 5-54).
- ASIS에 영상수용체의 중심을 맞춘다.
- 생식샘을 차폐한다.
- 촬영 시 호흡을 멈춘다.

우전사방향(RAO)과 좌전사방향(LAO) 자세

환자 자세

- 엎드려 누운 자세를 취한다.

검사 자세

- 검사부위 엉덩관절의 시상면이 격자의 정중선에 오도록 맞춘다.
- 검사부위 반대쪽을 약 40° 정도 올려 검사부위 엉덩뼈가 영상수용체면과 수직이 되도록 한다.
- 들어올린 쪽 무릎을 구부리고 아래팔로 지지를 해준다.
- 같은 수평면에 엉덩뼈능선을 놓기 위해 넙다리의 제일 위쪽 위치를 조정한다.
- 위앞엉덩뼈가시에 영상수용체의 중심을 맞춘다(그림 5-55).
- 생식샘을 차폐한다.
- 촬영 시 호흡을 멈춘다.

중심선

- 영상수용체 중앙점에 수직으로 입사한다.

영상구조

전 · 후사방향 영상은 다른 구조물과 겹치지 않은 엉덩뼈 날개와 궁둥뼈절흔이 관찰되고, 절구가 측면상으로 관찰된다(그림 5-56). 후 · 전사방향 영상은 엉덩뼈가 측면상으로 관찰되고, 절구 내에 들어 있는 넙다리뼈머리가 관찰된다(그림 5-57).

평가기준

- 엉덩뼈 전체가 관찰되어야 한다.
- 엉덩관절, 몸쪽 넙다리뼈, 엉치엉덩관절이 관찰되어야 한다.

전 · 후사방향 촬영

- 엉덩뼈 날개부의 넓은 면이 회전 없이 관찰되어야 한다.

후 · 전사방향 촬영

- 측면상으로 엉덩뼈가 관찰되어야 한다.

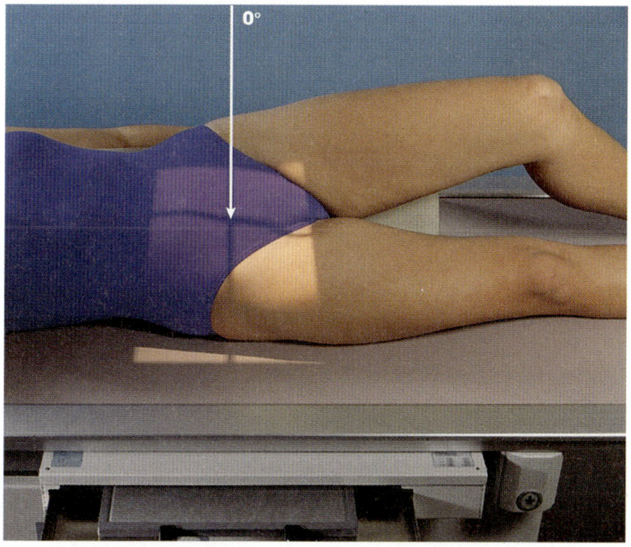

그림 5-54 엉덩뼈 전 · 후사방향 촬영, 우후사방향.

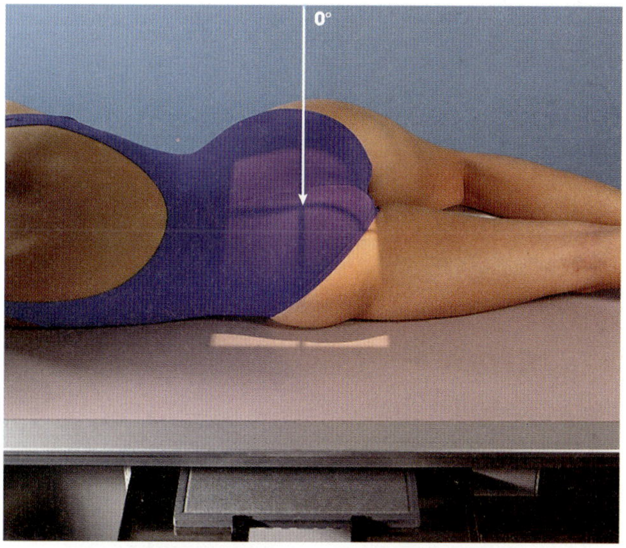

그림 5-55 엉덩뼈 후 · 전사방향, 좌전사방향.

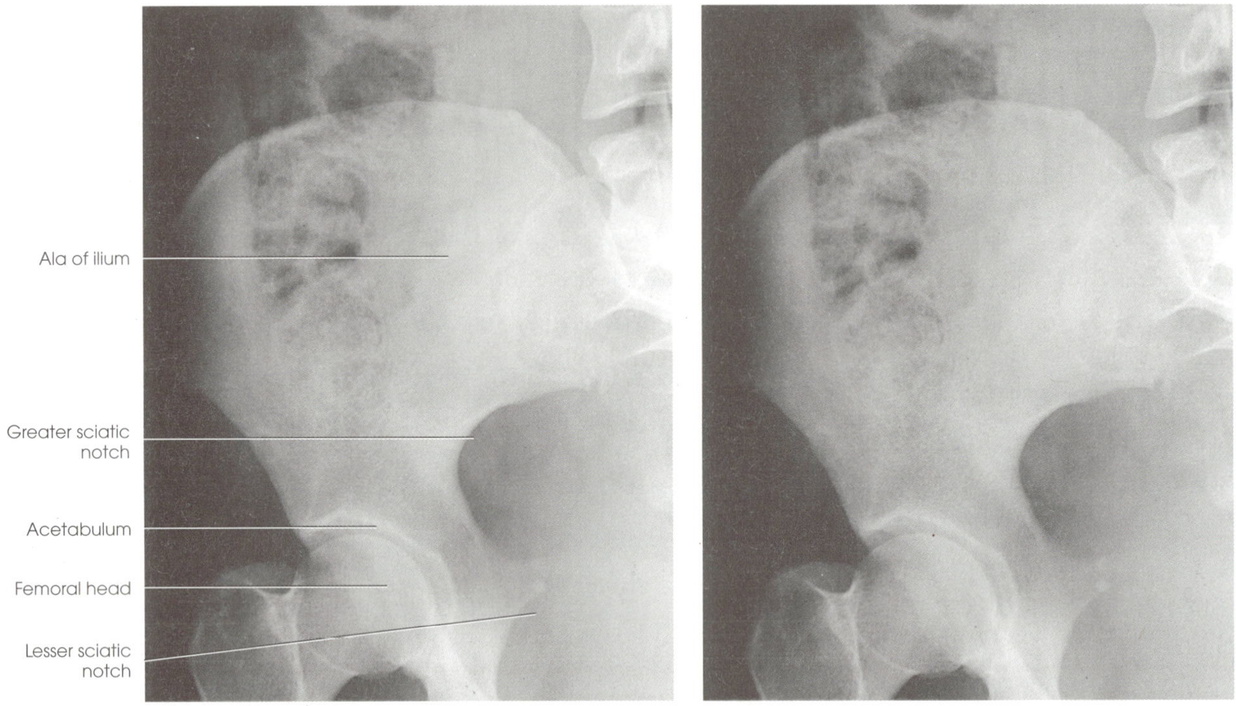

그림 5-56 엉덩뼈 전·후사방향 영상, 우후사방향.

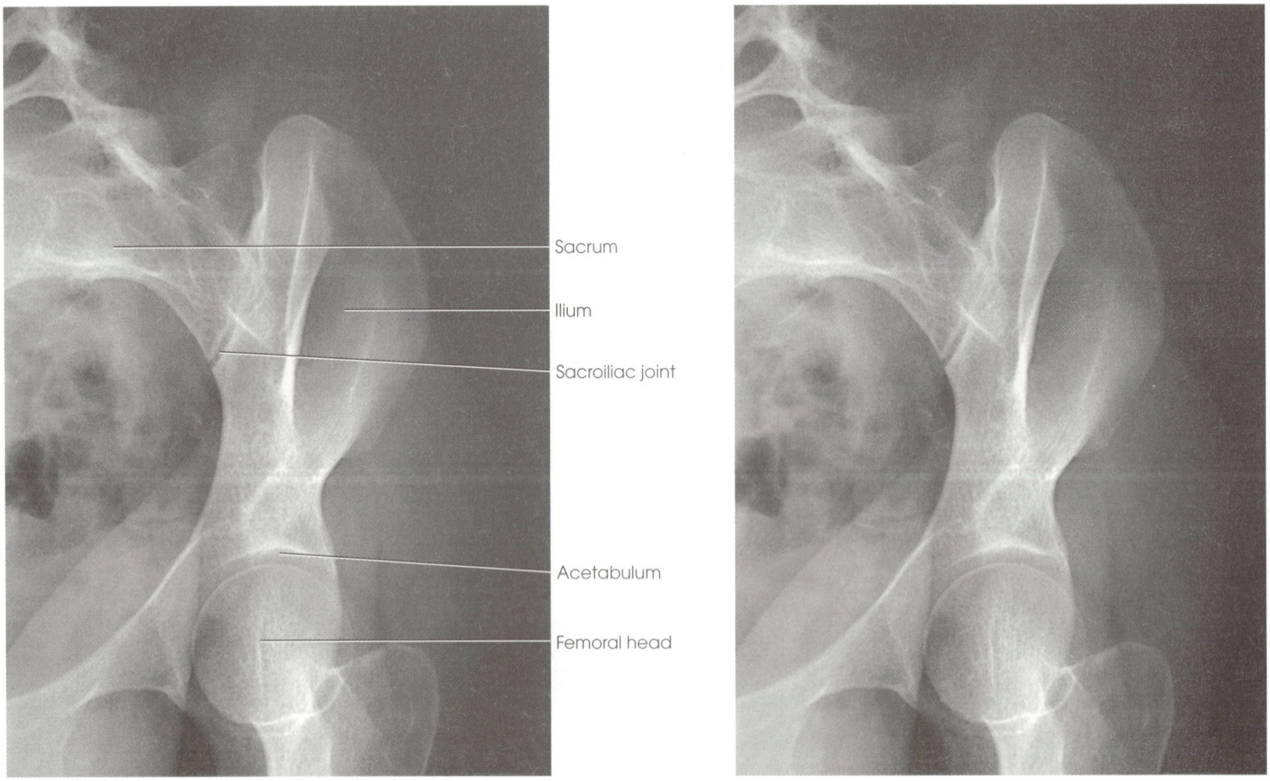

그림 5-57 엉덩뼈 후·전사방향 영상, 좌전사방향.

장골 계측

방사선 촬영은 긴뼈들의 길이를 측정하는데 아주 유용한 수단이다. 특히, 양쪽 팔다리의 길이 차이를 정확하게 측정할 수 있다. 팔의 연구에서 가끔 사용하기는 하지만 거의 대부분은 다리에서 사용한다. 이 장에서는 긴뼈 길이 측정을 위해 고안된 많은 검사 방법들 중 몇 개만을 살펴보고자 한다.

방사선 차폐

팔다리 길이의 차이는 어린이의 경우 흔하고 다양한 장애들과 동반되어 일어날 수 있는 것으로 양쪽 팔다리의 성장이 동일하지 않은 환자는 매년 영상학적 평가를 필요로 할 수 있다. 만일 팔다리 길이를 동일하게 하는 외과적 수술을 받은 환자들이라면 좀 더 자주 검사가 필요할 것이다. 치료 방법 중 하나는 정상적인 쪽의 뼈 성장을 조절하는 것으로 일반적으로 넙다리뼈 먼쪽 또는 정강뼈의 몸쪽에 있는 뼈몸통끝-뼈끝을 유합시켜 준다. 또 다른 치료 방법은 짧은 쪽 팔다리의 성장을 증가시켜 주는 것으로 외과적 수술을 통해 넙다리뼈나 정강종아리뼈 또는 둘 모두를 자르고, 잘라낸 뼈 끝 주변에 틀(frame)을 설치하여 그것을 몸 바깥까지 연장시킨다. 몸 바깥으로 연장된 틀에 서서히 힘을 가하면 분리된 뼈 간격이 증가하여 팔다리 길이가 늘어나고, 동시에 분리된 뼈가 아물어 붙는 것이 촉진된다.

팔다리 길이에 차이가 있는 환자들은 수년에 걸쳐 정기적으로 검사가 필요하기 때문에 방사선에 민감한 생식샘 차폐가 필요하다. 추가적으로, 불필요한 방사선 피폭을 막기 위해 환자의 자세를 신중하게 잡아야 하고, 확실하게 움직이지 않도록 해야 하며, 최대한 검사하는 부위에 맞게 조사야를 정해 정확하게 중심선의 위치를 잡아야 한다.

환자 자세

각각의 팔이나 다리에 촬영을 3회 실시하는데 정확한 검사를 위해 팔다리를 조금이라도 움직이지 않도록 환자는 주의해야 한다. 소아의 경우에는 주의깊게 움직임 억제를 해야 한다. 검사가 완료되기 전에 팔다리의 움직임이 있었다면 재촬영이 필요할 수도 있다.

- 팔다리 길이를 측정하는 모든 검사 방법에서 환자는 누운 자세를 취한다. 그리고 비교를 위해 양쪽 모두 촬영한다.
- 연부조직 이상(부종 또는 위축) 때문에 골반이 돌아간다면 낮은 쪽 골반에 방사선 투과성 지지대를 놓아 수평을 맞춰준다.

검사 자세

촬영할 팔이나 다리의 자세는 다음과 같아야 한다.

- 전·후방향 촬영을 위해 팔다리를 조정하고 고정한다.
- 양 다리를 동시에 촬영할 경우, 발목을 5~6inch(13~15cm) 벌리고 특수한 자를 골반 아래에 놓고 아래쪽으로 양 다리 사이를 지나가도록 놓는다.
- 만약 팔다리의 양쪽을 따로 검사할 경우는 특수한 자를 각 팔다리의 아래에 놓아 촬영을 한다.
- 만약 비정상인 무릎을 완전히 펼 수 없다면, 정상인 무릎을 같은 각도로 구부려주고 동일한 크기의 지지대를 각각의 무릎에 받쳐준다. 이렇게 하면 양쪽 무릎의 구부러진 각도가 동일하고, 영상수용체(IR)로부터 같은 높이에 있게 된다.

위치 표시

관절에 중심선을 맞추기 위해 다음 절차를 따라야 한다

- 각 관절의 위치를 정확하게 확인하고, 중심선이 들어가는 지점을 나타내기 위해 피부에 표시할 수 있는 필기도구를 사용한다.
- 비교를 위해 양쪽을 모두 검사하고 대부분 뼈 길이에 차이가 있기 때문에 환자가 바로 누운 후 관절의 위치를 표시한다.
- 팔에서 어깨관절은 위팔뼈머리의 위쪽 경계, 팔꿉관절에서는 위팔뼈의 위 관절 융기면 아래 ½~¾inch (1.3~1.9cm) 지점(환자의 크기에 따라), 그리고 손목관절에서는 노뼈(요골, radius), 붓돌기(경상돌기)와 잔뼈(척골, ulna) 붓돌기 사이의 중간 지점에 표시하다.
- 다리에서 엉덩관절은 위앞엉덩뼈가시에서 두덩결합(pubic symphysis)까지 그은 가상선 중간에 수직선을 긋고, 그 선을 따라 가쪽먼방향(laterodistall)으로 1~1.25inch(2.5~3.2cm) (환자의 크기에 따라) 지점에 표시를 한다.
- 무릎관절은 무릎뼈 끝 바로 아래, 넙다리뼈 관절융기와 정강뼈 관절융기 사이의 움푹 들어간 곳에 표시를 한다.
- 발목관절은 복사뼈 사이 중간지점의 움푹 들어간 곳 바로 아래에 표시를 한다.

단일 X선 조사로 촬영한 모든 영상은 실제 신체부위보다 더 크게 나온다. 이유는 X선관 내의 한 점에서 발생한 X선이 확산되어 나가고 신체를 통해 영상수용체에 도달할 때까지 직선 경로를 따라 움직이기 때문이다(그림 5-58). 이러한 영상의 확대는 신체부위를 영상수용체에 최대한 가깝게 두고, X선관와 영상수용체 사이의 거리를 최대한 멀리 함으로써 줄일 수 있다[원격X선촬영(teleoroentgenography)에 종종 적용된 절차]. 하지만 orthoroentgenology라고 부르는 검사 방법은 소아의 팔다리 길이를 정확하게 측정할 수 있다.

이 촬영에서는 금속으로 된 자(ruler)를 다리 사이에 놓고 동일한 영상수용체에 촬영을 3회 실시한다. 다음 절차를 따른다.

- 좁은 조사야를 사용하고, 1개의 영상수용체를 상, 중, 하로 3등분하여 분할된 영상수용체에 촬영하고자 하는 다리부위의 중심을 잘 맞춰 촬영을 3회 실시한다.
- 3회의 촬영 모두 중심선이 촬영하고자 하는 관절을 직접 수직으로 통과하도록 해야 한다(따라서 “정형”을 의미하는 그리스 단어 orthos를 사용하여 orthoroentgenology라는 명칭을 사용한다).
- 촬영 사이사이에 팔다리를 움직이지 않는다. 발목의 촬영을 포함하여 모든 촬영을 위해 영상수용체이 Bucky tray 안에 놓여 있고, 그에 맞춰 노출 조건들이 수정되어야 하기 때문이다.
- 환자의 엉덩관절 바로 위에 X선관을 위치시키고 첫 번째 촬영을 한다(그림 5-59 A).
- 환자의 무릎관절 바로 위로 X선관을 옮기고 두 번째 촬영을 한다(그림 5-59 B).
- 환자의 정강목말관절(경거관절, tibiotalar joint) 바로 위로 X선관을 옮기고 세 번째 촬영을 한다(그림 5-59 C).

만약 촬영을 3회 하는 동안 소아가 다리를 전혀 움직이지 않았다면, 촬영된 영상에서 다음 방법을 이용하여 넙다리뼈의 몸쪽 끝에서부터 정강뼈의 먼쪽 끝까지의 정확한 길이를 잴 수 있다.

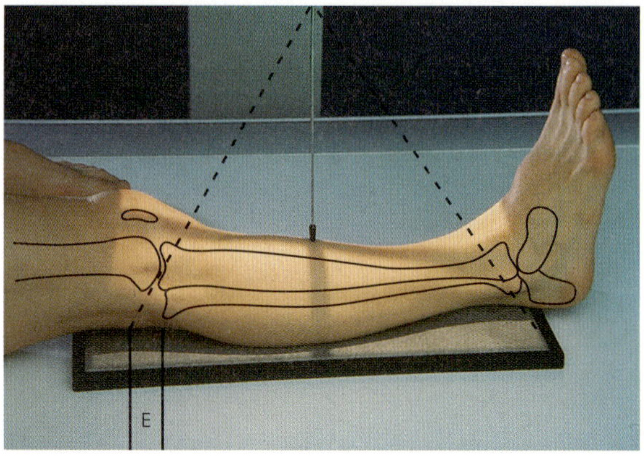

그림 5-58 일반적인 방사선 촬영은 영상을 확대시킨다(또는 길어지게 한다). 이 사진에서 몸쪽으로 늘어난 길이는 (E)이다. 먼쪽으로도 비슷하게 길이가 늘어난다.

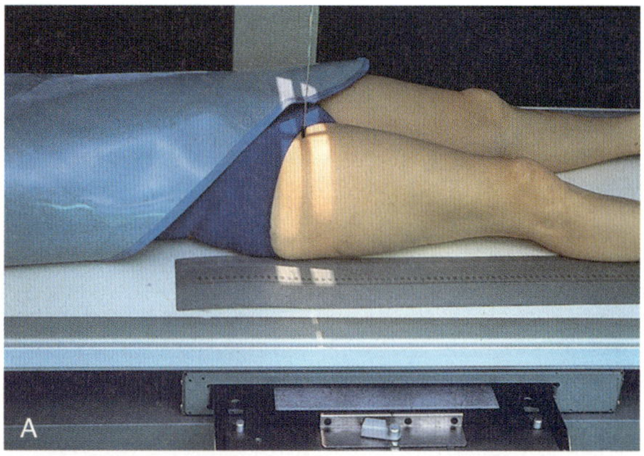

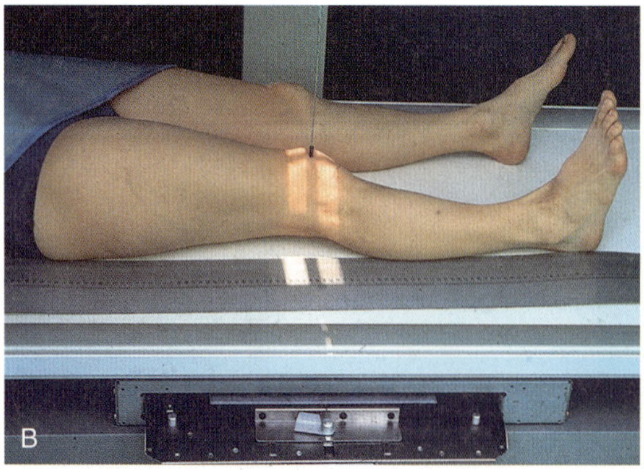

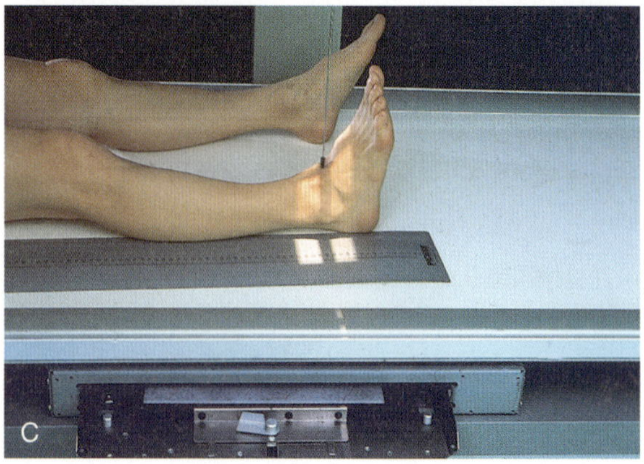

그림 5-59 다리에서 orthoroentgenographic을 촬영하기 위한 환자의 자세. A-C, 중심선은 엉덩관절**(A)**, 무릎관절**(B)**, 발목관절**(C)**에 중심을 맞춘다. 금속자는 사진촬영 목적으로 다리의 가쪽에 놓았다. 실제로 금속자는 다리 사이에 놓는다(그림 5-61 참조).

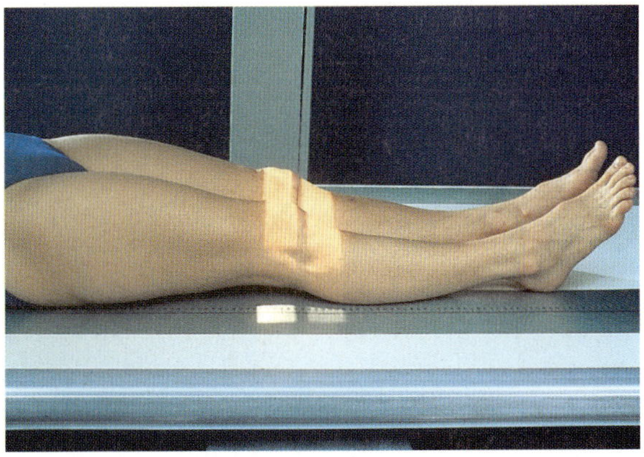

그림 5-60 양쪽 다리를 동시에 검사하는 경우. 금속자는 사진촬영 목적으로 다리 옆에 놓았다. 실제 금속자의 위치는 그림 5-61를 참조한다.

- 다리 밑의 테이블 위에 특수한 금속자 [언제 촬영을 했는지를 보여주는 ½inch (1.3cm) 방사선 비투과성 표시가 새겨진]를 놓는다(그림 5-59).
- Bucky tray 안에 영상수용체가 들어 있고 촬영할 때마다 이것을 해당 관절로 옮긴다면(그림 5-59), 넙다리뼈와 정강뼈의 길이는 2개의 관절과 함께 촬영된 숫자를 빼서 계산할 수 있다.
- 넙다리뼈와 정강뼈의 길이를 측정하는 또 다른 방법은 양 다리를 동시에 촬영하는 것이다(그림 5-60, 5-61).
- 격자의 정중선에 신체의 정중시상면이 오도록 맞춘다.
- 다리가 해부학적 자세가 되도록 한다(예: 약간 안쪽돌림).
- 테이블 위에 특수 금속자를 붙여서 각 촬영마다 영상에 포함이 되도록 한다. 이렇게 하면 각 관절의 위치를 알 수 있다.
- Bucky tray 안에 영상수용체를 넣고, 이것을 움직여 촬영할 관절들에 중심을 맞춘다.

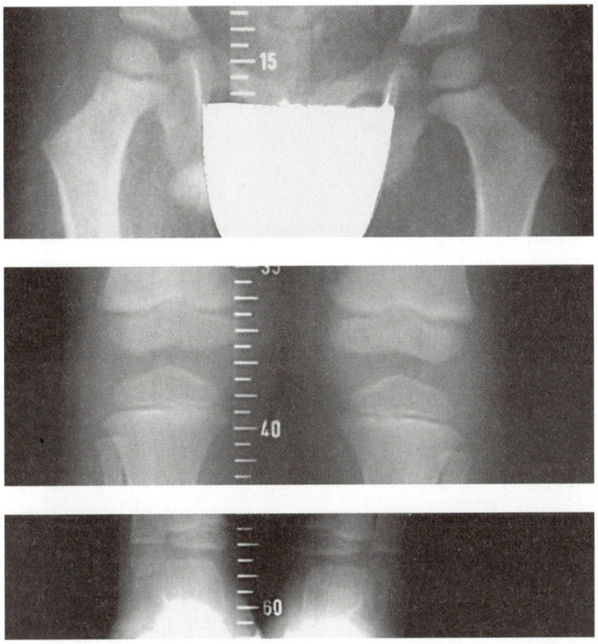

그림 5-61 다리 길이 측정을 위한 orthoroentgenogram.

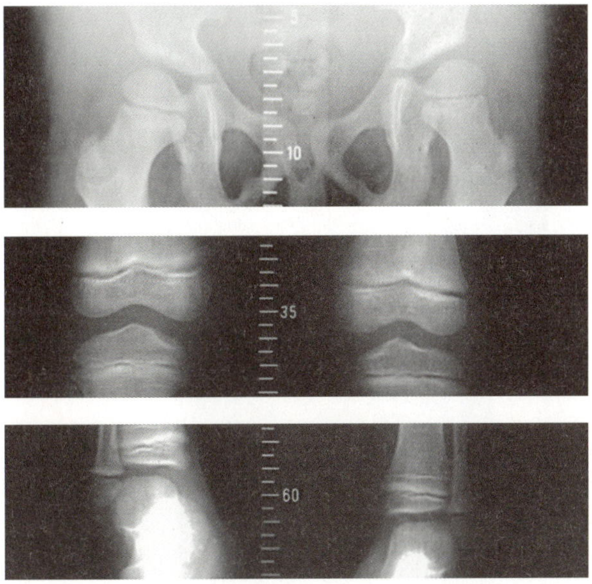

그림 5-62 다리 길이를 측정한 결과 오른쪽이 왼쪽보다 짧다.

- 앞서 표시해둔 엉덩관절, 무릎관절, 발목관절에 영상수용체와 X선관을 위치시켜 중심을 맞추고 양쪽을 동시에 촬영한다.
- 양쪽 관절의 높이가 다르다면, 두 관절 높이차의 중간 지점에 중심을 맞춘다.
- 한 개의 14×17inch(35×43cm) 또는 11×14inch(28×35cm) 영상수용체에 촬영을 3회 실시한다. 그렇게 하면 빠른 시간내에 팔다리의 길이를 계산할 수 있다.

orthoroentgenography를 이용한 검사는 팔다리가 거의 같은 길이라면 상당히 정확하다. 만약 팔다리 길이에 제법 차이가 있다면(그림 5-62), X선관를 양쪽 무릎관절이나 양쪽 발목관절에 정확히 중심을 맞춰 단일조사하는 것이 불가능하다. 이런 경우는 두 관절의 중간 지점에 X선관의 중심을 맞춘다. 하지만 이렇게 하면 X선의 확산에 의해 양쪽 관절에 왜곡이 발생하게 된다. 그림 5-62에서 오른쪽 넙다리뼈는 실제 길이보다 작게 측정되었고, 왼쪽 넙다리뼈는 실제 길이보다 더 크게 나왔다. 다음 방법을 사용하면 이 문제를 해결할 수 있다.

- 각 팔다리를 따로 검사한다(그림 5-63).
- 상수용체 위에 검사할 팔다리의 중심을 맞추고, 팔다리 밑에 특수자를 놓는다.
- 각 관절에 조사야를 최대한 가깝게 설정한다. 이렇게 조사되는 범위를 줄이면 검사의 정확성이 증가될 뿐 아니라 방사선 피폭을 현저하게 줄일 수 있다(생식샘에 중요한 문제).
- 관절 위치를 표시한 후 환자의 촬영자세를 잡는다. 그리고 생식샘 차폐를 한다.
- 최대한 방사선에 피폭되는 범위를 줄이기 위해 조사야를 조절한다.
- 엉덩관절, 무릎관절, 발목관절의 표시된 부위에 중심을 맞추고, 연속적으로 촬영을 한다.
- 반대쪽 팔다리도 앞서 언급한 절차를 따라 촬영한다.
- 이 방법은 팔 길이 측정에도 사용한다(그림 5-64).

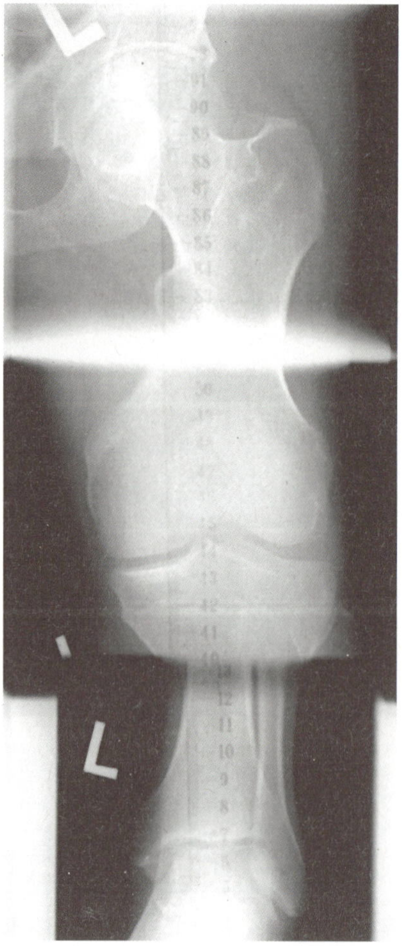

그림 5-63 한쪽 다리 길이 측정.

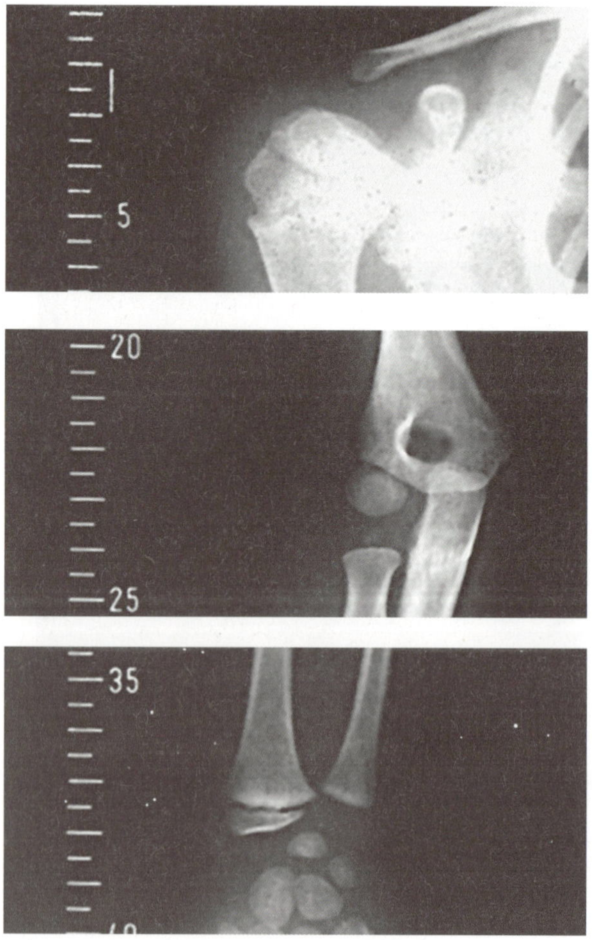

그림 5-64 팔 길이 측정.

컴퓨터단층촬영을 이용한 장골 계측

Helms와 McCarthy[1]는 다리 길이 차이 측정에 CT를 이용하는 방법을 보고했다. Temme 등[2]은 orthoroentgenogram과 CT를 이용하여 긴뼈 길이 측정을 비교하였다. 두 연구자 모두 CT scanogram에서 재현성이 더 높고 방사선 피폭은 더 적다고 결론 지었다

- 양쪽 넙다리뼈와 정강뼈의 CT(scout image)를 촬영한다.
- 이 장의 앞에서 설명한 방법대로 각각의 엉덩관절, 무릎관절, 발목관절 위치에 커서를 놓는다. 마찬가지로 팔 길이 측정을 위해 양쪽 위팔뼈, 노뼈, 자뼈의 정찰 영상(scout image) 을 얻는다.
- 어깨관절, 팔꿈치관절, 손목관절에 커서를 놓고 길이를 측정한다. 측정치는 모니터에 보여진다(그림 5-65~5-67).

CT를 이용한 길이 측정의 정확성은 커서의 위치에 달려있으며 3회 이상 측정하여 평균치를 구하면 정확하다. 또한 CT를 이용한 검사가 기존 방법보다(약50~200배 적은 방사선에 노출된다고 보고하였으며, 검사 시간은 CT를 이용한 방법과 기존 방법이 비슷했다.

[1]Helms CA, McCarthy S: CT scanograms for measuring leg length discrepancy, Radiology 252:802, 1984.

[2]Temme JB et al: CT scanograms compared with conventional orthoroentgenograms in long bone measurement, Radiol Technol 59:65, 1987.

장골 계측 Long Bone Measurement

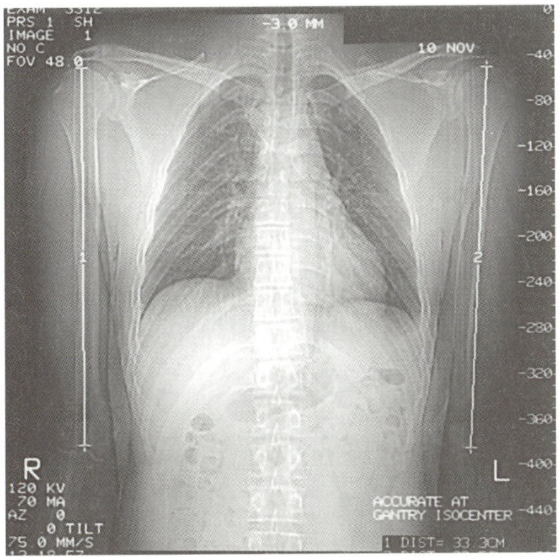

그림 5-65 CT를 이용한 팔 길이 측정. 오른쪽 하단 구석에 팔의 위치 표시와 측정치가 보인다.

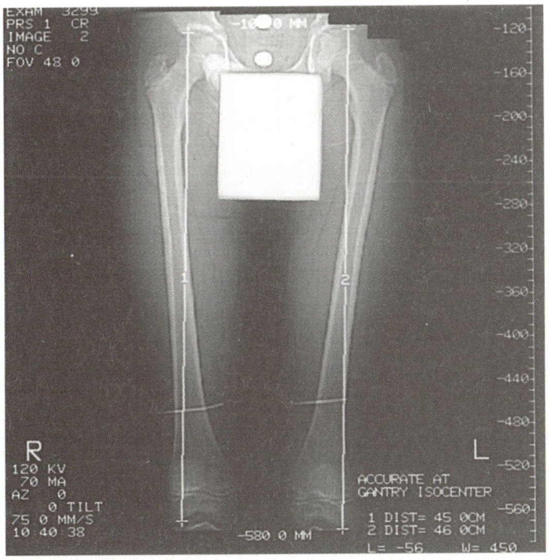

그림 5-66 CT를 이용한 넙다리뼈 길이 측정. 그림 5-65의 환자로 오른쪽이 왼쪽에 비해 1cm 짧다.

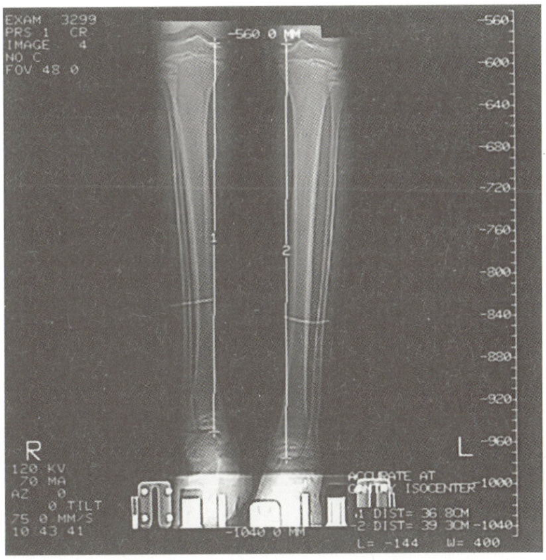

그림 5-67 그림 5-65, 그림 5-66와 같은 환자로 CT를 이용한 다리 길이의 측정치를 보여주고 있다.

6
척주
VERTEBRAL COLUMN

학습목적

척주검사 시 해부 · 병리학적 내용을 숙지하고 검사에 임하며 척주검사에서 기준선(점)을 숙지한다. 척주검사 시 자세 유지, 보조기구를 효율적으로 활용하여 영상의 질을 향상시키고 검사의 정확성을 유지할 수 있도록 학습한다.

학습목표

1. 척주의 해부학적 구조와 특징을 설명할 수 있다.
2. 척주를 구성하는 뼈와 주위조직의 해부학적 구조를 식별할 수 있다.
3. 척주(목뼈, 등뼈, 허리뼈 등)의 검사에 사용되는 기준점을 설명할 수 있다.
4. 척주 질환과 관계된 각종 방사선학적 검사법을 설명할 수 있다.
5. 척주의 방사선학적 영상을 평가하고 설명할 수 있다.
6. 환자 자세, 입사각에 따른 검사조건, 보조기구 사용에 대한 기술적인 설명을 할 수 있다.
7. 척주의 병리학적 병변을 묘출할 수 있다.

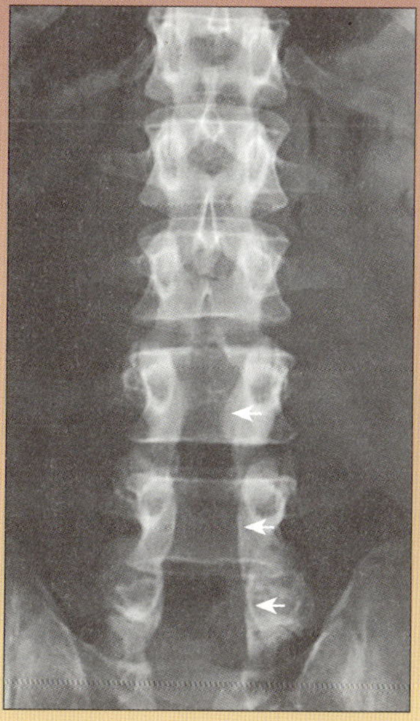

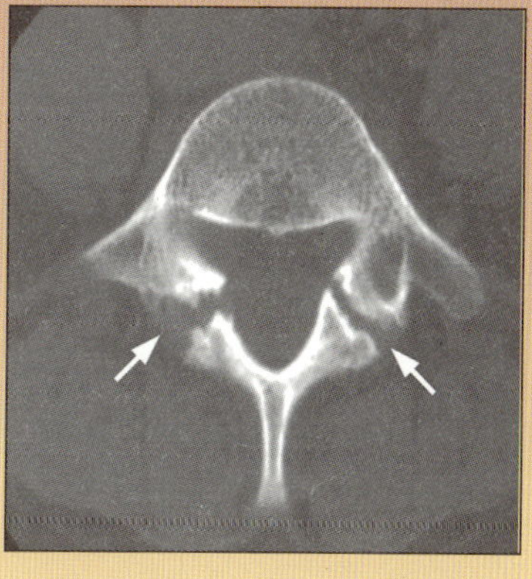

촬영방향, 환자 자세, 촬영법

중요도	촬영부위	촬영방향	환자 자세	촬영법
▲	치아돌기	전 · 후방향		Fuchs method
▲	고리뼈와 중쇠뼈	전 · 후방향	입을 연 자세	
	고리뼈와 중쇠뼈	측방향		
▲	목뼈	전 · 후축방향		
▲	목뼈	측방향		Grandy method
▲	목뼈	측방향	오른쪽 또는 왼쪽의 젖힘과 과다굽힘	
▲	목뼈 척추사이구멍	전 · 후축사방향	우후사방향자세(오른쪽 뒤를 영상수용체에 붙임)와 좌후사방향자세(왼쪽 뒤를 영상수용체에 붙임)	
	목뼈 척추사이구멍	전 · 후사방향	젖힘과 과다굽힘	
▲	목뼈 척추사이구멍	후 · 전축사방향	우전사방향자세(오른쪽 앞을 영상수용체에 붙임)와 좌전사방향자세(왼쪽 앞을 영상수용체에 붙임)	
	목뼈	전 · 후방향		Ottonello method
	목뼈와 등뼈 위쪽: 척추뼈고리(기둥)	전 · 후축방향		
	목뼈와 등뼈 위쪽: 척추뼈고리(기둥)	전 · 후축사방향	오른쪽과 왼쪽으로의 머리 회전	
▲	목가슴부위	측방향		Swimmer 기법
▲	등뼈	전 · 후방향		
▲	등뼈	측방향		
	돌기사이관절	전 · 후사방향, 후 · 전사방향	우전사방향자세와 좌전사방향자세, 우후사방향자세와 좌후사방향자세	

촬영방향, 환자 자세, 촬영법

중요도	촬영부위	촬영방향	환자 자세	촬영법
	허리뼈-허리엉치뼈	전 · 후방향		
	허리뼈-허리엉치뼈	후 · 전방향		
	허리뼈-허리엉치뼈	측방향		
	다섯째허리뼈~첫째엉치뼈 허리엉치뼈접합부	측방향		
	돌기사이관절	전 · 후사방향	우후사방향자세와 좌후사방향자세	
	돌기사이관절	후 · 전사방향	우전사방향자세와 좌전사방향자세	
	허리엉치뼈접합부와 엉치엉덩관절	전 · 후방향, 후 · 전사방향		Ferguson method
	엉치엉덩관절	전 · 후사방향	우후사방향자세와 좌후사방향자세	
	엉치엉덩관절	후 · 전사방향	우전사방향자세와 좌전사방향자세	
	엉치뼈와 꼬리뼈	전 · 후방향, 후 · 전축방향		
	엉치뼈와 꼬리뼈	측방향		
	허리뼈 척추사이원반	후 · 전방향	오른쪽 또는 왼쪽 굽힘	체중부하법
	등허리뼈: 척추옆굽음증	후 · 전방향, 측방향		Frank et al method
	등허리뼈: 척추옆굽음증	후 · 전방향		Ferguson method
	허리뼈: 척추유합	전 · 후방향	오른쪽과 왼쪽 굽힘	
	허리뼈: 척추유합	측방향	오른쪽 또는 왼쪽의 젖힘과 과다굽힘	

척주

척주(vertebral column), 척추(spine)는 골격의 중심축을 형성하고 몸통 뒤쪽의 정중시상면 중앙에 위치해 있다.

척주는 여러 기능들이 있다. 척주는 척수를 둘러싸서 보호하고, 몸통을 지지한다. 또한 위쪽에 있는 머리뼈를 지탱하고, 등과 갈비뼈 옆으로 깊이 위치한 근육들의 부착점을 제공한다. 팔은 복장뼈와 관절을 이루는 갈비뼈를 통해 간접적으로 지탱된다. 복장뼈는 팔이음뼈(견갑대, shoulder girdle)와 관절을 이룬다. 척주는 엉치엉덩관절(천장관절, sacroiliac joint)에서 골반과 관절을 형성한다. 이 관절은 척주를 지탱하고 몸통의 무게를 엉덩관절을 통해 다리로 전달한다.

척주는 척추뼈(추골, vertebra)라고 불리는 작은 뼈 조각들로 형성된다. 섬유연골(fibrocartilage)로 이루어진 디스크는 척추뼈 사이에 위치하고 충격을 흡수하는 역할을 한다. 척추뼈들은 인대에 의해 서로 고정되어 있지만 이웃한 척추뼈들은 관절을 가지고 있고 전체적으로는 곡선을 형성한다. 그 결과 척주는 상당한 유연성과 탄력을 가지게 된다.

어린 시절의 척주는 일반적으로 33개의 작고 불규칙한 모양의 뼈들로 구성되어 있다. 이러한 뼈들은 그것들이 위치하는 부위에 따라 이름이 붙여지는데 5개의 그룹으로 나눌 수 있다(그림 6-1). 가장 위쪽 7개의 척추뼈는 목 부분에 위치하므로 목뼈(경추, cervical vertebrae)라고 한다. 그 아래 12개 뼈들은 가슴우리의 뒤쪽에 위치하고 등뼈(흉추, thoracic vertebrae)라고 부른다. 허리 부분을 차지하는 5개의 척추뼈는 허리뼈(요추, lumbar vertebrae)이다. 그 다음 5개의 척추뼈는 골반 부분에 위치하고 엉치뼈(천추, sacral vertebrae)라고 한다. 마지막 척추뼈들도 골반 부분에 있고 꼬리뼈(미추, coccygeal vertebrae)라 부르며 성인의 경우 3~5개로 구성되어 있다.

위쪽 세 그룹의 24개 척추 마디들은 생을 통해 뚜렷하게 남아 있고 참척추 또는 운동척추(true or movable vertebrae)라고 한다. 아래쪽 골반에 속하는 두 그룹은 거짓척추 또는 고정척추(false or fixed vertebrae)라고 한다. 성인이 되면 엉치뼈마디들은 일반적으로 1개의 뼈로 유합되고 엉치뼈(sacrum)라 부른다. 그 아래 꼬리쪽 마디들도 1개의 뼈로 유합되고 꼬리뼈(coccyx)라고 부른다.

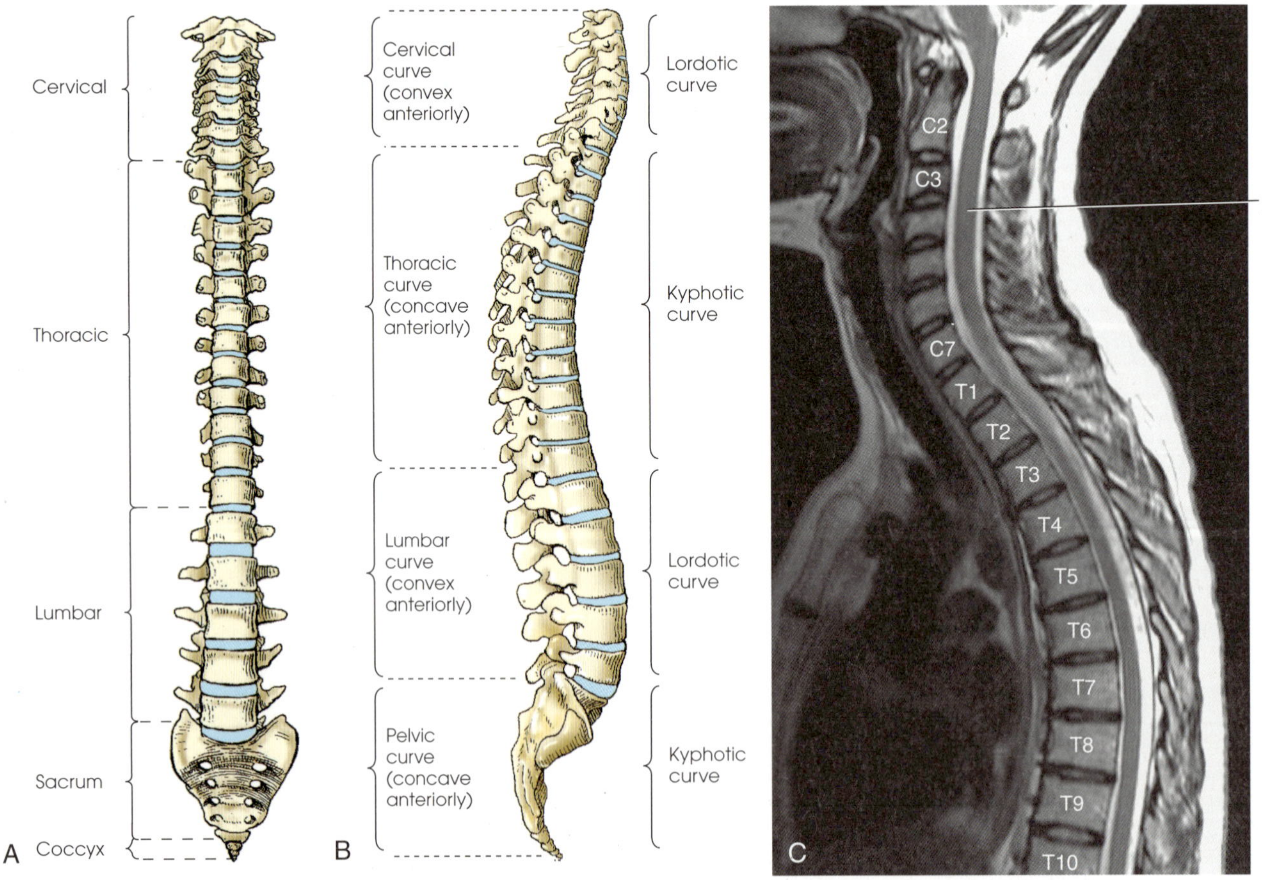

그림 6-1 **A**, 척주의 앞면. **B**, 척주의 가쪽면 모습. 각 부위와 굽음을 보여주고 있다. **C**, 목뼈와 등뼈의 정중시상 MRI 스캔. 굽음과 척추뼈에 의해 보호되는 척수를 참조한다.

척주굽이

옆에서 보면, 척주는 몸통의 정중관상면으로부터 앞이나 뒤로 아치형으로 구부러져 있는 4개의 곡선이 있다.

위치하고 있는 부위에 따라 목뼈굽이, 등뼈굽이, 허리뼈굽이, 골반굽이로 부른다.

본문에서 척주굽이는 해부학적 자세를 논의할 때 사용하고, "앞쪽으로 볼록" 또는 "앞쪽으로 오목"과 같은 방식으로 언급한다. 내과 의사들과 외과 의사들은 척추를 몸의 뒤쪽에서만 평가하기 때문에, 볼록과 오목이라는 용어는 정확히 반대말로 사용할 수 있다. 뒤에서 보면, 정상적인 허리뼈 굽이는 "뒤쪽으로 오목"이라고 말할 수 있다.

척추굽이를 "앞쪽으로 볼록" 또는 "뒤쪽으로 오목"으로 기술하더라도 동일한 굽이를 다르게 표현한 것일 뿐이다.

목뼈굽이와 허리뼈굽이는 앞쪽으로 볼록한데, 척주 앞굽음(lordotic curve)이라고 한다. 등뼈굽이와 골반굽이는 앞쪽으로 오목하고 척주 뒤굽음(kyphotic curve)이라고 부른다(그림 6-1 B). 목뼈굽이와 등뼈굽이는 부드럽게 곡선을 이루며 연결된다.

반면 허리뼈굽이와 골반굽이는 둔각을 이루며 결합하고 이 각을 허리엉치뼈각(lumbosacral angle)이라고 부른다. 이러한 굽이들의 결합부에서의 각도는 환자에 따라 다양하다. 등뼈굽이와 골반굽이는 1차 굽이(primary curve)로 불리는데 왜냐하면 출생할 때부터 보이기 때문이다. 목뼈굽이와 허리뼈굽이는 2차 굽이 또는 보상굽이(secondary or compensatory curve)로 부른다. 왜냐하면 아기가 머리를 들고 걷기 시작하면서부터 나타나기 때문이다. 목뼈굽이는 굽이 중에 가장 덜 두드러진 굽이인데, 유아가 3~4개월쯤 머리를 들기 시작하고 8~9개월쯤 혼자 앉기 시작할 때부터 발달한다. 허리뼈굽이는 출생 후 약 1년에서 1년 6개월이 지나 걷기 시작하면서 나타나기 시작한다. 허리뼈굽이와 골반굽이는 여성들에게서 더 두드러지고 허리엉치뼈각이 더 예각이다. 등뼈뒤굽음이 비정상적으로 증가한 경우를 척주뒤굽음증(kyphosis)이라고 한다(그림 6-2 B). 허리뼈앞굽음이나 목뼈앞굽음이 비정상적으로 증가하면 척주앞굽음증(lordosis)이라고 한다.

정면에서 보았을 때, 척주는 여러 부위에서 너비가 다양하다(그림 6-1). 일반적으로 척추의 너비는 둘째목뼈에서 엉치뼈 위쪽까지 점진적으로 증가한 후 급격히 감소한다. 때때로 가슴우리 위쪽에서 약간의 가쪽굽이(lateral curvature)이 나타나기도 한다. 이러한 가쪽굽이는 오른손잡이에선 오른쪽으로 향하고 왼손잡이에게선 왼쪽으로 향한다. 이러한 이유 때문에 척주의 가쪽굽이는 근육 작용의 결과로 여겨지고 있으며 직업에 의해서도 영향을 받는 것으로 생각된다. 비정상적인 가쪽굽이는 척추옆굽음증(scoliosis)이라고 한다. 이렇게 되면 척주는 오목한 쪽으로 더 회전하게 된다. 이러한 회전을 보상하여 머리를 발 위의 중심에 놓기 위해서 척주는 반대 방향으로 2차 굽이 또는 보상 굽이를 만든다.

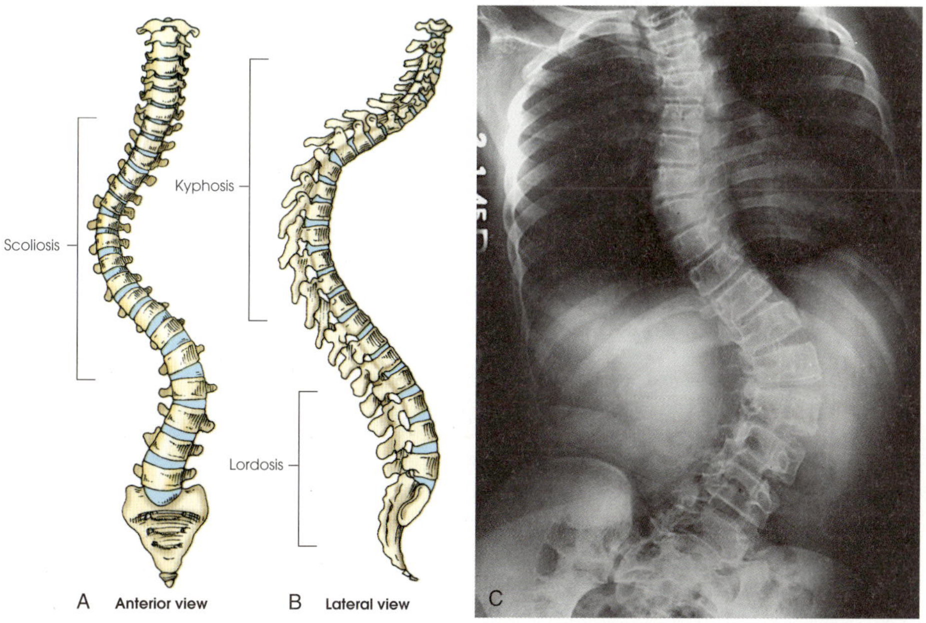

그림 6-2 A, 척추옆굽음증, 척주의 가쪽굽이. **B,** 척주뒤굽음증, 증가된 등뼈뒤굽이, 그리고 척주앞굽음증, 증가된 허리뼈앞굽이. **C,** 심한 척추옆굽음증을 보여주는 등뼈와 허리뼈의 후 · 전방향 영상.

전형적인 척추뼈

전형적인 척추뼈는 척추뼈몸통(body)이라 불리는 뼈의 앞쪽 덩이와 척추뼈고리(척추궁, vertebral arch)라 불리는 뒤쪽의 반지를 닮은 부분으로 이루어져 있다. 척추뼈몸통과 척추뼈고리는 척추뼈구멍(추공, vertebral foramen)이라 불리는 공간을 에워싸고 있다. 관절을 이루는 척주기둥 안에서 척추뼈구멍은 척주관(vertebral canal)을 형성한다.

척추뼈의 몸통은 대략적으로 원통형 모양이다. 대부분 해면뼈 조직으로 구성되어 있고 제일 바깥은 치밀뼈로 둘러 쌓여 있다. 위쪽에서 봤을 때, 뒷면은 편평하고, 옆에서 봤을 때, 앞쪽과 가쪽면들은 오목하다. 몸통들의 위쪽과 아랫면들은 편평하고 관절연골로 된 얇은 판으로 덮여 있다.

관절로 연결된 척추에서, 척추뼈몸통 사이에는 척추사이원반(intervertebral disc)이 위치하고 있다. 이러한 척추사이원반들은 전체 척주 길이의 약 ¼을 차지한다. 각각의 척추사이원반은 속질핵(수핵, nucleus pulposus)이라 불리는 부드럽고 걸쭉한 반-젤라틴 형태의 중심 덩이를 갖고 있고, 그것은 섬유테(섬유륜, anulus fibrosus)라 불리는 섬유연골로 둘러싸여 있다. 걸쭉한 핵이 척주관쪽으로 파열되거나 돌출하여 척수신경에 영향을 주는 것은 흔하다. 이러한 상태를 척추사이원반 탈출증(herniated nucleus pulposus, HNP)이라고 하고 더 흔하게는 척추사이원반 이탈(slipped disc)이라고 한다. 척추사이원반 탈출증은 허리뼈부위에 가장 많이 발생하며, 상당한 불편과 고통을 야기시킬 수 있다. 척추사이원반 탈출증은 외상이나[채찍질손상(편타손상)] 퇴행의 결과로 목뼈부위에도 발생한다.

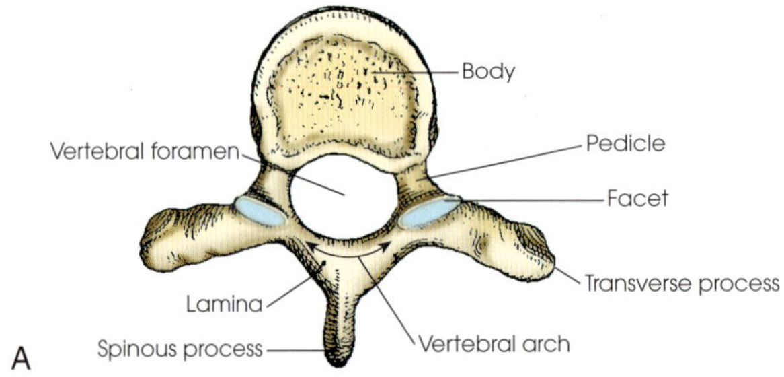

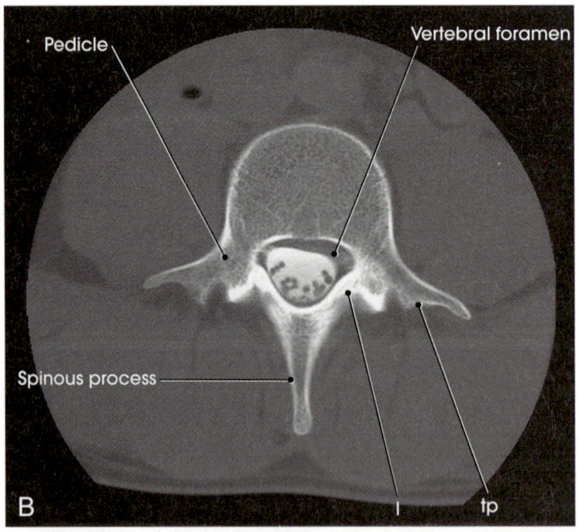

그림 6-3 A, 등뼈의 윗면. 모든 척추뼈부위에 공통인 구조를 보여주고 있다. **B,** A에서 보이는 대부분의 해부학적 구조를 확인할 수 있는 허리뼈의 axial CT 영상으로 척추뼈구멍 안의 척수(하얀색)에 주목한다. l: 판, tp: 가로돌기.

(B, Modified from Kelley LL, Petersen CM: Sectional anatomy for imaging professionals, ed 2, St Louis, 2007, Mosby.)

척추뼈고리(그림 6-3, 6-4)는 4개의 관절돌기를 지탱하는 2개의 뿌리(pedicle)와 2개의 판(lamina), 2개의 가로돌기(transverse process), 1개의 가시돌기(spinous process)로 구성된다. 뿌리는 각 측면에서, 척추뼈몸통 뒷면의 위쪽 옆 부분에서 뒤쪽으로 향하는 짧고 두꺼운 돌기이다. 뿌리의 위쪽과 아래쪽 표면의 오목한 부분을 척추뼈패임(추골절흔, vertebral notch)이라고 부른다. 위아래에 있는 척추뼈와 관절을 이루면서, 척추뼈패임은 척수신경과 혈관들이 지나가는 척추뼈사이구멍(추간공, intervertebral foramina)을 형성한다. 넓고 편평한 판은 뿌리으로부터 뒤쪽 안쪽을 향한다.

가로돌기는 뿌리와 판의 연결부로부터 옆으로 그리고 약간 뒤쪽을 향한다. 가시돌기는 뒤쪽 중앙에 있는 판의 결합부로부터 뒤아래쪽으로 향해 있다. 판이 뒤쪽 중앙에서 결합하지 못하는 척추의 선천성 결함을 척추갈림증(이분척추, spina bifida)이라 부른다. 척추갈림증이 심각한 경우, 척수는 척추갈림증이 있는 척추뼈몸통으로부터 튀어나올 수도 있다.

위쪽과 아래쪽의 척추뼈들과 관절을 형성하기 위해 뿌리와 판의 결합부로부터 4개의 관절돌기들(위쪽에 2개, 아래쪽에 2개)이 솟아 있다. 4개의 관절돌기들의 관절 표면은 섬유연골로 덮여 있으며 관절면(facet)이라고 한다. 전형적인 척추뼈에서 위관절돌기(superior articular process)는 뒤쪽 표면에 관절면이 있고, 아래관절돌기(inferior articular process)는 앞쪽 표면에 관절면을 갖고 있다. 관절면은 척주의 부위에 따라 서로 방향이 다르고, 같은 척추뼈 내에서도 방향이 다른 경우가 흔하다. 척추뼈고리에 있는 관절돌기 사이의 관절들을 돌기사이관절(zygapophyseal joint)이라고 한다.

어떤 책에서는 이러한 관절들을 관절사이 후관절(interarticular facet joint)이라고 한다.

운동 척추들(첫째와 둘째목뼈는 예외)은 전반적으로 구조가 비슷하다. 하지만 각각의 그룹들은 구별되는 특징들이 있고, 방사선 촬영 시 이러한 것을 반드시 고려해야 한다.

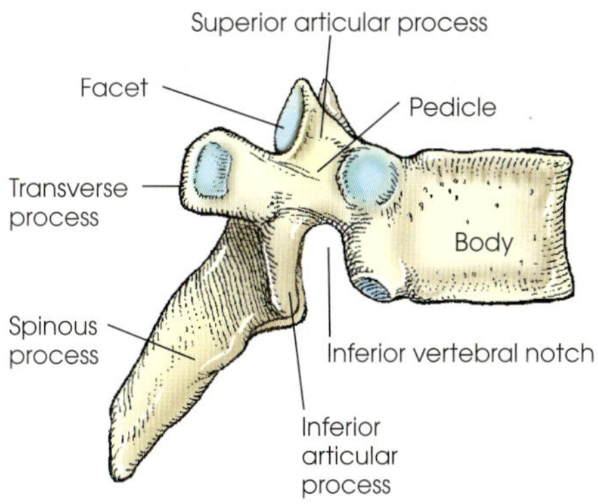

그림 6-4 등뼈의 가쪽면. 모든 척추뼈부위에 공통적인 구조를 보여주고 있다.

목뼈

처음 2개의 목뼈(경추, cervical vertebrae)는 비전형적인 모양을 하고 있는데 그 이유는 머리뼈와 관절을 이루기 때문이다. 일곱째목뼈도 비전형적인 모양으로 등뼈와 관절을 형성하기 위해 약간 변형되었기 때문이다. 다음 내용에서 비전형적인 목뼈와 전형적인 목뼈들을 살펴볼 수 있다.

고리뼈

첫째목뼈(C1)인 고리뼈(atlas)는 몸통이 없는 고리모양이고 매우 짧은 가시돌기를 갖고 있다(그림 6-5). 고리뼈는 1개의 앞고리(전환추, anterior arch), 1개의 뒤고리(후환추, posterior arch), 2개의 가쪽덩이(외측괴, lateral masses), 2개의 가로돌기(횡돌기, transverse process)로 구성된다. 앞고리와 뒤고리는 가쪽덩이들 사이에 걸쳐 있다. 앞고리와 뒤고리들에 의해 형성된 고리는 가로고리뼈인대(횡환추인대transverse atlantal ligament)에 의해 앞쪽과 뒤쪽 부분으로 나뉜다. 고리의 앞쪽 부분은 중쇠뼈(axis)의 치아돌기(치돌기, dens or odontoid process)가 위치하고, 뒤쪽 부분은 몸쪽 척수가 지나간다.

고리뼈의 가로돌기는 다른 목뼈의 돌기들보다 더 길고, 가쪽덩이로부터 옆쪽, 약간 밑으로 뻗어 있다. 각각의 가쪽덩이는 위관절돌기와 아래관절돌기를 지니고 있다. 위관절돌기는 수평면에 놓여 있다. 2개 뒤통수뼈의 후두관절융기(후두과, occipital condyle)와 관절을 형성하기 용이하도록 관절면이 크고 깊이가 있는 오목한 모양을 가지고 있다.

중쇠뼈

중쇠뼈(axis)는 둘째목뼈(C2)이고(그림 6-6, 6-7), 몸통의 위쪽에는 강한 원뿔형의 돌기가 있다. 치아돌기(dens or odontoid process)라 불리는 이 돌기는 고리뼈 고리의 앞쪽 부분으로 들어가고 고리뼈의 축이나 몸통으로 작용하기 위해 고리뼈 고리의 앞쪽 부분 안으로 받아들여진다. 또한 몸통 역할을 담당한다. 치아돌기 양쪽으로 몸통의 윗면은 위관절돌기로 고리뼈의 아래관절돌기와 관절을 형성한다. 이 관절은 다른 목뼈의 돌기사이관절들과 비교하여 위치와 방향이 달라 환자가 올바른 자세를 취했다면 전·후 방향 촬영에서 잘 보인다. 중쇠뼈의 아래관절돌기는 이어지는 목뼈들의 관절돌기들과 같은 방향을 가지고 있다. 중쇠뼈의 판(lamina)은 넓고 두껍다. 가시돌기(극돌기)는 수평으로 위치한다. 그림 6-8은 C1, C2와 후두관절융기(후두과)와의 관계를 보여준다.

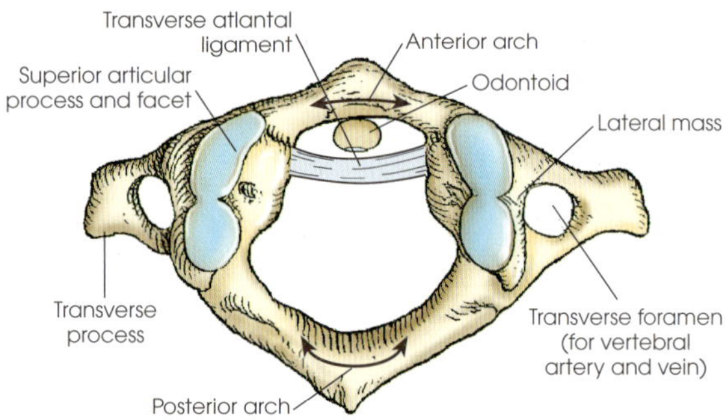

그림 6-5 고리뼈(C1)의 윗면.

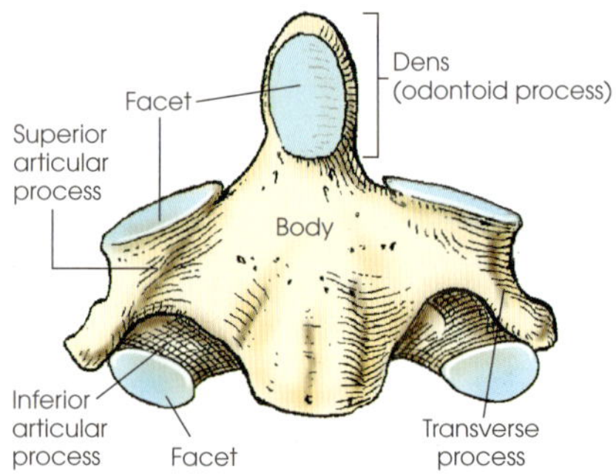

그림 6-6 고리뼈(C2)의 앞면.

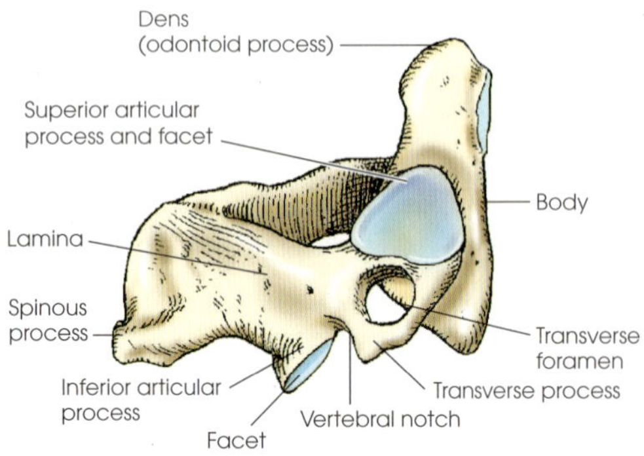

그림 6-7 고리뼈(C2)의 가쪽면.

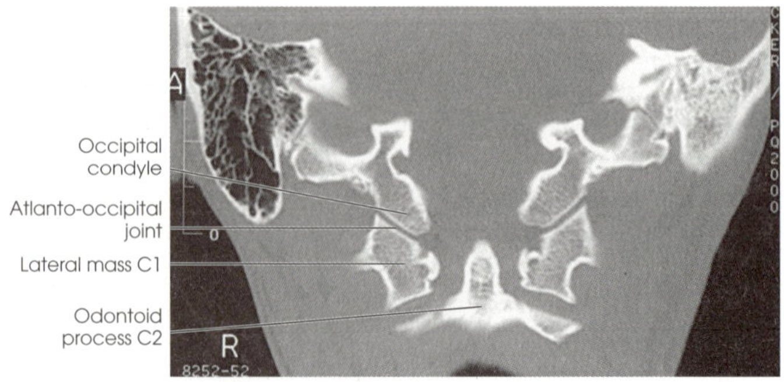

그림 6-8 고리뼈, 중쇠뼈, 2개의 뒤통수뼈와 그들 사이의 관계를 보여주는 관상면 MRI.

(Courtesy Siemens Medical Systems, Iselin, NJ.)

일곱째목뼈

일곱째목뼈(C7)는 솟을뼈(융추, vertebra prominens)라고 한다. 뒤쪽으로 거의 수평으로 뻗어 있는 긴 가시돌기를 가지고 있다. 따라서 이 가시돌기는 목의 뒤쪽 아래에서 쉽게 만져지고, 다른 척추뼈의 위치를 가늠하는 데 편리하게 사용할 수 있다.

전형적인 목뼈들

전형적인 목뼈들(C3~C6)은 작고 가로로 놓인 직사각형 몸통을 가지고 있고, 앞 아래 둘레가 약간 더 늘어나 있다. 그 결과 관절을 이룬 척주에서 몸통들은 전·후방향에서 보면 앞뒤가 겹쳐 보인다. 전형적인 목뼈의 가로돌기는 몸통 일부분과 척추뼈고리의 일부분에서 시작한다. 이 가로돌기들은 짧고 넓으며, 가로구멍(transverse foramina)이 뚫려 있어 그 곳으로 척추동맥과 척추정맥이 통과한다. 또한 윗면은 오목하고 그 곳으로 척수신경들이 지나간다. 모든 목뼈들은 오른쪽과 왼쪽 가로구멍과 척추뼈구멍(추공)까지 3개의 구멍을 갖고 있다.

전형적인 목뼈의 뿌리(pedicle)들은 몸통으로부터 가쪽과 뒤쪽으로 뻗어 있고, 위쪽과 아래쪽의 척추뼈패임(추골절흔)들은 깊이가 거의 같다. 판은 좁고 얇다. 가시돌기들은 짧고, 2개의 뾰족한(두 갈래의) 끝 부분을 가지고 있으며 뒤쪽과 약간 아래쪽으로 향한다. 만져지는 끝부분은 그 가시돌기가 붙는 척추뼈 몸통의 바로 아래 공간 높이에 위치한다.

위쪽과 아래쪽 관절돌기들은 가로돌기의 뒤쪽, 뿌리와 판이 합쳐지는 지점에 위치한다. 위아래 관절돌기가 모여 관절기둥(articular pillar)이라 불리는 짧고 두꺼운 뼈 기둥을 이룬다. 관절기둥의 섬유연골 관절표면에는 관절면(facet)이 포함되어 있다. 둘째부터 일곱째목뼈의 돌기사이관절면(zygapophyseal facet joint)은 정중시상면에 대해서 직각으로 놓여 있어 측방향 촬영에서 잘 보인다(그림 6-10 A).

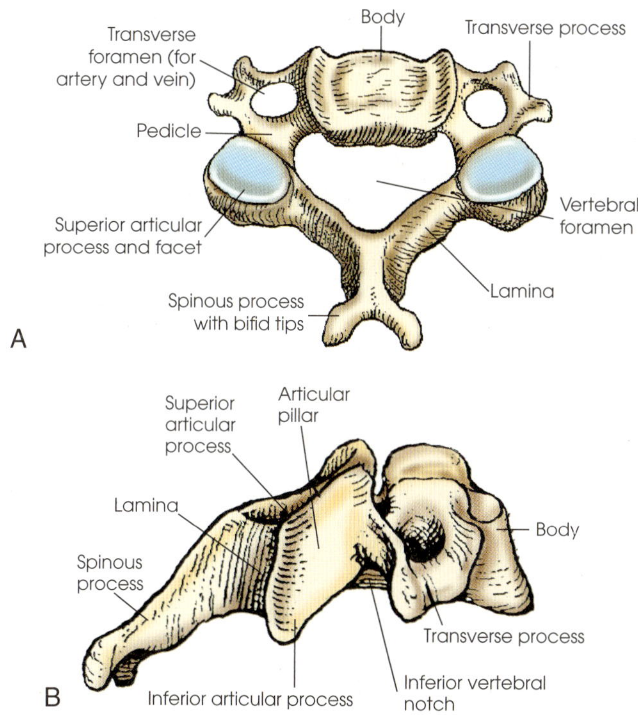

그림 6-9 A, 전형적인 목뼈의 윗면. **B,** 전형적인 목뼈의 옆면.

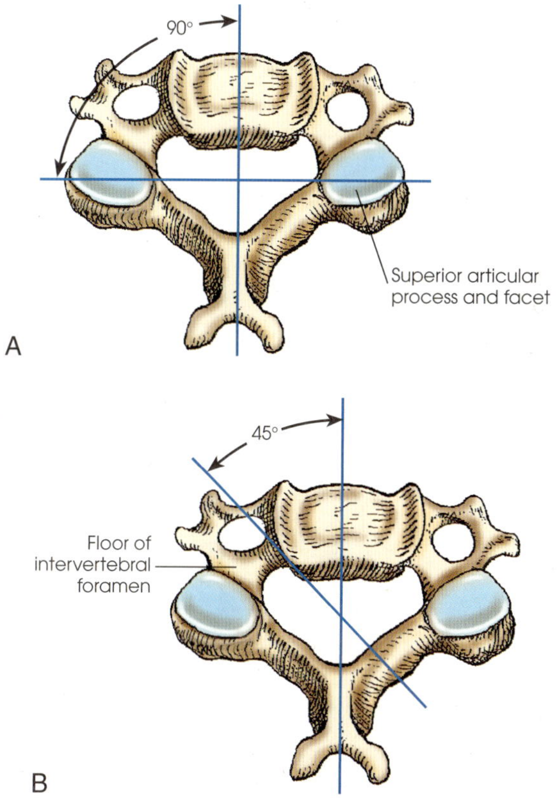

그림 6-10 A, 목뼈 돌기사이관절의 방향. **B,** 목뼈 척추사이구멍의 방향.

목뼈의 척추사이구멍(intervertebral foramina)은 몸의 정중시상면으로부터 45° 각도로 전방을 향하고 있다(그림 6-10, 6-11 B). 척추사이구멍은 또한 수평면에서 15° 각도로 밑을 향하고 있다. 이러한 척추사이구멍들을 잘 촬영하기 위해선 중심선을 세로로 15° 각도를 주고, 환자를 안쪽으로 45° 돌리거나 중심선을 안쪽으로 45° 각도를 주어야 한다. 목뼈의 돌기사이관절을 보기 위해서는 측방향 촬영이 필수적이다. 목뼈의 척추사이구멍과 돌기사이관절을 보기 위해 필요한 자세잡기는 표 6-1에 요약되어 있으며 그림 6-12는 목뼈의 전체적인 모습과 주변 조직들을 보여주고 있다.

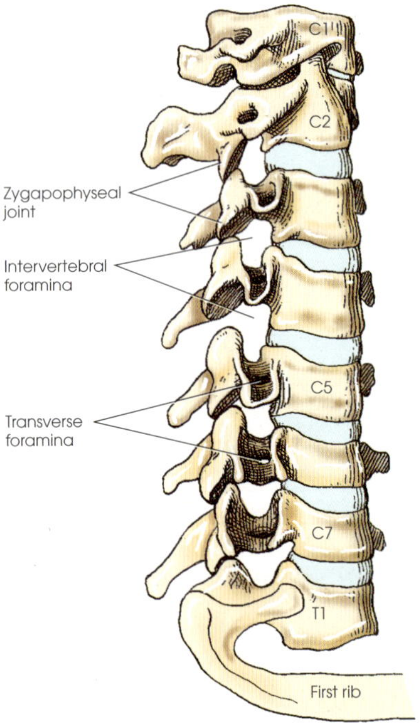

그림 6-11 목뼈의 앞쪽 사방향. 척추사이가로구멍과 돌기사이관절을 보여주고 있다.

표 6-1 자세잡기 시의 회전은 척추사이구멍과 돌기사이관절을 보기 위해 필요하다.

척추부위	척추사이구멍	돌기사이관절
목뼈	45° 사방향 전 · 후방향에서 올라간 쪽 후 · 전방향에서 내려간 쪽	측방향
등뼈	측방향	70°* 전 · 후방향에서 올라간 쪽 후 · 전방향에서 내려간 쪽
허리뼈	측방향	30~60°* 전 · 후방향에서 내려간 쪽 후 · 전방향에서 올라간 쪽

*해부학적 자세로부터

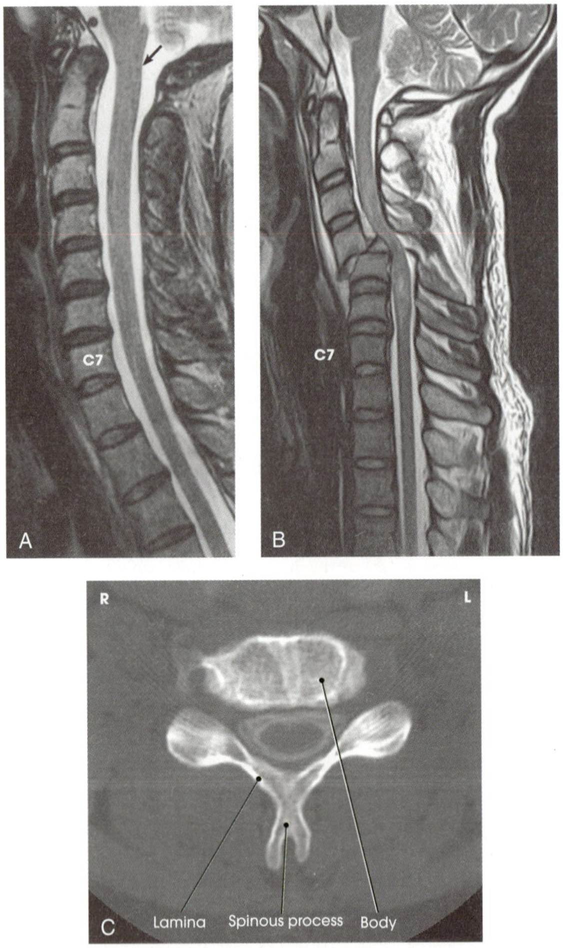

그림 6-12 A, 목뼈의 MRI 시상면. 척추뼈몸통에 대한 척수(화살표)의 위치를 주의해서 참조한다. **B,** C5에 대한 C4의 전방 변이를 보여주는 MRI 시상면 영상. 좁아진 척주관이 척수를 압박하여 마비를 야기한다. **C,** 전형적인 목뼈의 축방향 CT.

(**B,** Modified from Jackson SA, Thomas RM: Cross-sectional imaging made easy, New York, 2004, Churchill Livingstone; **C,** modified from Kelley LL, Petersen CM: Sectional anatomy for imaging professionals, ed 2, St Louis, 2007, Mosby.)

등뼈

등뼈(흉추, thoracic vertebrae)의 몸통들은 아래로 내려갈수록 커진다. 등뼈는 또한 모양이 다양하여 위쪽은 목뼈의 몸통을 닮았고 아래쪽은 허리뼈의 몸통을 닮았다. 전형적인 등뼈의 몸통들(셋째에서 아홉째까지)은 대략적으로 삼각형 모양이다(그림 6-13, 6-14). 척추뼈몸통들은 앞쪽보다 뒤쪽이 더 높고, 그 뒷면은 좌우로 오목하다.

각 등뼈 몸통의 뒤가쪽부위에는 갈비뼈머리와 관절을 이루기 위한 갈비오목(costal facet)이 있다(그림 6-15). 첫째 등뼈 몸통의 위쪽은 첫째갈비뼈머리와 관절하기 위한 원 상태의 갈비뼈오목(whole facet)이 있고, 아래쪽에는 둘째갈비뼈머리와 관절하기 위한 반관절면(demifacet or half-facet)이 있다. 둘째부터 여덟째까지 등뼈의 몸통 위쪽과 아래쪽에는 반관절면들이 있다. 아홉째등뼈는 위쪽에만 반관절면만을 갖고 있다. 마지막으로, 열째, 열한째, 열두째등뼈의 몸통들은 위쪽에 열한째와 열두째갈비뼈들과 관절을 이루는 1개의 원 상태의 관절면을 갖고 있다(표 6-2).

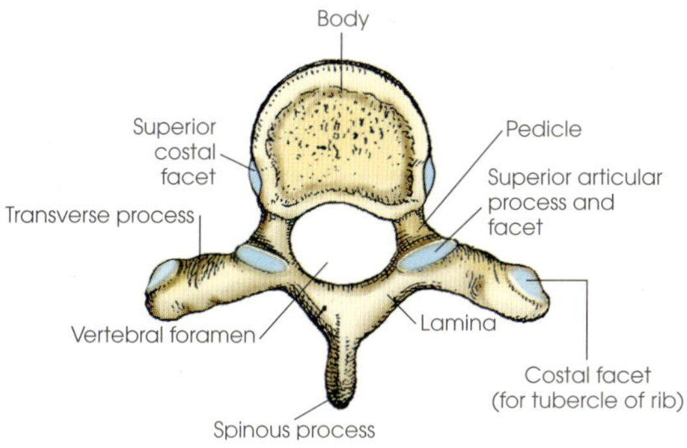

그림 6-13 등뼈의 윗면.

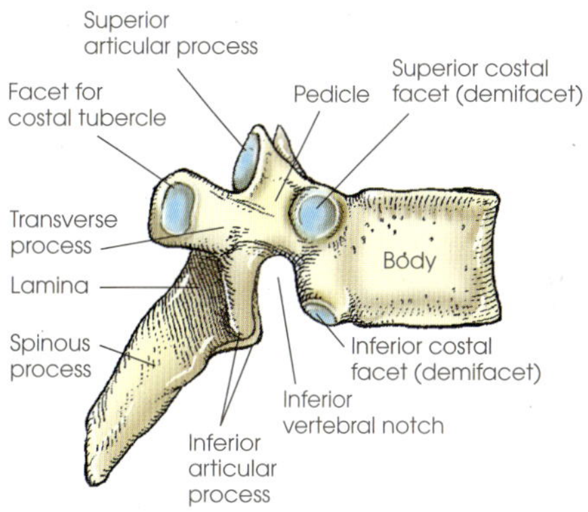

그림 6-14 등뼈의 가쪽면.

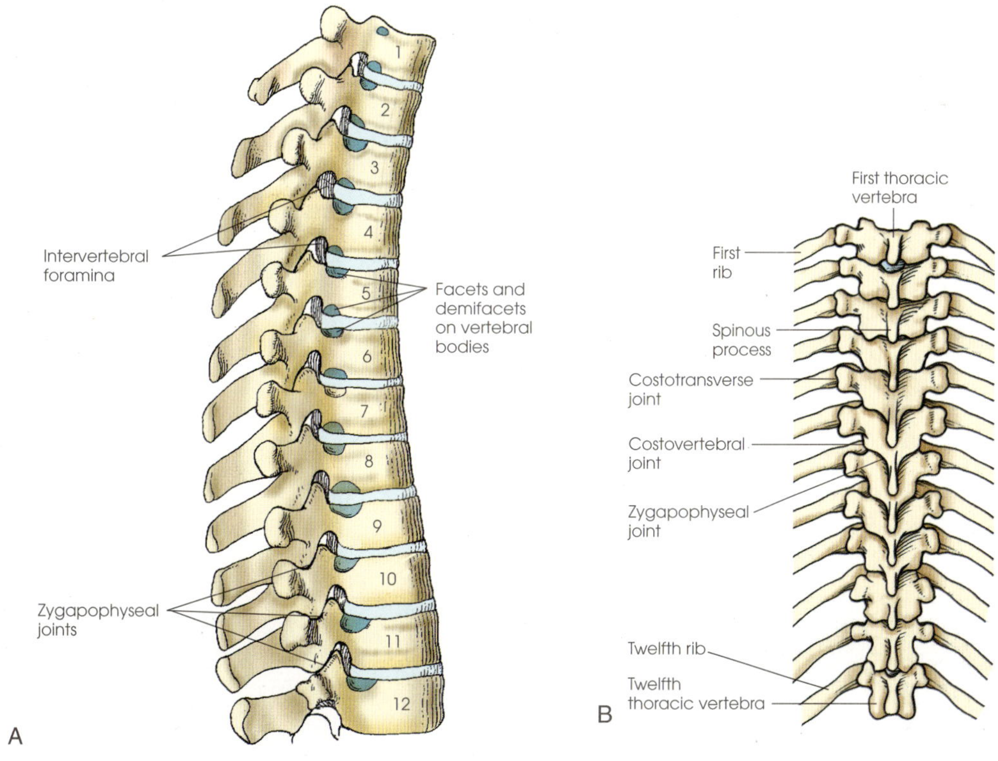

그림 6-15 등뼈. A, 뒤쪽 사방향쪽으로 돌기사이관절, 척추사이구멍, 관절면과 반관절면이 있다(표 6-2 참조). B, 갈비뼈와 관절들의 부착 위치를 보여주는 뒷면.

등뼈의 가로돌기들은 비스듬히 옆 뒤쪽을 향한다. 열한째와 열두째가로돌기들을 제외하고, 각 가로돌기는 그 끝의 앞쪽 표면에 갈비뼈결절(tubercle of a rib)과 관절하기 위한 작고 오목한 관절면이 있다. 판은 넓고 두꺼우며 인접한 판과 겹쳐지고, 가시돌기들은 길다. 다섯째부터 아홉째등뼈까지의 가시돌기들은 급격히 아래쪽을 향하면서 서로 겹친다. 이 부위 위 아래쪽 척추뼈들의 가시돌기들은 약간 더 수직이다. 다섯째부터 아홉째등뼈 가시돌기의 만져지는 끝부분은 그 가시돌기가 붙는 척추뼈 몸통의 바로 아래 공간 높이에 위치한다.

등뼈의 돌기사이관절들은(열두째 등뼈의 아래관절돌기를 제외하고) 신체의 정중시상면에 대해 70~75°의 각을 형성하면서(앞쪽 열림각) 약 15~20° 앞쪽으로 굽어 있다(그림 6-15, 6-16 A). 따라서 가슴의 돌기사이관절을 잘 촬영하기 위해서는 해부학적 자세로부터 70~75° 회전시키거나 측면 자세로부터 15~20° 회전시켜야 한다.

가슴의 척추사이구멍은 신체의 정중시상면에 대해 수직이다(그림 6-15, 6-16 B). 이 척추사이구멍들은 정측면자세의 방사선 촬영에서 잘 보인다(표 6-1). 숨을 들이마시면, 갈비뼈들은 위쪽으로 올라간다.

갈비뼈들을 위쪽으로 충분히 올리기 위해선 팔도 반드시 올려야 한다. 그렇지 않으면 갈비뼈들이 척추사이구멍을 가로지르게 된다. 그림 6-17은 등뼈의 전체적인 모습과 주변 조직들을 보여주고 있다.

표 6-2 갈비오목과 반관절면

척추뼈	척추뼈경계	갈비오목/반관절면*
T1	위쪽	전체 갈비오목
	아래쪽	반관절면
T2~T8	위쪽	반관절면
	아래쪽	반관절면
T9	위쪽	반관절면
	아래쪽	없음
T10~T12	위쪽	전체 갈비오목
	아래쪽	없음

* 척추뼈몸통의 각 면에서

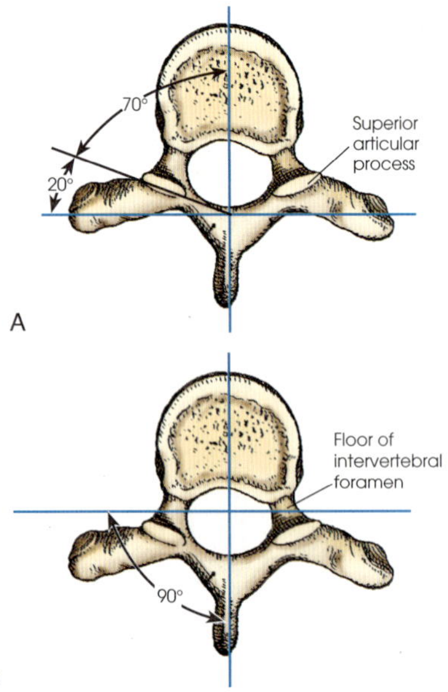

그림 6-16 A, 등뼈의 돌기사이관절 방향. **B**, 등뼈의 척추사이구멍 방향.

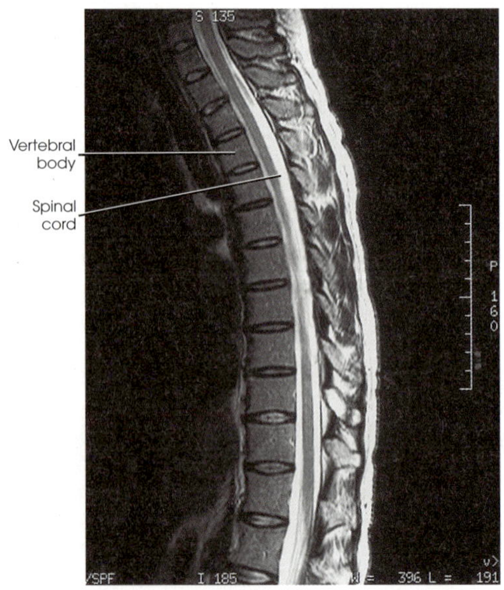

그림 6-17 등뼈부위의 MRI 시상면으로 척추뼈몸통과 척수와의 관계를 보여주고 있다.

허리뼈

허리뼈(요추, lumbar vertebrae)는 콩 모양의 커다란 몸통을 갖고 있으며, 첫째에서 다섯째로 내려갈수록 크기가 증가한다. 허리뼈는 뒤쪽보다 앞쪽이 더 높고, 그 윗면과 아랫면은 편평하거나 약간 오목하다(그림 6-18 A). 몸통의 뒷면은 앞뒤로 편평하고 좌우로 오목하다. 몸통의 앞면과 가쪽면은 위아래로 오목하다(그림 6-18 B).

허리뼈의 가로돌기들은 등뼈의 가로돌기들보다 더 작다. 위쪽 3쌍은 거의 측면을 향해 있고, 아래쪽 2쌍은 위쪽으로 약간 경사져 있다. 허리뼈의 뿌리는 강하고 뒤쪽을 향해 있다. 허리뼈의 판들은 두껍다. 가시돌기들은 크고 두껍고 뭉툭하며 수평에 가깝게 뒤쪽을 향한다. 각 가시돌기들의 만져지는 끝 부분은 그 가시돌기가 붙는 척추뼈몸통의 바로 아래 공간 높이에 위치한다. 꼭지돌기(mamillary process)는 각 위관절돌기 뒤쪽에 위치한 매끄러운 둥근 돌기이다. 덧돌기(accessory process)는 가로돌기 뿌리의 뒤쪽에 있다.

다섯째허리뼈의 몸통은 뒤쪽보다 앞쪽이 상당히 높아 쐐기모양이다. 이렇게 함으로써 엉치뼈와의 관절형성에 용이하다. 이 부위 척추사이원반도 위쪽 허리뼈의 척추사이원반들보다 쐐기모양이 더하다. 다섯째허리뼈의 가시돌기는 작고 짧으며, 가로돌기들은 위쪽 허리뼈들의 가로돌기들보다 더 두껍다.

판은 뿌리와 가로돌기의 뒤쪽에 위치한다. 위관절돌기와 아래관절돌기 사이 판 일부분을 관절사이부위(pars interarticularis)라 부른다(그림 6-19).

허리뼈의 돌기사이관절들(그림 6-20, 6-21 A)은 관상면으로부터 뒤쪽으로 경사져 있고, 신체의 정중시상면에 대해 (뒤쪽 열림각) 30~60°의 각을 형성한다.

평균적으로 머리쪽에서 발쪽으로 갈수록 각이 증가한다. L1~2에서 15°, L2~L3에서 30°, L3~L4부터 L5~S1까지 45°. 하지만 표 6-3을 보면 각각의 높이에서 이 각들은 매우 다양하다. 많은 경우 위쪽 관절에서 각도가 없고, 또한 많은 경우 아래쪽 관절들이 60° 이상의 각을 갖는다. 흔히 시행하는 45° 비스듬한 촬영자세가 임상적으로 중요한 대부분의 허리뼈 돌기사이관절들(L3~S1)을 보여준다. 하지만 L1~L2와 L2~L3관절들의 25%는 전 · 후방향 자세에서 보이고, L4~L5와 L5~S1관절들의 일부는 측방향 자세에서 보인다.

허리뼈의 척추사이구멍은 약간 앞쪽을 향한 다섯째를 제외하고는 신체의 정중시상면에 대해 90°로 위치한다(그림 6-21, B). 위쪽 4쌍의 척추사이구멍은 정측방향 촬영자세에서 잘 보인다. 마지막 쌍은 몸을 약간 비스듬히 돌려야 보인다(표 6-1).

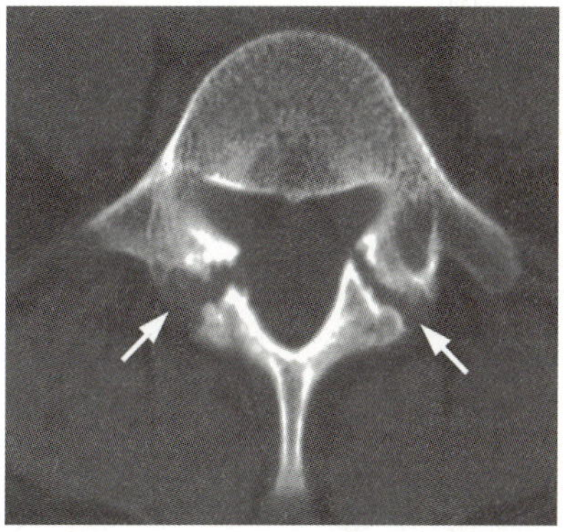

그림 6-19 L5의 axial CT 영상으로 오른쪽과 왼쪽의 관절사이부의 결손을 보여주고 있다(화살표).

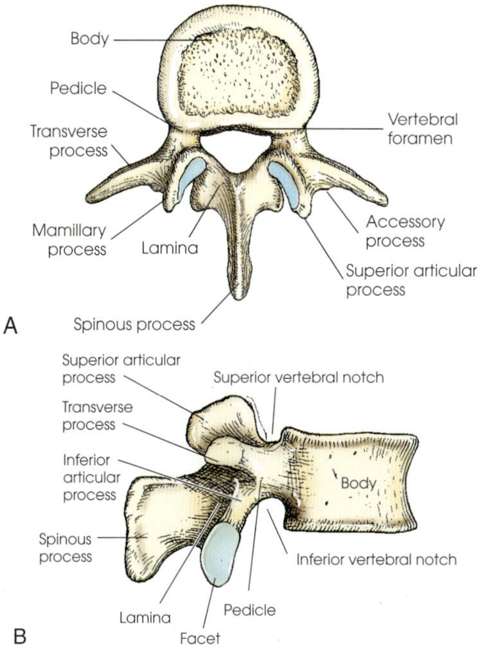

그림 6-18 A, 허리뼈의 윗면. B, 허리뼈의 가쪽면.

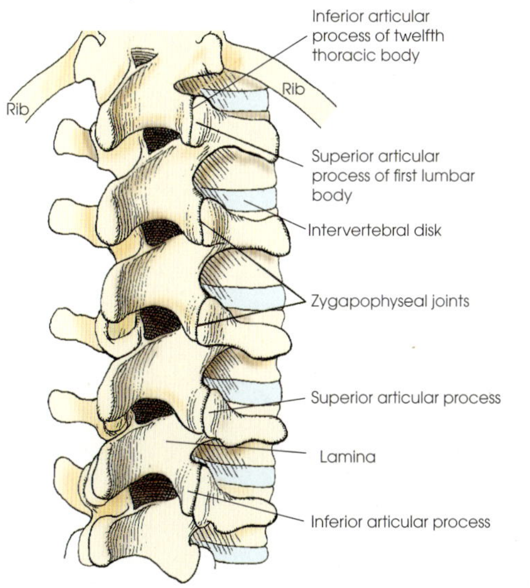

그림 6-20 허리뼈 우후사방향(RPO) 모습으로 돌기사이관절이 잘 보인다.

척추분리증은 앞서 언급한 관절사이부위(pars interarticularis)에 생기는 후천적 뼈의 결손이다. 이 결손은 한쪽 또는 양쪽에서 모두 발생할 수 있으며, 척추전방전위증(spondylolisthesis)을 유발한다. 이것은 어떤 척추뼈의 위쪽에 위치한 척추뼈가 앞쪽으로 이동한 것을 말하고, 엉치뼈 위쪽에 위치한 다섯째허리뼈에 잘 발생한다. 척추전방전위증은 거의 대부분 허리뼈에 발생한다(그림 6-22).

척추전방전위증은 방사선 촬영이 중요하다. 왜냐하면 사방향 촬영에서 "Scotty dog sign"의 "목"부위(즉, 관절사이부위)가 잘 보이기 때문이다(Scotty dog sign을 포함하여 허리뼈의 사방향 촬영자세들은 이 장의 뒷부분에서 다루며 그림 6-95부터 참조). 그림 6-23은 허리뼈의 전체적인 모습과 주변 조직들을 보여주고 있다.

표 6-3 허리뼈 돌기사이관절의 각도*

관절	평균 각	평균 범위	0°의 비율†	90°의 비율‡
L1~L2	15°	0~30°	25	0
L2~L3	30°	0~30°	25	0
L3~L4	45°	15~45°	10	0
L4~L5	45°	45~60°	3	2
L5~S1	45°	45~60°	5	7

*시상면과 관련됨
†시상면에 평행한 관절공간
‡시상면에 수직인 관절공간
From Bogduk N, Twomey L: Clinical anatomy of the lumbar spine, ed 3, London, 1997, Churchill Livingstone.

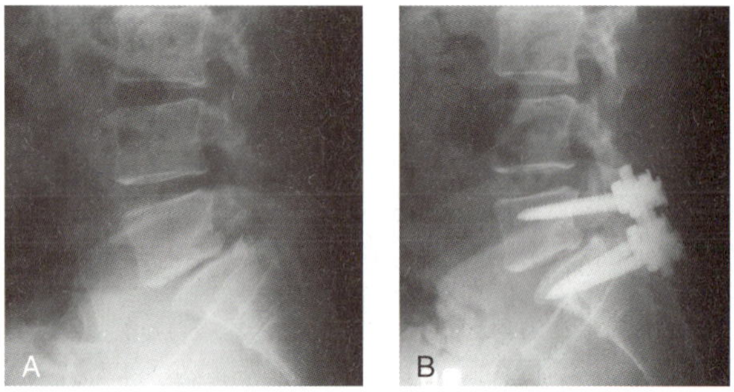

그림 6-22 척추전방전위증을 보여주는 측방향 허리뼈. **A**, 53세 남성으로 다리에 통증이 있고, 5분도 지나지 않아 다리에 통증이 생겨 서 있기도 힘들어 내원했다. L4가 L5에 대해 20% 앞쪽으로 이동하여 있다. **B**, 척추전방전위증을 고정하기 위해 시행된 수술. 환자는 통증으로부터 완전히 회복되었다.

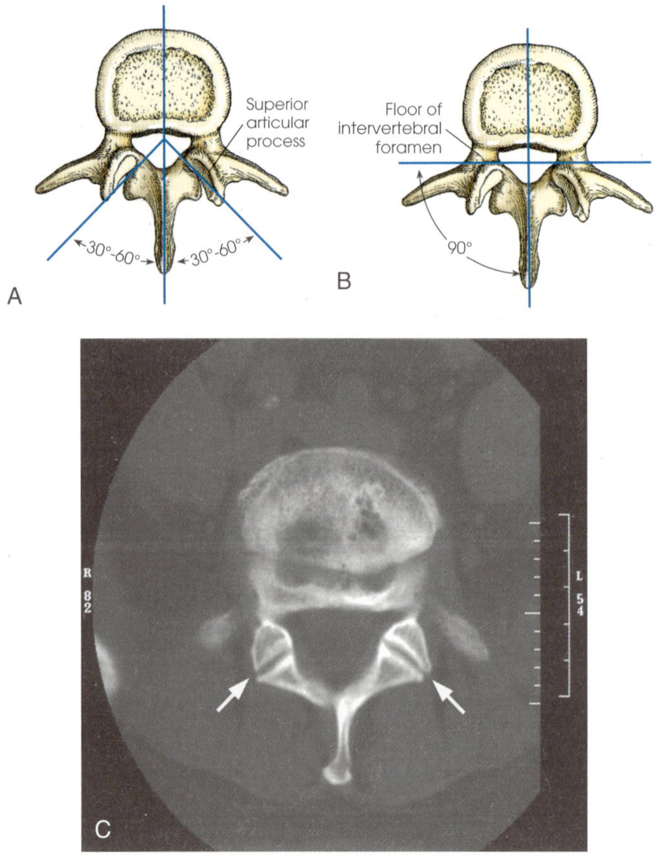

그림 6-21 **A**, 허리뼈 돌기사이관절의 방향. **B**, 허리뼈 척추사이구멍의 방향을 보여주는 윗면. **C**, 돌기사이관절의 각도를 보여주는 허리뼈의 axial CT 영상(화살표).

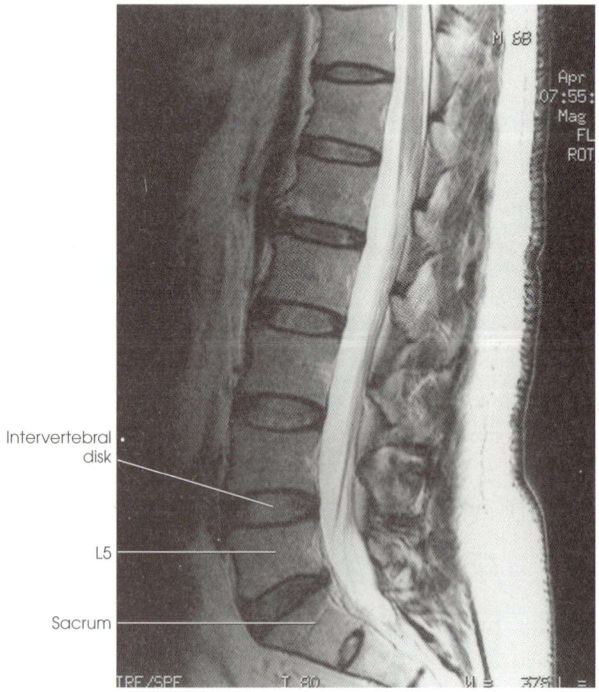

그림 6-23 허리뼈의 MRI 시상면 영상. 척추뼈몸통 사이의 척추사이원반을 주의해서 살펴본다.

엉치뼈

엉치뼈(천골, sacrum)는 5개의 엉치뼈 분절들이 약간 굽은 삼각형 모양으로 하나의 뼈로 융합되어 만들어진다(그림 6-24, 6-25). 엉치뼈는 골반의 엉덩뼈(iliac bone) 사이에 쐐기처럼 박혀 있고, 넓은 기저부는 비스듬히 위앞쪽을 향하고 첨부는 뒤쪽 밑을 향한다. 엉치뼈가 굽은 정도는 환자들 사이에서 매우 다양하지만, 보통 여성보다 남성이 더 길고, 더 좁고, 더 매끄럽게 휘어지고, 더 수직으로 위치한다. 여성의 엉치뼈는 더 급격하게 휘어지는데 아래쪽 절반에서 가장 크게 휘어진다. 또한 남성보다 더 기울어진 상태로 위치하기 때문에 허리뼈와 엉치뼈 접합부에서 더 급격한 각을 이루게 된다.

첫째엉치뼈 분절은 뚜렷하게 남아 있고 허리뼈를 닮았다(그림 6-26). 엉치뼈 기저부(base)의 위쪽 표면은 크기와 모양이 마지막 허리뼈의 아래쪽 표면과 일치하고, 관절을 형성하여 허리엉치뼈 접합부를 이룬다. 첫째엉치뼈 분절에 있는 뿌리의 위쪽 표면의 오목한 부위와 마주하는 마지막 허리뼈에 있는 뿌리의 아래쪽 표면의 오목한 부위가 마지막 척추사이구멍을 형성한다. 첫째엉치뼈 분절의 위관절돌기들은 다섯째허리뼈의 아래관절돌기들과 관절을 형성하여 마지막 돌기사이관절을 이룬다.

기저부의 앞쪽 위 가장자리에는 엉치뼈곶(sacral promontory)이라고 하는 돌출된 부분이 있다. 엉치뼈 분절들의 몸통 바로 뒤에는 척주관이 연장된 엉치뼈관(sacral canal)이 있다. 엉치뼈관은 뼈사이에 있고 엉치뼈 신경들이 통과한다. 엉치뼈관의 앞쪽과 뒤쪽 벽은 엉치뼈 신경들과 혈관이 지나가는 4쌍의 골반엉치뼈구멍(pelvic sacral foramina)이 뚫려 있다.

엉치뼈 기저부의 양쪽에는 엉치뼈날개(천골익, ala)라 불리는 날개 모양의 가쪽 덩이들이 있다(그림 6-26 B).

엉치뼈날개 가쪽면의 위앞쪽에 이상면(auricular surface)이 있고, 엉덩뼈(iliac bone)에 있는 비슷한 모양의 돌기들과 관절을 형성한다.

엉치뼈 첨부(apex)의 아래쪽 면(그림 6-27)에는 꼬리뼈와 관절을 이루기 위한 1개의 타원 관절면과 엉치뼈각(sacral cornua)이 있다. 엉치뼈각은 꼬리뼈각(coccygeal cornua)과 결합하기 위해 마지막 엉치뼈 분절의 뒤옆쪽면으로부터 아래쪽으로 돌출된 2개의 돌기를 말한다.

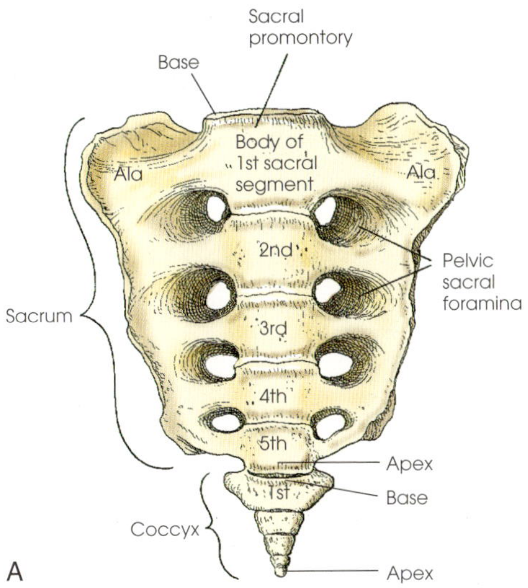

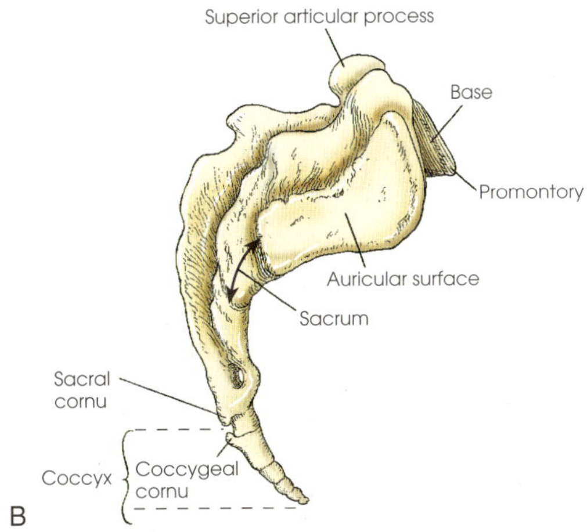

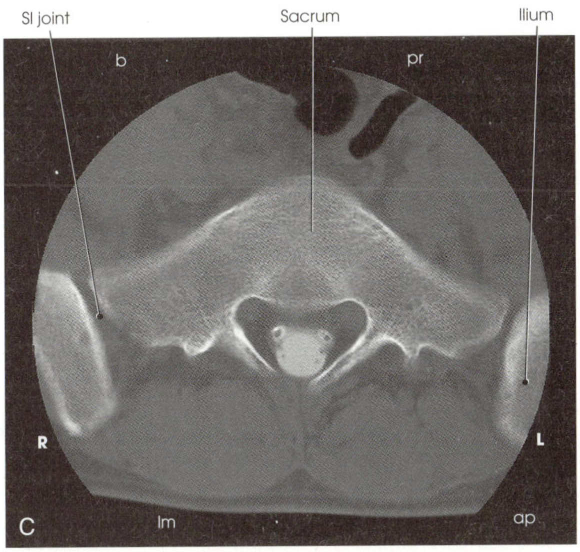

그림 6-24 A, 엉치뼈와 꼬리뼈의 앞면. B, 엉치뼈와 꼬리뼈의 측면. C, 엉치뼈와 꼬리뼈의 시상면 MRI 스캔.

꼬리뼈

꼬리뼈(미골, coccyx)는 3개에서 5개(일반적으로 4개)의 미발달된 척추뼈로 구성되어 있고, 성인이 되면 1개의 뼈로 융합되는 경향이 있다(그림 6-24). 꼬리뼈는 기저부에서 첨부로 갈수록 작아진다. 엉치뼈와의 관절부로부터 꼬리뼈는 아래앞쪽으로 굽어 있으며, 종종 신체의 정중선으로부터 벗어난다. 꼬리뼈뿔(꼬리뼈각, coccygeal cornua)은 엉치뼈뿔과 관절을 이루기 위해 첫째꼬리뼈 분절의 뒤가쪽면에서 위쪽을 향해 있다.

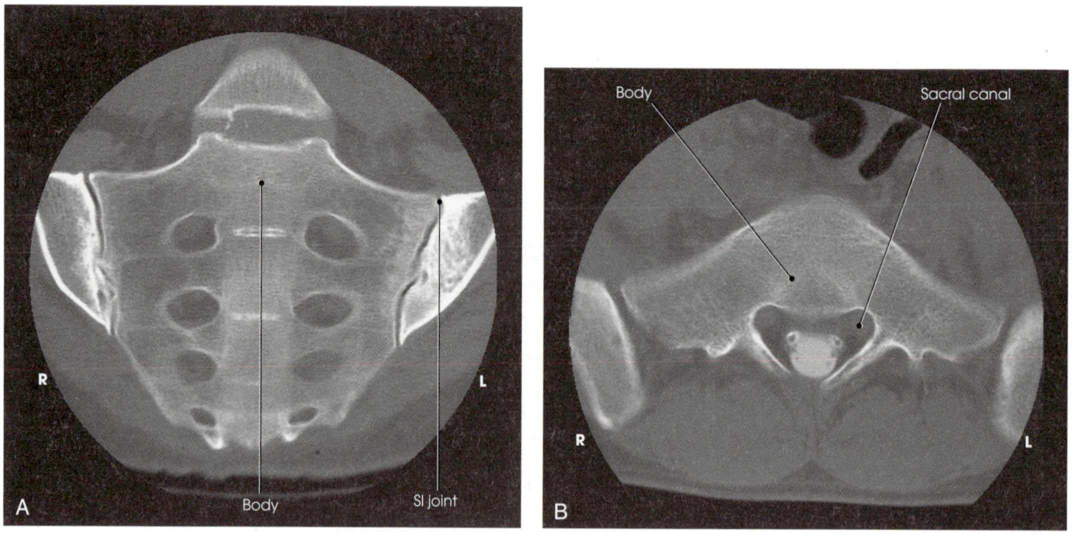

그림 6-25 A, 엉치뼈의 관상면 CT. 엉치엉덩관절을 주의해서 참조한다. **B,** 엉치뼈의 축방향 CT. 엉치엉덩관절의 각도와 엉치뼈관 안의 엉치뼈신경에 주목한다.

(Modified from Kelley LL, Petersen CM: Sectional anatomy for imaging professionals, ed 2, St Louis, 2007, Mosby.)

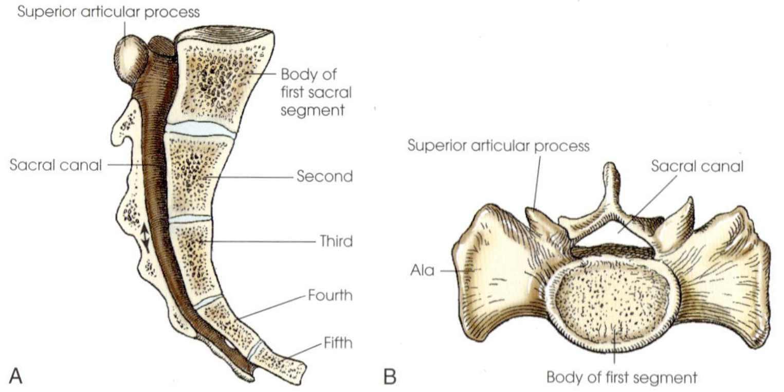

그림 6-26 A, 엉치뼈의 시상 단면. **B,** 엉치뼈 기저부.

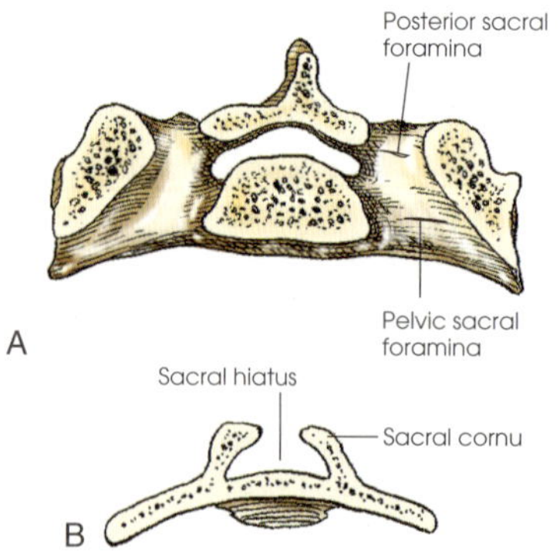

그림 6-27 엉치뼈의 가로단면. A, 위쪽 엉치뼈부위를 통과하는 단면. **B,** 아래쪽 엉치뼈부위를 통과하는 단면.

척추관절

척주의 관절들은 그림 6-28에 있고, 표 6-4에 요약되어 있다.

척추관절에는 2개의 유형이 있다. (1) 척추사이관절들(intervertebral joints)은 2개의 척추뼈몸통 사이에 있고 연골결합(cartilaginous symphysis)관절로 각각의 척추뼈몸통은 약간만 움직일 수 있지만 이것들이 모여 척주 전체는 상당히 많이 움직일 수 있다. (2) 돌기사이관절들(zygapophyseal joints)은 척추뼈고리의 관절돌기들 사이에 있고 자유롭게 움직일 수 있는 윤활미끄럼(synovial gliding)관절이다(그림 6-20). 이 두 관절의 움직임을 조합하면 척주는 굽힘, 폄, 가쪽굽힘, 회전을 할 수 있다.

고리뼈와 뒤통수뼈 사이의 관절은 윤활타원(synovial ellipsoidal)관절들이고, 고리뒤통수관절(atlantooccipital articulations)이라고 부른다(그림 6-8). 고리뼈의 앞고리는 고리중쇠관절(atlantoaxial joint)을 형성하여 중쇠뼈의 치아돌기 주위를 회전한다. 이것은 윤활미끄럼관절이고 윤활중쇠(synovial pivot)관절이다(표 6-4).

가슴에서 갈비뼈머리들은 척추뼈몸통과 관절하여 갈비척추관절(costovertebral joints)을 형성하며, 이것들은 윤활미끄럼관절이다. 갈비뼈결절과 등뼈의 가로돌기들이 관절하여 갈비가로돌기사이관절(costo-transverse joints)을 형성하는데 이것도 윤활미끄럼관절이다(그림 6-15).

엉치뼈와 2개의 엉덩뼈 사이의 관절들(엉치엉덩관절)은 5장에 설명되어 있다(그림 6-25 A).

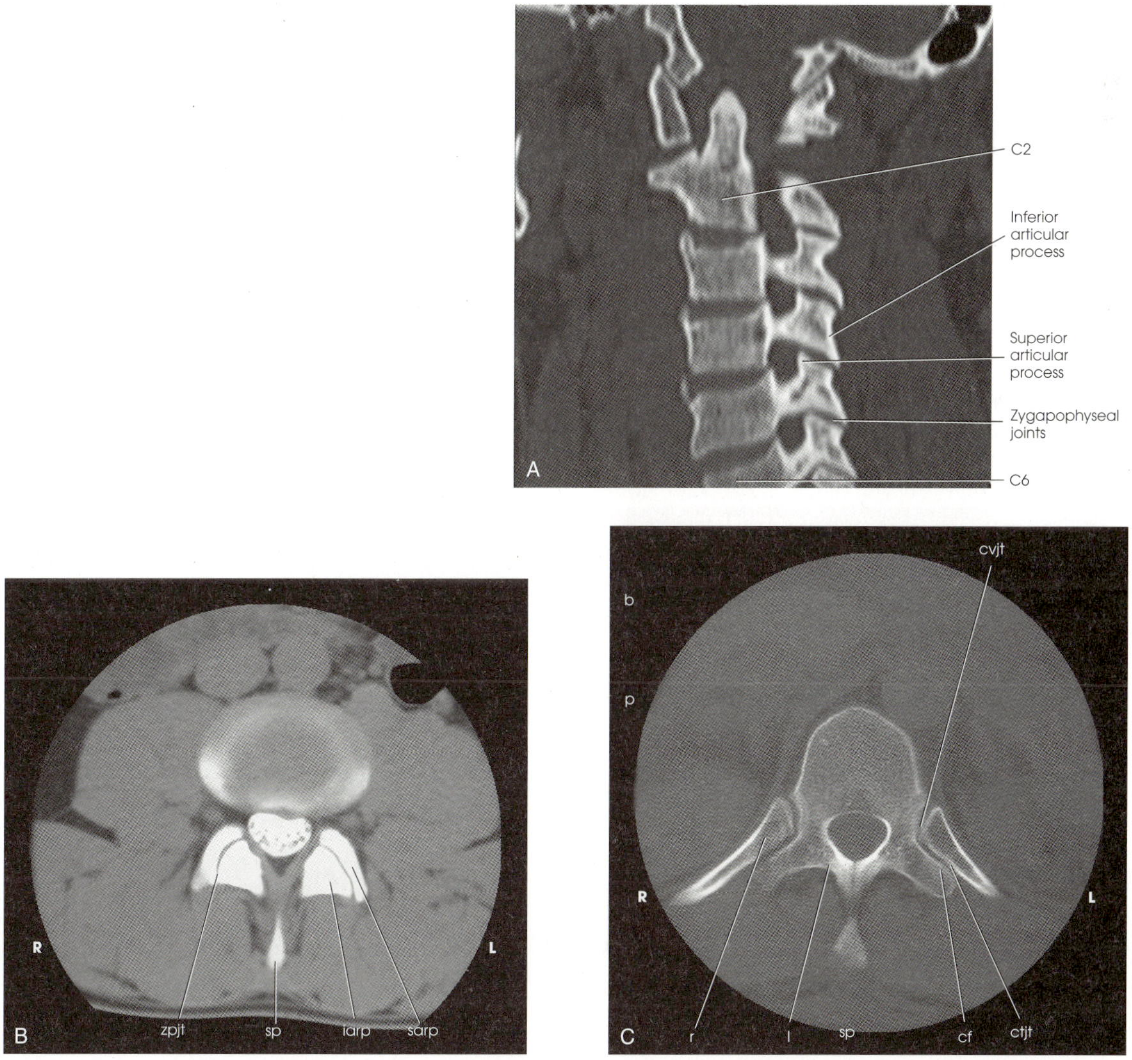

그림 6-28 척추관절. **A,** 목뼈의 CT 재구성 영상으로 돌기사이관절을 보여주고 있다. **B,** 허리뼈의 CT 스캔으로 돌기사이관절을 보여주고 있다. iarp: 아래관절돌기, sarp: 위관절돌기, zpjt: 돌기사이관절. **C,** 등뼈의 CT 스캔. cf: 아래갈비오목, ctjt: 갈비가로돌기사이관절, cvjt: 갈비척추관절, l: 판, r: 갈비뼈.

해부학 용어 요약

척주(척추)
척추뼈(24)
- 목뼈(7)
- 등뼈(12)
- 허리뼈(5)
- 엉치뼈
- 꼬리뼈

참척추뼈
거짓척추뼈
엉치뼈
꼬리뼈

척주굽이
굽이
- 목뼈굽이
- 등뼈굽이
- 허리뼈굽이
- 골반굽이

앞굽이
뒤굽이
허리엉치뼈뿔
일차굽이
이차 또는 보상굽이

전형적인 척추뼈
몸통
척추고리
척추뼈구멍
척주관
관절연골판
척추사이원반
속질핵
섬유륜
뿌리
척추뼈패임(척추뼈절흔)
척추사이구멍
판
가로돌기
가시돌기(극돌기)
관절면
위관절돌기
아래관절돌기
돌기사이관절(관절간 뒤관절)

목뼈
고리뼈(첫째)
- 앞고리
- 뒤고리
- 가쪽덩이
- 가로고리뼈인대

중쇠뼈(둘째)
- 치아돌기(치돌기)

목뼈(일곱째)
- 솟을뼈(융추)

전형적인 목뼈
- 가로구멍
- 관절기둥

등뼈
갈비오목(늑골와)
반관절면

허리뼈
꼭지돌기
덧돌기
관절사이부위

엉치뼈
기저부
위관절돌기
엉치뼈곶
엉치뼈관
앞엉치뼈구멍(전천골공)
날개
귀모양면(이상면)
첨부
엉치뼈뿔

꼬리뼈
기저부
첨부
꼬리뼈뿔

척추관절들
고리뒤통수관절
고리중쇠관절
- 옆(2)
- 안쪽(1–치아돌기)

갈비척추관절
갈비가로돌기사이관절
척추사이관절(추간관절)
돌기사이관절

표 6-4 척주의 관절들

관절	구조적 분류: 조직	구조적 분류: 유형	움직임
고리뒤통수관절	윤활	타원	자유로운 움직임
고리중쇠관절			
가쪽(2)	윤활	미끄럼	자유로운 움직임
안쪽(1–치아돌기)	윤활	축	자유로운 움직임
척추사이관절	연골	결합	일부 자유로운 움직임
돌기사이관절	윤활	미끄럼	자유로운 움직임
갈비척추관절	윤활	미끄럼	자유로운 움직임
갈비가로돌기사이관절	윤활	미끄럼	자유로운 움직임

병리학 용어 요약

상태	정의
강직성척추염	엉치엉덩관절과 척추를 침범하는 류마티스성 관절염의 다른 형태
골절	연속적인 뼈에 손실이 생기는 것
Clay shoveler	목뼈 아래와 등뼈 위에 있는 가시돌기의 찢김골절
압박	뼈가 눌려서 길이 또는 너비가 줄어드는 골절
Hangman	과신전 후 생긴 둘째목뼈 앞고리의 골절
Jeffeson	첫째목뼈 고리의 분쇄골절
수핵 탈출증	척주관 속으로 속질핵이 파열 또는 탈출하는 것
척주후만증	등뼈굽이가 비정상적으로 증가한 것
척주전만증	목뼈와 허리뼈굽이가 비정상적으로 증가한 것
전이	어떤 곳의 암 병소가 다른 부위로 옮겨간 것
골관절염 또는 퇴행성관절염	윤활관절과 척추뼈에서 진행성으로 연골이 약화되는 관절염 형태
골화석증	비정상적으로 골밀도가 증가하고 쉽게 골절이 생기는 질환
골다공증	골밀도의 감소
파제트병	두껍지만 뼈가 연해 쉽게 구부러지고 골절이 생기는 질환
Scheuermann씨 병 또는 청소년기의 척주후만증	청소년기에 시작되는 척주후만증
척주측만증	척주의 측면 치우침으로 척추뼈의 회전이 동반되기도 한다.
척추갈림증(이분척추)	척수 뒤쪽 뼈가 유합되지 않은 것
척추전방전위증	어떤 척추뼈의 위쪽에 있는 척추뼈가 앞쪽으로 이동한 것으로 다섯째허리뼈~첫째엉치뼈에 흔하다.
척추분리증	척추뼈의 관절간부에 결손이 있는 것
아탈구	불완전한 또는 부분적인 탈구
종양	조절할 수 없이 계속 진행되는 세포분열에 의한 조직의 새로운 증식
다발골수종	형질세포(plasma cell)의 악성신생물로 골수를 침범하여 뼈를 파괴함

삭제된 촬영법들

MRI, CT, CT 3차원 재구성의 현저한 발전 때문에 다음의 촬영법들은 이번 판에서는 제외되었다. 더 이상 사용하지 않는 촬영법들은 11판 이전 판을 참고하기 바란다.

고리뒤통수관절
- 전 · 후사방향 촬영

치아돌기
- 전 · 후축사방향 촬영,
- Kasabach method

두덩결합
- 후 · 전방향 촬영, Chamberlain method

경추 전 · 후방향 촬영
Cervical vertebra AP projection
Fuchs method

Fuchs[1]는 치아돌기 촬영 시에 open-mouth 자세에서 그 위쪽 절반이 명확히 보이지 않을 시에 전 · 후방향 촬영을 추천하였다. 이 촬영자세는 목뼈 위의 골절이나 퇴행성 질환이 의심될 경우엔 시행하지 말아야 한다.

환자 자세
- 환자는 바로 누운 자세를 취한다.
- 격자의 정중선에 신체의 정중시상면을 맞춘다.
- 팔을 몸통 옆에 놓는다.
- 환자 무릎 밑에 받침대를 놓으면 편안하다.

[1]Fuchs AW: Cervical vertebrae(part 1), Radiogr Clin Photogr 16:2, 1940.

검사 자세
- Bucky tray 안에 영상수용체(IR)를 넣고, 꼭지돌기 끝이 영상수용체의 중심에 오게 한다.
- 턱끝과 꼭지돌기 끝이 수직이 될 때까지 턱을 치켜 든다(그림 6-29).
- 신체의 정중시상면이 격자면에 수직이 되도록 머리를 조정한다.
- 생식샘을 차폐한다.
- 촬영 시 호흡을 잠시 멈추게 한다.

중심선
- 영상수용체의 중심에 수직이 되게 한다. 턱 끝 바로 아래 목의 정중시상면으로 조사한다.

조사야
- 조사야를 5×5inch(13×13cm)로 조절한다.

영상구조
촬영 결과 둥글게 보이는 큰구멍(대공, foramen magnum) 안에서 치아돌기의 전 · 후방향 모습이 관찰된다(그림 6-30).

평가기준
- 적절한 조사야가 이루어져야 한다.
- 큰구멍 안에서 치아돌기 전체가 관찰되어야 한다
- 아래턱뼈, 머리뼈, 척추뼈들이 대칭적으로 관찰되어야 머리와 목이 돌아가지 않은 상태의 올바른 촬영임을 알 수 있다.

경추 후 · 전방향 촬영
Cervical vertebra PA projection
Judd method

Judd method는 특히 골절이 의심되는 경우, 촬영자세를 잡기 어렵기 때문에, 더 이상 자세히 설명하지 않는다. 지금은 목뼈 위쪽을 평가하기 위해 CT를 사용한다. 이 방법은 10판 이전 판에 설명되어 있다.

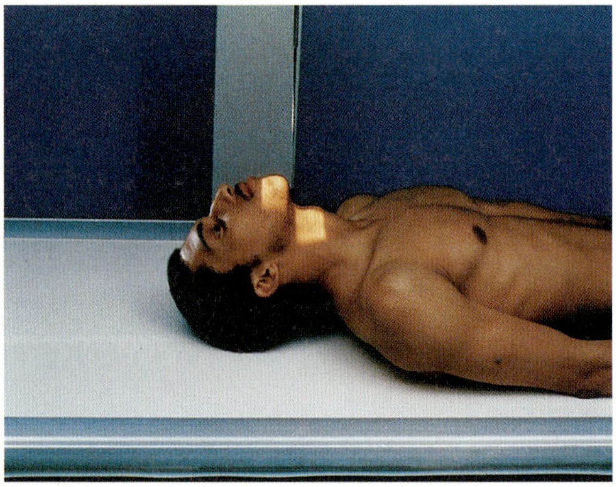

그림 6-29 치아돌기 전 · 후방향 촬영: Fuchs method.

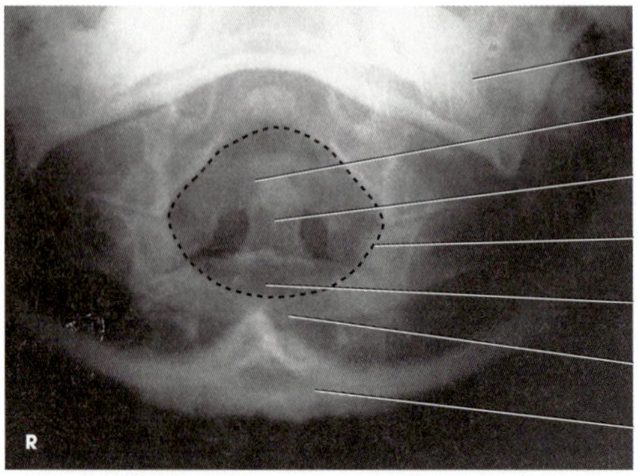

그림 6-30 치아돌기 전 · 후방향 영상: Fuchs method.

환추 · 축추 전 · 후방향 촬영
Atlas and axis AP projection
Open-mouth

Open-mouth 기법은 1910년 Albers-Schönberg[1], 1919년 George[2]가 기술하였다.

SID: 치아돌기부위의 시야를 늘리기 위해 30inch(76cm) SID가 종종 사용된다.

[1]Albers-Schönberg HE: *Die Röntgentechnik*, ed 3, Hamburg, 1910, Gräfe & Sillem.
[2]George AW: Method for more accurate study of injuries to the atlas and axis, *Boston Med Surg J* 181:395, 1919.

환자 자세
- 환자는 바로 누운 자세를 취한다.
- 상수용체의 정중선에 신체의 정중시상면이 오도록 한다.
- 환자의 팔을 몸통 옆에 놓게 하고, 어깨가 수평이 되도록 조절한다.
- 환자를 편안하게 하기 위해 무릎 밑에 받침대를 놓는다.

검사 자세
- 영상수용체를 Bukcy tray 안에 넣고, 영상수용체의 중심을 중쇠뼈에 맞춘다.
- 신체의 정중시상면이 테이블 면에 대해 수직이 되도록 환자의 머리를 조절한다(그림 6-31, 6-32).
- 촬영 조건을 선택하고, X선관을 맞춰 놓는다. 그렇게 하면 최종적으로 자세를 맞춘 후에 추가적으로 필요한 미세한 조정을 할 수 있다.
- 이 자세를 유지하기는 쉽지 않지만 환자가 마지막의 긴장된 자세를 너무 오래 유지하지만 않는다면 충분히 촬영에 협조할 수 있다.
- 환자에게 입을 가능한 한 넓게 벌리게 하고, 위쪽 앞니의 아래쪽 끝에서 꼭지돌기의 첨부까지 연결한 선(교합평면)이 영상수용체에 수직이 되도록 머리를 조절한다.
- 위쪽 앞니와 꼭지돌기 첨부의 위치를 올바르게 유지하면서 입 벌리기가 용이하도록 하기 위해 머리 뒤에 작은 받침대가 필요할 수도 있다.
- 생식샘을 차폐한다.
- 호흡: 입을 넓게 벌린 상태를 유지하면서 촬영하는 동안 '아' 소리를 부드럽게 내라고 환자에게 말한다. 이렇게 하면 혀가 입바닥에 놓이게 되어 고리뼈와 중쇠뼈를 가리지 않고 아래턱뼈가 움직이지 않도록 한다.

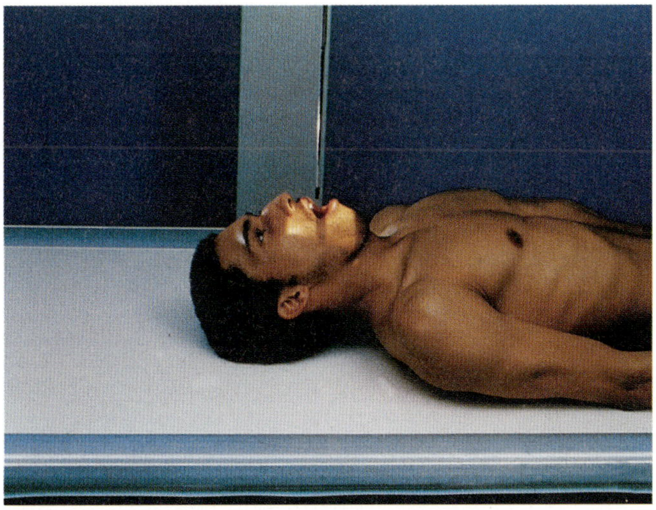

그림 6-31 고리뼈와 중쇠뼈 전 · 후방향 촬영.

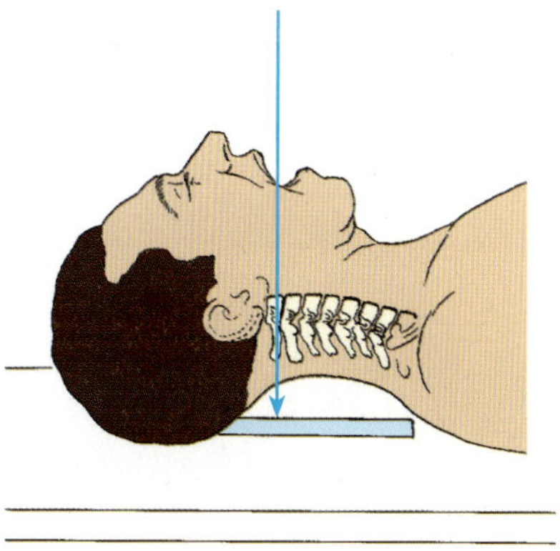

그림 6-32 Open-mouth 기법에서의 척추 정렬상태.

고리뼈와 중쇠뼈 Atlas and Axis

중심선

- 영상수용체의 중앙에 수직, 벌린 입의 중앙에 조사한다.

조사야

- 조사야를 5×5inch(13×13cm)로 조절한다.

영상구조

이 촬영은 벌린 입을 통해 고리뼈와 중쇠뼈의 전 · 후방향 모양이 관찰된다(그림 6-33, 6-34). 만일 환자의 머리가 앞뒤로 길거나 아래턱뼈가 길다면, 고리뼈의 일부는 관찰되지 않는다. 위쪽 중앙 앞니의 교합면에 머리뼈 기저부가 정확히 겹쳐지고, 그것이 꼭지돌기 첨부와 같은 선상에 있다면 정확한 자세이다. 만일 환자가 입을 열 수 없다면, 단층촬영술이 필요하다(그림 6-35).

참고: 만일 위쪽 치아가 치아돌기 위로 투영된다면, 목이 가슴쪽으로 너무 많이 굽혀진 것이다. 만일 머리뼈 기저부가 치아돌기 위로 투영된다면, 목이 너무 많이 펴진 것이다.

평가기준

- 적절한 조사야가 이루어져야 한다.
- 치아돌기, 고리뼈, 중쇠뼈, 첫째와 둘째목뼈 사이의 관절들이 관찰되어야 한다.
- 고리뼈와 중쇠뼈 사이 관절 전체가 관찰되어야 한다(가쪽 변위를 살펴 보기 위해)
- 위쪽 앞니와 머리뼈 기저부가 교합면에서 겹쳐져야 한다.
- 넓게 벌린 입이 관찰되어야 한다.
- 혀의 음영이 고리뼈와 중쇠뼈에 투영되지 않아야 한다.
- 치아돌기로부터 양쪽 아래턱가지(mandibular rami)가 같은 거리에 있어야 한다.

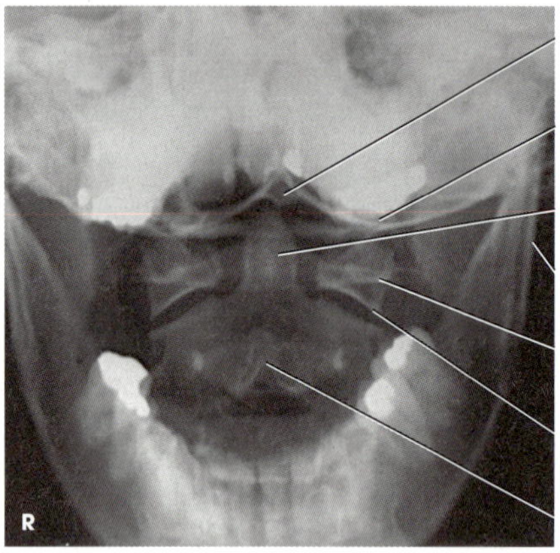

그림 6-33 Open-mouth 기법으로 촬영한 고리뼈와 중쇠뼈 영상.

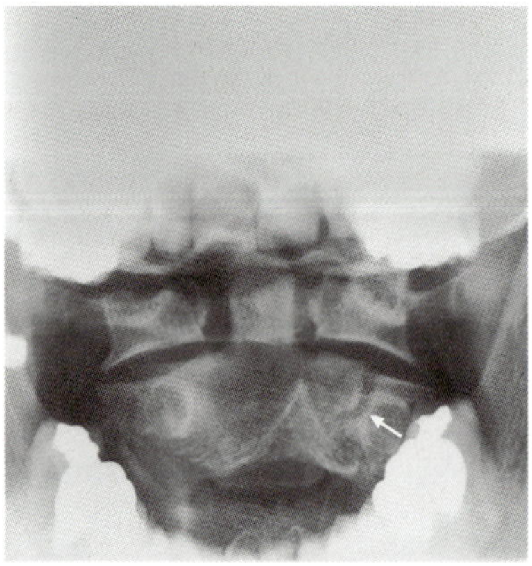

그림 6-34 Open-mouth 기법으로 촬영한 고리뼈와 중쇠뼈 영상. 중쇠뼈의 왼쪽 가쪽덩이에 골절이 보인다(화살표).

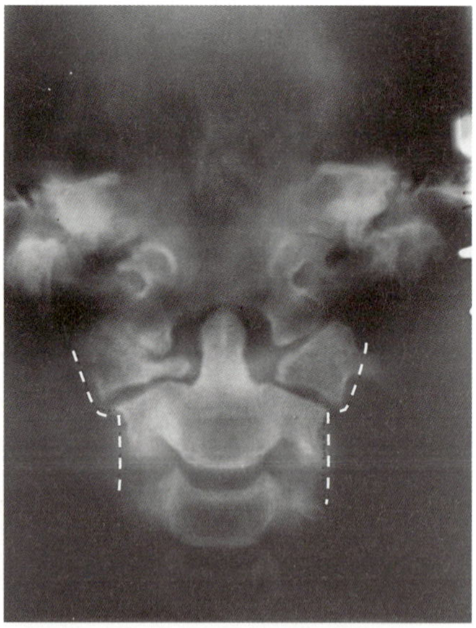

그림 6-35 머리부터 아래로 떨어진 환자의 목뼈 위쪽 전 · 후방향 단층촬영. 파열 형태의 Jefferson 골절로 고리뼈의 양쪽 가쪽덩이가 바깥쪽으로 전위되어 있다. 단층촬영은 머리를 움직일 수 없거나 입을 열지 못하는 외상 환자의 목뼈 위쪽 부위를 보기 위해서 종종 필요하다.

경추 측방향 촬영
Cervical vertebra lateral projection

환자 자세
- 환자는 바로 누운 자세를 취한다.
- 팔을 몸 옆에 놓고, 어깨가 수평이 되도록 조절한다.
- 외상성 부상(이 경우는 머리를 움직이면 안됨)이 없다면 스펀지나 패드를 환자 머리 아래에 놓는다.

검사 자세
- 영상수용체를 수직으로 놓고 목 위쪽 부분에 닿게 한 후, 그 중심을 고리중쇠관절에 맞춘다[꼭지돌기 첨부에서 1inch(2.5cm) 아래].
- 목의 정중시상면에 평행하게 영상수용체를 놓고 고정한다(그림 6-36, 6-37).
- 목을 살짝 펴서 아래턱뼈가지 음영이 척추 음영과 겹치지 않도록 한다.
- 머리의 정중시상면이 테이블에 수직이 되도록 한다.
- 생식샘을 차폐한다.
- 촬영 시 호흡을 잠시 멈추게 한다.

중심선
- 꼭지돌기 첨부에서 1inch(2.5cm) 아래 지점에 수직으로 입사한다. 산란 방사선을 최소화하기 위해 상수용체를 사용해야 하고 조사야를 정확하게 맞춰야 한다.

영상구조
고리뼈와 중쇠뼈의 측면 모습이 관찰된다. 고리뒤통수관절들도 관찰된다(그림 6-38).

평가기준
- 목뼈 위쪽이 관찰되어야 한다.
- 중쇠뼈의 판이 겹쳐 보여야 하고, 고리뼈의 뒤고리들이 겹쳐 보여야 한다.
- 턱뼈가지가 중쇠뼈나 고리뼈와 겹쳐지지 않도록 목이 펴져야 한다.
- 턱뼈가지들이 거의 겹쳐 보여야 한다.

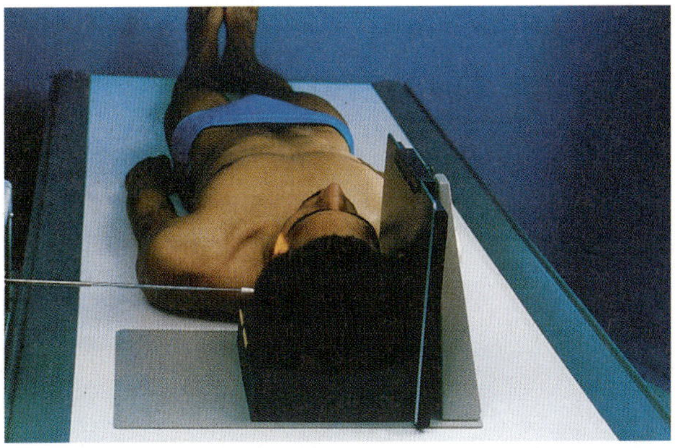

그림 6-36 고리뼈와 중쇠뼈의 측방향 촬영을 위한 자세.

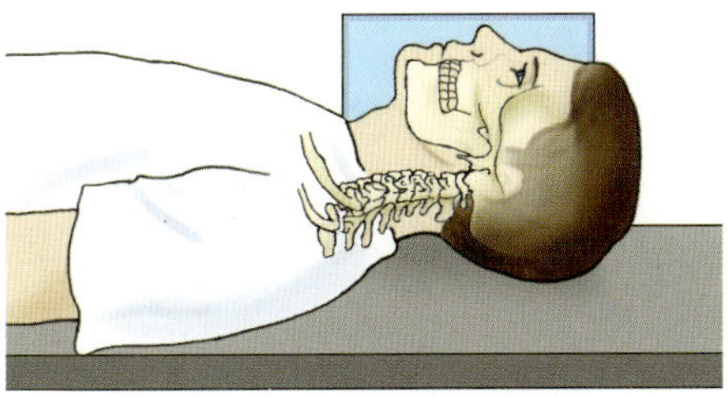

그림 6-37 중심선(CR)을 맞추는 것을 옆에서 본 모식도.

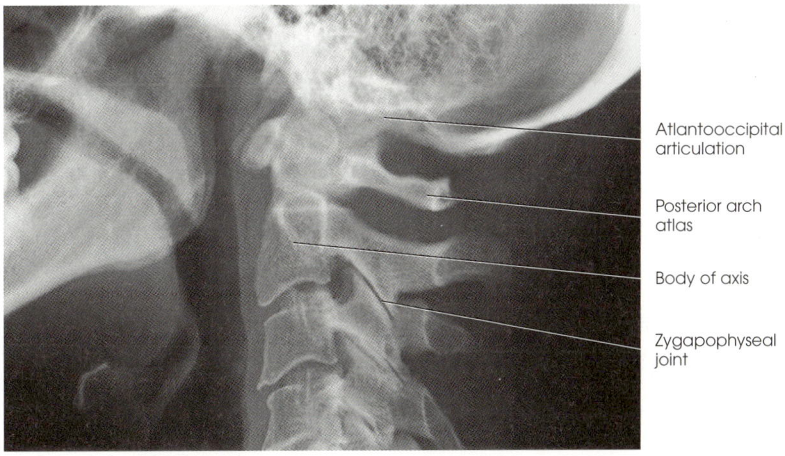

그림 6-38 고리뼈와 중쇠뼈의 측방향 영상.

경추 전 · 후축방향 촬영

Cervical vertebra AP axial projection

환자 자세

- 환자는 눕거나 선 자세를 취하고 영상수용체쪽에 등이 닿게 한다.
- 회전을 방지하기 위해 환자 어깨의 수평을 맞춘다.

검사 자세

- 신체의 정중시상면이 테이블 또는 stand Bucky의 중앙에 오도록 한다.
- 턱을 충분히 위로 들어 교합면이 촬영 테이블에 수직이 되도록 한다. 이렇게 하면 아래턱뼈가 목뼈 중간부에 겹치는 것을 방지해 준다(그림 6-39, 6-40).
- 영상수용체의 중심을 넷째목뼈 높이에 맞춘다.
- 목의 정중시상면이 바르고 영상수용체에 수직이 되도록 머리를 조절한다.
- 현저한 목뼈앞굽이가 있는 환자는 머리 뒤에 받침대를 놓아준다. 이렇게 하면 목뼈곡선이 뒤틀어지는 것을 막아 영상의 왜곡을 줄여준다.
- 생식샘을 차폐한다.
- 촬영 시 호흡을 잠시 멈추게 한다.

중심선

- 머리쪽 각도를 15~20° 주고, C4로 통과시킨다. 방패연골의 가장 튀어나온 지점 약간 아래쪽으로 중심선이 입사한다.

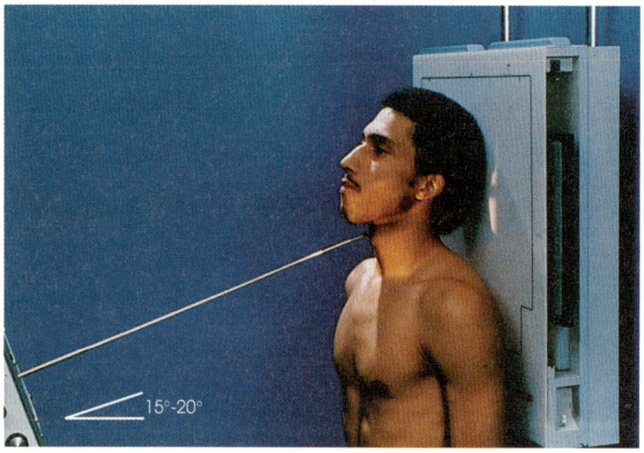

그림 6-39 목뼈 전 · 후축방향 촬영: 바로 선 자세.

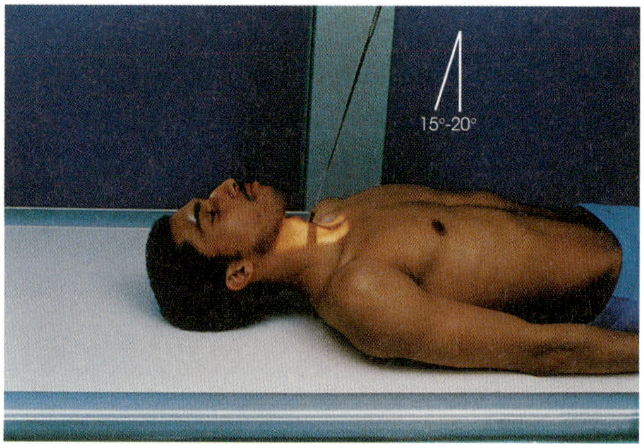

그림 6-40 목뼈 전 · 후축방향 촬영: 누운 자세.

조사야

• 세로로 10inch(25cm)를 맞추고, 피부 음영 양옆으로 1inch(2.5cm) 여유가 있도록 좌우를 조절한다.

영상구조

아래쪽 5개의 목뼈와 위쪽 2~3개의 등뼈, 뿌리사이공간(interpediculate space), 겹쳐진 가로돌기와 관절돌기들, 그리고 척추사이원반공간들이 관찰된다(그림 6-41). 이 촬영법은 또한 목갈비(cervical rib)의 존재 여부를 파악하는 데도 사용된다.

평가기준

- 적절한 조사야가 이루어져야 한다.
- 셋째목뼈 위쪽 부분부터 둘째 등뼈까지와 주변의 연부조직이 관찰되어야 한다.
- 고리뼈와 중쇠뼈의 대부분과 겹쳐보이는 아래턱뼈와 뒤통수 음영이 관찰되어야 한다.
- 열려있는 척추사이원반 공간들이 관찰되어야 한다.
- 양쪽 뿌리로부터 동일한 거리에 있고, 척추뼈몸통의 중심에 위치한 가시돌기들이 관찰되어야 한다.
- 척추뼈로부터 동일한 거리에 있는 아래턱각들과 꼭지돌기들(mastoid processes)이 관찰되어야 한다.

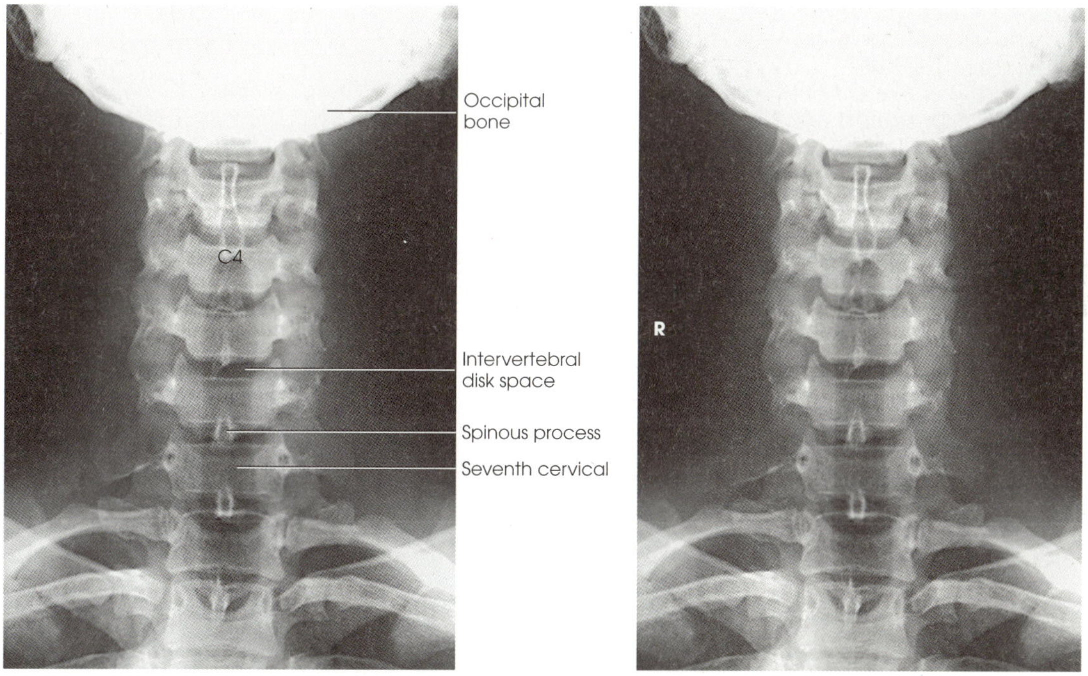

그림 6-41 목뼈 전 · 후축방향 영상.

경추 측방향 촬영

Cervical vertebra lateral projection
Grandy method[1]

SID: 증가된 OID(피사체-영상수용체 거리, object-to-IR distance) 때문에 60~72inch(152~183cm) SID를 사용하는 것이 좋다.

환자 자세

- stand Bucky 앞에 환자가 정측면 자세로 앉거나 서게 한다. 목뼈의 긴축과 영상수용체면이 평행이어야 한다.
- 환자가 앉거나 똑바로 서게 하고, 넷째 목표 높이에 영상수용체의 중심이 오도록 조절한다. 영상수용체 상단이 바깥귀길(EAM) 위쪽 약 1inch(2.5cm) 지점에 오도록 한다.

[1]Grandy CC: A new method for making radiographs of the cervical vertebrae in the lateral position, Radiology 4:128, 1925.

검사 자세

- 꼭지돌기 첨부를 지나는 관상면이 영상수용체(IR)의 정중선에 오도록 한다.
- 환자가 stand Bucky 옆에 최대한 가깝게 이동하여 인접한 어깨를 상수용체에 기댈 수 있도록 한다(그림 6-42).
- 등의 타고난 뒤굽이 상태에 따라서 어깨를 앞이나 뒤로 회전시킨다. 만일 환자의 어깨가 둥글다면, 어깨를 앞쪽으로 회전시키고, 그렇지 않다면 어깨를 뒤쪽으로 회전시킨다.
- 양 어깨가 수평이 되도록 하고 최대한 밑으로 늘어뜨린다. 이후 작은 모래주머니를 양쪽 손목에 매달아서 고정시킨다. 양쪽 모래주머니는 무게가 같아야 한다.
- 환자가 어깨를 들지 않도록 주의해야 한다.
- 턱을 약간 들거나 아래턱뼈를 내밀어 아래턱뼈가지가 척추에 겹치지 않도록 한다. 동시에 머리의 정중시상면이 수직이 되게 한 상태로 환자에게 벽의 한 곳을 응시하게 한다. 이렇게 하면 머리의 자세를 유지하는 데 도움이 된다.
- 생식샘을 차폐한다.
- 호흡: 어깨를 최대한 내리기 위해서 최대한으로 숨을 뱉은 후 멈춘다.

참고: 목뼈의 외상이 의심되는 환자에서의 촬영법은 16장을 참조한다.

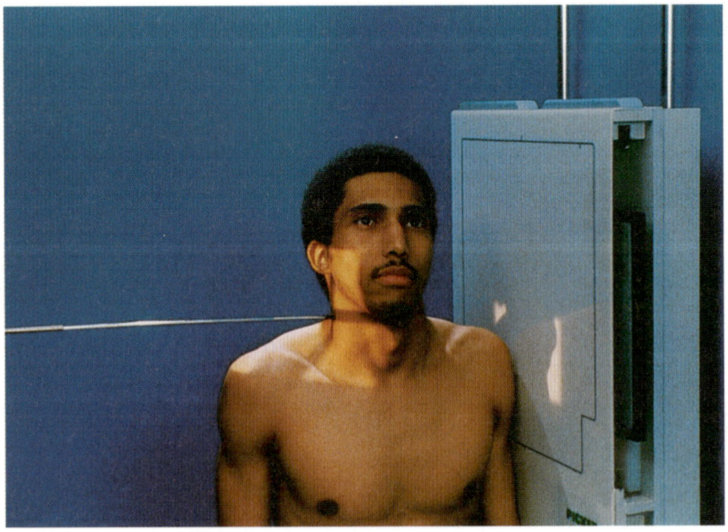

그림 6-42 목뼈 측방향 촬영: Grandy method.

중심선

- 수평으로 넷째목뼈에 수직입사한다. 이렇게 하면 영상수용체에서 확대된 먼쪽 어깨의 윤곽이 아래 목뼈의 아래쪽으로 투영하게 된다.

조사야

- 8×10inch(18×24cm)가 되게 조절한다.

영상구조

목뼈의 몸통과 그 사이공간, 관절기둥들, 아래쪽 5개의 돌기사이관절, 가시돌기들의 측면이 관찰된다(그림 6-43, 6-44). 좋은 측면 영상은 반드시 일곱째목뼈를 포함해야 하고, 이것은 어깨를 얼마나 잘 내렸는지에 달려 있다. 가끔은 첫째와 둘째등뼈도 관찰될 수 있다.

평가기준

- 적절한 조사야가 이루어져야 한다.
- 7개의 목뼈 모두와 첫째등뼈의 최소한 ⅓(그렇지 않으면 다시 한 번 목가슴촬영이 권장된다)이 관찰되어야 한다.
- 턱뼈가지가 고리뼈나 중쇠뼈와 겹치지 않도록 펴진 목이 관찰되어야 한다.
- 겹쳐지거나 또는 거의 겹쳐보이는 턱뼈가지가 관찰되어야 한다.
- 돌아가거나 기울어지지 않은 목뼈가 관찰되어야 한다. 이것은 겹쳐 보이면서 열린 돌기사이관절들과 척추사이원반공간을 통해 알 수 있다.
- 측면상으로 가시돌기들이 관찰되어야 한다.
- 촬영 사진 중앙에 위치한 넷째목뼈가 관찰되어야 한다.
- 상세한 뼈와 연부조직이 관찰되어야 한다.

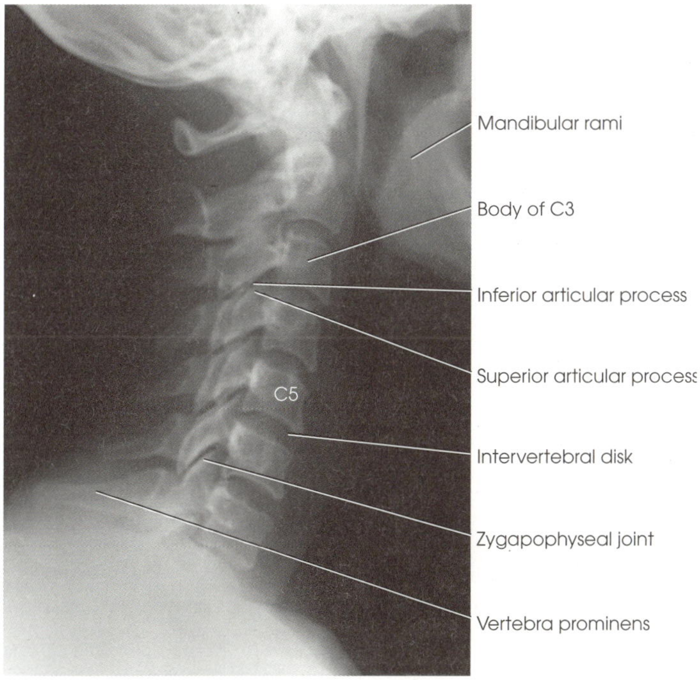

그림 6-43 목뼈 측방향 영상: Grandy method.

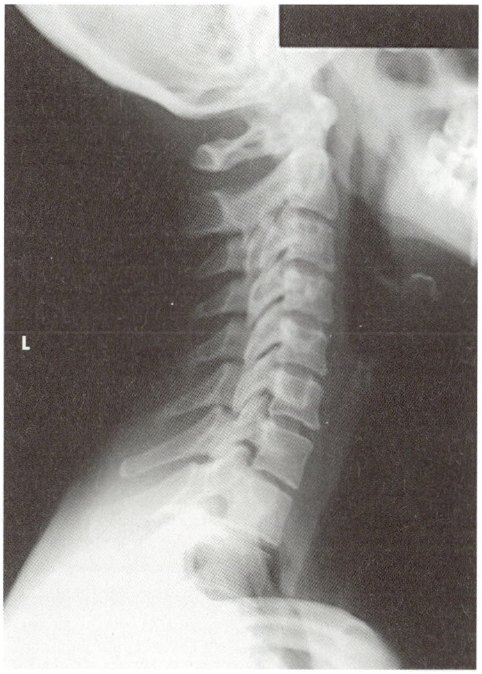

그림 6-44 그림 6-43과 동일한 촬영으로 7개의 목뼈 모두와 첫째등뼈가 잘 보인다.

경추 기능 촬영

Cervical vertebra functional projection

과굴곡과 과신전

참고: 이 검사는 목뼈의 병적 상태나 골절이 있을 경우 시행하면 안 된다.

측면 자세에서 목뼈의 기능적인 검사는 정상적인 전·후방향 움직임이나 외상 또는 질병으로 인한 비정상적인 움직임을 보기 위해 시행한다.

SID: OID가 증가하여 60~72inch (152~183cm) SID 사용이 권장된다. 거리가 길어지면 일곱째목뼈를 보는데 도움된다.

환자 자세

- stand Bucky 앞에 환자가 정측면 자세로 앉거나 서게 한다.
- 환자에게 똑바로 앉거나 서게 하고, 넷째목뼈 높이에 영상수용체의 중심을 맞춘다.
- 영상수용체의 상단이 바깥귀길(EAM) 상방 약 2inch(5cm) 지점에 오도록 맞춘다.

검사 자세

- 환자가 stand Bucky에 최대한 다가가 인접한 어깨를 상수용체에 기댈 수 있도록 한다.
- 환자의 머리와 목의 정중시상면과 영상수용체면이 평행이 되도록 한다.
- 그렇지 않으면 상수용체를 사용하지 않고 촬영을 한다.

과다굽힘(과굴곡)

- 환자가 머리를 앞으로 떨어뜨리고 턱을 가슴쪽으로 최대한 끌어당겨 목뼈가 과다굽힘(힘 줘서 만든 굽힘)이 되도록 하여 첫 번째 촬영을 한다(그림 6-45).

젖힘(과신전)

- 환자가 턱을 최대한 들어 올려서 목뼈가 젖힘 상태(힘 줘서 만든 폄)가 되도록 하여 두 번째 촬영을 한다(그림 6-46).
- 생식샘을 차폐한다.
- 촬영 시 호흡을 잠시 멈추게 한다.

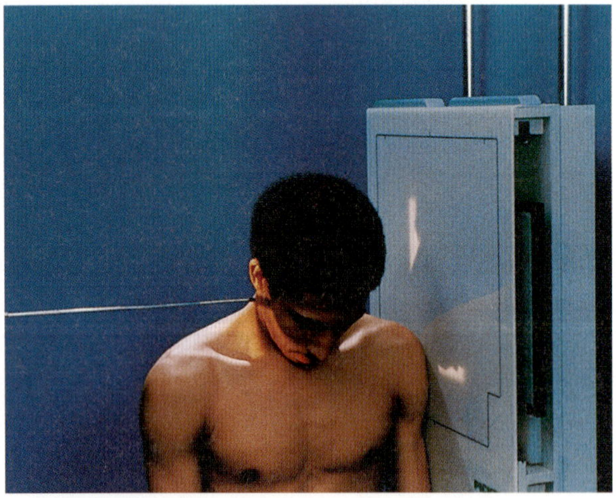

그림 6-45 목뼈 측방향 촬영: 과다굽힘(hyperflexion).

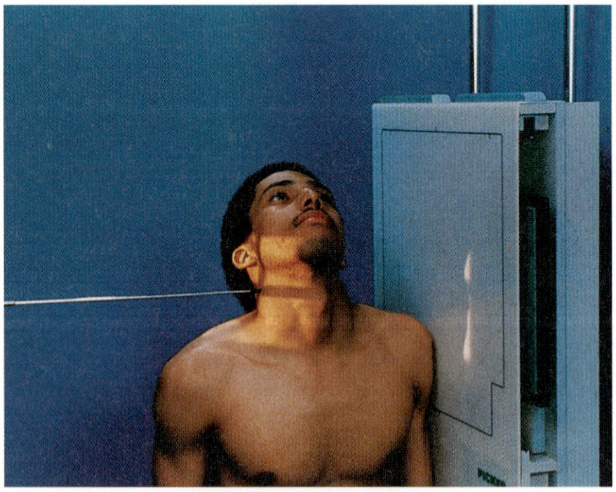

그림 6-46 목뼈 측방향 촬영: 젖힘(hyperextension).

중심선

- 수평으로 C4에 수직 입사한다.

조사야

- 10×12inch(24×30cm)가 되도록 조사야를 조절한다.

영상구조

목뼈가 과다굽힘(그림 6-47), 젖힘(그림 6-48) 되었을 때의 움직임이 관찰된다. 척추사이원반들과 돌기사이관절들도 관찰된다.

참고: 영상의학과 전문의는 분절사이 안정성을 보기 위해 척추뼈몸통의 뒤쪽면을 평가한다.

평가기준

- 적절한 조사야가 이루어져야 한다.

과다굽힘

- 정상인은 과다굽힘 시 아래턱뼈몸통(body of the mandible)이 거의 수직이다.
- 7개의 가시돌기 모두가 측면상으로 관찰되어야 한다.
- 7개의 척추뼈 모두 정측면 위치여야 한다.

젖힘

- 정상인은 아래턱뼈몸통이 거의 수평이다.
- 7개의 척추뼈 모두 정측면 위치여야 한다.

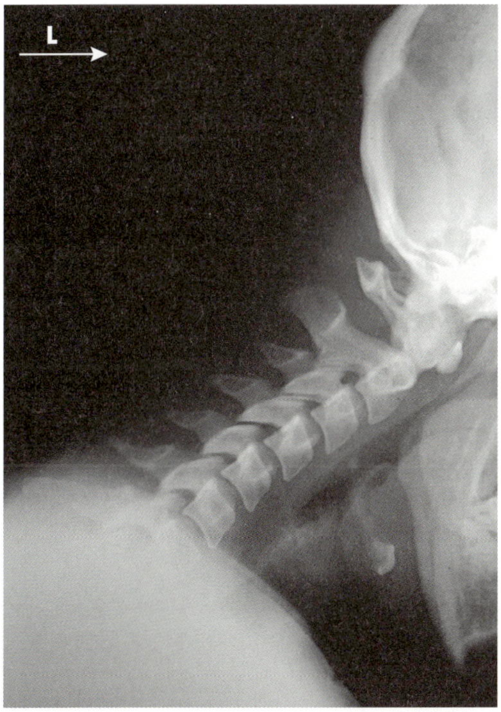

그림 6-47 목뼈 측방향 영상: 과다굽힘. 표식이 정확하다.

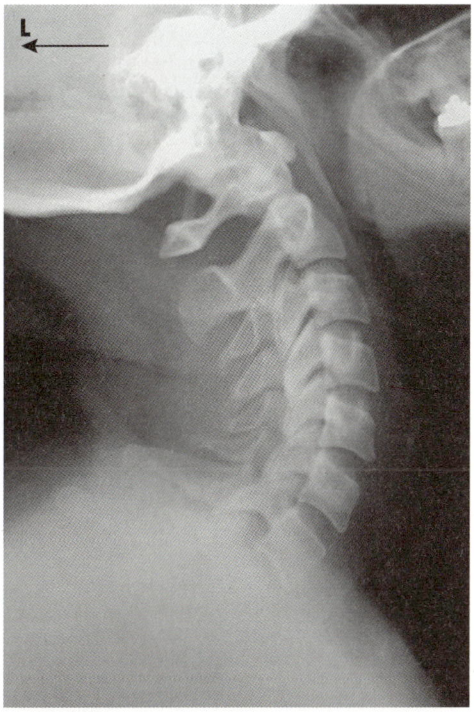

그림 6-48 목뼈 측방향 영상: 젖힘. 표식이 정확하다.

경추 전 · 후축사방향 촬영

Cervical vertebra AP axial oblique projection

우후사방향(RPO)과 좌후사방향(LPO) 자세

목뼈 척추사이구멍을 보기 위한 사방향 촬영은 Barsóny와 Koppenstein에 의해 처음으로 기술되었다.[1,2] 비교를 위해 양쪽을 모두 검사한다.

[1]Barsóny T, Koppenstein E: Eine neue Method zur Röntgenuntersuchung der Halswirbelsäule, Fortschr Roentgenstr 35:593, 1926.
[2]Barsóny T, Koppenstein E: Beitrag zur Aufnah-metechnik der Halswirbelsäule; Darstellung der Foramina intervertebralia, Röntgenpraxis 1:245, 1929.

환자 자세

- 환자는 X선관을 마주 보고 눕거나 바로 선 자세를 취한다. 곧게 서거나 앉은 자세는 환자가 편하고, 촬영자세를 잡기 쉬워 더 선호되는 자세다.

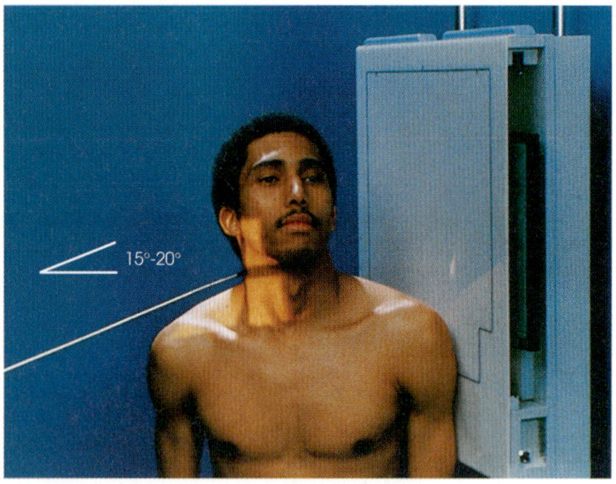

그림 6-49 바로 선 자세의 오른쪽 척추사이구멍 전 · 후축사방향 촬영: 좌후사방향(LPO).

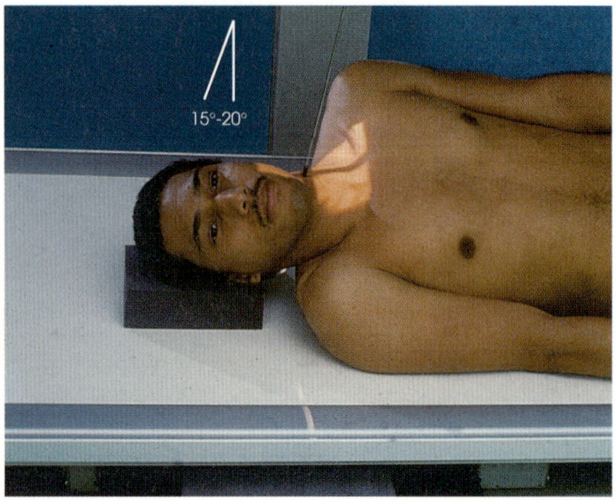

그림 6-50 누운 자세의 왼쪽 척추사이구멍 전 · 후축사방향 촬영: 우후사방향(RPO).

검사 자세

- 신체(머리 포함)를 비스듬히 45°가 되도록 조정하고, 목뼈가 영상수용체의 정중선에 오도록 한다.
- 셋째목뼈[방패연골의 가장 튀어나온 곳 상방 1inch(2.5cm) 지점]에 영상수용체의 중심을 맞춰 중심선을 머리쪽으로 기울이는 것에 대한 보정을 한다.

바로 선 자세

- 환자는 긴장없이 똑바로 앉거나 일어서서 인접한 어깨를 수직 상수용체에 기댄다.
- 몸이 비스듬히 45°가 되는지 확인한다.
- 앞을 똑바로 보면서, 턱을 위로 올리고, 필요시 내밀어서, 아래턱뼈가 척추와 겹치지 않도록 한다(그림 6-49). 턱이 옆으로 돌아가면 위쪽 척추뼈에 약간의 회전이 생기므로 반드시 피해야 한다.

반쯤 누운 자세

- 환자의 머리와 몸을 약 45°로 회전시킨다.
- 목뼈가 상수용체의 중심선에 오도록 한다.
- 비스듬히 올라간 가슴 아래와 엉덩이 아래에 적절한 받침대를 놓는다.
- 환자의 머리 아래에 받침대를 놓고, 목뼈가 수평이 되도록 만든다.
- 45°로 몸이 회전되었는지 확인하고 조정한다.
- 바로 선 자세 검사에서처럼 환자의 턱을 들어올리고 아래턱을 내민다(그림 6-50). 턱을 옆으로 돌리면 목뼈 위쪽에 약간의 회전이 생기므로 반드시 피해야 한다.
- 생식샘을 차폐한다.
- 촬영 시 호흡을 잠시 멈추게 한다.

중심선

- 머리쪽으로 15~20°의 각도를 주어서 넷째목뼈를 조준하면 중심선이 척추사이구멍의 방향과 일치한다.

조사야

- 8×10inch(18×24cm)가 되도록 조절한다.

영상구조

영상수용체에서 먼쪽의 척추사이구멍과 뿌리들이 관찰되고, 목뼈의 몸통과 다른 부분들의 사방향 모습이 관찰된다(그림 6–51).(사방향 촬영 요약을 참조한다).

평가기준

- 적절한 조사야가 이루어져야 한다.
- 둘째~셋째목뼈부터 일곱째목뼈~첫째등뼈까지 영상수용체에서 먼쪽의 척추사이구멍이 열린 상태가 관찰되어야 한다.
- 척추사이원반 공간이 열린 상태가 관찰되어야 한다.
- 척추사이구멍은 크기와 윤곽이 일정해야 한다.
- 고리뼈, 중쇠뼈와 겹치지 않도록 턱은 들어올려야 한다.
- 아래턱뼈가 중쇠뼈와 겹쳐서는 안 된다.
- 첫째~일곱째목뼈와 첫째등뼈가 관찰되어야 한다.

경추 전 · 후사방향 촬영

Cervical vertebra AP oblique projection

과굴곡과 과신전

Boylston[1]는 관절돌기의 골절, 판단이 애매한 전위나 아탈구를 찾기 위해서 사방향 자세에서의 기능적인 목뼈검사를 제안하였다. 급성 손상이 발생한 경우, 환자 머리 조작은 의사가 해야 한다.

환자는 몸통이 X선관을 마주 본 자세를 취하고, 어깨는 stand Bucky에 기대서 단단히 고정한다. 머리를 한쪽으로 천천히 최대한 회전시킨다. 그 자세를 유지하면서 목을 굽혀서 첫 번째 촬영을 하고, 편 자세로 두 번째 촬영을 한다. 비교를 위해 양쪽으로 실시한다.

[1]Boylston BF: Oblique roentgenographic views of the cervical spine in flexion and extension: an aid in the diagnosis of cervical subluxations and obscure dislocations, J Bone Joint Surg Am 39:1302, 1957.

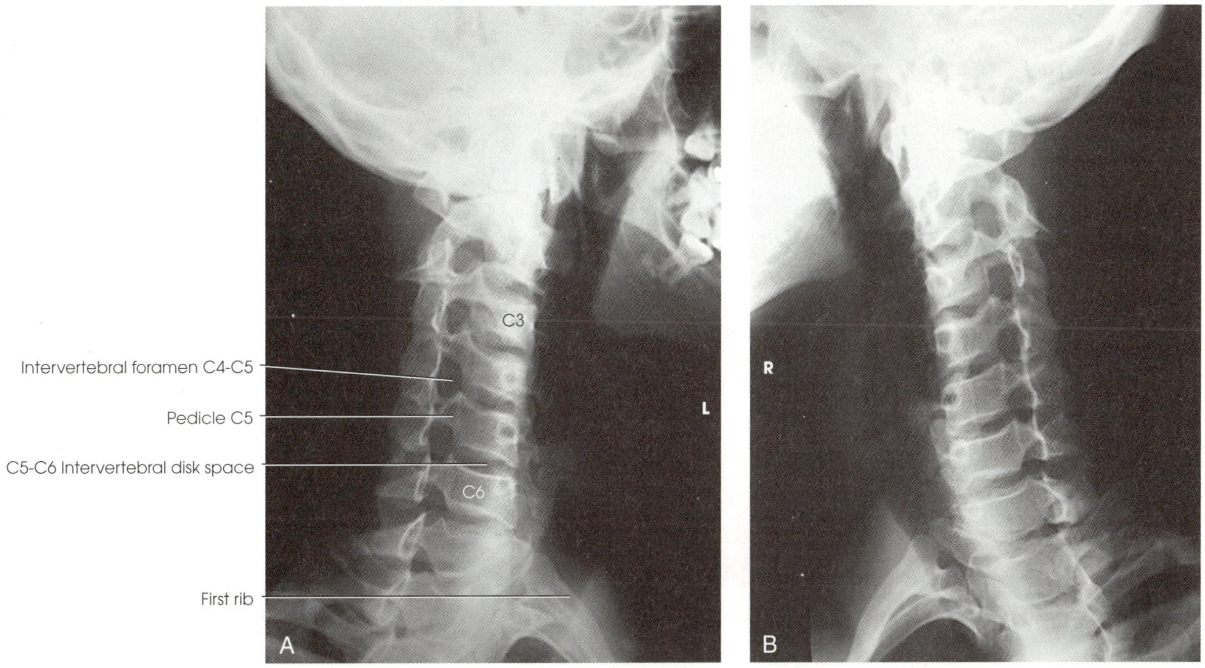

그림 6–51 척추사이구멍 전 · 후축사방향 영상. **A,** 오른쪽을 보여주는 좌후사방향(LPO)자세. **B,** 왼쪽을 보여주는 우후사방향(RPO)자세.

경추 후 · 전축사방향 촬영

Cervical vertebra PA axial projection

우전사방향(RAO)과 좌후사방향(LAO) 자세

SID: OID가 증가되어 60~72inch (152~183cm) SID 사용을 권장한다.

환자 자세

- 환자의 등이 X선관을 향하도록 엎드리거나 바로 선 자세로 취한다. 서거나 바로 앉은 자세는 환자가 편안하고 촬영자세를 잡기가 용이하다.

검사 자세

- 바로 선 자세: 환자에게 팔을 몸옆에 놓고 똑바로 앉거나 서라고 한다. 어깨는 stand Bucky에 기대게 한다. 환자 몸 전체를 45° 회전시킨다. 목뼈가 stand Bucky의 정중선에 오게 한다(그림 6-52).
- 반쯤 엎드린 자세: 환자의 몸을 45°로 회전하고, 목뼈가 stand Bucky의 정중선에 오게 한다. 환자에게 들어올린 몸 쪽의 아래팔과 구부린 무릎을 사용해서 몸을 지탱하고 자세를 유지하게 한다(그림 6-53, 6-54). 환자의 머리 아래에 적합한 받침대를 놓아 목뼈의 긴 축이 영상수용체와 평행하도록 한다.
- 아래쪽으로 중심선을 기울이기 위해서, 다섯째목뼈 높이에 영상수용체 중심을 맞춘다[방패연골의 가장 튀어나온 부분 아래 1inch(2.5cm) 지점].
- 정중시상면이 척추와 일치되도록 환자 머리 위치를 조정한다.
- 아래턱뼈가 목뼈 위쪽과 겹치지 않도록 충분히 턱을 들어올리고 내민다. 턱을 옆으로 돌리면 목뼈 위쪽에 회전이 생기므로 반드시 피해야 한다(반쯤 엎드린 자세에서는 턱을 약간 돌려야 한다).
- 생식샘을 차폐한다.
- 촬영 시 호흡을 잠시 멈추게 한다.

중심선

- 15~20° 아래쪽으로 각도를 주어 넷째 목뼈를 향하면 척추사이구멍의 방향과 일치한다.

조사야

- 8×10inch(18×24cm)이 되도록 조절한다.

영상구조

영상수용체에 가까운 쪽의 척추사이구멍과 뿌리가 관찰되고, 목뼈의 몸통과 다른 부분들의 사방향 모습이 관찰된다(그림 6-55) (사방향 촬영 요약을 참조한다).

평가기준

- 적절한 조사야가 이루어져야 한다.
- 영상수용체에 가까운 쪽의 첫째~둘째 목뼈부터 일곱째목뼈~첫째등뼈까지 척추사이구멍의 열린 상태가 관찰되어야 한다.
- 열려 보이는 척추사이원반 공간이 관찰되어야 한다.
- 아래턱각이 고리뼈, 중쇠뼈와 겹치지 않도록 턱을 들고 아래턱을 내밀어야 한다.
- 뒤통수뼈가 중쇠뼈와 겹치지 않아야 한다.
- 7개 목뼈 모두와 첫째등뼈가 관찰되어야 한다.

연구: 이 촬영법은 Laura Aaron, PhD, RT(R)(M)(QM)이 연구하고 확립하였다.

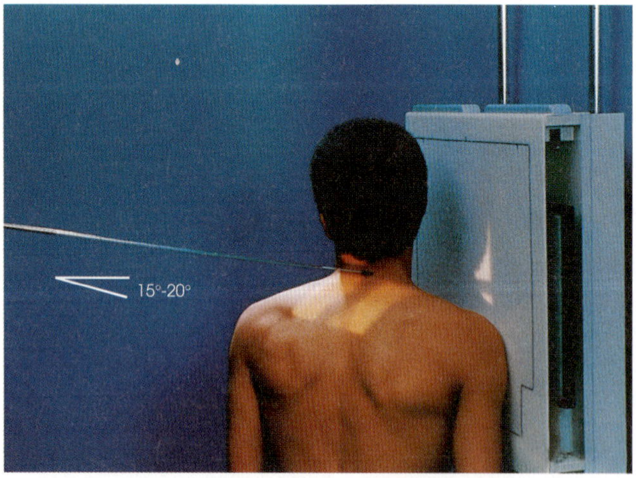

그림 6-52 오른쪽 척추사이구멍 후 · 전축사방향 촬영: 우전사방향(RAO) 자세.

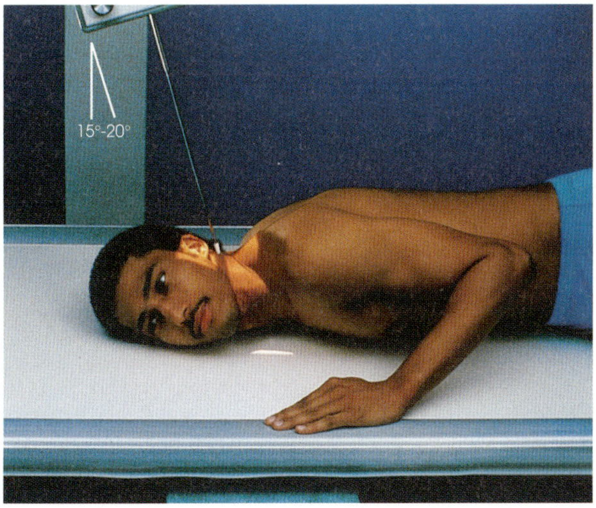

그림 6–53 오른쪽 척추사이구멍 후 · 전축사방향 촬영: 우전사방향(RAO) 자세.

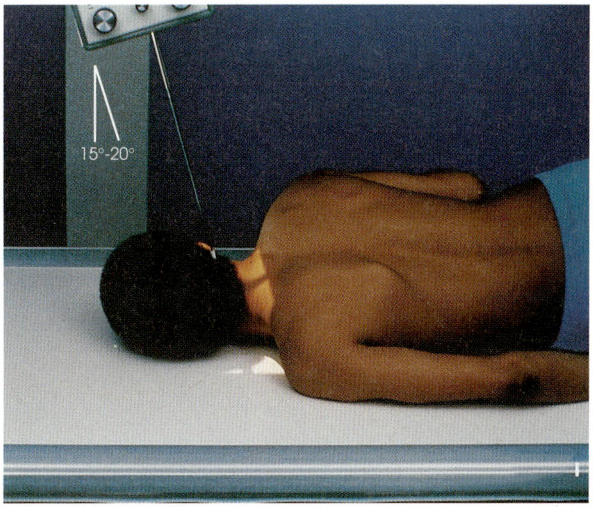

그림 6–54 왼쪽 척추사이구멍 후 · 전축사방향 촬영: 좌전사방향(LAO) 자세.

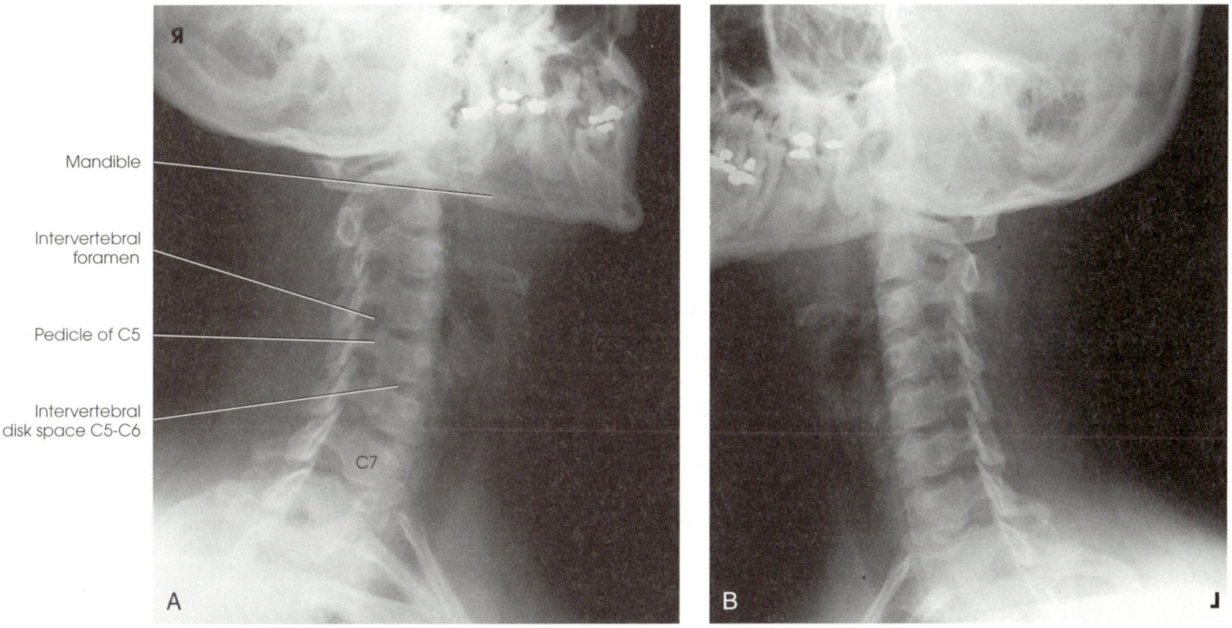

그림 6–55 척추사이구멍 후 · 전축사방향 영상. A, 우전사방향자세로 오른쪽을 보여주고 있다. **B,** 좌전사방향 자세로 왼쪽을 보여주고 있다.

경추 전 · 후방향 촬영

Cervical vertebra AP projection

Ottonello method

환자에게 촬영하는 동안 아래턱뼈로 껌을 씹는 동작을 하게 함으로써 아래턱뼈 음영이 흐려지거나 사라지게 한다. 환자의 머리는 목뼈의 움직임을 방지하기 위해 단단하게 고정되어야 한다. 촬영 시간은 여러 번의 아래턱뼈 운동을 포함할 정도로 충분히 길어야 한다. 이 촬영법은 "흔드는 턱(wagging jaw)" 촬영법이라고도 한다.

환자 자세

- 환자는 바로 누운 자세를 취한다.
- 신체의 정중시상면이 상수용체의 정중선에 오도록 한다.
- 환자의 팔을 몸 옆에 놓고, 어깨가 수평이 되도록 한다.
- 환자가 편하도록 무릎 아래에 받침대를 놓는다.

검사 자세

- 정중시상면이 아래쪽 몸통과 일치되고 테이블과 수직이 되도록 환자의 머리를 조절한다.
- 위쪽 앞니의 교합면과 꼭지돌기 첨부가 동일한 수직면에 오도록 환자의 턱을 충분히 들어 올린다.
- 머리는 고정한 채로 이를 부딪히지 않고 아래턱뼈를 부드럽게 움직일 수 있도록 입을 여닫는 연습을 시킨다(그림 6-56).
- 영상수용체를 Bucky tray 안에 넣고, 넷째턱뼈 높이에 영상수용체의 중심을 맞춘다.
- 아래턱뼈 음영을 흐리게 하기 위해 낮은 관전류와 긴 조사시간(최소 1초)을 사용한다.
- 생식샘을 차폐한다.
- 촬영 시 호흡을 잠시 멈추게 한다.

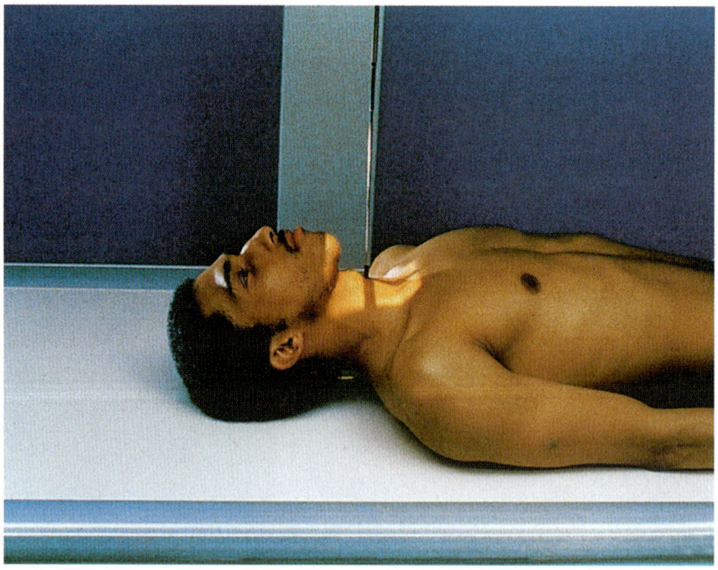

그림 6-56 목뼈 전 · 후방향 촬영: Ottonello method.

중심선

- 넷째목뼈에 수직 입사한다. 중심선은 방패연골의 가장 튀어나온 부분으로 입사한다.

영상구조

아래턱뼈 음영이 흐리거나 사라진 상태의 목뼈 전체의 전 · 후방향 모습이 관찰된다 (그림 6-57, 6-58).

평가기준

- 7개 목뼈 모두가 관찰되어야 한다.
- 아래턱뼈 음영이 흐리거나 사라져 밑에 있는 고리뼈와 중쇠뼈가 관찰되어야 한다.

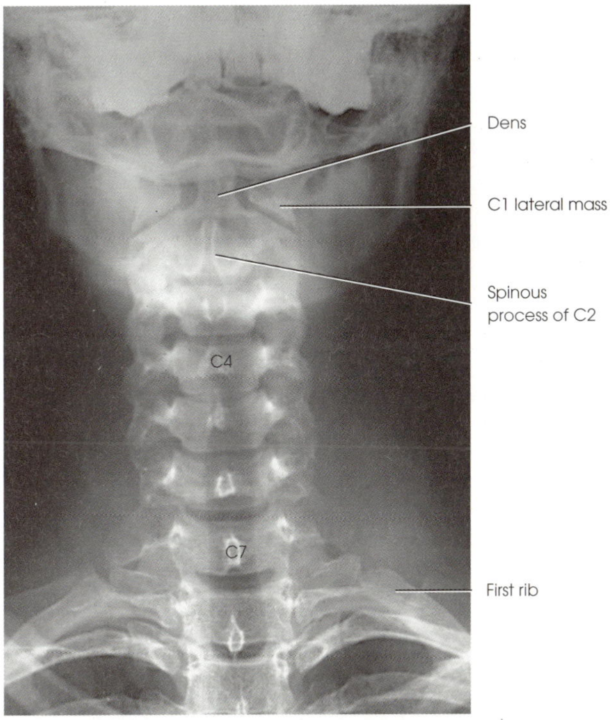

그림 6-57 껌 씹는 턱 움직임과 수직으로 입사하는 중심선을 사용한 목뼈 전 · 후방향 영상: Ottonello method.

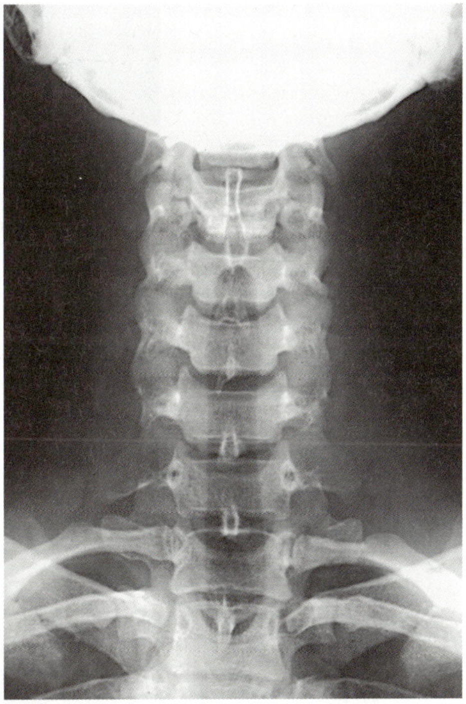

그림 6-58 턱을 움직이지 않고 중심선에 15~20° 머리쪽 각도를 준 일반적인 목뼈 전 · 후축방향 영상.

척추뼈고리(기둥)

경추 전 · 후축방향 촬영[1]

Cervical vertebra AP axial projection

참고: 이 촬영법은 목뼈의 병적 상태나 골절이 있을 경우 시도해서는 안 된다.

척추뼈고리 촬영법은 기둥(pillar) 또는 가쪽덩이(lateral mass) 촬영법이라고도 하는데, 목뼈의 뒤쪽 부분, 위쪽 3~4개의 등뼈, 관절돌기와 관절면(facet), 판(lamina), 가시돌기를 관찰하기 위해 사용한다. 척추뼈고리를 보기 위해 사용되는 중심선의 각도는 앞쪽에 있는 척추뼈 몸통과 가로돌기의 방해를 받지 않는다. 중심선 각도를 정확히 하여 촬영된 영상은 척추뼈를 반쯤 절단한 것과 비슷하게 관찰된다. 관절기둥(articular pillars)과 관절면(facet)의 앞면을 보는 것뿐 아니라 척추뼈고리 촬영술은 채찍손상이 있는 환자의 목가슴뼈 가시돌기를 보는 데도 유용하다.[1]

[1]Dorland P, Frémont J: Aspect radiologique normal du rachis postérieur cervicodorsal (vue postérieure ascendante), Semaine Hop 1457, 1957.

[1]Abel MS: Moderately severe whiplash injuries of the cervical spine and their roentgenologic diagnosis, Clin Orthop 12:189, 1958.

환자 자세

- 환자를 똑바로 눕히고 신체의 정중시상면이 영상수용체의 정중선에 오도록 한다.
- 환자의 어깨를 낮추고, 동일한 수평면상에 오도록 조절한다.

검사 자세

- 머리의 정중시상면이 테이블에 수직이 되게 한 상태로, 환자의 목을 젖힌다. 이 촬영의 성공은 이러한 젖힘에 달려 있다(그림 6-59, 6-60).
- 만일 환자가 목을 젖히는 것을 힘들어 한다면 경추 전후축사방향 촬영을 권장한다.
- 생식샘을 차폐한다.
- 촬영 시 호흡을 잠시 멈추게 한다.

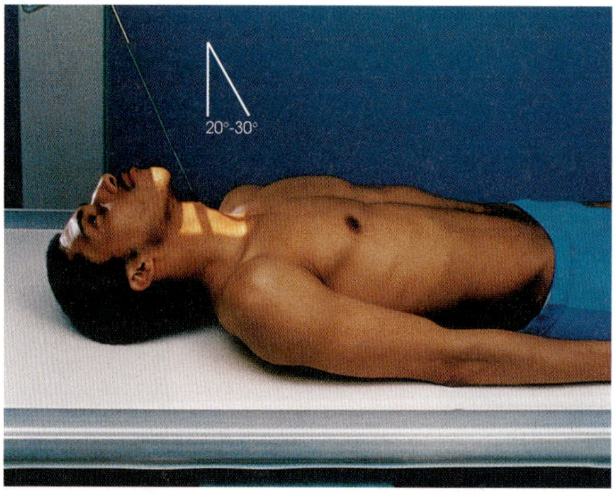

그림 6-59 척추뼈고리 전 · 후축방향 촬영.

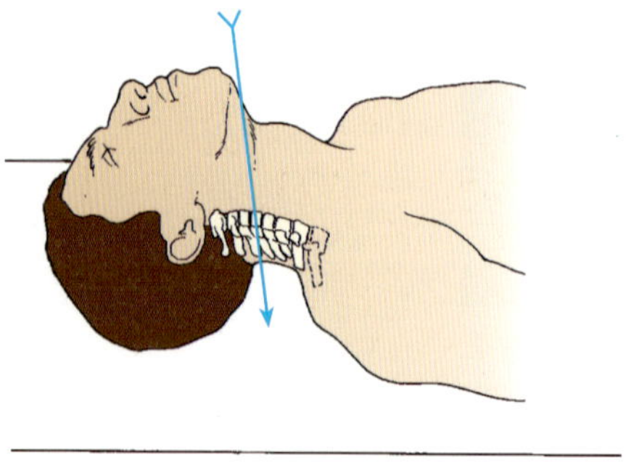

그림 6-60 척추뼈고리 전 · 후축방향 촬영 모식도.

중심선

- 발쪽으로 평균 25°(20~30° 범위)의 각도로 일곱째목뼈를 조준한다. 중심선은 목의 방패연골 부분으로 입사한다.
- 중심선 각도의 정도는 목뼈앞굽음을 고려하여 결정한다. 중심선이 관절면(articular facets)과 일치하도록 해야 하기 때문에 목뼈굽이가 증가한 경우는 중심선 각도를 증가시켜야 하고, 목뼈굽이 감소한 경우는 중심선 각도를 줄여야 한다.
- 증가된 목뼈굽이를 줄이고 셋째~일곱째목뼈를 첫째~넷째등뼈와 동일한 평면에 놓기 위해서, 이 촬영법을 고안한 연구자들[1]은 쐐기형의 방사선 투과물질을 환자의 목과 어깨 아래에 받치고 쐐기의 가장자리에서 머리를 펴는 것을 제안했다.

[1]Dorland P, Frémont J: Aspect radiologique normal du rachis postérieur cervicodorsal (vue postérieure ascendante), Semaine Hop 1457, 1957.

영상구조

영상구조 관절돌기와 가시돌기를 포함하여 목뼈와 위쪽 등뼈의 뒤쪽 부분이 관찰된다(그림 6-61).

평가기준

- 척추뼈고리 구조들, 특히 위쪽과 아래쪽 관절돌기(관절기둥)들이 척추뼈몸통과 가로돌기와 겹치지 않아야 한다.
- 관절돌기들이 관찰되어야 한다 .
- 관절돌기 사이에서 열린 상태의 돌기사이관절들이 관찰되어야 한다.

참고: 1개의 영상수용체에 양쪽을 모두 담기 위한 후 · 전축방향 촬영의 경우, 환자의 목을 최대한 펴고 머리의 정중시상면이 테이블과 수직이 되도록 테이블 위에 위치시킨다. 중심선을 머리쪽으로 40°(35~45° 범위) 기울이고 입사시킨다.

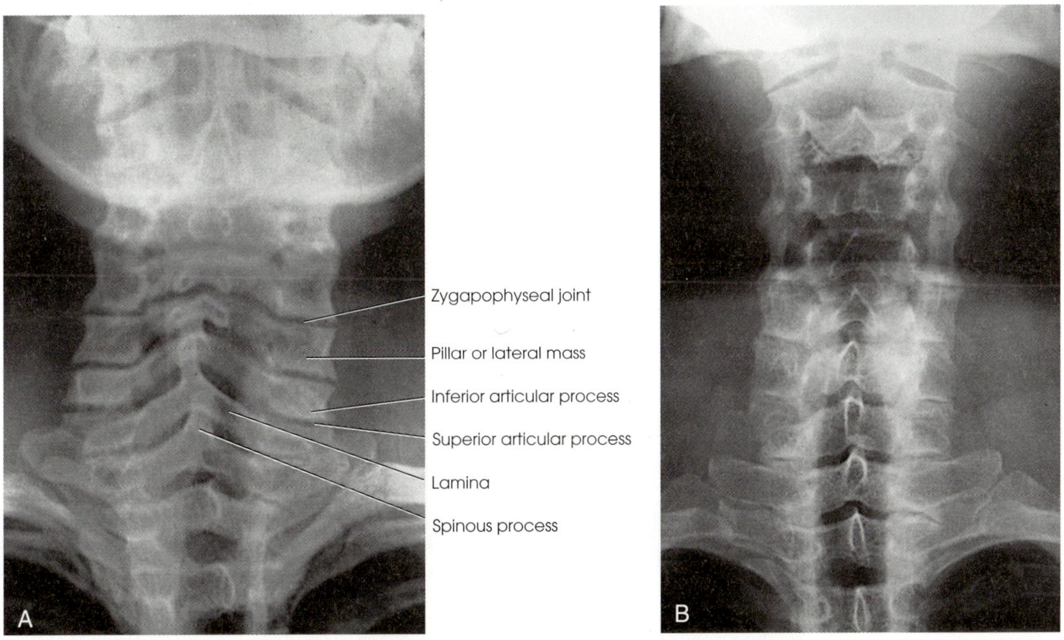

그림 6-61 목뼈 전 · 후축방향 영상. **A,** 관절돌기의 편평부(plateau)와 평행한 중심선. **B,** 최대한 목을 폈지만 중심선 각도가 부적절하고, 돌기사이관절과 평행하지 않은 중심선.

척추뼈고리(기둥)

경추 전 · 후축사방향 촬영[1]

Cervical vertebra AP axial oblique projection

우회전 또는 좌회전[1]

이 촬영법은 척추뼈고리나 기둥을 보고 싶은데 환자가 전 · 후 또는 후 · 전축방향 촬영을 위해 머리를 젖힐 수 없을 때 사용한다. 비교를 위해 양쪽을 검사한다.

[1]Dorland P et al: Techniques d'examen radiologique de l'arc postérieur des vertebres cervicodorsales, J Radiol 39:509, 1958.

환자 자세

- 환자는 바로 누운 자세를 한다.

검사 자세

- 환자의 머리를 45~50° 회전시키고, 턱을 관심부위 반대쪽으로 돌린다. 머리를 45~50° 회전시키면 둘째~일곱째 목뼈와 첫째등뼈의 관절돌기들이 보인다. 여섯째목뼈와 첫째~넷째등뼈의 돌기들을 보기 위해 가끔은 60~70°의 회전이 필요하다(그림 6-62, 6-63).
- 영상수용체의 상단이 꼭지돌기 첨부 높이에 오도록 한다.
- 생식샘을 차폐한다.
- 촬영 시 호흡을 잠시 멈추게 한다.

중심선

- 평균 35°(30~40° 범위)의 발쪽 각도를 줘서 일곱째목뼈의 가시돌기를 빠져나가도록 입사한다.

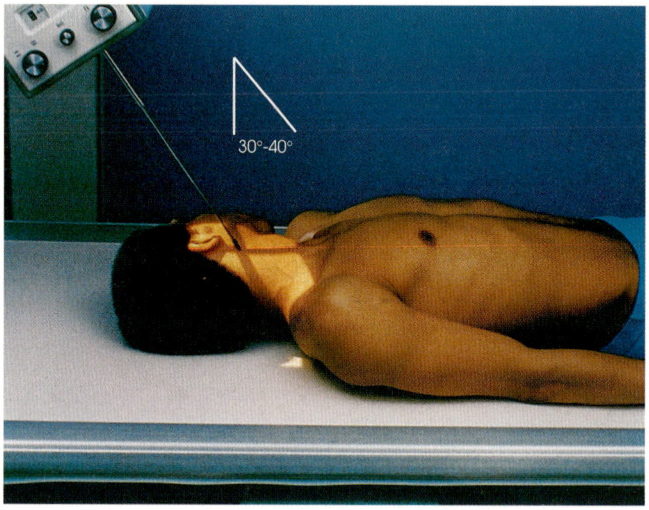

그림 6-62 목뼈 전 · 후축사방향 촬영으로 오른쪽 척추뼈고리를 보여주고 있다.

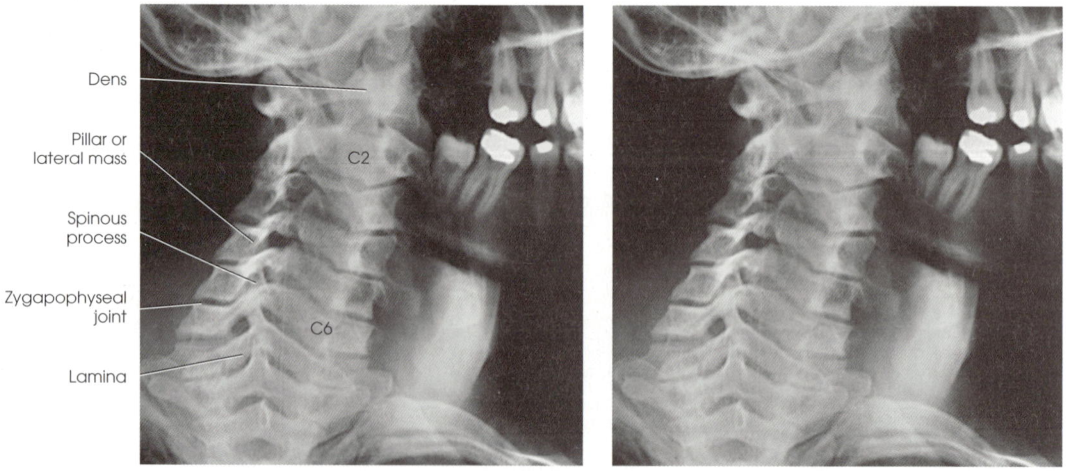

그림 6-63 목뼈 전 · 후축사방향으로 오른쪽 척추뼈고리를 보여주고 있다.

경추 측방향 촬영

Cervical vertebrael lateral projection
swimmer 기법

목뼈의 측방향 촬영에서 어깨가 일곱째목뼈를 가려 보이지 않게 하거나 위쪽 등뼈의 측방향 촬영이 필요할 때 swimmer 기법을 시행한다. Twining[1]과 Pawlow[2]의 출판물과 관련돼 있는 다른 출판물들[3-5]을 검토한 결과, 현재 사용하고 있는 기법들은 그들이 권장한 사항을 조합한 것이라고 생각된다.

[1]Twining EW: Lateral view of the lung apices, Br J Radiol 10:123, 1937.

[2]Pawlow MK: Zur Frageüber die seitliche Strahlenrichtung bei den Aufnahmen der unteren Hals und oberen Brustwirbel, Rüntgenpraxis 1:285, 1929.

[3]Bartsch GW: Radiography of the upper dorsal spine, X-ray Tech 10:135, 1938.

[4]Fletcher JC: Radiography of the upper thoracic vertebrae: lateral projection, Radiogr Clin Photogr 14:10, 1938.

[5]Monda LA: Modified Pawlow projection for the upper thoracic spine, Radiol Technol 68:117, 1996.

환자 자세

- 누운 자세: 옆으로 누운 자세로 하고, 머리는 환자 자신의 팔이나 다른 단단한 받침대 위에 올려 놓는다(그림 6-64).
- 바로 선 자세: 수직 상수용체 옆에 옆으로 앉거나 옆으로 선 자세를 취한다(그림 6-65).

검사 자세

- 신체의 정중관상면이 상수용체의 정중선에 오게 한다.
- 영상수용체에 가까운 쪽 팔을 머리 위로 올린다. 만일 환자가 바로 선 자세이면, 팔꿈치를 구부려 아래팔을 환자의 머리 위에 올려 놓는다[1](그림 6-65 참조). 추가로, 위팔뼈머리를 앞쪽(권장함)이나[2] 뒤쪽으로[3] 이동시킬 수 있다.
- 영상수용체에서 먼쪽 팔은 환자의 몸 옆에 내려 놓고, 어깨는 가능한 한 최대로 낮춘다.[1] 추가로, 위팔뼈머리를 다른 쪽 어깨와 반대 방향으로 이동시킬 수 있다[2,3](뒤쪽을 권장함).
- 머리와 몸을 정측방향 자세로 조정하고, 신체의 정중시상면이 영상수용체면과 평행하도록 한다. 만일 환자가 누운 자세이면, 아래쪽 가슴 밑에 받침대를 놓을 수도 있다.
- 일곱째목뼈~첫째등뼈 사이 공간[목정맥패임 상방 2inch(5cm) 지점]에 영상수용체의 중심을 맞춘다.
- 생식샘을 차폐한다.
- 촬영 시 호흡을 잠시 멈추게 한다. 또는 환자가 잘 협조하고 움직이지 않을 수 있다면, 폐의 해부학적 구조물이 잘 보이지 않도록 숨쉬기 기법(breathing technique)을 사용할 수 있다.

중심선

- 일곱째목뼈~첫째등뼈 사이 공간으로 입사한다. 만일 영상수용체에서 먼쪽 어깨가 충분히 낮추어졌다면 수직 입사하고, 어깨를 움직이지 못해 충분히 낮추지 못했다면 발쪽으로 3~5° 각도를 준다.
- Monda[5]는 어깨가 넓거나 들어올려지지 않은 아래쪽 척추로 인해 척추가 기울어졌을 때, 척추사이원반 공간을 더 잘 보기 위해서 머리 쪽으로 5~15° 정도 각도를 줄 것을 권장했다. 각도가 올바르다면 기울어진 척추의 장축에 대해 수직으로 중심선이 입사하게 한다.

참고: 목뼈 외상이 의심되는 환자 자세는 16장을 참조한다.

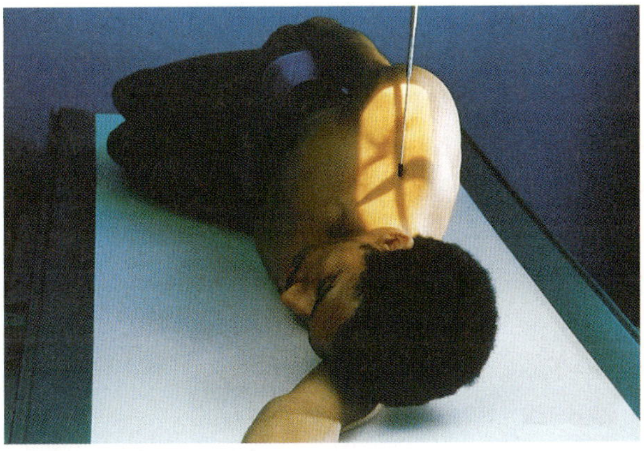

그림 6-64 옆으로 누운 자세의 목가슴부위 촬영: Pawlow method.

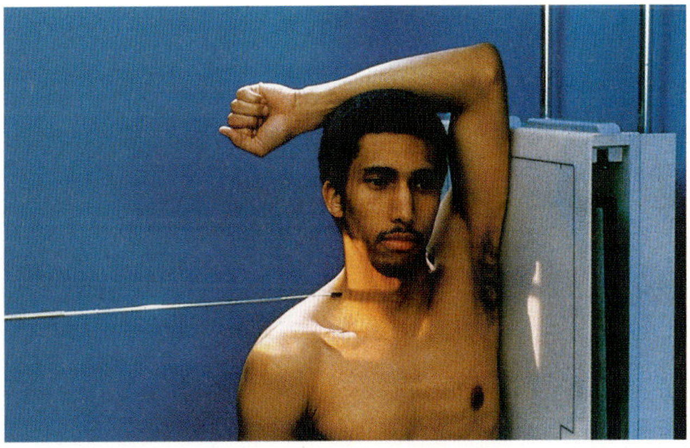

그림 6-65 바로 선 자세의 목가슴부위 측방향 촬영: Twining method.

조사야

- 이 촬영에서는 조사야를 정확하게 하는 것이 대단히 중요하다. 10×12inch (24×30cm)로 조사야를 조절한다.

보정 필터

이 촬영에서는 얇은 아래 목과 대단히 두꺼운 위쪽 가슴 사이에 상당한 두께 차이가 있기 때문에 항상 보정 필터를 사용해야 한다. 특별히 고안된 필터를 사용함으로 인해 일곱째목뼈~첫째등뼈부위를 보기 위해 재촬영할 필요 없이 같은 촬영 영상에서 보여줄 수 있다.

영상구조

어깨 사이에 있는 목가슴뼈의 측면 모습을 볼 수 있다(그림 6-66, 6-67).

평가기준

- 적절한 조사야가 이루어져야 한다.
- 아래 목뼈와 위 등뼈는 측면 위치에서 많이 회전되어서는 안 된다.
- 위팔뼈머리는 척주에 가능한 최소한도로 겹쳐야 한다.
- 어깨부위의 X선이 적절하게 투과되어야 한다.

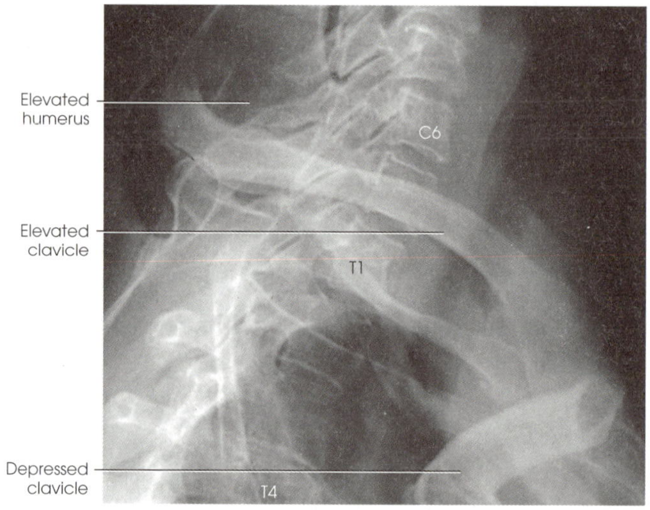

그림 6-66 목가슴뼈 측방향 영상: Ferlic 필터를 사용한 swimmer 기법.

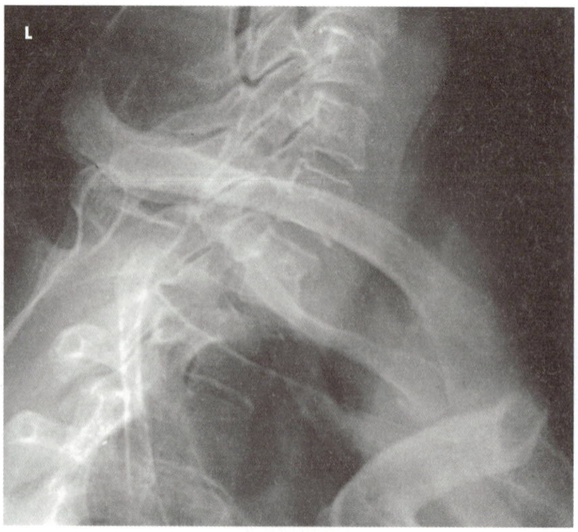

그림 6-67 목가슴뼈 측방향 영상: Ferlic 필터를 사용한 swimmer 기법으로 뼈의 구조가 보인다.

흉추 전 · 후방향 촬영

Thoracic vertebra AP projection

환자 자세

- 환자는 누운 자세 또는 바로 선 자세를 취한다.
- 환자의 팔은 몸 옆에 놓고, 어깨가 동일한 수평면상에 오도록 조절한다.
- 만약 환자가 누운 자세라면, 등뼈뒤굽음의 증가를 피하기 위해 머리를 테이블 위에 바로 놓거나 얇은 베개를 받쳐준다.
- 바로 선 자세라면, 환자에게 가능한 한 똑바로 앉거나 서게 한다.

검사 자세

- 신체의 정중시상면이 상수용체의 정중선에 오게 한다.
- 누운 자세에서는, 뒤굽음을 줄이기 위해, 환자의 엉덩관절과 무릎을 구부리고 넙다리를 수직으로 세운다. 발은 모래주머니로 고정시킨다(그림 6–69).
- 만일 환자가 다리를 구부릴 수 없다면, 무릎 밑에 받침대를 놓아 긴장을 줄여준다.
- 바로 선 자세에서는, 척주의 회전을 방지하기 위해 환자에게 양 발에 똑같이 무게를 주고 서게 한다.
- 만일 환자의 양쪽 다리길이가 똑같지 않다면, 높이를 맞추기 위해 짧은 쪽 발 밑에 받침대를 놓는다.
- 영상수용체의 상단이 평균적으로 환자의 어깨 위 1.5~2inch(3.8~5cm) 지점에 오게 한다. 이렇게 하면 일곱째등뼈가 영상의 거의 중앙에 오게 되고, 모든 등뼈가 관찰된다.
- 생식샘을 차폐한다.
- 호흡: 환자는 촬영하는 동안 얕은 숨을 쉬거나, 최대 호기 후 정지한다.

중심선

- 영상수용체에 수직으로 준다. 중심선은 목정맥패임과 칼돌기(검상돌기, xiphisternum) 사이 공간의 중앙에 입사한다(그림 6–68).
- 조사야는 척추에 맞게 좁혀야 한다.

조사야

- 정규 검사에서는 조사야를 7×17inch (18×43cm)이 되도록 조절한다. 전체 가슴의 영상이 필요할 때는, 14×17 inch(35×43cm)로 조절한다.

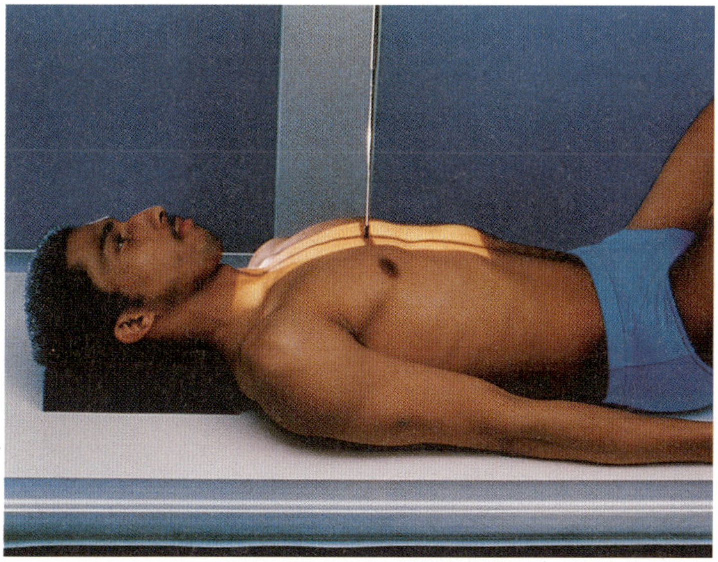

그림 6–68 등뼈 전 · 후방향 촬영.

참고: Fuchs[1]가 제안한 것처럼, 조금 더 균일한 등뼈의 음영은 X선관의 "heel effect"를 사용한다면 얻을 수 있다(그림 6-69, 6-70). X선관의 음극이 발쪽을 향하게 하면, 더 많은 방사선이 가슴의 가장 두꺼운 부분을 지나간다.

[1]Fuchs AW: Thoracic vertebrae, Radiogr Clin Photogr 17:2, 1941.

영상구조

등뼈 몸통, 척추사이원반 공간, 가로돌기, 갈비척추관절, 주위를 둘러싼 구조들의 전·후방향 모습이 관찰된다(그림 6-69). 많은 병원에서 등뼈와 가슴의 14×17inch(35×43cm) 촬영을 정규검사로 시행한다. 특히, 외상 환자에서 더 그렇다. 이렇게 조사야가 큰 촬영은 일반적으로 가슴 필터를 사용해서 시행한다. 조사야가 크면, 영상의학과 의사는 갈비뼈, 어깨, 가로막, 허파를 더 잘 관찰할 수 있다(그림 6-70). 척추뼈의 정밀진단을 위해 컴퓨터 단층촬영(CT)를 시행할 수 있다.

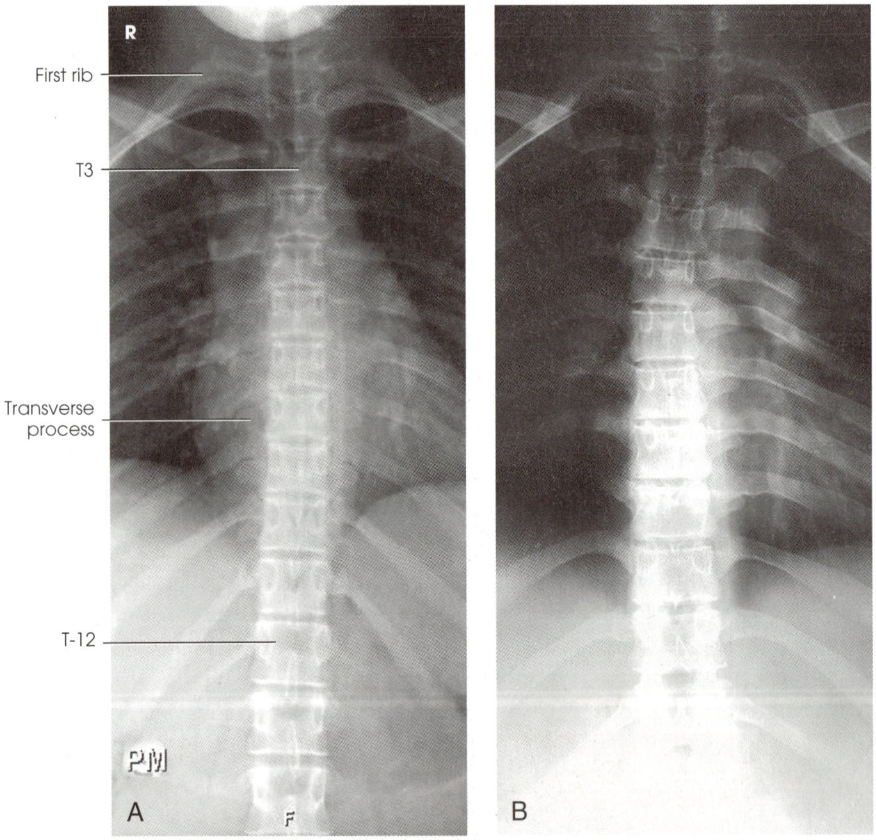

그림 6-69 A, 아래쪽 가슴우리 위에 있는 X선관의 음극 끝(균일한 음영). **B,** 위쪽 가슴우리 위에 있는 X선관의 음극 끝(불균일한 음영).

보정 필터

이 촬영법은 보정 필터를 사용하면 영상의 질을 현저히 향상시킬 수 있다. 전체 등뼈를 1개의 영상에 동일한 농도의 음영으로 나타내기 위해 다양한 쐐기형 필터를 사용할 수 있다.

평가기준

- 적절한 조사야가 이루어져야 한다.
- 12개의 등뼈가 모두 관찰되어야 한다.
- 균일한 농도의 음영으로 모든 척추뼈들이 관찰되어야 한다(또는 위쪽과 아래쪽 척추뼈들로 나눠서 2회의 촬영을 할 수도 있다).
- 그림 6-69 A에서처럼 등뼈에 설정된 조사야가 관찰되어야 한다.
- 척추뼈몸통 정중선에 위치한 가시돌기가 관찰되어야 한다.
- 사진 중앙에 정렬된 척주가 관찰되어야 한다.
- 만일 14×17inch(35×43cm) 영상수용체가 사용되었다면 갈비뼈, 어깨, 허파, 가로막이 관찰되어야 한다.

연구: This projection was researched and standardized by Laura Aaron, PhD, RT(R)(M)(QM).

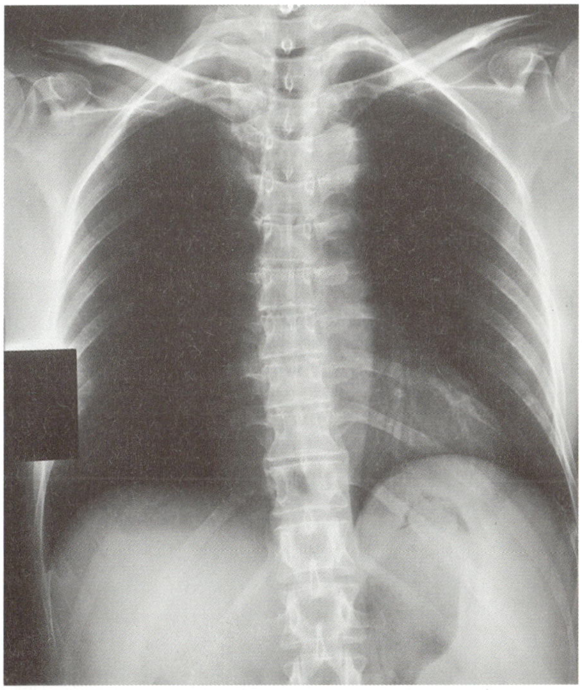

그림 6-70 가슴우리 전체 투영. 보정 필터가 사용되었다. 모든 척추뼈가 동일한 음영을 보이는 것을 주의해서 주목한다.

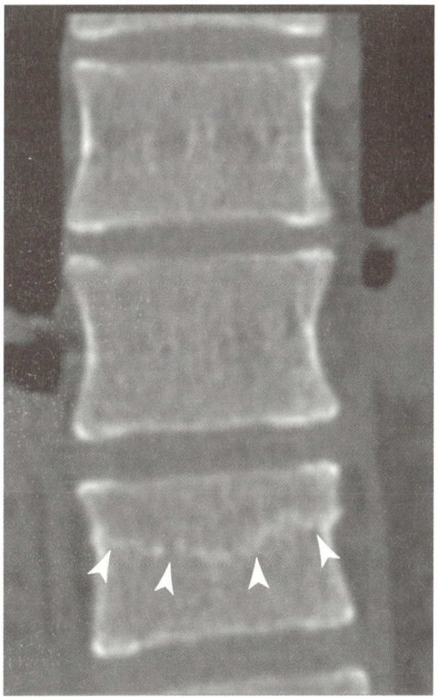

그림 6-71 등뼈의 얇은 절편 CT 스캔으로 교통사고로 인한 다섯째등뼈의 불안정한 손상을 보여준다. 화살표는 다양한 골절을 나타낸다.

흉추 측방향 촬영
Thoracic vertebra lateral projection

환자 자세

- 환자는 옆으로 누운 자세(lateral recumbent position)를 취한다(참고: Oppenheimer[1]는 바로 선 자세의 사용도 제안한다).
- 가능하다면, 왼쪽을 아래로 해서 심장이 영상수용체에 더 가깝게 해 준다. 이렇게 하면 심장이 척추뼈에 겹치는 것을 최소화할 수 있다.
- 환자에게 뒤가 열린 가운을 입혀 자세 조정을 위해 척주가 노출될 수 있도록 한다.

[1]Oppenheimer A: The apophyseal intervertebral articulations roentgenologically considered, Radiology 30:724, 1938.

검사 자세

- 척주의 긴축이 수평을 유지할 수 있도록 환자의 머리 아래에 단단한 베개를 놓는다.
- 자세가 편안하도록 환자의 엉덩관절과 무릎을 구부린다.
- 영상수용체의 상단이 이완된 어깨 위로 1.5~2inch(3.8~5cm) 지점에 오게 한다. 가슴우리의 뒤쪽 절반을 상수용체의 정중선에 맞추고, 일곱째등뼈 높이에 중심을 맞춘다(그림 6-72). 일곱째등뼈는 어깨뼈의 아래각 높이에 있다.
- 골반의 회전을 방지하기 위해 환자의 무릎은 정확히 겹치게 하고, 무릎 사이에 작은 모래 주머니를 놓아 준다.
- 환자의 팔을 몸의 긴축에 대해 수직으로 놓으면 갈비뼈가 위로 올라가 척추사이구멍이 잘 보이게 된다.
- 만약 척주의 긴축이 수평이 아니라면, 아래쪽 또는 위쪽 가슴에 방사선 투과성 받침대를 놓아 들어올려준다(그림 6-73). 이렇게 하는 것이 더 선호하는 방법이다.
- 생식샘을 차폐한다.
- 호흡: 폐의 혈관음영과 갈비뼈음영을 없애거나 흐리게 하게 위해 정상적으로 숨을 쉬는 상태에서 촬영하거나 호기 후 정지한 후 촬영한다.
- 숨을 쉬면서 촬영하는 경우, 환자는 움직이지 않도록 한다. 조사시간을 증가시키면 등뼈의 영상을 개선시킬 수 있다.

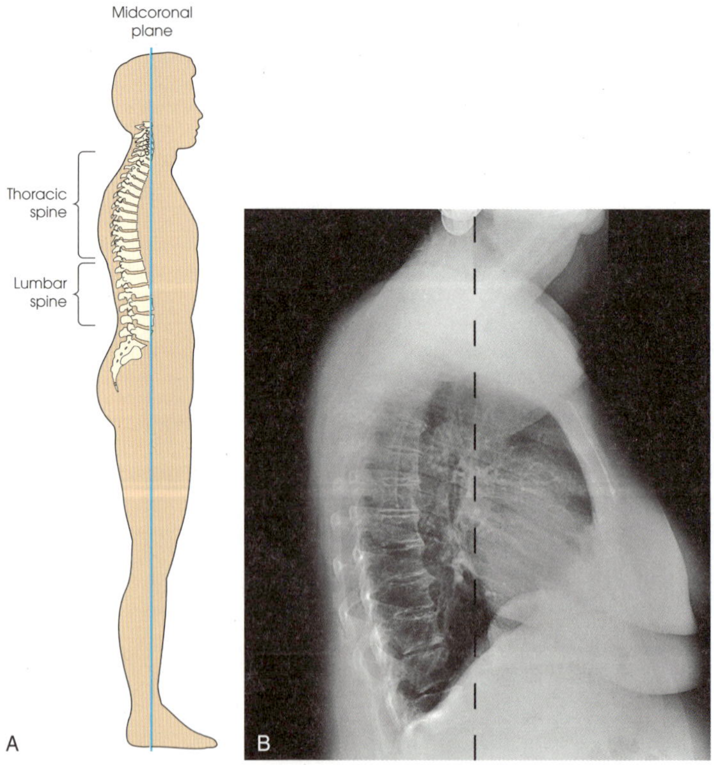

그림 6-72 A, 정중관상면을 보여주는 신체의 측면상. 그 면은 가슴우리를 절반으로 나누고, 등뼈는 뒤쪽 절반에 위치한다. 측면 등뼈의 중심은 가슴우리의 뒤쪽 절반에 맞추면 된다. **B,** 가슴우리 전체를 보여주는 가슴 측방향 영상. 등뼈는 가슴우리의 뒤쪽 절반에 위치하고 있다.

중심선

- 일곱째등뼈의 높이(어깨뼈 아래각)에 있는 영상수용체의 중심에 수직으로 입사한다. 중심선은 가슴우리의 뒤쪽 절반에 입사한다.
- 만일 환자가 누운 자세이고 척주가 수평으로 들려있지 않다면, 등뼈의 긴축에 대해 수직이 되도록 X선관에 각을 준 후 일곱째등뼈 높이에 중심을 맞춘다. 머리 쪽으로 평균 10° 정도 기울여 주면 대부분의 여성 환자들에게 충분하다. 대부분의 남성 환자들은 어깨가 더 넓기 때문에 평균 15° 정도 주면 만족할 만한 결과를 얻을 수 있다. 그림 6–75는 바로 선 자세의 등뼈 측방향 촬영 시 중심선의 위치를 보여주고 있다.

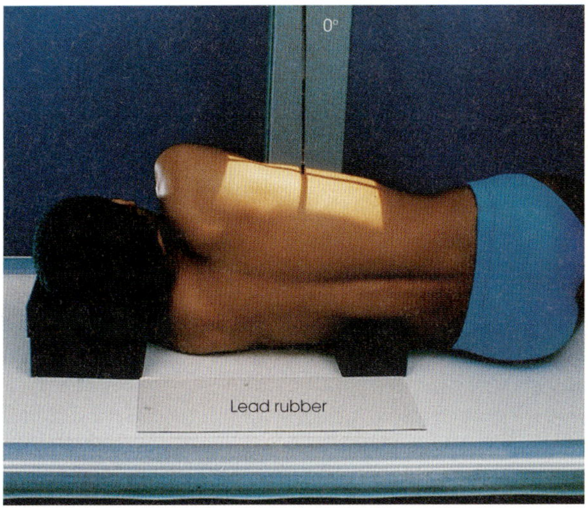

그림 6–73 옆으로 누운 자세의 등뼈 측방향 촬영. 아래 가슴우리 아래에 놓여진 받침대와 수직으로 입사하는 중심선이 관찰된다. 이것은 자세를 잡기 위해 선호하는 방법이다.

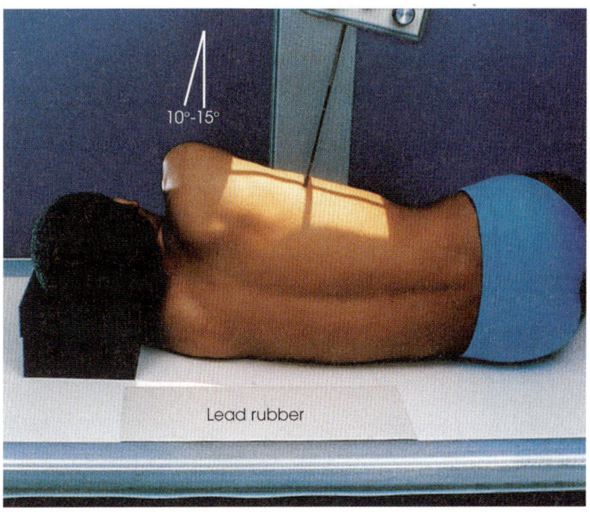

그림 6–74 가슴우리 아래에 받침대가 없다. 중심선은 머리쪽으로 10~15° 로 입사한다.

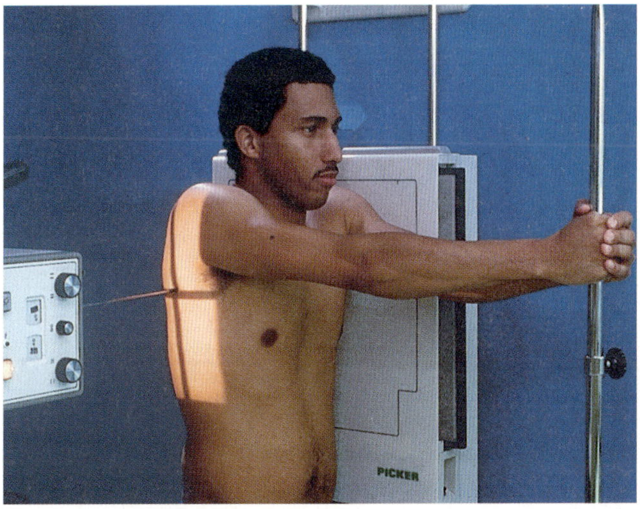

그림 6–75 바로 선 자세의 등뼈 측방향 촬영.

조사야

- 7×17inch(18×43cm)로 조사야를 조절한다.

영상의 질 향상시키기

촬영 사진의 질은 납판을 테이블 위 환자 등 뒤쪽에 놓아두면 향상될 수 있다(그림 6-73, 6-74). 납은 환자로부터 오는 산란선을 흡수하고 촬영 영상에 영향을 주는 테이블 산란을 방지한다. 산란선은 영상의 질을 저하시키고 가시돌기를 어둡게 한다. 자동노출제어장치(AEC)를 사용하는 경우 더 중요한데, 환자에게서 오는 산란선이 때때로 노출을 일찍 중단시킬 정도로 강한 경우도 있기 때문이다. 그렇게 되면 노출부족 영상이 된다. 같은 이유로, 측면 척추 촬영에서 조사야를 정확하게 하는 것이 필요하다. 이것은 디지털 촬영에서 더욱 중요하다.

영상구조

등뼈의 측방향 영상으로서 척추사이공간, 척추사이구멍, 아래쪽 가시돌기들이 보인다. 어깨들이 겹치기 때문에, 위쪽 등뼈는 이 자세에선 보이지 않을 것이다(그림 6-76, 6-77). 만약 위쪽 등뼈가 관심부위라면, swimmer 측방향 촬영이 포함되어야 한다. 환자가 젊을수록, 위쪽 등뼈의 관찰이 용이하다.

평가기준

- 적절한 조사야가 이루어져야 한다.
- 갈비뼈음영과 허파음영을 통과하여 척추뼈가 명확히 관찰되어야 한다.
- 12개의 등뼈가 영상수용체의 중앙에 위치해야 한다.
- 등뼈 위쪽은 어깨가 겹쳐서 이 부위에 노출부족을 야기할 수 있다. 보일 수 있는 등뼈의 개수는 환자 몸의 크기와 모양에 달려 있다. 첫째~셋째등뼈까지는 잘 관찰되지 않는다.
- 뒤쪽으로 갈비뼈들이 겹친 상태가 관찰되면 환자가 회전하지 않았다는 것을 의미한다.
- 척추사이원반 공간은 열려 보여야 한다.
- 넓은 노출 관용도를 보여야 한다.
- 산란선을 줄이기 위해 조사야를 정확하게 조절해야 한다.

연구: This projection was researched and standardized by Laura Aaron, PhD, RT(R)(M)(QM).

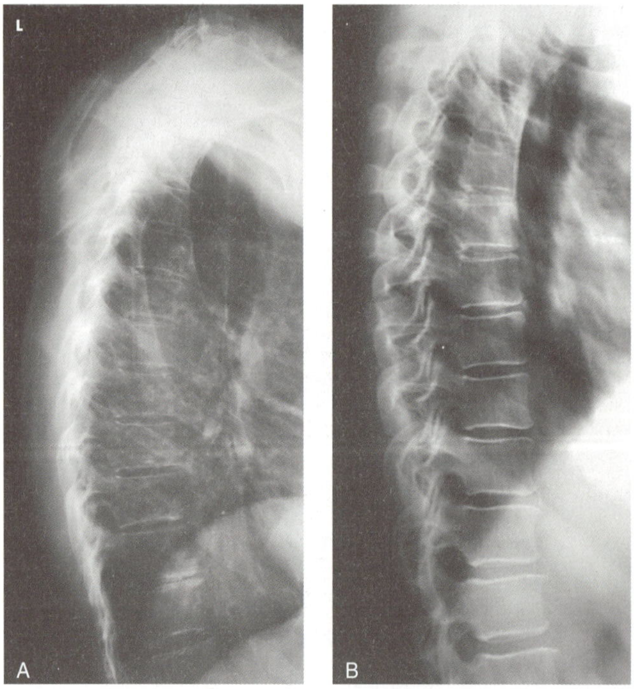

그림 6-76 등뼈 측방향 영상. A, 0.5초의 조사시간 동안 호흡중지 **B,** 0.5초의 조사시간 동안 숨을 쉬는 촬영기법(breathing technique). 폐의 음영이 흐려진 것에 주목한다.

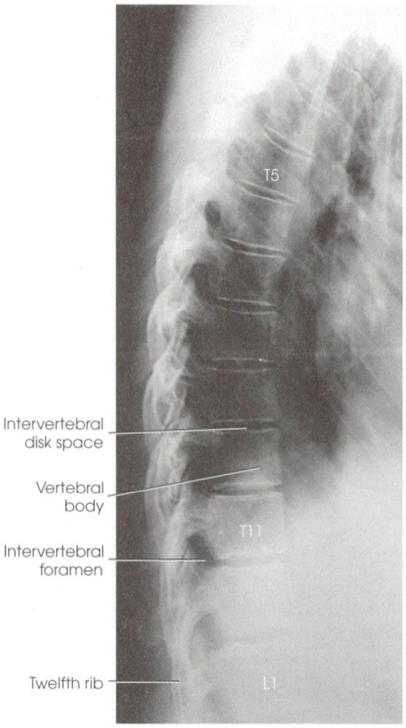

그림 6-77 숨을 쉬는 촬영기법에서의 등뼈 측방향 영상.

흉추 전 · 후 또는 후 · 전사방향 촬영

Thoracic vertebra AP or PA oblique projection

우전사방향(RAO)과 좌전사방향(LAO) 또는 우후사방향(RPO)과 좌후사방향(LPO) 자세

바로 선 자세와 누운 자세

등뼈돌기사이관절은 Oppenheimer[1]가 추천한 후 · 전사방향 자세로 촬영하거나 Fuchs[2]가 추천한 전 · 후사방향 자세로 촬영한다. 관절들은 이 두 촬영법 모두에서 잘 관찰된다. 전 · 후사방향은 영상수용체에서 먼쪽의 관절이 관찰되고, 후 · 전사방향 촬영은 IR에 가까운 쪽 관절이 관찰된다. 두 촬영법 사이에 OID의 차이는 크지 않지만, 양쪽으로 동일한 회전기법이 사용된다.

[1]Oppenheimer A: The apophyseal intervertebral articulations roentgenologically considered, Radiology 30:724, 1938.
[2]Fuchs AW: Thoracic vertebrae(part 2), Radiogr Clin Photogr 17:42, 1941.

바로 선 자세

환자 자세

- 환자는 서거나 바로 앉은 자세로, stand Bucky 앞에 측방향 자세를 취한다.

검사 자세

- 몸통을 20° 앞쪽으로 회전(후 · 전사방향) 시키거나 뒤쪽으로 회전(전 · 후사방향)시켜서 관상면이 영상수용체면으로부터 70°의 각을 형성하게 만든다.
- 환자의 척주가 상수용체의 정중선에 오게 하고, 인접한 어깨는 상수용체에 기대게 한다.
- 영상수용체의 상단이 어깨 위로 1.5~2inch(3.8~5cm) 지점에 오게 하고 영상수용체의 중심을 일곱째등뼈 높이에 맞춘다.
- 후 · 전사방향 자세에서는, 상수용체에 가까운 쪽 팔꿈치를 구부리고 손을 엉덩이에 붙인다. 전 · 후사방향 자세에서는, 상수용체에 가까운 쪽 팔을 앞쪽으로 빼서 위팔뼈가 위쪽 등뼈와 겹치는 것을 방지한다.
- 후 · 전사방향 자세에서는, 환자의 바깥쪽 손으로 상수용체의 측면을 잡게 한다(그림 6-78). 전 · 후사방향 촬영에서는, 바깥쪽 손을 엉덩이에 놓도록 한다.
- 환자의 양 어깨가 수평이 되도록 조절한다.
- 환자를 똑바로 서게 해서 척주의 긴축이 영상수용체와 평행하게 한다.
- 환자 몸의 무게는 반드시 양발에 동등하게 분배되도록 해야 하고, 머리를 측면으로 돌려서는 안된다.
- 생식샘을 차폐한다.
- 호흡: 최대 호기 후 정지한다.

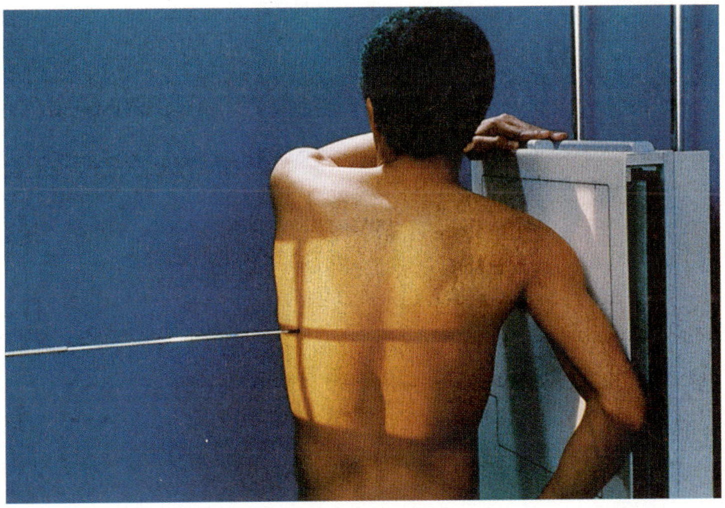
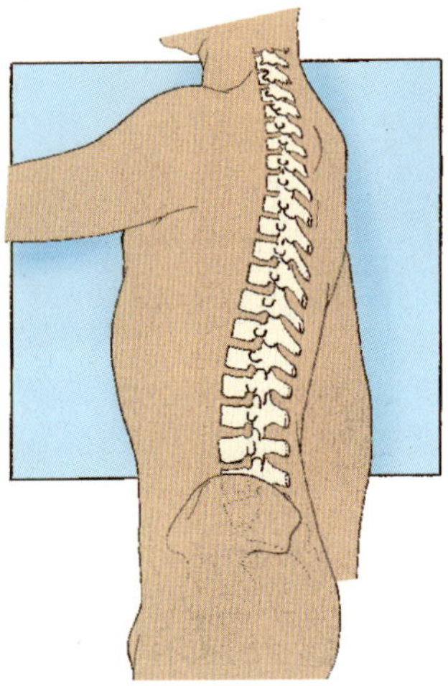

그림 6-78 돌기사이관절 후 · 전사방향 촬영: 필름에 가까운 관절을 보기 위한 우전사방향 자세.

누운 자세

환자 자세

- 환자는 옆으로 누운 자세를 취한다.
- 머리를 단단한 베개 위에 올려서 머리의 정중시상면이 척주의 정중시상면과 이어지게 한다.
- 환자의 엉덩관절과 무릎을 편안한 자세가 되도록 구부린다.

검사 자세

- 앞쪽 회전(후 · 전사방향)에서는, 낮은 쪽 팔을 등 뒤에 놓고 높은 쪽 팔은 앞으로 뻗어 손으로 테이블을 지지하게 한다(그림 6-79).
- 뒤쪽 회전(전 · 후 사방향)에서는, 낮은 쪽 팔을 몸의 긴축에 대해 90°로 놓은 후, 팔꿈치를 구부리고, 손을 머리 밑이나 옆에 놓는다. 높은 쪽 팔은 뒤에 놓고 지지한다(그림 6-80).
- 몸을 앞쪽이나 뒤쪽으로 20° 정도 회전시켜서, 몸의 관상면이 테이블과 70°의 각을 형성하게 한다.
- 척주가 상수용체의 정중선에 오게 한다.
- 영상수용체 상단이 어깨 위쪽 1.5~2inch(3.8~5cm) 지점에 오게 하고 일곱째등뼈 높이에 영상수용체 중심을 맞춘다.
- 필요하다면, 엉덩이 주위로 압박붕대를 사용한다. 이때 자세를 바꾸지 않도록 주의한다.
- 생식샘을 차폐한다.
- 호흡: 최대 호기 후 정지한다.

중심선

- 영상수용체에 수직으로, 일곱째등뼈 높이로 나오거나 들어가게 한다.

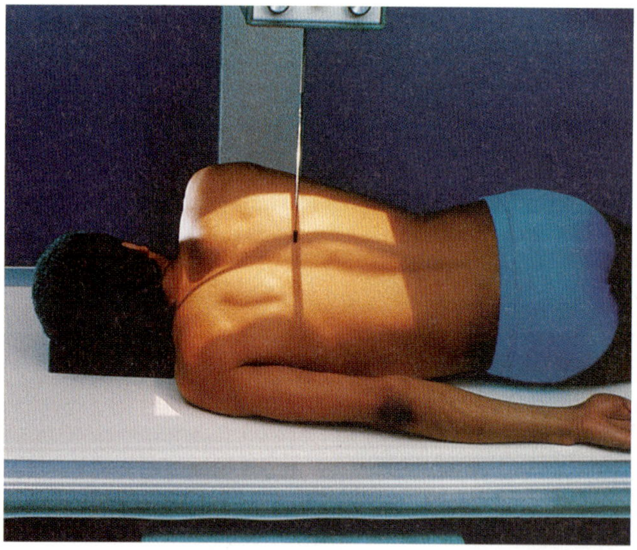

그림 6-79 돌기사이관절 후 · 전사방향 촬영: 필름에 가까운 관절을 보기 위한 좌전사방향(LAO) 자세.

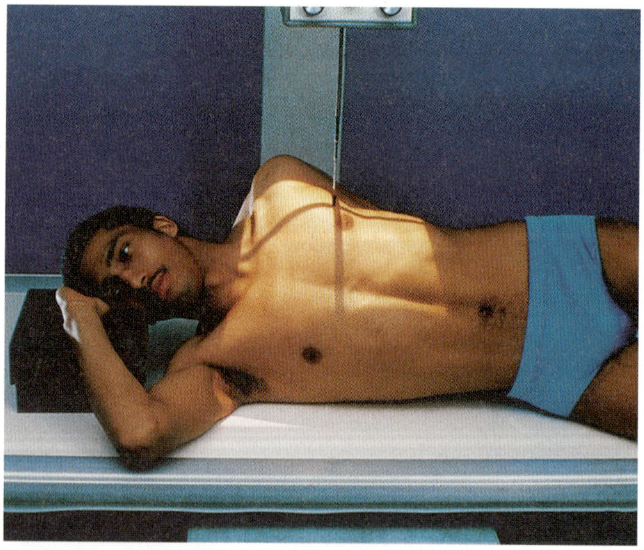

그림 6-80 돌기사이관절 전 · 후사방향 촬영: 필름에서 먼쪽 관절을 보기 위한 우후사방향(RPO) 자세.

영상구조

돌기사이관절의 사방향 모습이 관찰된다(그림 6-81, 6-82의 화살표들) 관찰되는 돌기사이관절의 수는 등뼈의 곡선에 따라 다르다. 등뼈뒤굽음이 심한 환자에서 안쪽과 먼쪽 끝의 관절들을 관찰하기 위해서는 측면 자세에서 더 많은 회전을 시켜야 한다. 열두째등뼈의 아래관절돌기는, 약 45°의 경사를 갖고 있는데, 이 촬영법에서는 보이지 않는다.

평가기준

- 12개의 등뼈 모두가 관찰되어야 한다.
- 후 · 전사방향 자세에서는 영상수용체에 가까운 돌기사이관절, 전 · 후사방향 자세에서는 영상수용체(IR)에서 먼 돌기사이관절이 보여야 한다.
- 넓은 노출 관용도가 나타나야 한다.

참고: 전 · 후사방향 촬영은 목가슴 가시돌기들이 잘 관찰되고, 환자가 측면 자세를 충분히 취할 수 없을 때 목가슴 가시돌기를 관찰할 목적으로 사용한다.

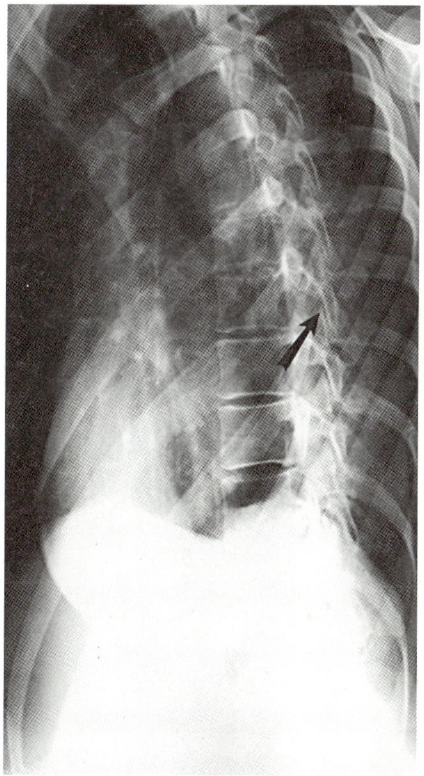

그림 6-81 바로 선 자세의 돌기사이관절 후 · 전사방향 영상: 좌전사방향(LAO) 자세. 화살표는 영상수용체와 가까운 쪽의 관절을 가리킨다.

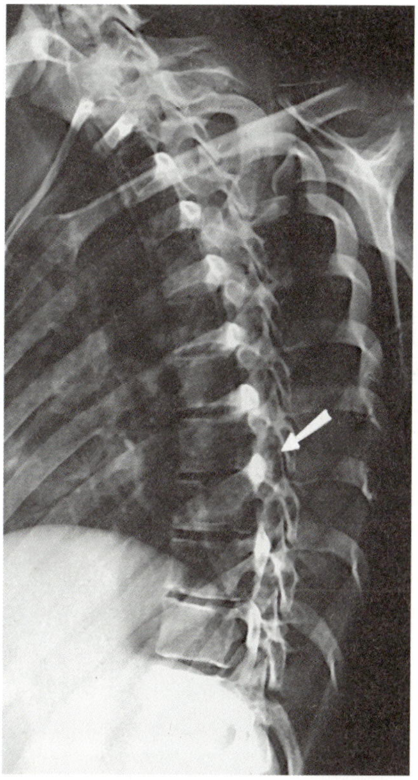

그림 6-82 누운 자세의 돌기사이관절 전 · 후사방향 영상: 우후사방향(RPO) 자세. 화살표는 영상수용체에서 먼쪽 관절을 가리킨다.

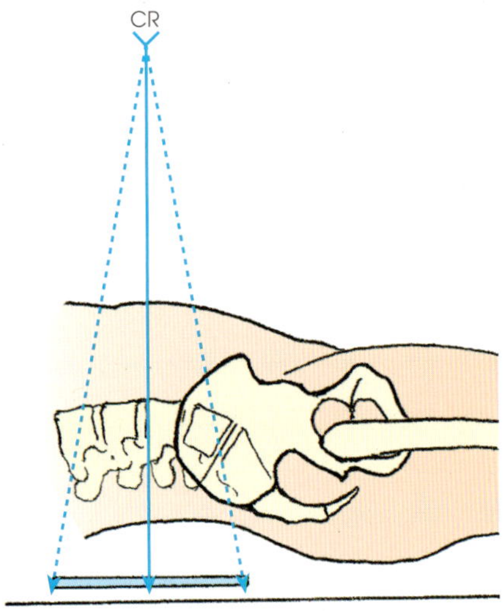

그림 6–83 척추사이원반공간이 평행하지 않음을 보여주는 허리뼈로 중심선(CR)이 확산된다.

요추 후 · 전방향 촬영(선택 사항)

Lumbar vertebra PA projection(optional)

가능하면 복부와 골반부위 뼈검사를 위해서 장을 비워 가스와 변을 내보내고 공복상태로 검사하는 것이 좋다. 전 · 후방향 또는 후 · 전방향 촬영 모두 사용하지만, 전 · 후방향 촬영을 더 많이 사용한다. 전 · 후방향 촬영은 누운 자세의 검사에서 일반적으로 사용한다.

다리를 쭉 편 자세는 앞굽이 증가되어 신체가 뒤틀리고, 척추사이원반공간을 알아보기 어렵게 만든다(그림 6–83, 6–84). 따라서 엉덩관절과 무릎을 충분히 구부려 환자의 등이 방사선 테이블에 밀착되게 하여 앞굽음을 줄여야 한다(그림 6–85, 6–86). 후 · 전방향 촬영에서는 확산하는 X선에 평행하게 척추사이원반공간이 위치하므로 관찰하기가 쉽다(그림 6–84 C, 6–87). 또한 이 자세는 환자의 선량도 줄여준다.[1] 이러한 이유 때문에 허리뼈와 허리엉치뼈의 바로 선 자세에서 후 · 전방향 촬영을 가끔씩 사용한다.

[1]Heriard JB, Terry JA, Arnold AL: Achieving dose reduction in lumbar spine radiography, Radiol Technol 65:97, 1993.

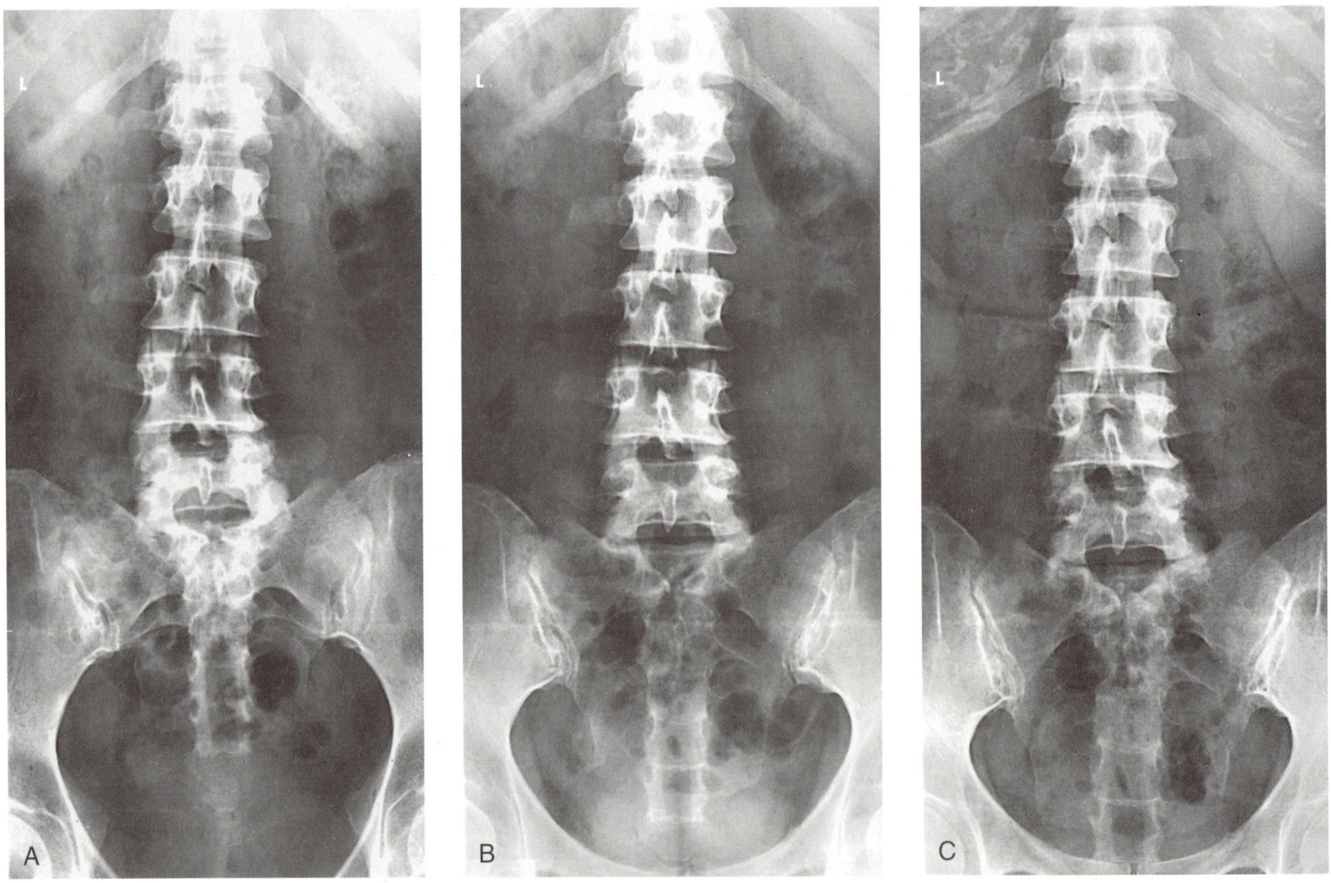

그림 6–84 허리뼈: 동일한 환자에서 전 · 후방향과 후 · 전방향의 비교. A, 다리를 편 상태에서의 전 · 후방향 영상. **B,** 다리를 굽힌 상태에서의 전 · 후방향 영상. **C,** 후 · 전방향 영상.

특별한 자세

- 만일 환자가 심한 허리 통증을 호소한다면 검사 테이블에 발판을 놓고, 검사 시작 전에 테이블을 곧게 세운다.
- 환자를 발판 위에 서우고, 구체적으로 촬영자세를 잡는다.
- 테이블을 수평 위치로 한 후 촬영을 하고, 다음 촬영을 위해 다시 테이블을 곧게 세운다.
- 이 과정이 검사시간은 더 걸리지만, 환자의 고통을 최소화할 수 있다.

SID: 영상의 왜곡을 줄이고 척추사이원반 공간을 더 완벽히 열기 위해 48inch(122cm)를 권장한다.

환자 자세

- 환자를 누운 자세로 해서 허리뼈 또는 허리엉치뼈를 검사한다.

검사 자세

- 신체의 정중시상면이 상수용체의 정중선에 오게 한다.
- 환자의 양 어깨와 엉덩관절이 수평이 되도록 조절한다.
- 환자의 팔꿈치를 구부리고, 아래팔이 조사야에 들어오지 않도록 손을 위쪽 가슴에 놓는다.
- 회전을 줄이기 위해 방사선 투과성 물질을 아래쪽 골반 옆에 놓을 수 있다.
- 환자의 엉덩관절과 무릎을 충분히 구부려서 등이 테이블에 밀착되게 하여 허리뼈 전만을 줄여 준다(그림 6-86 참조).
- 허리뼈와 엉치뼈를 보기 위해, 영상수용체의 중심을 엉덩뼈능선 높이(넷째허리뼈)에 맞춘다. 엉덩뼈능선(장골능, iliac crest)을 신중하게 촉지하여 영상수용체의 중심을 맞춘다.
- 허리뼈만 관찰하고자 한다면, 엉덩뼈능선 위로 1.5inch(3.8cm) 지점(셋째허리뼈)에 영상수용체의 중심을 맞춘다.
- 생식샘을 차폐한다.
- 호흡: 최대 호기 후 정지한다.

중심선

- 허리엉치뼈부위검사에서는 엉덩뼈능선 높이(넷째허리뼈)로 영상수용체에 수직으로 입사한다.

조사야

- 정규 검사에서는 8×17inch(18×43cm)로 조사야를 조절하고, 전체 복부 영상이 필요할 때는 14×17inch(35×43cm)로 조절하여 엉치엉덩관절이 포함되도록 한다.

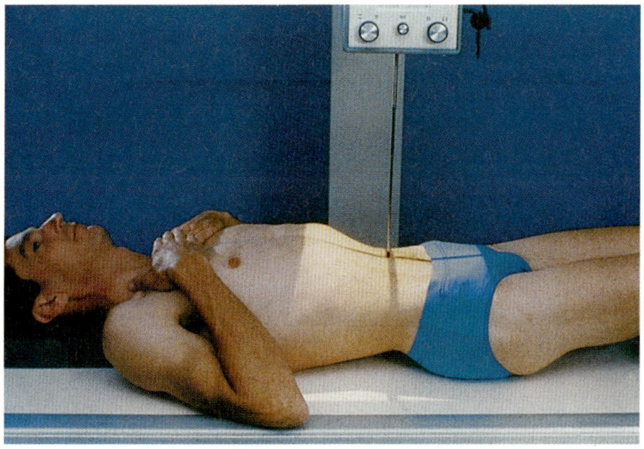

그림 6-85 다리를 편 상태에서의 허리뼈 전·후방향 촬영. 앞굽음 곡선이 증가된다.

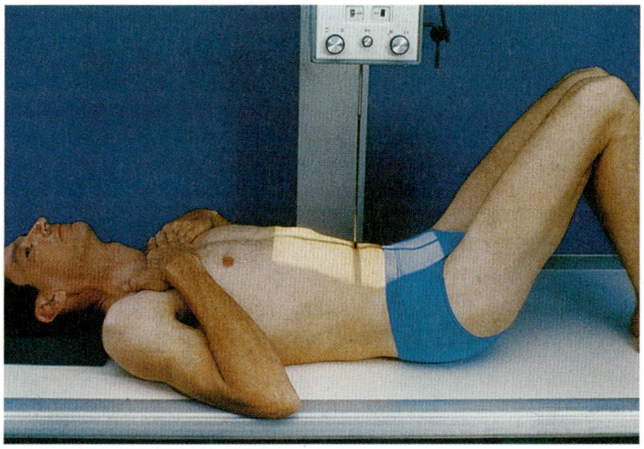

그림 6-86 다리를 굽힌 상태의 허리뼈 전·후방향 촬영. 앞굽음 곡선이 감소되있다.

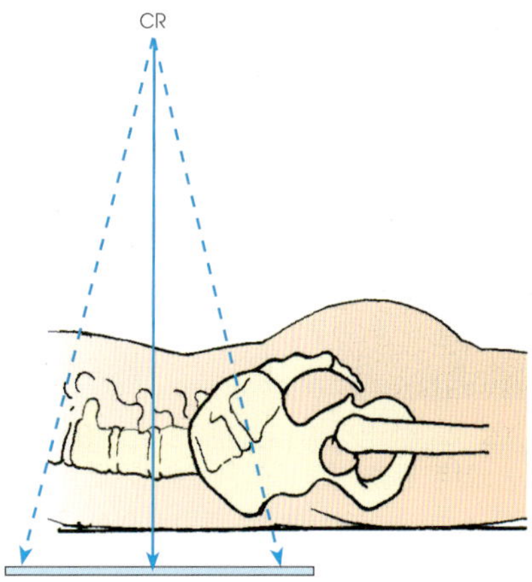

그림 6-87 척추사이원반공간이 확산되는 후·전방향의 X선에 허리뼈가 거의 평행함을 보여준다.

영상구조(전 · 후방향과 후 · 전방향)

허리뼈몸통, 척추사이원반 공간, 뿌리사이 공간, 판, 가시돌기와 가로돌기가 관찰된다(그림 6–88). 큰 영상수용체를 사용했을 경우는 1개 또는 2개의 아래 등뼈, 엉치뼈와 꼬리뼈, 골반뼈가 포함된다. 허리뼈가 엉치뼈와 이루는 각도 때문에, 허리엉치뼈 척추사이원반 공간은 전 · 후방향 촬영에서는 잘 관찰되지 않는다. 이 부위를 관찰하기 위한 자세는 이후에 설명할 것이다. 많은 영상의학과 의사들이 선호하는 것은 전 · 후방향 촬영 시 조사야를 영상수용체 크기만큼 열고 촬영하는 것이다. 이 촬영법은 배에 대한 추가적인 정보를 제공하며, 특히 외상 환자에서 더 그렇다. 영상 범위가 넓으면 장내 공기나 가스의 형태, 간, 콩팥, 지라, 허리근(psoas muscle) 경계를 볼 수 있다(그림 6–88 B). CT나 MRI는 정확한 2차적 진단을 위하여 사용한다(그림 6–89).

평가기준

- 적절한 조사야가 이루어져야 한다.
- 등뼈 아래에서부터 엉치뼈까지 포함되어야 한다.
- 허리근 가쪽경계까지 포함된 X선 조사야가 보여야 한다.
- 환자 속옷의 고무줄에 의한 인공물이 생겨서는 안 된다.
- X선이 모든 척추뼈 구조물을 투과하여 적정 농도를 유지하여야 한다.
- 척추사이관절이 열려 있어야 한다.
- 양 엉치엉덩관절은 척주에서 동일한 거리만큼 떨어져 있어야 한다.
- 척추뼈는 대칭적으로 보여야 하고, 가시돌기들이 척추뼈 몸통의 중앙에 있어야 한다.

연구: This projection was researched and standardized by Laura Aaron, PhD, RT(R)(M)(QM).

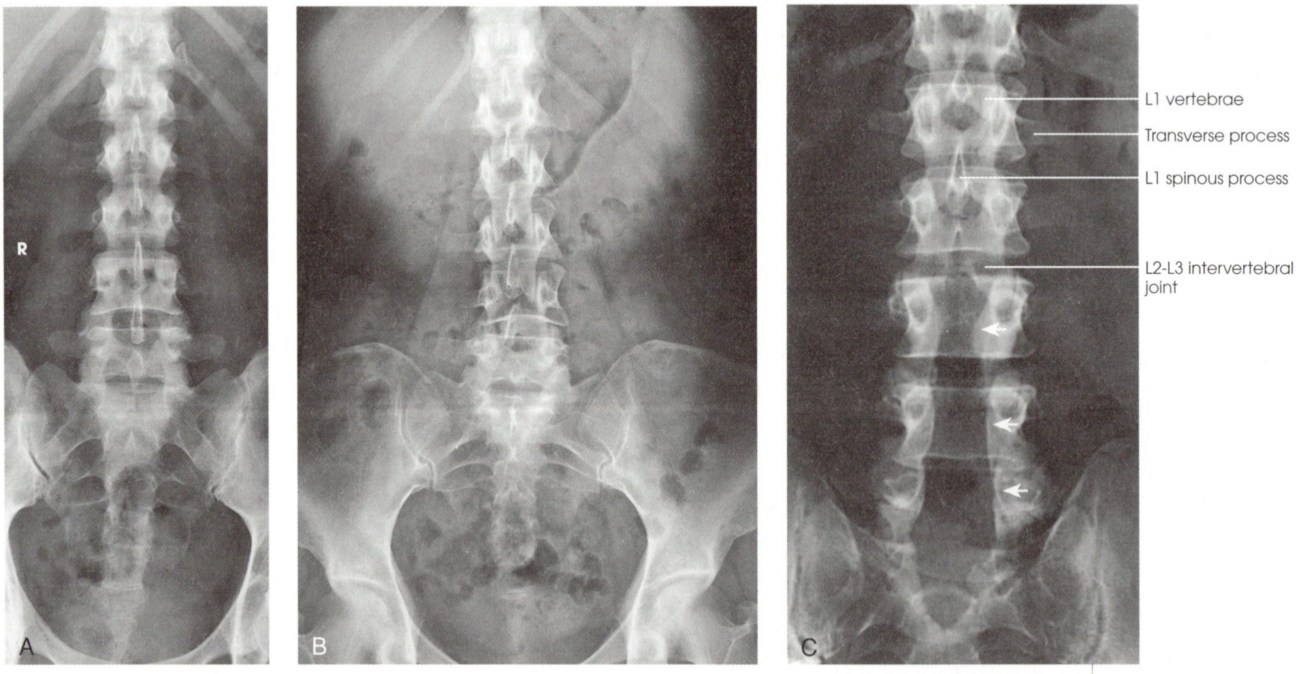

그림 6–88 허리엉치뼈 전 · 후방향 영상. A, 조사야를 좁히는 기법. **B,** 허리뼈와 더불어 복부도 관찰하기 위해 14×17inch(35×43cm) 영상수용체 크기만큼 열어놓은 조사야. **C,** 이분척추(화살표)를 보여주는 허리뼈 전 · 후방향 영상.

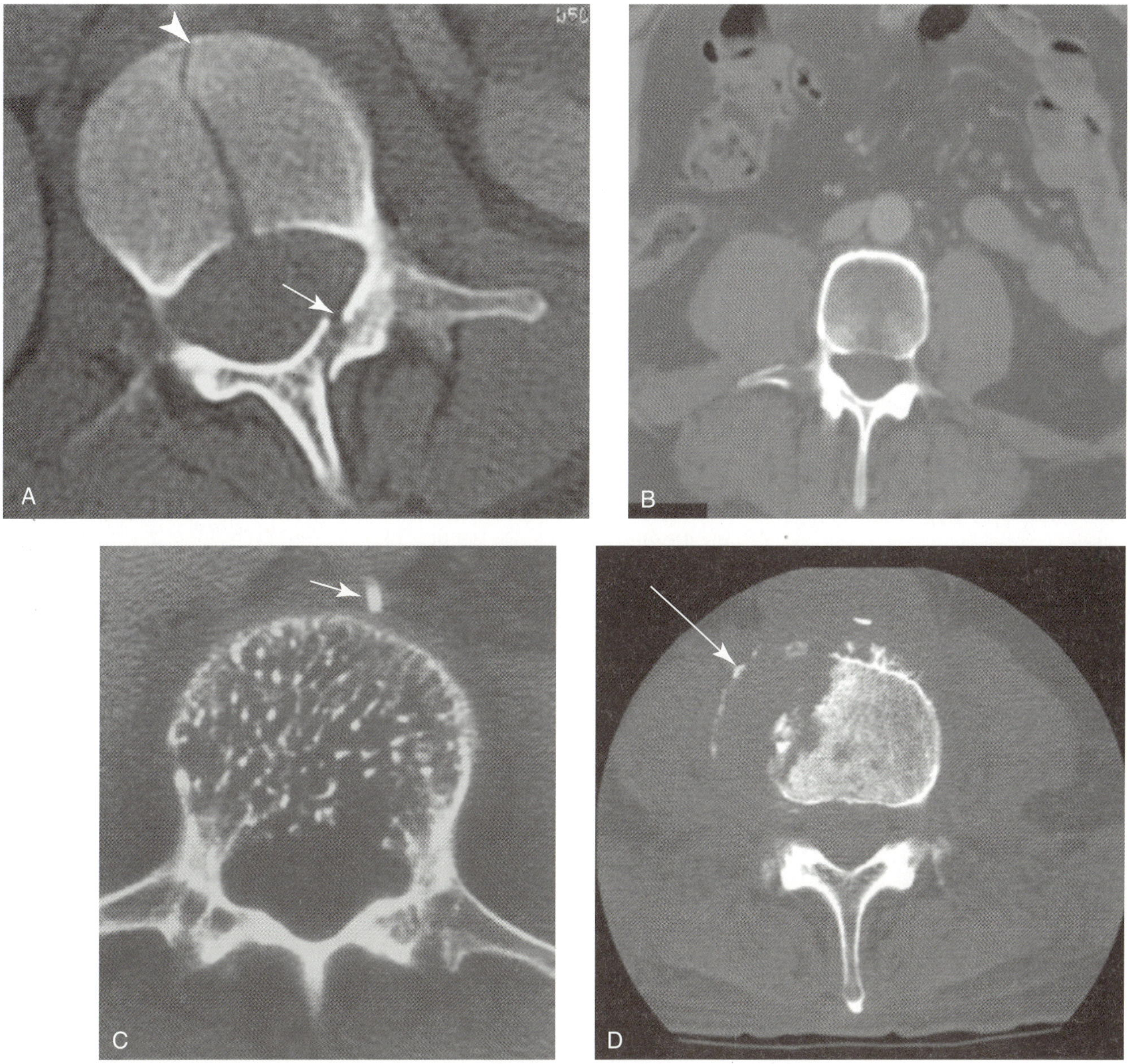

그림 6-89 허리뼈를 평가함에 있어 CT의 유용성. 축방향 영상.

A. 둘째허리뼈 파열골절. 척추뼈몸통의 골절(화살표 머리)과 왼쪽 판의 골절(화살표).

B. 넷째허리뼈 가로돌기의 골절.

C. 뿌리나 판을 침범하지 않은 셋째허리뼈의 혈관종. 화살표는 CT 혈관조영술을 하기 위한 common third artery 안의 카테터를 가리킨다.

D. 셋째허리뼈에 생긴 골수염. 화살표는 벽내 석회화를 동반한 척추 주변의 결핵성 농양을 가리킨다.

요추 측방향 촬영

Lumbar rertebra lateral projection

환자 자세

- 측방향 촬영도 전·후방향 또는 후·전방향 촬영과 똑같은 몸의 자세(누운 자세 또는 바로 선 자세)를 사용한다.
- 환자는 뒤가 뚫려 있는 가운을 입어 최종적으로 자세를 조절할 때 척추가 보이게 한다.

검사 자세

- 검사할 쪽으로 환자의 몸을 돌리고 엉덩관절과 무릎을 구부려 편안한 자세를 만든다.
- 마른 환자를 검사할 때는, 하중을 받는 엉덩관절 밑에 패드를 대주어 압박을 줄여준다.
- 신체의 정중관상면이 상수용체의 정중선에 오게 하고 수직이 되도록 한다. 대부분의 환자들에서, 허리뼈 몸통의 긴축은 정중관상면에 위치해 있다(그림 6-90).
- 환자의 팔꿈치를 구부린 상태로, 아래쪽에 놓인 팔을 신체에 대해 직각이 되도록 조절한다.
- 몸이 돌아가는 것을 방지하기 위해, 무릎을 정확히 겹치게 하고, 그 사이에 작은 모래주머니를 놓는다.
- 척추의 긴축이 수평이 되도록 가슴 아래쪽에 방사선 투과성 물질을 놓고 조정한다(그림 6-91 A). 이렇게 하는 것이 척추의 자세를 잡는 데 선호되는 방법이다.
- 14×17inch(35×43cm) 크기의 영상수용체를 사용할 때, 엉덩뼈능선 높이(넷째 허리뼈)에 중심을 맞춘다.
- 호흡: 최대 호기 후 멈춘다.

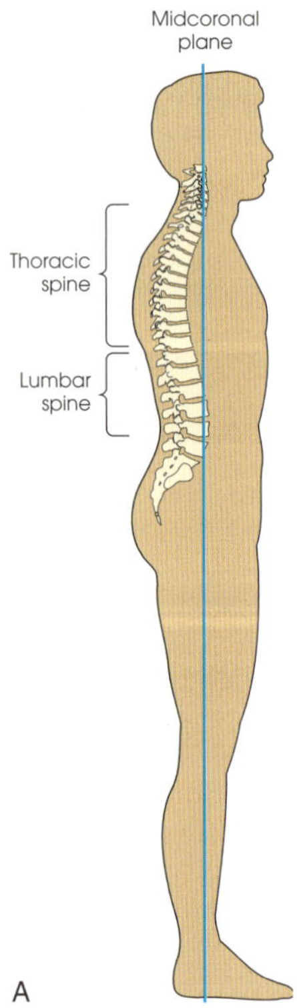

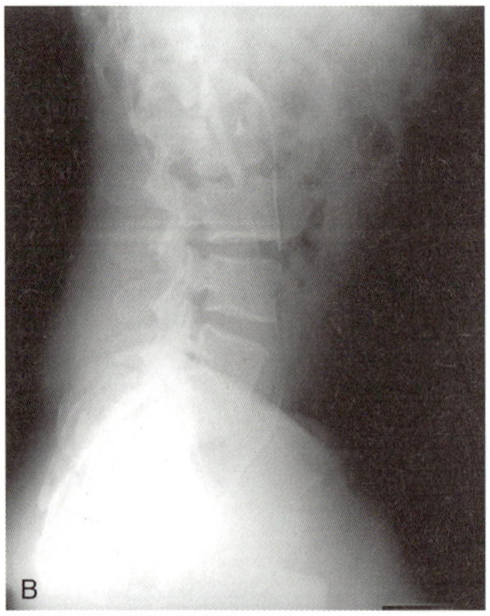

그림 6-90 A, 중관상면을 보여주는 신체의 측면도. B, 허리뼈몸통들이 거의 정중관상면에 위치한다는 것을 보여주는 복부 측방향 영상.

중심선

- 14×17inch(35×43cm) 크기의 영상수용체를 사용할 경우, 엉덩뼈능선 높이(넷째허리뼈)에 수직입사한다. 중심선은 정중관상면으로 들어간다(그림 6-91 A).
- 척추가 수평이 되지 않을 경우, 중심선에 발쪽 각도를 약간 줘서 긴축에 수직이 되게 한다(그림 6-91 B). 발쪽 각도의 정도는 척주의 경사와 골반의 깊이에 달려있다. 대부분의 경우, 남자는 발쪽으로 평균 5°, 여자는 골반이 넓어서 8°로 입사한다.

조사야

- 조사야를 8×17inch(18×43cm)가 되게 조절한다.

영상구조

허리뼈몸통과 척추사이공간, 가시돌기, 허리엉치뼈 접합부가 관찰된다(그림 6-92). 이 촬영법에서 첫째~넷째허리뼈의 척추사이구멍은 측면상으로 관찰된다. 다섯째의 척추사이구멍(오른쪽과 왼쪽)은 비스듬한 방향을 가지고 있어 잘 관찰되지 않으며 이 척추사이구멍들을 보려면 사방향 촬영을 해야 한다.

평가기준

- 적절한 조사야 이루어져야 한다.
- 14×17inch(35×43cm)의 영상수용체를 사용하여 등뼈 아래부분부터 꼬리뼈까지 포함한다.
- 열려있는 척추사이원반 공간과 척추사이구멍이 관찰되어야 한다.
- 각 척추뼈몸통의 뒤쪽 경계들의 겹친 상태가 관찰되어야 한다.
- 영상의 중앙에 정렬된 척추뼈들이 관찰되어야 한다.
- X선에 발쪽 각도를 주지 않으면 엉덩뼈능선의 겹침이 관찰되어야 한다.
- 측면상으로 가시돌기가 관찰되어야 한다.

연구: This projection was rewritten and standardized by Laura Aaron, PhD, RT(R)(M)(QM).

영상의 질 향상시키기

환자 등뒤 테이블 위에 납 고무를 1개 놓으면 영상의 질이 향상된다(그림 6-91 참조). 납은 환자로부터 오는 산란선을 흡수하고 테이블 산란을 방지한다. 산란선은 영상의 질을 떨어뜨리고 가시돌기를 어둡게 보이게 한다. AEC를 사용할 때, 환자로부터 나오는 산란선이 조사시간을 단축시켜 노출부족의 영상이 될 수 있다. 그러므로, 척추의 측방향 영상에서 조사야를 꼭 맞게 설정하는 것이 필요하다. 산란선 조절은 CR(컴퓨터촬영술, computed radiography)을 사용할 때 더욱 중요하다.

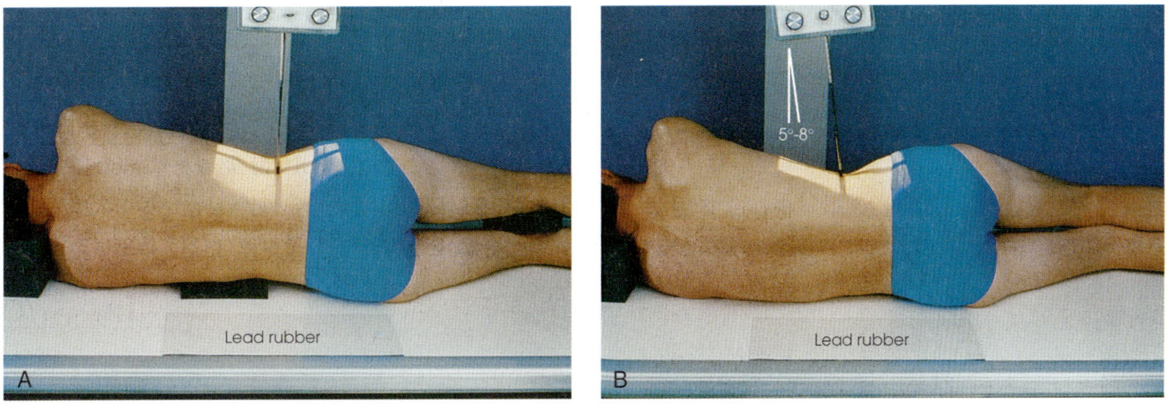

그림 6-91 허리뼈 측방향 촬영. A, 수평인 척추와 수직인 중심선. 이것은 자세를 잡기 위해 선호하는 방법이다. **B,** 척추는 경사졌고 중심선은 척추의 긴축에 수직을 만들기 위해 발쪽으로 향해 있다.

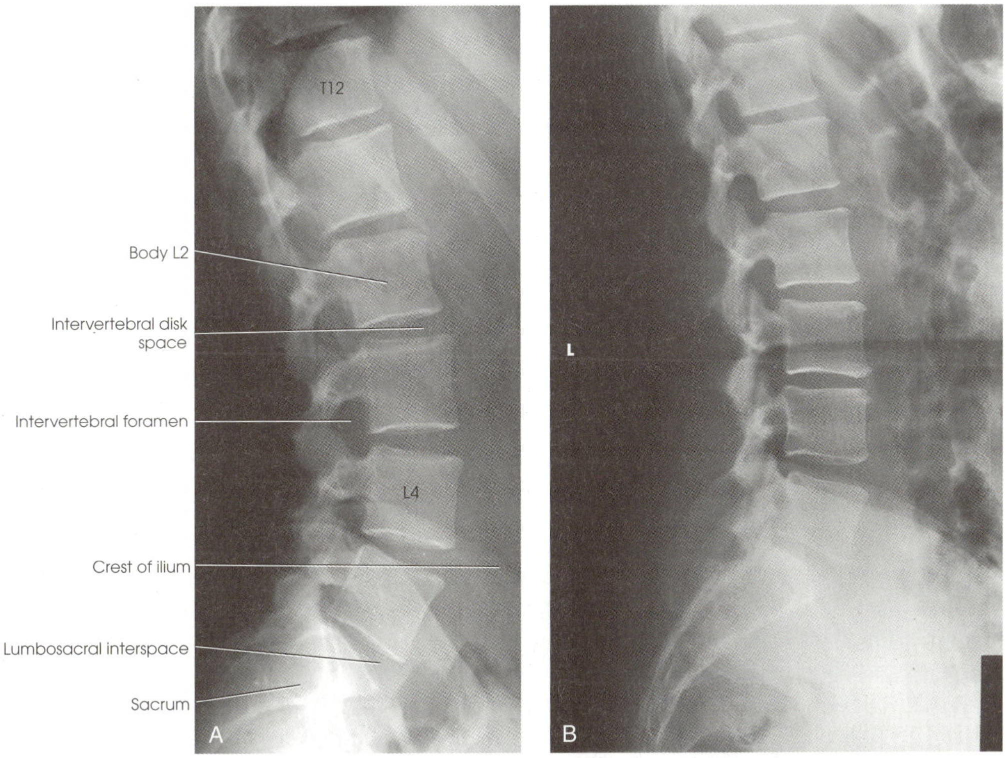

그림 6-92 A, 허리뼈 측방향 영상, 11×4inch(28×35cm)의 영상수용체. **B,** 허리엉치뼈 측방향 영상, 14×17inch(35×43cm) 영상수용체.

요천추 측방향 촬영

Lumbosacral vertebra lateral projection

환자 자세

- 환자는 옆으로 누운 자세로 다섯째허리뼈~첫째엉치뼈 허리엉치뼈부위를 검사한다.

검사 자세

- 환자를 눕혀서 머리의 정중시상면이 척추의 정중시상면과 동일한 면에 오도록 베개를 받쳐서 조절한다.
- 신체의 정중관상면(엉덩관절과 어깨를 통과하는)이 영상수용체에 수직이 되도록 조절한다.
- 환자의 팔꿈치를 구부리고, 아래팔이 신체에 대해 직각이 되도록 조절한다(그림 6-93 A).
- 가능하면, 이 검사에서는 환자의 엉덩관절을 최대한으로 편다.
- 측방향 촬영에서 기술하였듯이, 가슴 아래에 방사선 투과성 받침대를 놓고 척추의 긴축이 수평이 되도록 조절한다(그림 6-93 A). 이 방법이 척추의 수평을 맞추는 데 선호되는 방법이다.
- 무릎은 정확히 겹쳐져야 하고, 그 사이에 받침대를 놓는다.
- 생식샘을 차폐한다.
- 촬영 시 호흡을 잠시 멈추게 한다.

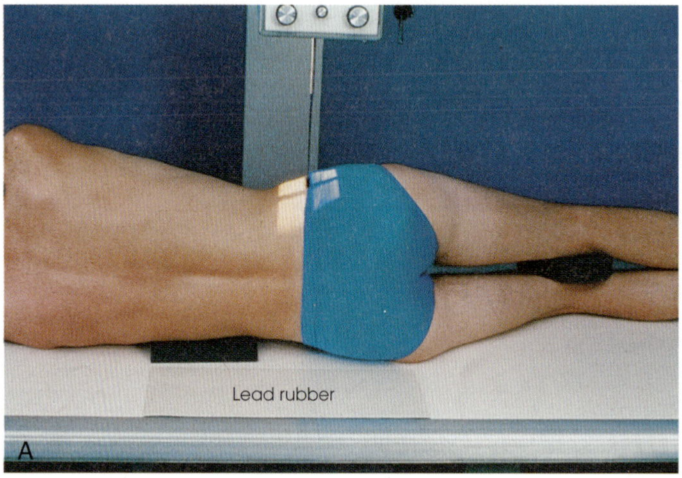

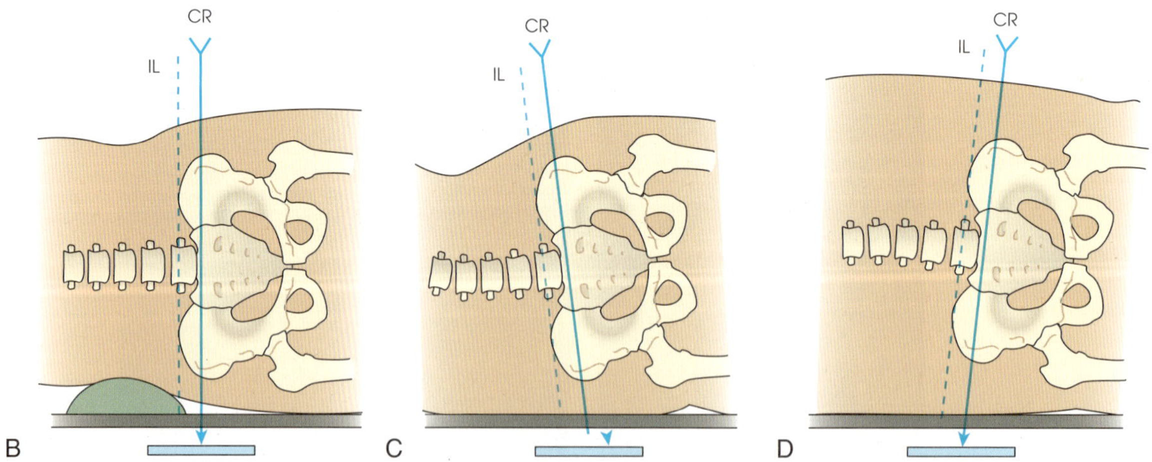

그림 6-93 A, 다섯째허리뼈~첫째엉치뼈 측방향 촬영. **B,** 최적의 다섯째허리뼈~첫째엉치뼈 관절 자세. 척추를 영상수용체와 평행하게 하기 위해 하복부에 블록을 받쳤다. 엉덩뼈사이선[Interiliac(IL) line]은 수직이고, 중심선도 수직이다. **C,** 전형적인 허리뼈굽이. 블록을 사용하지 않는다면 중심선에 발쪽 기울기를 주어 엉덩뼈사이선과 평행하게 해야 한다. **D,** 허리가 굵은 환자의 전형적인 허리뼈 자세. 관절공간을 열기 위해서는 중심선에 머리쪽 각을 줘야 엉덩뼈사이선이 보인다.

(Modified from Francis C: Method improves consistency in L5-S1 joint space films, Radiol Technol 63:302, 1992.)

중심선

- 옆으로 누웠을 때 위쪽으로 올라온 위앞엉덩뼈가시[전상장골극, anterior superior iliac spine(ASIS)]는 쉽게 만져지고 모든 환자에게서 찾을 수 있다. 위앞엉덩뼈가시는 다섯째허리뼈~첫째엉치뼈 접합부에 중심을 맞추는 데 사용되는 표준화된 기준점이다.
- 위앞엉덩뼈가시는 2inch(5cm), 엉덩뼈능선에서 1.5inch(3.8cm) 아래 관상면에 중심을 맞춘다.
- 중심선이 중앙에 오도록 영상수용체를 맞춘다.
- 정확하게 조사야를 설정한다.
- 만일 척추가 정확한 수평이 아니라면, 중심선을 남자는 발쪽으로 5°, 여자는 발쪽으로 8° 정도 기울여 준다.
- Francis[1]는 척추가 수평이 아닐 때 다섯째허리뼈~첫째엉치뼈 척추뼈몸통사이공간을 보기 위한 다른 방법을 찾아냈다.

1. 환자를 측면 자세로 하고, 양쪽의 엉덩뼈능선의 위치를 찾는다.
2. 양쪽 엉덩뼈능선 사이에 상상의 선을 긋는다(장골사이면).
3. 엉덩뼈사이면에 평행이 되도록 중심선 각도를 조절한다(그림 6-93 B~D).

조사야

- 조사야가 6×8inch(15×20cm)가 되도록 조절한다. 이 촬영은 산란선이 많이 발생하는 검사이다. 따라서 꼭 맞는 조사야를 설정하는 것이 필수이다.

영상구조

허리엉치뼈 접합부, 1~2개의 아래쪽 허리뼈, 엉치뼈 위쪽의 측면 모습이 관찰된다(그림 6-94).

[1]Francis C: Method improves consistency in L5-S1 joint space films, Radiol Technol 63:302, 1992.

평가기준

- 적절한 조사야가 이루어져야 한다.
- 허리엉치뼈 척추사이관절의 열린 상태가 관찰되어야 한다.
- 다섯째허리뼈와 엉치뼈가 모두 포함되도록 조사야를 조절한다.
- 허리엉치뼈 관절이 조사야 중심에 오도록 한다.
- X선에 발쪽 각을 주지 않은 경우 양쪽 엉덩뼈능선의 거의 겹친 상태가 관찰되어야 한다.

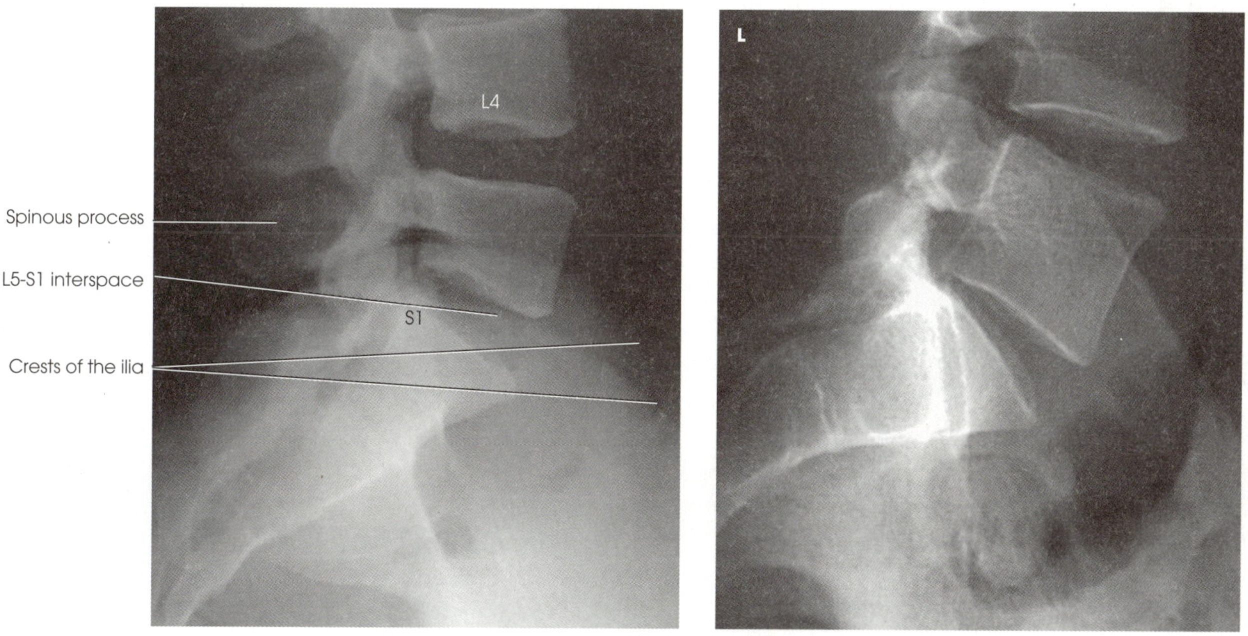

그림 6-94 다섯째허리뼈~첫째엉치뼈 측방향 영상.

요추 전 · 후사방향 촬영

Lumar vertebra AP oblique projection

우후사방향(RPO)과 좌후사방향(LPO) 자세

허리뼈의 돌기사이관절면은 대부분의 환자에서 정중시상면에 대해 30~60°의 각을 이룬다. 환자에 따라 다르기도 하지만 한 환자에서도 위쪽과 아래쪽, 양 옆에 있는 것이 다를 수 있다(표 6-3). 비교를 위해, 양쪽을 모두 촬영한다.

환자 자세

- 사방향 촬영은 일반적으로 전 · 후방향 촬영 바로 직후 같은 자세(누운 자세 또는 바로 선 자세)에서 하게 된다.

검사 자세

- 누운 자세에서 검사하고자 하는 쪽으로 약 45° 회전하면 영상수용체에 가까운 관절을 본다(등뼈 돌기사이관절은 반대이다).
- 신체의 긴축이 촬영 테이블의 긴축과 평행이 되게 환자의 몸을 조절한다.
- 환자의 척추가 상수용체의 정중선에 오게 한다. 사방향 자세에서는, 들려진 쪽의 위앞엉덩뼈가시 안쪽으로 2inch (5cm) 지점을 통과하는 세로단면에 척추가 놓이게 된다.
- 팔은 편안한 위치에 놓게 한다. 움직임을 방지하기 위해 들려진 쪽의 어깨, 엉덩관절과 무릎 아래에 받침대를 놓는다(그림 6-95, 6-96).
- 회전의 정도를 확인하고, 필요하다면 더 조절한다. 다섯째허리뼈~첫째엉치뼈 돌기사이관절을 보기 위해선 영상수용체면으로부터 60°의 사방향 자세가 필요하다.
- 생식샘을 차폐한다.
- 호흡: 최대 호기 후 정지한다.

참고: 일반적으로 45° 사방향 자세가 대부분의 셋째허리뼈~첫째엉치뼈 돌기사이관절공간을 보여주지만, 첫째~둘째허리뼈와 둘째~셋째허리뼈 관절의 25%는 전 · 후방향 자세에서 보이고, 소수의 넷째~다섯째허리뼈와 다섯째허리뼈~첫째엉치뼈관절은 측면 자세에서 보인다.

중심선

허리부위

- 올라온 위앞엉덩뼈가시에서 2inch (5cm) 안쪽, 엉덩뼈능선에서 1.5inch (3.8cm) 위(셋째허리뼈) 지점으로 입사한다.

다섯째돌기사이관절

- 올라온 위앞엉덩뼈가시에서 2inch (5cm) 안쪽, 위쪽으로 엉덩뼈능선과 위앞엉덩뼈가시 사이 중간 지점으로 입사한다.
- 영상수용체의 중심이 중심선에 오게 한다.

조사야

- 14×17inch(35×43cm)인 영상수용체에서는 9×14 inch(23×35cm)로 맞춘다.
- 8×10inch(18×24cm)인 영상수용체에서는 8×10inch(18×24cm)로 맞춘다.

영상구조

허리뼈 또는 허리엉치뼈의 사방향 모습이 관찰되고, 영상수용체에 가까운 쪽의 관절돌기가 관찰된다. 비교를 위해 양쪽을 모두 촬영한다(그림 6-97, 6-98). 45° 사방향 자세에서 허리뼈를 촬영하면 관절돌기와 돌기사이관절이 관찰된다. 환자가 올바른 자세를 취했다면 허리뼈의 영상에서 'Scotty dog sign' 모양이 나타나게 된다. 그림 6-97은 'Scotty dog sign'모양을 이루는 구조들을 보여주고 있다.

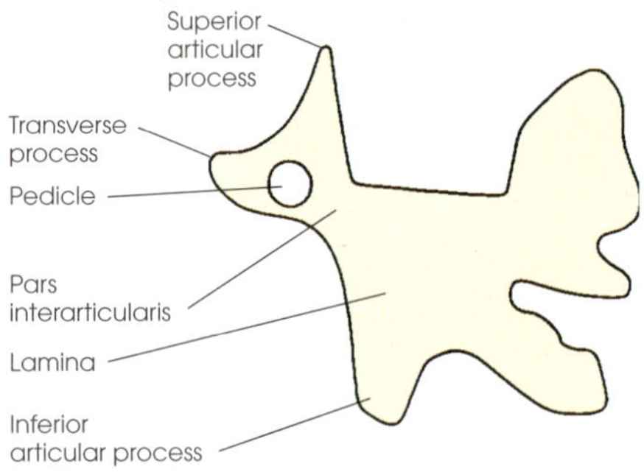

그림 6-97 Scotty dog sign을 이루는 부분들

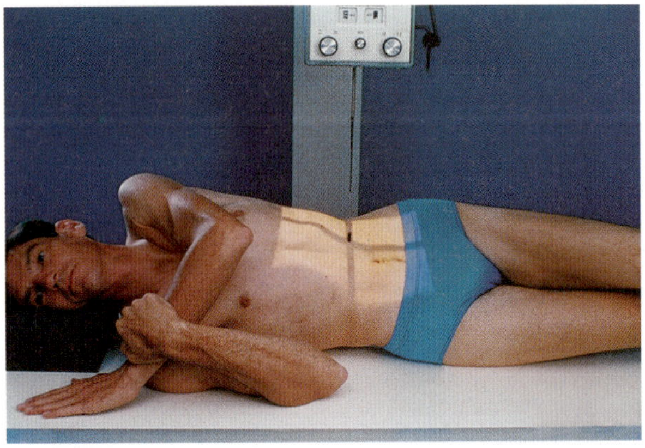

그림 6-95 허리뼈 전 · 후사방향 촬영: 오른쪽 돌기사이관절을 보기 위한 우후사방향(RPO).

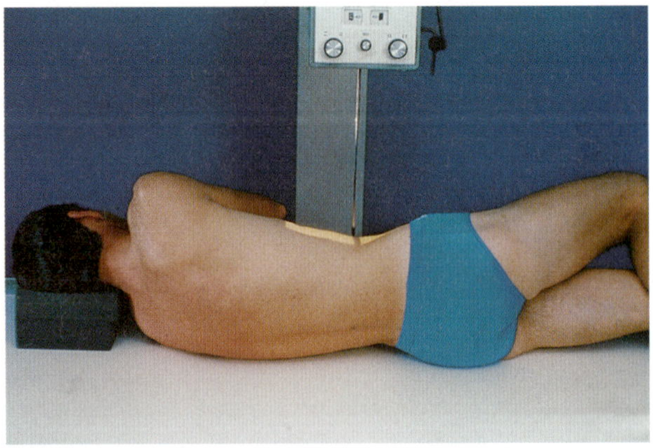

그림 6-96 허리뼈 전 · 후사방향 촬영: 왼쪽 돌기사이관절을 보기 위한 좌후사방향(LPO).

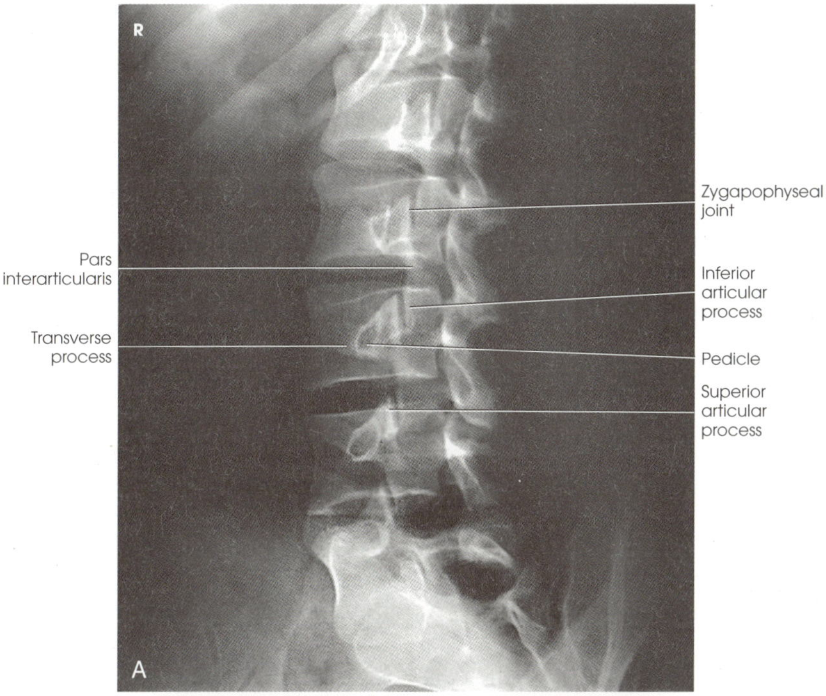

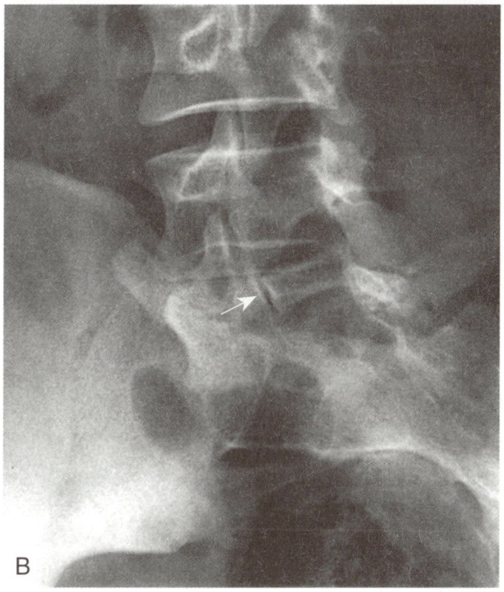

그림 6-98 A, 오른쪽 돌기사이관절을 보기 위한 우후사방향(scotty dog sign을 주목) 영상. B, 전·후사방향 허리뼈: 다섯째허리뼈~첫째엉치뼈 돌기사이관절(화살표)을 보기 위해 60° 회전을 사용한 우후사방향

평가기준

- 적절한 조사야가 이루어져야 한다.
- 아래 등뼈부터 엉치뼈까지 포함되어야 한다.
- 영상수용체에 가까운 쪽의 돌기사이관절-척추뼈몸통을 통하여 열린 돌기사이관절이 일정하게 관찰되어야 한다.
- 돌기사이관절이 잘 관찰되지 않고, 뿌리 척추뼈몸통의 앞쪽에 있다면, 몸을 충분히 회전하지 않았기 때문이다(그림 6-99 A).
- 돌기사이관절이 잘 보이지 않고, 뿌리가 척추뼈몸통의 뒤쪽에 있다면, 몸을 너무 많이 회전한 것이다(그림 6-99 B).
- 척추가 테이블 윗면과 평행하여 T12~L1과 L1~2의 척추뼈사이관절의 공간이 열려 있는 상태가 관찰되어야 한다.

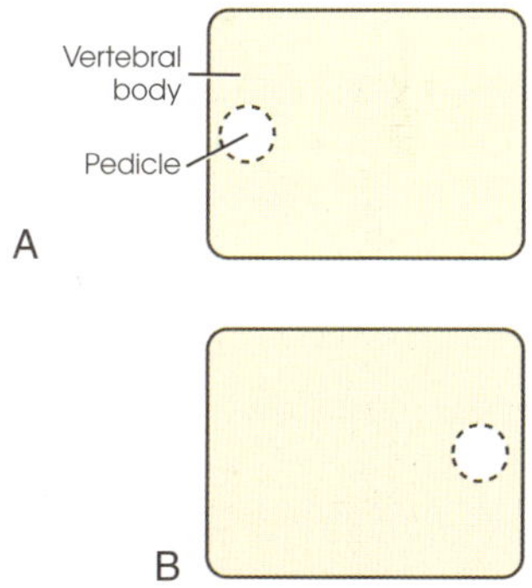

그림 6-99 네모는 척추뼈몸통을 나타내고, 원은 뿌리를 나타낸다. A, 뿌리는 척추뼈몸통 앞쪽에 있고, 환자가 충분히 회전하지 않았다는 것을 의미한다. B, 뿌리는 척추뼈몸통 뒤에 있고, 환자가 너무 많이 회전하였다는 것을 의미한다.

요추 후 · 전사방향 촬영

Lumbar vertebra PA oblique projection

우전사방향(RAO)과 좌전사방향(LAO) 자세

환자 자세

- 환자는 바로 선 자세나 엎드려 누운 자세를 취한다. 일반적으로 움직임 고정이 쉬운 누운 자세를 사용한다.
- 촬영자세를 만들기가 대단히 쉽고 재현성이 높기 때문에 반쯤 누운 자세보다 반쯤 엎드린 자세를 더 선호한다. 하지만 OID는 증가되어 해상도에 영향을 미칠 수 있다.

검사 자세

- 후 · 전방향 촬영에서는 영상수용체에서 먼쪽의 관절이 보인다(가슴 돌기사이관절과는 반대이다).
- 엎드린 자세에서 반쯤 엎드린 자세로 바꾸고 아래팔과 구부린 무릎으로 몸을 지탱하게 한다.
- 상수용체의 정중선에 셋째허리뼈가 오도록 몸을 조절한다(그림 6-100).
- 몸의 회전이 45°가 되도록 조절한다. 다섯째허리뼈~첫째엉치뼈 돌기사이관절을 보기 위해선 영상수용체면으로부터 60°의 사방향 자세가 필요하다.
- 영상수용체의 중심이 셋째허리뼈 높이에 오게 한다.
- 허리엉치뼈관절을 보기 위해선 이전에 기술한 대로 자세를 잡고 중심만 다섯째허리뼈에 오게 한다.
- 생식샘을 차폐한다.
- 호흡: 최대 호기 후 정지한다.

중심선

- 셋째허리뼈로 수직 입사한다[엉덩뼈능선 위쪽 1~1.5inch(2.5~3.8cm) 지점]. 중심선은 올라온 쪽으로 들어가는데 만져지는 가시돌기 가쪽으로 대략 2inch(5cm) 지점이다.

영상구조

허리뼈 또는 허리엉치뼈의 사방향 모습이 관찰되고, 영상수용체에서 먼쪽의 관절돌기가 관찰된다(그림 6-101~6-103). 열두째등뼈~첫째허리뼈관절은 허리뼈부위와 동일한 방향을 갖고 있으며 더 큰 영상수용체에서 관찰된다. 다섯째허리엉치뼈관절은 일반적으로 사방향 촬영에서 잘 관찰된다(그림 6-103). 45° 사방향 자세로 허리뼈 촬영을 하면 방사선검사를 할 때, 관절돌기와 돌기사이관절이 관찰된다. 촬영자세가 올바르다면 허리뼈의 촬영영상은 Scotty dog sign이 관찰된다. 그림 6-101은 Scotty dog sign을 이루는 구조들을 보여주고 있다.

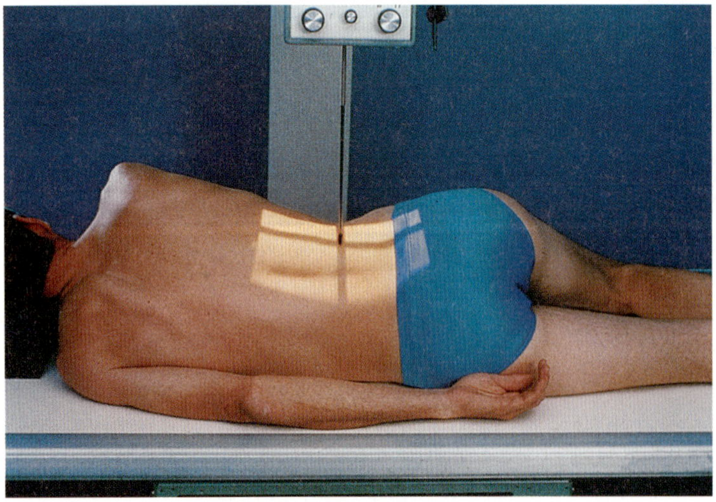

그림 6-100 허리뼈 후 · 전사방향 촬영: 오른쪽 돌기사이관절을 보기 위한 좌전사방향.

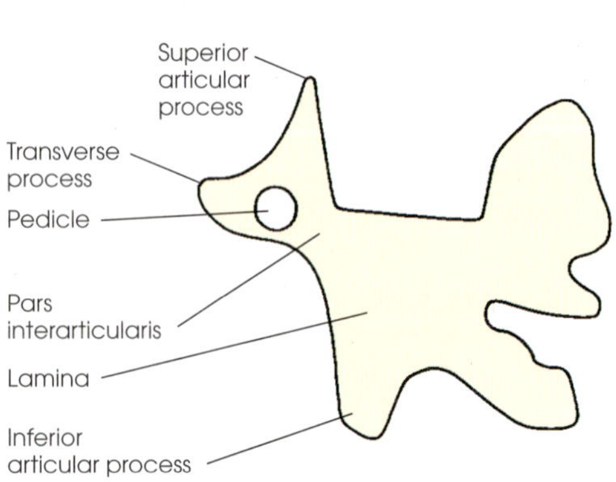

그림 6-101 Scotty dog sign을 이루는 부분들.

평가기준

- 아래쪽 등뼈부터 엉치뼈까지 포함한다.
- 영상수용체에서 먼쪽의 돌기사이관절이 관찰되어야 한다.
  - 만약 관절이 잘 관찰되지 않고 뿌리가 척추뼈몸통의 앞쪽에 있다면 몸이 충분히 회전하지 않은 것이다.
  - 만약 관절이 잘 관찰되지 않고 뿌리가 척추뼈몸통의 뒤쪽에 있다면 몸이 너무 많이 회전한 것이다.
- 테이블 윗면과 척추가 평행하여 열두째등뼈~첫째허리뼈와 첫째~둘째허리뼈 척추사이관절공간의 열린 상태가 관찰되어야 한다.

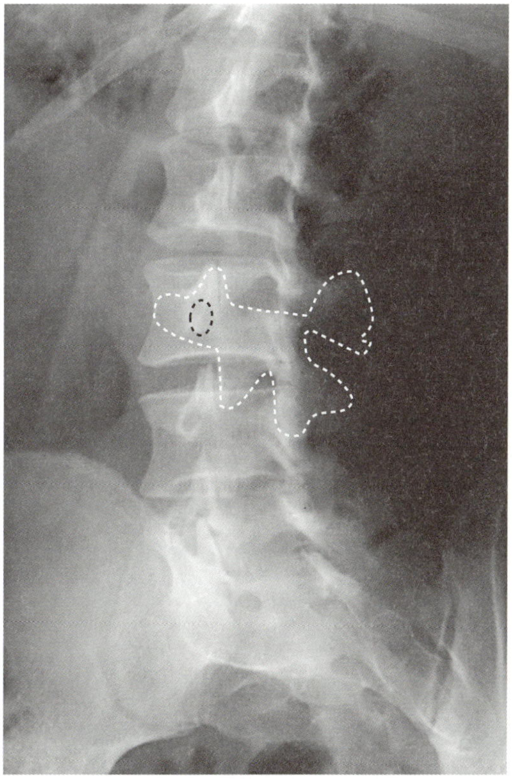

그림 6-102 허리뼈 후 · 전사방향 영상: 오른쪽 돌기사이관절을 보기 위한 좌전사방향(Scotty dog sign에 주목).

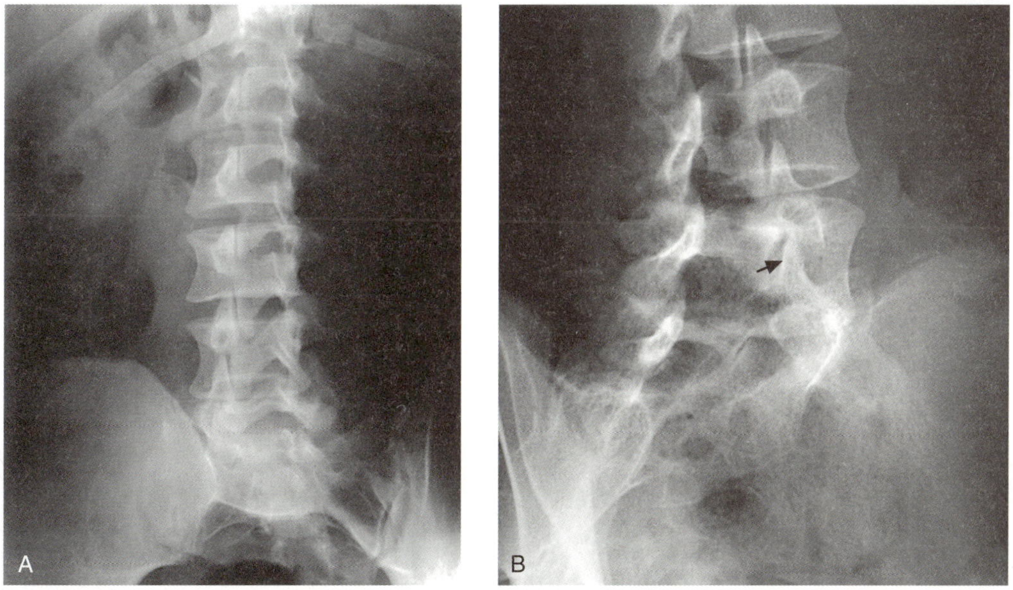

그림 6-103 허리뼈 후 · 전사방향 영상. A, 오른쪽 돌기사이관절을 보기 위한 좌전사방향(LAO). **B,** 왼쪽 다섯째허리뼈 돌기사이관절을 보기 위한 우전사방향(화살표).

요천추 전 · 후 또는 후 · 전축방향 촬영

Lumar vertebra AP or PA axial projection

Ferguson method[1]

환자 자세

- 허리엉치뼈관절과 엉치엉덩관절의 전 · 후 축방향 촬영을 위해 누운 자세를 취한다.

[1]Ferguson AB: The clinical and roentgenographic interpretation of lumbosacral anomalies, Radiology 22:548, 1934.

검사 자세

- 환자를 눕히고 신체의 정중시상면이 상수용체의 중앙에 오게 한 후, 환자의 다리를 쭉 뻗게 한다(그림 6-104).
- 골반이 회전하지 않도록 주의한다.
- 생식샘을 차폐한다.
- 촬영 시 호흡을 잠시 멈추게 한다.

중심선

- Ferguson은 원래 45°의 각도를 추천했다.
- 평균 30~35°의 각도를 머리 쪽으로 줘 허리엉치뼈관절을 통과하도록 한다[1]. 중심선은 정중시상면에서 엉치결합 위쪽 1.5inch(3.8cm) 지점으로 입사한다(그림 6-105).
- 남성은 30°, 여성은 35°면 일반적으로 만족할만한 결과를 얻을 수 있다. 아래쪽 허리의 굴곡을 살펴보면 허리엉치뼈각의 비정상적인 변화를 추정할 수 있고 중심선 각도는 그에 따라 변화를 줄 수 있다.
- 영상수용체의 중앙에 중심선이 오게 한다.

조사야

- 8×10inch(18×24cm) 또는 10×12inch(24×30cm)가 되도록 조사야를 조절한다.

영상구조

허리엉치뼈관절과 대칭적이고 겹쳐보이지 않는 양쪽의 엉치엉덩관절이 관찰된다(그림 6-106).

[1]Lisbon E, Bloom RA: Anteroposterior angulated view, Radiology 149:315, 1983.

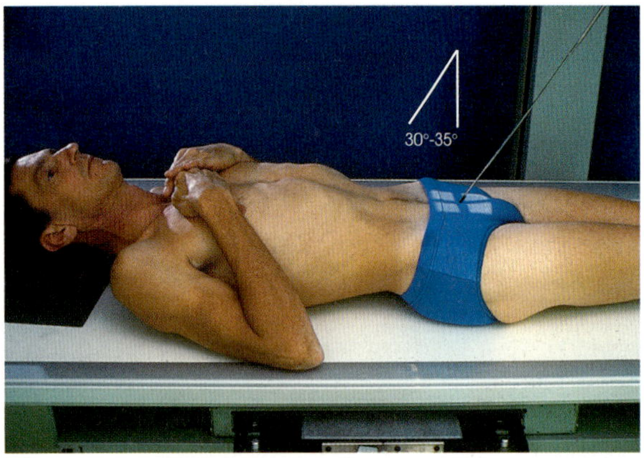

그림 6-104 허리엉치뼈 접합부와 엉치엉덩관절 전 · 후축방향 촬영: Ferguson method.

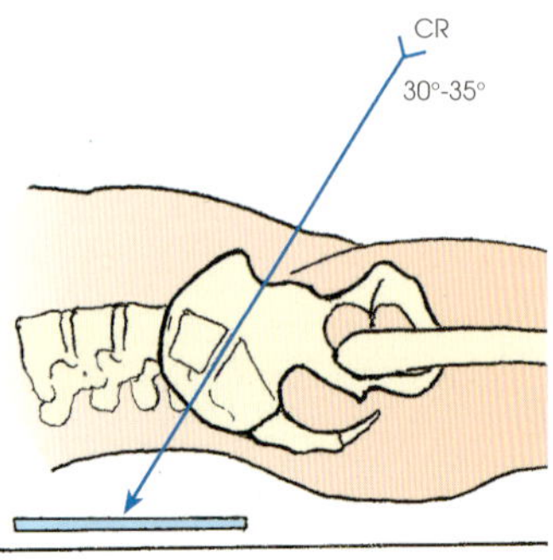

그림 6-105 엉치엉덩관절 전 · 후축방향 촬영 모식도: Ferguson method.

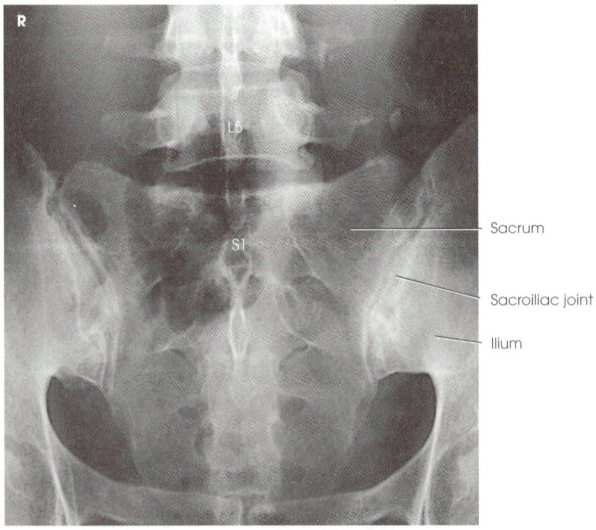

그림 6-106 허리엉치뼈 접합부와 엉치엉덩관절 전 · 후축방향 영상: Ferguson method.

평가기준

- 적절한 조사야가 이루어져야 한다.
- 허리엉치뼈 접합부와 엉치뼈가 관찰되어야 한다.
- 다섯째허리뼈와 첫째엉치뼈 사이 척추사이공간의 열린 상태가 관찰되어야 한다.
- 양쪽 엉치엉덩관절이 적절히 투과되어 관찰되어야 한다.

참고: 허리엉치뼈 접합부의 후·전축방향 촬영은 방금 기술된 전·후축방향 촬영을 변형한 것이다. 환자를 엎드리게 하고, 중심선은 허리엉치뼈 관절을 지나 영상수용체의 중앙을 향해 평균 35°의 각도로 다리 쪽을 향해 준다. 중심선은 넷째허리뼈의 가시돌기로 입사한다(그림 6-107, 6-108). Meese[1]는 엉치엉덩관절검사로 엎드린 자세를 추천했다. 왜냐하면 엎드린 자세에서 엉치엉덩관절의 기울어진 면이 확산하는 X선과 거의 평행이 되기 때문이다. 중심선은 위앞엉덩뼈가시(ASIS) 높이에서 수직으로 입사한다. 중심선은 다섯째허리뼈의 가시돌기 먼쪽으로 2inch(5cm) 지점의 정중선으로 입사한다(그림 6-109).

[1]Meese T: Die dorso-ventrale Aufnahme der Sacroiliacalgelenke, Fortschr Roentgenstr 85:601, 1956.

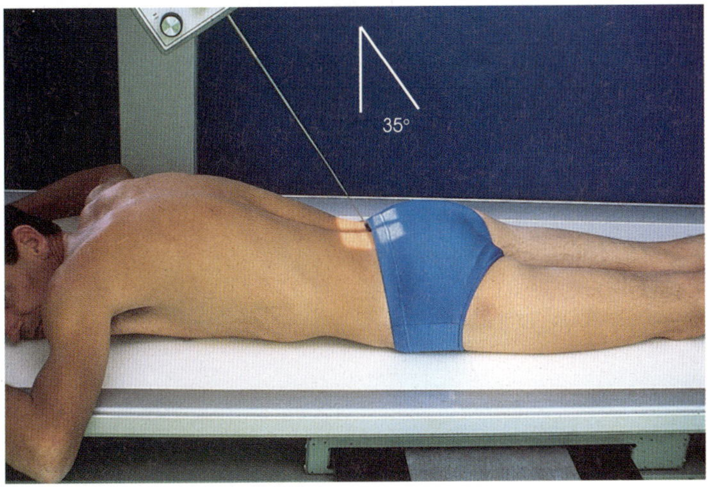

그림 6-107 허리엉치뼈 접합부와 엉치엉덩관절 후·전축방향 촬영.

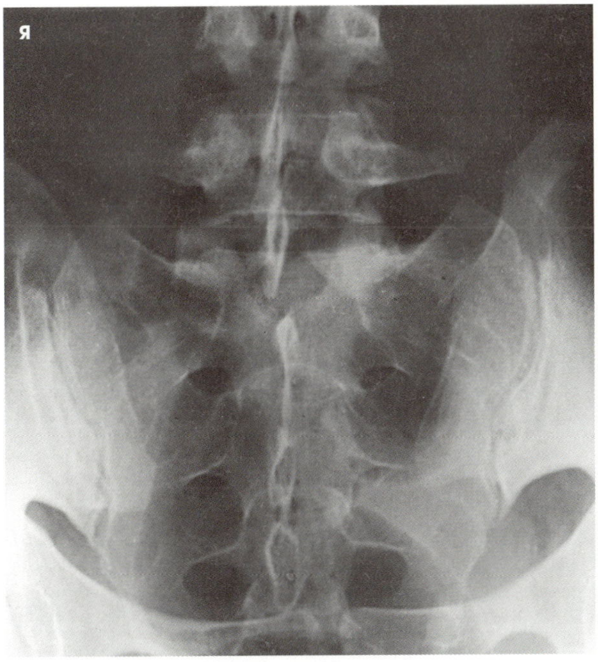

그림 6-108 허리엉치뼈 접합부와 엉치엉덩관절 후·전축방향 영상.

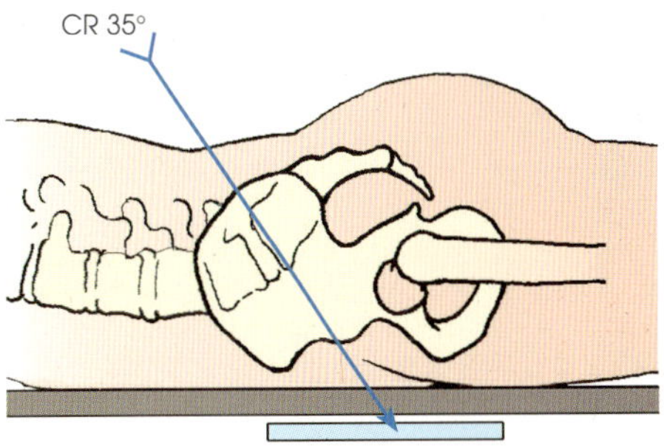

그림 6-109 양쪽 엉치엉덩 관절 후·전방향 촬영 모식도.

천장관절 전 · 후사방향 촬영

Sacroiloac joint AP oblique projection

우후사방향(RPO)과 좌후사방향(LPO) 자세

환자 자세

- 환자는 바로 누운 자세를 하고, 머리에 단단한 베개를 받친다.

검사 자세

- 오른쪽 관절을 관찰하려면 좌후사방향 자세를 사용하고, 왼쪽 관절을 보려면 우후사방향 자세를 사용한다. 검사하는 쪽은 영상수용체에서 먼쪽이다.
- 검사하고자 하는 쪽을 약 25~30° 올리고, 어깨, 가슴우리 아래쪽, 넙다리 위쪽을 받쳐준다(그림 6-110, 6-111).
- 신체의 긴축이 방사선 검사 테이블의 긴축과 평행이 되도록 조절한다.
- 올라온 위앞엉덩뼈가시(전상장골극 ASIS)의 1inch(2.5cm) 안쪽을 통과하는 시상면이 상수용체의 정중선에 오도록 환자의 몸을 정렬한다.
- 신체의 뒷부분 몇 지점에서 회전 정도를 확인한다.
- 영상수용체의 중심을 위앞엉덩뼈가시 높이에 맞춘다.
- 생식샘을 차폐한다. 남성은 관절에 최대한 가깝게 조사야를 설정하면 생식샘을 보호하는 데 도움이 된다. 여성은 차폐물을 올려 놓아서 생식샘을 보호하는 것이 어려울 수 있다.
- 촬영 시 호흡을 잠시 멈추게 한다.

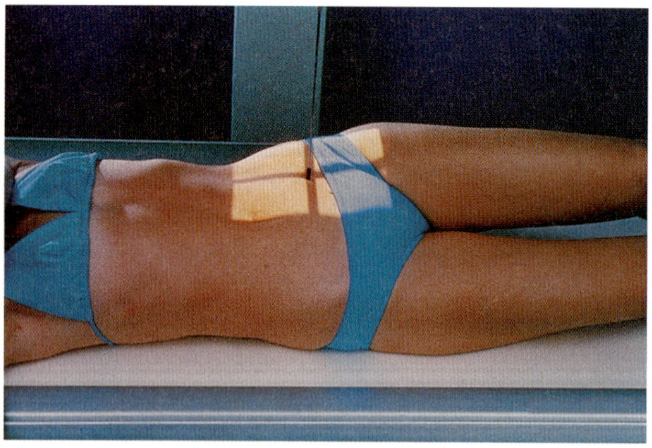

그림 6-110 엉치엉덩관절 전 · 후사방향 촬영. 우후사방향은 왼쪽 관절을 보여준다.

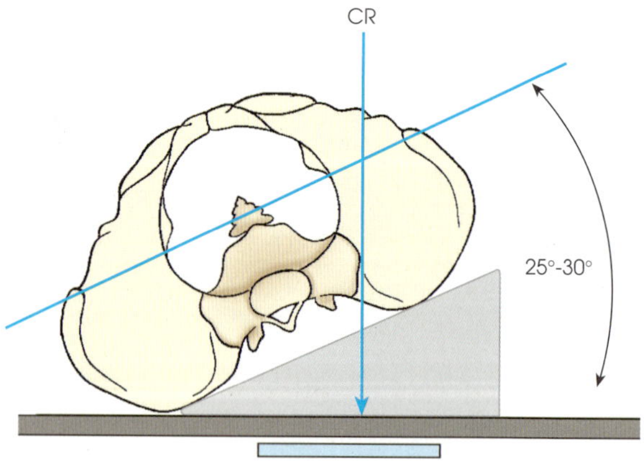

그림 6-111 전 · 후방향 촬영에서 엉치엉덩관절을 보기 위해 필요한 기울임의 정도.

중심선

- 영상수용체의 중앙을 향해서 수직으로 입사하고, 올라온 ASIS의 1inch (2.5cm) 안쪽으로 입사한다.

조사야

- 6×10inch(15×24cm) 또는 6×12inch (15×30cm)가 되도록 조사야를 조절한다.

영상구조

영상수용체에서 먼쪽 엉치엉덩관절이 관찰되고 인접한 구조들의 사방향 모습이 관찰된다. 비교를 위해 양쪽을 검사한다(그림 6-112).

평가기준

- 적절한 조사야가 이루어져야 한다.
- 엉치엉덩관절의 열린 상태가 관찰되어야 하고, 엉덩뼈와 엉치뼈에 겹치는 것을 최소한으로 해야 한다.
- 영상의 중앙에 엉치엉덩관절이 있어야 한다.

참고: 전·후축사방향 촬영의 촬영자세는 기술한 대로 하면 된다. 전·후축사방향 촬영에서 중심선은 20~25° 머리 쪽으로 기울이고 올라온 위앞엉덩뼈가시의 1inch(2.5cm) 안쪽, 1.5inch(3.8cm) 먼쪽지점으로 입사한다(그림 6-113).

참고: Brower와 Kransdorf[1]는 엉치엉덩관절 모양의 다양함과 그에 따른 촬영자세 잡기의 어려움에 대하여 언급하였다.

[1]Brower AC, Kransdorf MJ: Evaluation of disorders of the sacroiliac joint, Appl Radiol 21:31, 1992.

엉치엉덩관절 Sacroiliac Joints

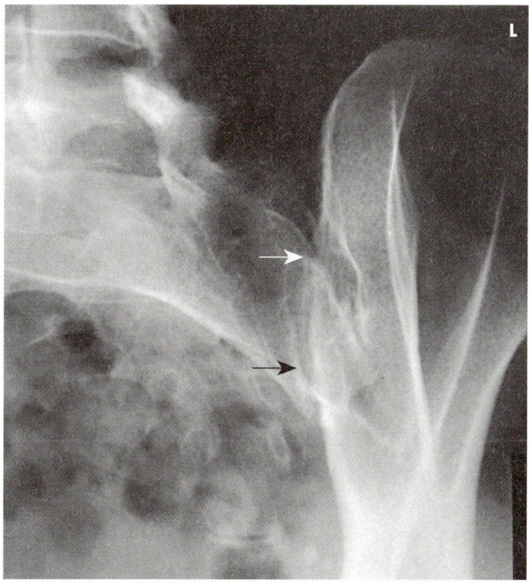

그림 6-112 엉치엉덩관절 전·후사방향 영상. 왼쪽 관절을 보기 위한 우후사방향(화살표).

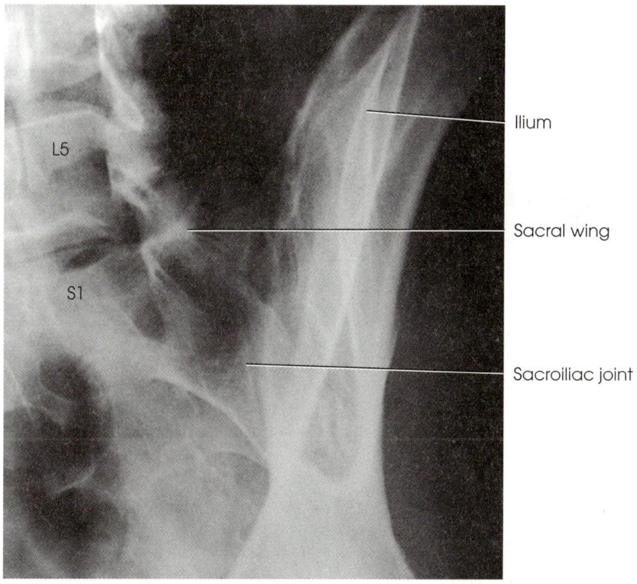

그림 6-113 엉치엉덩관절 전·후축사방향 영상. 왼쪽 관절을 보기 위해 20° 머리각을 준 우후사방향.

천장관절 후 · 전사방향 촬영

Sacroiliac joint PA oblique projection

우전사방향(RAO)과 좌전사방향(LAO) 자세

환자 자세

- 반쯤 엎드린 자세를 한다.
- 오른쪽 관절을 관찰하기 위하여 우전사방향 자세를 취하고, 왼쪽 관절을 관찰하기 위하여 좌전사방향 자세를 취한다. 검사하는 쪽은 영상수용체에 가까운 쪽이다.
- 올라온 쪽의 아래팔과 구부린 무릎으로 몸을 지지한다.
- 작고 단단한 베개를 머리 밑에 놓는다.

검사 자세

- 검사하고자 하는 쪽을 방사선 테이블을 향해 25~30° 정도 회전시킨다. 아래팔과 구부린 무릎으로 몸통을 지지한다.
- 환자 몸의 앞쪽 몇 지점에서 회전의 정도를 확인한다.
- 신체의 긴축이 방사선 검사 테이블의 긴축과 평행하게 한다.
- 영상수용체에 가까운 쪽 위앞엉덩뼈가시의 1inch(2.5cm) 안쪽에 상수용체의 중앙이 오도록 몸을 움직인다(그림 6-114, 6-115).
- 영상수용체의 중심이 위앞엉덩뼈가시 높이에 오게 한다.
- 생식샘을 차폐한다. 남성은 관절에 최대한 가깝게 조사야를 설정하면 생식샘을 보호하는 데 도움이 된다. 여성은 차폐물을 올려 놓아서 생식샘을 보호하는 것이 어려울 수 있다.
- 촬영 시 호흡을 잠시 멈추게 한다.

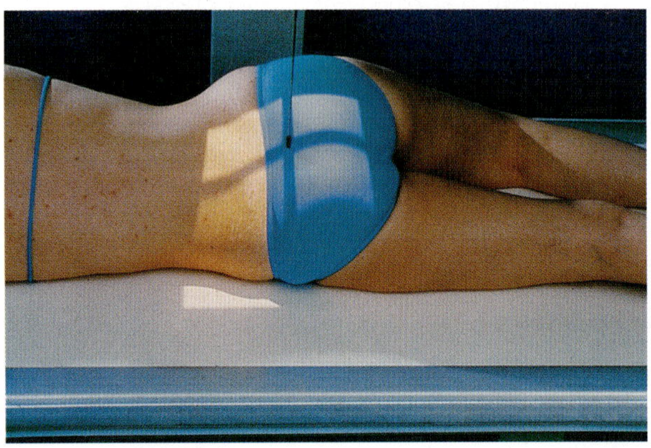

그림 6-114 엉치엉덩관절 후 · 전사방향 촬영. 왼쪽을 관찰하기 위한 좌전사방향.

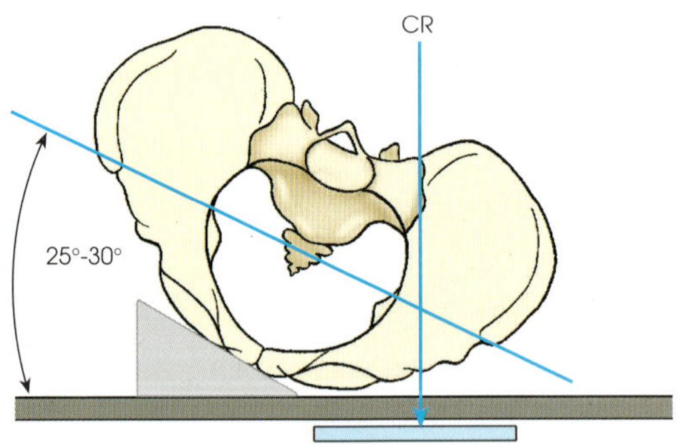

그림 6-115 엉치엉덩관절을 관찰하기 위해 필요한 기울임의 정도를 보여주는 후 · 전방향 촬영 모식도.

중심선

- 영상수용체에 가까운 쪽 위앞엉덩뼈가시의 1inch(2.5cm) 안쪽으로 영상수용체에 수직으로 입사한다.

영상구조

영상수용체에 가까운 쪽 엉치엉덩관절이 관찰된다(그림 6-116).

평가기준

- 영상수용체에 가까운 쪽 엉치엉덩관절의 열린 상태가 관찰되거나 엉덩뼈와 엉치뼈에 겹치는 것이 최소한이어야 한다.
- 관절이 영상 중앙에 있어야 한다.

참고: 후 · 전축사방향 촬영자세는 이전에 기술한 것을 따르면 된다. 후 · 전축사방향 촬영에서 중심선은 20~25° 다리쪽으로 기울여 다섯째허리뼈 가시돌기의 1.5inch(3.8cm) 먼쪽을 통과하는 가로단면으로 들어가고, 위앞엉덩뼈가시 높이에서 나온다(그림 6-117).

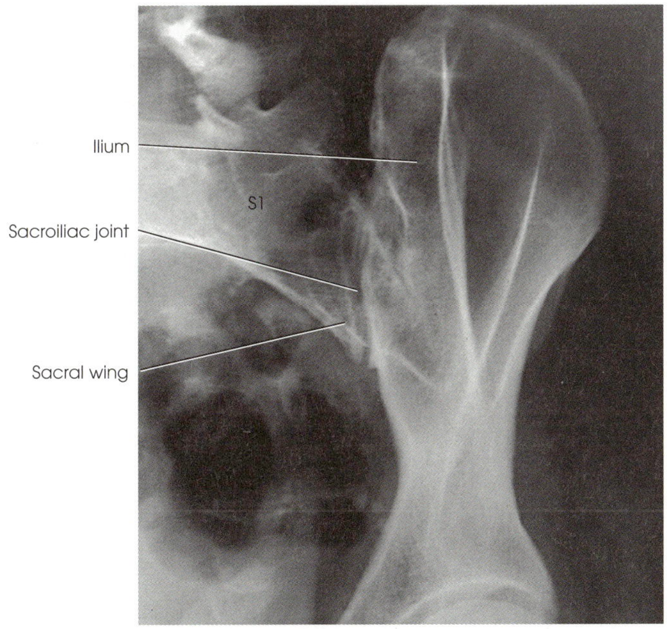

그림 6-116 엉치엉덩관절 후 · 전사방향 영상. 왼쪽을 보기 위한 좌전사방향 자세.

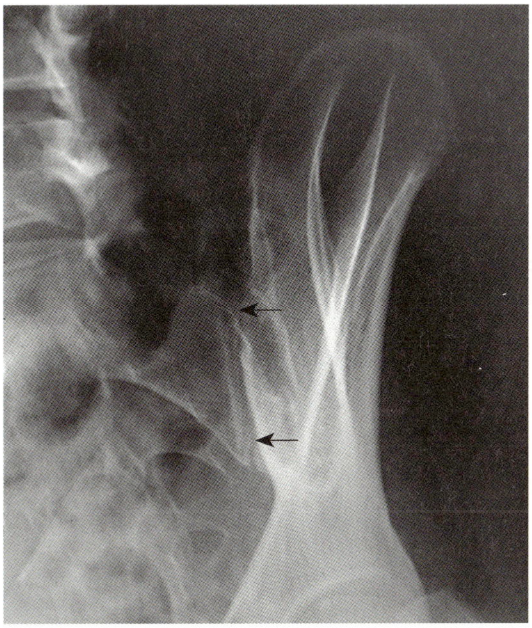

그림 6-117 엉치엉덩관절 후 · 전축사방향 영상. 왼쪽 관절을 보기 위해 20° 다리쪽으로 각을 준 좌전사방향 자세(화살표들).

천골 · 미골 전 · 후축방향과 후 · 전축방향 촬영

Sacroiloac and coccyx AP and PA axial projection

창자의 내용물이 영상의 질을 떨어뜨릴 수 있기 때문에, 엉치뼈와 꼬리뼈의 검사를 위해 큰창자를 깨끗하게 비워야 한다. 따라서 큰창자 전처치에 대한 의사의 처방이 필요할 수 있다. 검사 직전 방광도 비워야 한다.

환자 자세

- 바로 누운 자세에서 뼈가 최대한 영상 수용체에 밀착되도록 한다. 대부분 바로 누운 자세를 사용한다. 하지만 엎드린 자세도 영상의 질 저하 없이 사용할 수 있고, 특히 심한 부상이 있는 환자들에게는 엎드린 자세가 적합하다.

검사 자세

- 바로 눕거나 엎드리게 하고, 신체의 정중시상면이 테이블 상수용체의 정중선에 오게 한다.
- 양쪽 위앞엉덩뼈가시가 상수용체로부터 동일한 거리에 오도록 환자를 조절한다.
- 팔꿈치를 구부려 팔을 편안하게 양쪽의 대칭인 위치에 놓는다.
- 바로 누운 자세에서는 무릎 아래에 받침대를 놓아 준다.
- 생식샘을 차폐한다. 여자는 생식샘을 차폐를 할 수 없다.
- 촬영 시 호흡을 잠시 멈추게 한다.

중심선

엉치뼈

- 환자를 바로 눕히고 중심선을 머리쪽으로 15° 기울여 엉치결합 2inch (5cm) 위쪽으로 입사하게 한다(그림 6-118~6-120).
- 엎드린 자세에서는 중심선을 발쪽으로 15° 기울여 뚜렷하게 보이는 엉치뼈의 굴곡으로 입사하게 한다(그림 6-121).

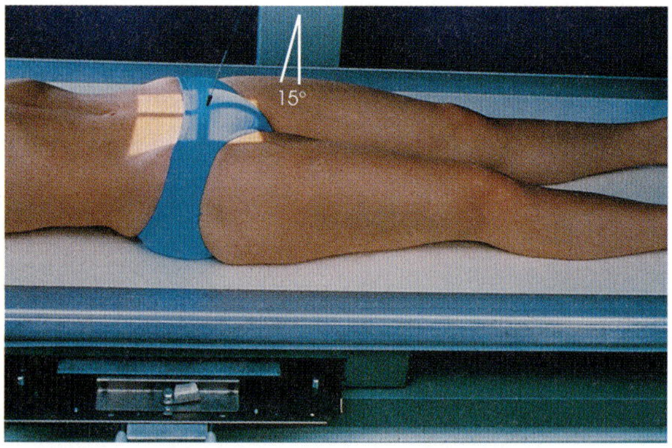

그림 6-118 엉치뼈 전 · 후축방향 촬영.

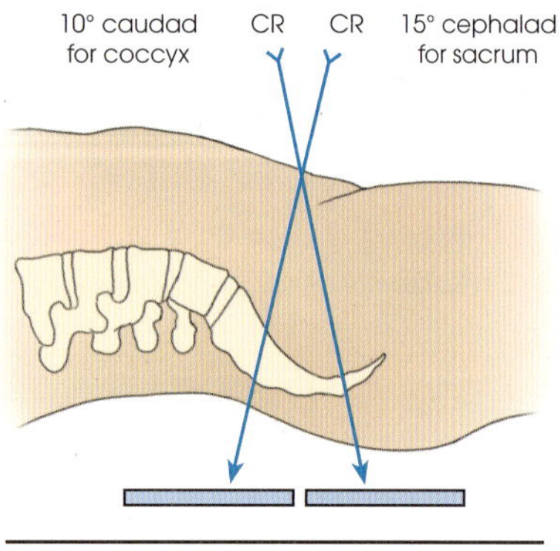

그림 6-119 엉치뼈와 꼬리뼈를 보기 위한 중심선 각도를 보여주는 전 · 후축방향 촬영 모식도.

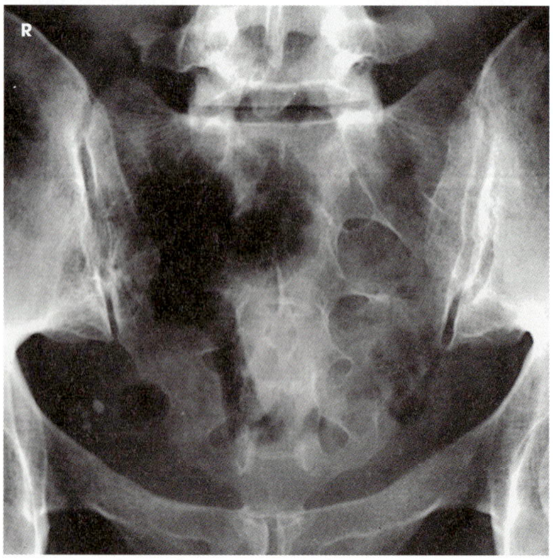

그림 6-120 엉치뼈 전 · 후축방향 영상.

꼬리뼈

- 바로 누운 자세에서는 중심선을 발 쪽으로 10° 기울여 엉치결합 2inch(5cm) 위쪽으로 입사하게 한다(그림 6-122, 6-123).
- 엎드린 자세에서는 중심선을 머리 쪽으로 10° 기울여 꼬리뼈(손쉽게 만져짐)를 향해 입사하게 한다.
- 영상수용체의 중앙에 중심선이 오게 한다.

조사야

- 엉치뼈: 10×12inch(24×30cm)
- 꼬리뼈: 8×10inch(18×24cm)

영상구조

엉치뼈와 꼬리뼈가 겹침 없이 관찰된다(그림 6-120, 6-122, 6-123).

평가기준

- 적절한 조사야가 이루어져야 한다.

엉치뼈

- 곧게 펴진 엉치뼈가 관찰되어야 한다. 하지만 짧아져 보이면 안 된다.
- 두덩뼈가 엉치뼈와 겹치면 안 된다.
- 고대조도(short-scale contrast) 영상이어야 한다.
- 엉치뼈에 회전이 없어야 한다. 이것은 엉덩뼈의 대칭성으로 알 수 있다.
- 엉치뼈는 중앙에 와야 하고 전체 모습이 관찰되어야 한다.
- 영상의 대조도를 향상시키기 위해 조사야를 좁게 해야 한다.
- 창자의 내용물이 엉치뼈를 가려서는 안 된다.

꼬리뼈

- 꼬리분절(coccygeal segments)이 겹쳐서는 안 된다.
- 고대조도(short-scale contrast) 영상이어야 한다.
- 회전이 있으면 안 된다.
- 꼬리뼈는 중앙에 위치해야 하고 전체가 관찰되어야 한다.
- 잘 보이게 하기 위해 조사야를 좁게 해야 한다.

방사선 차폐

- 여성은 난소가 방사선 조사 범위 안에 있기 때문에, 조사 범위를 줄이고 산란선의 양을 줄이기 위해서 조사야를 좁게 설정해야 한다.
- 남성은 조사야를 좁게 설정하고 생식샘 차폐물도 사용한다.

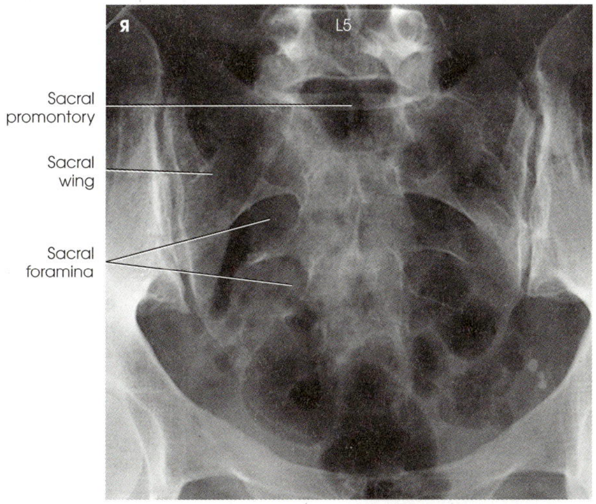

그림 6-121 엉치뼈 후 · 전축방향 영상.

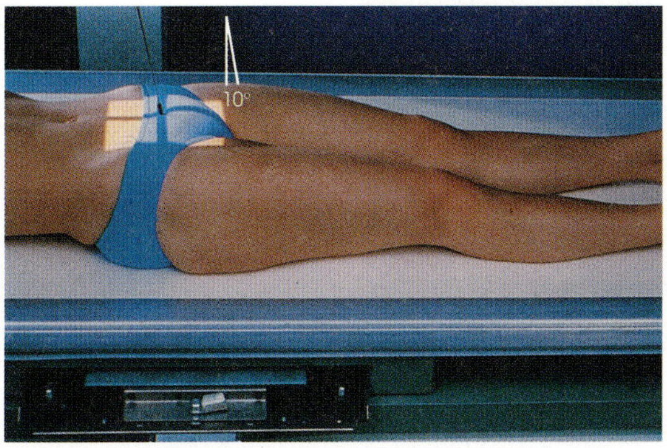

그림6-122 꼬리뼈 전 · 후축방향 촬영.

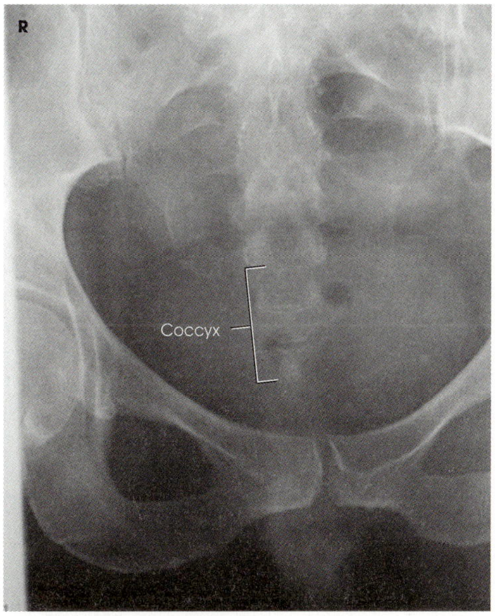

그림 6-123 꼬리뼈 전 · 후축방향 영상.

천골 · 미골 측방향 촬영
Sacrum and coccyx lateral projection

환자 자세

- 환자에게 지시된 쪽으로 몸을 돌리게 하고 엉덩관절과 무릎은 편안한 자세로 구부리게 한다.

검사 자세

- 팔은 몸통에 직각이 되도록 조절한다.
- 무릎은 겹치고, 필요하다면, 발목과 무릎 사이에 자세유지용 스펀지를 놓는다.
- 척추의 긴축이 수평이 되도록 신체 아래에 지지물을 놓고 조절한다. 엉덩뼈 사이면(interiliac plane)이 영상수용체에 수직이 되도록 한다.
- 정측면 자세가 유지되도록 골반과 어깨를 조절한다(예: 몸의 회전이 없어야 한다)(그림 6-124, 6-125).
- 중심선의 정확한 위치를 잡기 위해서, 엉치뼈 또는 꼬리뼈를 상수용체의 정중선에 오게 한다.
- 생식샘을 차폐한다.
- 촬영 시 호흡을 잠시 멈추게 한다.

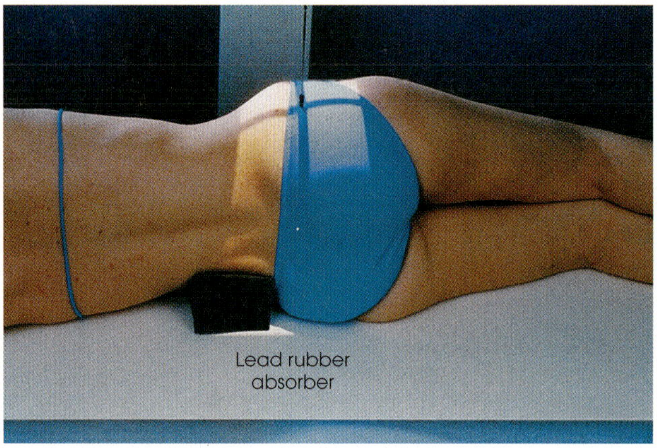

그림 6-124 엉치뼈 측방향 촬영.

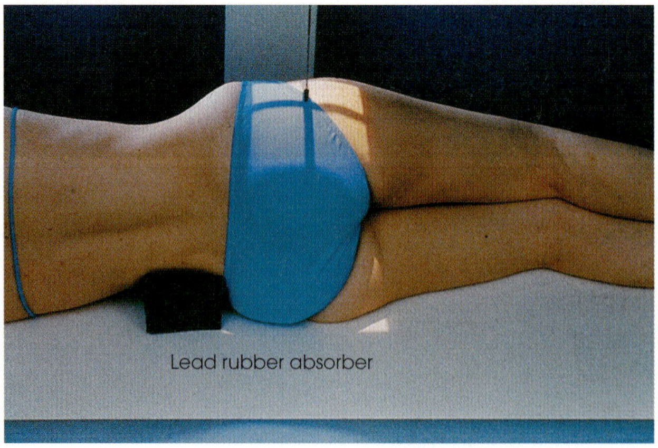

그림 6-125 꼬리뼈 측방향 촬영.

중심선

- 올라간 위앞엉덩뼈가시는 쉽게 만져지고 옆으로 누웠을 때 모든 환자에게서 발견되어서 엉치뼈와 꼬리뼈의 중심점을 잡기 위한 표준화된 참고지점이 된다.

엉치뼈

- 위앞엉덩뼈가시 높이에서 3.5inch (9cm) 뒤쪽 지점에 수직으로 입사한다. 이 입사 지점은 대부분의 환자에 해당한다. 엉치뼈의 정확한 위치는 골반의 굴곡에 달려 있다.

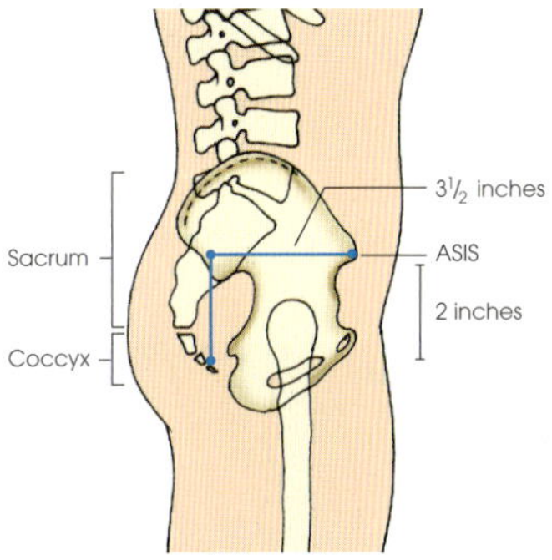

그림 6-126 중심점을 보여주는 측면 엉치뼈, 꼬리뼈, 엉덩뼈(연결된 윤곽선). 위앞엉덩뼈가시는 중심선 위치를 잡는데 있어서 표준적인 기준점이다.

꼬리뼈

- 위앞엉덩뼈가시(ASIS)에서 3.5inch (9cm) 뒤쪽, 2inch(5cm) 아래쪽 지점에 수직입사한다. 이 입사 지점은 대부분의 환자에 해당한다. 꼬리뼈의 정확한 위치는 골반의 굴곡에 달려 있다.
- 영상수용체의 중앙에 중심선이 오게 한다.
- 좁은 조사야를 사용한다.

조사야

- 엉치뼈: 10×12inch(24×30cm)
- 꼬리뼈: 6×8inch(15×20cm)

영상구조

엉치뼈 또는 꼬리뼈의 측면 모습이 관찰된다(그림 6-127, 6-128).

평가기준

- 적절한 조사야가 이루어져야 한다.
- 고대조도(short-scale contrast)를 사용하여 엉치뼈와 꼬리뼈가 깨끗하게 관찰되어야 한다
- 엉치뼈 뒤에 납고무를 놓고 조사야를 좁게 해야 한다.
- 궁둥뼈와 엉덩뼈의 뒤쪽 경계가 잘 겹쳐야 한다.

영상의 질 향상시키기

납 고무를 환자 뒤 테이블 위에 올려놓으면 영상의 질이 향상된다(그림 6-124, 6-125). 납 고무는 환자로부터 나오는 산란선을 흡수한다. 산란선은 영상의 질을 저하시킨다. AEC를 사용할 경우 노출시간을 짧게 하여 영상의 노출 부족이 발생할 수 있다. 같은 이유로 엉치뼈와 꼬리뼈의 측방향 영상에서 조사야를 좁게 설정해야 하다.

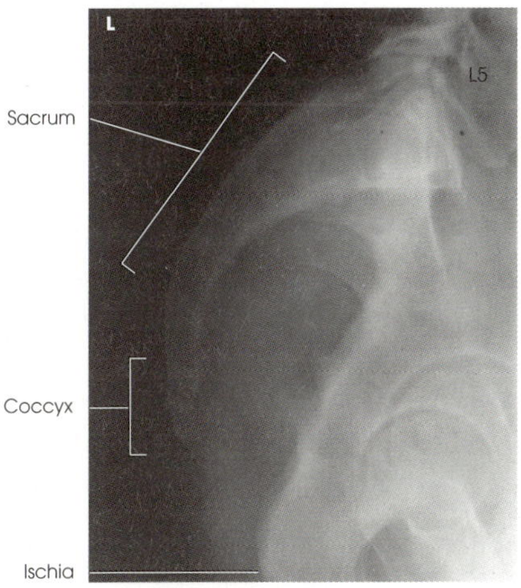

그림 6-127 엉치뼈 측방향 영상.

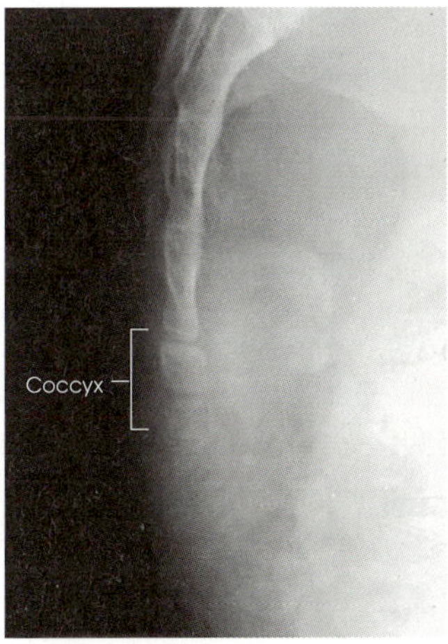

그림 6-128 꼬리뼈 측방향 영상.

요추 후 · 전방향 촬영
Lumbar vertebra PA projection
체중부하법

굴곡위 전 · 후방향 촬영
Bending AP projection

환자 자세
- 선 자세에서 촬영한다. Duncan과 Hoen[1]는 후 · 전방향 촬영을 추천했다. 왜냐하면 확산되는 X선이 척추사이원반공간에 거의 평행이 되기 때문이다.

[1]Duncan W, Hoen T: A new approach to the diagnosis of herniation of the intervertebral disc, Surg Gynecol Obstet 75:257, 1942.

검사 자세
- 환자가 stand Bucky를 보게 하고, 영상수용체를 셋째허리뼈 높이에 맞춘다.
- 위앞엉덩뼈가시가 영상수용체에서 동일한 거리에 있도록 환자 골반의 회전을 조절한다.
- 신체의 정중시상면이 stand Bucky의 정중선에 오게 한다(그림 6-129).
- 환자의 팔은 몸통 양 옆에 내려 놓는다.
- 오른쪽으로 굽혀서 1회 촬영을 하고 왼쪽으로 굽혀서 또 1회의 촬영을 한다(그림 6-130).
- 몸을 돌리거나 발을 들지 말고 가능한 최대로 옆으로 굽히도록 한다. 옆으로 굽힐 때 외부의 힘을 빌리면 안 되고, 자세유지를 위해 지지물을 잡아서도 안 된다.
- 몸의 윗부분은 옆으로 움직이더라도 허리뼈 아래와 엉치뼈의 정중시상면은 상수용체의 중앙에 있어야 한다.
- 생식샘을 차폐한다.
- 촬영 시 호흡을 잠시 멈추게 한다.

중심선
- 5~20° 발쪽으로 기울여 셋째허리뼈를 향해서 수직으로 입사하거나, 넷째~다섯째허리뼈 또는 다섯째허리뼈~첫째엉치뼈가 관심영역이라면 넷째~다섯째허리뼈 또는 다섯째허리뼈~첫째엉치뼈 사이공간을 통과하도록 한다.
- 조사야를 좁게 설정한다.

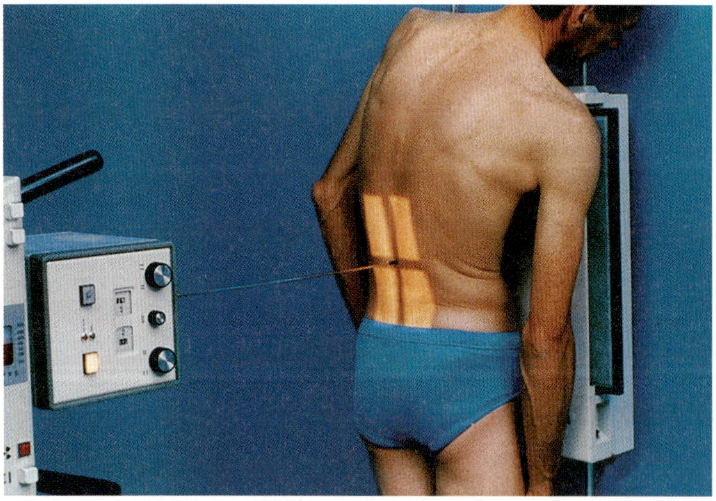

그림 6-129 오른쪽으로 굽힌 허리뼈 척추사이원반 후 · 전방향 촬영.

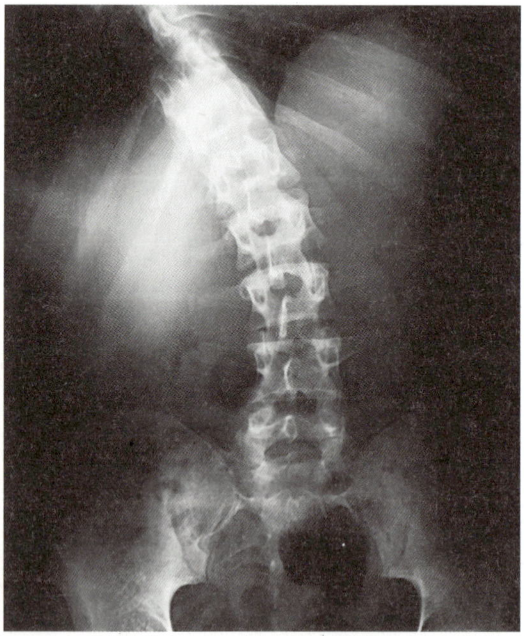

그림 6-130 허리뼈 후 · 전방향 영상. 골반은 똑바로 서 있고 허리뼈만 옆으로 휘어져 있는 것을 주목한다.

영상구조

등뼈 아래와 허리뼈부위의 척추사이관절들의 운동성을 보여주는 굽힘 후 · 전방향 영상이 보인다. 디스크 돌출 환자인 경우, 관련된 관절 위치를 잡기 위해 사용할 수 있다. 왜냐하면 병소부위에서 움직임의 제한을 보이기 때문이다(그림 6-130 참조).

평가기준

- 아래쪽 등뼈 사이공간에서 엉치뼈 전체가 포함 되어야 한다.
- 좌우로 굽힐 때 몸의 회전이 없어야 한다.
- 굽히는 방향은 적절한 납 표식을 사용하여 영상에 표시되어야 한다.

방사선 차폐

영상 촬영을 통해 얻을 수 있는 정보에 손상이 가지 않는다면 전 · 후방향 촬영보다는 후 · 전방향 촬영을 권장한다. 왜냐하면 후 · 전방향 촬영 시 생식샘과 가슴부위에 더 적은 방사선을 받기 때문이다. 추가로, 조사야가 적절하면 환자가 받는 방사선 선량은 더 줄어든다. 또한 X선관과 남성의 생식샘 사이에 납 차폐물을 놓아 불필요한 방사선으로부터 이 부위를 보호해야 한다.

척추측만 후 · 전방향과 측방향 촬영

Scoliosis PA and lateral projection
Frank et al method[1, 2, 3]

이 방법은 American College of Radiology, the Academy of Orthopedic Physicians, Center for Development and Radiation Health of the Department of Health and Human Services에 의해 승인된 것이다. 이 방법은 후 · 전방향 촬영, 보정 필터, 측면 유방 방호를 하고, 눈금이 있는 증감지는 사용하지 않는다. 척추옆굽음증은 척주가 비정상적인 측방향 굴곡을 가지는 것을 말하며 해당 굴곡에 있는 척추뼈몸통에 회전이 동반될 수 있다. 이것은 질병, 수술 또는 외상에 의해 발생할 수도 있지만, 종종 원인이 없이 생기기도 한다. 척추옆굽음증은 흔히 청소년기에 발견된다. 만약 발견해서 치료하지 않으면, 쇠약이 진행해서 허약하게 된다. 척추옆굽음증의 진단과 모니터링은 일련의 방사선 사진들이 필요하며 바로 선 자세, 바로 누운 자세, 옆으로 굽은 자세가 포함된다. 전형적인 척추옆굽음증 검사는 다음의 촬영법을 포함한다.

- 후 · 전방향(또는 전 · 후방향) 바로 선 자세
- 옆으로 굽히고 후 · 전방향(또는 전 · 후방향) 바로 선 자세
- 측방향 바로 선 자세(굽히거나 굽히지 않고)
- 후 · 전방향(또는 전 · 후방향) 엎드리거나 바로 누운 자세

후 · 전방향(또는 전 · 후방향) 바로 선 자세와 측방향 바로 선 자세는 중력 때문에 발생하는 굴곡의 정도를 보여준다. Harrington rods와 같은 척추 유합장치들도 평가할 수 있다. 굽힘 검사는 일차만곡과 이차만곡을 구분하기 위해 종종 사용한다. 환자가 몸을 굽힐 때 일차 만곡은 변하지 않는 반면, 이차 만곡은 변한다. 척추옆굽음증은 일반적으로 10대에 진단하고 평가하기 때문에, 올바른 촬영기법이 중요하다. 이상적으로는, 1회의 촬영으로 전체 척추를 다 보기 위해서 14×36inch(35×90cm) 같은 큰 필름-증감지 시스템과 상수용체를 사용한다.

가슴과 배에서 신체 두께와 비중이 다양하기 때문에 보상필터를 사용할 필요가 있다. 36inch(90cm) 길이의 영상수용체에 조사하기 위해서, 최소 60inch(152cm) SID를 사용한다.

디지털 영상

- 척추옆굽음증의 영상검사에서 가장 최근의 발전은 길다란 컴퓨터 촬영 영상판[computed radiography(CR) long imaging plate]이 도입된 것이다. 척추옆굽음증 검사용 촬영판은 14×34inch(34×86cm)의 판 안에 서로 맞물려 있는 2개의 14×17inch(35×43cm) 카세트로 구성되어 있다. 이 시스템은 특별한 영상합성 소프트웨어를 포함하고 있다. 이 프로그램은 영상에 들어 있는 표지들을 정렬해서 자동으로 영상을 하나로 합쳐준다. 여기에 영상처리를 해서 최적으로 보일 수 있도록 한다. 모니터에는 1개로 합쳐진 영상이 보인다(그림 6-132 A).

조사야

- 큰 범위에 방사선 조사를 해야 하기 때문에 조사야의 설정은 중요하다. 전 · 후방향 촬영을 위해선 12×36inch(30×91cm)로 조절하고, 측방향 촬영을 위해선 12×36inch(30×91cm)로 설정한다. 만일 척추옆굽음증이 심하다면 최대한도로 넓혀서 14×36inch(35×91cm)로 설정한다. 항상 이전에 검사한 영상을 확인하여 옆굽음 정도를 확인한다.

[1]Frank ED et al: Use of the posteroanterior projection: a method of reducing x-ray exposure to specific radiosensitive organs, Radiol Technol 54:343, 1983.

[2]Frank ED et al: A method of reducing x-ray exposure to specific radiosensitive organs, Can J Radiol 15(2):10, 1984.

[3]Gray JE, Stears JG, Frank ED: Shaped, lead-loaded filters for use in diagnostic radiology, Radiology 146(3):825, 1983.

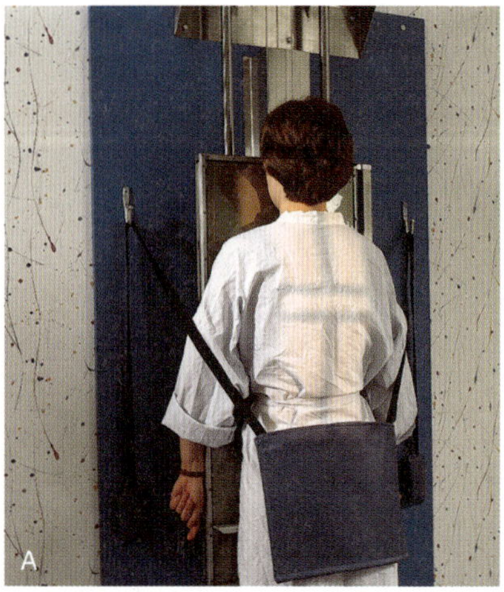

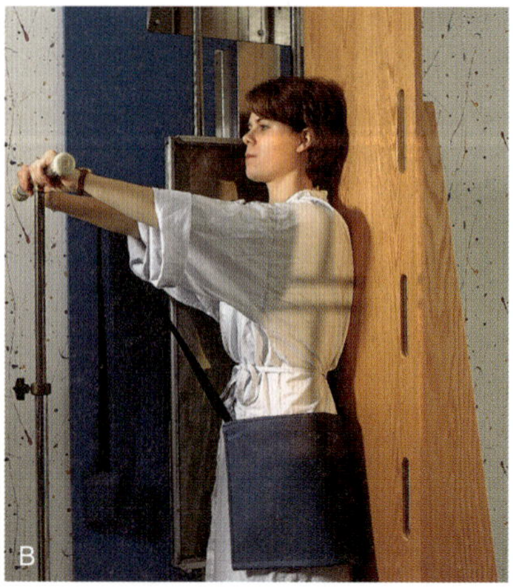

그림 6-131 선 자세 전체 척추 촬영, 14×36inch (35×90cm) 영상수용체 사용. A, 후 · 전방향 촬영: Frank et al method. **B,** 측방향 촬영.

방사선 차폐

1983년에 Frank 등[1]은 척추옆굽음증의 후 · 전방향 촬영을 설명하였다. 또한 1983년에 Frank와 Kuntz[2]는 척추옆굽음증의 검사시 유방을 보호할 수 있는 간단한 방법을 설명하였다. 1986년까지 연방정부는 Butler 등[3]의 논문에 언급된 이러한 촬영기법들을 승인하였다.

방사선 차폐는 필수적이다. 등뼈와 허리뼈만 촬영하기 위해 조사야는 좁게 설정되어야 한다. 환자와 X선관 사이 위앞엉덩뼈가시 높이에 납 치마를 놓아서 생식샘을 보호할 수 있다. 유방은 납 고무 또는 납 아크릴로 차폐하거나(그림 6-132, 6-133), 후 · 전방향 촬영을 함으로써 유방의 방사선 조사량을 줄일 수 있다.

[1]Frank ED et al: Use of the posteroanterior projection: a method of reducing x-ray exposure to specific radiosensitive organs, Radiol Technol 54:343, 1983.
[2]Frank ED, Kuntz JI: A simple method of protecting the breasts during upright lateral radiography for spine deformities, Radiol Technol 55:532, 1983.
[3]Butler PF et al: Simple methods to reduce patient exposure during scoliosis radiography, Radiol Technol 57:411, 1986.

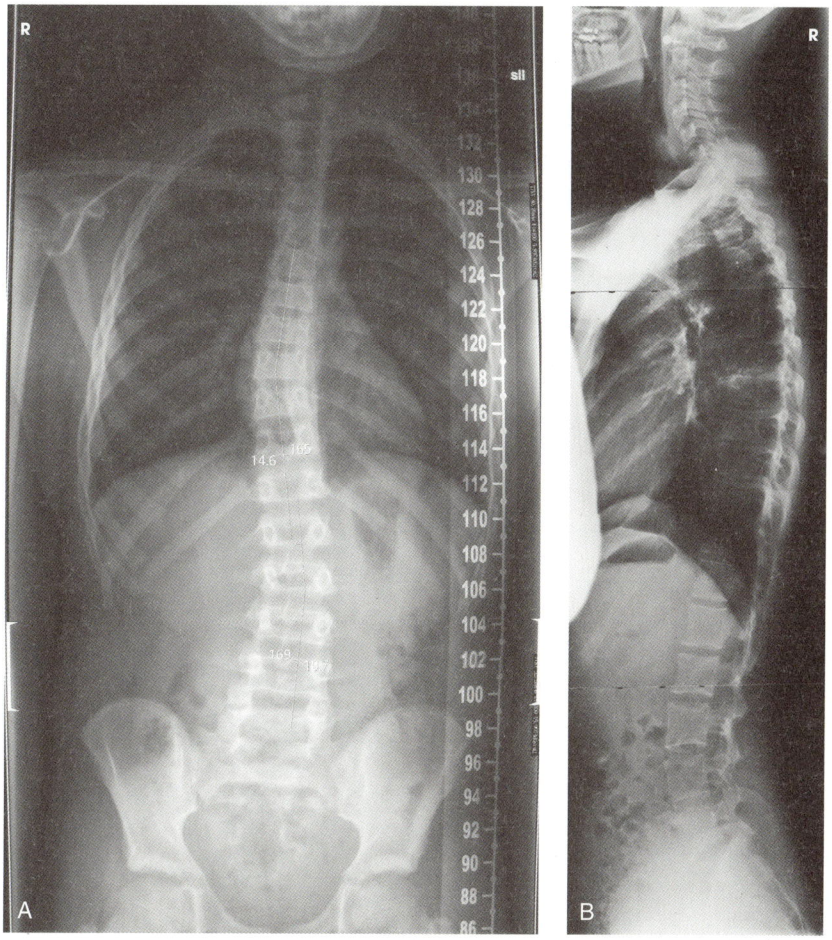

그림 6-132 선 자세 전체 척추 영상. A, 후 · 전방향 촬영: Frank et al method. 영상은 CR판을 이용해서 얻었고, 컴퓨터 소프트웨어가 영상을 하나로 합성했다. **B,** 측방향 촬영. 유방이 방사선 차폐되었음을 주목한다.

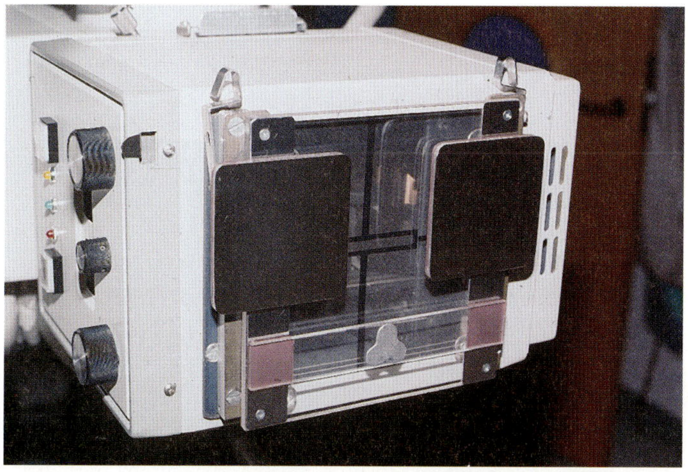

그림 6-133 자석을 이용하여 고정되어 있는 유방 차폐물과 생식샘 차폐물이 있는 조리개 표면.

(Courtesy Nuclear Associates, Carlyle, PA.)

흉요추 후 · 전방향 촬영

Thoracolumbar vertebra PA projection

Ferguson method[1]

조사량을 줄이고 싶은 방사선 민감기관에 대한 방사선 조사[2]를 줄이기 위해 환자는 후 · 전방향 촬영(전 · 후방향 촬영 대신) 자세를 취해야 한다. 후 · 전방향과 전 · 후방향 촬영 중 어느 것을 사용할 것인지는 종종 의사나 의료기관의 정책에 의해 결정된다.

환자 자세

- 후 · 전방향 촬영을 위해서, 환자를 수직 상수용체 앞에 앉거나 선 자세를 취한다.
- 환자에게 앉거나 곧게 서게 하고, 엉덩뼈능선의 1inch(2.5cm) 정도를 포함하도록 영상수용체의 높이를 조절한다(그림 6-134).

[1]Ferguson AB: Roentgen diagnosis of the extremities and spine, New York, 1939, Harper & Row.

[2]Frank ED et al: Use of the posteroanterior projection: a method of reducing x-ray exposure to specific radiosensitive organs, Radiol Technol 54:343, 1983.

검사 자세

첫 번째 촬영

- 척추의 굽이를 확인하기 위해서 환자를 일상적으로 앉는 자세 또는 선 자세로 조절한다.
- 신체의 정중시상면이 상수용체의 정중선에 오게 한다.
- 환자의 팔은 긴장을 풀고 양 옆에 놓는다. 만일 환자가 앉아 있다면, 팔꿈치를 구부리고 손을 무릎 위에 올려 놓는다(그림 6-135).
- 환자를 부축하거나 압박 붕대를 사용하지 않도록 한다.
- 생식샘을 차폐한다.

두 번째 촬영

- 일차굽이의 볼록한 쪽에 있는 환자의 엉덩관절이나 발 밑에 블록이나 책 또는 모래주머니를 놓아 약 3~4inch (7.6~10.2cm) 올린다. Ferguson[1]에 따르면 올리는 정도는 환자가 그 자세를 유지하기 위해 약간의 노력을 기울이는 정도여야 한다고 하였다.
- 이 자세에서 환자를 부축하지 않는다.
- 압박 붕대를 사용하지 않는다.
- 생식샘을 차폐한다.

[1]Ferguson AB: Roentgen diagnosis of the extremities and spine, New York, 1939, Harper & Row.

- 촬영 시 호흡을 잠시 멈추게 한다.
- 필요하다면 일차굽이의 반대쪽 엉덩관절을 올리거나(그림 6-137), 누운 자세로 촬영을 해서 추가적인 영상을 얻는다(그림 6-138).

중심선

- 영상수용체의 중심에 수직이 되게 입사한다.

조사야

- 14×36inch(35×91cm)의 영상수용체에서는 12×36inch(30×91cm)
- 14×17inch(35×43cm)의 영상수용체에서는 12×14inch(30×35cm)

영상구조

등뼈와 허리뼈의 후 · 전방향 모습이 보이며, 이것은 척추옆굽음증이 있는 환자에서 일차굽이를 보상굽이와 구별하기 위한 비교 목적으로 사용한다(그림 6-135~6-138 참조).

평가기준

- 적절한 조사야가 이루어져야 한다.
- 엉덩뼈능선을 약 1inch(2.5cm) 포함하는 등뼈와 허리뼈가 관찰되어야 한다.
- 영상의 중앙에 정렬된 척주가 관찰되어야 한다.
- 정확한 표식이 표시되어야 한다.

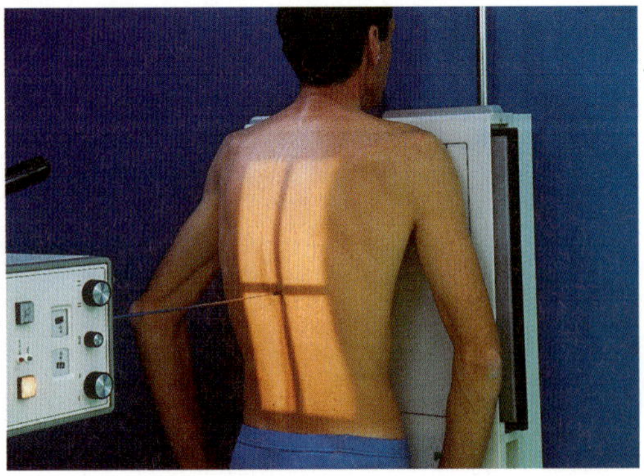

그림 6-134 척추옆굽음증 진단을 위한 등뼈와 허리뼈 후 · 전방향 촬영, 바로 선 자세.

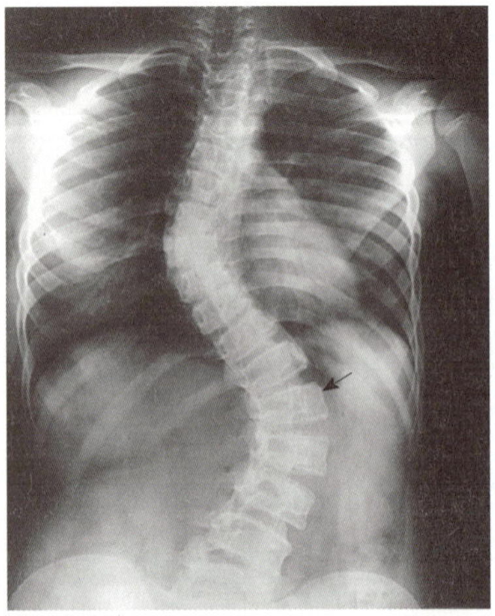

그림 6-135 척추옆굽음증 진단을 위한 등뼈와 허리뼈 후 · 전방향 영상, 바로 선 자세, 일차굽이를 보여주고 있다(화살표).

참고: 척추옆굽음증에 널리 사용되는 또 다른 series 촬영법은 4개의 등뼈와 허리뼈 영상으로 구성되어 있다. 환자를 서게 한 상태에서 후 · 전방향 촬영, 엎드린 상태에서 후 · 전방향 촬영, 엎드린 상태에서 번갈아가며 오른쪽과 왼쪽 옆으로 굽힌 후 후 · 전방향 촬영이다. 척추옆굽음증 series 촬영에서는 35×43cm(14×17inch) 영상수용체들이 사용되며, 엉덩뼈능선 약 1inch(2.5cm)를 포함하도록 놓는다.

참고: Young 등[1]은 이 척추옆굽음증 series에 대한 그들의 경험을 구체적으로 기술하였다. 그들은 환자가 바로 선 상태에서 추가적인 측방향 촬영을 추천했는데, 척추앞전위증을 보거나 척추뒤굽음증 또는 척추앞굽음증의 정도를 보기 위해서이다. Kittleson과 Lim[2]은 척추옆굽음증 측정에 대한 Ferguson과 Cobb의 방법을 기술하였다.

[1]Young LW et al: Roentgenology in scoliosis: contribution to evaluation and management, Radiology 97:778, 1970.
[2]Kittleson AC, Lim LW: Measurement of scoliosis, AJR Am J Roentgenol 108:775, 1970.

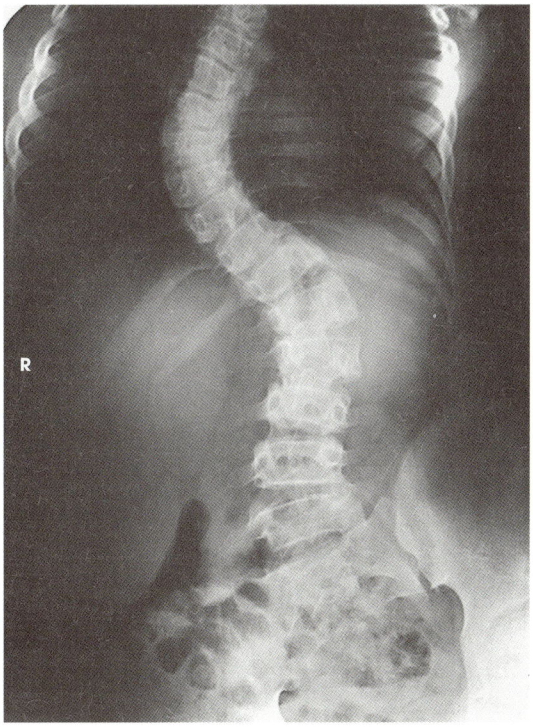

그림 6-136 왼쪽 엉덩이를 올린 등뼈와 허리뼈 후 · 전방향 영상.

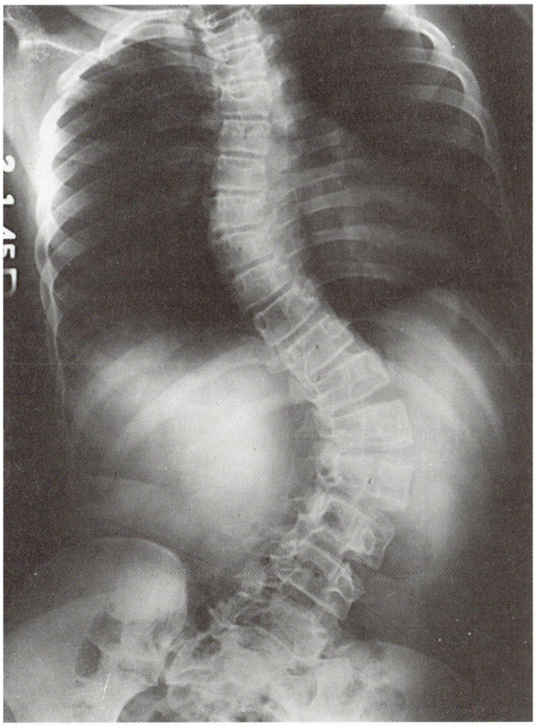
그림 6-137 오른쪽 엉덩이를 올린 등뼈와 허리뼈 후 · 전방향 영상.

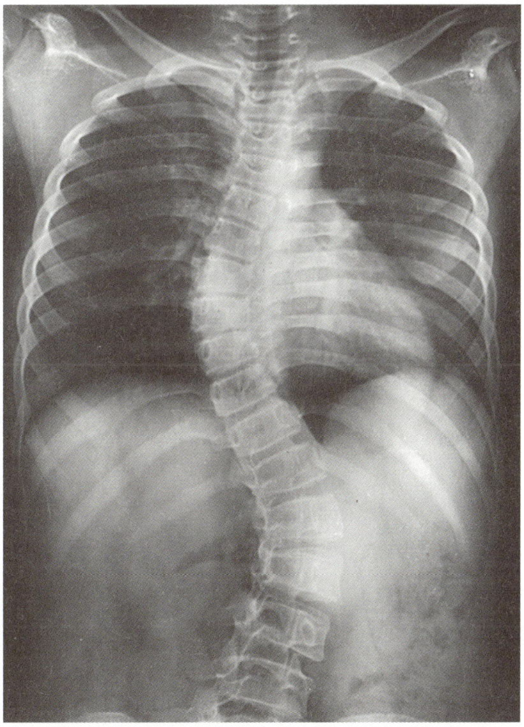
그림 6-138 척추옆굽음증 진단을 위한 등뼈와 허리뼈 후 · 전방향 영상, 엎드린 자세.

요추 전 · 후방향 촬영

Lumbar vertebra AP projection

오른쪽과 왼쪽 굽힘

환자 자세

- 누운 자세를 취하고, 신체의 정중시상면이 상수용체의 정중선에 오도록 한다.

검사 자세

- 최대한 오른쪽으로 굽힌 상태에서 첫 번째 촬영을 하고, 최대한 왼쪽으로 굽힌 상태에서 두 번째 촬영을 한다.
- 척주 전체에 굽히는 힘이 동일하게 걸리도록 하기 위해서, 반대편 환자의 다리를 교차해서 다른 쪽 다리 위에 구부려서 올려 놓는다. 오른쪽으로 굽힐 때는 왼쪽 다리가 오른쪽 위로 교차해야 한다.
- 환자의 양쪽 발꿈치는 구부러진 쪽으로 움직인다. 모래주머니로 발꿈치를 고정시킨다.
- 골반을 회전하지 않고 어깨를 가능한 한 많이 옆쪽으로 움직인다(그림 6-139).
- 환자가 자세를 잡은 후 움직임을 방지하기 위해 압박 붕대를 사용한다.
- 생식샘을 차폐한다.
- 촬영 시 호흡을 잠시 멈추게 한다.

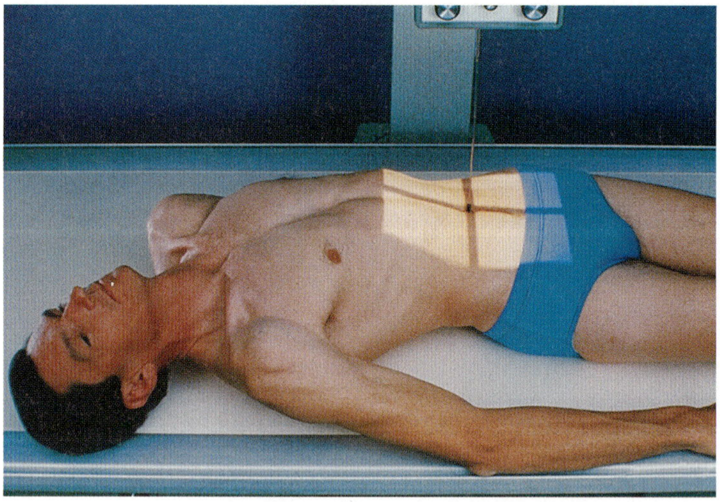

그림 6-139 오른쪽으로 구부린 허리뼈 전 · 후방향 촬영.

중심선

- 정중시상면상에서 엉덩뼈능선 위로 1~1.5inch(2.5~3.8cm) 지점인 셋째 허리뼈 높이에 수직으로 입사한다.
- 영상수용체의 중앙에 중심선이 오게 한다.

영상구조

최대한 오른쪽과 왼쪽으로 굽힌 허리뼈의 전·후방향 모습이 관찰된다(그림 6-140, 6-141). 이러한 검사들은 초기 척추옆굽음증 환자들에서 오른쪽이나 왼쪽으로 굽힐 때 구조적인 변화가 나타나는지 보기 위해서 사용한다. 이 검사들은 또한 제한된 움직임을 통해 알 수 있는 척추사이원반탈출의 위치를 잡기 위해서도 사용하고 척추유합 부위에 움직임 여부를 관찰하기 위해서도 사용한다. 후자의 검사는 일반적으로 유합수술 6개월 후에 시행한다.

평가기준

- 중앙에 척추유합부위가 와야 하고 위쪽과 아래쪽 척추뼈를 포함해야 한다.
- 골반이 회전되어서는 안 된다(엉덩뼈의 대칭성을 통해 알 수 있다).
- 굽힘 방향은 적절한 납 표식으로 정확하게 표시되어야 한다.
- 척추뼈가 겹쳤을 때 움직임의 정도를 보기에 충분한 방사선 음영이 관찰되어야 한다.

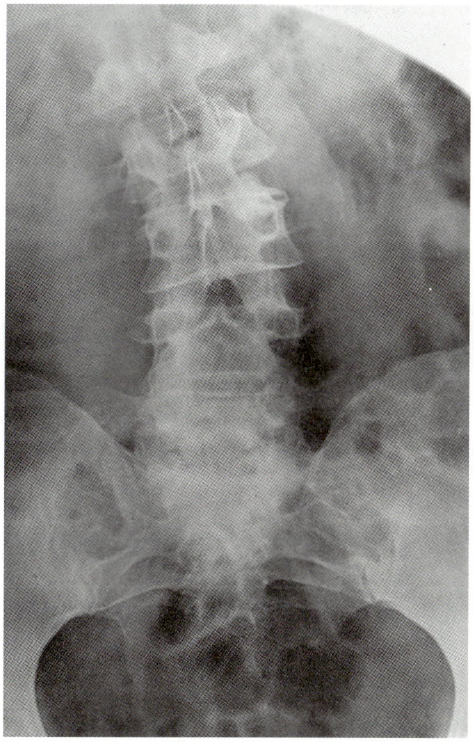

그림 6-140 허리뼈 전·후방향 영상, 오른쪽으로 구부린 척주유합 촬영 series.

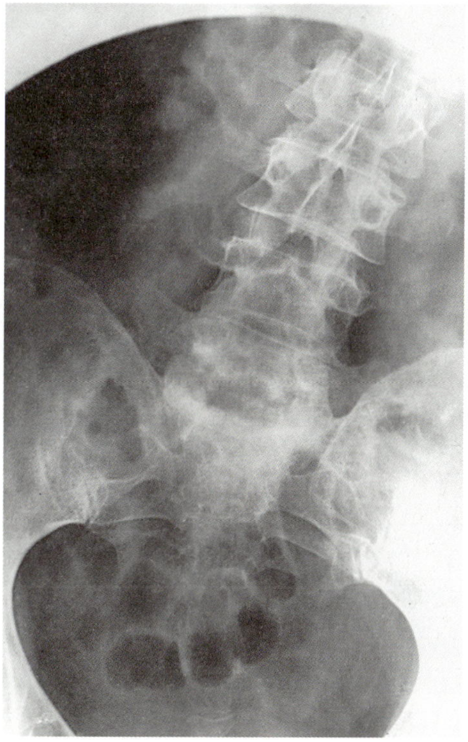

그림 6-141 허리뼈 전·후방향 영상, 왼쪽으로 구부린 척주유합 촬영 series.

척추 측방향 촬영

Lumbar vertebra lateral projection

과굴곡과 과신전

환자 자세

- 옆으로 누운 자세를 취한다.
- 정중관상면이 상수용체의 정중선에 오게 한다.

검사 자세

- 첫 번째 검사를 위해, 앞쪽으로 몸을 숙이고 넙다리를 위로 끌어 올려 척추가 최대한 힘으로 굽혀지게 한다(그림 6-142).
- 두 번째 검사를 위해, 최대한 가슴을 뒤쪽으로 숙이게 하고 넙다리와 다리를 뒤로 젖히게 한다(그림 6-143).
- 환자가 자세를 취하면, 움직임을 방지하기 위해 골반 위로 압박붕대를 사용한다.
- 영상수용체의 중심을 척주유합 높이로 오게 한다.
- 생식샘을 차폐한다.
- 촬영 시 호흡을 잠시 멈추게 한다.

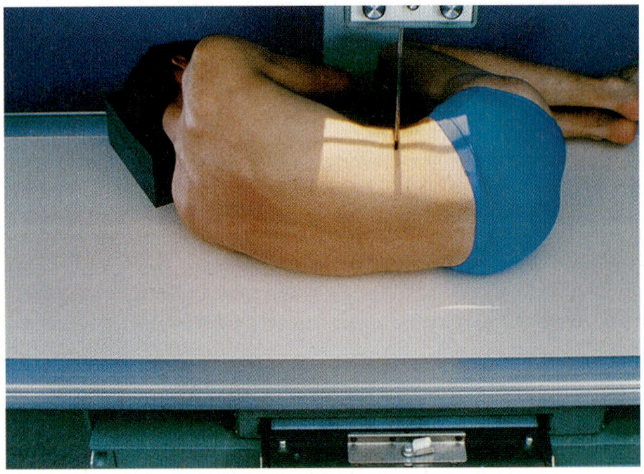

그림 6-142 과다굽힘(hyperflexion) 자세.

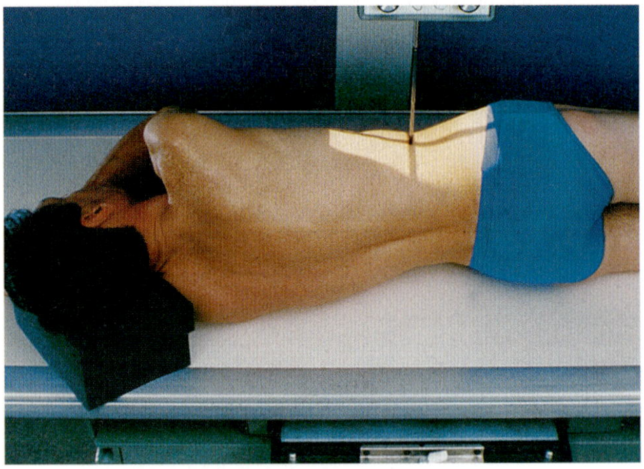

그림 6-143 젖힘(hyperextension) 자세.

중심선

- 척주유합부위나 셋째허리뼈를 향해 수직입사한다.

영상구조

척주유합부위의 움직임 여부 또는 제한된 움직임을 통해 알 수 있는 척추사이원반탈출의 위치를 관찰하기 위한 과다굽힘(그림 6-144 A)과 젖힘(그림 6-144 B)을 통해 촬영된 2개의 척추 측방향 영상이 관찰된다.

평가기준

- 영상의 중앙에 척주유합부위가 있어야 한다.
- 척주의 회전이 있어서는 안 된다(척추뼈의 뒤쪽 경계는 겹쳐져야 한다).
- 각각의 촬영에서 과다굽힘과 젖힘 표식을 정확히 사용하여야 한다.

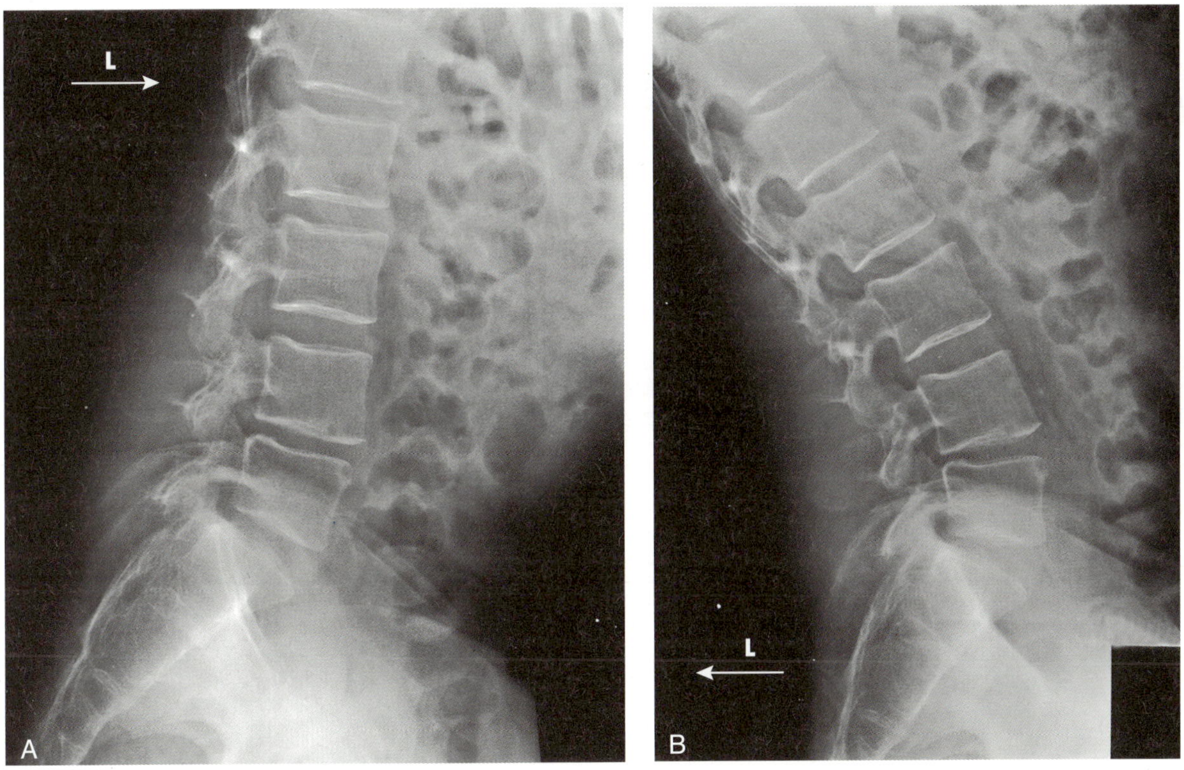

그림 6-144 A, 과다굽힘한 상태의 측방향 영상. **B,** 젖힘한 상태의 측방향 영상. 표식의 위치와 정확한 화살표의 사용을 주목한다.

사방향 촬영 요약 SUMMARY OF OBLIQUE PROJECTIONS

목 사방향

촬영방향	자세 – 각도	영상 구조	중심선
전 · 후사방향	좌후사방향—45°	오른쪽: 척추사이구멍들(위로 올라간 쪽)	15~20°
	우후사방향—45°	왼쪽: 척추사이구멍들(위로 올라간 쪽)	15~20°
후 · 전사방향	좌전사방향—45°	왼쪽: 척추사이구멍들(밑으로 내려간 쪽)	15~20°
	우전사방향—45°	오른쪽: 척추사이구멍들(밑으로 내려간 쪽)	15~20°

가슴 사방향

촬영방향	자세 – 각도	영상 구조	중심선
전 · 후사방향	좌후사방향—70°	오른쪽: 돌기사이관절들(위로 올라간 쪽)	0°
	우후사방향—70°	왼쪽: 돌기사이관절들(위로 올라간 쪽)	0°
후 · 전사방향	좌전사방향—70°	왼쪽: 돌기사이관절들(밑으로 내려간 쪽)	0°
	우전사방향—70°	오른쪽: 돌기사이관절들(밑으로 내려간 쪽)	0°

허리 사방향

촬영방향	자세 – 각도	영상 구조	중심선
전 · 후사방향	좌후사방향—45°	왼쪽: 돌기사이관절들(밑으로 내려간 쪽)	0°
	우후사방향—45°	오른쪽: 돌기사이관절들(밑으로 내려간 쪽)	0°
후 · 전사방향	좌전사방향—45°	오른쪽: 돌기사이관절들(위로 올라간 쪽)	0°
	우전사방향—45°	왼쪽: 돌기사이관절들(위로 올라간 쪽)	0°

엉치엉덩 사방향

촬영방향	자세 – 각도	영상 구조	중심선
전 · 후사방향	좌후사방향—25~30°	오른쪽: 엉치엉덩관절(위로 올라간 쪽)	0°
	우후사방향—25~30°	왼쪽: 엉치엉덩관절(위로 올라간 쪽)	0°
후 · 전사방향	좌전사방향—25~30°	왼쪽: 엉치엉덩관절(밑으로 내려간 쪽)	0°
	우전사방향—25~30°	오른쪽: 엉치엉덩관절(밑으로 내려간 쪽)	0°

7

가슴우리

BONY THORAX

학습목적

가슴우리의 해부학적 구조와 각종 질환의 진단을 위한 각종 검사법을 익히며, 검사부위별 영상해부 · 병리학적 특징을 숙지하여 진단가치가 높은 영상을 획득하기 위한 검사 자세와 장비를 효율적으로 사용할 수 있도록 학습한다.

학습목표

1. 가슴우리의 해부학적 구조와 특성을 설명할 수 있다.
2. 가슴우리와 주위조직의 해부학적 구조를 식별할 수 있다.
3. 가슴우리 검사에 사용되는 기준점을 설명할 수 있다.
4. 가슴우리의 질환과 관계된 각종 방사선학적 검사법을 설명할 수 있다.
5. 가슴우리의 방사선학적 영상을 평가하고 설명할 수 있다.
6. 환자 자세, 입사각에 따른 검사조건, 장비 사용에 대한 기술적인 설명을 할 수 있다.
7. 가슴우리의 병리학적 병변을 묘출하고 영상을 평가할 수 있다.

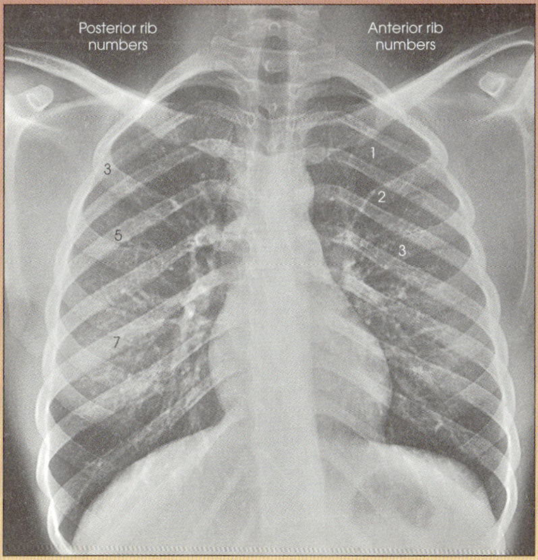

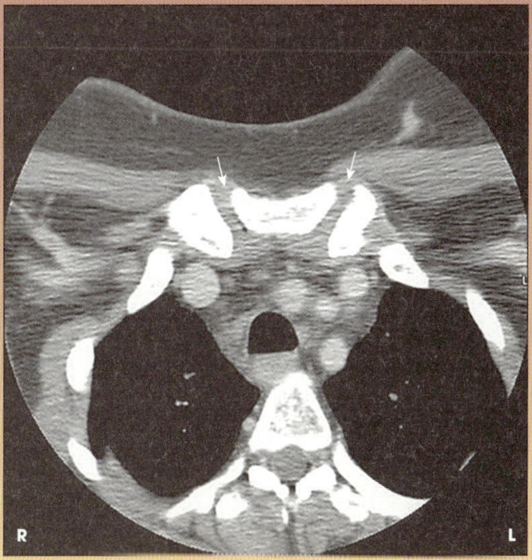

촬영방향, 환자 자세, 촬영법

중요도	촬영부위	촬영방향	환자 자세	촬영법
▲	복장뼈	후 · 전사방향	우전사방향	
	복장뼈	후 · 전사방향	변형된 엎드린 자세	Moore method
▲	복장뼈	측방향	똑바로 선 자세	
▲	복장뼈	측방향	누운 자세	
▲	복장빗장관절	후 · 전방향		
▲	복장빗장관절	후 · 전사방향	우전사방향 또는 좌전사방향	몸통 회전
▲	복장빗장관절	후 · 전사방향	우전사방향 또는 좌전사방향	중심선 기울임
▲	앞위 갈비뼈	후 · 전방향		
▲	뒤 갈비뼈	전 · 후방향		
▲	갈비뼈: 겨드랑	전 · 후사방향	우전사방향 또는 좌후사방향	
▲	갈비뼈: 겨드랑	후 · 전사방향	우후사방향 또는 좌후사방향	
	갈비뼈관절	전 · 후축방향		

가슴우리

가슴우리(흉곽, bony thorax)는 호흡에 이용되는 가슴막공간(흉막강)과 가로막(횡격막)의 벽을 유지하는 데 도움을 준다. 가슴우리는 호흡하는 동안 가슴공간(흉강)의 부피가 변할 수 있도록 만들어져 있다. 또한 가슴우리는 심장과 허파를 보호한다.

가슴우리는 복장뼈, 갈비뼈(늑골) 12쌍, 등뼈(흉추) 12개로 이루어져 있다. 가슴우리는 심장과 폐를 보호한다. 원뿔형 모양인 가슴우리는 아래쪽보다 윗쪽이 좁고, 앞뒤(깊이)보다 좌우(폭)가 더 넓고, 앞쪽보다 뒤쪽이 아래위로 더 길다.

복장뼈

복장뼈(흉골, sternum or breastbone)는 앞쪽 아래쪽으로 뻗어 있으며 가슴우리 전면의 정중선상에 있다(그림 7-1~7-3). 6inch(15cm) 정도 길이의 폭이 좁고 납작한 복장뼈는 복장뼈자루(흉골병, manubrium), 복장뼈몸통(흉골체, body), 칼돌기(검상돌기, xiphoid process)의 세 부위로 이루어져 있다. 복장뼈는 위쪽 복장뼈각(흉골각)에서 빗장뼈(쇄골)와 연결되고, 양쪽 가장자리에 7쌍의 갈비연골(늑연골)이 붙는다.

복장뼈(흉골)의 윗부분인 복장뼈자루는 사각형 모양이고 복장뼈에서 가장 폭이 넓은 부위이다. 복장뼈자루(흉골병) 위쪽 가장자리의 중앙에는 목아래패임(경절흔, jugular notch)이라고 하는 오목한 부분이 있고 쉽게 만질 수 있다. 평균적인 사람은 똑바로 선 자세에서 목아래패임이 둘째와 셋째등뼈 사이의 척추사이구멍 앞쪽에 위치한다. 복장뼈자루는 목아래패임의 양 측면에서 바깥쪽 뒤쪽으로 기울어져 있고, 타원형 관절면인 빗장패임(쇄골절흔, clavicular notch)이 빗장뼈의 복장끝과 관절을 이루고 있다. 빗장패임 바로 아래 부분의 복장뼈자루 양쪽 가장자리는 약간 함몰되어 있으며 첫째 갈비연골이 붙는다.

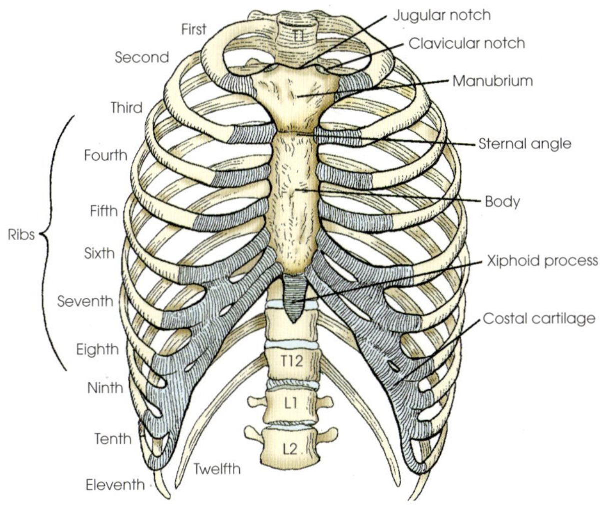

그림 7-1 가슴우리의 앞쪽 모습.

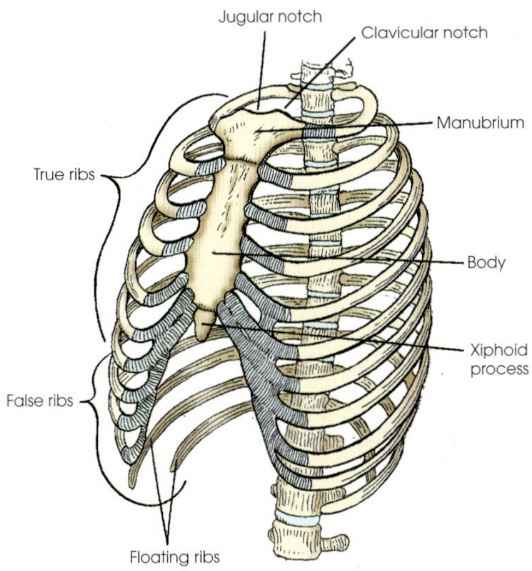

그림 7-2 가슴우리의 앞가쪽 사방향 모습.

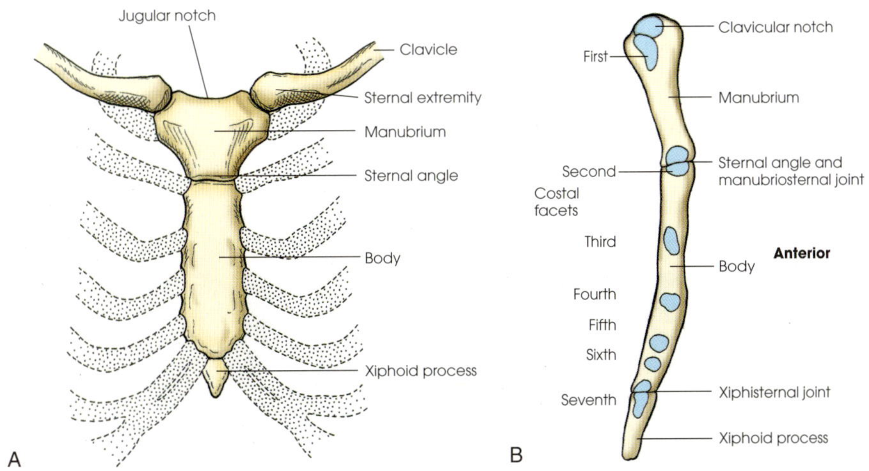

그림 7-3 A, 복장뼈와 복장빗장관절(흉쇄관절) 앞부분. B, 복장뼈의 가쪽면

복장뼈자루(흉골병)은 복장뼈에서 가장 긴 부분[4inch(10.2cm)]이고, 둘째 갈비연골(늑연골)이 붙는 부위인 복장뼈각(sternal angle)에서 복장뼈자루와 결합한다. 복장뼈자루(흉골병)와 복장뼈몸통(흉골체)은 둘째 갈비연골이 붙는 데 기여를 한다. 이어지는 5쌍의 갈비연골은 복장뼈몸통의 양쪽 가장자리에 붙는다. 복장뼈각은 만질 수 있는데 정상적인 가슴우리에서 똑바로 선 자세에서 넷째와 다섯째등뼈 사이의 척추사이구멍 앞쪽에 위치한다.

복장뼈에서 가장 아래쪽에 있고 가장 작은 부분인 칼돌기(검상돌기)는 초기에는 연골이지만 나중에는 일부 또는 전체(특히 위쪽 부위)가 뼈로 바뀐다. 칼돌기는 모양이 다양하고 종종 몸의 정중선을 벗어나 위치한다. 정상적인 가슴우리에서 칼돌기(검상돌기)는 열째 등뼈 앞쪽에 위치하고, 간의 윗부분과 심장의 아래쪽 가장자리를 찾는 데 유용한 지표이다.

갈비뼈

12쌍의 갈비뼈는 위에서부터 아래로 연속적으로 번호를 붙인다(그림 7-1, 7-2, 7-4). 갈비뼈의 번호는 그 갈비뼈가 붙는 등뼈 번호와 같다. 각각의 갈비뼈(늑골)는 길고 가늘고 휘어져 있으며, 앞쪽으로 유리연골(hyaline cartilage)인 갈비연골(costal)이 붙어 있다. 첫째부터 일곱째갈비연골까지는 직접 복장뼈에 붙는다. 여덟째부터 열째갈비연골은 일곱째갈비뼈의 갈비연골에 붙는다. 갈비뼈들은 앞쪽 아래쪽으로 기울어져 있어서 앞부분 끝이 상응하는 등뼈(흉추)의 끝보다 3~5inch(7.6~12.5cm) 아래에 있다. 기울어지는 정도는 첫째부터 아홉째갈비뼈까지는 점차 증가하고, 이후 열두째갈비뼈까지 감소한다. 첫째부터 일곱째갈비뼈까지는 복장뼈에 직접 붙기 때문에 참갈비뼈(진성늑골, true ribs)라 부른다. 여덟째부터 열두째갈비뼈까지는 복장뼈에 직접적으로 붙지 않아 거짓갈비뼈(가성늑골, false ribs)라 부른다. 마지막 2개 갈비뼈들(열한째와 열두째갈비뼈들)은 척추에만 붙기 때문에 뜬갈비뼈(부유늑골, floating ribs)이라 부른다. 갈비뼈 사이의 공간은 갈비사이공간(늑간, intercostal spaces)이라고 부른다.

갈비뼈의 개수는 목이나 허리에 갈비뼈가 있으면 증가할 수도 있다. 목갈비뼈(경부늑골, cervical ribs)는 C7 척추와 관절을 이루지만 복장뼈와는 거의 붙지 않는다. 목갈비뼈는 첫째갈비뼈과 분리되어 있거나, 관절을 이루거나, 융합될 수도 있다. 허리갈비뼈(요륵, lumbar ribs)은 목갈비뼈보다 흔하지 않다. 허리갈비뼈로 인해 혼란이 일어나기도 하는데, 척추의 위치를 판단할 수 있는 지표가 되거나 L1 척추의 가로돌기(횡돌기)에 골절이 생긴 걸로 오인할 수도 있기 때문이다.

갈비뼈는 폭과 길이가 다양하다. 첫째갈비뼈는 가장 길이가 짧고 가장 폭이 넓다. 폭은 열두째갈비뼈로 갈수록 좁아져서 열두째갈비뼈의 폭이 가장 좁다. 길이는 첫 째에서 일곱째갈비뼈로 갈수록 길어지다가 이후 점진적으로 열두째갈비뼈까지 줄어든다.

전형적으로 갈비뼈는 갈비뼈머리(늑골두, head), 편평한 갈비뼈목(늑골경, neck), 갈비뼈결절(늑골결절, tubercle), 갈비뼈몸통(늑골체, body)으로 구성되어 있다(그림 7-5, 7-6). 갈비뼈는 갈비뼈머리에 관절면(facet)이 있고 척추와 관절을 이룬다. 어떤 갈비뼈들에서는 관절면이 위쪽과 아래쪽으로 나눠어져 있고, 척추의 반관절면(demifacets)과 관절을 이룬다. 또한 갈비뼈결절도 척추의 가로돌기와 관절을 이루는 관절면이 있다. 열한째와 열두째갈비뼈는 갈비뼈목(늑골경)이나 갈비뼈결절(늑골결절)의 관절면이 없다. 갈비뼈의 양쪽 끝은 척추끝(vertebral end)과 복장뼈끝(sternal end)이라고 부른다.

척추체와 관절을 이루는 부위에서 바라보면 갈비뼈는 척추 가로돌기와 관절을 이루는 지점까지 비스듬히 뒤쪽으로 뻗어나간다. 이어서 갈비뼈는 바깥쪽으로 돌아 갈비뼈몸통의 갈비뼈각(늑골각, angle)에 이르고, 여기서부터 갈비뼈는 앞쪽, 내측, 아래쪽으로 기울어지는 아치를 형성한다. 각각의 갈비뼈 아래가쪽 가장자리를 따라서는 갈비뼈고랑(늑골구, costal groove)이 있고, 갈비뼈 동맥, 정맥, 신경들이 지나간다. 갈비뼈에 부상을 당하면 이러한 신경혈관 구조물에 손상을 주어 통증과 출혈의 원인이 된다.

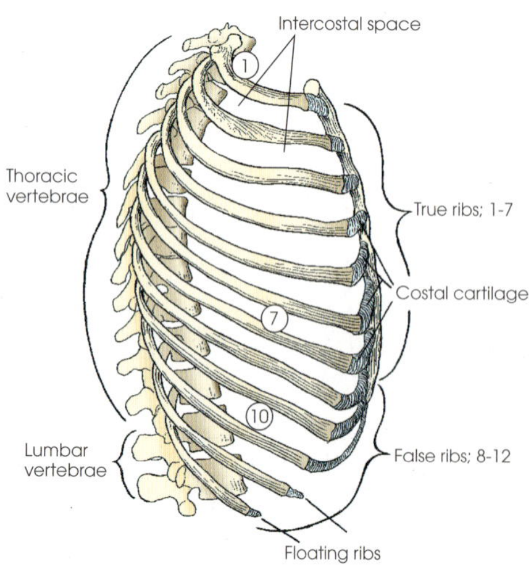

그림 7-4 가슴우리의 가쪽면.

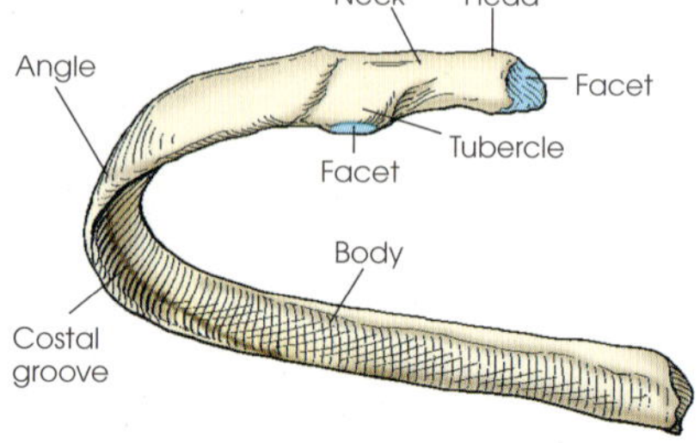

그림 7-5 뒤쪽에서 바라본 전형적인 갈비뼈.

가슴우리의 관절들

가슴우리의 8개 관절이 표 7-1에 정리되어 있다. 자세한 내용은 다음과 같다.

복장빗장관절(흉쇄관절, sternoclavicular joints)은 팔과 몸통 사이에 관절을 이루는 유일한 부위이다(그림 7-3). 이것은 빗장뼈의 복장끝과 복장뼈자루의 빗장패임(쇄골절흔) 사이에 형성된 윤활미끄럼관절(synovial gliding joints)로 움직임이 자유롭다(관절의 한 면이 다른 면 위에서 미끄러짐). 관절을 이루는 뼈끝(골단, osteoeiphsis) 사이에는 섬유성 연골(fibrocartilage)로 된 원형의 디스크가 있고, 관절은 관절주머니로 둘러싸여 있다.

표 7-1 가슴우리의 관절

	구조적 분류		
관절	조직	형태	움직임
복장빗장관절	윤활막	미끄럼	자유로운 움직임
갈비척주관절			
첫째-열두째갈비뼈들	윤활막	미끄럼	자유로운 움직임
갈비가로돌기관절			
첫째-열째갈비뼈들	윤활막	미끄럼	자유로운 움직임
갈비연골			
첫째-열째갈비뼈들	연골	연골결합	움직이지 못함
복장갈비관절			
첫째 갈비뼈	연골	연골결합	움직이지 못함
둘째-일곱째갈비뼈들	윤활막	미끄럼	자유로운 움직임
갈비연골사이관절			
여섯째-아홉째갈비뼈들	윤활막	미끄럼	자유로운 움직임
아홉째-열째갈비뼈들	섬유	연골결합	약간 움직임
복장뼈자루연골결합	연골	섬유연골결합	약간 움직임
복장칼연골결합	연골	연골결합	움직이지 못함

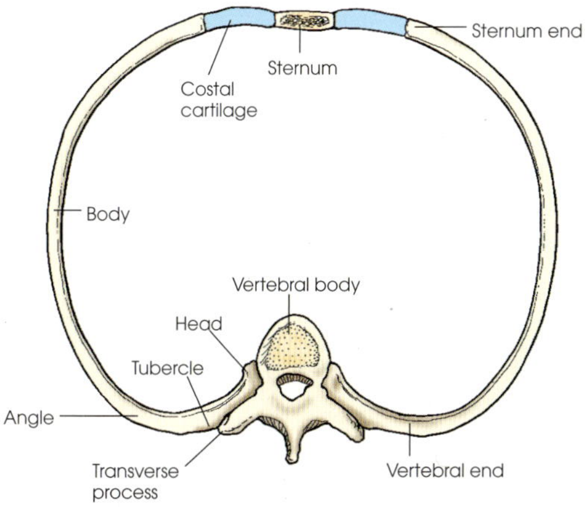

A

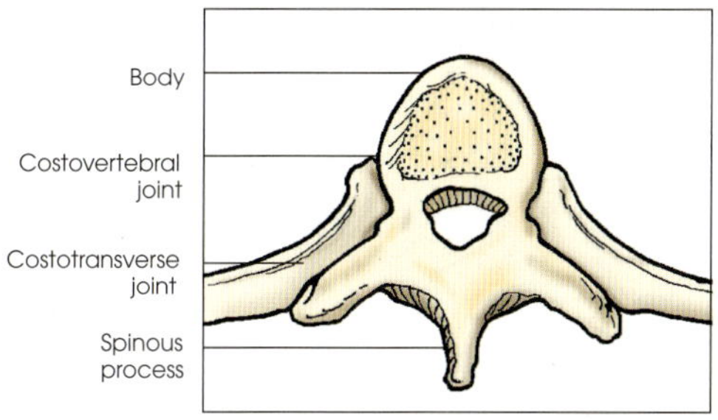

B

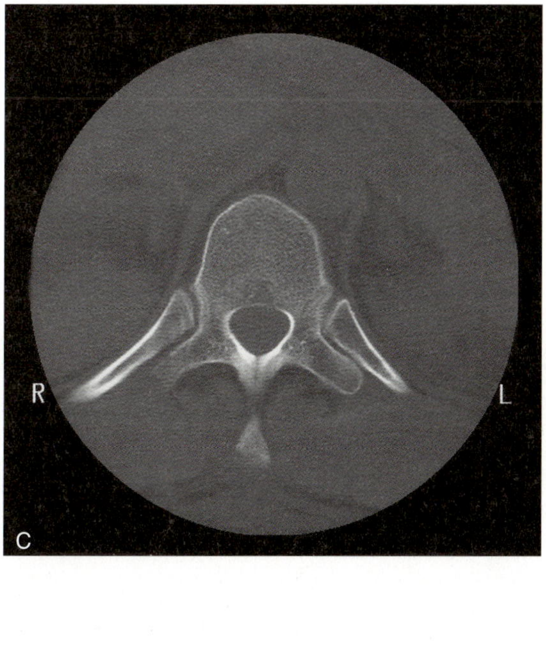

C

그림 7-6 A, 등뼈, 가슴뼈와 관절을 이루는 갈비뼈를 위쪽에서 바라본 모습. **B,** 갈비척추관절과 갈비척추돌기관절을 확대한 그림 **C,** 갈비척추관절과 갈비척추돌기관절의 가로단면 CT 영상.

(C, From Kelley LL, Petersen CM: Sectional anatomy for imaging professionals, ed 2, St Louis, 2007, Mosby.)

뒤쪽으로는 갈비뼈머리가 2개의 인접한 척추뼈몸통에 있는 반관절면에 단단히 붙어 갈비척추관절(갈비뼈척추관절, costovertebral joint)이라고 부르는 윤활활강관절을 형성한다(그림 7-7 A, 그림 7-6). 첫째, 열째, 열한째, 열두째갈비뼈는 오직 하나의 척추뼈몸통과 관절을 형성한다.

갈비뼈결절은 아래쪽 척추의 가로돌기 앞면과 갈비가로돌기관절(costotransverse joint)을 이루고, 갈비뼈머리는 갈비척추관절에서 관절을 형성한다. 또한 갈비뼈머리는 똑같은 척추뼈몸통과 관절을 이루고, 바로 위 척추와도 관절을 이룬다. 갈비가로돌기관절도 윤활미끄럼관절(synovial gliding articulation)이다. 갈비뼈결절과 척추가로돌기 사이의 관절은 처음 6쌍의 갈비뼈에서는 오직 위아래로만 움직일 수 있다. 이어지는 4쌍에서는 움직임이 좀 더 자유롭다.

갈비연골관절(늑연골관절, costochondral articulation)은 갈비뼈 앞쪽 끝과 갈비연골(늑연골) 사이의 관절이다(그림 7-7 B). 이 관절들은 연골결합(cartilaginous synchondrosis)이고 움직일 수 없다. 참갈비뼈(진성늑골)의 갈비연골과 복장뼈 사이의 관절은 복장갈비관절(흉늑골관절, sternocostal joints)이라고 한다. 첫째갈비뼈 쌍은 복장뼈에 단단하게 붙어 있고, 첫째복장갈비관절을 형성한다. 이것은 연골결합 형태의 관절로 움직일 수 없다. 둘째부터 일곱째까지의 복장갈비관절들은 윤활미끄럼관절로 여겨지고 있으며 움직임이 자유롭다. 갈비연골사이관절(연골간관절, interchondral joints)은 여섯째와 일곱째, 일곱째와 여덟째, 여덟째와 아홉째갈비연골 사이에 형성된다(그림 7-7 C). 이러한 갈비연골사이관절들은 윤활미끄럼관절(synovial gliding articulation)이다. 아홉째와 열째갈비뼈 사이의 갈비연골사이관절은 섬유인대결합(fibrous syndesmosis)으로 아주 약간만 움직일 수 있다.

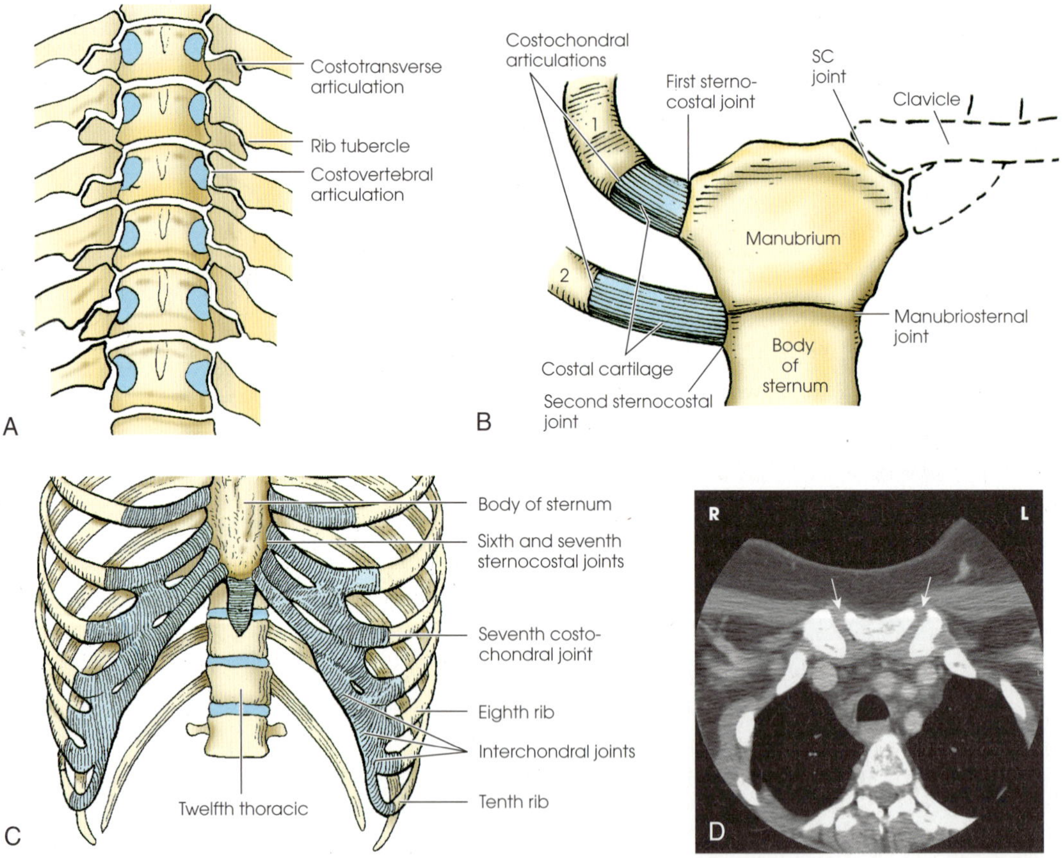

그림 7-7 갈비뼈 관절들. **A,** 등뼈의 앞쪽 부분으로 갈비척주관절이 보인다. **B,** 복장뼈자루, 가슴뼈, 처음 2개 갈비뼈의 앞부분으로 이들 사이의 관절형성을 보여주고 있다(SC, 복장빗장관절). **C,** 아래쪽 가슴뼈와 갈비뼈로 갈비사이관절, 갈비연골관절, 복장갈비관절이 보인다. **D,** 위쪽 가슴우리의 가로단면 CT영상으로 복장뼈자루와 기울어져 있는 복장빗장관절(화살표)이 보인다.

복장뼈몸통자루연골관절(흉골병연골관절, manubriosternal joint)은 연골섬유결합관절(cartilaginous symphysis joint)이고, 칼돌기복장관절(검상돌기흉골관절, xiphisternal joint)은 연골결합관절(cartilaginous synchondrosis joint)로 약간 움직이거나 아예 움직일 수 없다(그림 7-3 B, 7-7 B~C).

호흡운동

정상적으로 기울어져 있는 갈비뼈들은 조용히 호흡을 하면 기울기에 변화가 거의 없다. 그러나 깊게 들이쉬면 기울기가 감소하고, 깊게 내쉬면 기울기가 증가한다. 복장뼈자루에 단단하게 결합된 첫째갈비뼈 쌍은 호흡을 하는 동안 척추끝(vertebral ends)에서 회전하고 복장뼈와 같이 하나로 움직인다.

깊게 들이마시면 갈비뼈의 앞쪽 끝은 목이 아래쪽으로 회전하는 동안 앞쪽, 위쪽, 바깥쪽으로 움직인다(그림 7-8 A). 깊게 내쉬면 갈비뼈의 앞쪽 끝은 목이 위쪽으로 회전하는 동안 아래쪽, 뒤쪽, 안쪽으로 움직인다(그림 7-8 B). 갈비뼈의 마지막 2쌍은 위쪽 갈비뼈의 앞쪽 끝이 호흡하는 동안 위로 상승할 때 가로막(횡격막)의 작용에 의해 위치가 내려가 제자리에 고정된다.

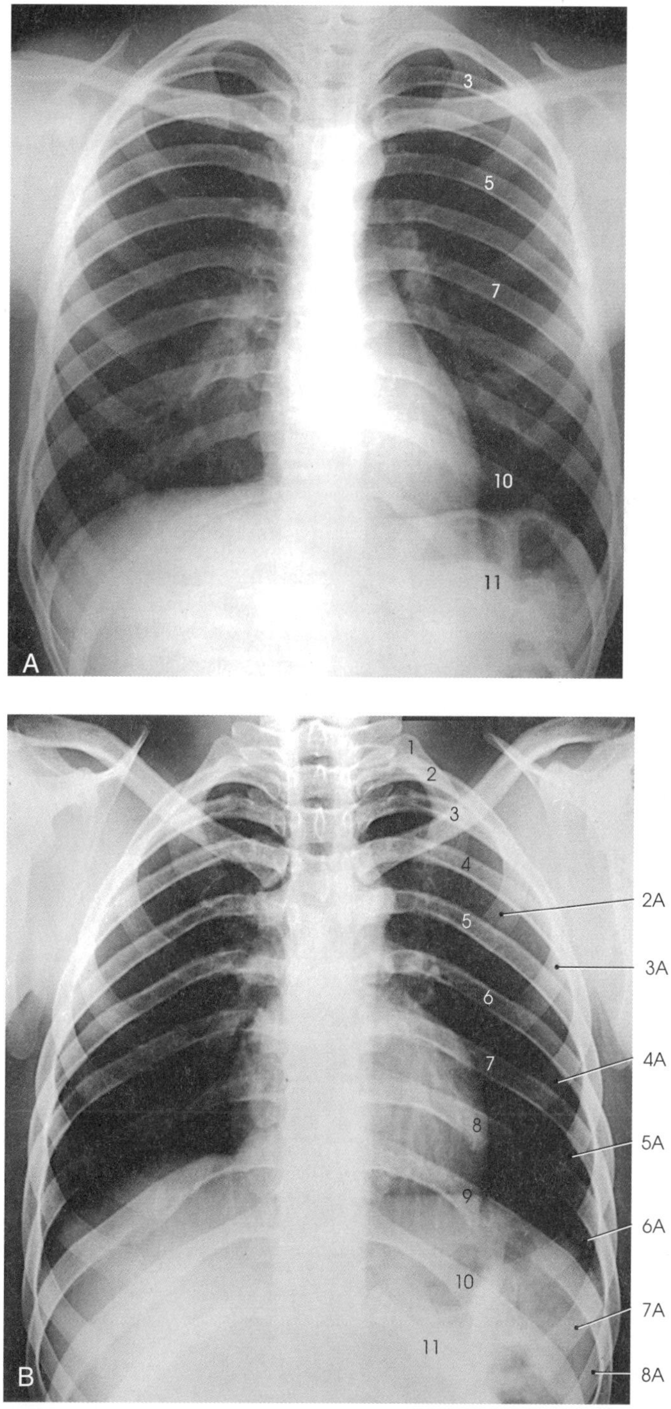

그림 7-8 호흡운동. A, 숨을 깊게 들이 마신 상태이고 뒤쪽 갈비뼈에 번호가 매겨져 있다. **B,** 숨을 최대한 내쉰 상태이고 갈비뼈에 번호가 매겨져 있다. 앞쪽 갈비뼈는 A로 표시하였다.

가로막

가로막(횡격막, diaphragm) 위쪽에 있는 갈비뼈는 공기로 채워진 폐를 통하여 보이는 반면에 가로막 아래에 있는 갈비뼈는 상복부를 통하여 보인다. 두 부위의 X선 투과도에 차이가 있기 때문에 가로막의 위치와 호흡운동이 갈비뼈 촬영에 큰 영향을 미친다.

가로막의 위치는 체형에 따라 변한다. 이상근력형 체형(hypersthenic) 환자는 윗쪽에 있고, 무력형 체형(asthenic) 환자는 아래쪽에 있다(그림 7-9). 평균적인 크기와 형상의 근력형 체형(sthenic) 환자가 똑바로 선 자세에서 가로막의 오른쪽은 여섯째나 일곱째갈비연골 정도에서 아홉째나 열째등뼈를 향하여 뒤쪽으로 아치를 그린다. 가로막의 왼쪽은 약간 아래쪽에 있다. 갈비뼈와 가로막이 기울어져 있기 때문에 몇 쌍의 갈비뼈들은 일부분은 가로막 위에서, 또 다른 부분은 가로막 아래에서 보인다.

가로막의 위치는 몸의 자세에 따라 아주 많이 변한다. 바로 선 자세일 때 가장 낮은 위치에 있고, 바로 누운 자세일 때 가장 높은 위치에 놓이게 된다. 이런 이유로 가로막 위에 위치한 갈비뼈를 검사할 때는 환자를 바로 세우고, 가로막 아래에 있는 갈비뼈를 검사할 때는 환자를 눕히는 것이 바람직하다.

가로막의 호흡운동은 깊이 들이쉬고 내쉴 때 평균적으로 1.5inch(3.8cm) 정도 움직인다. 가로막의 움직임은 이상근력형 체형 환자에서는 이보다 줄어들고, 쇠약형 체형 환자에서는 이보다 커진다. 더 깊이 숨을 들이쉬거나 내쉬고 가로막을 더 내리거나 올리는 것은 첫 번째보다 두 번째 호흡운동에서 얻을 수 있다. 이렇게 더 큰 가로막의 움직임은 가로막 위치에 있는 갈비뼈를 검사할 때 고려해야만 한다.

바로 누우면 갈비뼈의 앞쪽 끝이 위쪽, 바깥쪽, 뒤쪽으로 이동한다. 이러한 이유로 바로 누워 촬영을 하면 갈비뼈의 앞쪽 끝 부위가 덜 선명하게 보인다.

환자 자세

갈비뼈 검사에서 환자 자세가 가로막의 위치에 영향을 주는 점을 이용하는 것이 바람직함에도 불구하고 이 효과가 선 자세에서 누운 자세 또는 반대로 자세를 변경할 때 생기는 환자의 고통을 상쇄할 만큼 중요하지는 않다. 아주 사소한 갈비뼈의 부상이라도 고통스럽기 때문에 조그만 움직임에도 환자는 상당한 스트레스를 받는다. 촬영테이블을 기울여 자세 변경을 할 수 있는 경우를 제외하고는 갈비뼈에 부상을 당한 환자는 촬영실에 도착할 당시의 자세로 검사를 해야 한다. 걸을 수

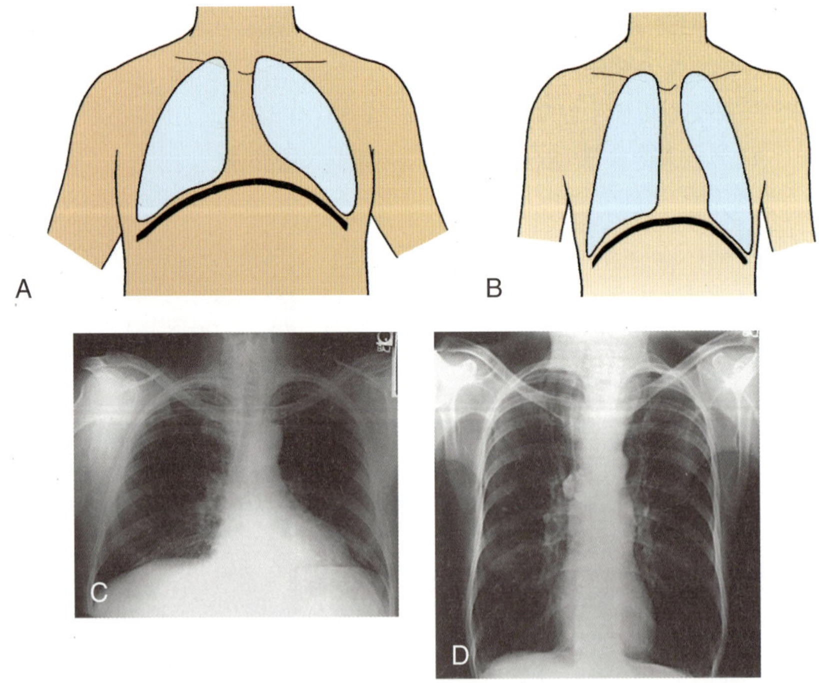

그림 7-9 가로막의 위치와 체형. **A,** 이상근력형 체형 환자로 가로막의 위치가 높다. **B,** 무력형 체형 환자는 가로막의 위치가 낮다. **C,** 이상근력형 체형 환자의 가슴 영상. **D,** 무력형 체형 환자의 가슴 영상. 이와 같이 극단적으로 다른 체형에서는 가로막의 위치에 주목한다.

있는 환자는 자세 변경이 필요할 때마다 촬영테이블을 수직으로 세워 불편을 최소화한 상태에서 누운 자세에서의 촬영자세를 잡을 수 있다. 즉, 환자는 수직으로 세운 촬영테이블의 발판에 서서 편하게 자세를 잡은 후 촬영테이블을 수평으로 되돌려 누운 자세 촬영을 하면 된다.

외상 환자

가슴우리에 심한 외상을 입은 환자에게 가장 먼저 하는 검사는 흉부 전 · 후방향과 측방향 촬영이다. 이 검사는 갈비뼈 골절의 위치와 정도를 보는 것뿐만 아니라 갈비뼈 골절에 의한 주변 구조물들의 손상을 살피기 위해서 촬영하다. 환자들은 도착 당시의 자세(흔히 들것에 누운 채)로 검사를 한다. 누운 자세에서는 공기나 액체층 유무를 보기 위해서 바로 누운 자세기법(dorsal decubitus technique)이 필요하다.

해부학 용어 요약

가슴우리	갈비뼈(늑골)	가슴우리의 관절들
복장뼈(흉골)	갈비연골(늑연골)	복장빗장관절(흉쇄관절)
갈비뼈[갈비뼈(12)]	참갈비뼈(진성늑골)	갈비척주관절(복장척추관절)
등뼈[흉추(12)]	거짓갈비뼈(가성늑골)	갈비가로돌기관절(늑골횡돌기관절)
	뜬갈비뼈(부유늑)	갈비연골관절(늑연골관절)
복장뼈(흉골)	목갈비뼈(경부늑골)	복장갈비관절
복장뼈자루(흉골병)	허리갈비뼈(요추늑골)	갈비연골사이관절
목아래패임(결절흔)	갈비뼈사이공간(늑간)	복장뼈몸통자루연골관절(흉골병연골관절)
빗장패임(쇄골 절흔)	머리	복장칼돌기연골관절(검상돌기연골관절)
복장뼈몸통(흉골체)	목	
복장뼈각(흉골각)	결절	
칼돌기(검상돌기)	몸통	
	관절면	
	척추끝	
	복장끝	
	각	
	갈비뼈고랑	

병리학 용어 요약

상태	정의
골절	뼈의 연속성의 파괴
전이	어떤 곳의 암 병소가 다른 부위로 옮겨간 것
골수염	화농성 감염으로 인한 뼈의 염증
골화석증	비정상적으로 골밀도가 증가하고 쉽게 골절이 생기는 질환
골다공증	골밀도의 감소
파제트병	뼈가 두꺼워지지만 연해 휘거나 골절이 잘 생기는 질환
종양	조절할 수 없이 계속 진행되는 세포분열에 의한 조직의 새로운 증식
연골육종	연골세포에서 발생하는 악성 종양
다중골수증	형질세포(plasma cell)의 악성 신생물이 골수를 침범하고 뼈를 파괴하는 질환

복장뼈

음영이 짙은 뼈와 연부조직으로 이루어진 가슴우리 구조물들에 대한 복장뼈의 위치 때문에 복장뼈는 촬영을 만족스럽게 하기가 어렵다. 복장뼈의 측방향 촬영에는 몇 가지 문제가 있다. 그러나 복장뼈 등뼈의 바로 앞쪽에 위치하고 있어 복장뼈의 전·후방향이나 후·전방향 촬영은 유용한 진단적 정보를 거의 주지 못한다. 겹쳐진 척추와 복장뼈를 분리하기 위해서는 엎드린 자세에서 몸을 약간 회전시키거나 중심선을 안쪽으로 약간 기울여 줘야 한다. 필요한 기울임 정도는 가슴의 깊이에 따라 다르다. 가슴이 깊으면 얕은 가슴보다 적게 기울여도 된다(그림 7-10, 표 7-2).

복장뼈가 등뼈의 오른쪽에 투영되도록 몸이나 중심선을 기울이면 복장뼈가 척추에서는 분리되지만 뒤쪽 갈비뼈와 허파 음영에 겹친다(그림 7-11). 또한 복장뼈가 등뼈의 왼쪽에 투영되도록 해도 심장과 다른 세로칸 구조물에 겹친다(그림 7-12). 균일한 음영의 심장에 겹치는 것은 도움이 된다(그림 7-11과 그림 7-12를 비교해본다).

특히 고령자와 담배를 많이 피우는 사람들은 얕은 호흡으로 허파 음영을 흐리게 하지 않으면 허파구조물들이 복장뼈 위에 혼란스러운 음영들을 만들어낸다. 얕은 호흡기법이 필요하면 몇 번의 호흡주기를 포함할 수 있도록 노출시간을 충분히 주어야 한다(그림 7-13, 7-14). 노출시간이 길어지므로 mA는 상대적으로 낮추어 원하는 mAs를 맞추어야 한다.

유방이 크고 아래로 늘어져 있는 여성들은 유방을 옆으로 당겨 넓은 밴드로 고정을 해야 한다. 그렇게 하면 유방 음영이 복장뼈에 겹치는 것을 막을 수 있고, 영상수용체에 복장뼈를 더 가까이 위치시킬 수 있다. 이 자세는 측방향 촬영을 할 때 특히 중요하다. 왜냐하면 유방 음영이 복장뼈의 아래쪽 부위를 가릴 수 있기 때문이다.

방사선 차폐

방사선사는 책임감을 가지고 불필요한 방사선으로부터 환자를 보호해야 한다. 이 장에서 생식샘 차폐(shield gonads)라고 적은 문구는 적절한 조사야를 설정하여 환자가 불필요한 방사선에 노출되지 않도록 하는 것을 의미한다. 임상적 진단을 내리는 데 방해가 되지 않는다면 추가적으로 생식샘과 X선원 사이에 납 차폐물을 놓는 것이 적절하다.

표 7-2 복장뼈: 두께와 중심선 각도

가슴우리의 깊이 (cm)	입사각
15	22°
16.5	21°
18	20°
19.5	19°
21	18°
22.5	17°
24	16°
25.5	15°
27	14°
28.5	13°
30	12°

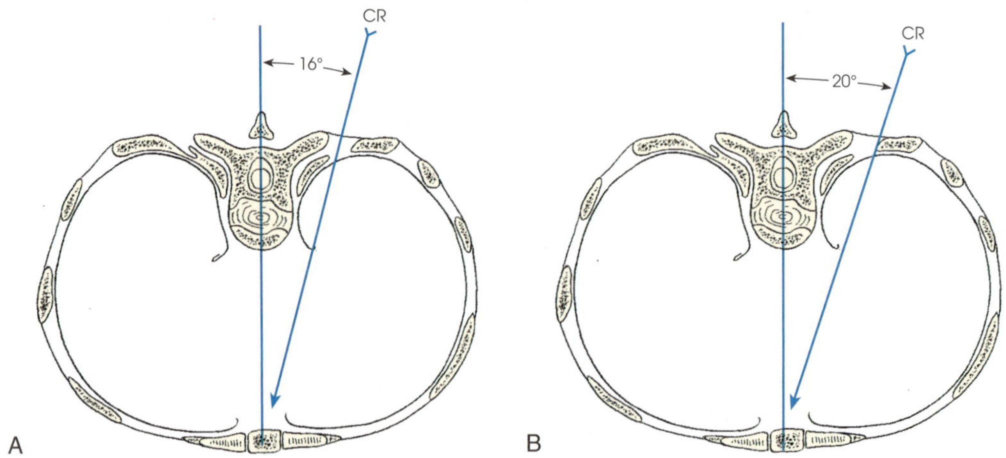

그림 7-10 A, 24cm 깊이의 가슴우리. **B,** 18cm 깊이의 가슴우리(CR: 중심선).

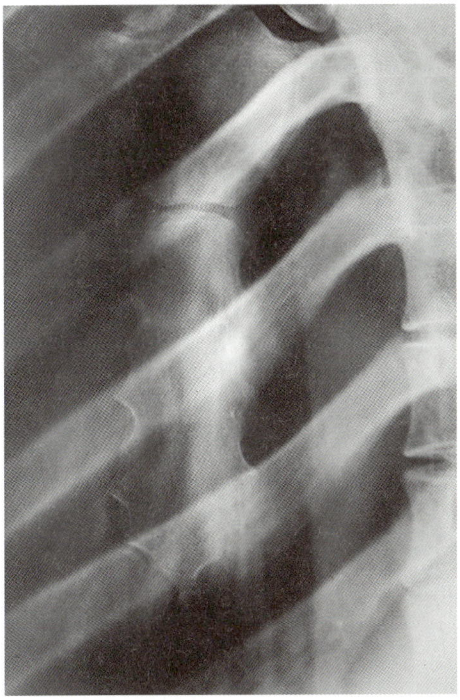

그림 7-11 복장뼈 후 · 전사방향 영상, 좌전사방향(LAO) 자세.

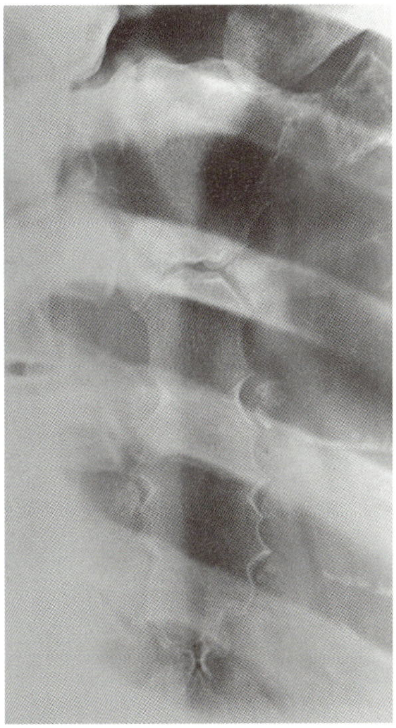

그림 7-12 복장뼈 후 · 전사방향 영상, 우전사방향(RAO) 자세.

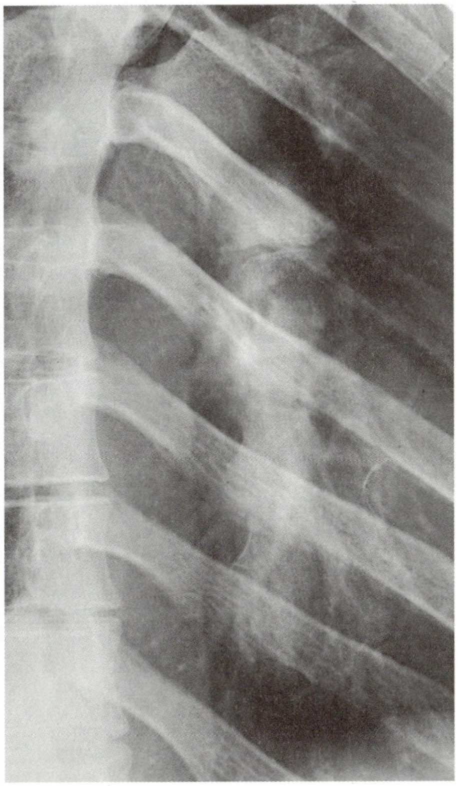

그림 7-13 호흡을 멈춘 상태에서 촬영한 영상.

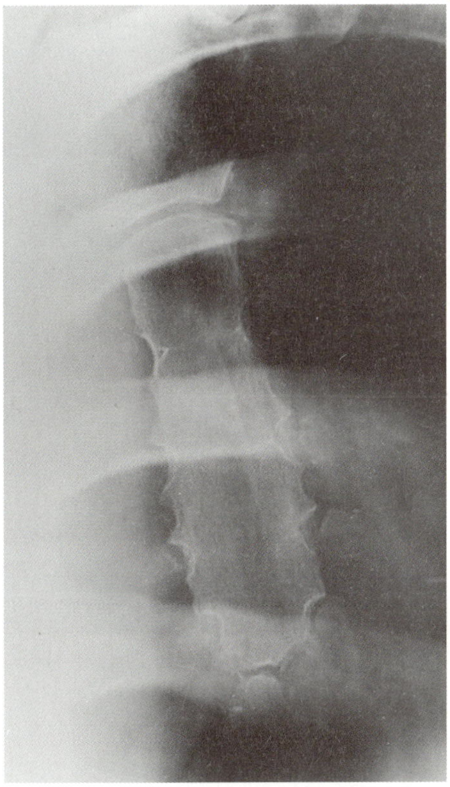

그림 7-14 촬영하는 동안 얕게 숨을 쉰 경우의 영상.

흉골 후 · 전사방향 촬영

Sternum PA oblique projection

우전사방향(RAO) 자세

참고: 외상 환자는 이 자세를 취하기 어려울 수 있다. 이 촬영자세가 반드시 필요하거나 일어설 수 있으면 똑바로 선 자세에서 촬영한다.

SID: 뒤쪽 갈비뼈 음영을 흐리게 하기 위해서 30inch(76cm) SID 사용을 권장한다(X선원–영상수용체 거리, source–to–IR distance).

환자 자세

- 엎드리게 하고, 우전사방향 자세를 취해 앞에서 언급한 대로 심장 음영을 이용할 수 있도록 한다.
- 아래팔과 구부린 무릎을 이용하여 몸을 지탱할 수 있도록 한다.

검사 자세

- 왼쪽 어깨와 엉덩이가 올라간 정도를 조정하여 척추와 복장뼈가 겹치지 않을 정도로 가슴우리가 충분히 돌아가도록 한다.
- 기울임 정도를 조정할 때 한 손은 환자의 복장뼈 위에 놓고 다른 손은 환자의 등뼈 위에 놓아 충분한 정확도로 회전정도를 유도할 수 있도록 한다. 평균적인 회전 각도는 15~20°이다(그림 7–15).
- 복장뼈의 긴축이 상수용체의 정중선에 오도록 환자의 몸을 조정한다.
- 목아래패임(경절흔) 1.5inch(3.8cm) 위쪽에 영상수용체의 위쪽 가장자리가 오도록 한다.
- 생식샘을 차폐한다.
- 호흡: 호흡기법을 이용할 경우, 촬영하는 동안 느리고 얕은 호흡을 하도록 환자를 지도한다. 짧은 노출시간을 사용할 경우는 숨을 내쉰 직후 숨을 참도록 환자를 지도하여 더 균일한 음영을 얻을 수 있도록 한다.

  자연스럽게 호흡을 하면서 조사 동안에는 얕은 호흡을 한다. 균일한 농도를 얻기 위해서는 숨을 참아야 한다.

참고: 외상 환자는 누운 자세에서 좌후사방향(LPO) 자세를 취하고 전 · 후사방향 촬영을 하면 동일한 영상을 얻을 수 있다.

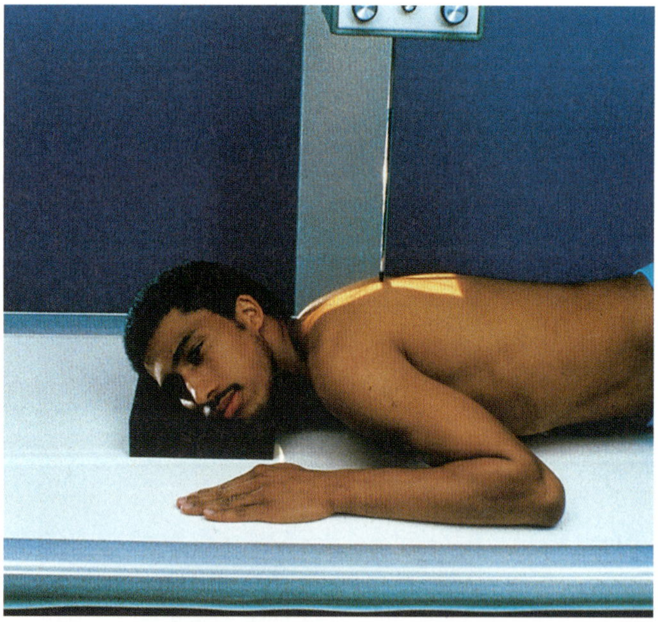

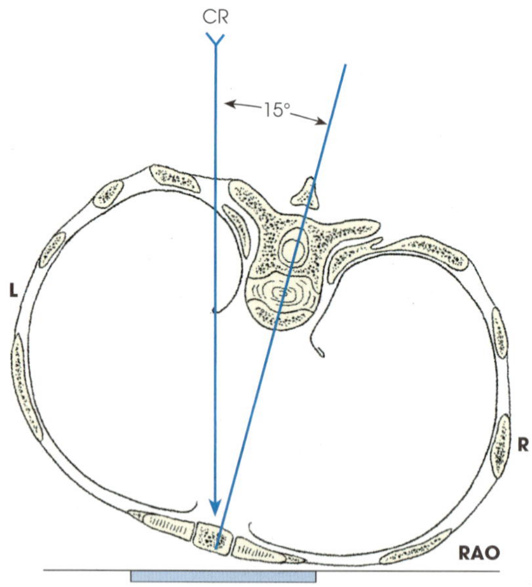

그림 7–15 복장뼈 후 · 전사방향 촬영, 우전사방향(RAO) 자세. 선은 축방향 영상(발쪽에 서서 위쪽을 바라본)에서 그은 것이다.

중심선

- 영상수용체에 수직으로 입사한다. 중심선은 들어올려진 뒤쪽 가슴우리의 T7 위치로 들어가고, 몸의 정중시상면에서 1inch(2.5cm) 정도 떨어진 곳으로 입사한다.

조사야

- 10×12inch(24×30cm)로 조절한다.

영상구조

약간 기울어진 복장뼈가 관찰된다(그림 7-16). 복장뼈가 보이는 정도는 촬영기술에 크게 좌우된다. 호흡기법을 사용하면 허파 음영을 흐리게 할 수 있다.

평가기준

- 적절한 조사야가 이루어져야 한다.
- 목아래패임부터 칼돌기 끝까지 복장뼈 전체가 관찰되어야 한다.
- 가슴우리를 통하여 복장뼈가 적절하게 관찰되어야 하고 호흡기법을 사용했다면 허파 음영은 흐리게 관찰되어야 한다.
- 복장뼈와 가슴우리를 최소한으로 회전시켰는지는 다음을 통해 알 수 있다.
  - □ 척주와 분리되는 바로 그 지점에서 촬영된 복장뼈
  - □ 복장뼈의 과도한 회전을 막기 위해 최소한으로 기울어진 척추뼈들
  - □ 척추뼈와 겹치지 않는 복장뼈자루의 측면과 복장빗장관절
- 심장 위로 투영된 복장뼈가 관찰되어야 한다.

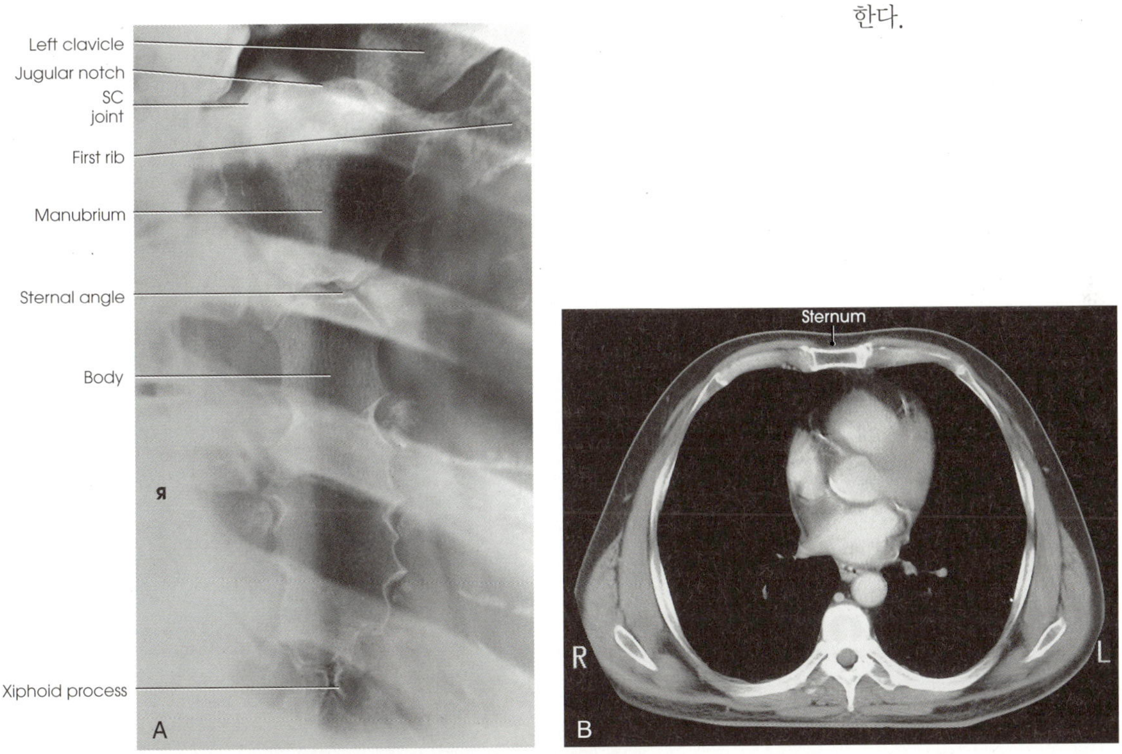

그림 7-16 A, 복장뼈 후 · 전사방향 영상, 우전사방향(RAO) 자세(SC: 복장빗장관절). **B,** CT는 복장뼈 검사를 위해 종종 사용된다. 이 영상은 복장뼈의 가로단면상이다.

(B, Modified from Kelley LL, Petersen CM: Sectional anatomy for imaging professionals, ed 2, St Louis, 2007, Mosby.)

흉골 후 · 전사방향 촬영

Sternum PA oblique projection

Moore method

변형된 엎드린 자세
(modified prone position)

SID: 30inch(76cm) SID 사용을 권장한다. 이렇게 짧은 거리는 뒤쪽 갈비뼈 음영을 흐리게 해 준다.

복장뼈 촬영은 급성 통증을 가진 걸을 수 있는 환자에서는 어려울 수 있다. Moore[1]가 설명한 다른 방법에서는 변형된 엎드린 자세를 취하는데 환자가 좀 더 편한 자세에서 좋은 복장뼈 영상을 얻을 수 있다.

[1]Moore TF: An alternative to the standard radiographic position for the sternum, Radiol Technol 60:133, 1988.

환자 자세

- 환자 자세를 잡기 전 Bucky tray에 영상수용체를 가로로 넣는다. X선관을 30inch(76cm) SID에 놓고, 25° 기울인 후 중심선이 영상수용체의 중앙을 향하도록 놓는다. X선관은 환자의 오른쪽 위에 위치한다.
- 환자의 허리를 구부리고, 앞에서 영상수용체 중앙에 복장뼈가 오도록 한다.

검사 자세

- 양팔은 어깨 위로 올리고, 손바닥을 아래로 하여 테이블 위에 손을 놓는다. 팔은 머리 옆쪽을 지탱하는 역할을 한다(그림 7-17).
- 정확하게 엎드린 자세인지 확인하고 복장뼈의 정중선이 촬영테이블의 중앙에 와야 한다.
- 생식샘을 차폐한다.
- 호흡: 얕은 호흡기법이 가장 좋은 영상을 만든다. 따라서 촬영하는 동안 환자에게 느리고 얕게 호흡하라고 알려준다. mA를 낮추고 조사시간을 1~3초로 하는 것을 권장한다. mA를 낮추고 노출시간을 늘릴 수 없는 경우는 환자에게 숨을 내쉰 후 멈추도록 하여 좀 더 균일한 음영의 영상을 얻을 수 있다.

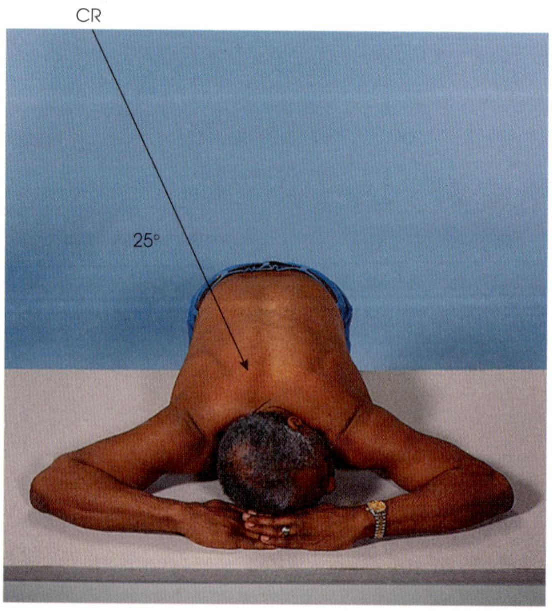

그림 7-17 복장뼈 후 · 전사방향 촬영: Moore method(CR: 중심선).

중심선

- 중심선을 미리 25° 기울이고 영상수용체의 중앙에 맞춰 놓았다. 따라서 환자 자세가 정확하다면 중심선은 척추에서 오른쪽으로 2inch(5cm) 정도 떨어진 T7 높이로 입사한다. 이 각도는 복장뼈가 허파 위에 놓이도록 하여 가장 좋은 대조도를 얻을 수 있게 해준다.
- X선관의 각도는 환자의 체형에 따라 조정할 수 있다. 체형이 큰 환자는 표준각인 25°보다 적게 주고, 마른 체형의 환자는 좀 더 각도를 준다.

영상구조

약간 기울어진 복장뼈가 관찰된다(그림 7-18). 복장뼈가 보이는 정도는 촬영기술에 크게 좌우된다. 호흡기법을 사용하면 허파 음영을 흐리게 할 수 있다.

평가기준

- 목아래패임부터 칼돌기 끝까지 복장뼈 전체가 관찰되어야 한다.
- 가슴우리를 통하여 복장뼈가 적절하게 관찰되어야 한다.
- 호흡기법을 사용했다면 허파 음영은 흐리게 관찰되어야 한다.
- 짧은 SID를 사용한 경우 뒤쪽 갈비뼈가 흐리게 관찰되어야 한다.
- 복장뼈가 척주로부터 분리되어 관찰되어야 한다.

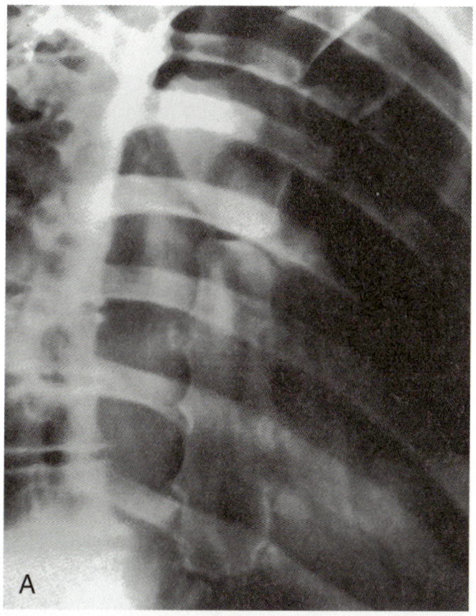

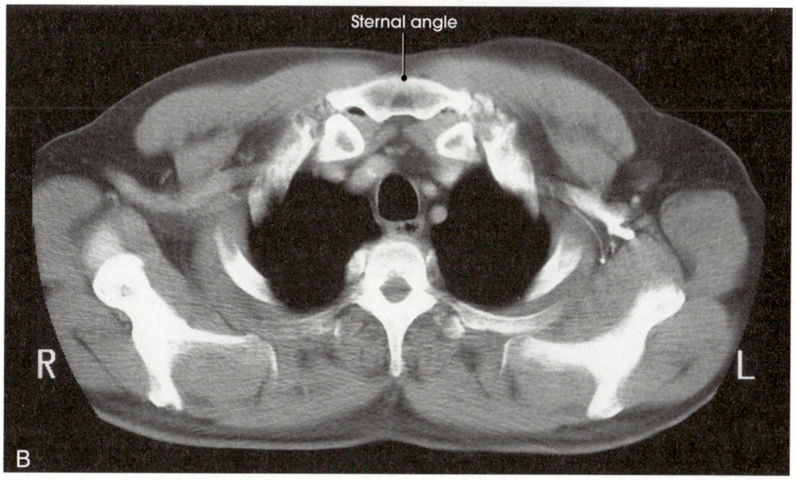

그림 7-18 A, 복장뼈 후 · 전사방향 영상: Moore method. **B,** CT의 가로단면상으로 복장각(복장뼈각)이 보인다.

(B, Modified from Kelley LL, Petersen CM: Sectional anatomy for imaging professionals, ed 2, St Louis, 2007, Mosby.)

흉골 측방향 촬영

Sternum lateral projection

바로 선 자세

SID: 복장뼈의 확대 및 왜곡 방지를 위해 72inch(183cm) SID를 사용한다.

환자 자세

- 환자는 측면 자세로 영상수용체(stand Bucky) 앞에 서거나 앉는다.

검사 자세

- 환자는 앉거나 똑바로 선다.
- 양쪽 어깨를 뒤로 젖히고, 손은 등 뒤에서 마주 잡는다.
- 복장뼈가 상수용체의 정중선에 오도록 맞춘다.
- 신체의 정중시상면이 수직을 유지하도록 주의하고, 환자를 상수용체에 최대한 가까이 세워 어깨를 상수용체에 기대게 한다.
- 정측면 자세가 되도록 하여 복장뼈의 넓은 면이 영상수용체면에 수직이 되도록 한다(그림 7-19).
- 유방이 큰 여성은 유방을 옆으로 당겨 넓은 밴드로 고정을 해서 복장뼈의 아랫부분이 가려지지 않도록 해야 한다.
- 목아래패임의 1.5inch(3.8cm) 위쪽에 영상수용체의 상단이 오도록 영상수용체의 높이를 조정한다.
- 복장빗장관절만 직접 측방향 촬영하기 위해서는 목아래패임(경정맥절흔) 높이에 수직으로 놓은 8×10inch(18×24cm) 영상수용체에 중심을 맞춘다.
- 생식샘을 차폐한다.
- 호흡: 깊이 들이마신 후 숨을 참는다. 이렇게 하면 복장뼈 뒷면과 주변 구조물 사이의 대조도를 높일 수 있다.

중심선

- 영상수용체 중앙에 수직으로 복장뼈(복장뼈) 중앙의 바깥쪽 가장자리로 입사한다.

조사야

- 10×12inch(24×30cm)로 조절한다.

영상구조

복장뼈 전체의 가쪽면 모습, 이것과 음영이 겹치는 복장빗장관절(흉쇄관절)과 빗장뼈의 안쪽 끝이 관찰된다(그림 7-20 A). 복장빗장관절만 측방향 촬영한 영상은 그림 7-20 B를 참조한다.

평가기준

- 적절한 조사야가 이루어져야 한다.
- 복장뼈 전체가 관찰되어야 한다.
- 복장뼈자루는 어깨의 연부조직 음영과 겹치지 않아야 한다.
- 복장뼈는 갈비뼈과 겹치지 않아야 한다.
- 여성의 경우 복장뼈 아랫부분이 유방 음영과 겹치지 않아야 한다(겹칠 경우 투과력을 증가시켜 1회 더 촬영이 필요할 수도 있다).

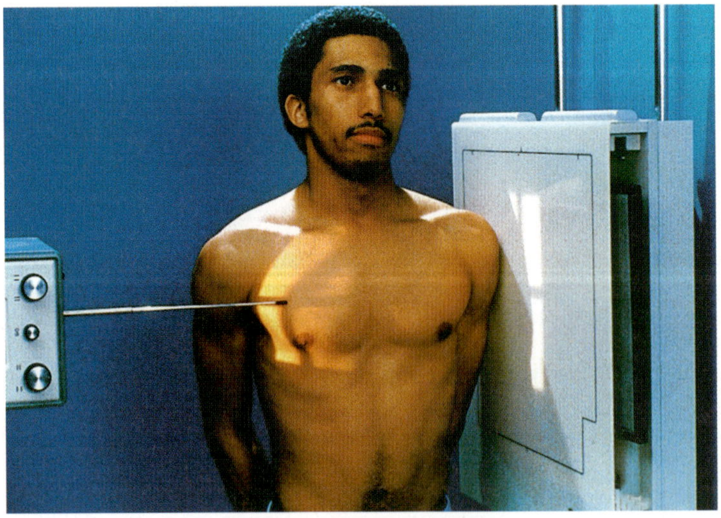

그림 7-19 복장뼈 측방향 촬영.

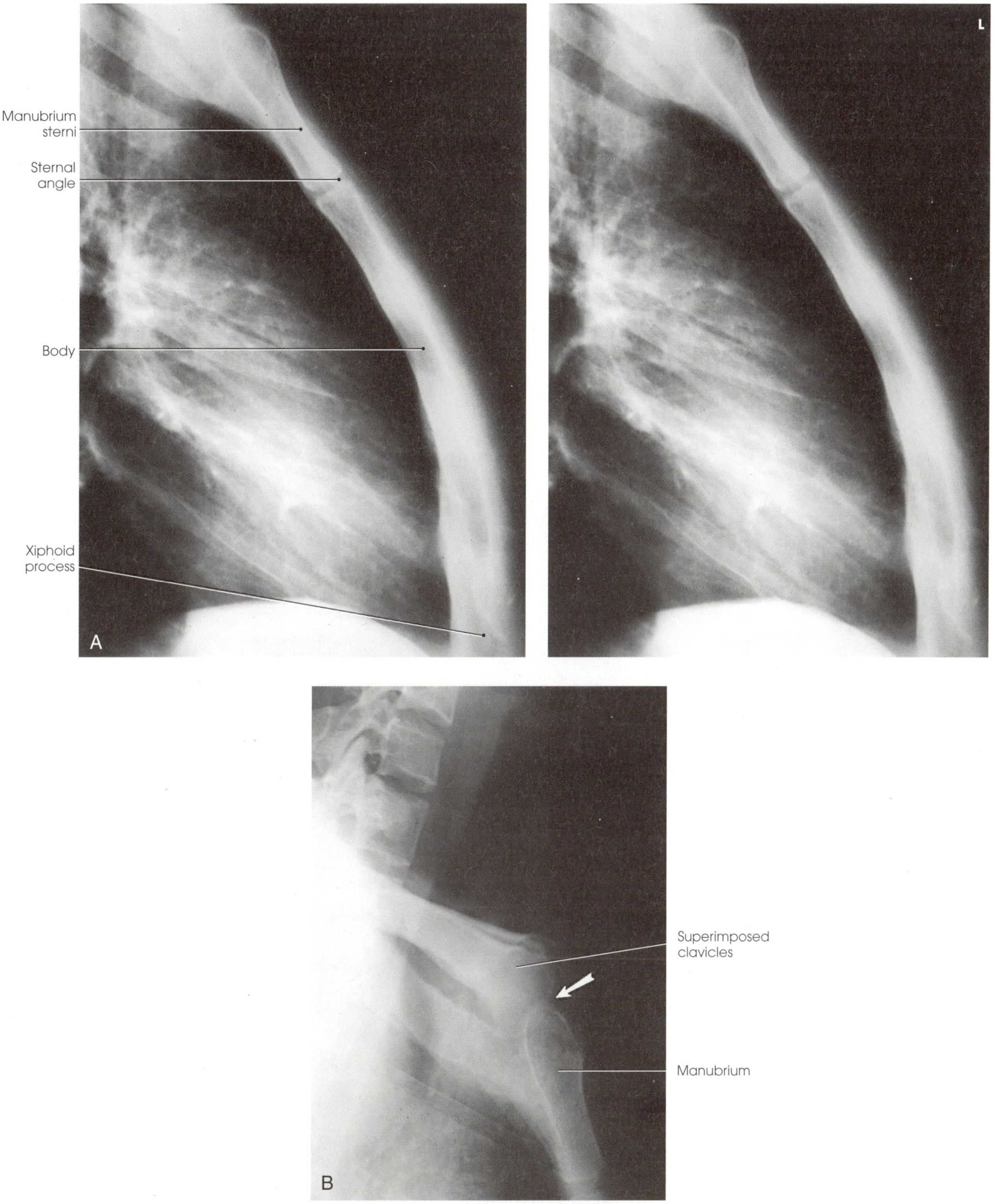

그림 7-20 **A,** 복장뼈의 측방향 영상. **B,** 복장빗장관절(화살표)의 측방향 영상.

흉골 측방향 촬영
Sternum lateral projection
옆으로 누운 자세

SID: 72inch(180cm) SID를 선호한다. 거리를 확보할 수 없으면 가능한 최대 거리로 촬영을 한다.

환자 자세
- 옆으로 누운 자세(lateral recumbent position)를 취한다.
- 편안한 자세로 엉덩이와 무릎을 구부린다.

검사 자세
- 복장뼈에 겹치지 않도록 팔을 머리 위로 올린다.
- 팔이나 베개로 환자의 머리를 받친다(그림 7-21 A).
- 가슴우리 아래쪽에 지지대를 놓아 복장뼈의 긴축이 수평이 되도록 한다.
- 몸통의 회전을 조정하여 복장뼈의 넓은 면이 영상수용체면에 수직이 되도록 한다.
- 복장뼈가 상수용체의 정중선에 오도록 한다.
- 필요하면 엉덩이에 압박밴드를 사용하여 움직임을 억제한다.
- 목아래패임(경절흔)의 1.5inch(3.8cm) 위쪽에 영상수용체의 상단이 오도록 영상수용체의 높이를 조정한다.
- 생식샘을 차폐한다.
- 호흡: 깊이 들이마신 후 숨을 참아서 복장뼈 뒷면과 주변 구조물 사이의 대조도를 높인다.

참고: 심한 부상을 입은 환자는 바로 누운 자세(dorsal decubitus position)를 사용한다. 이 경우 격자-앞 영상수용체(grid-front IR)나 고정 격자를 사용해야 한다(그림 7-21 B). 이 자세에서 72inch(180cm) SID를 사용할 수 있다.

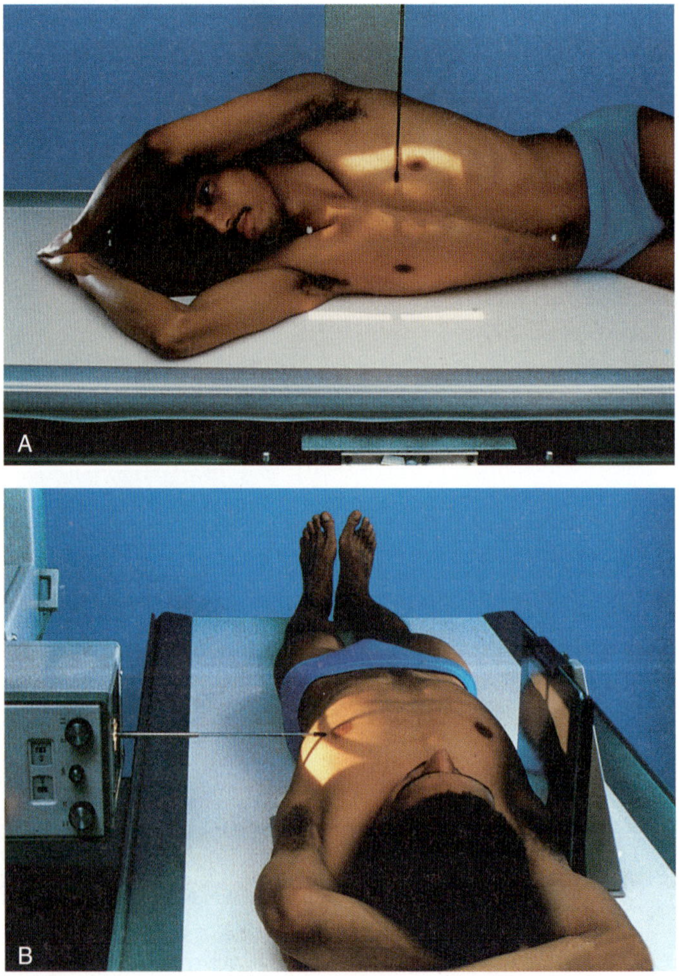

그림 7-21 A, 복장뼈 측방향 촬영. B, 복장뼈 측방향 촬영을 위한 바로 누운 자세.

중심선

- 영상수용체 중앙에 수직으로 복장뼈 중앙의 바깥쪽 가장자리로 입사한다.

조사야

- 10×12inch(24×30cm)로 조절한다.

영상구조

복장뼈 전체의 측면 모습이 관찰된다(그림 7-22).

평가기준

- 적절한 조사야가 이루어져야 한다.
- 복장뼈 전체가 관찰되어야 한다.
- 복장뼈자루는 어깨의 연부조직 음영과 겹치지 않아야 한다.
- 복장뼈는 갈비뼈와 겹치지 않아야 한다.
- 여성의 경우 복장뼈 아랫부분이 유방 음영과 겹치지 않아야 한다.

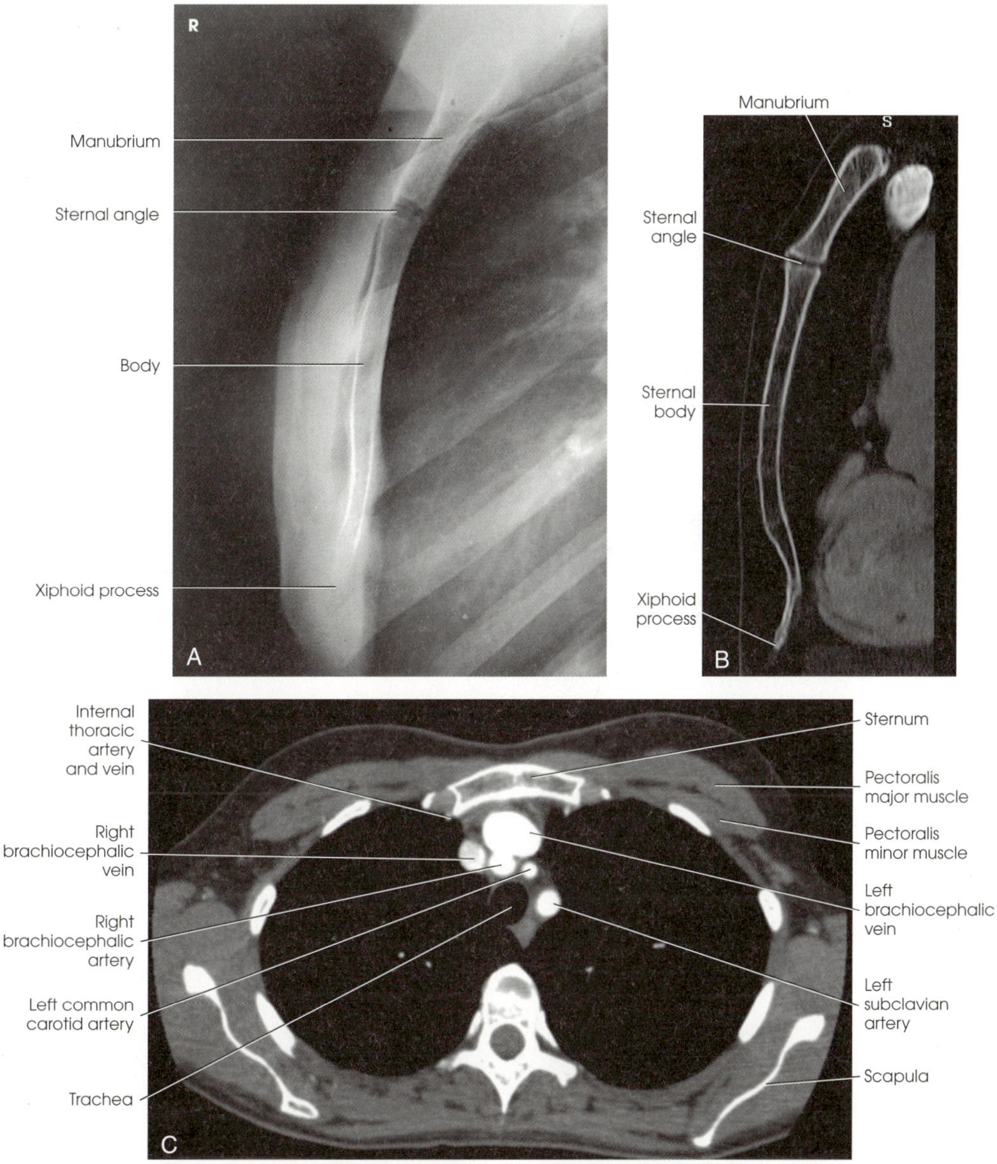

그림 7-22 A, 복장뼈의 측방향 영상. **B,** 복장뼈의 CT 시상면 재구성 영상. **C,** CT 가로단면 영상으로 복장뼈와 주변 기관들과의 관계를 알 수 있다.

(B and C, From Kelley LL, Petersen CM: Sectional anatomy for imaging professionals, ed 2, St Louis, 2007, Mosby.)

흉쇄관절 후 · 전방향 촬영

Sternoclavicular articulation PA projection

참고: 외상 환자는 이 자세를 취하기 어려울 수 있다. 만약 가능하다면 바로 선 자세로 촬영한다.

환자 자세

- 엎드린 자세를 취한다.
- 신체의 정중시상면이 상수용체의 정중선에 오도록 한다.
- 바로 서거나 앉아 있는 환자도 같은 절차로 준비한다.

검사 자세

- 목아래패임 뒤쪽에 놓여 있는 셋째등뼈의 가시돌기 높이에 영상수용체의 중앙을 맞춘다.
- 환자의 팔은 손바닥이 위로 향하도록 하고 몸의 양 옆에 놓는다.
- 양 어깨가 동일 수평면상에 오도록 조정한다.
- 양쪽을 동시에 촬영할 경우는 턱으로 머리를 지탱하고 정중시상면이 수직이 되도록 한다.
- 한쪽만 촬영할 경우는 이환된 부위쪽으로 얼굴을 돌려 뺨을 테이블에 밀착시킨다(그림 7-23). 머리를 돌리면 척주가 촬영하고자 하는 부위로부터 약간 멀어져 복장뼈자루의 가쪽부위가 더 잘 관찰된다.
- 생식샘을 차폐한다.
- 호흡: 숨을 내쉬고 참아서 균일한 농도의 영상을 얻을 수 있도록 한다.

중심선

- T3를 통하여 영상수용체의 중앙에 수직으로 입사한다.

조사야

- 6×8inch(15×20cm)로 조절한다.

영상구조

복장빗장관절과 빗장뼈의 안쪽 부위가 관찰된다(그림 7-24, 7-25).

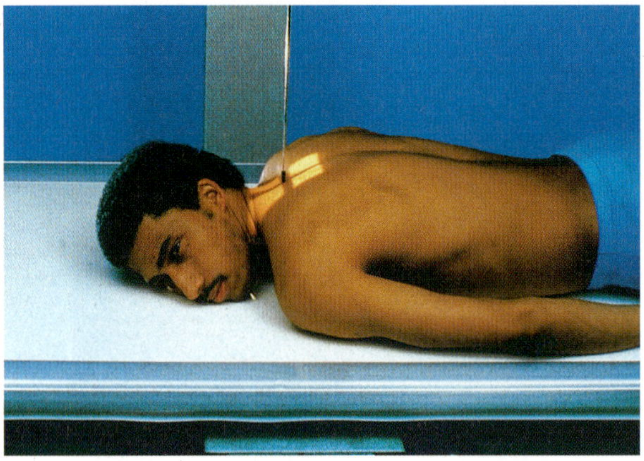

그림 7-23 왼쪽 복장빗장관절을 보기 위한 편측검사.

평가기준

- 적절한 조사야가 이루어져야 한다.
- 양쪽의 복장빗장관절과 빗장뼈의 안쪽 부위가 관찰되어야 한다.
- 겹쳐진 척추와 갈비뼈 음영을 통하여 복장빗장관절이 관찰되어야 한다.
- 양쪽을 동시에 촬영할 경우는 몸의 회전이 없어야 한다. 한쪽만 촬영할 경우는 약간 회전이 있다.

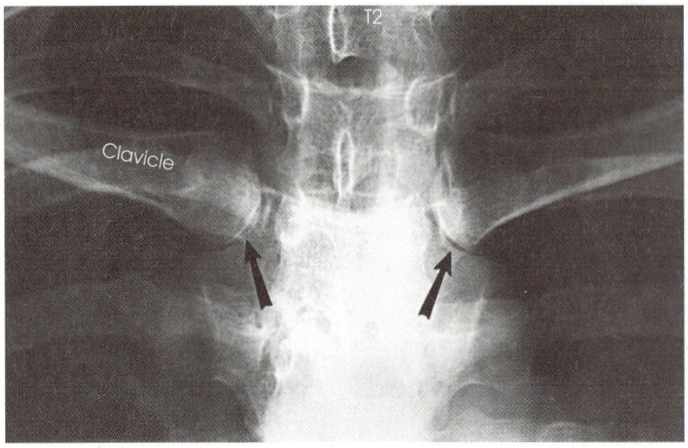

그림 7-24 양측 복장빗장관절 영상(화살표).

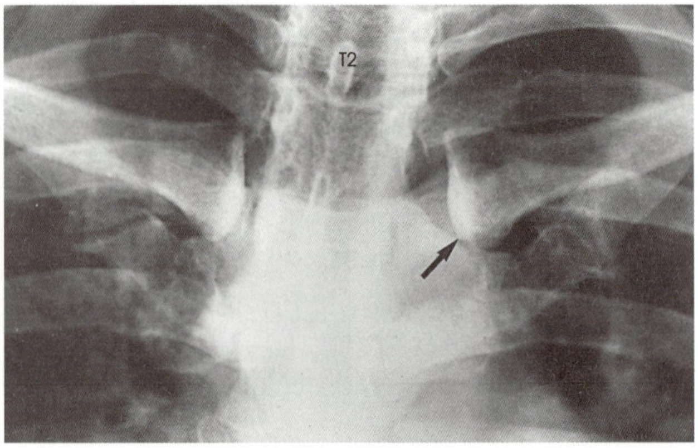

그림 7-25 편측 복장빗장관절 영상(화살표).

흉쇄관절 후 · 전사방향 촬영

Sternoclavicular articulation PA oblique projection

우전사방향(RAO) 또는 좌전사방향(LAO) 자세

참고: 외상 환자는 이 자세를 취하기 어려울 수 있다. 만약 가능하다면 바로 선 자세로 촬영한다.

환자 자세

- 엎드리거나 똑바로 앉은 자세를 취한다.

검사 자세

- 검사부위를 영상수용체에 가깝게 유지하고 환자를 충분히 기울여 영상수용체에 제일 가까운 복장빗장관절의 뒤에 척추가 투영되도록 한다. 각도는 일반적으로 10~15° 정도이다.
- 상수용체의 정중선에 관절의 중앙이 오도록 환자의 위치를 조정한다.
- 양쪽 어깨가 동일 수평면상에 오도록 조정한다(그림 7-26 A, B).
- 생식샘을 차폐한다.
- 호흡: 숨을 내쉬고 참아서 균일한 농도의 영상을 얻을 수 있도록 한다.

중심선

- 영상수용체에 제일 가까운 복장빗장관절에 수직으로 입사한다. 중심선은 T2~T3번 위치[솟을뼈(융추골, vertebra prominens C7]에서 약 3inch[7.6cm] 먼쪽), 정중시상면에서 측면으로 1~2inch(2.5~5cm) 정도 떨어진 곳으로 입사한다. 중심선이 오른쪽으로 입사하면 왼쪽 복장빗장관절(흉쇄관절)이 관찰되고, 왼쪽으로 입사하면 오른쪽 관절이 관찰된다(그림 7-26 B).
- 영상수용체의 중앙으로 입사한다.

조사야

- 6×8inch(15×20cm)으로 조절한다.

영상구조

약간 기울어진 복장빗장관절이 관찰된다(그림 7-26 C).

평가기준

- 적절한 조사야가 이루어져야 한다.
- 영상의 중앙에 관찰하고자 하는 복장빗장관절, 복장뼈자루, 빗장뼈의 안쪽 부분이 있어야 한다.
- 복장빗장관절이 열려 있어야 한다.
- 관심부위의 복장빗장관절이 척주 옆에서 관찰되어야 하고 이때 기울기는 최소한이어야 한다.
- 복장빗장관절이 겹쳐진 갈비뼈와 폐야를 통하여 잘 관찰되어야 한다.

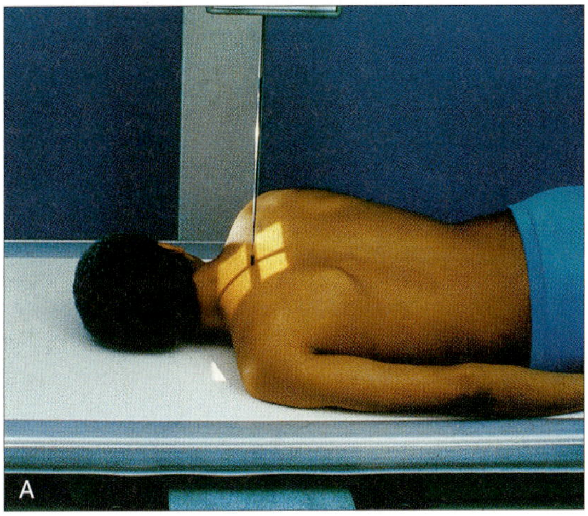

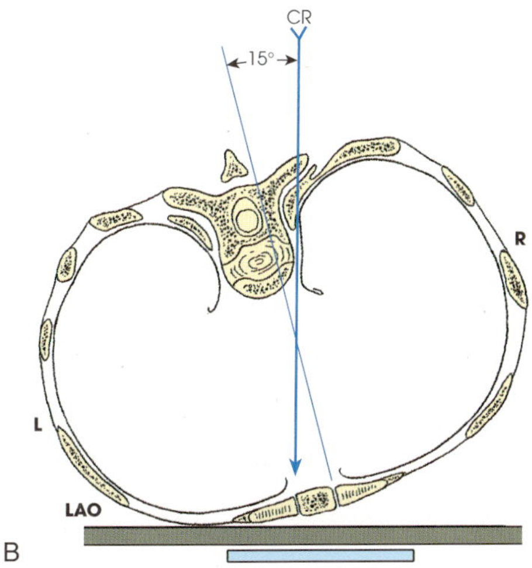

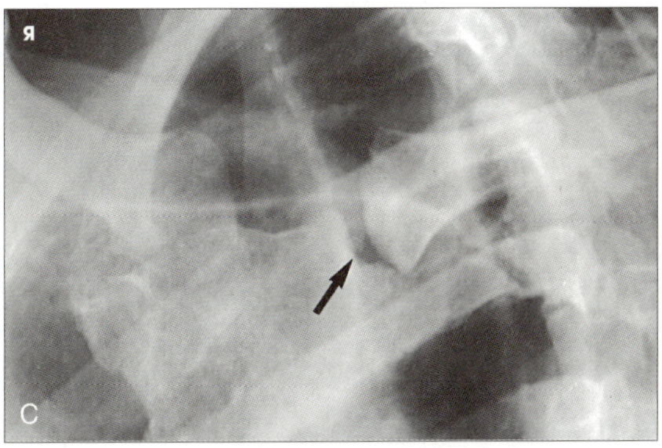

그림 7-26 A, 복장빗장관절 후 · 전사방향 촬영, 좌전사방향(LAO) 자세: 몸통을 기울여 주는 방법. **B,** 척추와 복장빗장관절에 대한 중심선 위치를 발쪽에 서서 위쪽으로 바라본 축방향 모식도. **C,** 복장빗장관절 후 · 전사방향 영상, 좌전사방향(LAO) 자세. 영상수용체에 제일 가까운 관절이 보인다(화살표).

흉쇄관절 후 · 전사방향 촬영

Sternoclavicular articulation PA oblique projection

참고: 이 방법은 영상수용체에 관절이 더 가까이 위치해서 앞서 설명한 몸통을 회전시키는 방법보다 영상의 왜곡이 더 적다. 또한 영상수용체를 테이블 위에 올려 놓고 관절을 촬영하면 왜곡이 최소화 된다. 외상 환자는 이 자세를 취하기 어려울 수 있다. 만약 가능하다면 똑바로 선 자세로 촬영한다.

환자 자세

- 가슴부위 위쪽 바로 밑에 영상수용체를 놓고 엎드린 자세를 취한다.
- 복장빗장관절(흉쇄관절)에 상수용체의 중심을 맞춘다.
- cut-off 현상을 피하기 위해 촬영테이블 위에 상수용체의 긴축이 테이블의 긴축에 수직이 되도록 놓는다.

검사 자세

- 손바닥이 위쪽을 향하게 하고 몸의 양측에 팔을 놓는다.
- 양쪽 어깨가 동일 수평면상에 오도록 한다.
- 턱으로 머리를 지탱하거나 촬영할 관절쪽으로 머리를 돌리도록 한다(그림 7-27).

중심선

- 촬영할 부위의 반대쪽에서 정중시상면을 향해 15° 각도로 영상수용체의 중앙으로 입사한다. 복장빗장관절 검사는 각도를 작게 주어도 충분하다. 왜냐하면 척추와 이 관절 사이에는 전 · 후 방향으로 매우 적은 부분만 겹치기 때문이다.
- 중심선은 T2-T3번 위치[솟을뼈(융추골, C7)에서 약 3inch(7.6cm) 먼쪽], 그리고 정중시상면에서 측면으로 1~2inch(2.5~5cm) 정도 떨어진 곳으로 입사한다. 중심선이 오른쪽으로 입사하면 왼쪽 복장빗장관절(흉쇄관절)이 보이고, 왼쪽으로 입사하면 오른쪽 관절이 보인다.

조사야

- 6×8inch(15×20cm)로 조절한다.

영상구조

약간 기울어진 복장빗장관절이 관찰된다(그림 7-28, 7-29).

평가기준

- 적절한 조사야가 이루어져야 한다.
- 영상의 중앙에 관찰하고자 하는 복장빗장관절, 복장뼈자루, 빗장뼈의 안쪽 부분이 있어야 한다.
- 복장빗장관절이 열려 있어야 한다.
- 관심부위의 복장빗장관절이 척주 옆에서 관찰되어야 하고 이때 기울기는 최소한이어야 한다.
- 복장빗장관절이 겹쳐진 갈비뼈와 폐야를 통하여 잘 관찰되어야 한다.

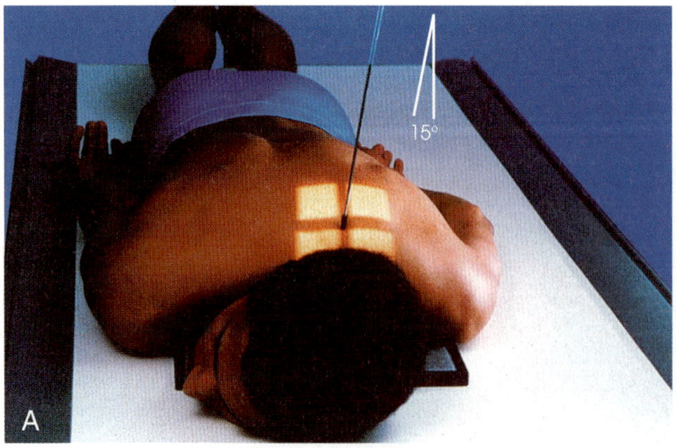

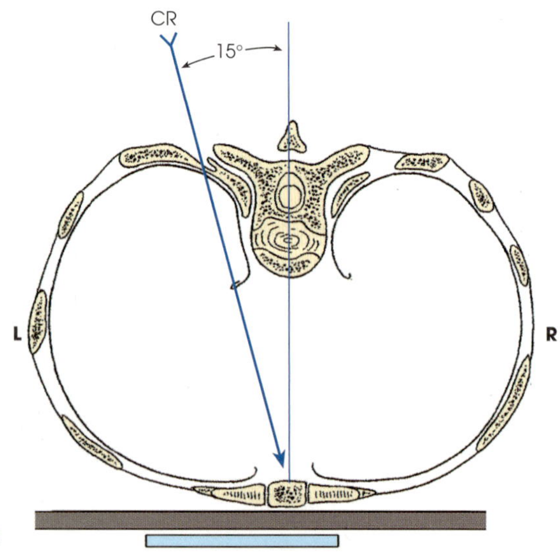

그림 7-27 A, 복장빗장관절 후 · 전사방향 촬영: 중심선을 기울여 주는 방법. 중심선이 왼쪽으로 들어가면 오른쪽 관절이 보인다. **B,** 척추와 복장빗장관절에 대한 중심선 위치를 발쪽에 서서 위쪽으로 바라본 축방향 모식도.

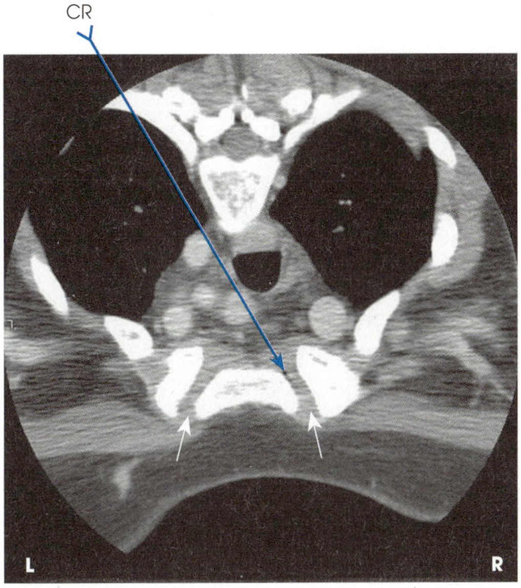

그림 7-28 엎드린 자세에서 촬영한 축방향 CT영상으로 복장빗장관절(화살표)과 중심선(CR)의 궤적이 보인다. 발쪽에 서서 위쪽으로 바라본 영상이다.

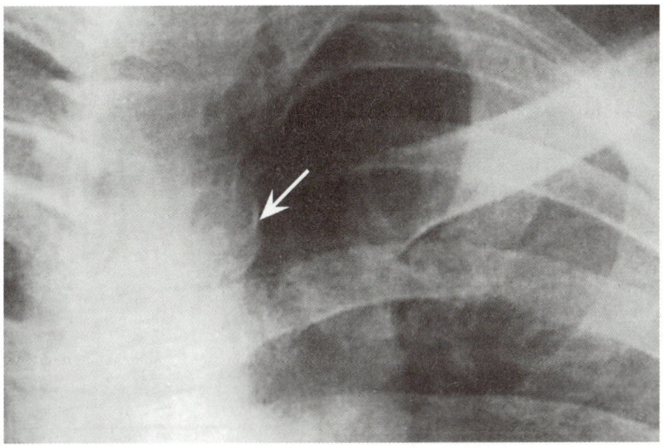

그림 7-29 X선관에서 먼쪽의 흉쇄관절(화살표) 촬영을 위해 중심선을 기울여 주는 방법.

(From Kurzbauer R: The lateral projection in the roentgenography of the sternoclavicular articulation, AJR Am J Roentgenol 56:104, 1946.)

갈비뼈

갈비뼈 촬영에서 검사부위와 골절이나 병적 상태의 정도를 결정하기 위해서 14×17inch(35×43cm) 영상수용체를 사용해야 한다. 종종 환자가 작은 경우 11×14inch(28×36cm) 영상수용체를 사용하기도 한다. 촬영은 누운 자세나 바로 선 자세에서 한다. 첫째와 마지막 갈비뼈에 이상이 있는 경우는 그 부위를 더 잘 보기 위해 추가적인 촬영이 필요할 수도 있다(그림 7-30).

손상부위를 알고 나면 그 다음은 (1) 손상된 갈비뼈가 영상수용체면에 평행이 되도록 할 수 있는 촬영자세와 (2) 가로막 위나 아래쪽 갈비뼈들을 영상에 포함시켜야 할지를 결정하는 것이다.

흔히들 단순하게 앞 갈비뼈(anterior ribs)라고 부르는 갈비뼈의 앞쪽 부위는 종종 환자가 영상수용체를 마주보고 후·전방향 촬영을 한다(그림 7-31). 뒤 갈비뼈(posterior ribs)라고 부르는 갈비뼈의 뒤쪽 부위는 환자가 X선관을 마주보고 전·후방향 촬영의 빈도가 높다(그림 7-32).

갈비뼈의 겨드랑부분은 사방향 촬영에서 잘 관찰된다. 측방향 촬영은 양쪽 갈비뼈들이 겹치기 때문에 갈비뼈 골절 후 생길 수 있는 공기나 액체층을 평가할 때만 주로 사용한다.

갈비뼈가 심장 음영과 겹치면 겹치지 않도록 몸을 회전시키거나 심장 음영을 보상할 정도로 노출을 증가시켜야 한다. 좌전사방향(LAO, 그림 7-33)이나 우후사방향(RPO, 그림 7-34) 자세를 취하면 왼쪽 갈비뼈는 앞쪽과 뒤쪽 끝이 겹치긴 하지만 심장 음영과는 겹치지 않게 된다. 이 2가지 자세는 오른쪽 갈비뼈들이 영상수용체면에 평행하게 만들고, 반대로 하면 왼쪽 갈비뼈들을 비슷하게 촬영할 수 있다. 촬영 조건은 고대조도 영상을 얻을 수 있는 것을 사용한다(약 70kVp).

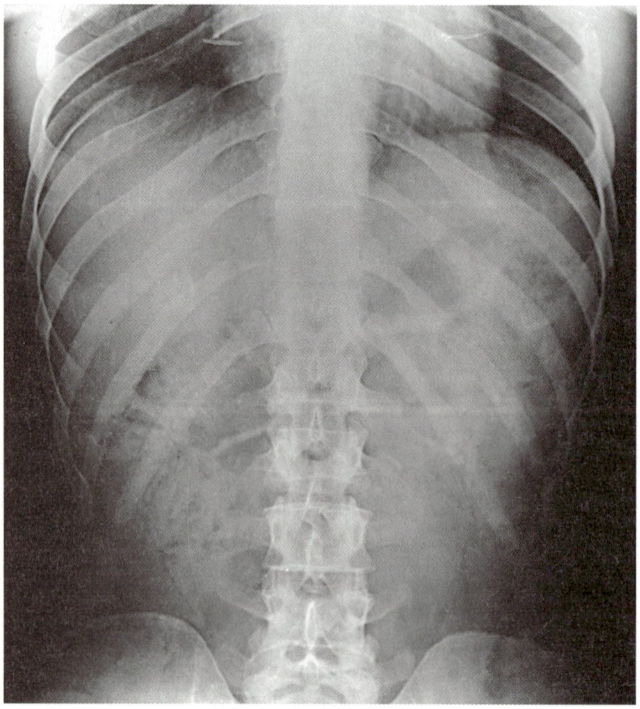

그림 7-30 아래 갈비뼈 전·후방향 영상.

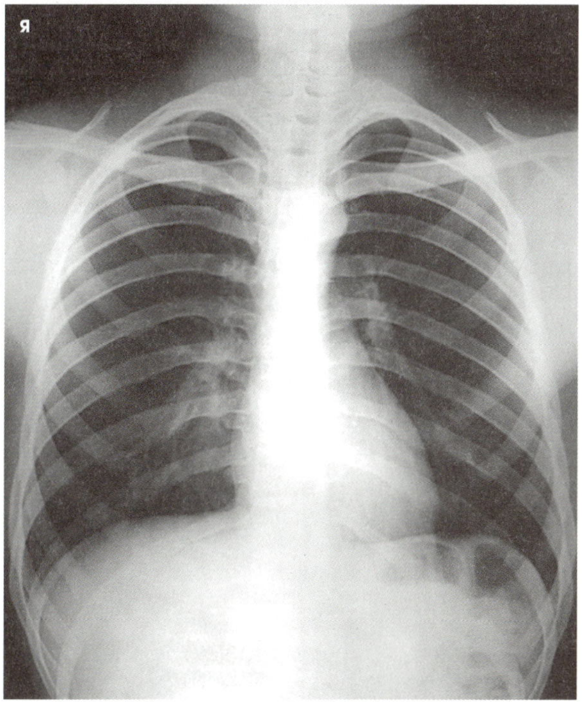

그림 7-31 갈비뼈 후 · 전방향 영상.

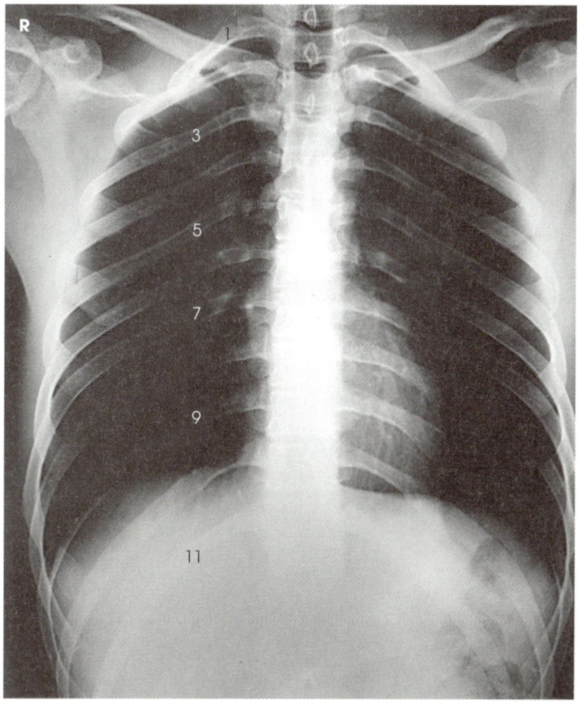

그림 7-32 위 갈비뼈 전 · 후방향 영상.

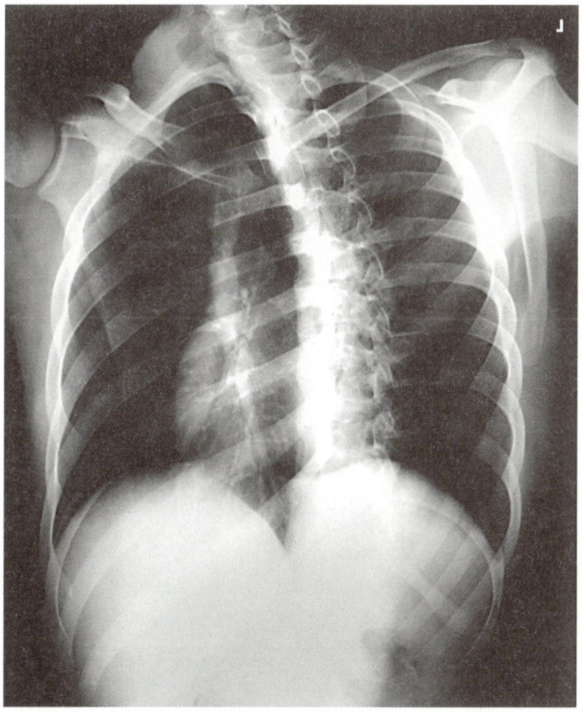

그림 7-33 갈비뼈 후 · 전사방향 영상, 좌전사방향(LAO) 자세.

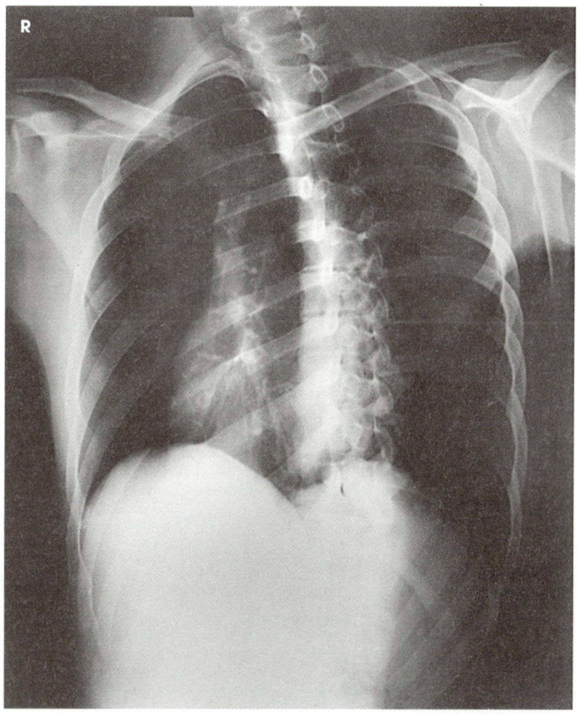

그림 7-34 갈비뼈 전 · 후사방향 영상, 우후사방향(RPO) 자세.

호흡

갈비뼈 촬영은 보통 숨을 깊게 들이 마시거나 내신 후 숨을 참고 한다. 때때로 허파 음영을 없애기 위해 얕게 숨을 쉬면서 촬영하기도 한다. 만약 이 호흡법을 사용한다면 이 장의 해부학 부분에서 설명했듯이 갈비뼈가 위로 올라가거나 아래로 내려가지 않도록 얕게 숨을 쉬어야 한다. 그림 7-35와 그림 7-36은 얕게 숨을 쉬었을 때와 숨을 멈췄을 때의 영상이다.

갈비뼈의 골절은 인접한 신경혈관다발 때문에 심한 통증과 출혈이 생길 수 있다. 이런 상황은 환자가 촬영에 필요한 깊은 숨쉬기를 어렵게 만든다. 만약 환자가 촬영시 허파 팽창의 중요성을 완전히 이해하고, 환자가 두 번째 깊은 호흡을 한 후 촬영을 진행한다면 깊게 숨 들이 마시기가 가능하다.

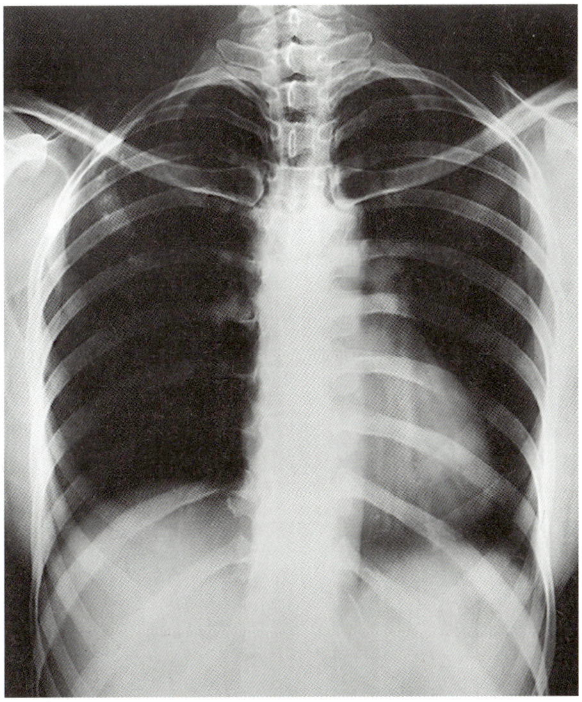

그림 7-35 숨을 얕게 쉬면서 검사한 영상.

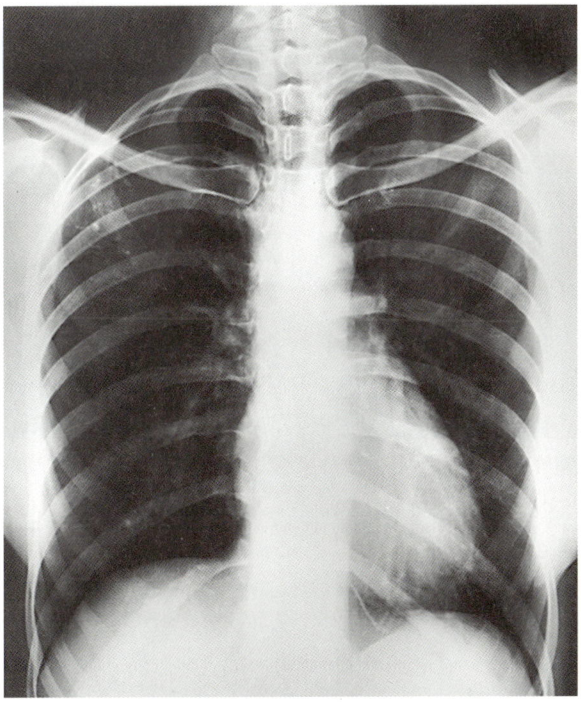

그림 7-36 숨을 멈추고 검사한 영상.

늑골 후 · 전방향 촬영
Rib PA projection

환자 자세
- 바로 서거나 누운 자세를 취한다.
- 바로 서면 가로막이 제일 아래로 내려가기 때문에 환자 상태가 괜찮다면 위 갈비뼈 촬영시 바로 서거나 앉은 자세를 사용한다(그림 7-37). 또한 바로 선 자세는 가슴부위의 액체층(fluid levels)을 평가하는 데도 사용할 수 있다.

검사 자세
- 신체의 정중시상면이 영상수용체의 정중선에 오게 한다.
- 위쪽 갈비뼈를 포함하기 위해서 양쪽 어깨의 위쪽 가장자리에서 1.5inch(3.8cm) 위에 영상수용체 윗부분이 오도록 한다.
- 어깨뼈가 가슴우리에서 멀어지도록 손바닥을 바깥쪽으로 돌려 손을 엉덩이에 댄다.
- 양쪽 어깨가 동일 수평면상에 오도록 조정한다.
- 엎드린 자세일 경우 턱으로 머리를 지탱하게 하고 정중시상면이 수직이 되도록 한다(그림 7-38).
- 검사부위의 갈비뼈쪽만 촬영할 경우 11×14inch(28×35cm) 조사야를 사용하여 대조도를 향상시킨다.
- 가슴우리가 넓은 이상근력형 체형 환자는 검사부위 갈비뼈의 전체 측면이 포함되어야 한다. 이렇게 하기 위해서 환자를 옆으로 이동시켜야 할 수도 있다.
- 생식샘을 차폐한다.
- 호흡: 가로막을 최대한 아래로 내리기 위해 숨을 깊게 들이 마신 후 멈춘다.

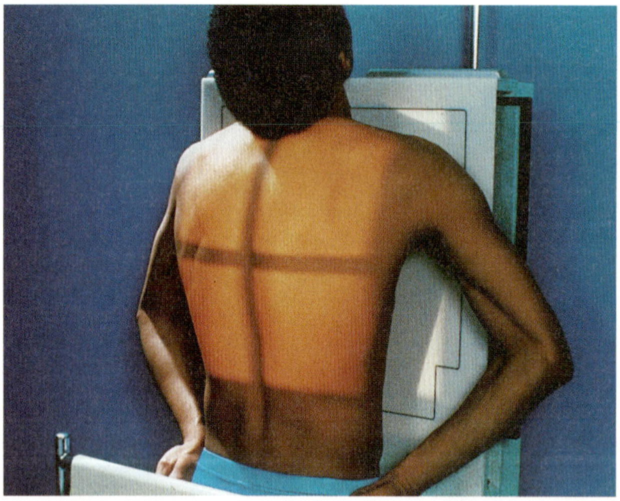

그림 7-37 갈비뼈 후 · 전방향 촬영(바로 선 자세)

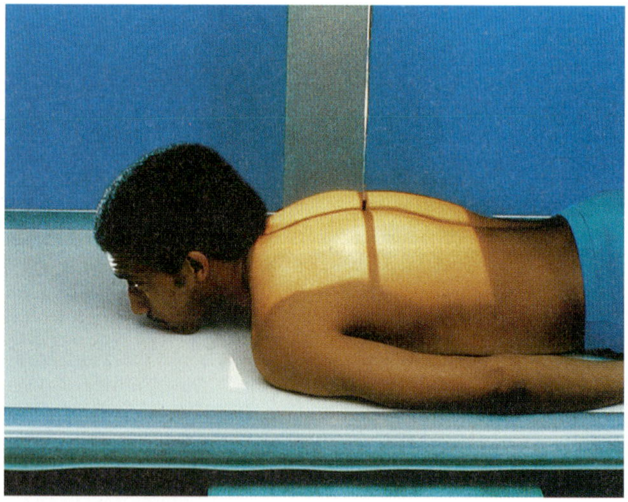

그림 7-38 갈비뼈 후 · 전방향 촬영(엎드린 자세).

중심선

- 영상수용체의 중앙에 수직으로 입사한다. 영상수용체 위치가 정확하다면 T7 높이로 입사한다.
- 일곱째, 여덟째, 아홉째갈비뼈를 보는 데 유용한 방법은 중심선을 발쪽으로 10~15° 정도 기울여 주는 것이다. 이렇게 하면 가로막이 이 갈비뼈보다 아래쪽에서 보이게 된다.

조사야

- 14×17inch(35×43cm)로 조절한다.

영상구조

가로막 위쪽으로 앞 갈비뼈들이 관찰된다(그림 7-39, 7-40). 뒤 갈비뼈들도 관찰되지만 영상수용체에 앞 갈비뼈들이 더 가깝게 있기 때문에 앞 갈비뼈들이 더 자세하게 관찰된다.

평가기준

- 적절한 조사야가 이루어져야 한다.
- 첫째에서 아홉째 갈비뼈 전체가 관찰되어야 하고, 뒷부분은 가로막 위쪽에서 관찰되어야 한다.
- 첫째에서 일곱째 앞쪽 갈비뼈 전체가 양쪽으로 관찰되어야 하고, 모두 가로막 위쪽에서 관찰되어야 한다.
- 검사부위만 촬영할 경우 반대쪽 갈비뼈들은 되도록 전체가 포함되지 않도록 해야 한다.
- 허파 음영을 통하여 갈비뼈들이 충분한 대조도로 관찰되어야 한다.

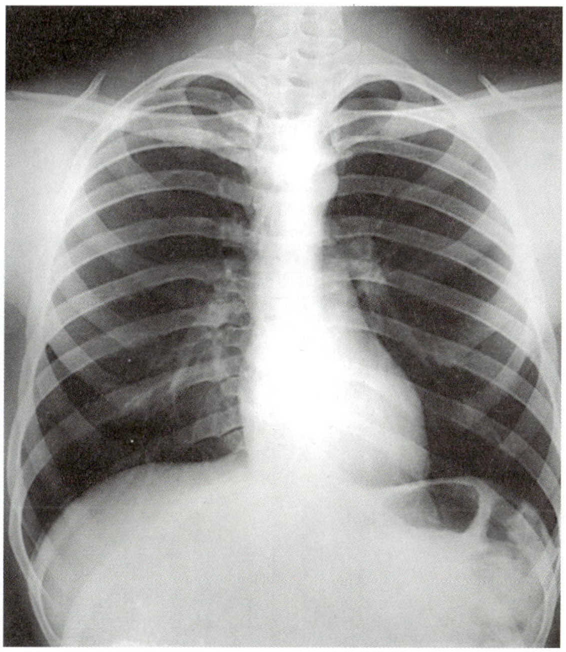

그림 7-39 갈비뼈 후 · 전방향 영상(정상적인 중심선 각도).

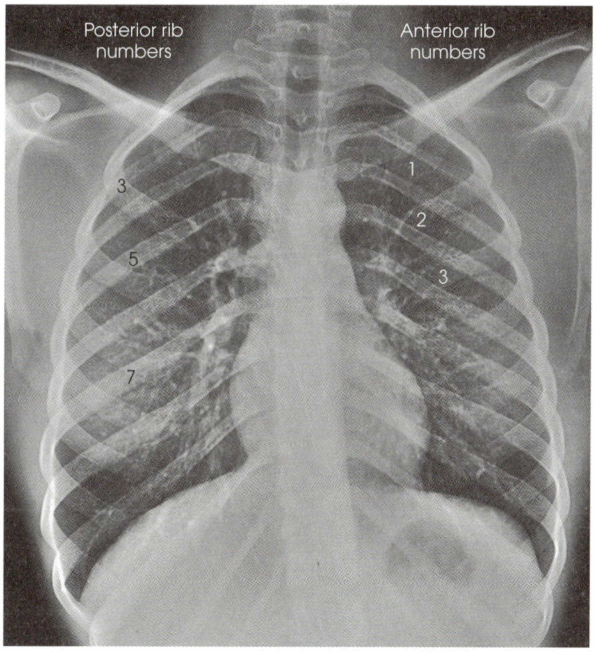

그림 7-40 갈비뼈 후 · 전방향 영상(발쪽으로 10~15° 기울여 입사).

늑골 전 · 후방향 촬영

Rib AP projection

환자 자세

- 바로 선 자세나 누운 자세에서 X선관을 마주보게 한다.
- 환자 상태가 괜찮다면 가로막 위쪽의 갈비뼈 촬영은 바로 선 자세에서 하고, 가로막 아래쪽의 갈비뼈 촬영은 누운 자세에서 한다.

검사 자세

- 신체의 정중시상면이 영상수용체의 정중선에 오도록 한다.

가로막 위쪽의 갈비뼈

- 세로로 놓은 영상수용체 위쪽 상단이 이완한 어깨의 위쪽 가장자리에서 1.5inch (3.8cm) 위쪽에 오도록 한다.
- 어깨뼈가 가슴우리에서 멀어지도록 손바닥을 바깥쪽으로 돌려 손을 엉덩이에 댄다. 또 다른 방법은 머리 밑에 손을 넣고 팔이 수직이 되도록 펴는 것이다(그림 7-41).
- 양쪽 어깨가 동일 수평면상에 오도록 조정하고 양쪽 어깨를 앞쪽으로 회전시켜 어깨뼈가 가슴우리에서 멀어지도록 한다.
- 생식샘을 차폐한다.
- 호흡: 가로막을 아래로 내리기 위해 숨을 깊게 들이 마신 후 멈춘다.

가로막 아래쪽의 갈비뼈

- 영상수용체를 가로로 Bucky tray 안에 넣고 아래쪽 가장자리가 엉덩뼈능선(장골능선)에 오도록 한다. 이렇게 하면 X선의 확산 때문에 아래쪽 갈비뼈가 포함된다.
- 양쪽 어깨가 동일 수평면상에 오도록 조정한다.
- 양쪽 팔은 편한 자세로 놓는다(그림 7-42).
- 생식샘을 차폐한다.
- 호흡: 가로막을 위쪽으로 올리기 위해 숨을 깊게 내쉰 후 멈춘다.

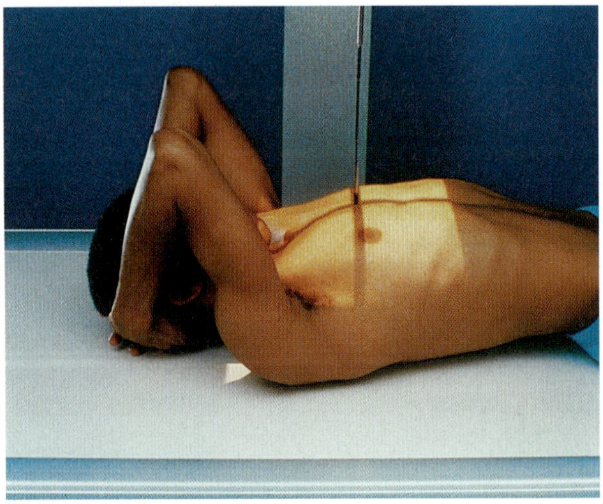

그림 7-41 가로막 위쪽 갈비뼈 검사를 위한 갈비뼈 전 · 후방향 촬영.

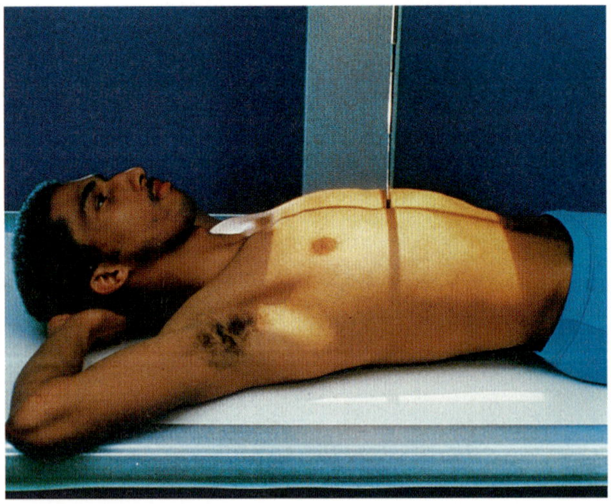

그림 7-42 가로막 아래쪽 갈비뼈 검사를 위한 갈비뼈 전 · 후방향 촬영.

중심선

- 영상수용체의 중앙에 수직으로 입사한다.

조사야

- 14×17inch(35×43cm)로 조절한다. 작은 영상수용체를 사용하는 경우는 거기에 맞게 조사야를 좁힌다.

영상구조

촬영하는 부위에 따라 가로막의 위쪽이나 아래쪽의 뒤 갈비뼈들이 제일 잘 관찰된다(그림 7-43, 7-44). 앞 갈비뼈들도 관찰되지만 영상수용체에 뒤 갈비뼈들이 더 가깝게 있기 때문에 뒤 갈비뼈들이 더 자세하게 관찰된다.

평가기준

- 적절한 조사야가 이루어져야 한다.
- 가로막 위쪽 갈비뼈 촬영일 경우는 첫째에서 열째 뒤 갈비뼈 전체가 양쪽으로 관찰되어야 한다.
- 가로막 아래쪽 갈비뼈 촬영일 경우는 여덟째에서 열두째 뒤 갈비뼈 전체가 양쪽으로 관찰되어야 한다.
- 허파나 복부 음영을 통하여 갈비뼈들이 잘 관찰되어야 한다.
- 검사부위 촬영할 경우 반대쪽 갈비뼈들은 되도록이면 전체가 포함되지 않도록 해야 한다.

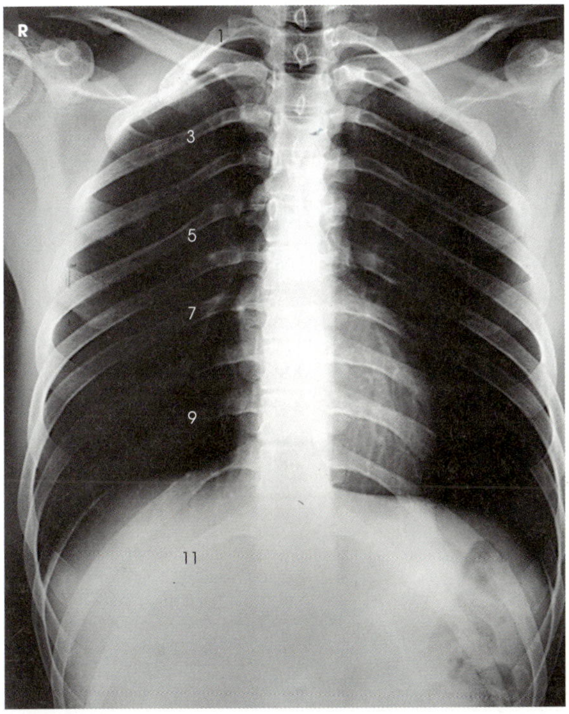

그림 7-43 가로막 위쪽 갈비뼈 전·후방향 영상.

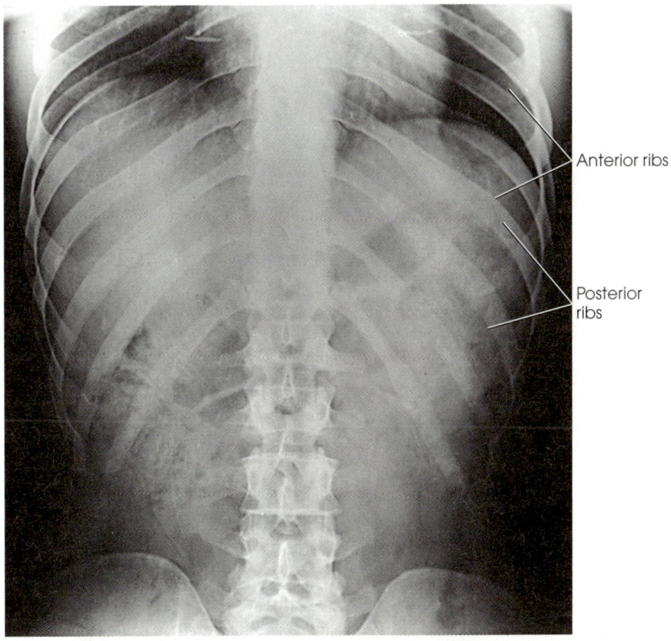

그림 7-44 가로막 아래쪽 갈비뼈 전·후방향 영상.

겨드랑접근법

액와부 늑골 전·후사방향 촬영

Rib AP oblique projection

우후사방향(RPO) 또는 좌후사방향(LPO) 자세

환자 자세

- 바로 선 자세나 누운 자세로 검사한다.
- 금기사항이 아니라면 가로막 윗부분 갈비뼈 촬영은 바로 선 자세로 하고, 가로막 아래 갈비뼈 촬영은 누워서 한다. 중력이 가로막을 움직이는 데 도움을 주기 때문이다.

검사 자세

- 우후사방향(RPO) 또는 좌후사방향(LPO) 자세를 이용하여 45° 전·후사방향 촬영을 할 수 있는 자세를 취한다. 검사부위를 영상수용체에 제일 가깝게 위치시킨다.
- 신체의 정중시상면과 몸통 측면과의 중간에 만든 가상의 세로면에 검사부위의 중심을 맞춘다.
- 이 면이 영상수용체의 정중선에 오도록 한다.
- 누운 자세로 검사할 경우는 올라간 엉덩이 밑에 지지대를 놓아준다.
- 검사부위 팔을 벌리고 들어올려 어깨뼈가 가슴우리에서 멀어지도록 한다.
- 똑바로 선 자세인 경우는 환자의 손을 머리 위에 올린다(그림 7-45). 누운 자세라면 환자의 손을 머리 위에 올리거나 머리 아래에 받친다(그림 7-46).
- 반대쪽 팔은 벌림시키고 손은 엉덩이에 놓는다.
- 가로막 위쪽 갈비뼈를 촬영할 때는 이완시킨 어깨의 위쪽 가장자리에서 1.5inch(3.8cm) 위에 영상수용체 상단을 위치시키고, 아래쪽 갈비뼈를 촬영할 때는 영상수용체의 하단이 엉덩뼈능선(장골능선)에 오도록 한다.
- 생식샘을 차폐한다.
- 호흡: 가로막 아래쪽 갈비뼈를 촬영할 때는 깊게 숨을 내쉰 후 멈추고, 위쪽 갈비뼈는 깊게 들이쉰 후 멈춘다.

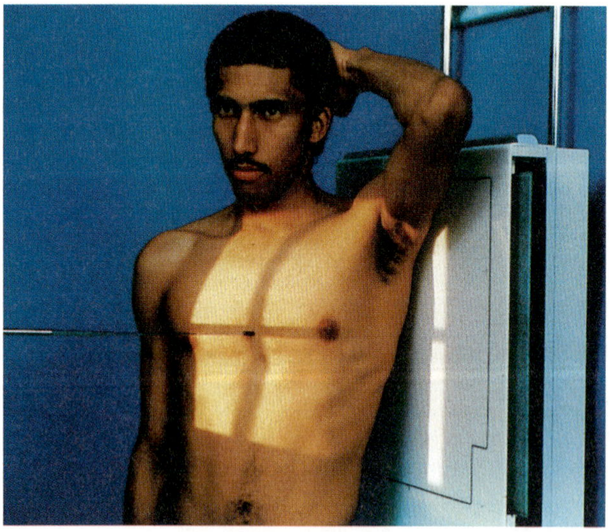

그림 7-45 바로 선 자세 갈비뼈 전·후사방향 촬영, 좌후사방향(LPO) 자세.

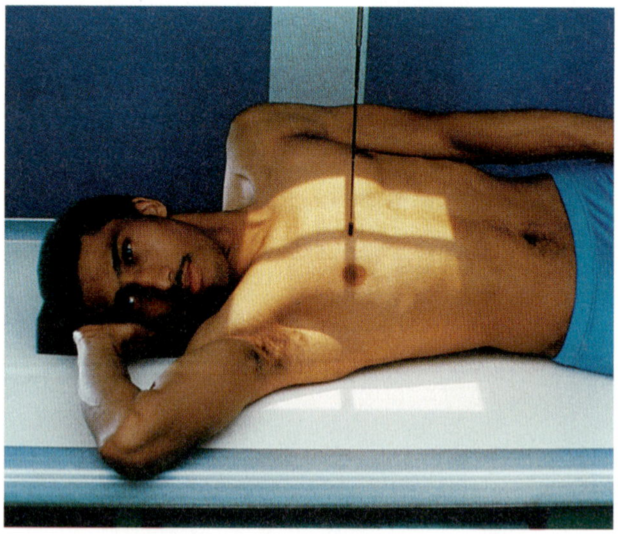

그림 7-46 누운 자세 갈비뼈 전·후사방향 촬영: 우후사방향(RPO) 자세.

중심선

- 영상수용체의 중앙에 수직으로 입사한다.
- 영상수용체에 제일 가까운 갈비뼈 부위를 통과한다.

조사야

- 14×17inch(35×43cm)로 조정한다. 작은 영상수용체를 사용하는 경우는 거기에 맞게 조사야를 좁힌다.

영상구조

영상수용체에 제일 가까운 갈비뼈의 겨드랑부위가 다른 것과 겹치지 않고 관찰된다(그림 7-47). 영상수용체에 제일 가까운 뒤 갈비뼈도 잘 관찰된다.

평가기준

- 적절한 조사야가 이루어져야 한다.
- 척주와 이환부위 갈비뼈의 바깥쪽 가장자리 사이의 거리는 척주와 반대쪽 갈비뼈의 바깥 가장자리 사이 거리의 대략 2배이다.
- 갈비뼈의 겨드랑부분이 서로 겹치지 않아야 한다.
- 위 갈비뼈는 가로막 위쪽으로 첫째부터 열째갈비뼈가 관찰되어야 한다.
- 아래 갈비뼈는 가로막 아래에서 여덟째부터 열두째갈비뼈가 관찰되어야 한다.
- 검사하는 부위에 따라 허파나 복부 음영을 통하여 갈비뼈들이 잘 관찰되어야 한다.

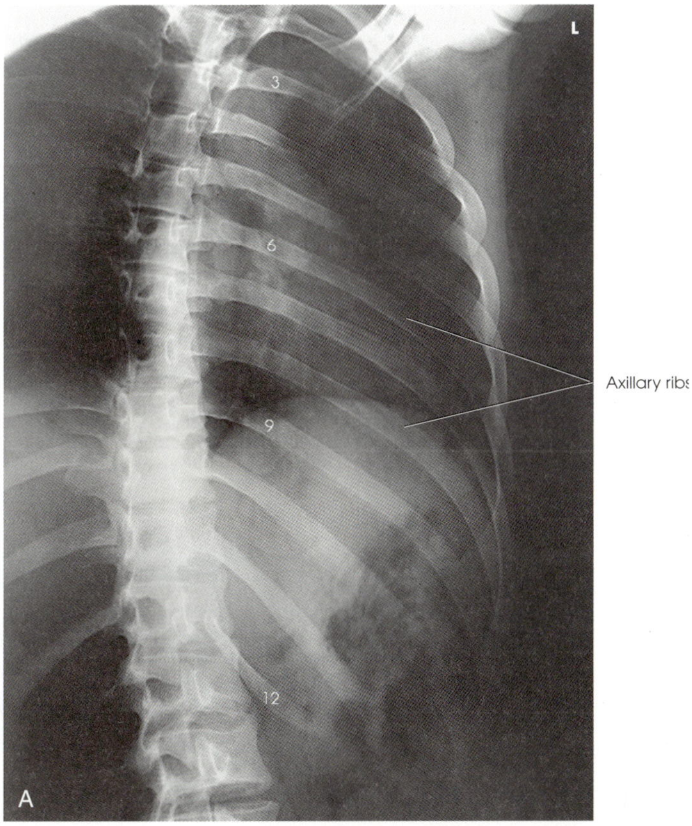

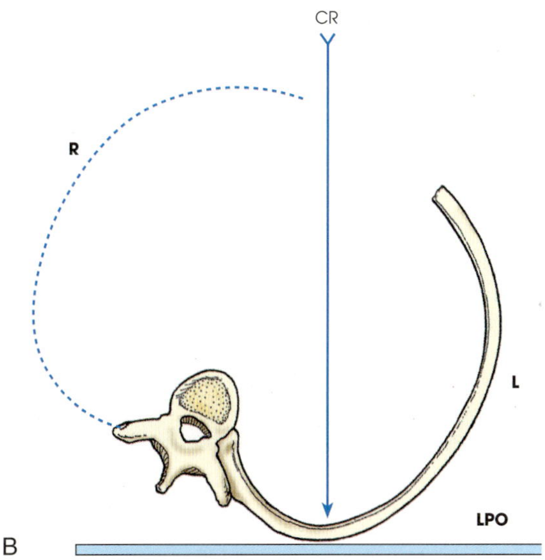

그림 7-47 A, 갈비뼈 전·후사방향 영상. 좌후사방향(LPO) 자세를 취하면 왼쪽 갈비뼈들이 보인다.
B, 발쪽에 서서 위쪽으로 바라본 갈비뼈와 중심선(CR)의 축방향 모식도, 좌후사방향(LPO) 자세.

겨드랑접근법
액와부 늑골 후 · 전사방향 촬영
Rib PA oblique projection

우전사방향(RAO) 또는 좌전사방향 (LAO) 자세

환자 자세

- 바로 서거나 누워서 검사를 한다.
- 금기사항이 아니라면 가로막 윗부분의 갈비뼈 촬영은 바로 선 자세로 하고, 가로막 아랫부분의 갈비뼈 촬영은 누워서 한다. 중력이 가로막을 움직이는 데 도움을 주기 때문이다.

검사 자세

- 우전사방향(RAO) 또는 좌전사방향(LAO) 자세를 이용하여 45° 후 · 전사방향 촬영을 할 수 있는 자세를 취한다. 검사부위를 영상수용체에서 먼쪽에 위치시킨다(그림 7-48).
- 누운 자세로 검사할 경우는 들어올린 쪽의 아래팔과 구부린 무릎으로 몸을 지탱한다(그림 7-49).
- 신체의 정중시상면과 들어올린 몸통 가쪽면과의 중간에 만든 가상의 세로면이 영상수용체의 정중선에 오도록 한다.
- 가로막 위쪽 갈비뼈를 촬영할 때는 이완시킨 어깨의 위쪽 가장자리에서 1.5inch(3.8cm) 위에 영상수용체 상단을 위치시키고, 아래쪽 갈비뼈를 촬영할 때는 영상수용체의 하단이 엉덩뼈능선에 오도록 한다.
- 생식샘을 차폐한다.
- 호흡: 가로막 아래쪽 갈비뼈를 촬영할 때는 깊게 숨을 내쉰 후 멈추고, 위쪽 갈비뼈는 깊게 들이쉰 후 멈춘다.

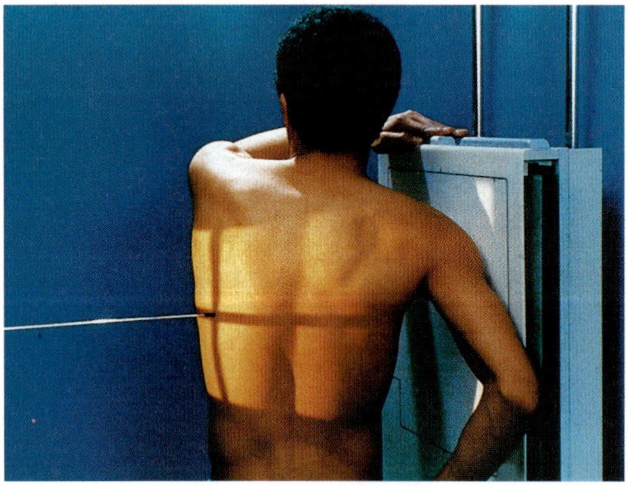

그림 7-48 바로 선 자세 갈비뼈 후 · 전사방향 촬영, 우전사방향(RAO) 자세.

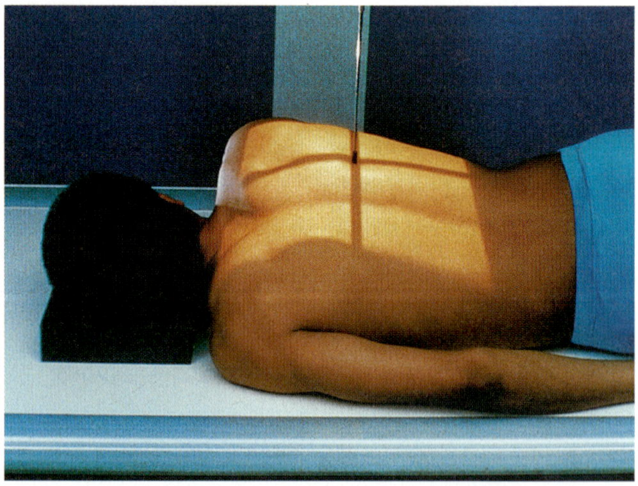

그림 7-49 누운 자세 갈비뼈 후 · 전사방향 촬영, 좌전사방향(LAO) 자세.

중심선

- 영상수용체의 중앙에 수직 입사한다.

조사야

- 14×17inch(35×43cm)로 조절한다. 작은 영상수용체를 사용하는 경우는 거기에 맞게 조사야를 좁힌다.

영상구조

영상수용체에서 가장 멀리 떨어져 있는 갈비뼈의 겨드랑부위가 서로 겹치지 않고 관찰된다(그림 7-50). 또한 영상수용체에서 가장 멀리 떨어져 있는 갈비뼈의 앞쪽 부위도 관찰된다.

평가기준

- 적절한 조사야가 이루어져야 한다.
- 척주와 검사부위 갈비뼈의 바깥쪽 가장자리 사이의 거리는 척주와 반대쪽 갈비뼈의 바깥 가장자리 사이 거리의 대략 2배이다.
- 갈비뼈의 겨드랑부분이 서로 겹치지 않아야 한다.
- 위 갈비뼈는 가로막 위쪽으로 첫째부터 열째갈비뼈가 관찰되어야 한다.
- 아래 갈비뼈는 가로막 아래에서 여덟째부터 열두째갈비뼈가 관찰되어야 한다.
- 검사하는 부위에 따라 허파나 복부의 음영을 통하여 갈비뼈들이 잘 관찰되어야 한다.

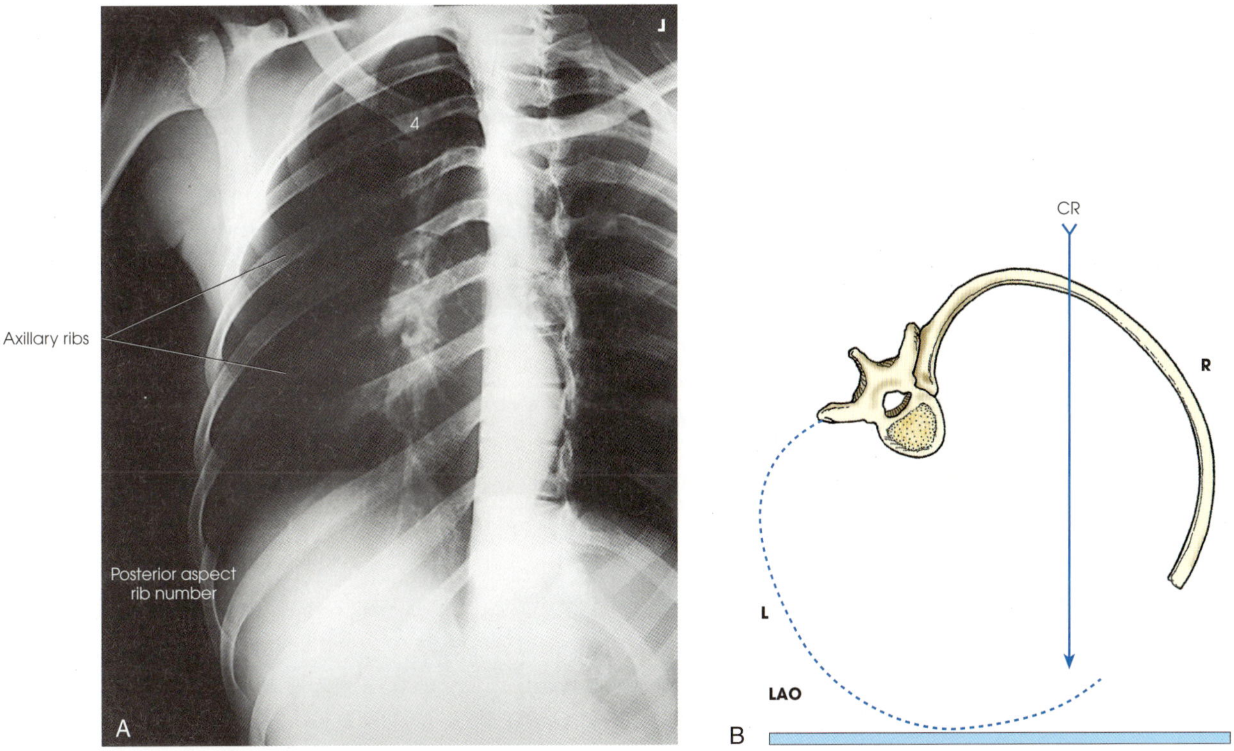

그림 7-50 A, 갈비뼈 후·전사향방 영상. 좌전사방향(LAO) 자세를 취하면 오른쪽 갈비뼈가 보인다. B, 발쪽에 서서 위쪽으로 바라본 갈비뼈와 중심선(CR)의 축방향 모식도. 좌전사방향(LAO) 자세.

늑골관절 전 · 후축방향 촬영

Costal joint AP axial projection

이 촬영은 류마티스 척추염 환자의 갈비뼈관절을 보고자 할 때 권장한다.

환자 자세

- 바로 누운 자세를 취한다.
- 척추뒤굽음증이 과장되는 것을 피하기 위해 머리 밑에 무언가를 받치지 말고 촬영테이블에 직접 머리를 놓는다.

검사 자세

- 신체의 정중시상면에 영상수용체의 정중선이 오도록 한다.
- 현저한 척추뒤굽음증이 있으면 팔을 머리 위쪽으로 올린다. 그렇지 않으면 양팔을 몸 옆에 놓는다.
- 양쪽 어깨가 동일 수평면상에 오도록 한다(그림 7-51).
- Bucky tray에 영상수용체를 넣고 영상수용체의 중앙이 중심선과 일치하도록 위치를 조정한다.
- 필요한 경우 가슴에 압박을 가한다.
- 생식샘을 차폐한다.
- 호흡: 깊게 들이 마신 후 숨을 멈춘다. 이렇게 하면 허파 음영이 흐려지기 때문이다.

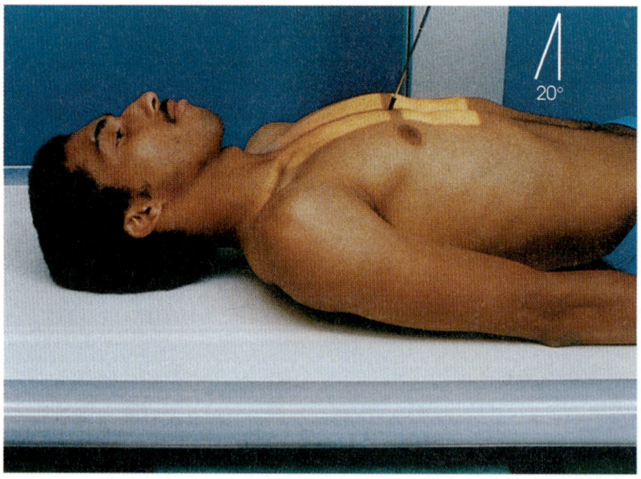

그림 7-51 갈비뼈관절 전 · 후축방향 촬영.

중심선

- 머리쪽으로 20° 기울여 칼돌기(검상돌기)에서 2inch(5cm) 위쪽 지점의 정중선으로 입사한다.
- 현저한 척추뒤굽음증이 있는 환자는 중심선의 각도를 약간(5~10°) 증가시킨다.

영상구조

갈비척주관절과 갈비가로돌기관절(늑골횡돌기관절)이 관찰된다(그림 7-52).

평가기준

열린 갈비척주관절과 갈비가로돌기관절이 명확히 관찰되어야 한다.

참고: 뼈가 큰 환자는 양쪽 갈비가로돌기관절을 보기 위해서 양쪽을 나누어 촬영할 수도 있다. 이것은 번갈아가며 몸을 안쪽으로 약 10° 회전시킨 후 촬영한다. 위쪽으로 올라간 쪽이 잘 보인다.

Hohmann과 Gasteiger[1]는 갈비뼈관절(늑골척추관절과 갈비가로돌기관절)의 연구에서 중심선은 머리쪽으로 평균 30° 정도 기울여줘야 한다고 했다. 척추뒤굽음증이 있을 경우 35~40° 정도로 각도가 증가한다. 척추에 심한 굽이(만곡)이 있는 경우는 골반도 적절한 지지대를 사용해서 들어올려줘야 한다. 국소적인 부위만 촬영할 경우 위쪽은 T4, 아래쪽은 T8에 중심선의 중심을 맞춘다.

[1]Hohmann D, Gasteiger W: Roentgen diagnosis of the costovertebral joints, Fortschr Roentgenstr 112:783, 1970 (in German); Abstract, Radiology 98:481, 1971.

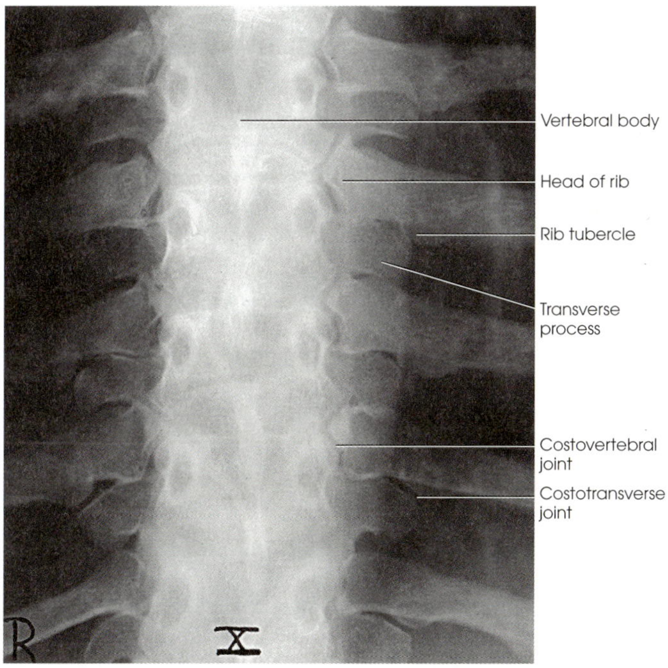

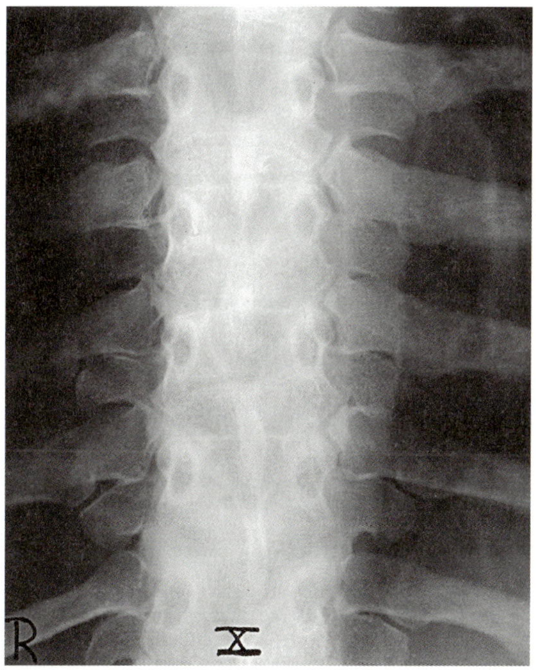

그림 7-52 갈비뼈관절 전 · 후축방향 영상.

8

가슴안 기관

THORACIC VISCERA

학습목적

가슴안 기관의 해부학적 구조와 각종 질환의 진단을 위한 각종 검사법을 숙지하며, 검사법에 따른 영상해부 · 병리학적 특징을 숙지하여 진단 가치가 높은 영상을 획득하기 위한 검사자세와 부속기자재를 효율적으로 사용할 수 있도록 학습한다.

학습목표

1. 가슴안 기관(호흡기계, 심혈관계, 림프계)의 해부학적 구조와 특성을 설명할 수 있다.
2. 가슴안 기관과 주위조직의 해부학적 구조를 식별할 수 있다.
3. 가슴안 기관의 검사법에 따른 기준점을 설명할 수 있다.
4. 가슴안 기관의 질환과 관계된 각종 방사선학적 검사법을 설명할 수 있다.
5. 가슴안 기관의 방사선학적 영상을 평가하고 설명할 수 있다.
6. 환자 자세, 입사각에 따른 검사조건, 부속기자재 사용에 대한 기술적인 설명을 할 수 있다.
7. 가슴안 기관의 병리학적 병변을 묘출할 수 있는 검사법의 특징과 영상을 평가할 수 있다.

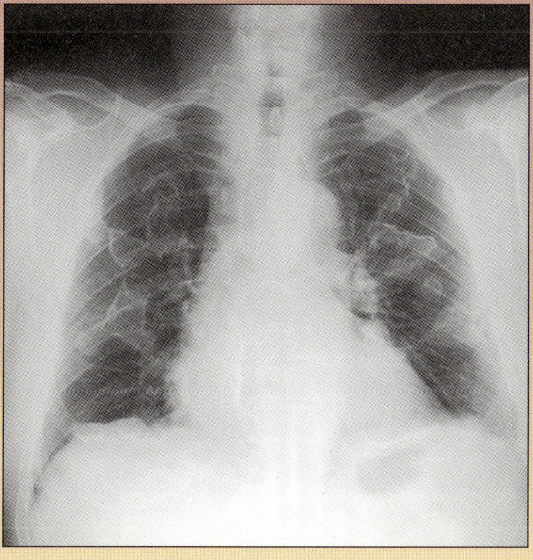

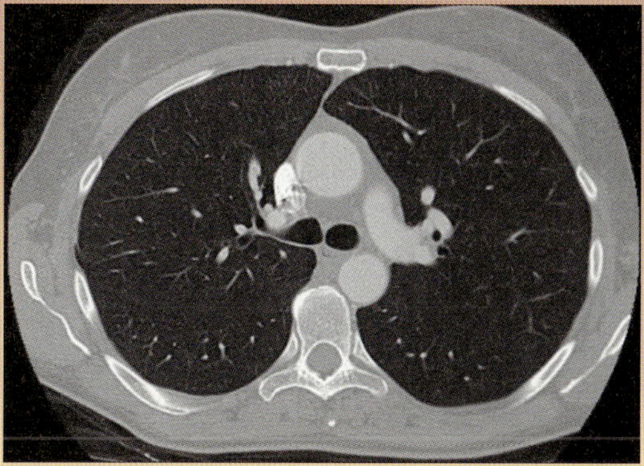

촬영방향, 환자 자세, 촬영법

중요도	촬영부위	촬영방향	환자 자세	촬영법
	기도	전 · 후방향		
	기도와 위세로칸	측방향		
	가슴:허파와 심장	후 · 전방향		
	가슴:허파와 심장	측향		
	가슴:허파와 심장	후 · 전사방향	우전사방향 또는 좌전사방향	
	가슴:허파와 심장	전 · 후사방향	우후사방향 또는 좌후사방향	
	가슴	전 · 후방향		
	허파꼭대기	전 · 후축방향	앞굽음(전만위)	Lindblom method
	허파꼭대기	후 · 전축방향		
	허파꼭대기	전 · 후축방향		
	허파와 가슴막	전 · 후방향 또는 후 · 전방향	오른쪽 또는 왼쪽 옆으로 누운 자세	
	허파와 가슴막	측방향	오른쪽 또는 왼쪽, 바로 누운 자세 또는 엎드린 자세	

체형

인체의 일반적인 모양 또는 체형(body habitus)은 내부 장기의 크기, 모양, 위치, 그리고 움직임을 결정한다. 그림 8-1은 4가지 체형에서 일반적인 가슴우리의 모양과 가슴 촬영 영상에서 어떻게 보이는지를 대략적으로 보여주고 있다.

가슴안

가슴안(흉강, thoracic cavity)은 가슴벽으로 둘러싸인 공간으로 해부학적 구조물들이 가슴우리로 들어가는 위가슴우리문(흉곽상구, superior thoracic aperture)에서부터 아래가슴우리문(흉곽하구, inferior thoracic aperture)까지이다. 가로막(횡격막, diaphragm)은 복강으로부터 가슴안을 분리시킨다. 가슴우리에서 복부로 이어지는 해부학적 구조물들은 가로막에 있는 구멍을 지나간다(그림 8-2).

가슴안에는 허파와 심장(호흡기계, 심혈관계, 림프계), 아래쪽 식도, 가슴샘(thymus gland)이 들어 있으며, 가슴안 내에는 하나의 심장막안(pericardial cavity)과 좌우 가슴막안(right and left pleural cavities)으로 나누어져 있다. 이러한 공간들의 벽은 반짝거리고 미끄러우면서 정교한 장막(serous membranes)으로 덮여 있다. 2개의 가슴막안 사이 공간은 세로칸(종격, mediastinum)이라 부른다. 이 공간에는 허파와 가슴막을 제외한 모든 가슴 구조물들이 들어 있다.

호흡기계

호흡기계는 인두, 기도, 기관지, 2개의 허파로 구성된다. 이러한 장기들의 공기 통로는 인두, 입, 코를 통해 바깥과 연결되고, 각각의 장기들은 각기 알려진 다른 기능을 수행할 뿐만 아니라 호흡기계의 일부이기도 하다.

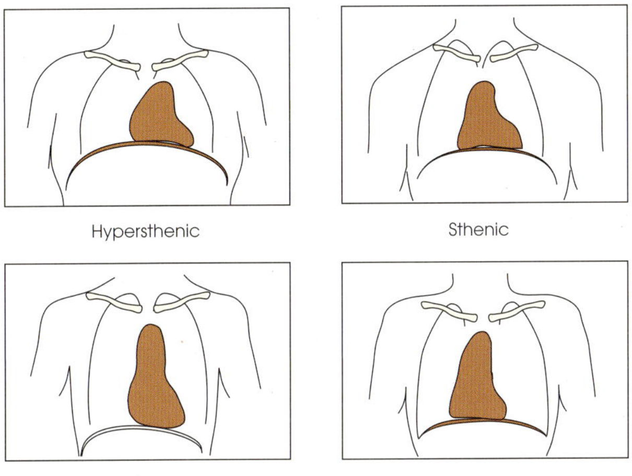

그림 8-1 체형의 4가지 유형. 가슴우리의 일반적인 모양, 허파의 크기와 모양, 심장의 위치에 주목한다. 이러한 해부학적 지식은 가슴 촬영 시 정확한 자세를 잡는 데 도움이 된다.

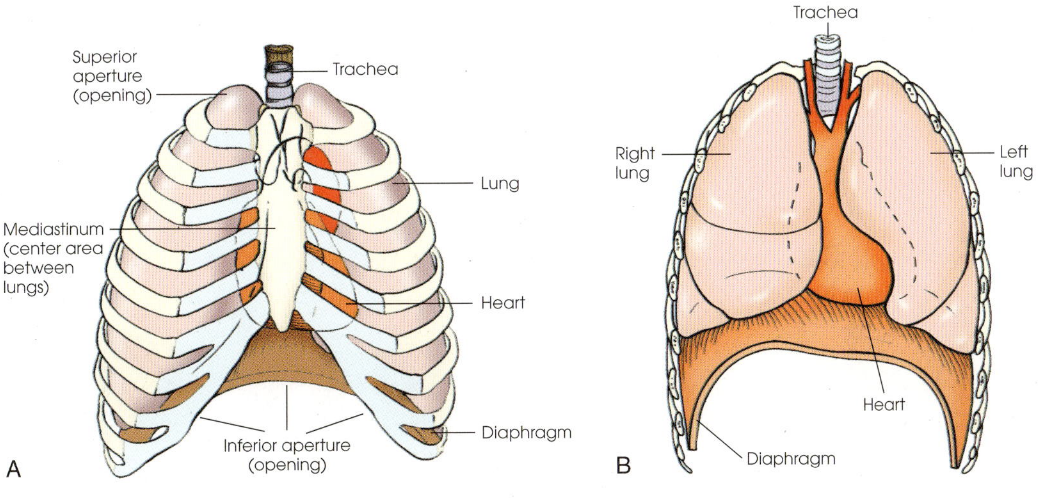

그림 8-2 A, 가슴안 **B,** 앞 갈비뼈를 제거한 가슴안.

기관

기관은 섬유성 근육관으로 16~20개의 C자 모양 연골고리들이 기관벽에 들어 있어 강성을 높여준다(그림 8-3 A). 대략 직경 0.5inch(1.3cm), 길이 4.5inch(11cm), 그리고 뒷면은 납작하다. 연골고리는 뒤쪽이 연결되지 않은 불완전한 형태이고 기도의 앞쪽 $\frac{2}{3}$를 따라서 놓여 있다. 기도는 신체의 정중선에 놓여 있고, 목에서 식도의 앞쪽에 위치한다. 가슴우리에서 기도는 대동맥활(aortic arch) 때문에 정중선에서 약간 오른쪽으로 치우쳐 있다. 기도는 척주(vertebral column)의 굽음을 따라가고 후두와의 연결부위인 여섯째목뼈 높이에서부터 아래쪽으로 세로칸을 지나 넷째와 다섯째등뼈사이공간 높이까지 이른다. 마지막 기관연골은 길게 늘어난 모양이고, 아랫면에는 뒤쪽으로 연장된 기관분리부(carnia)라는 갈고리 모양 돌기를 가지고 있다. 기관분리부에서 기도는 2개의 더 작은 관인 일차기관지(primary bronchi)로 분리된다. 이 중 하나의 기관지는 오른허파, 또 다른 기관지는 왼허파로 들어간다.

일차기관지(primary bronchi)는 비스듬히 아래쪽으로 기울어져서 허파로 들어가고, 그곳에서 분지를 형성해 오른쪽과 왼쪽 기관지가지들을 형성한다(그림 8-3 B). 오른쪽 일차기관지는 왼쪽 일차기관지에 비해 더 짧고 폭이 넓으며 더 수직이다. 이렇게 오른쪽 일차기관지가 더 수직이고 직경이 넓어 오른쪽 기관지로 이물질이 더 잘 들어간다.

허파로 들어간 이후부터 각각의 일차기관지들은 각 허파엽으로 가는 가지를 낸다. 오른허파는 3개, 왼허파는 2개. 이런 이차기관지(secondary bronchi)들은 또 다시 가지를 내고, 구경도 감소한다. 기관지는 가지를 계속해서 삼차기관지(tertiary bronchi), 더 나아가 세기관지(bronchioles)로 분지하고, 미세한 관인 종말세기관지(terminal bronchioles)에서 끝난다(그림 8-3). 이렇게 많은 기관 분지들은 흔히들 나무 몸통과 유사하다고 하여 기관지나무(bronchial tree)라 부른다.

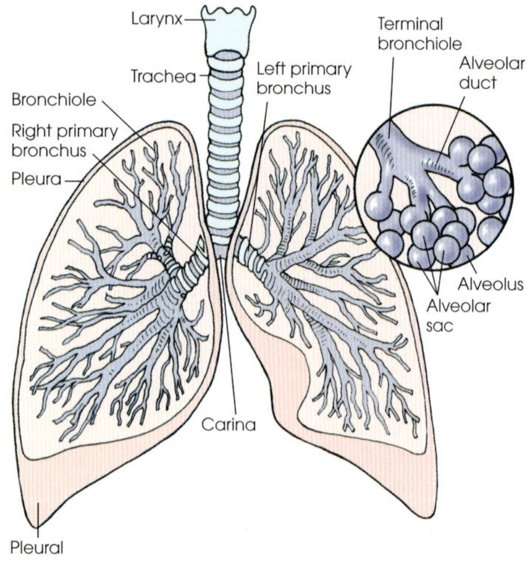

A

기관지나무의 세분

- 기도
  - 일차기관지
    - 이차기관지
      - 삼차기관지
        - 세기관지
          - 종말세기관지

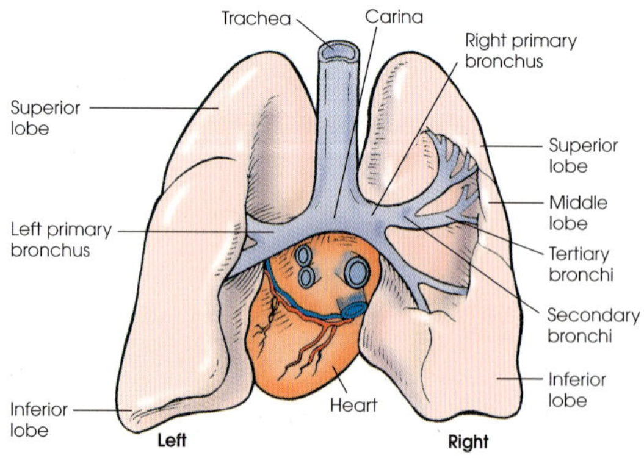

B

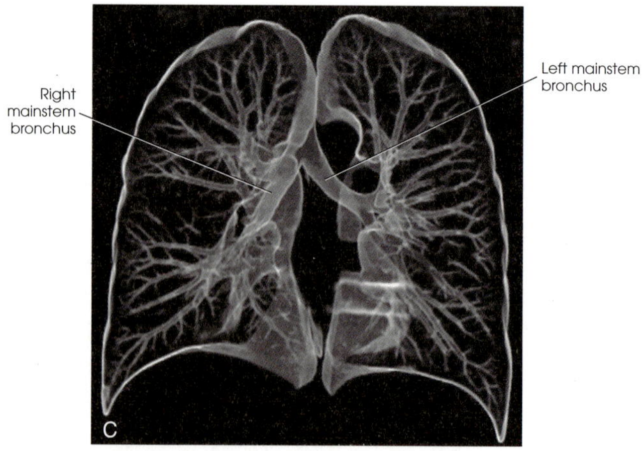

그림 8-3 A, 호흡기계의 앞쪽 부분. **B,** 심장, 허파, 기도, 기관지나무의 뒤쪽 부분. **C,** 중앙과 변연부 기도의 3D 관상면 CT 영상.

(C, From Kelley LL, Petersen CM: Sectional anatomy for imaging professionals, ed 2, St Louis, 2007, Mosby.)

허파꽈리

종말세기관지는 허파꽈리관(alveolar ducts)과 연결되어 있다. 각각의 허파꽈리관은 여러 개의 꽈리주머니(폐포낭, alveolar sacs)으로 끝난다. 꽈리주머니의 벽은 허파꽈리(alveoli)들이 늘어서 있다(그림 8-3 A). 각각의 허파에는 수백만 개의 허파꽈리가 있다. 산소와 이산화탄소는 허파꽈리벽 내에서 확산에 의해 교환된다.

허파

허파는 호흡기관이다(그림 8-4). 허파는 혈액 내로 산소를 넣고, 혈액에서 이산화탄소를 제거하는 일을 한다. 허파는 가볍고 스펀지 같으며 탄력이 좋은 실질(parenchyma)로 이루어져 있고, 이것은 하나의 장막으로 둘러싸여 있다. 각각의 허파는 빗장뼈 위를 지나 목의 기저부까지 이르는 둥근 허파꼭대기(apex)와 비스듬한 가로막 위에 놓인 넓은 기저부(base)(앞쪽보다 뒤쪽과 양쪽 측면이 더 아래까지 내려간다)를 가진다. 오른허파는 많은 공간을 차지하는 간 때문에 왼허파에 비해 약 1inch(2.5cm) 정도 짧고, 심장의 위치 때문에 왼허파보다 폭이 더 넓다. 각 허파의 가쪽면은 가슴벽의 모양과 똑같다. 허파의 아랫면은 가로막에 맞도록 오목하고 가쪽 가장자리는 얇다.

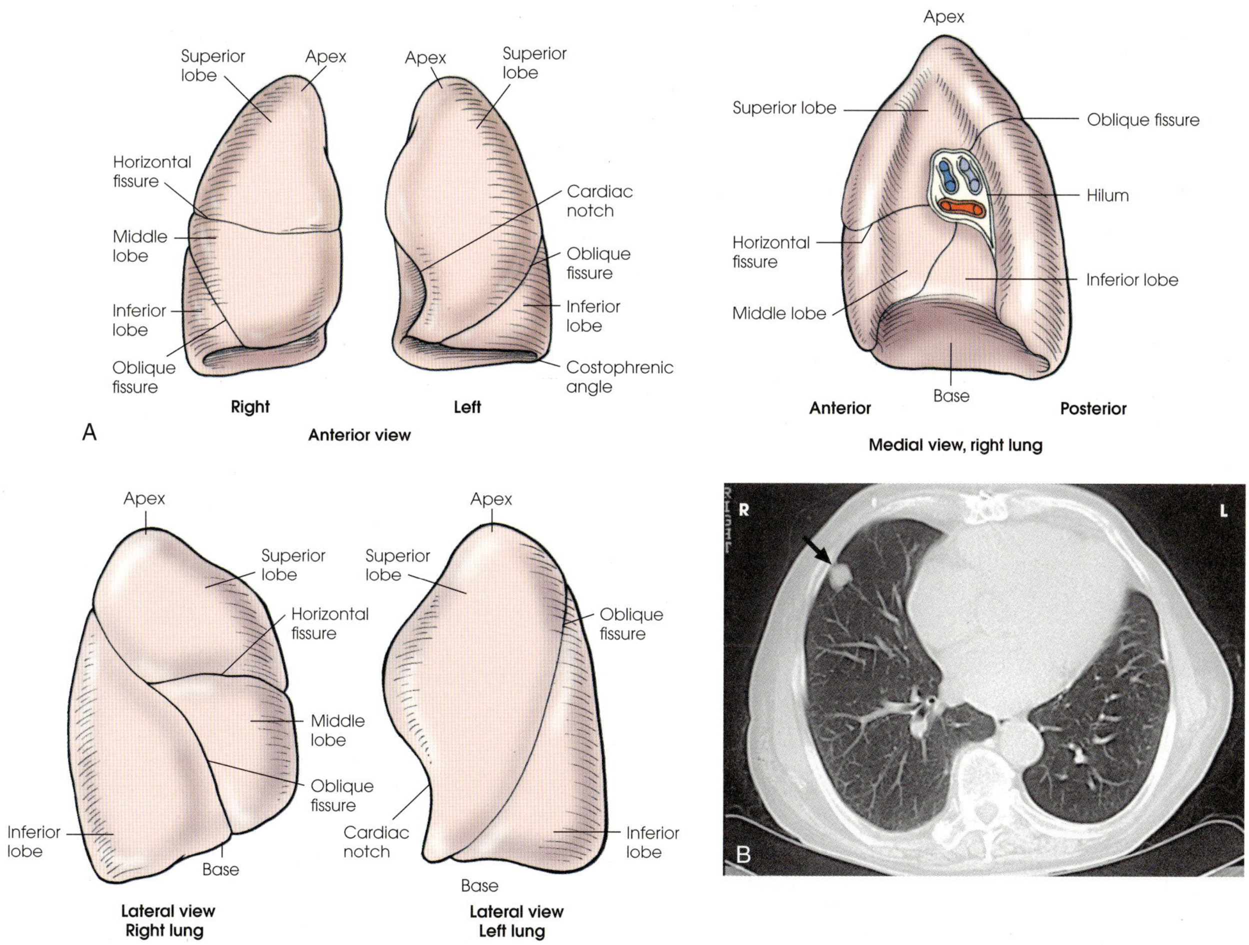

그림 8-4 A, 3가지 다른 시점에서 바라본 허파의 모습. **B,** 가슴의 축상 CT 영상. 오른허파와 왼허파가 가슴우리내의 실제 위치에서 보이고 심장과의 관계도 알 수 있다. 오른허파 앞쪽에 폐결절이 있다(화살표).

(B, Courtesy Siemens Medical Systems, Iselin, NJ.)

허파는 흡기 때 아래로 내려가고, 호기 때 위로 올라간다(그림 8-5). 숨을 들이쉬면 가쪽 가장자리는 아래로 내려가 벽쪽가슴막(parietal pleura)의 깊은 오목으로 들어간다. 영상에서 이 오목을 갈비가로막각(costophrenic angle)이라고 한다(그림 8-5 B). 세로칸면은 오목하고 허파문(hilum)이라고 하는 함몰된 부분이 있다. 여기에는 기관지, 허파혈관, 림프관, 신경들이 모여 있다. 왼허파의 아래쪽 세로칸면에는 심장패임(cardiac notch)이라 부르는 오목한 부분이 있다. 이 패임은 심장의 모양과 일치한다.

각각의 허파는 이중벽의 장막주머니인 가슴막(pleura)으로 둘러싸여 있다(그림 8-3 A). 가슴막의 안쪽 층은 내장쪽가슴막(visceral pleura)으로 허파의 표면에 가깝게 붙어 있으며 엽간열(interlobar fissure) 내로 연장되고 허파문에서 바깥층과 연결된다. 벽쪽가슴막(parietal pleura)이라 부르는 바깥층은 허파가 들어있는 가슴안 벽을 감싸고 가로막의 윗면과 가깝게 붙어 있다. 이 두 층 사이에는 장액에 들어 있어 서로 쉽게 움직이도록 해준다. 장액은 호흡 중 허파와 가슴벽 사이의 마찰을 방지해주는 역할을 한다. 가슴막의 두 층 사이를 가슴막안(pleural cavity)이라 한다. 비록 이 공간을 안(cavity)이라고 부르지만 실제로는 두 막이 아주 가깝게 붙어 있다.

허파는 깊은 열(fissure)에 의해 엽(lobe)으로 나뉜다. 열은 위쪽에서 아래쪽 앞쪽으로 비스듬하게 놓여 있다. 따라서 엽은 전·후방향에서 바라보면 서로 겹친다. 경사열(oblique fissure)은 허파를 위엽과 아래엽으로 나눈다. 위엽은 위쪽에 있고 아래엽의 앞쪽에 있다. 오른위엽은 수평열(horizontal fissure)에 의해 더 나뉘어 오른중간엽(right middle lobe)을 형성한다(그림 8-4). 왼허파는 수평열이 없고 중간엽이 없다. 왼허파에서 오른중간엽에 해당하는 부위를 혀구역(lingula)이라고 부른다. 혀구역은 왼허파의 앞쪽 안쪽 가장자리에 있는 혀모양의 돌기이다. 혀구역은 가슴벽과 심장사이에 위치한다.

다섯 엽의 각각은 허파구역(broncho-pulmonary segments)으로 나뉘고, 더 나아가 일차허파소엽(primary lobules)이라고 하는 더 작은 단위로 나뉜다. 일차허파소엽은 허파구조의 해부학적 단위로 종말기관지, 허파꽈리관, 꽈리주머니로 구성된다.

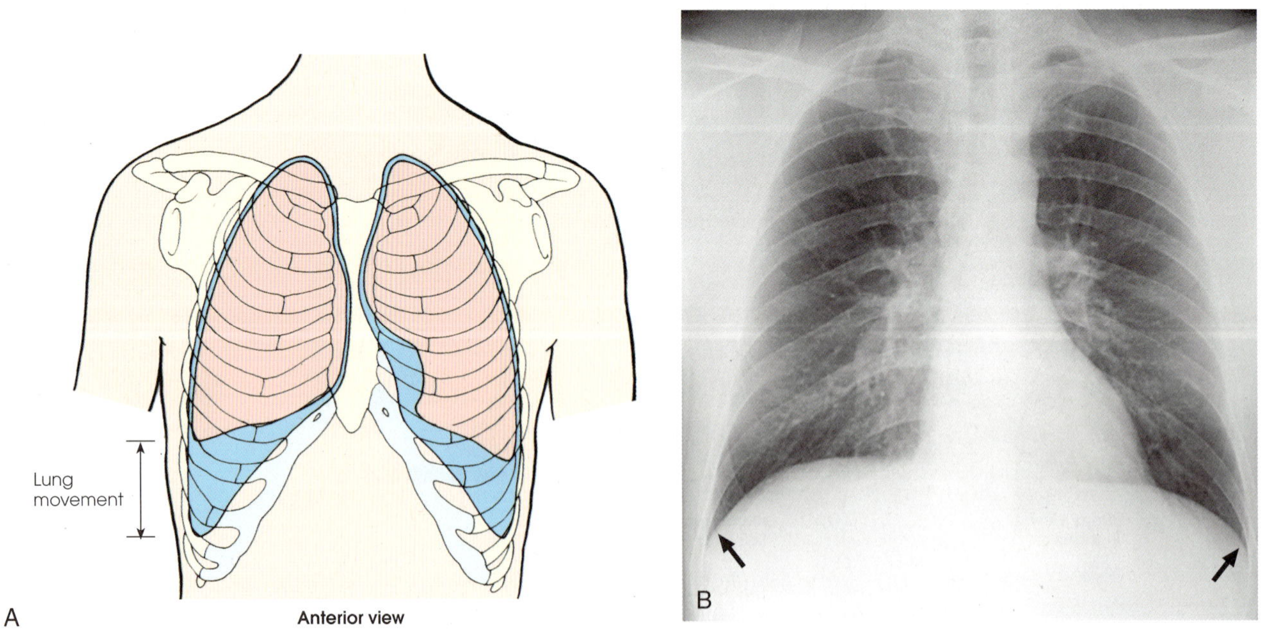

그림 8-5 **A**, 흡기와 호기시 허파의 움직임. **B**, 가슴 전·후방향 영상에서의 갈비가로막각(화살표).

세로칸

세로칸(종격, mediastinum)은 앞으로 복장뼈, 뒤로 척추, 옆으로는 허파에 의해 둘러싸인 구역이다(그림 8-6). 세로칸에 있는 구조물은 다음과 같다.

- 심장
- 대혈관
- 기도
- 식도
- 가슴샘
- 림프관
- 신경
- 섬유조직
- 지방

식도(esophagus)는 인두와 위를 연결하는 소화관의 일부다. 식도는 협소한 근육막관(musculomembranous tube)으로 길이는 약 9inch(23cm)이다. 식도는 척주 굽음을 따라 세로칸의 뒤를 통해 내려오고 이후 앞쪽으로 주행하여 가로막의 식도구멍을 통해 밑으로 내려간다.

식도는 척주의 바로 앞에 위치하고, 식도의 앞면은 기도, 대동맥활, 심장과 인접해 있다. 이러한 식도의 위치 때문에 어떤 심장검사에서는 식도가 도움이 되기도 한다. 황산바륨($BaSo_4$)으로 식도를 채우면 측방향과 사방향 촬영 시 심장과 대동맥의 뒤쪽 가장자리가 잘 보인다(그림 8-7). 정면, 사면, 측면영상이 식도검사에서 자주 쓰인다. 식도의 영상검사는 이 장 후반부에 다룰 것이다.

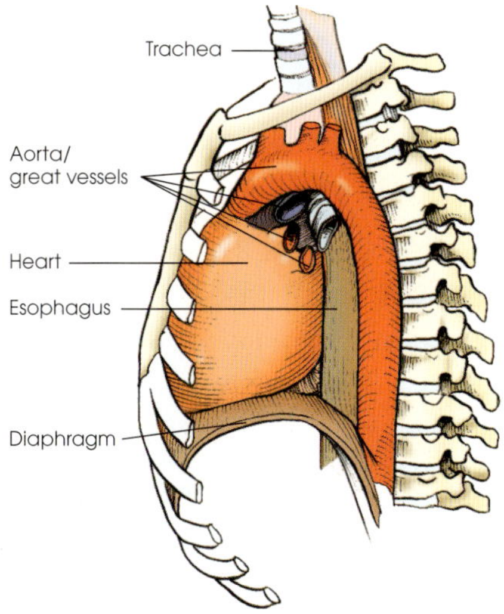

그림 8-6 주요 구조물들이 보이는 세로칸의 가쪽면 모습.

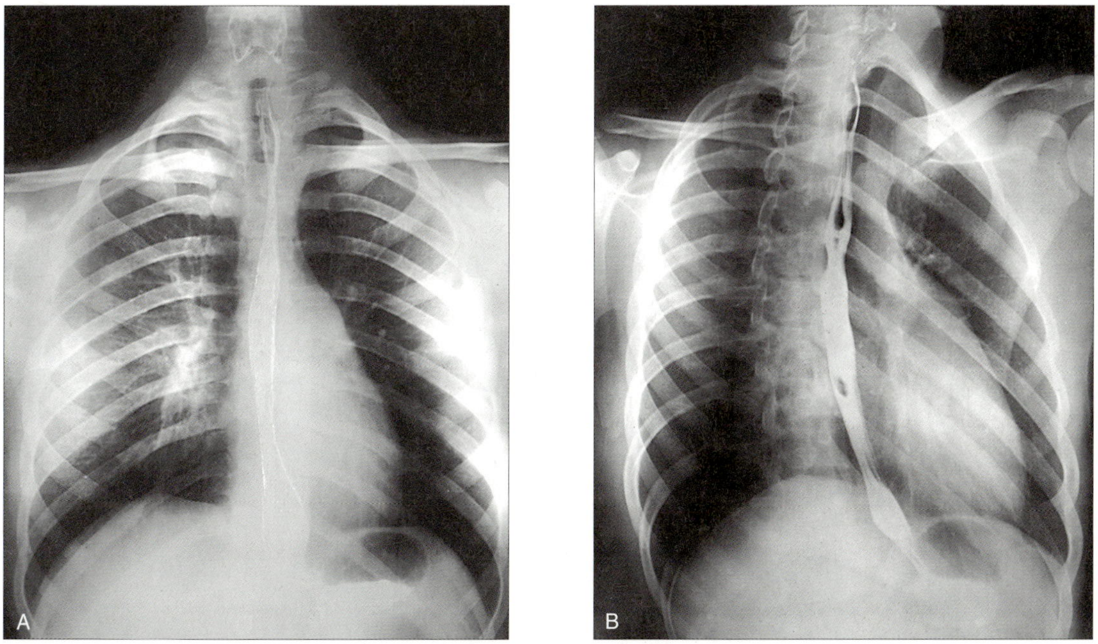

그림 8-7 A, 식도벽에 조영제($BaSo_4$)를 도포한 상태에서의 식도 후 · 전방향 영상. **B,** 조영제가 채워진 식도의 후 · 전사방향 영상[우전사방향(RAO) 자세].

세로칸 Mediastinum

가슴샘(thymus gland)은 림프계를 조절하는 주된 기관이다. 가슴샘은 티모신(thymosin)이라는 호르몬을 생산하고, 이 호르몬은 면역계의 발달과 성숙에 중요한 역할을 한다. 가슴샘은 두 개의 피라미드 모양의 엽으로 구성되는데 목의 아래와 위세로칸에 위치하고, 기도와 심장의 대혈관 앞, 그리고 복장뼈자루의 뒤에 위치한다. 가슴샘은 사춘기에 가장 크고, 이후에는 서서히 위축되어 사라진다(그림 8–8).

성인에서 림프조직은 지방으로 대체된다. 가장 발달이 왕성할 때, 가슴샘은 심장막 위에 놓이고 위로는 갑상샘 높이까지 올라간다. 영아기와 어린아이들에서 가슴샘이 커지면 가슴샘 뒤쪽의 장기가 눌리고, 뒤쪽으로 밀리며, 호흡곤란이 올 수도 있다. 영상검사는 전·후방향과 측방향 촬영을 한다. 최적의 영상 대조도를 얻기 위해 최대 흡기말에 촬영해야 한다.

컴퓨터 단층촬영

컴퓨터 단층촬영(CT)은 가슴샘을 포함한 대부분의 가슴우리 구조물을 검사하는 능력과 병변의 식별능력이 뛰어나 모든 곳에 이용되고 있다(그림 8–9).

해부학 용어 요약

체형
- 근력형 체형
- 무력형 체형
- 쇠약형 체형
- 이상근력형 체형

가슴안
- 위가슴우리문(흉곽상구)
- 아래가슴우리문(흉곽하구)
- 가로막

가슴내장
- 허파
- 심장
- 호흡기계
- 순환기계
- 림프계
- 하부 식도
- 가슴샘
- 심장막
- 가슴막안
- 장막
- 세로칸

호흡기계
- 인두
- 기도
  - 기관분리부
- 일차기관지
  - 우측 일차기관지
  - 좌측 일차기관지
  - 이차기관지
  - 삼차기관지
  - 세기관지
  - 종말세기관지
  - 기관지 나무

허파꽈리
- 허파꽈리관
- 꽈리주머니
- 허파꽈리

허파
- 실질
- 허파꼭대기
- 허파 기저
- 갈비가로막각
- 허파문
- 심장패임
- 가슴막
  - 내장쪽가슴막
  - 벽쪽가슴막
  - 장액
  - 가슴막안
- 엽
  - 위엽
  - 아래엽
  - 오른중간엽

- 엽간열
  - 경사열(2)
  - 수평열
- 혀구역
- 기관지허파구역
- 일차허파소엽
- 세로칸
- 심장
- 대혈관
- 기관
- 식도
- 가슴샘
- 림프관
- 신경
- 섬유조직
- 지방

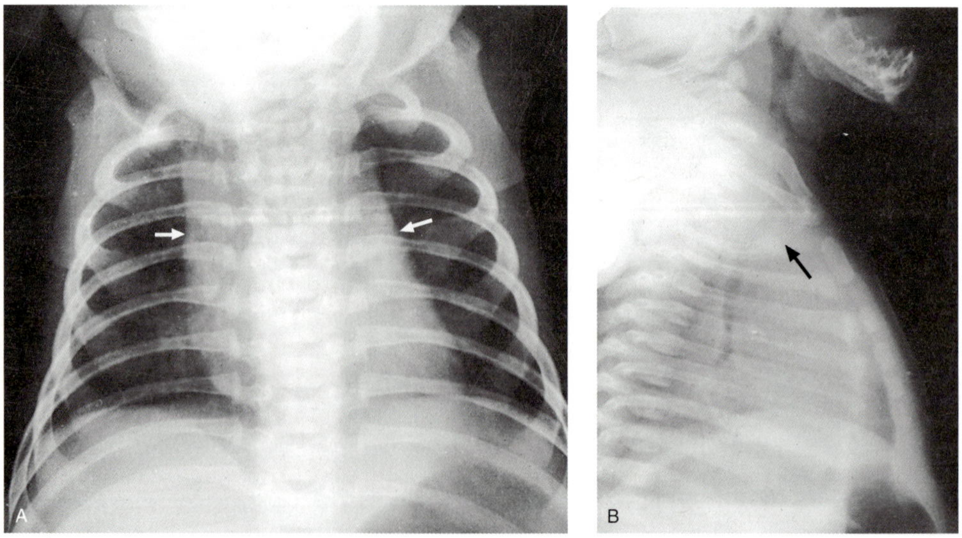

그림 8–8 A, 가슴샘 비대로 인한 세로칸확장(화살표)을 보여주는 가슴 후·전방향 영상. B, 가슴 측방향 영상으로 가슴샘 확대(화살표)를 볼 수 있다.

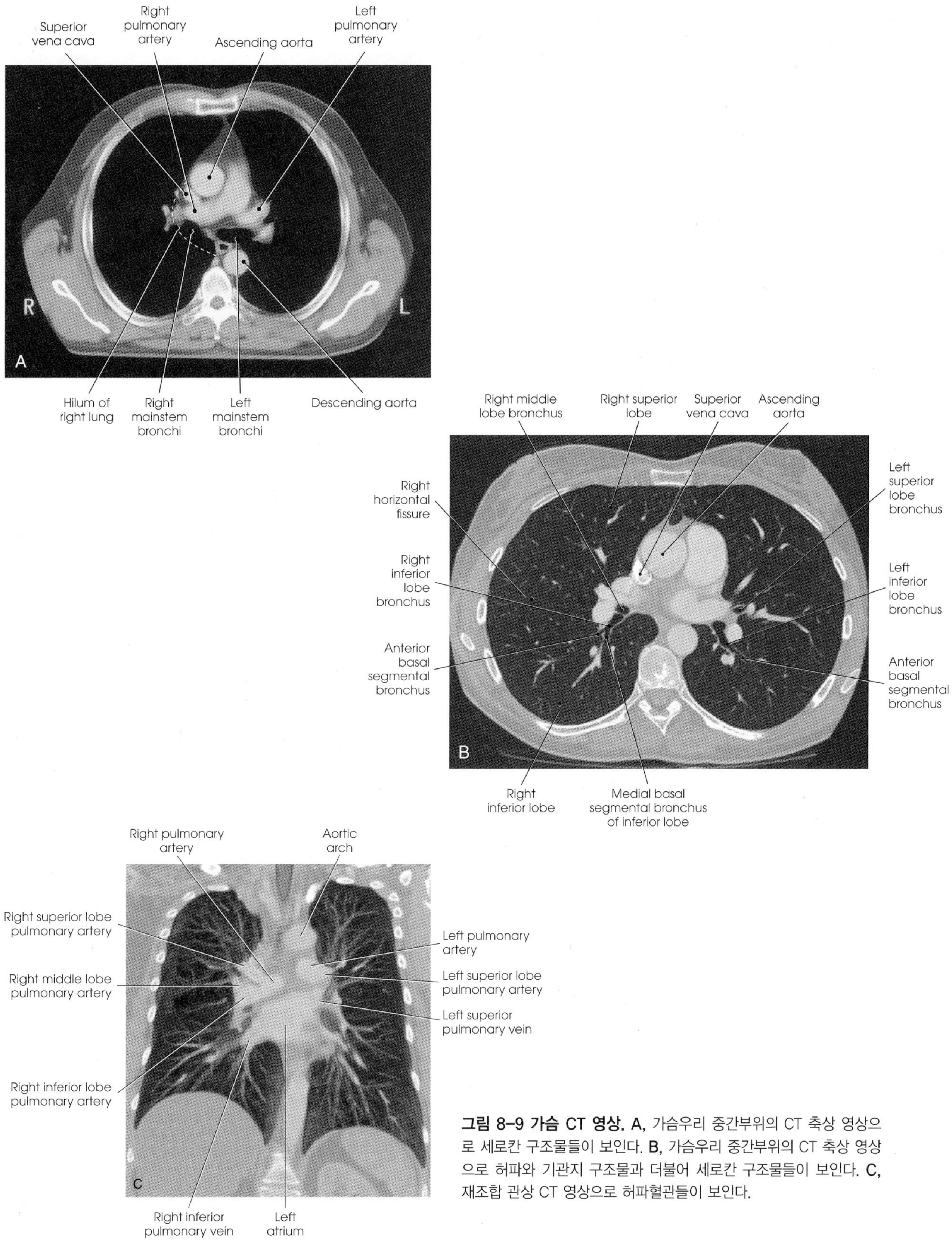

그림 8-9 가슴 CT 영상. A, 가슴우리 중간부위의 CT 축상 영상으로 세로칸 구조물들이 보인다. **B**, 가슴우리 중간부위의 CT 축상 영상으로 허파와 기관지 구조물과 더불어 세로칸 구조물들이 보인다. **C**, 재조합 관상 CT 영상으로 허파혈관들이 보인다.

병리학 용어 요약

상태	정의
흡인/이물질	기도 내에 이물질이 들어가는 것
무기폐	허파 일부 또는 전체가 허탈(collapse)되는 것
기관지확장증	이차감염과 연관된 기관지와 세기관지의 만성 확장
기관지염	기관지의 염증
만성폐쇄성 폐질환	만성적인 기관지 공기흐름의 지속적 폐쇄
낭성섬유증	외분비샘의 광범위한 장애, 땀과 타액의 이상분비, 그리고 허파에 끈적한 점액이 축적되는 질환
폐기종	기도의 파괴적이고 폐쇄적인 변화로 인해 허파의 공기 용적이 증가되는 질환
후두개염	후두개의 염증
진균 질환	진균에 의해 허파에 염증이 생기는 질환
히스토플라스마증	히스토플라즈마 캡슐라툼(Histoplasma capsulatum)에 의해 생기는 감염
육아종 질환	육아종 형성이 특징인 허파 질환
사코이드증	원인은 알려져 있지 않고 종종 폐섬유화와 동반되는 질환
결핵	결핵에 의한 만성 허파 감염
유리질막병 또는 호흡곤란증후군	폐표면활성제의 부족으로 허파의 환기감소가 생기는 질환
전이	암 병소의 다른 부위로의 이동
흉막삼출	가슴막안에 물이 차는 것
진폐증	산업물질의 흡인으로 인해 생기는 허파질환
석탄가루증, 광부폐 또는 검은 폐	석탄가루의 흡인으로 생기는 염증
석면증	석면 흡인으로 생기는 염증
규폐증	이산화규소를 흡인함으로 생기는 염증
폐렴	폐 실질의 급성 감염
흡인성	이물질을 흡인함으로 생기는 폐렴
간질성 또는 바이러스성	바이러스가 원인으로 폐포벽이나 간질구조물을 침범하는 폐렴
엽성 또는 세균성	기관지를 침범하지 않고 하나의 엽 전체에 있는 폐포를 침범한 폐렴
소엽성 또는 기관지폐렴	기관지를 침범한 폐렴으로 폐의 여러 곳에 흩어져 침범
기흉	가슴막안에 공기가 축적되는 질환으로 폐허탈을 초래
폐부종	허파사이질과 허파꽈리에 공기 대신 물이 차는 것
종양	조절할 수 없이 계속 진행되는 세포분열에 의한 조직의 새로운 증식

일반적인 자세 고려사항

심장과 허파 촬영 시 허파혈관의 울혈을 방지하고 중력에 의해 가로막을 아래로 내리기 위해 가능하면 바로 선 자세(upright position)에서 시행한다. 또한 바로 선 자세는 공기와 액체층을 보여준다. 누운 자세에서 중력은 복부쪽내장과 가로막을 머리쪽으로 밀어 올린다. 이렇게 되면 가슴내장이 눌려 허파가 최대로 팽창하지 못한다. 쇠약형 체형은 가로막 운동에 큰 차이가 없지만 이상근력형 체형에서는 차이가 크다. 그림 8-10과 그림 8-11은 같은 환자로 몸 위치에 따른 차이를 보여준다. 가슴 촬영 시 좌측방향 자세(그림 8-12)는 영상수용체(IR)에 심장이 가깝게 위치하고 심장의 확대가 적어 많이 사용한다. 그림 8-12와 그림 8-13은 가슴 좌측방향과 우측방향 영상을 비교한 것이다.

후 · 전방향이나 측방향 촬영 시 몸이 약간만 돌아가도(slightly amount of rotation) 심장음영에 상당한 왜곡이 발생한다. 이러한 왜곡을 방지하기 위해 환자의 몸을 주의 깊게 위치시키고 고정을 해야 한다.

후 · 전방향 촬영 표준

후 · 전방향 촬영은 다음 절차를 따른다.

- 환자를 바로 앉거나 서게 한다. 만약 선 자세라면 양쪽 발에 체중이 동등하게 분산되게 한다.
- 환자의 머리는 바로 세우고 정면을 응시하도록 한다.
- 양 어깨를 힘을 빼서 늘어뜨리고 상수용체에 밀착시켜 빗장뼈를 허파꼭대기 아래로 내린다. 위쪽 등뼈에 옆굽음증이 있는 경우를 제외하고 잘못된 자세는 비대칭으로 보이는 복장빗장관절을 통해 알 수 있다. 그림 8-14와 그림 8-15에서 빗장뼈의 가장자리를 비교해 본다.

측방향 촬영 표준

측방향 촬영은 다음 절차를 따른다.

- 검사할 쪽을 영상수용체 홀더에 밀착한다.
- 양쪽 발에 체중이 동등하게 분산되도록 선다. 영상수용체 고정기 방향이나 반대방향으로 몸을 기울이면 안된다.
- 환자의 팔을 올려 허파 음영에 연부조직 음영이 겹치지 않도록 한다.
- 얼굴은 앞을 응시하고 턱은 들도록 한다.
- 몸의 회전 여부를 확인하려면 갈비뼈의 뒤쪽을 본다. 회전 없이 촬영된 사진은 뒤 갈비뼈가 겹쳐 보이게 된다(그림 8-12, 8-13).

사방향 촬영 표준

사방향 촬영 시 가슴과 함께 엉덩이도 돌리고, 발은 앞을 향한다. 어깨는 모든 촬영에서 같은 수평면에 놓여야 한다.

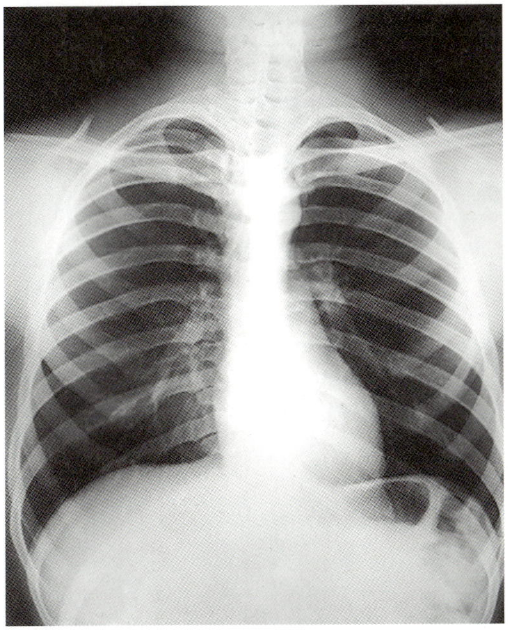

그림 8-10 바로 선 자세 가슴의 영상.

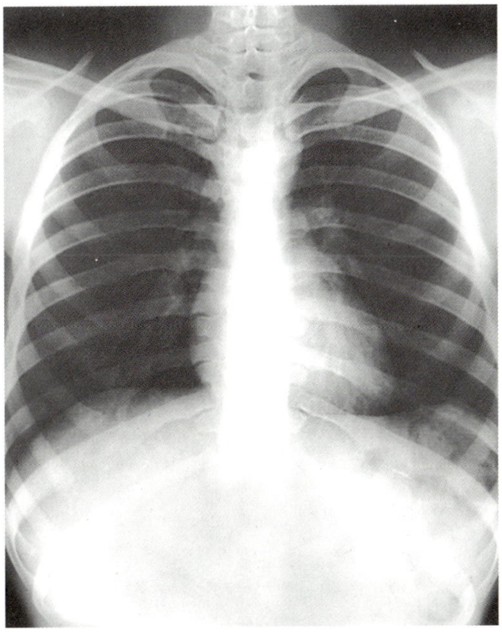

그림 8-11 엎드린 자세의 가슴 영상.

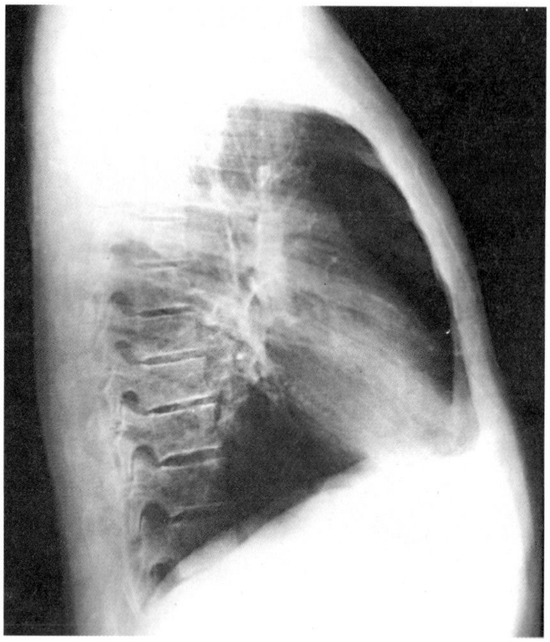

그림 8-12 가슴 좌측방향 영상.

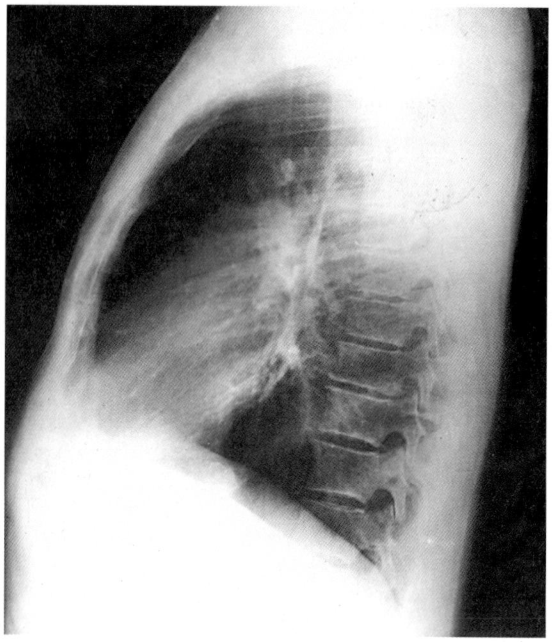

그림 8-13 가슴 우측방향 영상.

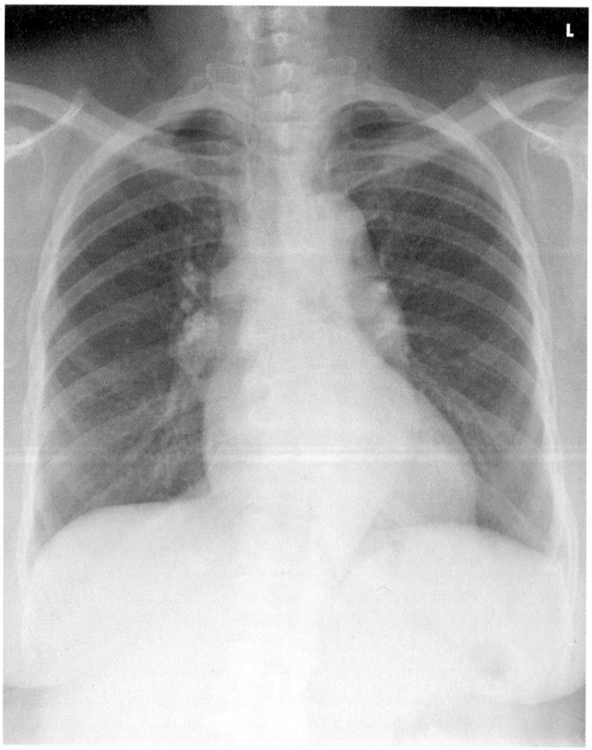

그림 8-14 몸에 회전이 없는 가슴 후 · 전방향 영상.

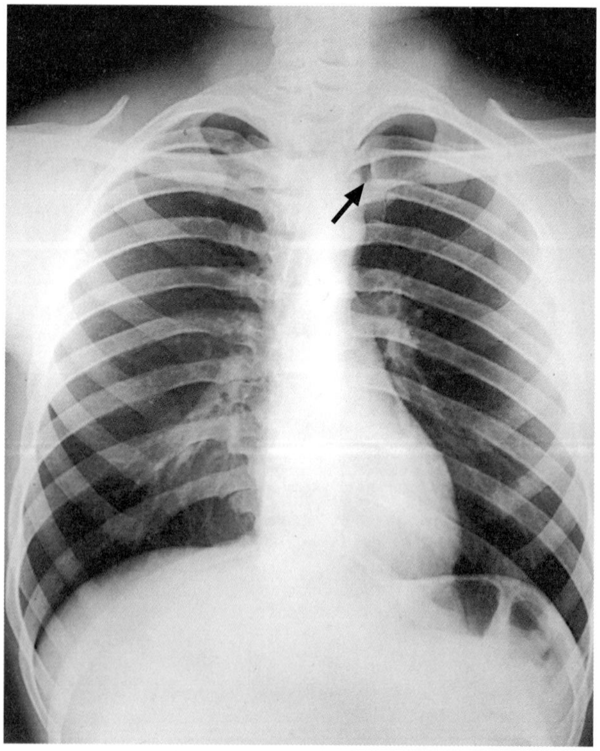

그림 8-15 몸이 회전된(화살표) 가슴 후 · 전방향 영상.

호흡 지도

일반 흡기(normal inspiration) 시 갈비뼈 근육들이 앞쪽 갈비뼈를 위바깥쪽으로 잡아당기고, 어깨는 올라가고, 가슴이 앞뒤와 좌우로 확장된다. 가슴 높이와 전후 직경의 이런 변화는 환자의 자세를 잡을 때 고려해야 할 사항이다.

깊은 흡기 시는 가로막이 아래로 이동하여 심장이 길쭉해진다. 따라서 심장을 촬영할 때는 일반 흡기 말에 검사하여 심장의 왜곡을 방지해야 한다. 첫 번째 호흡보다 두 번째 호흡이 더 많은 공기를 긴장하지않고 들이마쉰다.

기흉(가슴막안에 가스나 공기가 있는 것)이 의심되면 최대흡기 말에 1회 촬영하고, 흡기촬영 시 잘 보이지 않는 적은 양의 공기가 보기 위해 최대호기 말에 1회 더 촬영한다(그림 8-16, 8-17). 흡기와 호기 촬영은 가로막 운동, 이물질, 무기폐(공기가 허파 내에 없는 것)를 보는 데도 이용된다.

기술적 절차

가슴안 기관을 적절히 보는 데 필요한 촬영방법은 대부분 담당의사의 요구에 따르고, 이는 환자의 임상병력에 따라 결정된다. 가슴 후·전방향 촬영은 가장 많이 쓰는 촬영법으로 모든 허파와 심장검사에 이용된다. 우측과 좌측 사방향과 측방향 촬영은 후·전방향 촬영의 보조검사로 시행한다. 종종 다른 구조물과 겹치지 않게 어떤 한 부위를 보고자 할 때 기본자세의 변형이 필요하다.

가슴안 기관 촬영에 필요한 노출변수와 부수장비들은 환자 개개인의 병적 상태가 어떤 방사선학적 특성을 가지고 있는지에 달려 있다. 일반적으로 가슴을 촬영할 때는 높은 관전압(kVp)을 이용하여 가슴의 모든 해부학적 구조물들이 촬영사진에 보이도록 한다. 상수용체 없이 촬영할 경우 관전압(kVp)은 낮출 수 있다.

관전압(kVp)이 너무 낮으면 영상의 대조도가 너무 높아 몇 개의 회색 음영만으로 모든 구조물을 표현하게 된다. 이렇게 촬영한 영상에서 폐야는 방사선투과가 적절히 된 것처럼 보이나 세로칸은 노출부족이 된다. 너무 높은 관전압(kVp)을 사용하면 영상의 대조도가 너무 낮아 세밀한 허파 음영이 안 보인다. 관전압(kVp)이 적절하면 세로칸을 통하여 희미한 척추 음영이 보인다. 가능하면 항상 최소한 72inch(183cm) X선원-영상수용체 거리(SID)를 사용해야 심장의 확대를 최소화할 수 있고, 섬세한 허파 구조물을 자세하게 촬영할 수 있다(그림 8-18). 가슴 촬영에는 주로 120inch(305cm) SID를 사용한다.

상수용체는 폐야에 불투명한 부위가 있을 때 사용을 권장하고, 두꺼워진 가슴막을 통과하여 허파 구조물을 보는 데 쓰인다(그림 8-19, 8-20). 이 방법은 높은 대조도의 영상을 얻을 때 쓰인다.

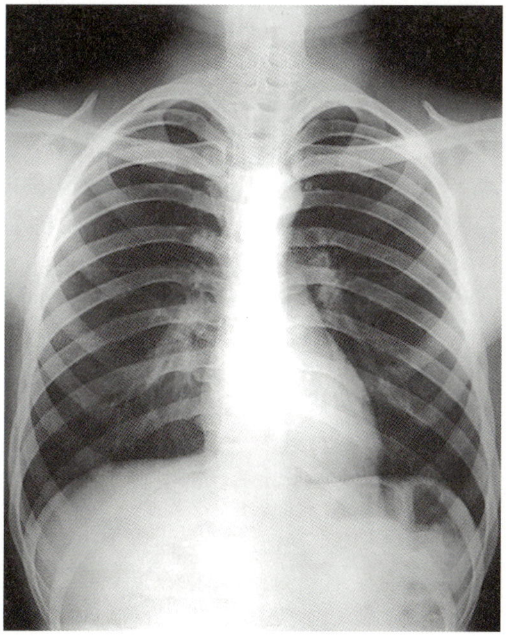

그림 8-16 흡기 때 가슴 후·전방향 영상.

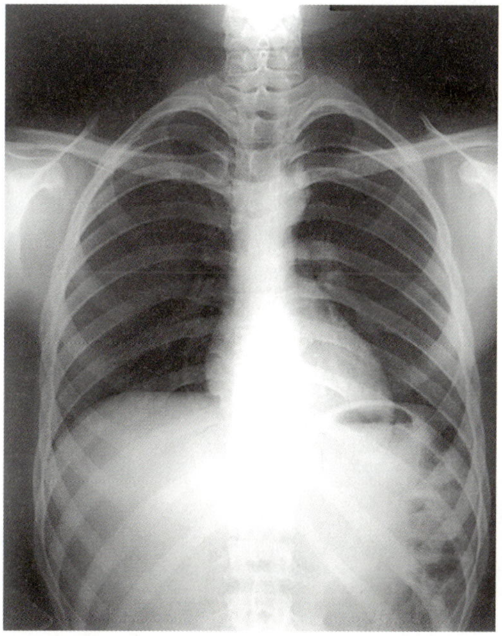

그림 8-17 호기 때 가슴 후·전방향 영상.

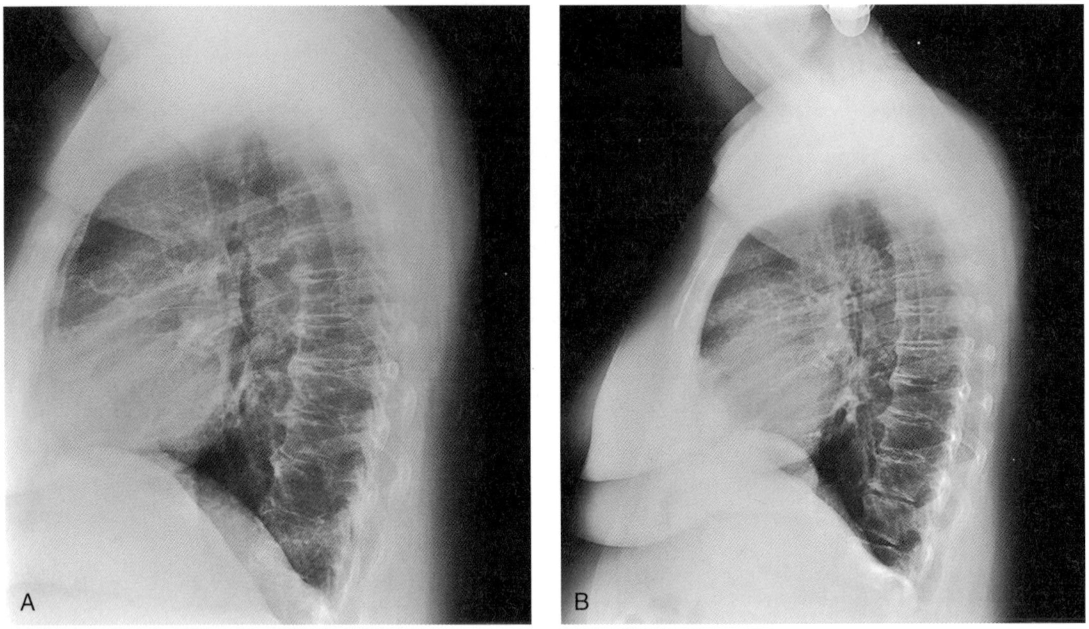

그림 8-18 A, 44inch(112cm) SID로 촬영한 가슴 측방향 영상. **B,** 72inch(183cm) SID로 촬영한 같은 환자의 가슴 측방향 영상. 확대되는 정도가 감소하고 허파 구조물이 더 자세히 촬영되어 있다.

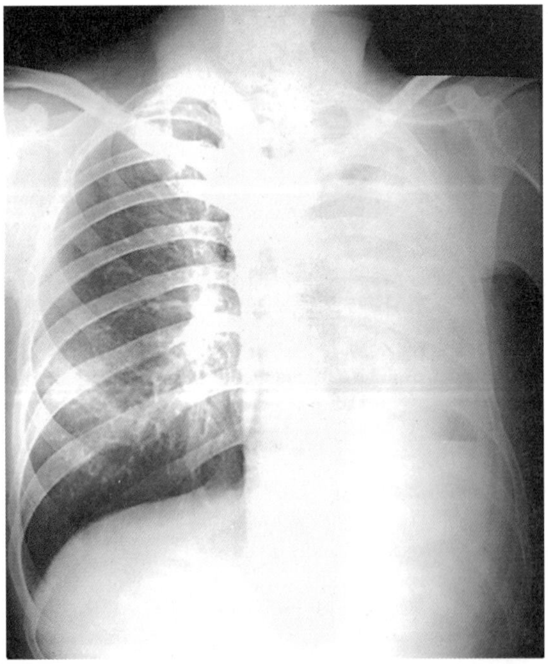

그림 8-19 그림 8-20과 같은 환자로 상수용체를 사용하지 않고 촬영한 영상이다. 액체에 의한 병적 상태를 보여주고 있다.

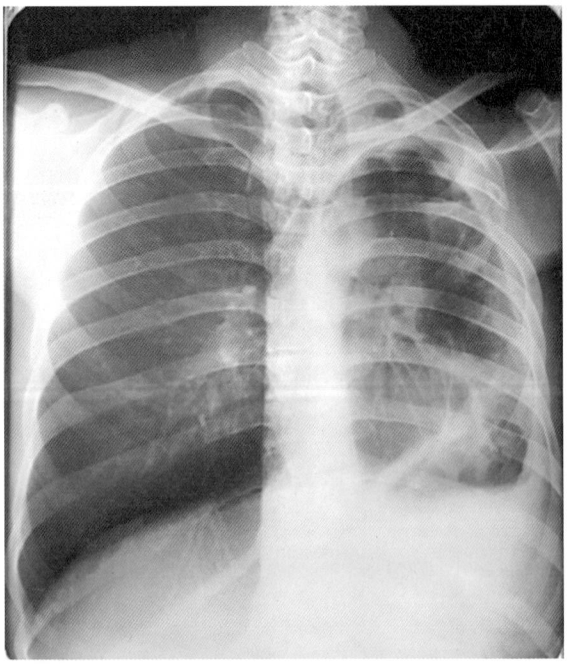

그림 8-20 그림 8-19와 같은 환자로 상수용체를 사용하여 촬영한 영상이다.

방사선 차폐

방사선사는 책임감을 가지고 불필요한 방사선으로부터 환자를 보호해야 한다. 이 장에서 '생식샘을 차폐한다'라고 적은 문구는 적절한 조사야를 설정하여 환자가 불필요한 방사선에 노출되지 않도록 하는 것을 의미한다. 임상적 진단을 내리는 데 방해가 되지 않는다면 추가적으로 생식샘과 X선원 사이에 납 차폐물을 놓는 것이 적절하다. 납 차폐물의 적절한 위치는 그림 8-25를 참조한다.

기도 전·후방향 촬영

Trachea AP projection

기도 전·후방향 촬영을 할 때는 복장뼈와 목뼈를 관통하기 위해 충분히 높은 관전압(kVp)을 이용하는데, 이때 나오는 산란방사선을 최소화하기 위해 상수용체를 사용한다.

환자 자세

- 바로 누운 자세나 선 자세에서 검사한다.

검사 자세

- 몸통의 정중시상면이 상수용체의 정중선에 오도록 한다.
- 환자의 어깨가 같은 수평면에 놓이도록 조절한다.
- 환자의 목을 가볍게 펴고 목의 정중시상면이 영상수용체면에 수직이 되도록 조절한다(그림 8-21).
- 영상수용체 중앙에 복장뼈자루가 오도록 한다.
- 목에 가깝게 조사야를 설정한다.
- 생식샘을 차폐한다.
- 호흡: 기도에 공기가 차도록 촬영 도중에는 천천히 숨을 들이쉬도록 한다.

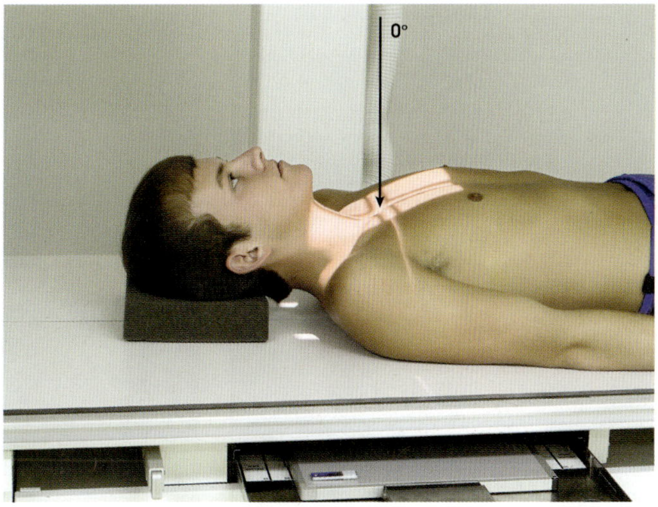

그림 8-21 기도 전·후방향 촬영.

(이 장에서 새로운 자세의 사진들은 Cape Girardeau, Missouri에 있는 Southeast Hospital College of Nursing & Health Sciences의 방사선과 학생인 Scott Slinkard가 제출했다. 사진의 모델은 같은 과 학생인 Tyler Glueck이다. 저자는 Meriill에 대한 그들의 기여에 대해 이 학생들에게 감사를 표한다).

중심선

- 복장뼈자루를 통해 영상수용체의 중심에 수직으로 입사한다.

영상구조

공기로 채워진 기도의 윤곽이 관찰된다. 일반적으로 기도가 목뼈 음영에 겹친다(그림 8-22).

평가기준

- 목뼈 중간부위부터 등뼈 중간부위까지 관찰되어야 한다.
- 기도가 공기로 채워져 있어야 한다.
- 회전이 없어야 한다.

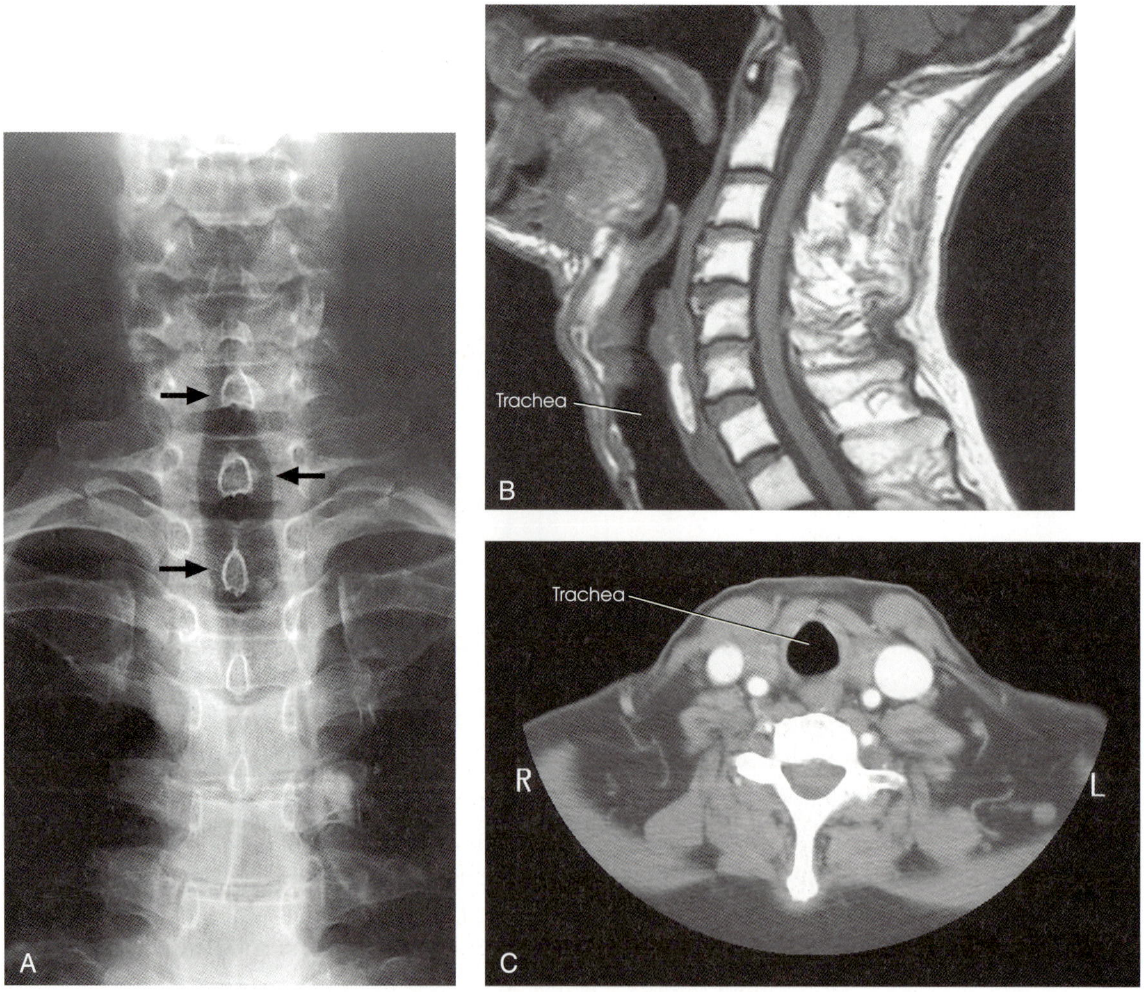

그림 8-22 A, 호기 동안의 기도 전·후방향 영상으로 공기로 채워진 기도(화살표)가 보인다. CT와 MRI는 기도와 주위 조직을 평가하는 데 자주 이용된다. **B,** 목의 시상면 MRI. **C,** 목의 축상 CT.

(**B,** and **C,** Modified from Kelley LL, Petersen CM: Sectional anatomy for imaging professionals, ed 2, St Louis, 2007, Mosby.)

기도와 상종격 측방향 촬영

Trachea and superior mediastinum lateral projection

환자 자세

- 수직 상수용체(stand Bucky) 앞에 측방향으로 앉거나 선 자세를 취한다. 만약 선 자세라면 양측 발에 체중을 균등하게 분산시킨다.

검사 자세

- 몸통 뒤에서 손을 서로 잡고 가능한 최대로 어깨를 뒤로 젖힌다(그림 8-23). 이 자세는 위세로칸이 팔 음영에 의해 가려지는 것을 막는다. 만약 필요하면 붕대를 이용하여 팔을 고정시킨다.
- 영상수용체의 정중선에 기도가 오도록 환자의 위치를 조정한다. 기도는 목아래패임과 중앙관상면 사이의 중간지점을 지나는 관상면에 위치한다.
- 영상수용체의 상단을 후두융기 높이나 그보다 위에 오도록 놓는다.
- 몸통의 정중시상면이 영상수용체면에 수직으로 평행을 유지하도록 주의하면서 몸통의 위치를 다시 조절한다.
- 목을 가볍게 편다.
- 생식샘을 차폐한다.
- 호흡: 기도에 공기가 차도록 천천히 숨을 들이쉬는 동안 검사를 한다.

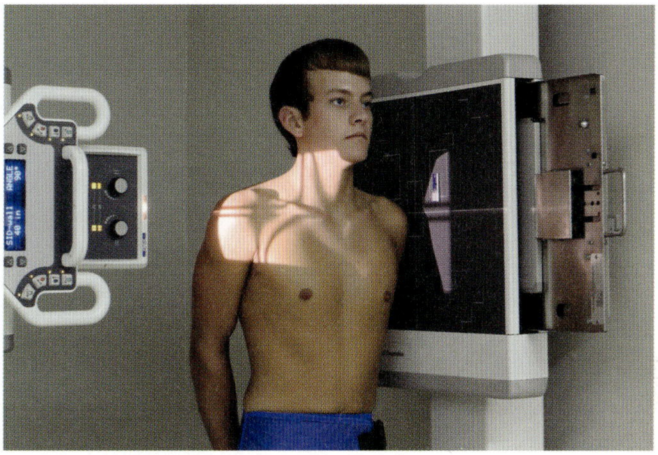

그림 8-23 기도와 위세로칸 측방향 촬영.

중심선

- 수평으로 목아래패임과 중앙관상면 사이의 중간지점을 통과한다(그림 8-24 A). 위세로칸을 보고자 할 때는 4~5inch(10.2~12.7cm) 아래로 입사한다(그림 8-24 B).

영상구조

공기로 채워진 기도, 갑상샘과 가슴샘부위가 관찰된다. Eiselberg와 Sgalitazer[1]가 처음으로 설명한 이 촬영법은 복장뼈 뒤까지 내려온 갑상샘, 영아에서의 가슴샘 비대(누운 자세에서), 불투명한 인두와 상부 식도, 기도와 기관지의 윤곽을 관찰하기 위해 널리 사용된다. 또한 이물질의 위치를 찾는 데도 쓰인다.

[1]Eiselberg A, Sgalitzer DM: X-ray examination of the trachea and the bronchi, Surg Gynecol Obstet 47:53, 1928.

평가기준

- 목뼈 중간부위부터 등뼈 중간부위까지 관찰되어야 한다.
- 기도와 위세로칸이 어깨 음영과 겹치지 않아야 한다.
- 기도가 공기로 채워져야 한다.
- 회전이 없어야 한다.

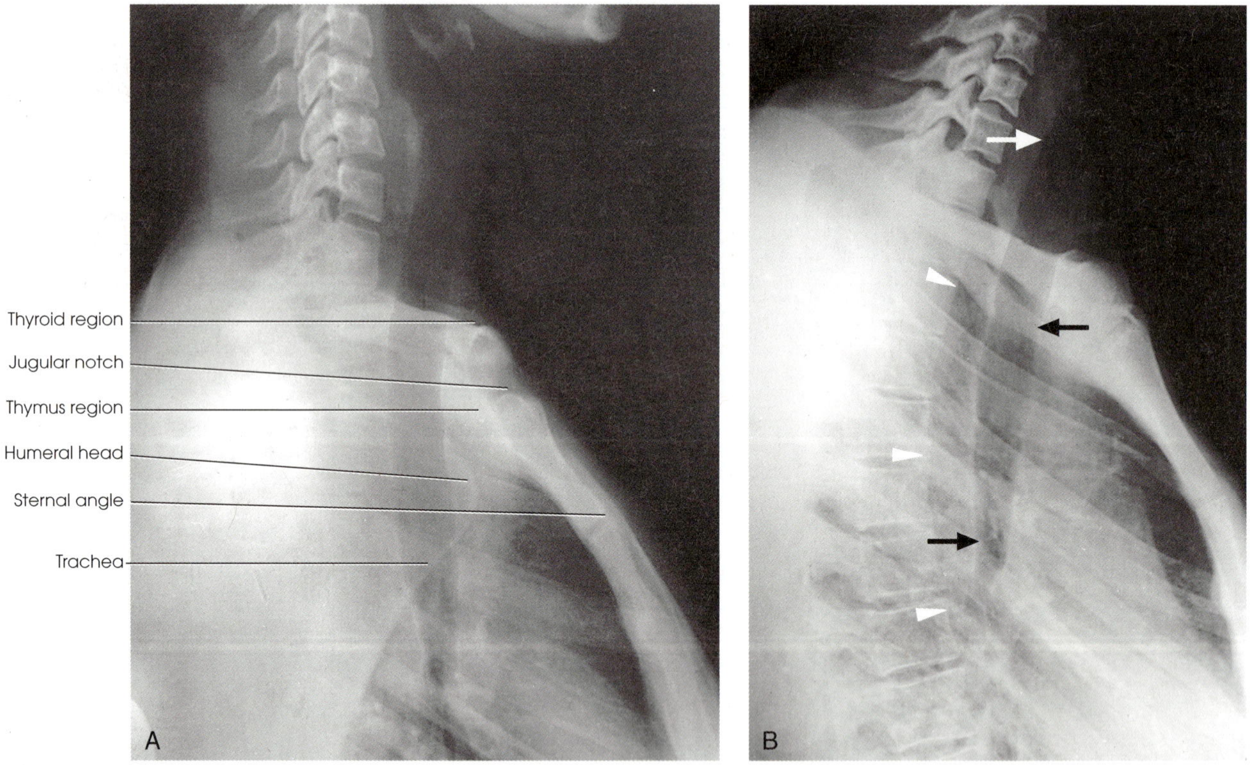

그림 8-24 A, 위세로칸 측방향 영상. **B,** 공기로 채워진 기도(화살표)와 식도(화살머리)가 있는 가슴세로칸.

허파와 심장

흉부 후 · 전방향 촬영

Chest PA projection

SID: 심장의 확대를 줄이고 가슴우리 구조물의 자세한 기록을 위해 72inch (183cm) 최소 SID를 권장한다.

환자 자세

- 가능하면 항상 바로 서거나 앉은 자세에서 검사하도록 한다. 이렇게 하면 가로막이 가장 낮은 위치에 있어 공기나 액체층을 볼 수 있다. 또한 허파혈관의 울혈도 방지된다.

검사 자세

- 환자를 수직 상수용체(stand Bucky) 앞에 위치시키고 팔은 양 옆에 늘여 놓는다.
- 영상수용체의 상단이 이완시킨 어깨 위 1.5~2inch(3.8~5cm) 정도에 위치하도록 높이를 조정한다.
- 몸통의 정중시상면이 영상수용체(IR)의 중앙선의 중심이 되게 한다.
- 몸통의 정중시상면이 영상수용체의 정중선에 오게 한다.
- 만약 바로 선 자세라면 양발에 체중이 동등하게 분산되게 한다.
- 턱을 위쪽으로 젖히거나 상수용체장치의 상단 위쪽에 놓는다. 그리고 머리 위치를 조정하여 정중시상면이 수직이 되게 한다.
- 환자에게 팔꿈치를 굽혀 양 손등을 갈비가로막각 아래 엉덩이부위에 올려놓는다. 어깨를 내려서 같은 수평면에 위치하도록 조절한다. 이렇게 하면 빗장뼈가 허파꼭대기 아래에 위치하게 된다.
- 어깨를 앞으로 돌려 수직 상수용체에 붙인다. 이렇게 하면 어깨뼈를 바깥으로 회전시키고 가쪽으로 빠져서 폐야와 겹치지 않게 된다(그림 8-25, 8-26).

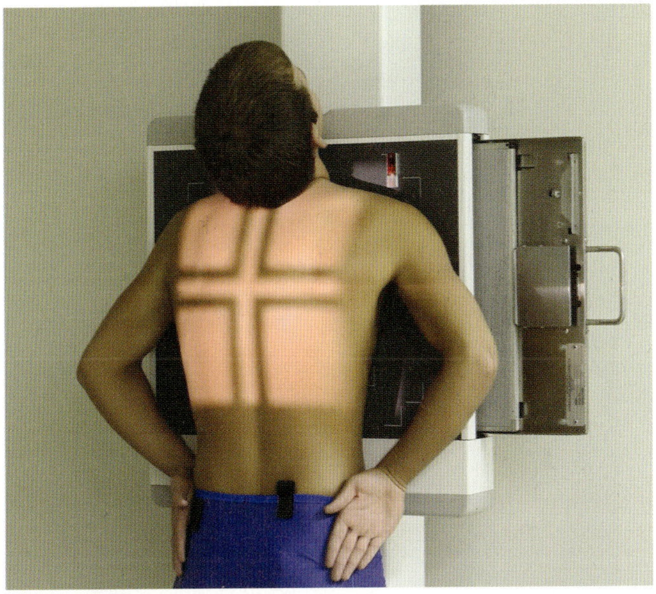

그림 8-25 가슴 후 · 전방향 촬영을 위한 환자의 자세.

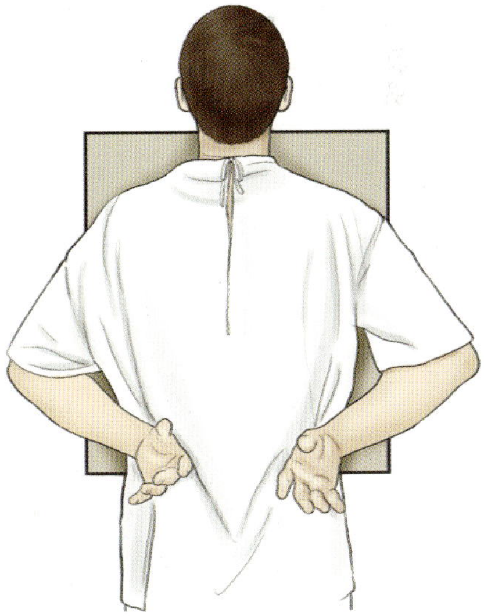

그림 8-26 가슴 후 · 전방향 촬영에서 올바른 손 자세(환자가 가능한 경우에).

- 만약 고정밴드를 이용할 경우 밴드를 고정할 때 환자의 몸이 돌아가지 않도록 조심한다. 아주 작은 몸의 회전이라도 심장 음영에 심각한 왜곡이 발생하기 때문이다.
- 여성 환자의 유방이 비대하여 폐야 하부, 특히 갈비가로막각과 중첩된다면 환자에게 유방을 위바깥쪽으로 당겨달라고 요청한다. 이렇게 하는 것은 액체의 유무를 알고자 할 때 특히 중요하다. 환자에게 영상수용체에 유방을 밀착시켜 고정시키라고 요청한다(그림 8-27, 8-28).
- 생식샘 차폐: X선관과 환자의 골반 사이에 납 차폐물을 둔다(그림 8-25).

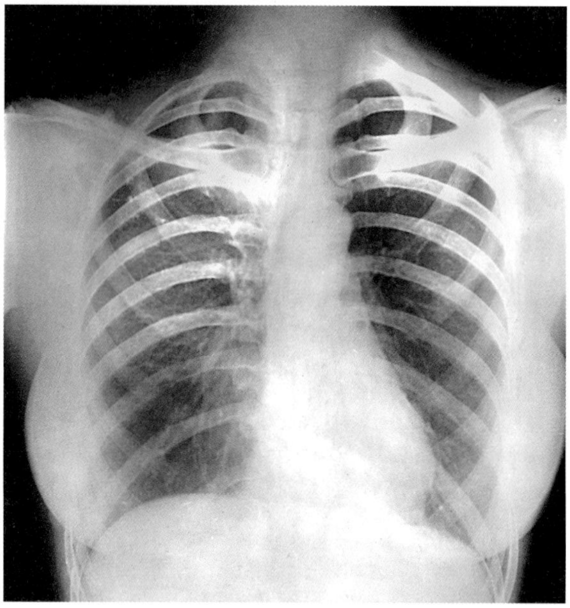

그림 8-27 유방이 양쪽 폐야 아랫부분을 가린다.

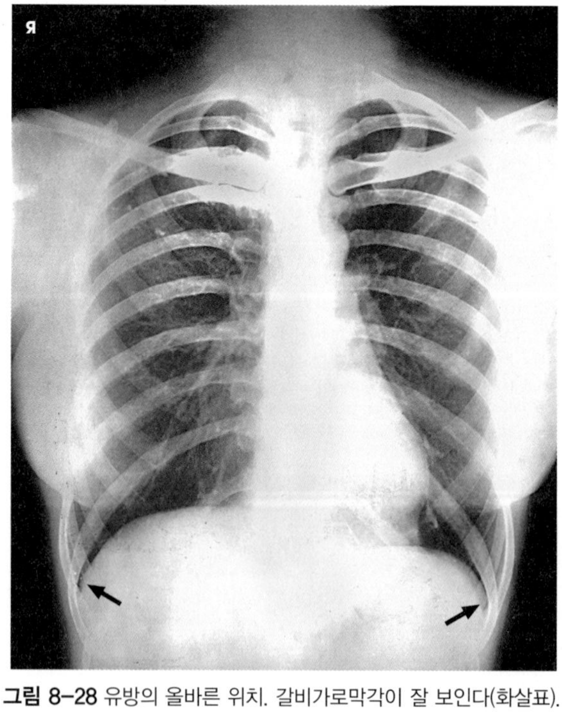

그림 8-28 유방의 올바른 위치. 갈비가로막각이 잘 보인다(화살표).

■ 호흡: 최대로 흡기를 시킨다. 허파가 최대로 확장된 모습을 보기 위해 두 번째 최대 흡기 때 촬영한다. 허파는 가로, 전·후, 수직으로 확장되는데 수직으로 가장 크게 확장된다.

■ 기흉이나 이물질 확인과 같은 특정상황에서는 종종 최대 흡기와 최대 호기말에 촬영을 2회 실시한다(그림 8-29~8-31). 기흉은 호기에 더 명확히 보인다. 왜냐하면 호기 때 허파의 허탈이 더 심해지기 때문이다.

중심선

- 영상수용체의 중앙에 수직으로 입사한다. 중심선은 일곱째등뼈 높이(어깨뼈 아래각)로 들어가야 한다.

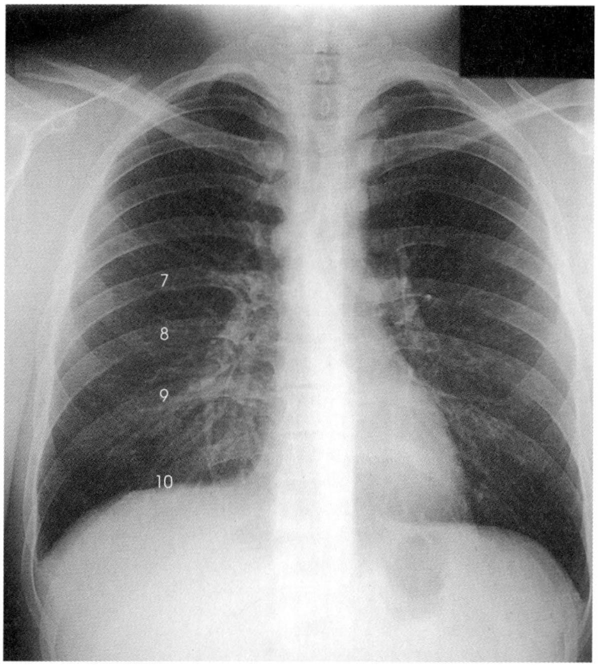

그림 8-29 흡기(번호: 뒤쪽 갈비뼈 번호).

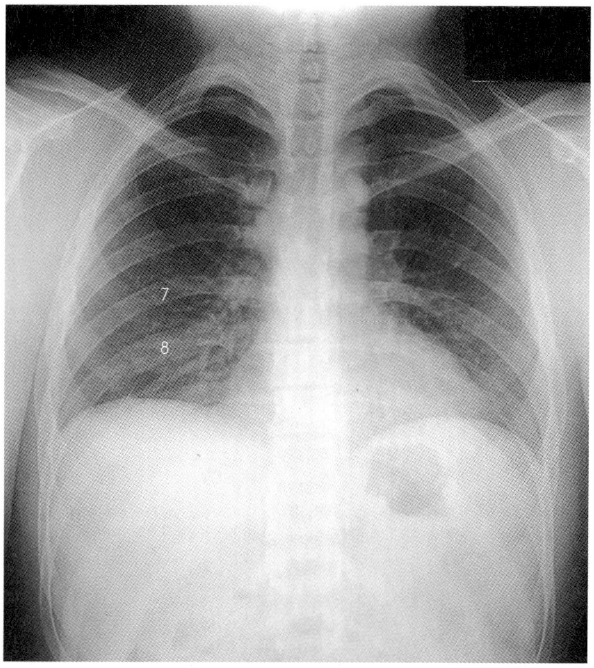

그림 8-30 그림 8-29와 같은 환자로 호기 때의 가슴 영상(번호: 뒤쪽 갈비뼈 번호).

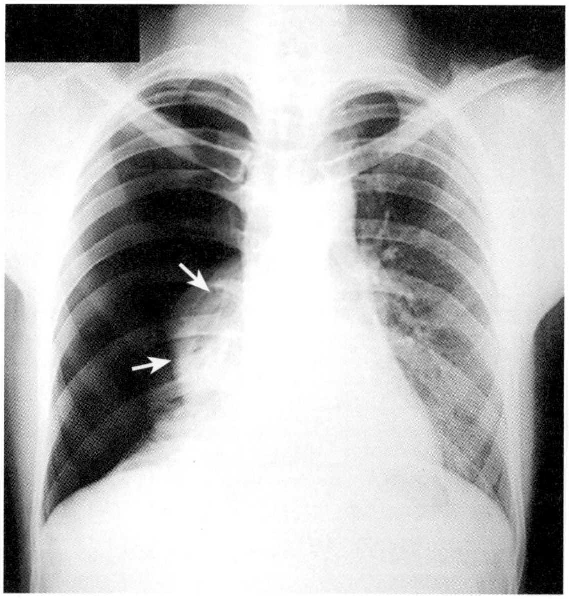

그림 8-31 호기 때 가슴 후·전방향 영상. 환자는 오른쪽 가슴에 둔기 외상을 입었다. 왼쪽은 정상이다. 오른쪽에 기흉이 보이고 허파문 근처에서 완전히 허탈된 허파가 보인다(화살표).

조사야

- 14×7inch(35×43cm)로 조절한다.

영상구조

공기로 채워진 기도, 허파, 가로막 지붕, 심장과 대동맥 융기, 만약 가쪽으로 확장된 경우라면 갑상샘과 가슴샘이 관찰된다(그림 8-32). 혈관 음영은 흡기 말에 촬영할 때 좀 더 명확히 보이고, 기관지나무의경우 각도를 기울여 촬영할 때 잘 관찰된다. 식도는 황산바륨 현탁액으로 채워졌을 때 뚜렷하게 관찰된다.

평가기준

- 적절한 조사야가 이루어져야 한다.
- 허파꼭대기부터 갈비가로막각까지의 전체 폐야가 관찰되어야 한다.
- 회전이 없어야 한다. 양쪽 빗장뼈의 복장 끝이 척주에서 같은 거리에 있어야 한다.
- 기도가 정중선에 있어야 한다.
- 어깨뼈가 폐야 밖에 위치해야 한다.
- 가로막 위로 10개의 뒤쪽 갈비뼈가 관찰되어야 한다.
- 심장과 가로막의 윤곽이 뚜렷해야 한다.
- 심장 음영을 통해 위쪽 등뼈와 갈비뼈 음영이 희미하게 관찰되어야 한다.
- 허파 음영이 허파문에서 허파 변연부까지 관찰되어야 한다.
- 흡기와 호기 가슴 촬영 시 가로막이 호기 때 더 높은 곳에 위치해 폐야에서 갈비뼈가 적어도 1개 이상 적게 관찰되어야 한다.

참고: 크게 늘어진 유방을 가진 여성의 경우 양쪽 허파 아래엽에 적절한 투과가 되었는지 잘 살펴야 한다.

바륨을 이용한 심장검사

심장 뒷면과 대동맥의 윤곽을 관찰하기 위해 종종 바륨을 삼킨 후 가슴 후·전방향 촬영을 한다. 심장검사에서 이용하는 바륨은 위 조영검사에서 사용하는 바륨보다 걸쭉한 바륨을 쓰는데, 이렇게 하는 이유는 바륨이 더 천천히 내려가도록 해서 식도벽에 부착되도록 하기 위해서이다. 촬영 직전 환자에게 바륨을 한 모금 머금게 하고, 촬영할 때 깊은 호흡과 함께 바륨을 삼키게 하며 촬영한다(그림 8-7).

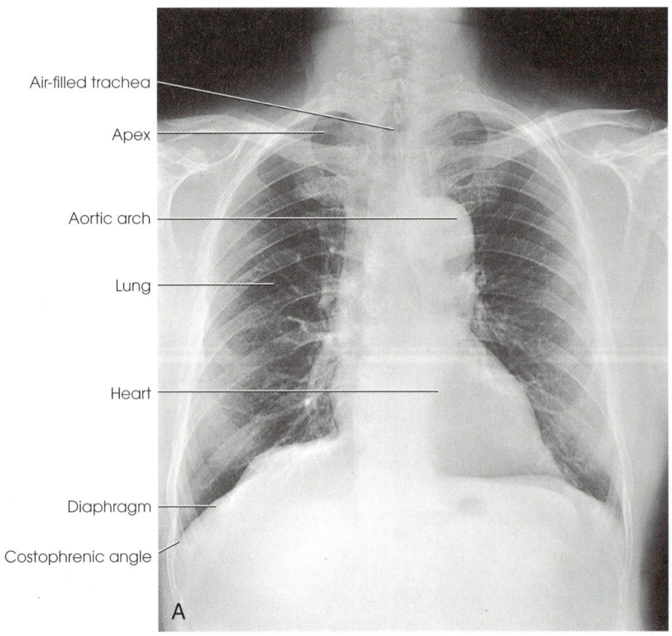

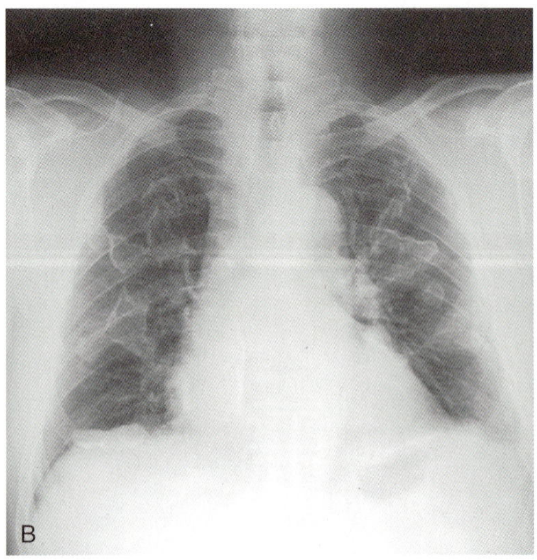

그림 8-32 A, 남성에서의 가슴 후·전방향 영상. **B,** 가슴 후·전방향 영상으로 양측 허파에 진폐증이 보인다(다발성의 불규칙한 모양의 하얀 음영들이 기도에 들어찬 석탄가루들이다).

가슴안 기관 Thoracic Viscera

허파와 심장

흉부 측방향 촬영

Chest lateral projection

SID: 심장의 확대를 줄이고 가슴우리 구조물의 자세한 기록을 위해 72inch (183cm) 최소 SID를 권장한다.

환자 자세

- 가능하면 항상 바로 서거나 앉은 자세에서 검사하도록 한다. 이렇게 하면 가로막이 가장 낮은 위치에 있어 공기나 액체층을 볼 수 있다. 또한 허파혈관의 울혈도 방지된다.
- 정측방향(true lateral position)으로 환자를 돌리고 환자의 팔은 양 옆에 둔다.
- 심장과 왼허파를 볼 때는 환자의 왼쪽을 영상수용체에 가깝게 하는 좌측방향 자세(left lateral position)를 사용한다.
- 오른허파를 가장 잘 보기 위해서는 우측방향 자세(right lateral position)를 한다.

검사 자세

- 몸의 중앙시상면이 영상수용체면에 평행하도록 환자의 위치를 조정하고 영상수용체에 인접한 어깨를 밀착시킨다.
- 상수용체의 중심에 가슴이 오도록 한다. 가슴의 중앙관상면이 영상수용체에 수직이어야 하고 정중선에 위치해야 한다.
- 팔을 곧게 위로 뻗어 팔꿈치를 굽혀서 아래팔을 팔꿈치에 얹히고, 팔을 서로 잡아 고정한다(그림 8-33, 8-34).
- 불안정한 환자의 경우 환자 바로 앞에 환자 손잡이를 두어 지탱하도록 한다.
- 영상수용체의 상단이 어깨 위 약 1.5~2inch(3.8~5cm) 정도에 오도록 조절한다.

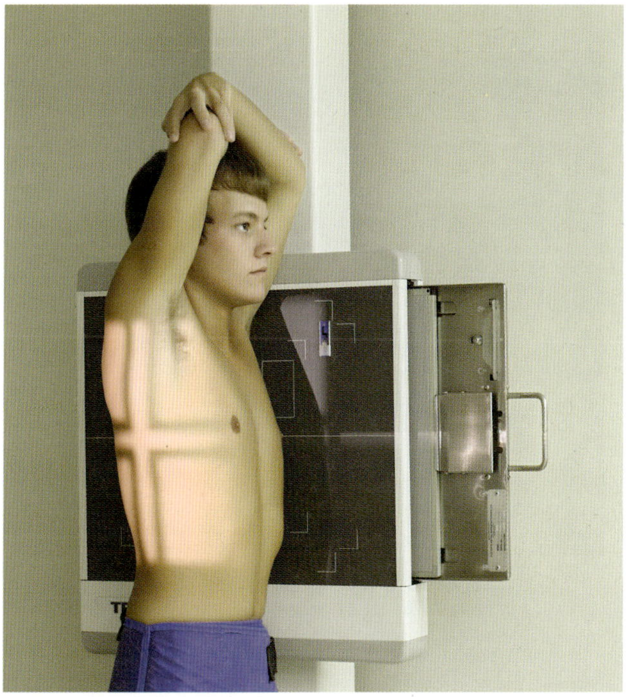

그림 8-33 가슴 측방향 촬영.

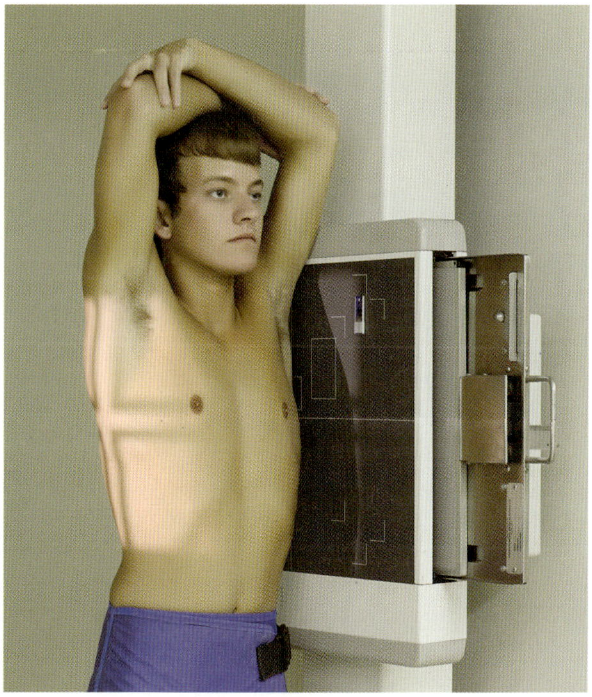

그림 8-34 가슴 측방향 촬영.

- 환자의 자세를 다시 점검한다. 정중시상면이 반드시 수직이어야 한다. 어깨 폭에 따라 가슴 아래와 골반이 영상수용체에서 더 멀어지기도 하지만 정측방향 촬영에서는 필요한 자세이다. 환자가 stand Bucky에 기대면(축소, foreshortening) 모든 가슴 구조물에 왜곡이 생긴다(그림 8-35). 또한 몸을 앞으로 구부려도(forward bending) 구조물의 윤곽에 왜곡이 생긴다(그림 8-36).
- 생식샘을 차폐한다.
- 호흡: 최대로 흡기를 시킨다. 허파가 최대로 확장되도록 하기 위해 촬영은 두 번째 최대 흡기 때 한다.

중심선

- 영상수용체면의 중심에 수직이 되게 한다. 중심선은 환자의 일곱째등뼈나 어깨뼈 아래 높이의 중앙관상면을 통과해야 한다.

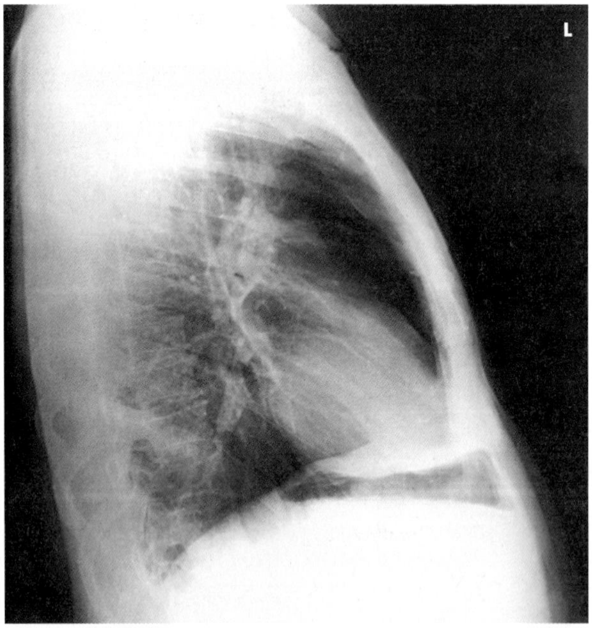

그림 8-35 축소(foreshortening).

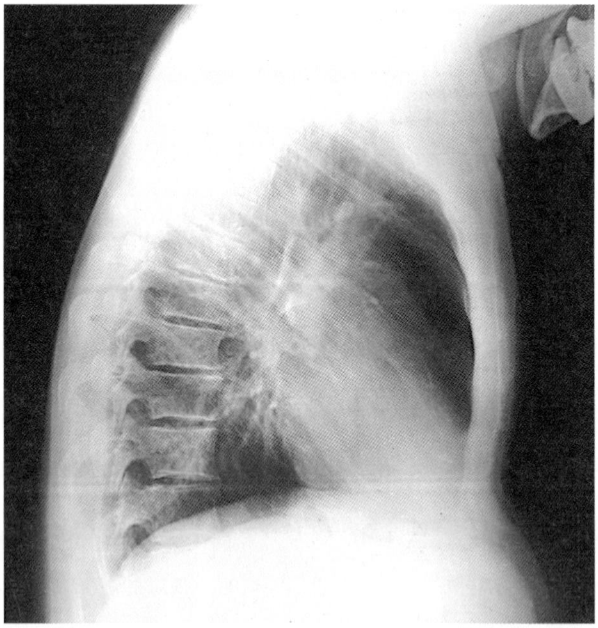

그림 8-36 앞으로 구부림(foreward bending).

조사야

• 14×17inch(35×43cm)로 조절한다.

영상구조

예비 좌측방향 자세(preliminary left lateral position)는 심장, 대동맥, 왼허파 병변을 볼 때 이용된다(그림 8-37, 8-38). 우측방향 자세(right lateral position)는 오른허파 병변을 볼 때 쓴다(그림 8-39). 이러한 측방향 촬영은 허파 엽간열을 볼 때, 엽을 구분할 때, 허파 병변 위치를 알고자 할 때 등 광범위하게 이용된다.

평가기준

- 적절한 조사야가 이루어져야 한다.
- 척주 뒤쪽에서 양쪽 갈비뼈 음영의 겹침이 관찰되어야 한다.
- 팔이나 팔의 연부조직 음영이 위쪽 폐야와 겹치지 않아야 한다.
- 폐야의 긴축이 수직이어야 하며 앞이나 뒤로 기울어지 않아야 한다.
- 측방향으로 보이는 복장뼈가 회전되지 않아야 한다.
- 갈비가로막각과 허리꼭대기 아래가 관찰되어야 한다.
- 폐야와 심장의 투과가 적절하게 이루어져야 한다.
- 척추옆굽음증 환자를 제외하고는 척추사이공간(추간강)과 척추사이구멍(추간공)이 열려 있어야 한다.
- 심장과 가로막의 윤곽이 뚜렷해야 한다.
- 영상의 중앙에 허파문부위가 위치해야 한다.

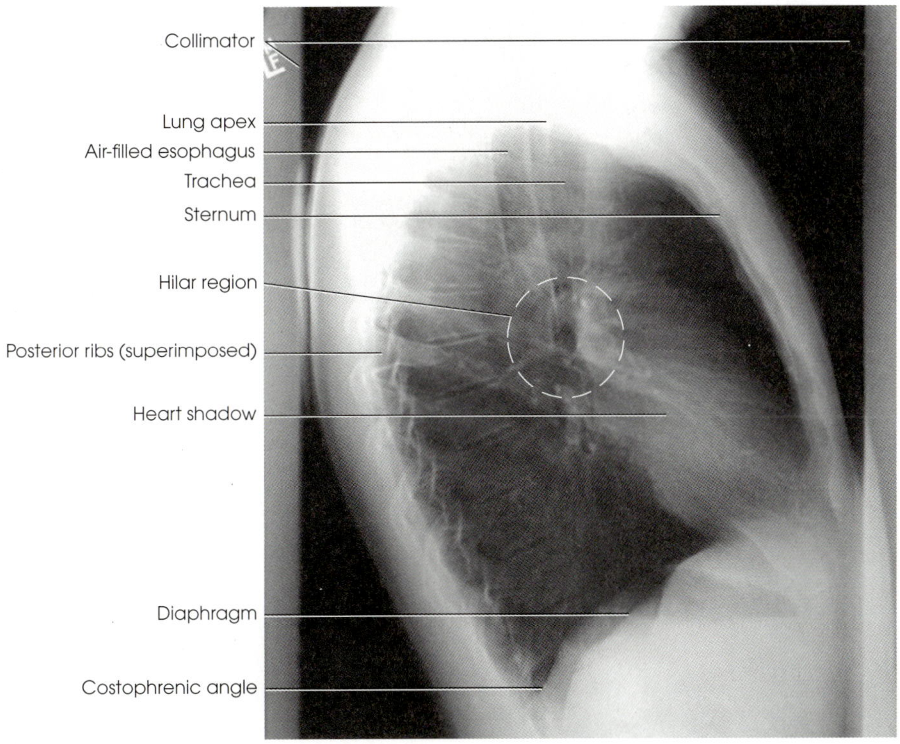

그림 8-37 가슴 좌측방향 영상.

바륨을 이용한 심장검사

전통적으로 좌측방향 자세는 바륨을 이용한 심장검사에 이용되었다. 이 검사는 가슴 전 · 후방향 촬영에 기술한 방법과 동일하다.

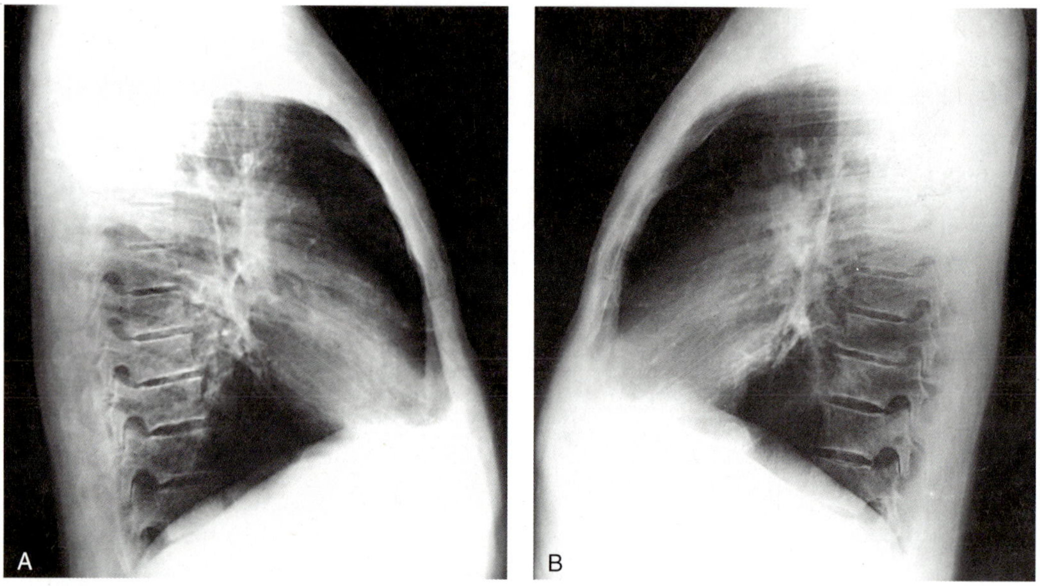

그림 8-38 A, 가슴 좌측방향 영상. **B,** 같은 환자에서의 가슴 우측방향 영상. 심장 음영의 크기에 주목한다.

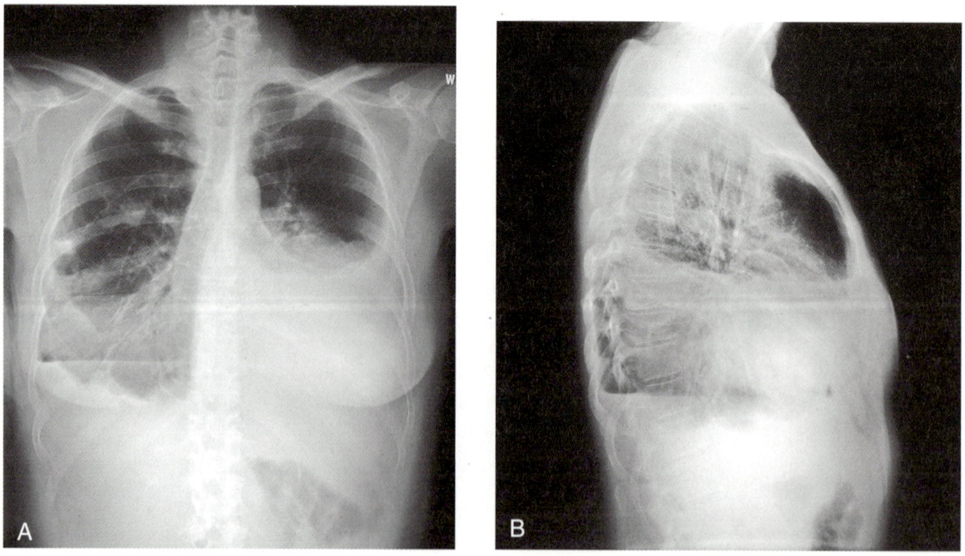

그림 8-39 A, 가슴 후 · 전방향 영상. **B,** 같은 환자의 가슴 측방향 영상. 액체, 공기-액체층, 기흉, 심비대를 포함한 여러 가지 병적 상태를 가진 이 환자의 경우 두 방향 촬영의 중요성을 알 수 있다.

허파와 심장

흉부 후 · 전사방향 촬영

Chest PA oblique projection

우전사방향(RAO)과 좌전사방향(LAO) 자세

SID: 심장의 확대를 줄이고 가슴우리 구조물의 자세한 기록을 위해 72inch (183cm) 최소 SID를 권장한다.

환자의 자세

- 후 · 전방향 촬영 시에 이용한 자세(바로 서거나 앉은 자세)를 유지한다.
- 양팔은 자유스럽게 늘어뜨린다.
- 좌전사방향 자세는 약 45° 왼쪽으로 환자 몸을 돌리고, 우전사방향 자세는 약 45° 오른쪽으로 돌린다.
- 환자에게 바로 서거나 앉도록 한다. 만약 바로 선 자세라면 양발에 체중이 동등하게 분산되게 하여 원치 않는 회전을 방지한다.
- 후 · 전사방향 촬영 시 관심영역은 일반적으로 영상수용체에서 먼 쪽이다. 그러나 영상수용체에 가깝게 있는 허파도 촬영된다.
- 어깨 상단이 솟을뼈(융추골, vertebral prominens, C7)와 같은 수평면에 있지 않기 때문에 영상수용체 상단이 솟을뼈보다 약 1.5~2inch(3.8~5cm) 위에 오도록 위치시킨다.

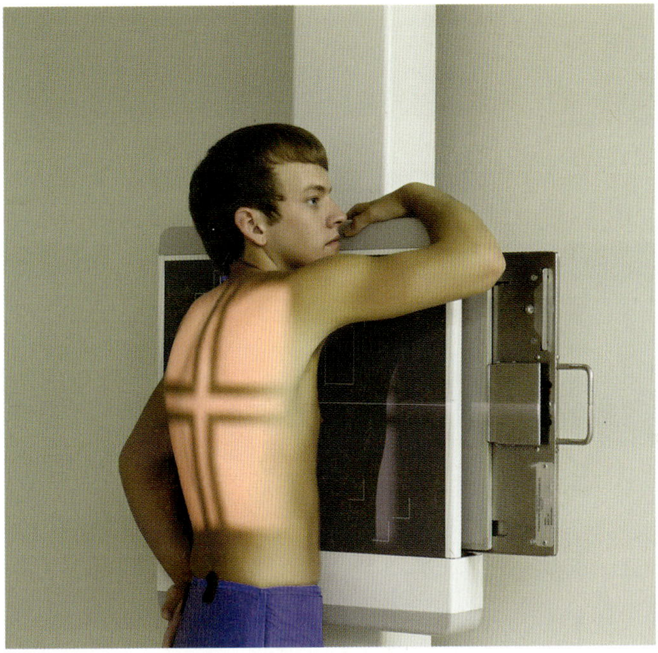

그림 8-40 가슴 후 · 전사방향 영상, 좌전사방향(LAO) 자세.

검사 자세

좌전사방향 자세

- 45° 몸을 돌려 왼쪽 어깨를 영상수용체에 밀착시키고 가슴이 영상수용체 중심에 오게 한다. 몸의 우측과 좌측이 영상수용체에 제대로 위치하는지 확인한다.
- 손바닥을 바깥으로 한 상태에서 왼손을 엉덩이에 올리도록 한다.
- 오른팔을 어깨 높이로 올리고 영상수용체의 상부를 잡아 지탱한다.
- 같은 수평면에 어깨가 오도록 조절하고, 머리를 돌리지 않도록 한다(그림 8-40).
- 심장검사(cardiac series)를 할 때는 55~60° 사방향 자세를 이용한다. 이 검사는 주로 바륨 조영제를 사용한다. 환자는 촬영 직전에 바륨을 삼킨다.
- 생식샘을 차폐한다.
- 호흡: 최대로 흡기를 시킨다. 허파가 최대로 확장되도록 하기 위해 촬영은 두 번째 최대 흡기 때 한다.

우전사방향 자세

- 앞서 설명한 자세를 반대로 한다. 우측 어깨를 영상수용체에 밀착시키고, 오른손을 엉덩이에 놓고, 왼손으로 영상수용체의 상부를 잡는다(그림 8-41, 8-42).
- 생식샘을 차폐한다.
- 호흡: 최대로 흡기를 시킨다. 허파가 최대로 확장되도록 하기 위해 촬영은 두 번째 최대 흡기 때 한다.

중심선

- 영상수용체 중심에 수직으로 일곱째 등뼈 높이로 입사한다.

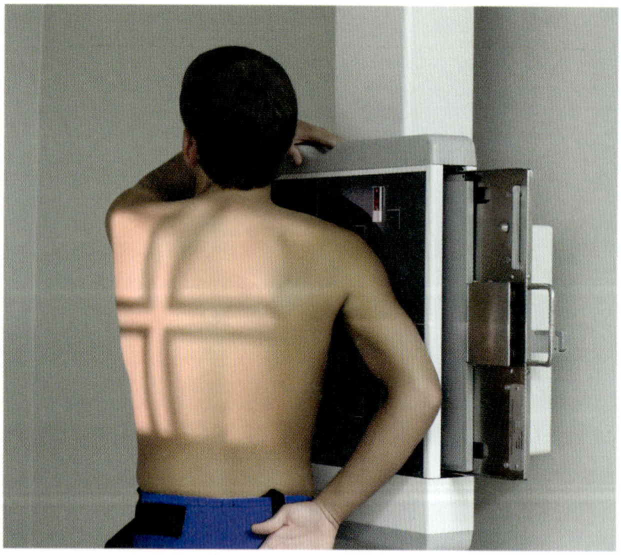

그림 8-41 가슴 후·전사방향 촬영, 우전사방향(RAO) 자세.

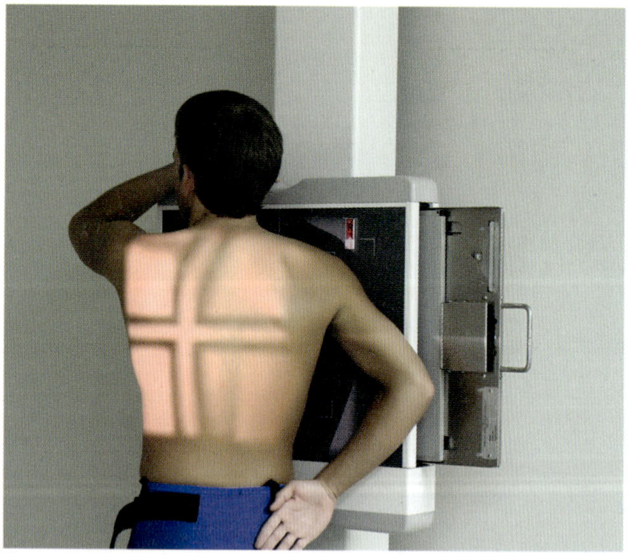

그림 8-42 가슴 후·전사방향 촬영, 우전사방향(RAO) 자세.

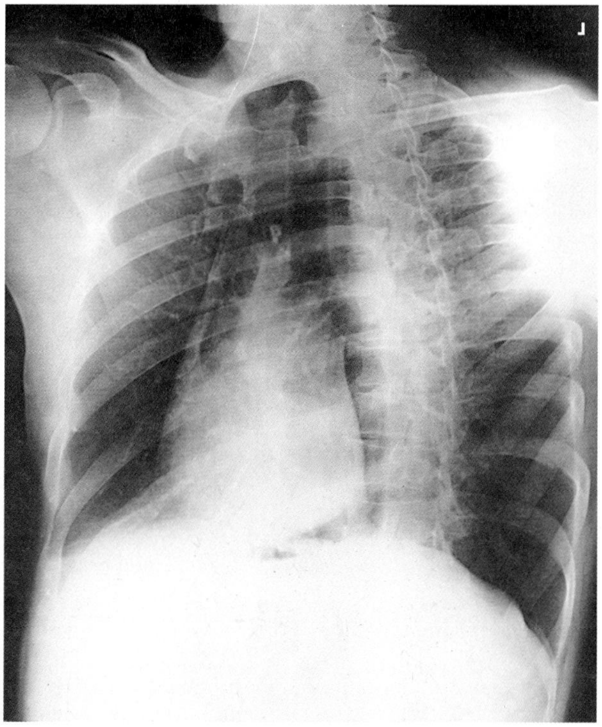

그림 8-43 가슴 후 · 전사방향 영상, 45° 좌전사방향(LAO) 자세.

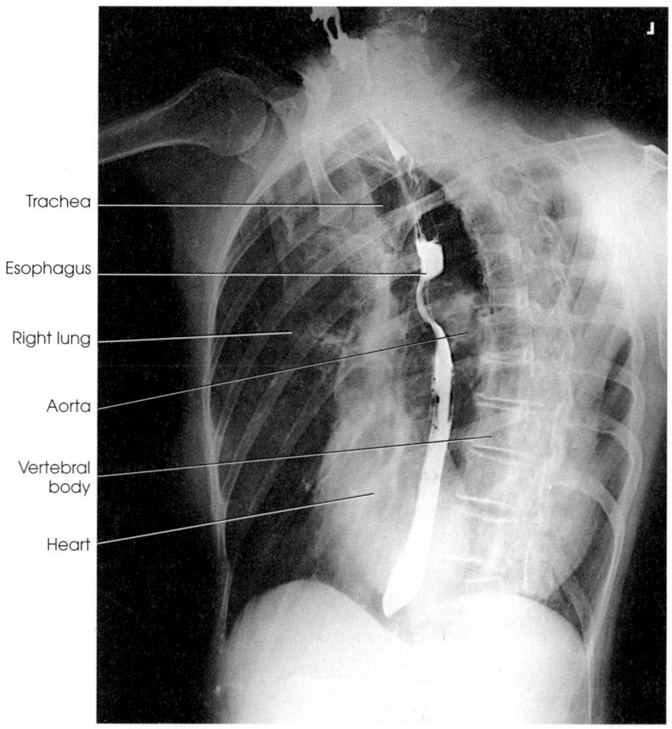

그림 8-44 가슴 후 · 전사방향 영상. 식도를 바륨으로 채우고 60° 좌전사방향(LAO) 자세.

조사야

• 14×17inch(35×43cm)로 조절한다.

영상구조

좌전사방향 자세. 가슴안 기관과 더불어 오른쪽 폐야(영상수용체에서 멀리 있는 쪽)가 가장 넓게 관찰된다. 왼허파의 앞 부분은 척추와 겹친다(그림 8-43, 8-44). 또한 기관과 분기부(carnia), 오른쪽 기관지나무 전체가 관찰된다. 심장, 내림대동맥(척추 바로 앞에 놓인), 대동맥활도 관찰된다.

우전사방향 자세. 가슴내장과 더불어 왼쪽 폐야(영상수용체에서 멀리 있는 쪽)가 가장 넓게 관찰된다. 오른허파의 앞부분은 척추와 겹친다(그림 8-45, 8-46). 또한 기관과 왼쪽 기관지나무 전체가 관찰된다. 이것은 왼심방, 왼심실 꼭대기의 앞부분, 오른심장 뒤쪽 공간이 가장 잘 보이는 자세이다. 바륨으로 채운 경우, 식도는 우전사방향과 좌전사방향 모두 잘 관찰된다(그림 8-46).

평가기준

- 적절한 조사야가 이루어져야 한다.
- 양쪽 허파 전체가 관찰되어야 한다.
- 공기로 채워진 기도가 관찰되어야 한다.
- 표식들이 관찰되어야 한다.
- 45° 사방향 영상에서 들어올려진 폐야 내에 심장과 세로칸 구조물들이 있어야 한다.
- 좌전사방향에서 오른허파가 가장 넓게 관찰되어야 한다.
- 우전사방향에서 왼허파가 가장 넓게 관찰되어야 한다.

바륨검사

우전사방향과 좌전사방향 자세는 바륨을 이용한 심장검사에 항상 이용된다. 가슴 후 · 전방향 촬영에서 기술된 방법을 똑같이 이용한다.

참고: 약간 비스듬한 자세는 허파 질환검사에서 중요한 방법으로 알려져 있다. 환자는 우전사방향이나 좌전사방향 자세에서 아주 약간만 (10~20°) 돌린다. 이렇게 약간 비스듬한 자세는 각각의 아래허파엽 위구역(superior segment)을 회전시켜 허파문 뒤에서 빠지도록 하고, 오른중간엽이나 왼위엽의 혀구역(lingular)의 가쪽부위가 보이도록 해준다. 이러한 부위들은 45~60° 회전의 표준 "심장 사방향" 촬영에서는 대부분 척추에 겹쳐서 잘 보이지 않는다.

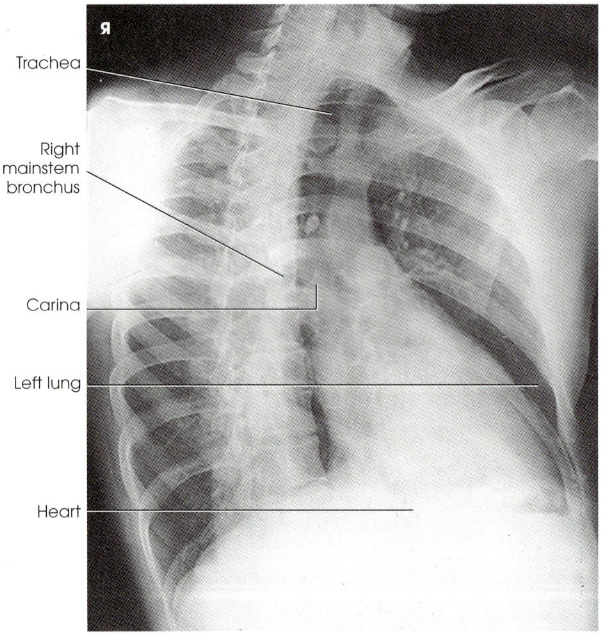

그림 8-45 가슴 후 · 전사방향 영상, 45° 우전사방향(RAO) 자세.

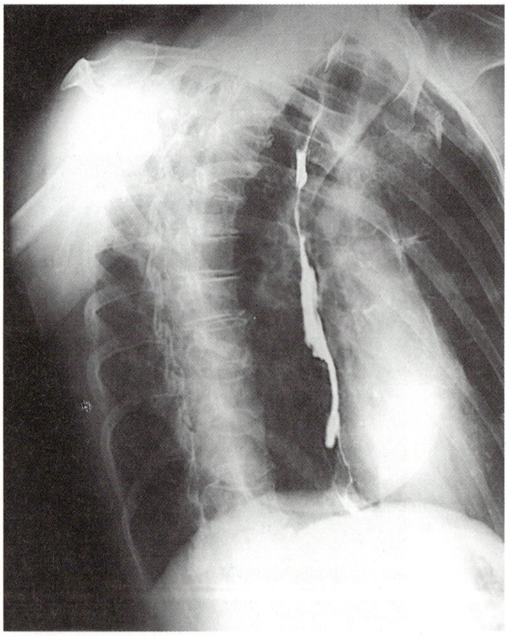

그림 8-46 가슴 후 · 전사방향 영상, 60° 우전사방향(RAO) 자세. 식도내에 있는 바륨에 주목한다.

허파와 심장

흉부 전·후사방향 촬영
Chest AP oblique projection

우후사방향(RPO) 자세와 좌후사방향(LPO) 자세

우후사방향과 좌후사방향 자세는 환자가 너무 아파서 엎드린 자세를 취할 수 없을 때 사용되고, 가끔은 특정 병변을 검사하기 위한 보조적인 자세로 사용한다. 또한 이러한 자세는 심장과 대혈관의 조영검사 시 누운 자세에서 이용할 수 있다.

한 가지 명심해야 할 것은 우후사방향은 좌전사방향, 좌후사방향은 우전사방향에 대응된다는 것이다. 전·후사방향 촬영에 있어 일반적으로 관심부위는 영상수용체에 가까운 쪽이다. 이때 촬영 영상은 영상수용체에 가까이 있는 허파가 가장 넓게 관찰된다. 또한 영상수용체에서 먼 쪽 허파도 촬영되고, 그쪽에서 진단적 정보도 종종 얻을 수 있다.

SID: 심장의 확대를 줄이고 가슴우리 구조물의 자세한 기록을 위해 72inch (183cm) 최소 SID를 권장한다.

환자 자세

- 바로 눕거나 선 자세에서 X선관을 마주 본 상태로 영상수용체 상단이 솟을뼈(vertebral prominens, C7)보다 약 1.5~2inch(3.8~5cm) 위나 목아래패임(jugular notch)보다 약 5inch (12.7cm) 위에 오도록 영상수용체를 조정한다.

검사 자세

- 올바른 방향으로 환자를 회전시키고 몸통이 약 45°가 되도록 조정하여, 가슴이 영상수용체의 중심에 오게 한다.
- 만약 누운 자세라면 들어올려진 엉덩이와 팔을 지지대로 지탱해 준다. 양쪽 가슴이 모두 영상수용체에 들어오는지 확인한다.
- 환자의 팔꿈치를 굽히고 손바닥이 바깥을 향하도록 하여 손을 엉덩이에 놓거나 엉덩이 옆에서 손을 엎침시킨다. 어깨가 앞쪽으로 회전하기 때문에 영상수용체에 가까이 있는 팔은 들어올릴 수 있다.
- 앞쪽으로 회전했을 때의 수평면에 양쪽 어깨가 놓이도록 조절한다(그림 8-47, 8-48).
- 생식샘을 차폐한다.
- 호흡: 최대로 흡기를 시킨다. 허파가 최대로 확장되도록 하기 위해 촬영은 두 번째 최대 흡기 때 한다.

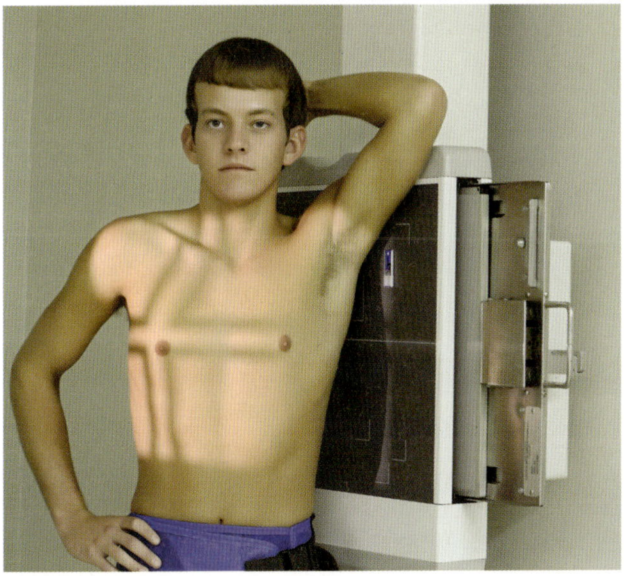

그림 8-47 바로 선 자세의 가슴 전·후사방향 촬영, 좌후사방향(LPO) 자세.

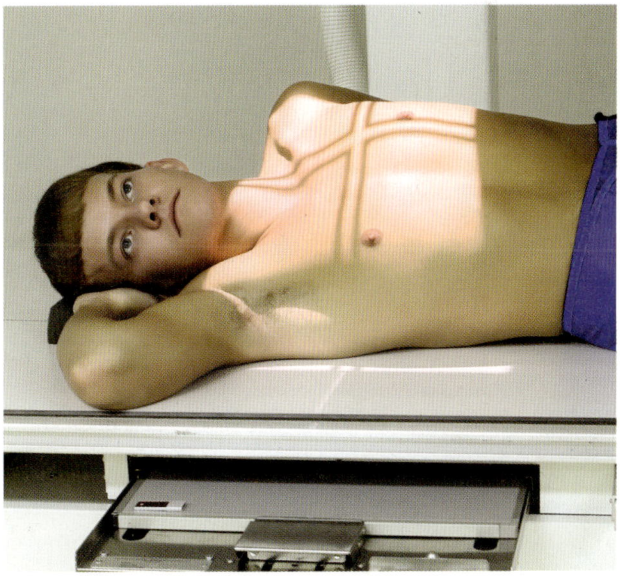

그림 8-48 누운 자세의 가슴 후·전사방향 촬영, 우후사방향(RPO) 자세.

중심선

- 목아래패임의 3inch(7.6cm) 아래에 있는 영상수용체 중심에 수직으로 입사한다(중심선은 일곱째등뼈 높이로 나간다).

조사야

- 14×17inch(35×43cm)로 조절한다.

영상구조

이 촬영은 대응되는 후 · 전사방향 영상과 비슷한 가슴내장의 전 · 후사방향 모습을 보여준다(그림 8-49). 우후사방향은 좌전사방향 자세에 대응된다. 그러나 가로막의 확대로 인해 들어올려진 쪽의 폐야는 짧게 관찰된다. 또한 심장과 대혈관들도 영상수용체에서 먼쪽에 있어 더 확대되어 관찰된다.

평가기준

- 적절한 조사야가 이루어져야 한다.
- 양측 허파 전체가 관찰되어야 한다.
- 공기로 채워진 기도가 관찰되어야 한다.
- 식별표시가 관찰되어야 한다.
- 폐야와 세로칸 구조물이 관찰되어야 한다.
- 좌후사방향 촬영에서는 왼허파가 가장 넓게 관찰되어야 한다.
- 우후사방향 촬영에서는 오른허파가 가장 넓게 관찰되어야 한다.

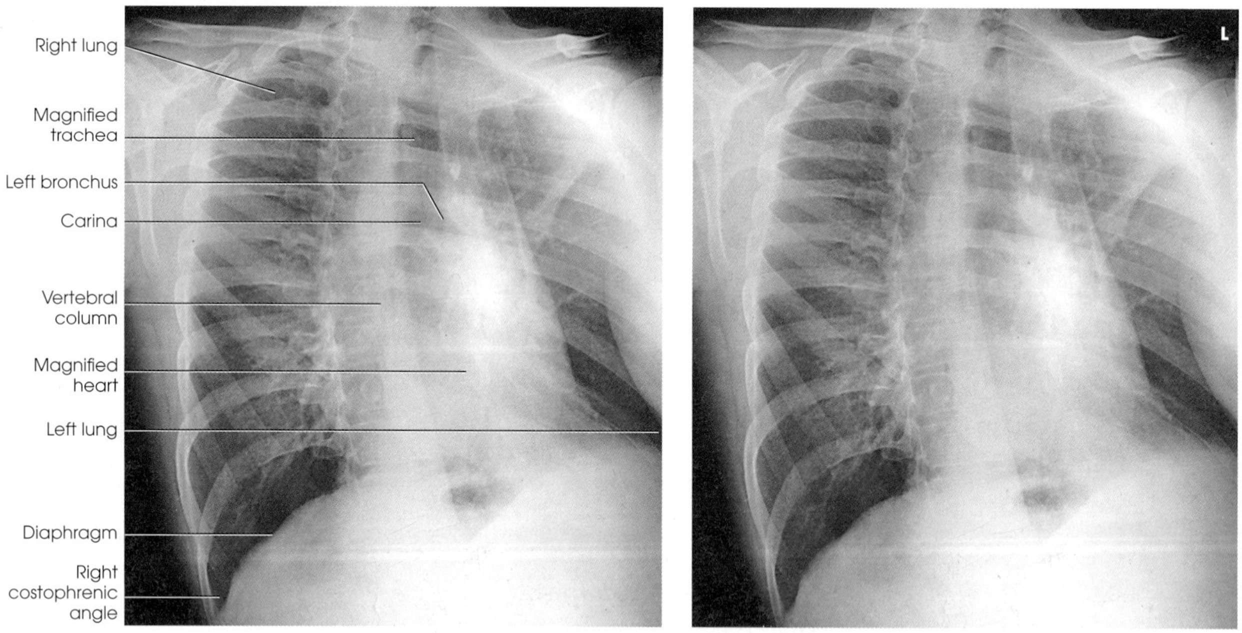

그림 8-49 가슴 전 · 후사방향, 좌후사방향(LPO) 자세.

흉부 전 · 후방향 촬영
Chest AP projection

환자가 너무 아파 엎드린 자세를 할 수 없을 때 누운 자세를 사용한다. 또한 특정 허파 병변을 검사하기 위한 보조적인 자세로 가끔 이용된다.

SID: 가능한 장비가 있다면 72inch(183cm) 또는 60inch(150cm) SID 사용을 권장한다.

환자 자세

- 바로 눕거나 바로 선 자세를 취한다.

검사 자세

- 가슴의 정중시상면이 영상수용체의 중심에 오게 한다.
- 영상수용체 상단이 이완시킨 어깨의 약 1.5~ 2inch(3.8~5cm) 위쪽에 오도록 조절한다.
- 가능하다면 팔꿈치를 굽히고 손을 엎침시켜 엉덩이에 놓아 어깨뼈가 바깥쪽으로 빠지도록 한다(그러나 이 자세는 환자의 상태에 따라 자세를 잡기 어려울 수도 있다).
- 양 어깨가 같은 수평면에 놓이도록 한다(그림 8-50).
- 생식샘을 차폐한다.
- 호흡: 최대로 흡기를 시킨다. 허파가 최대로 확장되도록 하기 위해 촬영은 두 번째 최대 흡기 때 한다.

중심선

- 복장뼈의 긴축과 영상수용체의 중심에 수직이 되게 입사한다. 중심선은 목아래패임의 약 3inch(7.6cm) 아래쪽으로 들어가도록 한다.

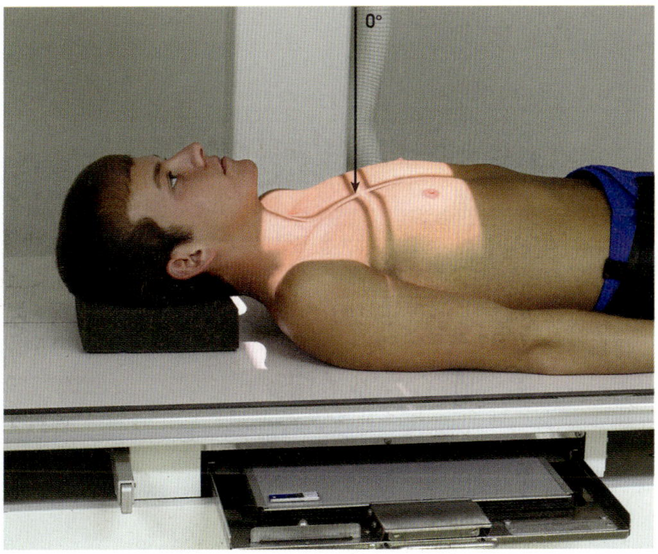

그림 8-50 가슴 전 · 후방향 촬영.

조사야

• 14×17inch(35×43cm)로 조절한다.

영상구조

가슴안 기관의 전·후방향 영상(그림 8-51)은 후·전방향 영상(그림 8-52)과 비슷하게 관찰된다. 영상수용체에서 먼쪽에 있는 심장과 대혈관은 확대되어 부은 상태가 관찰되고, 복부 압박에 의해 가로막이 높은 위치에 있기 때문에 폐야는 좁게 관찰된다. 빗장뼈는 높게 위치하고 갈비뼈는 좀 더 수평에 가깝게 관찰된다.

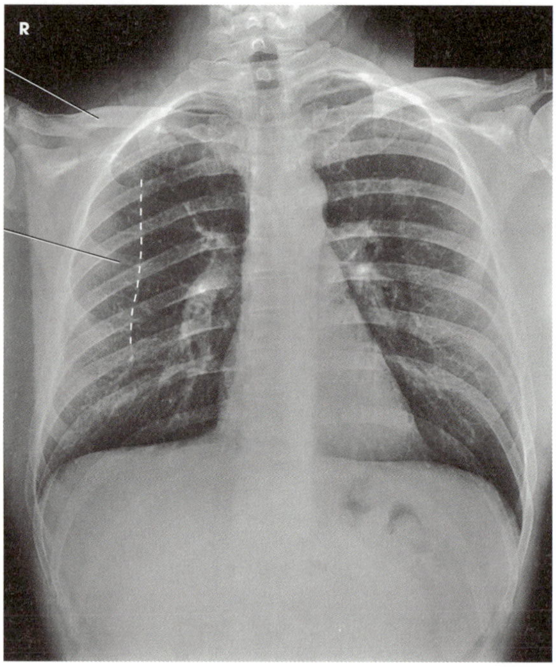

그림 8-51 가슴 전·후방향 영상.

평가기준

- 적절한 조사야가 이루어져야 한다.
- 양쪽 빗장뼈 안쪽이 척주에서 같은 거리에 있어야 한다.
- 기도는 정중선에 있어야 한다.
- 빗장뼈는 후·전방향 촬영보다 더 수평으로 놓이고 허파꼭대기를 좀 더 가려야 한다.
- 척주에서 양쪽 갈비뼈의 가쪽면까지 거리가 같아야 한다.
- 심장 음영을 통해 갈비뼈와 등뼈가 희미하게 관찰되어야 한다.
- 갈비꼭대기에서 갈비가로막각까지의 전체 폐야가 관찰되어야 한다.
- 혈관 음영이 허파문에서 허파의 변연부까지 관찰되어야 한다.

참고: Resnick[1]은 각도를 준 전·후방향 촬영을 권유하였다. 이렇게 하면 허파 기저부가 앞쪽 가로막, 배와 심장 구조물과 겹치지 않게 된다. 또한 이런 촬영이 하엽으로부터 중간엽과 혀구역을 구분하는 데도 도움을 준다고 보고하였다. 이 촬영 시 환자는 똑바로 서거나 눕고, 중심선은 발쪽으로 30° 각을 주어 복장뼈 중앙부위로 입사한다. 더 적절한 각도는 예비 영상들을 검토하여 선택할 수 있다고 Resnick은 밝혔다.

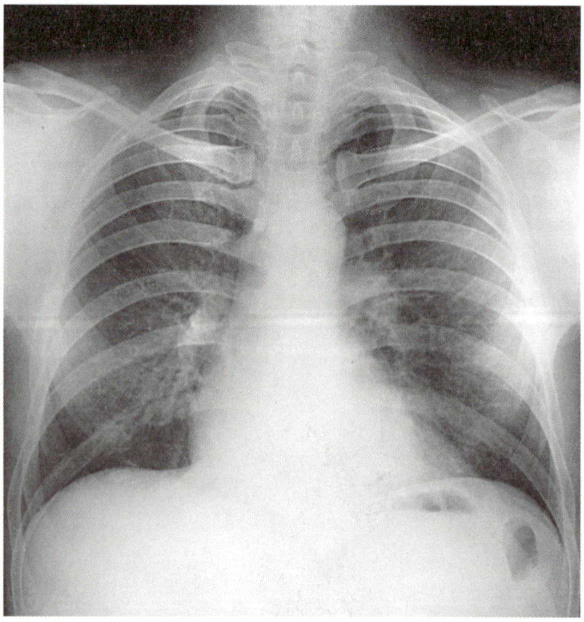
그림 8-52 가슴 후·전방향 영상.

[1]Resnick D: The angulated basal view: a new method for evaluation of lower lobe pulmonary disease, Radiology 96:204, 1970.

폐첨 척추 전만 촬영

Apical lordotic projection

Lindblom method

전만 자세

SID: 심장의 확대를 줄이고 가슴우리 구조물의 자세한 기록을 위해 72inch (183cm) 최소 SID를 권장한다.

환자 자세

- 바로 선 자세를 취한 후 X선관을 마주 보고 약 1ft(30.5cm) stand Bucky 앞쪽에 선다.

검사 자세

- 앞굽음 자세를 취할 때 영상수용체의 상단이 어깨 위 3inch(7.6cm) 지점에 오도록 조절한다.

전만 자세

- 전 · 후축방향 촬영을 위해 가슴의 관상면이 수직으로부터 15~20° 기울어지도록 하고, 정중시상면이 영상수용체의 정중선에 오도록 환자를 조절한다(그림 8–53).

사방향 앞굽음 자세–좌후사방향 또는 우후사방향

- 전 · 후방향 촬영 자세에서 관심부위가 상수용체쪽으로 움직이도록 약 30° 몸을 회전시킨 후 영상수용체의 중심에 맞춘다(그림 8–54).
- 이전 자세에 상관없이 환자의 팔꿈치를 구부리고 손바닥을 바깥으로 하여 엉덩이에 손을 올려놓는다.
- 할 수 있는 한 최대로 뒤로 기울여 전만 자세를 만들고 어깨를 영상수용체(stand Bucky)에 기댄다.
- 생식샘을 차폐한다.
- 호흡: 최대로 흡기를 시킨다. 허파가 최대로 확장되도록 하기 위해 촬영은 두 번째 최대 흡기 때 한다.

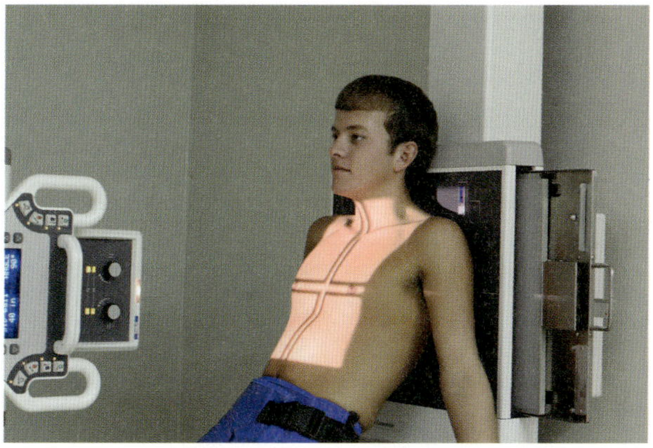

그림 8–53 허파꼭대기 전 · 후축방향 촬영, 전만 자세.

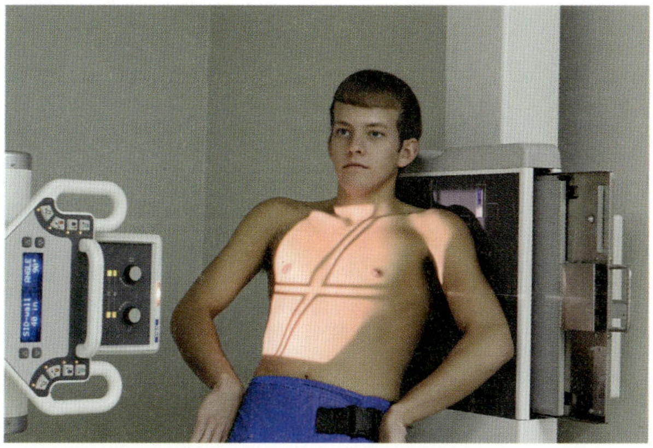

그림 8–54 허파꼭대기 전 · 후축방향 촬영, 좌후사방향 전만 자세.

허파꼭대기 Pulmonary Apices

중심선

- 복장뼈 중앙부위 높이로 영상수용체 중앙에 수직으로 입사한다.

조사야

- 14×17inch(35×43cm)로 조절한다.

영상구조

허파꼭대기 전 · 후축방향 영상(그림 8-55)과 전 · 후축사방향 영상(그림 8-56)은 허파꼭대기와 허파 엽간열의 삼출물 등이 관찰된다.

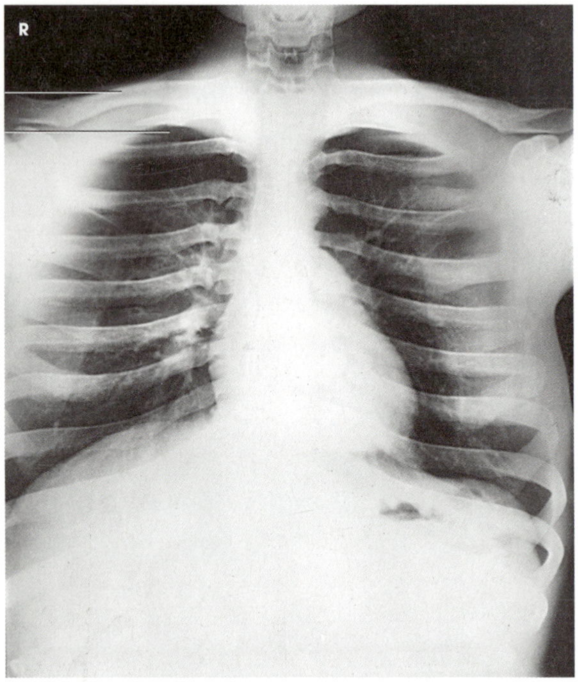

그림 8-55 허파꼭대기 전 · 후축방향 영상, 전만 자세.

평가기준

전만 자세

- 빗장뼈는 허파꼭대기 위에 위치해야 한다.
- 척주로부터 양쪽 빗장뼈와 복장뼈 끝까지의 거리가 같아야 한다.
- 허파꼭대기와 허파 전체가 관찰되어야 한다.
- 빗장뼈는 수평으로 놓여야 하고 안쪽 부위가 첫째나 둘째 갈비뼈와만 겹쳐야 한다.
- 갈비뼈는 왜곡되어 앞쪽과 뒤쪽이 겹쳐야 한다.

사방향 전만 자세

- 검사부위의 허파꼭대기와 허파 전체가 관찰되어야 한다.

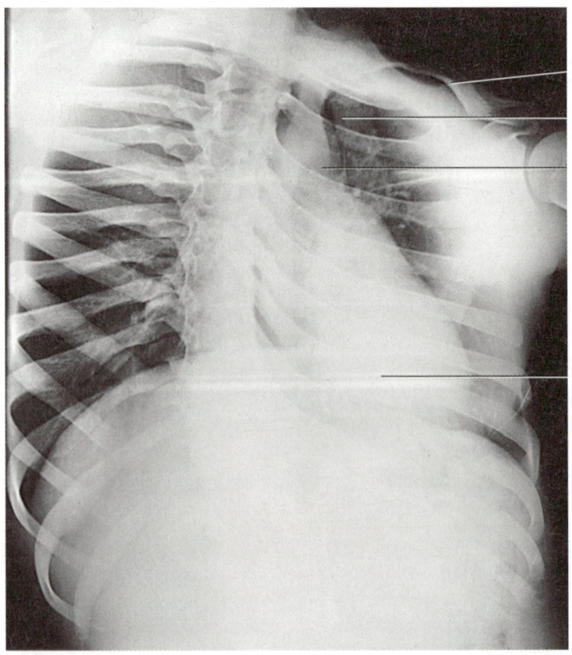

그림 8-56 허파꼭대기 전 · 후축방향 영상, 좌후사방향 전만 자세.

폐첨 후 · 전축방향 촬영
Pulmonary apices PA axial projection

SID: 심장의 확대를 줄이고 가슴우리 구조물의 자세한 기록을 위해 72inch (183cm) 최소 SID를 권장한다.

환자 자세
- 영상수용체(stand Bucky) 앞에 앉거나 선다. 만약 선 자세라면 양측 발에 체중이 동등하게 분산되게 한다.

검사 자세
- 영상수용체 중심에 목아래패임이 오도록 조절한다.
- 신체의 정중시상면이 영상수용체의 정중선에 오도록 하고, 턱을 영상수용체(stand Bucky)에 밀착시킨다.
- 신체의 정중시상면이 수직이 되도록 머리 위치를 조절하고, 팔꿈치를 굽혀 손바닥이 바깥을 향하도록 하여 손을 엉덩이에 올려놓는다.
- 어깨는 내리고, 앞쪽으로 회전시켜 같은 수평면상에 오도록 한다.
- 어깨를 영상수용체(stand Bucky)에 밀착시켜 어깨부가 폐야와 겹치지 않도록 한다(그림 8-57).
- 생식샘을 차폐한다.
- 호흡: 최대 흡기 말에 촬영하거나 다른 방법으로 최대 호기가 끝날때 촬영한다. 빗장뼈는 흡기 때 올라가고 호기 때 내려간다. 반면 호흡주기 동안 허파꼭대기는 거의 움직이지 않는다.

중심선
흡기
- 머리쪽으로 10~15° 각도를 주고 셋째 등뼈를 통해 영상수용체의 중앙으로 입사한다.

호기
- 셋째등뼈를 통해 영상수용체 중앙에 수직으로 입사한다.

영상구조
후 · 전축방향과 후 · 전방향 영상에서 빗장뼈 음영 위로 허파꼭대기가 관찰되어야 한다(그림 8-58).

평가기준
- 허파꼭대기 전체가 관찰되어야 한다.
- 허파꼭대기에 인접한 위쪽 허파만 관찰되어야 한다.
- 빗장뼈는 허파꼭대기 아래에서 관찰되어야 한다.
- 척주에서 양쪽 빗장뼈 안쪽면까지 거리가 동일해야 한다.

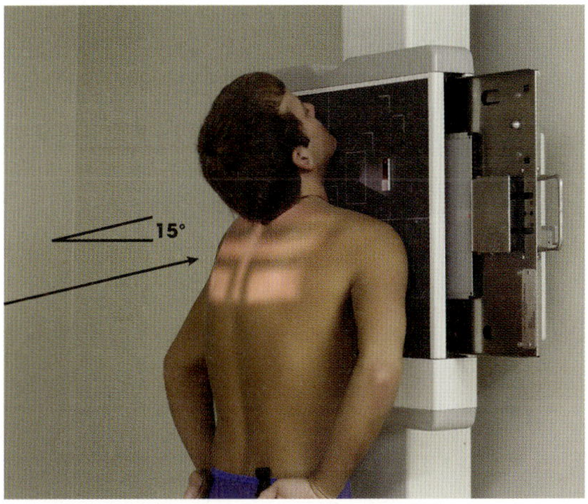

그림 8-57 허파꼭대기 후 · 전축방향 촬영(흡기).

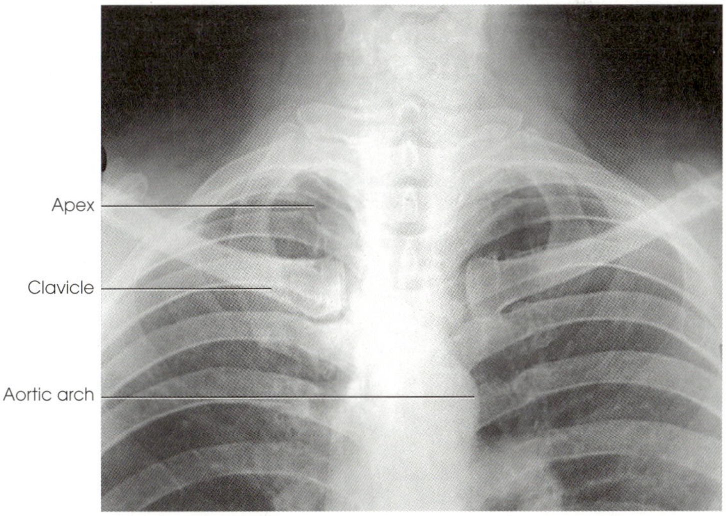

그림 8-58 허파꼭대기 후 · 전축방향 영상, 숨은 들이쉬고 중심선을 기울였다.

폐첨 전 · 후축방향 촬영
Pulmonary apices AP axial projection

참고: 전만 자세를 취할 수 없는 환자에게 이 자세를 권유한다.

SID: 심장의 확대를 줄이고 가슴우리 구조물의 자세한 기록을 위해 72inch(183 cm) 최소 SID를 권장한다.

환자 자세
- 바로 서거나 누운 자세에서 시행한다.

검사 자세
- 둘째등뼈 높이의 정중시상면에 영상수용체의 중심이 오도록 하고, 환자가 회전되지 않도록 한다.
- 환자의 팔을 굽히고 손바닥이 바깥쪽을 향하도록 하여 엉덩이에 놓거나, 엉덩이 옆에서 손을 엎침시킨다.
- 어깨를 영상수용체(stand Bucky)에 기대고 같은 수평면에 위치하도록 한다(그림 8–59).
- 생식샘을 차폐한다.
- 호흡: 최대 흡기일 때 촬영한다.

중심선
- 머리쪽으로 15~20° 기울인 상태로 복장뼈자루를 통과하여 영상수용체 중앙으로 입사한다.

조사야
- 14×17inch(35×43cm)로 조절한다.

영상구조
폐첨 전 · 후축방향 영상에서는 빗장뼈 아래에서 허파꼭대기가 관찰된다(그림 8–60).

평가기준
- 허파꼭대기 위에 위치한 빗장뼈가 관찰되어야 한다.
- 척주에서 양쪽 빗장뼈의 복장뼈 끝까지 거리가 동일해야 한다.
- 허파꼭대기 전체가 관찰되어야 한다.
- 허파꼭대기에 인접한 상부 허파가 관찰되어야 한다.
- 빗장뼈는 수평으로 놓여야 하고 안쪽 부위가 첫째나 둘째갈비뼈와만 겹쳐야 한다.
- 갈비뼈는 왜곡되어 앞쪽과 뒤쪽이 겹쳐야 한다.

참고: 이상근력형 체형 환자와 빗장뼈가 높게 위치한 환자는 후 · 전축방향 촬영보다 전 · 후축방향 촬영이 선호된다. 전 · 후축방향 촬영은 허파꼭대기의 과도한 왜곡 없이 허파꼭대기와 빗장뼈 음영을 분리해서 보여줄 수 있기 때문이다.

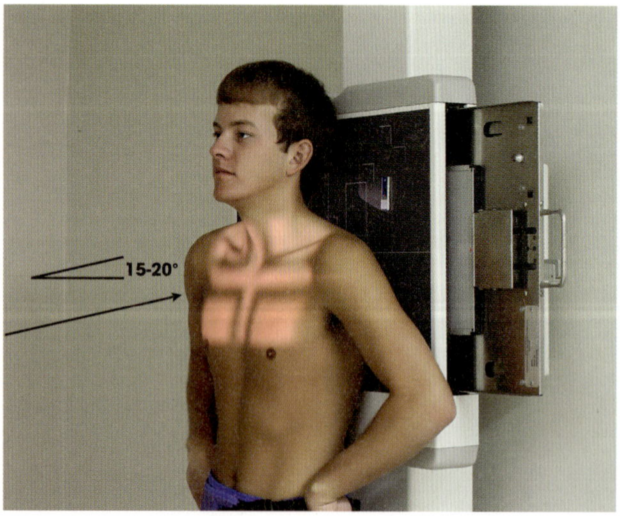

그림 8–59 허파꼭대기 전 · 후축방향 촬영.

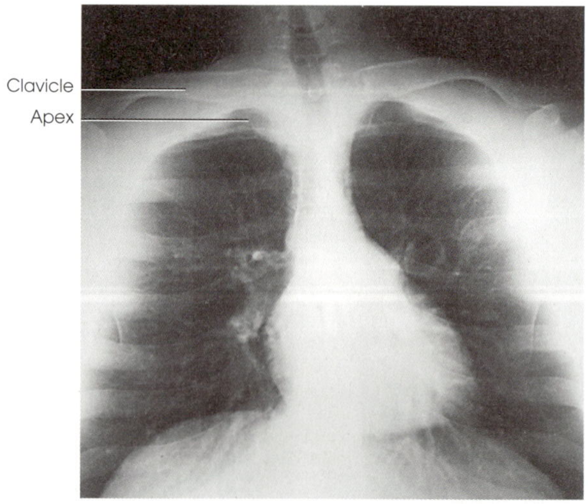

그림 8–60 허파꼭대기 전 · 후축방향 영상.

흉부 측와위 수평방향 촬영

Chest lateral decubitus projection

우측 또는 좌측 측와위

환자 자세

- 상태에 따라 환자를 옆으로 환측 또는 건측으로 눕힌다. 가슴막안에 있는 소량의 액체는 일반적으로 환측으로 눕혀야 제일 잘 보인다. 이 자세에서는 세로칸 음영과 액체가 서로 겹치지 않기 때문이다. 가슴막안에 있는 소량의 공기는 일반적으로 건측으로 누워야 제일 잘 보인다.
- 환자가 운반차에서 떨어지지 않도록 주의해야 한다. 만약 운반차를 이용한다면 모든 바퀴를 잠가서 움직이지 않도록 해야 한다.
- 촬영 전 5분 동안 자세를 유지해야 최고의 영상을 얻을 수 있다. 이렇게 하면 액체는 아래로 가라앉고 공기는 위쪽으로 이동한다.

검사 자세

- 만약 환측으로 환자가 누워 있다면, 적당한 받침대나 단단한 패드를 놓아서 몸을 2~3inch(5~8cm) 올린다.
- 팔은 머리 위로 충분히 올리고, 가슴우리이 정측방향 자세가 되도록 조절한다(그림 8-61).
- 영상수용체에 가슴의 앞이나 뒤를 밀착시킨다.
- 영상수용체 상단이 어깨 위 약 1.5~2inch(3.8~5cm) 지점에 오도록 영상수용체의 위치를 조절한다.
- 생식샘을 차폐한다.
- 호흡: 최대로 흡기를 시킨다. 폐가 최대로 확장되도록 하기 위해 촬영은 두 번째 최대 흡기 때 한다.

중심선

- 촬영테이블에 수평으로 영상수용체의 중심을 향해 수직으로 입사한다. 입사부위가 전 · 후방향 촬영에서는 목아래 패임 하방 3inch(7.6cm), 후 · 전방향 촬영에서는 일곱째등뼈 높이이다.

조사야

- 14×17inch(35×43cm)로 조절한다.

영상구조

액체의 위치 변화, 이전에 가려졌던 허파 부위, 또는 폐기종이 의심되는 경우 자유공기가 관찰된다(그림 8-62~8-64).

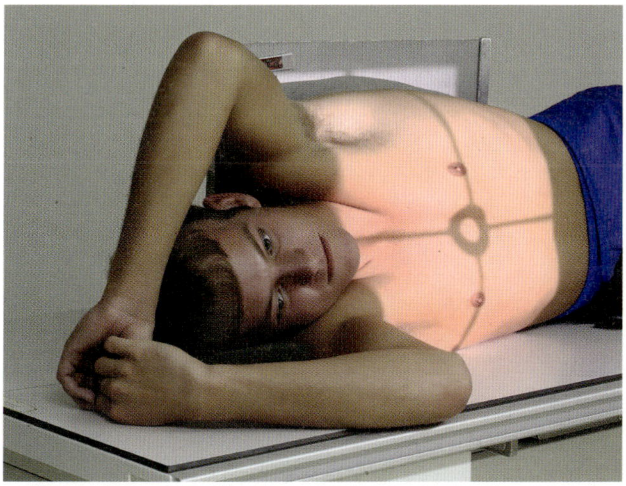

그림 8-61 가슴 전 · 후방향 촬영, 우측 측와위. 환측이 위쪽이고, 따라서 테이블패드는 사용하지 않는다. 이 자세에서 몸안의 자유공기는 왼쪽 위로 이동한다.

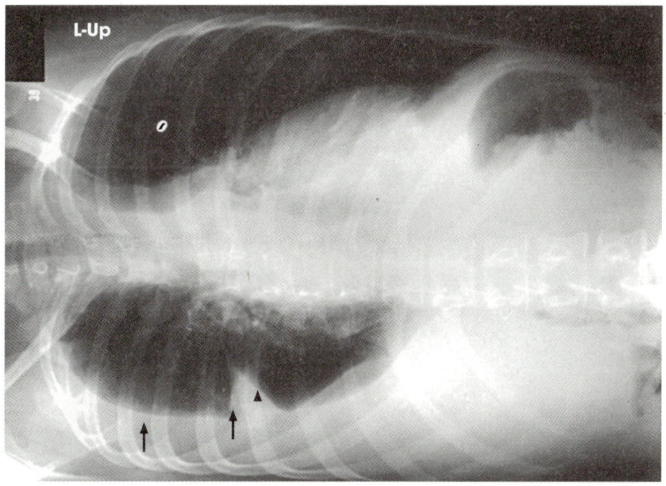

그림 8-62 가슴 전 · 후방향 영상, 우측 측와위. 아래쪽에 액체층(화살표)이 보인다. 허파열내에 있는 액체를 주목한다(화살촉). 표식의 위치가 정확하고, 환자의 위쪽을 표시한 것을 주목한다.

평가기준

- 적절한 조사야가 이루어져야 한다.
- 정정면 자세(true frontal position)에서 환자의 회전이 없어야 한다. 이는 빗장뼈가 척추로부터 같은 거리에 있는 것을 통해 알 수 있다.
- 환측 전체가 관찰되어야 한다.
- 허파꼭대기가 관찰되어야 한다.
- 옆으로 누운 자세에서 검사가 진행되었다는 적절한 표시가 있어야 한다.
- 관심영역에 환자의 팔이 포함되지 않아야 한다.

참고: 바로 선 자세의 전 · 후방향 촬영에서 옆으로 몸을 기울여 촬영을 하면 허파나 가슴막안 내의 액체층을 보는 데 유용한다. Ekimsky[1]는 소량의 가슴막삼출액을 보는 데 옆으로 45° 기울인 자세를 권장했다. 그는 이 자세가 옆으로 눕는 것보다 더 간단하게 할 수 있고, 결과도 만족스러웠다고 보고하였다.

[1]Ekimsky B: Comparative study of lateral decubitus views and those with lateral body inclination in small pleural effusions, Vestn Rentgenol Radiol 41:43, 1966. (In Russian.) Abstract: Radiology 87:1135, 1966..

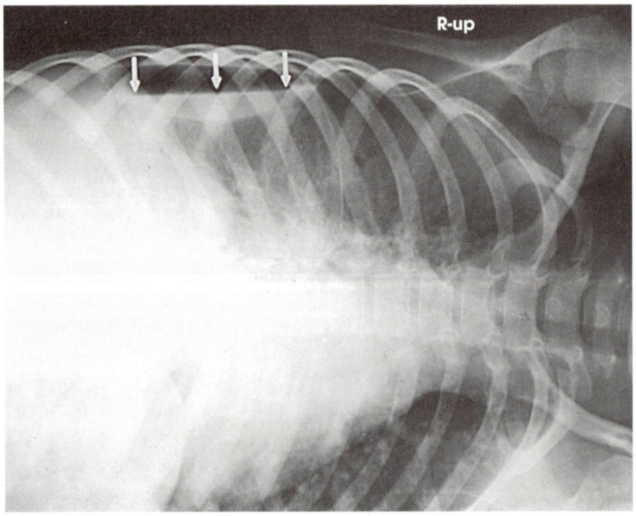

그림 8-63 그림 8-64와 같은 환자의 가슴 전 · 후방향 촬영, 좌측 측와위. 화살표는 공기-액체층(위쪽이 공기이다)을 나타낸다. 표식의 위치가 정확하고, 환자의 위쪽을 표시한 것을 주목한다.

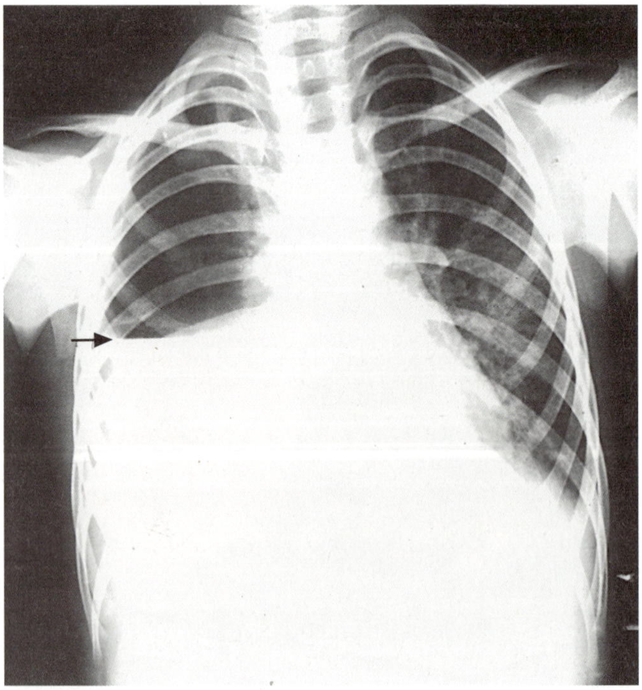

그림 8-64 바로 선 자세의 가슴 후 · 전방향 영상. 화살표는 공기-액체층을 나타낸다.

흉부 평와위 수평방향 촬영

Chest supine and prone decubitus projection

엎드린 자세 또는 바로 누운 자세

환자 자세

- 엎드리거나 누운 자세에서 접어놓은 이불이나 단단한 패드를 이용하여 가슴을 2~3inch(5~7.6cm) 올리고, 상수용체의 중심에 가슴이 오도록 한다.
- 촬영 전 5분 동안 자세를 유지해야 최고의 영상을 얻을 수 있다. 이렇게 하면 액체는 아래로 가라앉고 공기는 위로 이동하게 된다.

검사 자세

- 바로 엎드리거나 누운 자세를 취하고 팔은 머리 위로 충분히 올린다.
- 환측을 영상수용체쪽에 두고, 영상수용체 상단이 방패연골 높이에 오도록 조절한다(그림 8-65).
- 생식샘을 차폐한다.
- 호흡: 최대로 흡기를 시킨다. 허파가 최대로 확장되도록 하기 위해 촬영은 두 번째 최대 흡기 때 한다.

중심선

- 촬영테이블에 수평으로 영상수용체의 중앙으로 입사한다. 중심선은 바로 누운 자세 촬영(dorsal decubitus projection)에서는 목아래패임 3~4 inch(7.6~10.2cm) 아래의 정중관상면으로, 엎드린 자세 촬영(ventral decubitus projection)에서는 일곱째등뼈 높이의 정중관상면으로 입사한다.

조사야

- 14×17inch(35×43cm)로 조절한다.

영상구조

액체의 위치 변화를 관찰할 수 있고, 일반촬영에서 액체로 가려졌던 부위가 관찰된다(그림 8-66, 8-67).

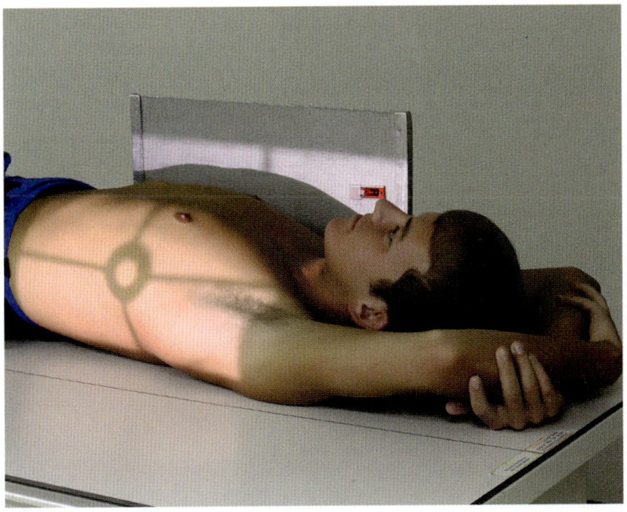

그림 8-65 가슴 우측방향 촬영, 바로 누운 자세. 위쪽이 환측이고, 따라서 테이블패드는 사용하지 않는다. 이 자세에서 몸안의 자유공기는 가슴 앞쪽으로 이동한다.

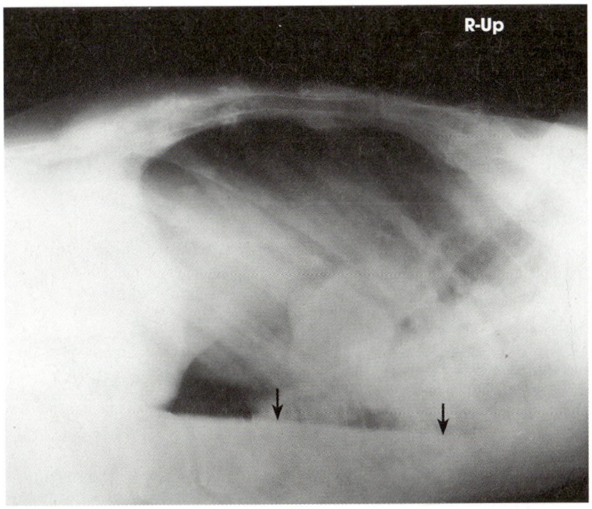

그림 8-66 가슴 우측방향 촬영, 바로 누운 자세. 화살표는 공기-액체층을 시사한다.

평가기준

- 적절한 조사야가 이루어져야 한다.
- 가슴의 앞면과 뒷면을 포함한 허파 전체가 관찰되어야 한다.
- 정측방향 자세에서 가슴의 회전이 없어야 한다.
- 팔이 위쪽 폐야를 가리지 않아야 한다.
- 옆으로 누운 자세에서 검사가 진행되었다는 적절한 표식이 있어야 한다.
- 일곱째등뼈가 영상수용체의 중심에 있어야 한다.

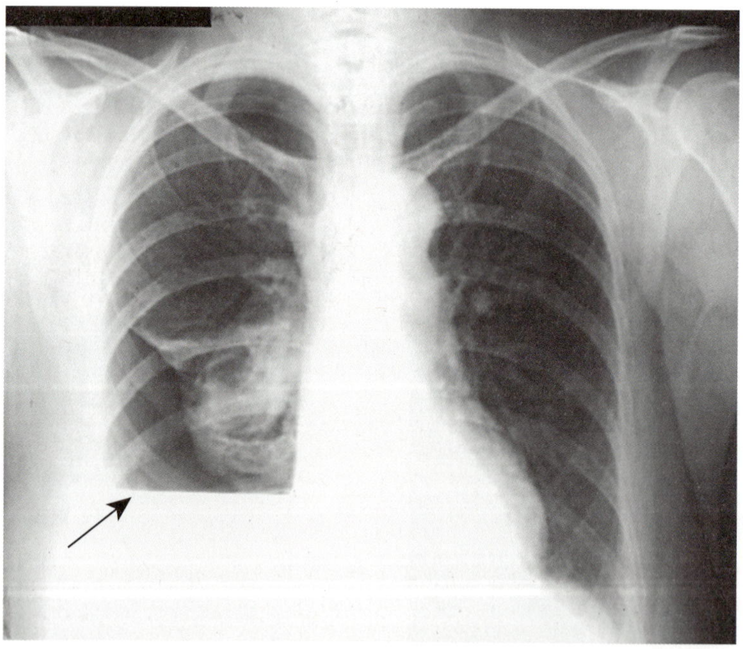

그림 8-67 그림 8-66과 같은 환자의 바로 선 자세의 가슴 후·전방향 영상. 오른허파의 액체층에 주목한다(화살표).

9

복부

ABDOMEN

학습목적

복강내의 해부학적 구조물을 학습하여 정확한 환자의 자세 및 병변에 따른 검사 술기를 익혀 진단가치가 높은 영상을 얻고자 학습한다.

학습목표

1. 정상적인 복강구조물의 위치 및 특징을 설명할 수 있다.
2. 환자의 자세 및 호흡방법에 대하여 설명할 수 있다.
3. 생식샘 차폐 및 조사야를 설정할 수 있다.
4. 복강내의 병리학적 병변에 따라 검사조건 및 자세를 시행할 수 있다.
5. KUB와 ABDOMEN의 차이점에 대하여 설명할 수 있다.
6. 복강내 삼출액 및 기타 병변을 묘출할 수 있다.
7. 기복(pneumoperitoneum) 및 장관 외 가스의 진단을 위한 단순검사를 실시할 수 있다.
8. 단순 복부 영상에서 콩팥요로결석 등 다른 석회화 음영을 감별할 수 있다.
9. 복벽의 몸표면에서 경계기준점(surface landmark)을 식별할 수 있다.
10. 자세에 따른 검사목적을 설명할 수 있다.

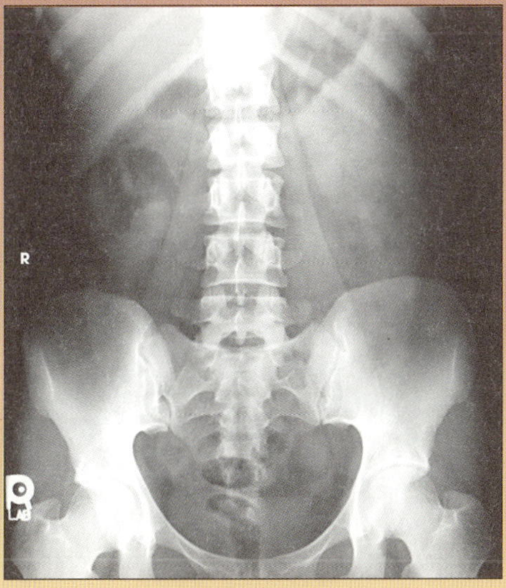

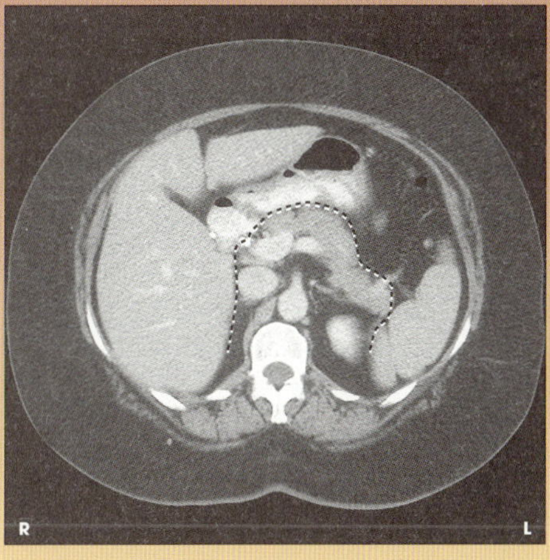

촬영방향, 환자 자세, 촬영법

중요도	촬영부위	촬영방향	환자 자세	촬영법
♠	복부	전·후방향	바로 누운 자세, 바로 선 자세	
♠	복부	후·전방향	바로 선 자세	
♠	복부	전·후방향	좌측 측와위	
♠	복부	측방향		
♠	복부	측방향	우측 또는 좌측 바로 누운 자세	

복골반강

복골반강(abdominopelvic cavity)은 (1) 위쪽의 큰 부분인 복강 (2) 아래쪽의 더 작은 부분인 골반안으로 나누어진다. 복강은 가로막으로부터 골반뼈의 윗부분까지이다. 복강에는 위, 작은창자와 큰창자, 간, 쓸개, 지라, 이자, 콩팥이 들어 있다. 골반안은 골반뼈로 둘러싸여 있는 공간으로 곧창자와 구불잘록창자, 방광, 생식기관들이 들어있다.

복골반강은 복막(peritoneum)이라 불리는 2겹의 장액막으로 둘러싸여 있다. 이 주머니의 바깥쪽 부분은 벽측복막(parietal peritoneum)으로 복벽, 큰(거짓) 골반벽, 가로막의 아래쪽 대부분과 붙어 있다. 이 주머니의 안쪽 부분은 장측복막(visceral peritoneum)으로 안에 들어 있는 장기들을 둘러싸거나 덮고 있다. 복막은 창자간막(장간막, mesentery)과 장막(omenta)이라고 부르는 주름을 형성하는데, 장기들이 제 위치에 있도록 해 준다. 복막의 두 층 사이 공간은 복막강(peritoneal cavity)이라고 부르고 장액이 들어 있다(그림 9-1). 골반안 내에 들어 있는 내장들은 창자간막이 붙어 있지 않기 때문에 골반 수술은 복막 안으로 들어가지 않고 할 수 있다.

복막후강(retroperitoneum)은 복막 뒤에 있는 공간이다. 콩팥과 이자 같은 장기들은 복막후강에 있다(그림 9-2).

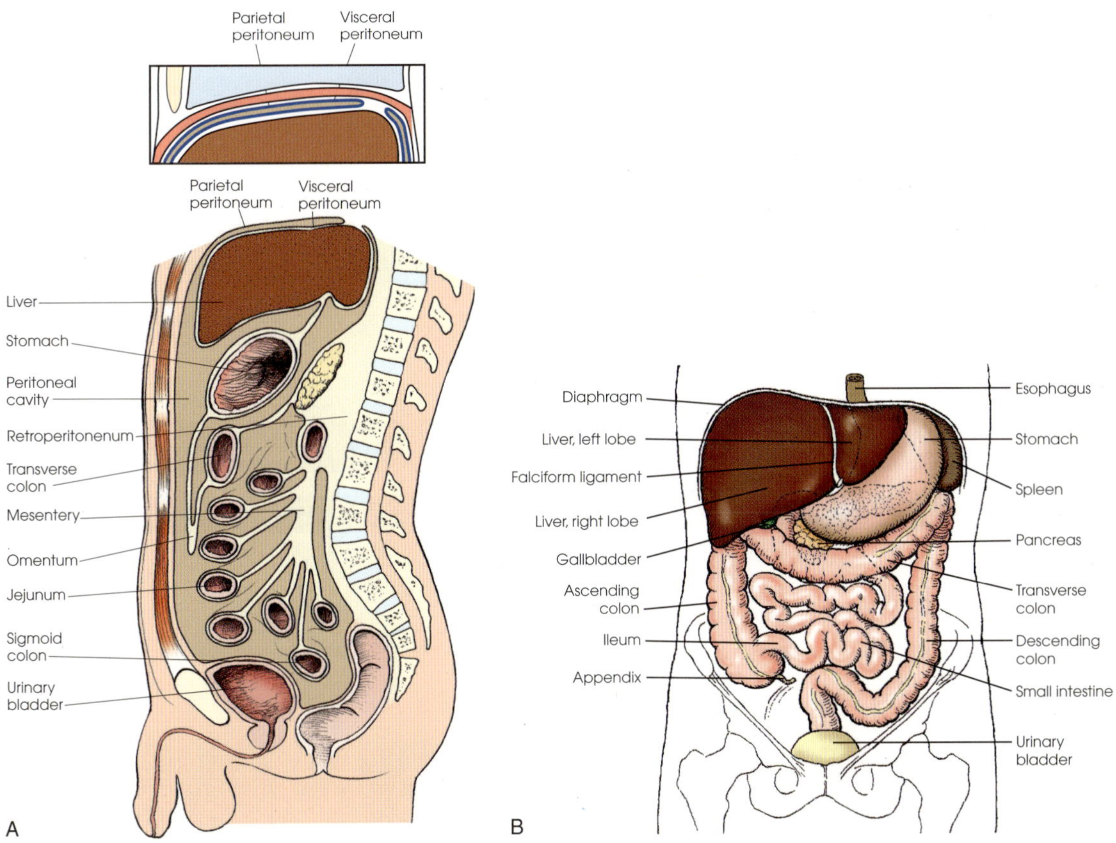

그림 9-1 A, 복막주머니와 그 내용물을 보여주는 복부의 가쪽면 모습. B, 내장의 앞쪽 부위로 주변 구조물과의 관계를 알 수 있다.

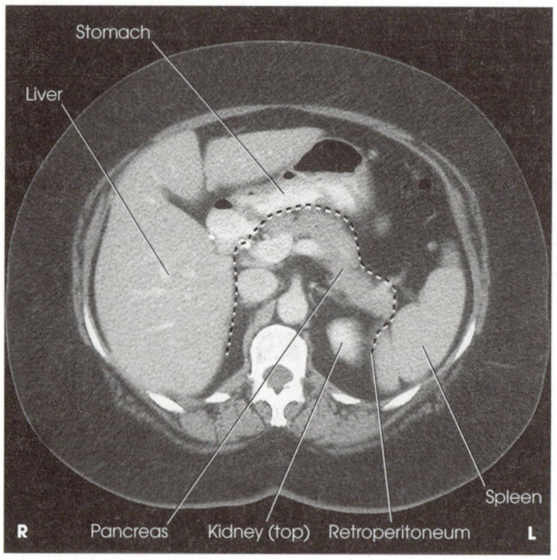

그림 9-2 복부 위쪽의 장기들을 보여주는 복부 축상 CT 영상. 점선의 뒤안쪽이 복막후강이다.

(From Kelley LL, Petersen CM: Sectional anatomy for imaging professionals, ed 2, St Louis, 2007, Mosby.)

해부학 용어 요약

복막	벽측복막	복막강
복골반강	장측복막	복막후강
복강	창자간막(장간막)	
골반안(골반강)	장막	

병리학 용어 요약

상태	정의
복부 동맥류(AAA)	복부동맥의 국소적 팽창
장폐색	장 속공간의 막힘
장마비	장 연동운동의 장애
전이	어떤 곳의 암 병소가 다른 부위로 옮겨간 것
기복증	복강안에 공기가 있는 것
종양	조절할 수 없이 계속 진행되는 세포분열에 의한 조직의 새로운 증식

복부 촬영과정

촬영기법

조영제를 사용하지 않는 검사에서는 복부의 다른 부위들에 걸쳐 최대한의 연부조직 대조도를 얻는 것이 필수적이다. 복부는 두께 분포의 폭이 넓고 복강에 있는 내장의 밀도 차이가 미묘하기 때문에 조영제에 노출된 장기와 인접한 구조물 사이의 밀도 차이를 보는 데 필요한 것보다 더 결정적인 촬영기법이 필요하다. X선 노출 요인들은 중간 회색톤이고 흑백 대조가 덜한 영상을 얻기 위해 조정되어야 한다. kVp이 너무 높으면 작거나 반투명한 담석이 보이지 않을 가능성이 높아진다(그림 9-3 A).

허리근육, 간의 아래쪽 경계, 콩팥, 갈비뼈, 허리뼈 가로돌기의 뚜렷한 윤곽은 복부 영상의 질을 판단하는 데 가장 좋은 기준이다(그림 9-3 B).

고정

복부 촬영의 기본적인 필요조건은 자발적인 움직임과 비자발적인 움직임을 막는 것으로, 다음 과정을 이해하여야 한다.

- 긴장으로 인한 근육 수축을 막기 위해 환자가 긴장을 풀 수 있도록 편안한 자세로 조정한다.
- 호흡 방법을 설명하고, 요구하는 사항을 환자가 정확히 이해했는지 확인한다.
- 고정이 필요하다면 복부를 가로질러 압박 밴드를 사용한다. 이때 복부를 압박하지 않도록 주의한다.
- 환자가 긴장을 풀고 내장의 비자발적 움직임이 가라앉도록 호흡을 정지한 후 1~2초 정도 시간을 두고 촬영을 한다.

자발적인 움직임은 간, 허리근육, 척추와 같이 비자발적인 움직임이 없는 구조물들의 윤곽을 흐리게 한다. 촬영하는 동안 환자가 호흡을 하면 그에 따른 가로막의 움직임으로 인해 복부 위쪽에 있는 내장 가스의 윤곽이 흐려지게 된다(그림 9-4). 장의 연동운동에 의한 비자발적 움직임은 국소적 또는 전반적으로 흐린 영상을 만들어낸다. 복벽 또는 척추 주위 근육에 비자발적 수축이 있으면 복부 전체가 움직일 수 있고 그에 따라 전반적으로 흐린 영상을 만들어낼 수 있다.

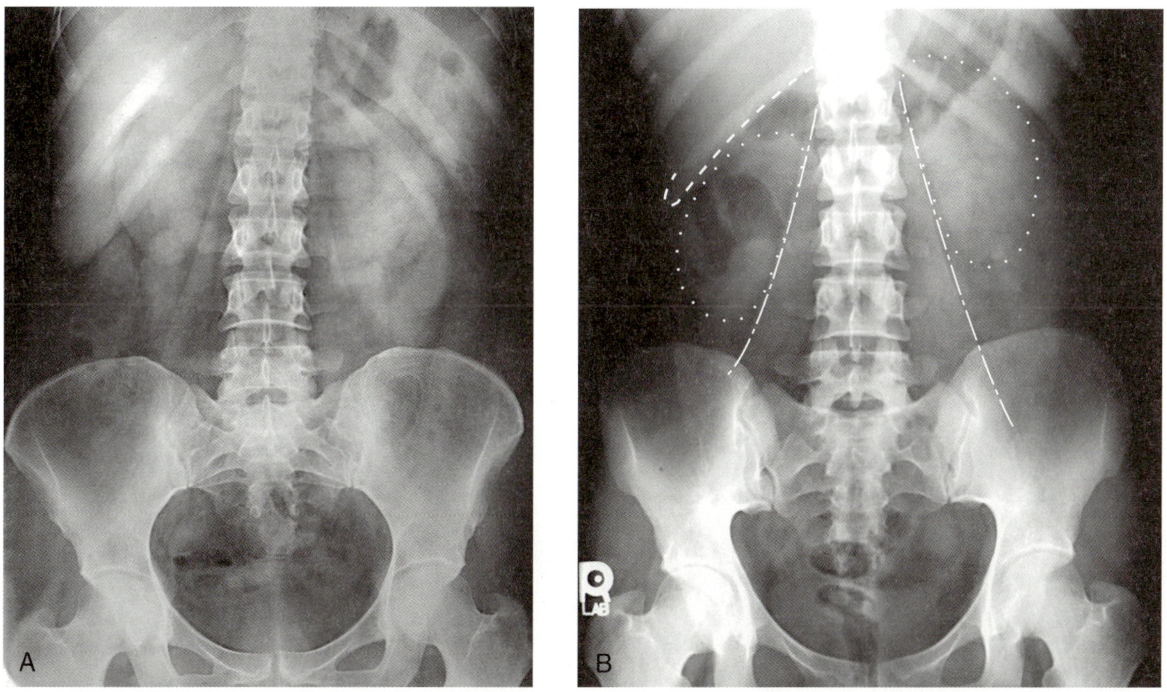

그림 9-3 A, 복부 전·후방향 영상으로 자세와 조사야가 적절하다. **B,** 복부 전·후방향 영상으로 콩팥 음영(점선), 간의 윤곽(파선), 허리근육(파점선)이 보인다.

촬영방향

복부 촬영은 하나 이상의 촬영방향이 포함될 수 있다. 가장 흔한 촬영방향은 바로 누운 자세에서의 전·후방향 촬영이고, 콩팥(kidneys), 요관(ureters), 방광(bladder)이 포함되기 때문에 종종 KUB라고 부른다. 바로 누운 자세에서의 전·후방향 촬영을 보완하기 위하여 사용하는 촬영방향에는 바로 선 자세 복부 전·후방향 또는 옆으로 누운 자세(decubitus position)에서의 복부 전·후방향 촬영(왼쪽 옆으로 누운 자세가 가장 선호하는 자세이다)이 있다. 2가지 촬영방향 모두 기복증 평가와 공기-액체층 여부와 위치를 평가하는 데 유용하다. 다른 복부 촬영방향에는 측방향 촬영 또는 누운 자세에서 수평방향 촬영이 있다. 또한 많은 병원들이 복부 위쪽과 가로막이 포함되도록 후·전방향으로 가슴을 촬영한다. 흉부 후·전방향 촬영이 필요한 이유는 위장관에서 복막공간으로 빠져나온 공기는 가장 높은 곳, 흔히 가로막 아래로 모이기 때문이다.

자세잡기 프로토콜

환자의 복부를 평가하기 위한 촬영은 병원과 의사에 따라 다양하다. 어떤 의사들은 예비검사로 바로 누운 자세의 전·후방향 촬영만 시행하나, 다른 의사들은 촬영을 2회 실시한다. 바로 누운 자세와 바로 선 자세에서의 복부 전·후방향 촬영, 3방향 또는 급성복증 증상들은 기복증, 장폐색, 감염을 배제하기 위해 필요할 수 있다. 3방향 촬영은 보통 (1) 바로 누운 자세에서의 전·후방향, (2) 바로 선 자세에서의 전·후방향, (3) 흉부 후·전방향 촬영이 포함된다. 환자가 서지 못한다면 바로 선 자세에서의 전·후방향 촬영 대신 왼쪽 옆으로 누운 자세 전·후방향 촬영을 한다. 흉부 후·전방향 촬영은 가로막 아래 모여있는 공기를 발견하기 위해 사용할 수 있다.

촬영순서

Miller[1,2]는 급성복증의 경우 복강에 있는 적은 양의 공기를 확인하기 위해 복부 촬영을 하기 전 10~20분 동안 들것에서 왼쪽 옆으로 누운 자세를 취하도록 권장한다. 이 자세를 취하면 복강의 공기가 오른쪽 가로막 아래에 모이고, 위장내 공기 음영과는 겹치지 않는다. 복강에 공기가 다량으로 있다면 환자에게 촬영 전 최소 5분간 옆으로 누워 있을 것을 권한다.

복부의 촬영은 다음과 같은 방법으로 진행한다.

- 왼쪽 옆으로 누운 자세에서 가슴과 상복부의 전·후방향 또는 후·전방향 촬영을 한다.
- 이 촬영에서 가슴 노출기법을 사용한다(그림 9-5).
- 수평으로 놓인 테이블로 환자를 옮기는 동안 왼쪽 옆으로 누운 자세를 유지한다. 테이블을 기울여 환자를 바로 세운다.
- 가슴과 복부의 전·후방향 또는 후·전방향 촬영을 위해 환자의 체위를 바꾸어 준다(그림 9-6, 9-7).
- 테이블을 다시 수평으로 만들어 누운 자세 전·후방향 또는 복부 후·전방향 촬영을 한다(그림 9-8).

[1]Miller RE, Nelson SW: The roentgenologic demonstration of tiny amounts of free intraperitoneal gas: experimental and clinical studies, AJR Am J Roentgenol 112:574, 1971.

[2]Miller RE: The technical approach to the acute abdomen, Semin Roentgenol 8:267, 1973.

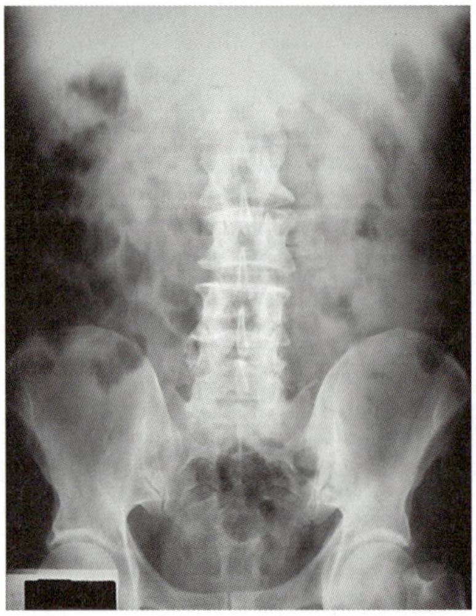

그림 9-4 복부 전·후방향 영상으로 촬영하는 동안 호흡조절(호기) 실패로 오른위배(RUQ) 가스가 흐릿하게 보인다.

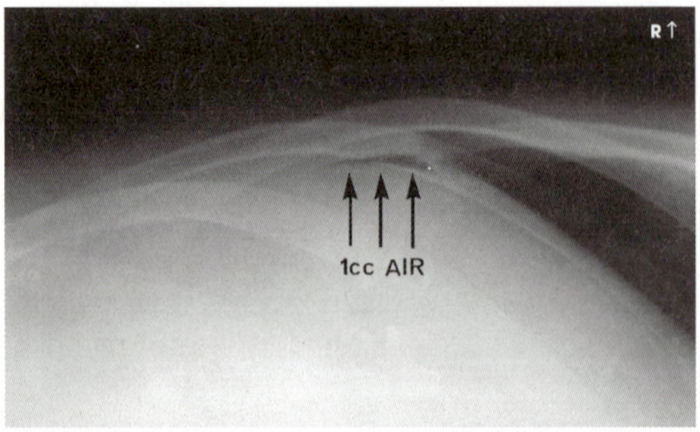

그림 9-5 복부 전·후방향 영상을 확대한 것으로 복강 내로 1cc의 공기를 주입한 후 왼쪽 옆으로 누운 자세를 취한 것이다.

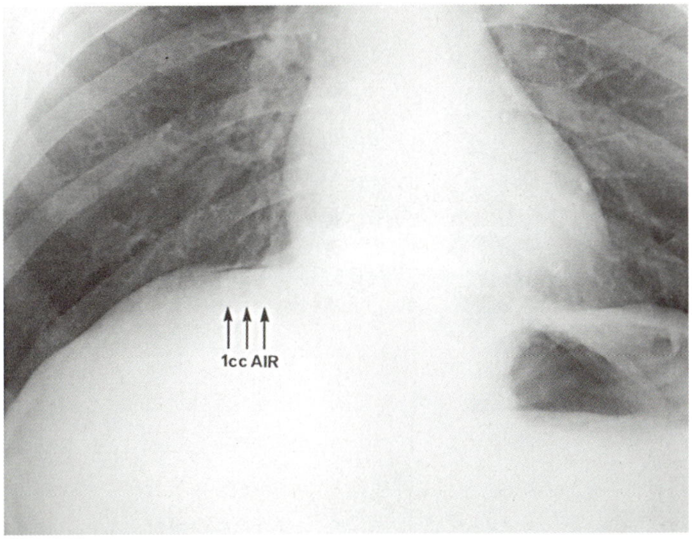

그림 9-6 그림 9-5와 동일한 환자로 바로 선 자세로 촬영한 가슴 전·후방향 영상의 일부를 확대한 것이다. 주입한 공기가 보인다.

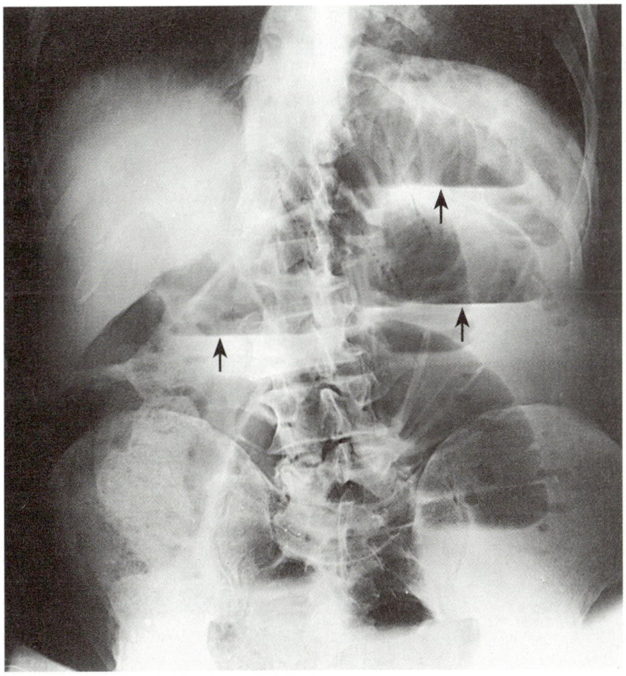

그림 9-7 바로 선 자세로 촬영한 복부 전·후방향 영상으로 장내 공기-액체층(화살표들)이 보인다.

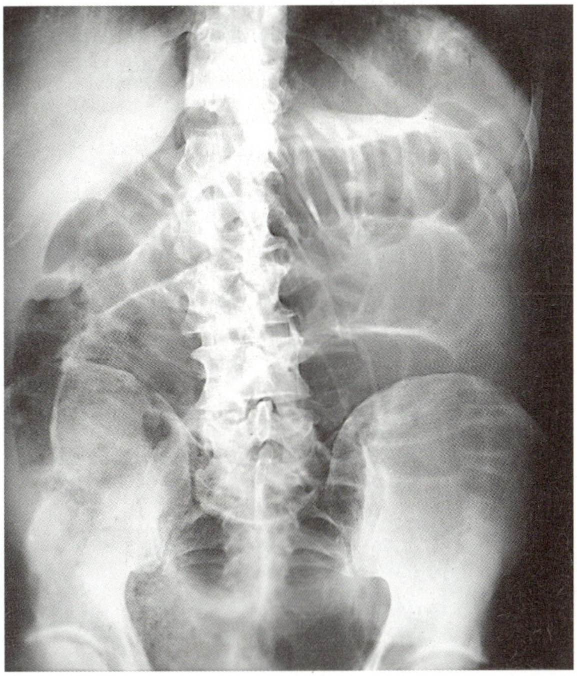

그림 9-8 바로 누운 자세로 촬영한 복부 전·후방향 영상으로 그림 9-7과 동일한 환자로 장폐색이 보인다.

복부 전·후방향 촬영
Abdomen AP projection

바로 누운 자세, 바로 선 자세

환자 자세

- 복부 전·후방향 촬영 또는 KUB 촬영을 위해 환자를 바로 눕거나 바로 세운다. 복부의 가장 초기 검사로 바로 누운 자세를 시행한다.

검사 자세

- 영상수용체 정중선에 신체의 정중시상면을 맞춘다.
- 환자가 영상수용체 앞에 바로 섰다면 체중을 양발에 균등하게 분배하도록 한다.
- 환자의 팔은 영상에 음영을 만들지 않는 곳에 놓게 한다.
- 바로 누운 자세에서는 무릎 아래에 지지대를 놓아 환자의 긴장을 완화시켜 준다.
- 바로 누운 자세에서는 엉덩뼈능선에 영상수용체의 중심을 맞추고 두덩결합이 포함되도록 한다(그림 9-9).
- 바로 선 자세에서는 엉덩뼈능선 위쪽 2inch(5cm)에 영상수용체의 중심을 맞추거나 가로막이 포함될 정도로 충분히 높은 위치에 영상수용체의 중심을 맞춘다(그림 9-10).
- 바로 선 자세의 영상에서는 방광이 포함되도록 하려면 엉덩뼈능선 위치에 영상수용체의 중심을 맞춘다.
- 환자의 키가 너무 커서 전체 골반 부위가 포함되지 않는 경우, 필요하다면 영상수용체에 방광이 포함되도록 두 번째 촬영을 한다.
- 필요하다면 고정을 위해 압박밴드를 사용하여 복부를 중간 정도의 압력으로 눌러준다.
- 생식샘 차폐: 남성 환자를 촬영하는 경우 국소적 생식샘 차폐물을 사용한다.
- 호흡: 날숨(호기) 말에 숨을 참아서 복부 기관들이 압박되지 않게 한다.

중심선

- 바로 누운 자세에서는 엉덩뼈능선 높이의 영상수용체에 수직으로 입사한다.
- 바로 선 자세에서는 가로막을 포함하기 위해 엉덩뼈능선 위쪽 2inch(5cm) 높이에 수평으로 입사한다.

조사야

- 14×17inch(35×43cm)로 조절한다. 더 작은 환자들은 복부 음영의 1inch(2.5cm) 바깥까지 포함하도록 조사야를 조절한다.

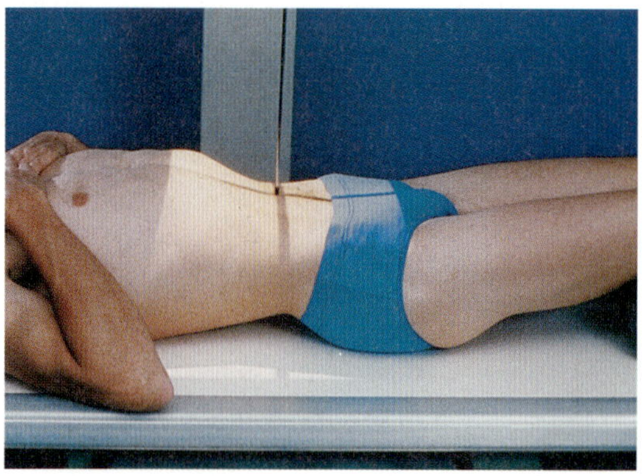

그림 9-9 복부 전·후방향 촬영, 바로 누운 자세.

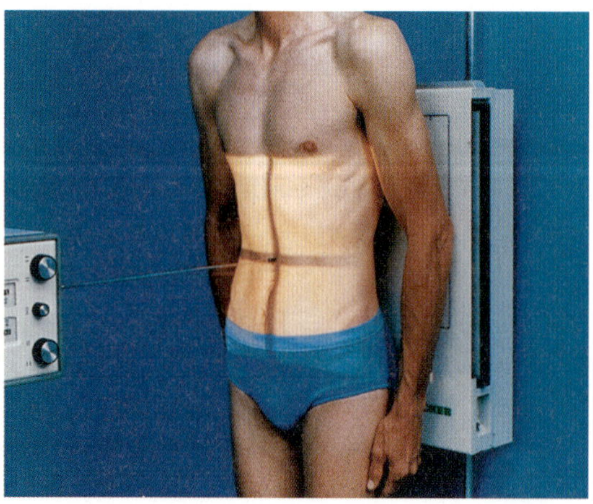

그림 9-10 복부 전·후방향 촬영, 바로 선 자세.

영상구조

복부 전·후방향 영상은 간, 지라, 콩팥의 크기와 모양, 소화관내 유리가스, 복수, 복부 내 석회화 또는 종양 음영 등을 보여준다(그림 9-11). 그림 9-7과 그림 9-8에 바로 누운 자세와 바로 선 자세 복부 촬영의 추가적인 예들이 있다.

평가기준

- 적절한 조사야가 이루어져야 한다.
- 두덩결합에서부터 복부 위쪽까지 포함되어야 한다(환자의 키가 크다면 2개의 촬영 영상이 필요할 수 있다).
- 다음 사항들을 확인하여 환자 자세가 적절한지 확인하도록 한다.
  - □ 척추가 중앙에 위치하여야 한다.
  - □ 영상의 양쪽 가장자리로부터 갈비뼈, 골반, 엉덩이가 같은 거리에 있어야 한다.
- 다음 사항들을 점검하여 환자의 몸이 돌아가지 않았는지를 확인한다.
  - □ 허리뼈 중앙에 가시돌기가 관찰되어야 한다.
  - □ 궁둥뼈가시(ischial spines)가 관찰되는 경우라면 좌우 대칭으로 나타나야 한다.
  - □ 엉덩뼈날개(alae, wings of the ilia)는 좌우 대칭으로 나타나야 한다.
- 세밀한 연부조직 및 구조물들은 다음과 같이 나타나야 한다.
  - □ 복부벽과 복막앞 지방층(측복부 지방층, frank stripe)
  - □ 허리근육, 간의 아래쪽 경계, 콩팥 음영
  - □ 아래쪽 갈비뼈
  - □ 허리뼈의 가로돌기
  - □ 좌·우측 표식이 보여야 하고 복부 음영과 겹쳐서는 안 된다.
- 바로 선 자세로 복부 검사를 할 때는 가로막은 움직임이 없어야 한다(환자가 크다면 영상수용체를 가로로 놓는 것이 적절하다).
- 바로 선 자세의 복부 검사에서 음영은 바로 누운 자세의 검사와 영상의 농도가 비슷해야 한다. 하지만 기복증(pneumoperitoneum)이 의심된다면 촬영조건을 낮추어 시행한다.

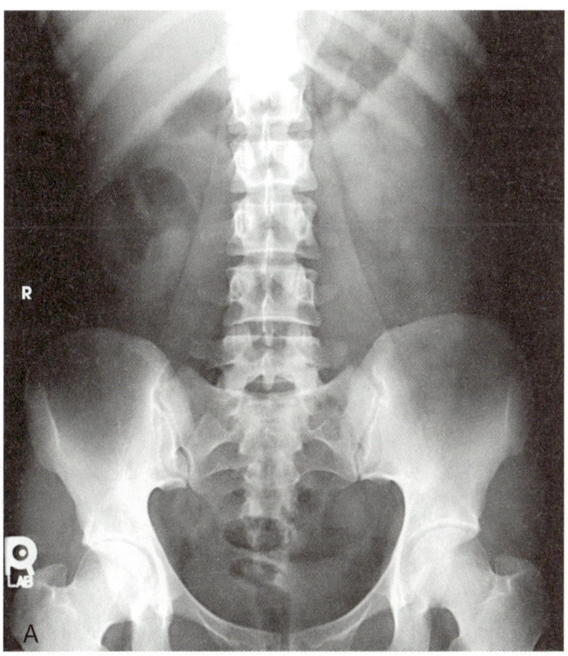

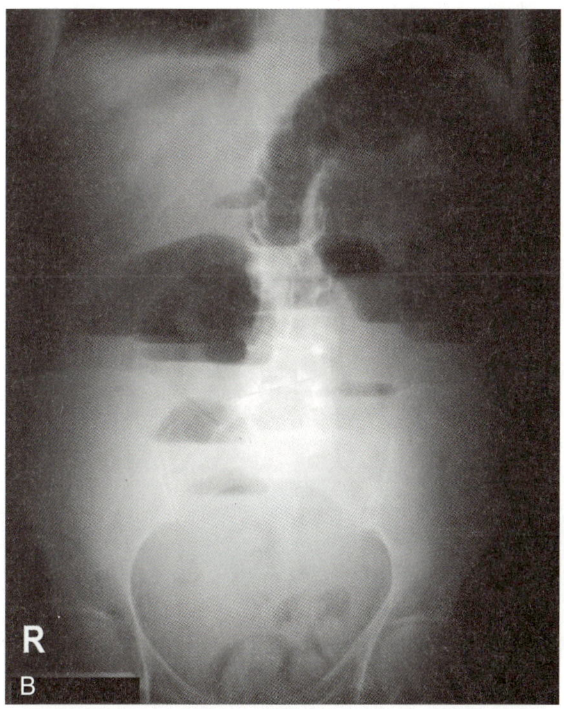

그림 9-11 A, 복부 전·후방향 영상, 바로 누운 자세. **B,** 복부 전·후방향 영상, 바로 선 자세.

복부 후·전방향 촬영

Abdomen PA projection

바로 선 자세

콩팥이 주된 관심사가 아니라면 바로 선 자세의 복부 후·전방향 촬영을 고려해야 한다. 복부 전·후방향 촬영과 비교할 때 복부 후·전방향 촬영은 환자 생식샘에 방사선 노출량을 현저히 줄여준다.

환자 자세

- 환자를 바로 세워 앞쪽 복벽이 영상수용체장치에 밀착되도록 한다.
- 복부의 정중선을 영상수용체의 정중선에 맞춘다.
- 바로 선 자세의 전·후방향 촬영에서 설명한 것처럼 영상수용체의 중심을 엉덩뼈능선 위쪽 2inch(5cm)에 맞춘다(그림 9-12). 중심선, 영상구조, 평가기준은 바로 선 자세의 전·후방향 촬영 때와 같다.

복부 전·후방향 촬영

Abdomen AP projection

좌측 측와위

환자 자세

- 환자가 통증이 심하여 일어서지 못한다면 이동카트 위에 방사선 투과 패드를 놓고, 그 위에 옆으로 누운 자세를 시행한다. 대부분 상황에서는 왼쪽옆으로 누운 자세를 사용한다.
- 가능하다면 복강에 공기가 가장 높은 곳에 모일 수 있도록 몇 분 동안 환자를 옆으로 누워있게 한 후 촬영한다.
- 환자를 hard board 같은 푹신하지 않은 곳에 눕히고 기울어지지 않게 하고, 해부학적 구조가 모두 포함되도록 한다.
- 환자의 팔은 가로막 위쪽에 놓아 복부 음영과 겹치지 않도록 한다.
- 환자의 무릎은 약간 굽혀 균형을 잡는 데 도움이 되도록 한다.
- 환자가 카트에서 떨어지지 않도록 주의한다. 카트의 경우 움직이지 않도록 모든 바퀴를 고정한다.

검사 자세

- 상수용체의 높이를 조정하여 영상수용체의 긴축이 정중시상면에 오도록 한다.
- 상수용체의 중앙에 엉덩뼈능선이 오도록 한다. 영상에 가로막이 포함되도록 하려면 엉덩뼈능선 위쪽 2inch(5cm)에 중심을 맞춘다(그림 9-13).
- 정측방향 자세가 되도록 환자를 조심히 움직인다.
- 생식샘을 차폐하여야 한다.
- 호흡: 날숨(호기) 후 멈춘다.

보정 필터

복부가 큰 경우, 보정 필터를 사용하면 상복부의 과다노출을 막아 영상의 질을 높일 수 있다.

중심선

- 테이블에 평행하게 영상수용체의 중앙에 수직으로 입사한다.

조사야

- 14×17inch(35×43cm)로 조절한다. 더 작은 환자들은 복부 음영 바깥 1inch(2.5cm)가 포함되도록 조사야를 조절한다.

참고: 환자가 왼쪽으로 눕지 못할 때 오른쪽 옆으로 누운 자세를 요청하거나 요구할 수 있다.

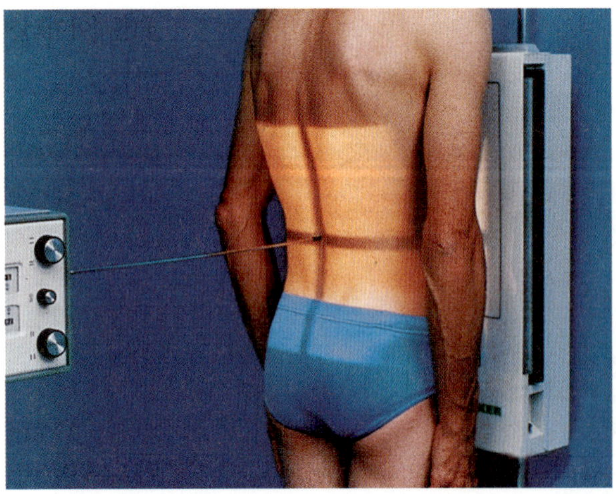

그림 9-12 복부 후·전방향 촬영, 바로 선 자세. 이 촬영은 콩팥이 주요 관심사가 아닐 때 복부 검사를 하고자 할 때 사용한다.

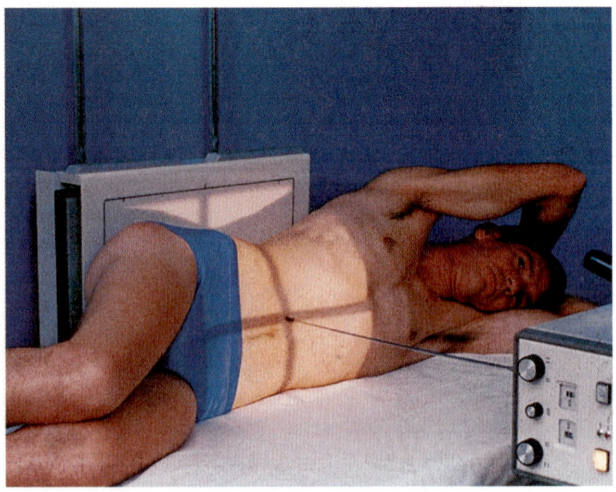

그림 9-13 복부 전·후방향 촬영, 좌측 측와위.

영상구조

이외에도 간, 지라, 콩팥의 크기와 모양을 보기 위해서나 바로 선 자세 촬영을 할 수 없을 때 공기-액체층을 보는 데 가장 유용한 촬영법이 좌측 측와위 복부 전·후방향 촬영이다.

평가기준

- 적절한 조사야가 이루어져야 한다.
- 움직임이 없는 가로막이 관찰되어야 한다.
- 복부의 양 옆이 모두 관찰되어야 한다. 이것이 불가능하다면 다음과 같이 시행한다.
  - □ 복강에 체액이 의심되면 아래쪽을 촬영한다.
  - □ 복강에 공기가 의심되면 위쪽을 촬영한다.
- 복벽, 옆구리의 구조물들, 가로막이 관찰되어야 한다.
- 환자의 몸이 회전되지 않게 해야 한다.
- 신체의 위치와 어느 쪽이 위쪽인지를 나타내는 적절한 표식(좌·우)이 관찰되어야 한다.

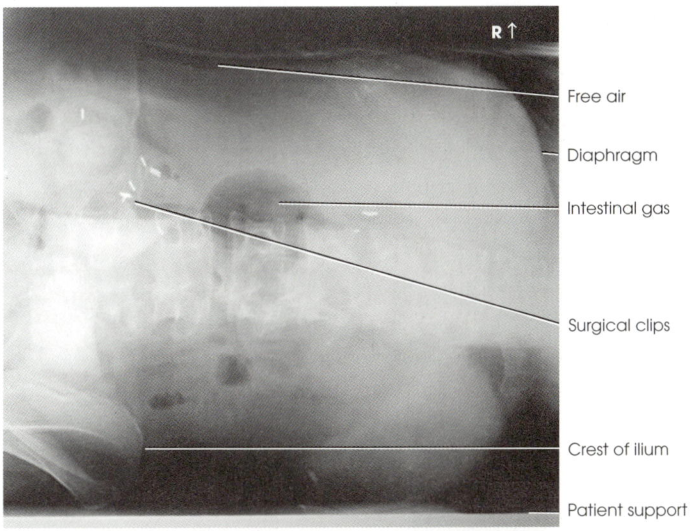

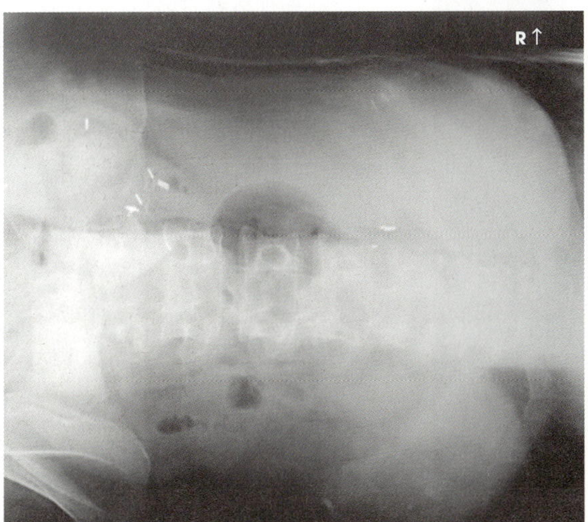

그림 9-14 좌측 측와위 복부 전·후방향 영상으로 오른쪽 옆구리에 모여 있는 공기가 보인다. 올바른 표식(좌·우)이 나타나야 한다.

복부 측방향 촬영
Abdomen lateral projection

환자 자세
- 환자를 오른쪽 또는 왼쪽으로 돌려 옆으로 누운 자세가 되도록 한다.

검사 자세
- 환자의 무릎을 편안한 자세로 굽히고 신체의 정중관상면(midcoronal plane)이 테이블의 정중선에 오게 한다.
- 무릎과 발목 사이에 베개로 고정한다.
- 팔꿈치를 굽혀 손을 머리 아래에 놓는다(그림 9-15). 얼굴쪽 사진이 다 나오도록 한다.

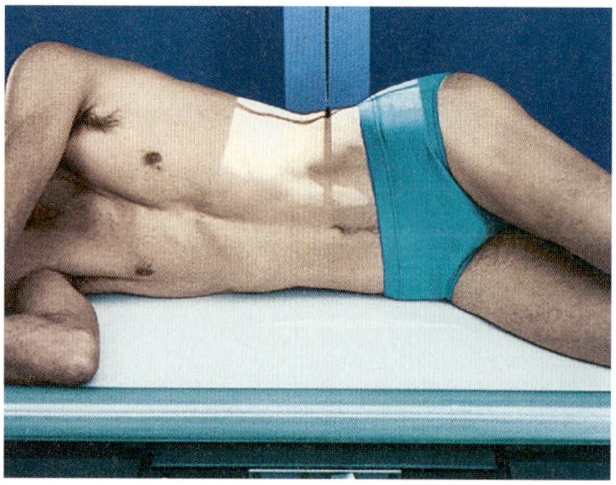

그림 9-15 우측 복부 측방향 촬영.

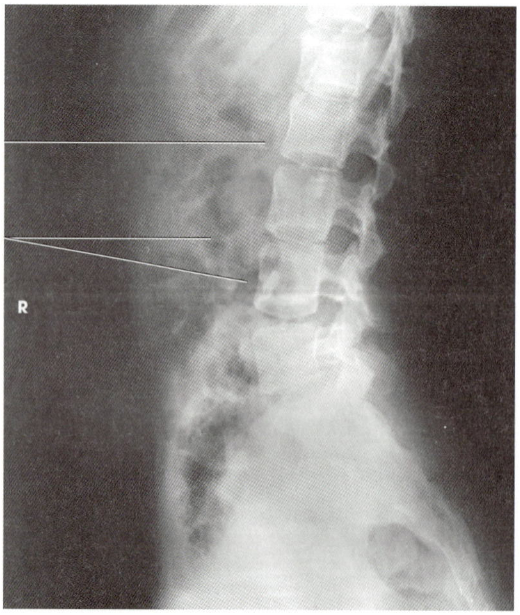

그림 9-16 우측 복부 측방향 영상.

- 엉덩뼈능선에 영상수용체의 중심을 맞추거나 가로막이 포함되도록 엉덩뼈능선 위쪽 2inch(5cm)에 중심을 맞춘다.
- 호흡: 날숨(호기) 후 멈춘다.

중심선
- 영상수용체에 수직으로 엉덩뼈능선 위치의 정중관상면으로 입사한다. 영상에 가로막이 포함되도록 하려면 엉덩뼈능선 위쪽 2inch(5cm)의 정중관상면으로 입사한다.
- SID는 최소 40inch(100cm)가 되도록 한다.

조사야
- 14×17inch(35×43cm)로 조절한다. 더 작은 환자들은 복부 음영 바깥 1inch (2.5cm)가 포함되도록 조사야를 조절한다.

영상구조
비정상적인 종양, 복부동맥이 있는 앞쪽 척추부 대동맥의 동맥류와 복부 내부의 석회화가 관찰된다(그림 9-16).

평가기준
- 적절한 조사야가 이루어져야 한다.
- 세밀한 연부조직과 복부 내용물이 관찰되어야 한다.
- 다음 사항을 점검하여 환자의 몸이 회전되지 않았는지 확인한다.
  - □ 엉덩뼈능선, 엉덩뼈는 서로 겹쳐 보여야 한다.
  - □ 허리뼈 척추뼈고리뿌리(lumbar vertebrae pedicles)는 서로 겹쳐 보여야 하고, 척추뼈사이구멍의 열린 상태가 관찰되어야 한다.
- 가로막과 아랫부분이 포함되어야 한다.

복부 측방향 촬영

Abdomen lateral projection

바로 누운 자세

환자 자세

- 환자가 서거나 옆으로 눕지 못할 때 환자를 이동 카트나 다른 적절한 테이블 위에 방사선 투과성 패드에 바로 눕히고 왼쪽이나 오른쪽에 상수용체를 밀착시킨다.
- 환자의 팔은 가슴 위에 놓거나, 머리 위로 올려서 복부 음영과 겹치지 않도록 한다.
- 무릎을 약간 굽혀 등의 긴장을 완화시킬 수 있으며, 베개를 받치면 효과적이다.
- 환자가 카트나 테이블에서 떨어지지 않도록 주의한다. 카트의 경우 움직이지 않도록 모든 바퀴를 고정한다.

검사 자세

- 상수용체의 높이를 조절하여 영상수용체의 긴축이 정중관상면에 오도록 조절한다.
- 엉덩뼈능선 상방 2inch(5cm)에 영상수용체의 중심을 맞춘다(그림 9-17).
- 몸이 돌아가지 않은 바로 누운 자세인지 확인한다.
- 생식샘을 차폐한다.
- 호흡: 날숨(호기) 후 멈춘다.

중심선

- 테이블에 수평으로 영상수용체에 입사한다. 이때 엉덩뼈능선 위쪽 2inch (5cm) 지점의 정중관상면으로 입사한다.
- SID는 최소 40inch(100cm)가 되도록 한다.

조사야

- 상복부와 하복부의 경계면에 14×17inch (35×43cm)로 조절한다.

영상구조

척추앞 대동맥의 동맥류, 비정상적인 종양, 가스의 축적상태, 복부 내부의 석회화, 복부의 공기-액체층을 관찰하는 데 매우 유용하다(그림 9-18).

평가기준

- 적절한 조사야가 이루어져야 한다.
- 움직임이 없는 가로막이 관찰되어야 한다.
- 세밀한 연부조직과 복부 내용물이 관찰되어야 한다.
- 전체 복부가 관찰되어야 한다.

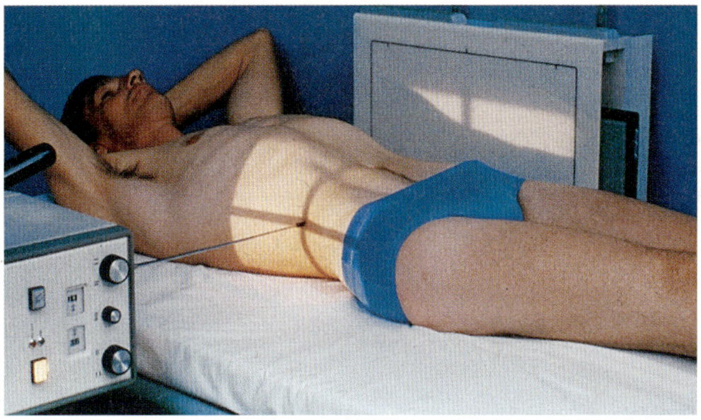

그림 9-17 좌측 바로 누운 자세의 복부 측방향 촬영.

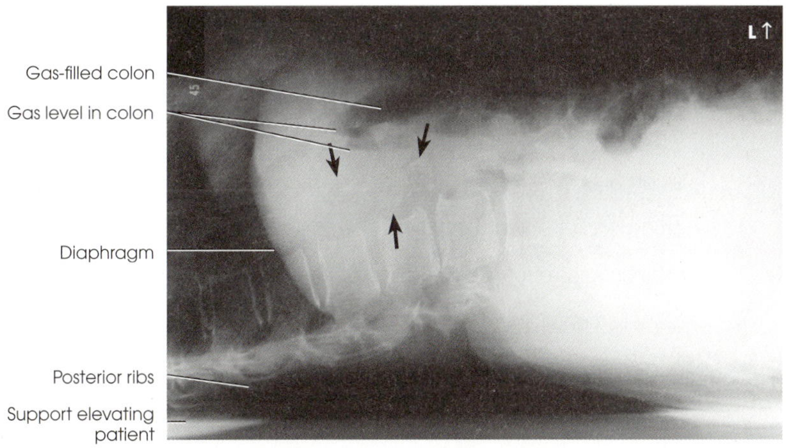

그림 9-18 좌측 바로 누운 자세의 복부 측방향 영상으로 석회화된 동맥(화살표들)이 보인다. 올바른 표식(좌·우)이 나타나야 한다.

복부 Abdomen

부록 약어 요약

AAA	abdominal aortic aneurism	복부 동맥류
AC	acromioclavicular	봉우리빗장관절
ACR	American College of Radiology	미국 방사선학 대학
AEC	automatic exposure control	자동조사조정
AML	acanthiomeatal line	코끝귓구멍선
AP	anteroposterior	전 · 후방향
ARRT	American Registry of Radiologic Technologists	미국 방사선사 등록
ASIS	anterior superior iliac spine	위앞엉덩뼈가시
ASRT	American Society of Radiologic Technologists	미국 방사선사 협회
BE	barium enema	바륨 관장
BPH	benign prostatic hyperplasia	양성 전립샘 비대
BUN	blood urea nitrogen	혈액요소질소
CAMRT	Canadian Association of Medical Radiation Technologists	캐나다 의학 방사선사회
CDC	Centers for Disease Control and Prevention	질병관리본부
cm	centimeter	센티미터
CMC	carpometacarpal	손목손허리뼈
CPR	cardiopulmonary resuscitation	심폐소생술
CR*	computed radiography	컴퓨터 방사선 촬영술
CR*	central ray	중심선
CT	computed tomography	컴퓨터 단층촬영
CTC	CT colonography	컴퓨터 단층촬영 대장조영술
CVA	cerebrovascular accident	뇌졸중
DIP	distal interphalangeal(hand and foot)	먼쪽 손 · 발 가락뼈사이관절
DR	direct digital radiography	디지털 방사선 촬영술
EAM	external acoustic meatus	바깥귀길
ED	emergency department	응급실
ERCP	endoscopic retrograde cholangiopancreatography	내시경적 역행성 담췌관 조영술
GML	glabellomeatal line	눈썹사이귓구멍선
GSW	gunshot wound	총상
HNP	herniated nucleus pulposus	수핵 탈출증
HSG	Hysterosalpingography	자궁난관 조영술
IAM	internal acoustic meatus	속귀길
IOML	infraorbitomeatal line	눈확아래귓구멍선
IP†	image plate	영상판

IP†	interphalangeal (hand and foot)	손 · 발가락뼈사이관절
IPL	interpupillary line	동공사이선
IR	image receptor	영상수용체
IUD	intrauterine device	자궁 내 장치
IV	Intravenous	정맥으로 들어가는
IVP	intravenous pyelogram	경정맥 신우 조영술
IVU	intravenous urography	경정맥 요로 조영술
KUB	kidneys, ureters, and bladder	신장, 요로, 방광촬영
kVp	kilovolt peak	킬로볼트 파고값
L	left	왼쪽
LAO	left anterior oblique	좌전사방향
LLQ	left lower quadrant	왼아래사분역
LPO	left posterior oblique	좌후사방향
LUQ	left upper quadrant	왼위사분역
mA	milliamperage	밀리암페어
mAs	milliampere second	초당 밀리암페어
MC	metacarpal	손허리
MCP	metacarpophalangeal	손허리손가락-
MMD	mean marrow dose	평균 골수 조사량
MML	mentomeatal line	아래턱귓구멍선
MPR	multiplanar reconstruction	다평면 재구성
MRI	magnetic resonance imaging	자기공명영상
MTP	metatarsophalangeal	발허리발가락
MVA	motor vehicle accident	자동차 사고
NCRP	National Council on Radiation Protection	방사선차폐국가기관
NPO	nil per os(nothing by mouth)	금식
OD	optical density	흡광도
OID	object-to-image receptor(IR) distance	피사체-영상수용체 사이 거리
OML	orbitomeatal line	눈확귓구멍선
OR	operating room	수술실
PA	posteroanterior	후 · 전방향
PIP	proximal interphalangeal(hand and foot)	몸쪽 손 · 발가락뼈사이관절
PTC	percutaneous transhepatic cholangiography	경피간담 조영술
R	right	오른쪽
RA	radiologist assistant	영상의학전문의 보조자
RAO	right anterior oblique	우전사방향

RLQ	right lower quadrant	오른아래사분역
RPA	radiology practitioner assistant	영상의학과 보조자
RPO	right posterior oblique	우후사방향
RUQ	right upper quadrant	오른위사분역
SC	sternoclavicular	복장빗장뼈
SI	sacroiliac	엉치엉덩
SID	source-to-image receptor (IR) distance	x선원-영상수용체 거리
SMV	submentovertical	하악두정방향
SSD	source-to-skin distance	방사선원-피부 거리
TEA	top of ear attachment	청각 장치 위
TMJ	temporomandibular joint	턱관절
TMT	tarsometatarsal	발목발허리-
UGI	upper gastrointestinal	위장관
UPJ	ureteropelvic junction	요관 신우 연결
US	ultrasound	초음파
UVJ	ureterovesicle junction	요관 소낭 연결
VC	virtual colonoscopy	가상 대장내시경
VCUG	voiding cystourethrogram	배뇨중 방광요도 조영술
VSM	verticosubmental	두정하악방향

*주: CR은 두 가지 의미를 갖고 있다.

†주: IP는 두 가지 의미를 갖고 있다.

Tammy Cutis, MS, RT(R), contributed the abbreviations box for each chapter in this edition.

부록 약어 요약

찾아보기

INDEX

ㅂ

ㅅ

ㅈ

ㅊ

ㅋ

ㅌ

B

C

D

E

F

M

N

O

T

U

V

W

X

Z

기타